HANDBUCH DER INNEREN MEDIZIN

BEGRÜNDET VON

L. MOHR UND R. STAEHELIN

HERAUSGEGEBEN VON

H. SCHWIEGK

MÜNCHEN

ACHTER BAND

NIERENKRANKHEITEN

SPRINGER-VERLAG BERLIN HEIDELBERG GMBH 1968

FÜNFTE VÖLLIG NEU BEARBEITETE
UND ERWEITERTE AUFLAGE

HERAUSGEGEBEN VON

H. SCHWIEGK
MÜNCHEN

TEIL 2

BEARBEITET VON

H. BERNING · E. BUCHBORN · P. COTTIER · H. EDEL
V. FRIEDBERG · F. GROSS · K. H. JARAUSCH
H. M. KELLER · R. KLUTHE · F. LINNEWEH · H. NIETH
F. REUBI · H. SARRE · W. TELLER · K. G. THIELE

MIT 241 ZUM TEIL FARBIGEN ABBILDUNGEN

SPRINGER-VERLAG BERLIN HEIDELBERG GMBH 1968

ISBN 978-3-642-95039-1 ISBN 978-3-642-95038-4 (eBook)
DOI 10.1007/978-3-642-95038-4

Library of Congress Catalog Card Number 52-37168.
Softcover reprint of the hardcover 5th edition 1968

Titel-Nr. 5595

Inhaltsverzeichnis

Pathophysiologie
und allgemeine Therapie der renalen Syndrome

Spezielle Pathologie, Klinik und Therapie der Nierenkrankheiten

Akute interstitielle Nephritis. Von Prof. Dr. H. NIETH. Mit 2 Abbildungen

Pyelonephritis und chronische interstitielle Nephritis. Von Prof. Dr. H. BERNING und Dr. K. G. THIELE. Mit 34 Abbildungen

Mitarbeiterverzeichnis von Band VIII/2

BERNING, H., Prof. Dr., Allgem. Krankenhaus Barmbek, 2000 Hamburg 33, Rübenkamp 148

BUCHBORN, E., Prof. Dr., Medizinische Universitäts-Poliklinik, 5000 Köln-Merheim, Ostmerheimer Straße 200

COTTIER, P., Priv.-Doz. Dr., Bezirksspital, Medizinische Abteilung, CH-3800 Interlaken

EDEL, H., Dr., I. Medizinische Universitätsklinik, 8000 München 15, Ziemssenstraße 1

FRIEDBERG, V., Prof. Dr., Universitäts-Frauenklinik, 6500 Mainz, Langenbeckstraße 1

GROSS, F., Prof. Dr., CIBA AG, CH-4000 Basel

JARAUSCH, K.-H., Dr., Institut für Wehrmedizin und Hygiene der Universität, 5400 Koblenz, Viktoriastraße 11—13

KELLER, H. M., Dr., CH-3123 Belp, Oberriedweg 12

KLUTHE, R., Priv.-Doz. Dr., Medizinische Universitäts-Poliklinik, 7800 Freiburg i. Br., Wonnhalde 1—5 (Betten-Abteilung)

LINNEWEH, F., Prof. Dr., Universitäts-Kinderklinik, 3550 Marburg (Lahn), Deutschhausstr. 12

NIETH, H., Prof. Dr., Medizinische Universitätsklinik, 7400 Tübingen, Otfried Müller-Straße

REUBI, F., Prof. Dr., Medizinische Universitäts-Poliklinik, CH-3000 Bern, Freiburgstraße 3

SARRE, H., Prof. Dr., Medizinische Universitäts-Poliklinik, 7800 Freiburg i. Br., Hermann-Herder-Straße 6

TELLER, W., Priv.-Doz. Dr., Universitäts-Kinderklinik, 6900 Heidelberg 1, Hofmeisterweg 1—9

THIELE, K. G., Dr., Allgem. Krankenhaus Barmbek, 2000 Hamburg 33, Rübenkamp 148

Inhaltsverzeichnis des ersten Teiles

Physiologie, Pathologie und Diagnostik

Pathophysiologie und allgemeine Therapie
der renalen Syndrome

Inhaltsverzeichnis des dritten Teiles

Spezielle Pathologie, Klinik und Therapie der Nierenkrankheiten

Die Gefäßerkrankungen der Niere

Von

P. Cottier

Mit 34 Abbildungen

I. Die Niere bei Hypertonie — Arteriolosklerose der Niere (Nephrosklerose)

1. Begriffsbestimmung

Unter Nephrosklerose wird im deutschen Sprachgebiet die Arteriolosklerose der Niere verstanden. Währenddem die Angelsachsen unter dem Begriff Nephrosklerose sowohl die arteriolosklerotischen als auch die arteriosklerotischen Gefäßveränderungen der Niere einschließen, wird im deutschen Sprachgebiet die Arteriosklerose der Niere nicht dem engeren Begriff der Nephrosklerose untergeordnet. Die Franzosen sprechen von „néphroangiosclérose“. Im Hinblick auf die interessanten Untersuchungen von McCormick (1958) und Imhof (1960) ist es sehr fraglich, ob eine Trennung zwischen Nephrosklerose (Arteriolosklerose der Niere) einerseits und Arteriosklerose der Niere andererseits noch angebracht ist. Diese Autoren konnten zeigen, daß in Fällen mit erfolgreich behandelter maligner Hypertonie die arteriolären Gefäßveränderungen einer Arteriosklerose und subintimalen Fibroplasie der Arteriae interlobares und arcuatae Platz gemacht haben. Die Senkung des arteriellen Blutdruckes war demnach nicht in der Lage, den Gefäßprozeß im arteriellen Gefäßgebiet vollständig zum Stillstand zu bringen. Solche Patienten kamen nach einem längeren zeitlichen Intervall zum Teil auch unter dem Bild der Urämie ad exitum. Der autoptische Befund entsprach einer arteriosklerotischen „Nephrosklerose“. In unseren weiteren Ausführungen halten wir uns an den Begriff: Nephrosklerose = vorwiegend Arteriolosklerose der Niere.

Der Begriff Nephrosklerose ist eng verknüpft mit demjenigen der arteriellen Hypertonie, indem nach der heute vorherrschenden Meinung jede Art von arteriellem Hochdruck, sei sie nun essentiell oder sekundär, zu arteriolosklerotischen Veränderungen der Niere führen kann.

2. Pathologische Anatomie

Einzelheiten der pathologischen Anatomie bei Nephrosklerose finden sich im Kapitel von H. U. Zollinger. Wir beschränken uns auf einige Bemerkungen, die unter anderem für die Beurteilung der Nierenbiopsie von Bedeutung sein können. Seit den klassischen Untersuchungen von Castleman und Smithwick (1943) ist bekannt, daß die Mehrzahl der Patienten, welche an essentieller Hypertonie leiden, arterioläre Veränderungen von wechselndem Ausmaß in den Nieren aufweisen. Nach Ansicht dieser Autoren scheinen Ausdehnung und Schwere dieser Läsionen zum Teil in Beziehung zu der Dauer und dem Grad der Hypertonie zu stehen. Sicherlich fehlen im Anfangsstadium des Hypertonieleidens solche Gefäßveränderungen oder sind zum mindesten nur diskret vorhanden. Sie bestehen in einer hyalin-fibrösen Verdickung der Intima der Vasa afferentia und einer intimalen Fibroplasie (mit Aufsplitterung der Elastica interna) der Arteriae arciformes und interlobulares. Bei charakteristischer Veränderung der Vasa afferentia beobachtet man bisweilen kollagene Verdickungen der Glomerulumschlingen. Diese können zur Hyalinisierung der Glomerula führen. Die Vasa efferentia zeigen nur dann eine hyaline Umwandlung, wenn ein Diabetes mellitus mit kombiniert ist (SOMMERS, 1959). Bei starker Ausprägung der Arteriolosklerose treten Atrophie der Tubuli und eine interstitielle Fibrose hinzu. Solche Veränderungen entsprechen dem Bild der sog. benignen Nephrosklerose der Pathologen. Bei maligner Hypertonie findet sich das Bild der malignen Nephrosklerose von FAHR. Diese Gefäßveränderungen unterscheiden sich im wesentlichen von den benignen durch eine arterioläre Nekrose mit Ödem, fibrinoider Degeneration und Blutungen der Gefäßwand. Sie befallen die interlobulären und afferenten Arteriolen und greifen oft auf die Glomerulumcapillaren über, welche ihrerseits thrombosieren oder eine celluläre Proliferation aufweisen. Die maligne Nephrosklerose ist nicht nur eine Komplikation der essentiellen Hypertonie; sie kann auch im Gefolge von sekundären Hypertonien auftreten. EVANS (1960) hat die nicht bewiesene Hypothese vertreten, daß eine kongenitale Mediahypoplasie zu einer kompensatorischen hyalinfibrösen Verdickung der Intima der Vasa afferentia führe und somit Ursache der Arteriolosklerose darstelle.

Die meisten Autoren sind heute der Ansicht, daß der arterielle Blutdruck einen wesentlichen Faktor — wenn auch nicht den einzigen — in der Genese der Arteriolosklerose darstellt. MASSON (1958) konnte tierexperimentell die Entwicklung einer Arteriolonekrose bei der Ratte durch prophylaktische Gabe von Hydralazin hemmen oder hintanhalten. SCHAFFENBURG (1957) fand nach kurzfristiger (4 Tage) Blutdruckerhöhung bei Albinoratten keine Arteriolonekrose. Die Dauer der „pressorischen Krise" war bei dieser Versuchsanordnung wohl zu kurz, um die pathogenetische Bedeutung des Hochdruckes für die Genese der Arteriolonekrose auszuschließen. HEPTINSTALL (1954) beobachtete in seinem Biopsiegut nekrotische Prozesse bei diastolischen Blutdruckwerten höher als 150 mm Hg. Es fand sich keine Beziehung zwischen Grad der Arteriolosklerose und Heilerfolg der Sympathektomie. SMITH (1955) vertritt die Meinung, daß der Schweregrad der Hypertonie ohne Einfluß auf den Ausprägungsgrad der Arteriolosklerose sei. Auch SALTZ (1957) und SALOMON (1962) fanden keine Parallelität zwischen Dauer und Höhe des Blutdruckes einerseits und Schweregrad der Arteriolosklerose andererseits.

Glomeruläre Veränderungen bei Arteriolosklerose haben McMANUS (1960) und ZOLLINGER (1962) beschrieben. Gelegentliche Veränderungen an der Basalmembran sind wohl verantwortlich für die bisweilen zu beobachtende Proteinurie bei Nephrosklerose. ROLAND (1964) hat mit seinen nadelbioptischen Untersuchungen zeigen können, daß immer noch Fälle mit primären Parenchymerkrankungen der Niere, begleitet von Hypertonie, im Sammeltopf der essentiellen Hypertonie figurieren. Unter 70 Patienten mit sog. „essentieller Hypertonie" wurden durch percutane Nadelbiopsie in 19% der Fälle eine chronische Pyelonephritis, in 20% eine chronische Glomerulonephritis und in 44% eine Nephrosklerose nachgewiesen. Es kam neunmal zu erheblichen Blutungen. SMYTHE (1964) mißt der Biopsie in der Differentialdiagnose: primäre Schwangerschaftsniere — sekundäre Schwangerschaftsniere bei Arteriolosklerose eine wesentliche Bedeutung bei. Ohne die Verdienste der Nierenbiopsie im Rahmen der Pathogeneseforschung der Arteriolosklerose der Niere schmälern zu wollen, sind wir der Meinung, daß diese Methode wegen des erhöhten Blutungsrisikos auch bei Senkung des Blutdruckes nur in besonderen Fällen ausgeführt werden sollte.

3. Ätiologie und Pathogenese

Die klassische Auffassung von VOLHARD, welche noch heute von GOLDBLATT (1964) vertreten wird, nimmt an, daß die essentielle Hypertonie eine Folge primärer Gefäßveränderungen in der Niere sei. Im Anfangsstadium könnte es sich allerdings um Gefäßspasmen handeln. Diese These wird heute von den meisten Autoren abgelehnt. Letztere nehmen an, daß die essentielle Hypertonie (auch eine sekundäre Hypertonieform) das primum movens in der Pathogenese der Nephrosklerose darstelle. REUBI (1960) erörtert in dritter Linie die Möglichkeit, daß die Nephrosklerose und der Hochdruck zwei parallele Erscheinungen der Hochdruckkrankheit sein könnten. Eine sorgfältige Argumentierung zu diesen drei wichtigen Fragen findet sich bei REUBI (1960).

a) Neuere Gesichtpunkte über Ätiologie und Pathogenese der essentiellen Hypertonie

Da die essentielle Hypertonie die Hauptursache der Nephrosklerose darstellt, möchten wir im folgenden in gedrängter Form neuere Gesichtspunkte über Ätiologie und Pathogenese der essentiellen Hypertonie erläutern. Einzelheiten sind dem ausführlichen Handbuchbeitrag von WOLLHEIM und MOELLER (1960) zu entnehmen.

Der Fortschritt der pathogenetischen Hypertonieforschung der letzten Jahre bezieht sich auf die klare Abgrenzung und Neuentdeckung von sekundären Hypertonieformen (z.B. Connsches Syndrom). Zudem wurden die Kenntnisse über den Entstehungsmechanismus der renalen Hypertonie (Renin-Angiotensin-Aldosteron) wesentlich gefördert. Über das Wesen der essentiellen Hypertonie, ein Begriff, der 1911 von FRANK geprägt worden ist und unser Unwissen in pathogenetischer Hinsicht wohl definiert, liegen zahlreiche Hypothesen vor, die das Interesse auch des praktisch tätigen Arztes verdienen. Dieser muß zwar vor allem die Formen von sekundärer Hypertonie kennen, da in solchen Fällen durch rechtzeitiges Ausschalten der hochdruckbedingenden Ursache eine Heilung ermöglicht werden kann. Wir werden deshalb in einem ersten Teil die Ursachen der sekundären Hypertonie kurz streifen und in der Folge die zur Diskussion stehenden Entstehungsmechanismen der essentiellen oder primären Hypertonie besprechen.

Die Forschung in den USA befaßte sich in den letzten Jahren vorwiegend mit der Pathophysiologie der renalen Hypertonie, die keineswegs vollständig geklärt ist. Gewisse Autoren, wie GOLDBLATT (1964), vermuten auch im Falle der essentiellen Hypertonie schwer faßbare renale Mechanismen. Es wäre indessen verfehlt, die noch so suggestiven Resultate der experimentellen Hypertonieforschung, die sich mit den renalen Faktoren befassen, zur ausschließlichen Erklärung der Pathogenese der essentiellen Hypertonie heranzuziehen. Die russische Schule (MIASNIKOV 1951) untersuchte andererseits vor allem die psycho- und neurogenen Faktoren der Hypertoniegenese. Ihre Schlußfolgerungen stehen bisweilen allzu ausgerichtet im Dienste der Pawlowschen Lehre und verlieren damit an wissenschaftlicher Überzeugungskraft.

α) Sekundäre Formen von Hypertonie

Folgende krankhafte Zustände können zu einer sog. sekundären Hypertonie führen:

1. Renale Hypertonien

bei doppelseitigen, entzündlichen und vasculären Nephropathien,
bei einseitigen Nierenleiden (Pyelonephritis, Hypoplasie),
bei Mißbildungen der Nieren (Cystennieren),

bei traumatischen Nierenläsionen (COTTIER 1958),
bei Stenosen der Nierenarterien mit und ohne sekundärem Hyperaldosteronismus (LAIDLAW 1960);
2. Endokrine Hypertonien
Phäochromocytom,
Morbus Cushing,
primärer Hyperaldosteronismus (Connsches Syndrom 1955),
Hyperthyreose (nur systolische Hypertonie);
3. Hypertonie bei kardiovasculären Affektionen
Isthmusstenose (in der Regel keine Nephrosklerose),
arteriovenöser Shunt,
Arteriosklerose,
Herzinsuffizienz,
vasculäre Neurofibromatose (REUBI 1945),
Arteriitiden (z.B. Periarteriitis nodosa);
4. Neurogene Formen von Hypertonie
Poliomyelitis, Encephalitis, toxische Encephalopathien,
Hirndruck,
traumatische Hirnschädigung (REUBI 1960),
Sklerose des Carotissinus,
Überdehnung von Hohlorganen (Harnblase) (GARNIER 1964);
5. Hypertonie bei metabolischen Störungen und Intoxikationen
Porphyrie (COTTIER 1955),
Hypertonie bei diabetischer Glomerulosklerose,
Gicht (vasculäre Form),
Bleivergiftung (COTTIER 1953);
6. Blutkrankheiten
Polycythaemia vera Vaquez;
7. Bestrahlungsnephritis (SARRE 1962).

β) Essentielle oder primäre Hypertonie

Die Ursache und der Entstehungsmechanismus der essentiellen Hypertonie sind zur Zeit nicht bekannt. Es ist auf Grund unserer heutigen Kenntnisse anzunehmen, daß mehrere Faktoren an der Entstehung der essentiellen Hypertonie beteiligt sind. Ihr Zusammenwirken können wir jedoch nicht übersehen. Die Reihenfolge der zu besprechenden Faktoren richtet sich nicht nach ihrer pathogenetischen Bedeutung.

Vererbung und Konstitution

DAHL (1964) konnte kürzlich die Bedeutung der genetischen Faktoren für die Entstehung der Hypertonie in tierexperimentellen Untersuchungen sehr schön belegen. Durch selektive Inzucht konnten zwei Rattenstämme mit unterschiedlicher Tendenz zur Entwicklung einer Hypertonie nach chronischer Salzzufuhr und mit unterschiedlicher hypertensiver Reaktion nach Gabe von Angiotensin und Noradrenalin im normotensiven Zustand gezüchtet werden. Zufuhr von NaCl führte beim Rattenstamm ohne Hochdruckbereitschaft nicht zu Hypertonie. Die Autoren vermuten im Fall des Hypertoniestammes eine genetisch verankerte vasculäre Bereitschaft („vascular reactivity"), auf verschiedene hypertensogene Faktoren (NaCl, Angiotensin, Noradrenalin usw.) mit gesteigerter Gefäßkontraktion zu reagieren. Die familiäre Häufung der essentiellen Hyptertonie ist füglich bekannt. PICKERING (1960) und PLATT (1960) haben sich in ritterlichem Wettstreit um die Lösung des Problems der Vererbung bemüht. PICKERING kam zum

Schluß, daß die Hypertonie nur ein quantitatives Abweichen des Blutdruckes von der Norm darstelle. Bei der essentiellen Hypertonie handle es sich nicht um eine nosologische Einheit. Diese Tendenz zum Hochdruck werde polygen vererbt. Zudem würden verschiedene Umweltfaktoren den Blutdruckanstieg bedingen.

Dagegen wendet sich PLATT, der im Verlaufe seiner statistischen Erhebungen eine bimodale Verteilungskurve des Blutdruckes fand. Er zog den Schluß, daß Hypertoniker einerseits und Normotoniker andererseits zwei verschiedene Populationen darstellen. PLATT vermutet einen monogenen Erbgang. Er würdigt die essentielle Hypertonie als nosologische Einheit, deren Ursache noch nicht bekannt ist.

Plethoriker neigen angeblich zur Hypertonie. Auffallenderweise erkranken Plethoriker selten an maligner Hypertonie; sie neigen vielmehr zu Apoplexie und Myokardinfarkt.

Alter und Geschlecht

HAMILTON (1954) hat den Anstieg des systolischen und diastolischen Blutdruckes mit dem Alter statistisch ausgewertet. Dabei hat sich ergeben, daß nach Überschreiten der 40-Jahres-Grenze der systolische und diastolische Blutdruck bei den weiblichen Individuen stärker ansteigt als bei Männern. Die Ursache dieses scheinbar paradoxen Verhaltens ist nicht klar. Möglicherweise sind endokrine Faktoren beteiligt. Die Untersuchung von HAMILTON (1954) zeigt mit Deutlichkeit, daß eine Beurteilung des Blutdruckes ohne Berücksichtigung des Alters unzulässig ist.

Rasse

Die Annahme, daß urbanisierte Neger in den USA in stärkerem Maße der Hypertonie anheimfallen, wurde kürzlich von MOSER (1959) in Frage gestellt. MOSER fand auch bei afrikanischen (primitiven) Negern eine recht erhebliche Häufung von Hypertonie. Beim Vergleich von Populationen weißer und farbiger Individuen in den USA, auf den Bahama-Inseln, in Südafrika und Japan schien sich doch wieder eine erhöhte Hypertonieanfälligkeit farbiger Rassen zu ergeben.

Hereditäre und diätetische Faktoren erschweren den Vergleich von Populationen der gleichen Rasse auf verschiedenen Kontinenten und von verschiedenen Rassen auf einer Insel oder auf gleichen Kontinenten.

Umweltsfaktoren

Klimatische Einflüsse auf die Hypertonie sind bis heute kaum erforscht worden. MIALL und OLDHAM (1958) sowie WILSON (1958) haben beim Vergleich von zwei zivilatorisch ungleich gestellten Populationen einen gleichsinnigen Anstieg des systolischen und diastolischen Blutdruckes mit dem Alter für beide Geschlechter gefunden. MIALL und OLDHAM (1958) untersuchten auch den Einfluß der körperlichen Arbeit auf den Blutdruck. Bei Schwerarbeitern fanden diese Autoren tiefere Blutdruckwerte bei Korrektur für das Alter und den Armumfang. Bei einer Kontrolle zu einem späteren Zeitpunkt zeigten aber die Schwerarbeiter einen stärkeren Blutdruckanstieg als die mit leichter Arbeit beschäftigten Individuen.

Überraschend sind die statistischen Ergebnisse von HUMERFELT und WEDERVANG (1957), welche von MIALL und OLDHAM (1958) bestätigt werden konnten. Diese Autoren fanden nämlich, daß Mütter — die Väter in geringerem Maße — von zwei und mehr Kindern einen niedrigeren korrigierten diastolischen Druck aufweisen als Frauen ohne Kinder oder mit nur einem Kind. Endokrine Faktoren können dabei nicht ausschlaggebend sein, da das gleiche Verhalten, nur weniger ausgeprägt, auch bei den Vätern gefunden wurde. PICKERING (1960) kommentiert diese eigenartige Tatsache in folgender charmanter Weise: "It would seem to me not unlikely, that this effect is achieved through the activity of the mind. I am not sufficiently at home in this field to discuss profitably how this happens. But anyone, who has seen a cat with her kittens, or a mother with her children, will realise that a family satisfies a very powerful urge."

Diät

Übergewicht und erhöhte Salzzufuhr können die Entwicklung eines Hochdruckes fördern. Besonders bei jugendlichen, übergewichtigen Hypertonikern gelingt es ja häufig, durch bloßen Calorien- und NaCl-Entzug den Blutdruck zu normalisieren. Auf die Bedeutung des NaCl-Entzuges in der Behandlung der Hypertonie haben AMBARD und BEAUJARD (1904) erstmals hingewiesen. ALLEN (1922) hat diese Behandlungsmöglichkeit neu gefördert. KEMPNERs Reisdiät (1944) verlieh der NaCl-armen Diät für Hochdruckkranke neuen Auftrieb. Mit Einführung der Saluretica wurde die NaCl-arme Diät für die Behandlung der schwereren Hypertonie zum Teil hinfällig. Die Frage ist immer noch nicht entschieden, ob dem NaCl die Bedeutung eines kausalen, wie dies DAHL (1960) annimmt, oder eines konditionalen, sog. „permissive" Faktors für die Hypertoniegenese zukommt (siehe Abschnitt über Salz- und Wasserhaushalt). Die erwähnten Untersuchungen von DAHL et al. (1964) an Rattenstämmen mit unterschiedlicher Hypertonietendenz zeigen mit Deutlichkeit, daß NaCl allein ohne entsprechende genetisch verankerte Gefäßbereitschaft (vascular reactivity) keinen Hochdruck zu erzeugen vermag.

Endokrine Faktoren

BRAUN-MENENDEZ (1952) stellte die Hypothese auf, daß die Größe der Niere und ihre Funktionskapazität durch die Konzentration trophischer Substanzen (Renotrophin) im Blut bestimmt werden, Substanzen, welche normalerweise von der Niere ausgeschieden würden. Dieses postulierte Hormon stehe dem Somatotropin nahe. Eine Hypertonie trete dann auf, wenn das Nierengewebe z. B. wegen Einkapselung nicht in der Lage sei, auf das Renotrophin mit Wachstum oder Funktionssteigerung zu reagieren.

Das Schilddrüsenhormon scheint für die Entstehung der essentiellen Hypertonie von untergeordneter Bedeutung zu sein. Wichtig sind die Nebennierenhormone. Noradrenalin ist die wirksame Pressorsubstanz im Falle des allerdings selten vorkommenden Phäochromocytoms. Bei Fällen mit essentieller Hypertonie findet man normale und erhöhte Blutspiegel von Noradrenalin. Da auch beim essentiellen Hypertoniker eine gesteigerte Empfindlichkeit gegenüber mehreren Pressorsubstanzen angenommen wird, kann man sich vorstellen, daß an und für sich normale Noradrenalintiter zu einer arteriolären Tonussteigerung führen. Beim Hypertoniker bestehen möglicherweise auch stärkere Tagesschwankungen. Noradrenalin kommt auf Grund des Gesagten vor allem im Initialstadium der essentiellen Hypertonie mit Vorwiegen eines neurohormonalen Mechanismus als Wirksubstanz in Frage. Kürzlich wurden von BRUNJES (1964) neue Resultate über einen bei essentieller Hypertonie möglicherweise gestörten Katecholaminstoffwechsel mitgeteilt. Das Verhalten der Metabolite bei essentieller Hypertonie gleicht demjenigen des schlafenden Normalen. Der Autor vermutet eine verminderte Aktivität des Sympathicus und seiner Wirksubstanzen als Folge eines anderen bei essentieller Hypertonie die Führung übernehmenden blutdrucksteigernden Mechanismus. Bei 19% der untersuchten Hypertoniker fand sich allerdings eine veränderte Metabolitverteilung, indem das Verhältnis von Metanephrin und Normetanephrin zu Vanillin-Mandelsäure erhöht ist. Für diese kleine

Gruppe von Hypertonikern kommt demnach eine Störung des Katecholaminstoffwechsels in Frage. Dabei kann es sich auch nur um ein sekundäres Phänomen handeln. Von den Rindenhormonen wissen wir, daß besonders das Aldosteron bei Fällen mit schwerer und maligner Hypertonie vermehrt im Urin ausgeschieden und wahrscheinlich auch in den Nebennieren gebildet wird (LARAGH 1959). GENEST (1960) beschrieb auch exzessive Schwankungen der täglichen Aldosteronausscheidung bei Patienten mit essentieller Hypertonie. Die Pregnantriolausscheidung sei im Durchschnitt bei essentiellen, renalen und malignen Hypertonien herabgesetzt. Von Interesse ist die Hypothese von CONN (1964), der annimmt, daß in ca. 20% aller Fälle mit essentieller Hypertonie ein allerdings diskreter Hyperaldosteronismus bestehe, ohne daß die für das primäre Conn-Syndrom typischen humoralen Veränderungen gefunden werden müssen (Hypernatriämie, Alkalose, Hypokaliämie). An Hand experimenteller Untersuchungen an der Ratte hat GROSS (1958) die Hypothese geäußert, daß das in der Niere entstehende Renin die Zona glomerulosa in den Nebennieren indirekt zur Produktion von Aldosteron anregte. Letzteres führe dann zu einer vermehrten Natriumrückresorption in den Nierentubuli und trage somit durch Störung des Elektrolythaushaltes weiterhin zur Blutdrucksteigerung bei. Untersuchungen von DAVIS (1961) zeigten, daß das durch Renin gebildete Angiotensin II das die Aldosteronsekretion stimulierende Hormon darstellt. Als gewichtiges Argument gegen die Auffassung, daß Aldosteron ätiologisch an der Entstehung der essentiellen Hypertonie beteiligt sei, spricht die Tatsache, daß es mit Verabreichung von Aldosteron in pathophysiologischen Dosen nicht gelingt, eine Hypertonie zu erzeugen. Zudem ist im Anfangsstadium der essentiellen Hypertonie die Aldosteronsekretion in einer Mehrzahl der Fälle nicht gesteigert. Möglicherweise wird zusammen mit dem Aldosteron ein noch unbekanntes, pressorisch wirksames Steroid sezerniert, das sich vorläufig der Analyse entzieht (COTTIER 1959). SKELTON (1955) erzeugte bei jungen Ratten durch Enucleation der Nebennieren bis auf Reste der Zona glomerulosa, welche der Nebennierenkapsel anhafteten, und gleichzeitige Gabe von NaCl-Lösung als Trinkflüssigkeit und Anlegen einer Klemme an einer Nierenarterie eine maligne Form von experimenteller Hypertonie. Dies möge zeigen, daß eine gestörte Steroidbildung (Bildung abnormer Steroide oder eine abnorme Verteilung der Steroide) für die Genese der essentiellen Hypertonie in Betracht kommt.

Renale Faktoren

Auch die renale Hypertonie ist in ihrem Mechanismus noch nicht restlos geklärt. Seit den klassischen Versuchen von GOLDBLATT (1934) weiß man, daß durch Drosselung einer Nierenarterie eine Hypertonie entsteht. Initial scheint Renin an der Entstehung dieser Form von renaler Hypertonie beteiligt zu sein. Renin wirkt als proteolytisches Enzym auf ein α_2-Globulin, wobei Angiotensin I, ein Decapeptid, entsteht. Durch Abspaltung von zwei weiteren Aminosäuren entsteht das Angiotensin II, welches als Vasoconstrictor wirksam ist. Im Anfangsstadium der essentiellen Hypertonie konnten zwar bis heute nicht regelmäßig erhöhte Angiotensinspiegel im Blut nachgewiesen werden. Essentielle Hypertoniker sind gegenüber exogen zugeführtem Angiotensin besonders empfindlich (KAPLAN und SILAH 1964). Nach Meinung dieser Autoren deutet der geringe Angiotensinbedarf zur Erzeugung dieses Pressoreffektes auf einen niedrigen Angiotensinspiegel im Blut hin. WOLF (1962) hat den Abbau von radioaktivem Angiotensin bestimmt. Es ergab sich, daß durch das Serum von Personen mit unbehandelter benigner Hypertonie mehr Angiotensin abgebaut worden ist als in normalen Sera oder in Sera von Patienten mit maligner Hypertonie. Der verstärkte in vitro-Abbau von Angiotensin im Serum von Patienten mit benigner Hypertonie steht in gewissem Gegensatz zu der Tatsache, daß der Umsatz von Angiotensin in vivo bei Hochdruckpatienten geringer sei als normalerweise.

Leider ist es bis heute nicht gelungen, ein gegen menschliches Renin wirksames Antirenin herzustellen (Wakerlin 1959). Nach neuesten Untersuchungen gewinnt man den Eindruck, daß der Renin-Angiotensinmechanismus in Gang kommt, um den renalen arteriolären Blutdruck in schneller Adaptation zu erhalten, daß aber für die chronische Aufrechterhaltung der Hypertonie auch andere Mechanismen (wahrscheinlich neurogene) verantwortlich sind.

Mehrere Autoren, wie Grollmann und Kolff (1949, 1954), vertreten die Auffassung, daß die Niere unter normalen Bedingungen eine möglicherweise auch extrarenal gebildete Pressorsubstanz neutralisiert oder eliminiert. Ein Hochdruck entstehe dann, wenn die Pressorsubstanz nicht mehr neutralisiert oder ausgeschieden werde. Diese Autoren sprechen von renopriver Hypertonie. Kolff et al. (1964) nehmen neuerdings auf Grund von Beobachtungen an bilateral nephrektomierten Patienten, die mit intermittierender Langzeithämodialyse, gefolgt von Transplantation einer gesunden Niere, am Leben erhalten werden konnten, an, daß die renale Hypertonie eine renale und renoprive Komponente aufweise. Die bilaterale Nephrektomie eliminiert die renale Komponente, und es bleibt die renoprive, welche besonders auf Störungen des Wasser- und Elektrolythaushaltes mit Blutdrucksteigerung reagiert. Durch Transplantation einer gesunden Niere verschwindet die renoprive Hypertonie. Bei beginnender Abstoßung der transplantierten Niere kommt es wiederum zu einer renalen Hypertonie.

Nach Ansicht von Muirhead (1961) wäre es auch möglich, daß die gesunde Niere eine Hypertensinase mit blutdrucksenkender Wirkung produziert. Dieses Ferment werde im Nierenmark gebildet. Die blutdrucksenkende Wirkung einer gesunden transplantierten Niere könnte demnach sowohl auf der Elimination eines Pressors durch die Niere als auch auf der Bildung eines blutdrucksenkenden Fermentes (Hypertensinase, Medullin) beruhen. Diese Frage ist auch experimentell keineswegs entschieden.

Gefäßfaktoren

Pickering (1961) spricht von „vascular fault". Schmid und Sauter (1954) erwogen im Sinne einer interessanten Arbeitshypothese eine gestörte Anpassungsfähigkeit der Arteriolen, die wegen Trägheit ihrer Reaktion (Kontraktion und Dehnung) zur peripheren Widerstandserhöhung führe. Auch Conway (1961) sieht in möglichen Veränderungen der Gefäßeigenschaften genügend Gründe, die zu einer Widerstandserhöhung führen können, ohne daß neurale oder humorale vasoconstrictorische Mechanismen zur Erklärung des erhöhten peripheren Widerstandes herangezogen werden müssen. Tobian (1952) vermutet, daß ein erhöhter Wasser- und Elektrolytgehalt der Gefäße für die Widerstandserhöhung verantwortlich sei. Denkbar wäre auch eine Änderung der physikalisch-chemischen Eigenschaften des Actomyosins der Arteriolen (Zimmerli 1962). Bohr (1961) hat mit Hilfe einer Semimikromethode die Reaktivität der Arteriolen von Tieren mit renaler Hypertonie geprüft und dabei gefunden, daß der Schwellenwert für Adrenalin, Noradrenalin und Angiotensin erhöht ist, daß für die maximale Kontraktion der Arteriolen eine größere Ruhespannung nötig ist und daß eine hypertonische NaCl-Lösung keine besondere Reaktion auslöst.

Spurenmetalle

Vom Blei ist experimentell erwiesen (Cottier 1953), daß es bei der Ratte bei bestimmter Dosierung eine leichte bis mittelschwere systolische Hypertonie erzeugen kann. Da gewisse Hypotensiva (z. B. das Apresolin) Chelatbildner sind, also Metalle binden können, haben SCHROEDER und PERRY (1955) gewisse Spurenelemente (Co, Cu, Vanadium) als mögliche Vasoconstrictoren verdächtigt und ihnen eine pathogenetische Bedeutung für die Entstehung der essentiellen Hypertonie beigemessen. Die Hypothese von SCHROEDER und PERRY hat sich bis heute nicht durchgesetzt.

Hämodynamische Faktoren

In Analogie zu Untersuchungen über die experimentelle renale Hypertonie vertraten WILSON (1961) und FREIS (1959) — letzterer auch auf Grund seiner hämodynamischen Untersuchungen an Hypertonikern vor und unter hypotensiver Behandlung — die Hypothese, daß die Hypertonie durch mehrere hämodynamische Störungen zustande komme und nicht nur eine Störung der Arteriolen darstelle. So könnte die Hypertonie in ihrem Initialstadium durch eine gesteigerte Myokardkontraktilität, eine Abnahme der Gefäßkapazität (arteriell stärker als venös) und eine Zunahme des Plasmavolumens entstehen. Der erhöhte periphere Widerstand wäre dann die Folge der arteriolären Constriction als Antwort auf den erhöhten intravasculären Füllungsdruck. Bei Etablierung der arteriellen Hypertonie und Sicherung des renalen Perfusionsdruckes komme es dann zu einem neuen homöostatischen Gleichgewicht — möglicherweise über den Weg einer veränderten Barorezeptorenfunktion —, wobei der venöse Füllungsdruck, das Herzminutenvolumen und der renale Perfusionsdruck wieder normale Werte erreichen können. Diese Hypothese ist bestechend. Beim Menschen muß allerdings zunächst bewiesen werden, daß das Herzminutenvolumen und das Plasmavolumen im Initialstadium der Hypertonie erhöht sind. Solche Befunde stehen jedoch noch aus.

Wasser- und Elektrolythaushalt

Bei der Hypertonie des Menschen sind heute fünf Phänomene bekannt, die auf eine primäre Störung des Wasser- und Elektrolythaushaltes hinweisen:

a) Salzarme Diät bzw. Saluretica senken den Blutdruck.

b) Die von FARNSWORTH (1943) erstmals beschriebene Hypernatriurese der Hypertoniker bei gewissen Flüssigkeits- und NaCl-Belastungen.

c) Die von TOBIAN (1952) beschriebene Veränderung der Elektrolyt- und Wasserzusammensetzung in der Aorta von Hypertonikern und der von LOSSE (1964) in den Erythrocyten von Hypertonikern erhöht gefundene H_2O- und Natriumgehalt.

d) Eine vermehrte Aldosteronsekretion (LARAGH 1959) bei schweren und malignen Fällen von Hypertonie.

e) Die durch Angiotensin provozierbare Aldosteronsekretion.

ad a) Es handelt sich unter Umständen um einen unspezifischen Effekt, da durch den NaCl-Entzug und die dadurch bedingte Abnahme des extracellulären Flüssigkeitsvolumens möglicherweise nur ein „permissive factor" ausgeschaltet wird.

ad b) Zahlreich sind die Argumente, welche dafür sprechen, daß die von FARNSWORTH erstmals beschriebene Hypernatriurese — dabei wird ein Urin mit geringerer Elektrolytkonzentration gebildet — ein renales, hämodynamisches Phänomen darstellt, das sich bei jeder Hypertonie, gleichgültig welcher Genese, nachweisen läßt (COTTIER, 1957, 1958, 1960).

Die Untersuchungen der Göttinger Physiologen (THURAU 1960) legen die Vermutung nahe, daß dieses Phänomen der Ausscheidung größerer Urinmengen mit geringerer Osmolarität die Folge einer erhöhten medullären Durchblutung sein könnte.

SAPIRSTEIN (1959) hat die Auffassung vertreten, daß der Hypertoniker zu viel Wasser im Verhältnis zu den Elektrolyten Na, Cl und Kalium verliert. Das gestörte Wasser-Elektrolyt-Verhältnis könnte dann den Tonus der Arteriolen steigern.

ad c) Die von TOBIAN (1952) gefundenen Unterschiede der Elektrolytkonzentrationen in der Aorta von Hypertonikern sind geringgradig und konnten von andern Autoren (DANIEL 1957) nicht bestätigt werden.

ad d) und e) Wenn bei leichten und mittelschweren Fällen von Hypertonie keine vermehrte Aldosteronsekretion gefunden wird, scheint die pathogenetische Bedeutung des Aldosterons für die Entstehung der essentiellen Hypertonie hinfällig zu werden. Anders sind die Verhältnisse bei maligner Hypertonie (s. unten).

Neurogene und pschogene Faktoren

Als Ärzte sind wir überzeugt, daß den psychischen Faktoren bei der Entstehung einer essentiellen Hypertonie eine wesentliche, wenn nicht ausschlaggebende Bedeutung zukommt. Leider sind unsere Kenntnisse auf diesem Gebiet lückenhaft. Ein Grund dieser Lücke ist wohl in den zu wenig empfindlichen Methoden zur Erfassung psychosomatischen Geschehens zu suchen.

Als treuer Jünger von PAWLOW hat sich die russische Schule mit MIASNIKOV (1951) und LANG (1950) an der Spitze diesem heiklen Problem besonders zugewandt. Abgesehen von den tendenziösen Schlußfolgerungen sind zahlreiche ihrer Experimente und Untersuchungen bemerkenswert. Durch gegenseitig sich störende, bedingte Reflexe auslösende Reize ließ sich eine experimentelle Neurose und gleichzeitig damit ein Hochdruck hervorrufen, der sich aber erst nach einjähriger Einwirkungsdauer der Störungen langsam entwickelte (MAGAKIAN 1956).

Entsprechend dem Postulat von PAWLOW soll es auch beim Menschen Typen geben, die sich neurotisieren lassen, und andere, die sich refraktär verhalten. Auch den russischen Autoren ist es bislang nicht gelungen, nachzuweisen, ob die essentielle Hypertonie bei gewissen neurosebereiten Persönlichkeitstypen gehäuft auftritt.

Amerikanische Autoren wie MOSES (1956) fanden bei der psychischen Analyse von Hypertonikern gewisse Charakteristika. Solche Patienten sind dauernd oder häufig in Kampfbereitschaft, können aber nicht kämpfen. Wut, Groll und Empfindlichkeit waren die hervorstechendsten Kennzeichen hypertensiver Individuen mit einem Blutdruck von mindestens 160/100 mm Hg. Diese Autoren beschrieben auch Fälle mit leichter Hypertonie, welche an verhaltener Angst litten. Es wurden drei Patienten geschildert, bei denen sich eine maligne Hypertonie im Anschluß an katastrophale Ereignisse entwickelte. Wichtig sind auch die Untersuchungen von LEVY (1944), welche zeigten, daß eine labile Hypertonie wegen eines emotionalen Stress in eine fixierte Hypertonie übergehen kann. BOSS (1959) konnte angeblich namhafte Blutdrucksenkungen mit psychoanalytischer Behandlung erzielen. Leider sind seine Fälle somatisch ungenügend untersucht. Die Schlafkur der Russen zur Behandlung der Hypertonie scheint sich nur bei leichteren Hypertoniefällen bewährt zu haben.

Ob beim neurogenen Hochdruck humorale Faktoren beteiligt sind, ist eine naheliegende, jedoch ungelöste Frage. Adrenergische Wirkstoffe wie das Noradrenalin kommen in Frage. Es ist durchaus denkbar, daß gehäufte, überschießende adrenergische oder ergotrope Reaktionen in eine fixierte Blutdrucksteigerung überführen können. Daneben ist auch anzunehmen, daß eine Hypertonie vom Cortex oder Hypothalamus aus über die Hypophysen-Nebennierenrindenachse ausgelöst wird. Inwieweit direkte neurogene Impulse die Nierendurchblutung beeinflussen und damit das Renin-Angiotensin-Aldosteron-System in Gang bringen können, ist noch unbekannt. Eine direkte neurogene Vasoconstriction ist als weitere Möglichkeit der sog. nervös bedingten Hypertonie zu diskutieren.

Die Ätiologie der essentiellen Hypertonie beruht zusammenfassend wohl auf mehreren Faktoren. Die Bedeutung genetischer, rassischer, milieubedingter, diätetischer, endokriner, renaler und vasculärer Faktoren hat PAGE (1960) in seiner nach ihm benannten „mosaic theory" (Mosaiktheorie) zusammengefaßt.

b) Pathogenese der malignen Nephrosklerose

Der Begriff maligne Nephrosklerose ist klinisch durch einen hohen Blutdruck (diastolische Werte über 120 mm Hg), eine Retinopathia Grad IV (Papillenödem) und durch eine oft rasch versiegende Nierenfunktion charakterisiert. Das Entscheidende an der malignen Nephrosklerose ist nicht das Papillenödem, sondern der rapide Verlauf, d.h. die beschleunigte Verschlechterung der Nierenfunktion, welche bald zur Urämie führen kann, wenn eine Behandlung nicht beizeiten eingeleitet wird. Die Angelsachsen sprechen von „accelerated phase" (PERERA 1958) eines Hypertonieleidens. Die Häufigkeit des Überganges einer benignen Hypertonie (d.h. benignen Nephrosklerose) in eine maligne Form wird von den einzelnen Autoren unterschiedlich angegeben. Die Werte liegen zwischen 1—8%.

Obwohl die meisten Autoren (FISHBERG 1954, PICKERING 1955, HOOBLER 1959, SMIRK 1957, REUBI 1960, SCHROEDER 1953) darin einig gehen, daß der hohe Blutdruck den entscheidenden pathogenetischen Faktor in der Entwicklung einer malignen Nephrosklerose darstellt, sind bei kritischer Würdigung der von den einzelnen Autoren angebrachten Argumente Bedenken dahin gerechtfertigt, daß der hohe Blutdruck nicht den alleinigen Faktor in der Genese der malignen Nephrosklerose darstellt. Folgende Gründe weisen in der Tat auf die Bedeutung der Blutdruckhöhe für die Entstehung der malignen Nephrosklerose hin: Auch eine primär renale Hypertonie (z.B. chronische Glomerulonephritis) führt zum Bild der malignen Nephrosklerose. Die maligne Nephrosklerose entwickelt sich also nicht nur aus einer essentiellen Hypertonie. Ein wichtiges Argument stellt die Tatsache dar, daß sowohl experimentell als auch klinisch die Niere, welche distal von einer Nierenarterienstenose gelegen ist, keine oder nur geringgradige arterioläre Veränderungen aufweist. In den klassischen Untersuchungen von BYROM und WILSON fand sich in der von der Nierenklemme geschützten Niere keine nekrotisierende Arteriolitis. PICKERING (1952) hat erstmals experimentell zeigen können, daß die Arteriolonekrose unter wirksamer Behandlung des Hochdruckes verschwindet oder deutlich zurücktritt. Die späteren klinischen Beobachtungen mit Messungen der Nierenfunktion haben den experimentellen Befund von PICKERING vielfach bestätigt.

Die im folgenden angeführten Argumente lassen nun aber zusätzliche Faktoren neben dem hohen Blutdruck vermuten: KINCAID-SMITH (1958) hat bei einer Patientengruppe mit maligner Nephrosklerose und bei einer anderen Gruppe mit benigner Arteriolosklerose die Blutdruckanamnese retrospektiv beurteilt. Sie fand keine signifikanten Blutdruckdifferenzen zwischen den beiden Gruppen.

PERERA (1954) berichtete über sechs Patienten, welche eine Retinopathie mit Papillenödem zu einer Zeit, da der Blutdruck normal war, entwickelt haben. Andererseits wurde ein Rückgang des Papillenödems bei hochbleibendem Blutdruck beobachtet. Auch wir konnten bei einem Patienten mit noch ordentlicher

Nierenfunktion (Clearances) in einer Phase von Natriumretention die Entwicklung eines Papillenödems beobachten. Das Papillenödem ist demnach nicht in obligater Weise an eine hämodynamisch schlechte Nierenfunktion gebunden. Bali und Goldblatt (1954) beobachteten an Hunden, welche einem Goldblatt-Versuch unterzogen worden sind, nur dann eine nekrotisierende Arteriolitis, wenn gleichzeitig eine Niereninsuffizienz bestanden hat. Muirhead (1951) sah an Hunden, welche bilateral nephrektomiert worden sind und keine Hypertonie entwickelten, die Entstehung einer Arteriolonekrose in extrarenalen Gefäßgebieten. Diese Hunde wurden durch Dialyse am Leben erhalten. Fleming (1953) beschrieb eine akute Arteriolonekrose bei Kaninchen in Urämie nach Klammerung einer Nierenarterie und Entfernung der Partnerniere. Bei vergleichbaren Blutdruckwerten zeigten die Tiere ohne Urämie keine Arteriolonekrose. Diese Experimente lassen einen toxischen Faktor vermuten, der möglicherweise bei Nierenversagen vermehrt gebildet oder schlechter eliminiert wird. Die morphologische Ähnlichkeit der Arteriolonekrose mit den histologischen Befunden bei Periarteriitis nodosa und Sklerodermie läßt auch an einen immunologischen Vorgang denken. Es wäre sogar denkbar, daß eine verstärkte Antigen-Antikörper-Reaktion zwischen vermehrt gebildetem Renin und Anti-Renin, welches beim Menschen im peripheren Blut allerdings noch nicht nachgewiesen werden konnte, im Bereich des Vas afferens und der Glomerula stattfindet und zur Entstehung der Arteriolonekrose Anlaß geben würde.

Perera (1957, 1958, 1960) und Kincaid-Smith (1958) haben auf Grund sorgfältiger Studien auch klinische Merkmale herausgearbeitet, welche den Patienten mit maligner Nephrosklerose charakterisieren sollen. Der Übergang von Normotonie zu maligner Hypertonie kann nach Perera im Verlauf eines Monats erfolgen. Männer sind häufiger befallen als Frauen. Dabei nimmt Kincaid (1958) an, daß die Frauen deshalb weniger häufig an maligner Nephrosklerose erkranken, weil die Mehrzahl einen benignen Hochdruck aufweist. Die Altersverteilung der malignen und benignen Nephrosklerose ist unterschiedlich (Perera 1957 und Kincaid-Smith 1958). Nach Perera (1957) zeigen Frauen mit maligner Nephrosklerose einen mehr asthenisch-leptosomen Körperbau verglichen mit den pyknischen Konstitutionstypen, welche eher zu benigner Hypertonie neigen. Perera (1960) fand die Blutgruppe A selten bei Negerfrauen mit maligner Hypertonie. Ein wichtiges klinisches Kriterium, welches die maligne Nephrosklerose von der benignen zu unterscheiden vermag, stellen die Körpergewichtsabnahme und der Anstieg der Blutsenkung dar (Perera 1957, Kincaid-Smith 1958). Dieses Verhalten erinnert an dasjenige bei Kollagenkrankheiten, und man ist wiederum geneigt, immunologische Prozesse zu vermuten. Perera (1958) hat darauf hingewiesen, daß die Sympathektomie sich auch dann günstig auf die maligne Nephrosklerose auswirkte, wenn der Blutdruck durch diesen Eingriff nicht gesenkt werden konnte. Laragh (1960) sah im Angiotensin und Aldosteron, welche bei maligner Nephrosklerose erhöhte Blutwerte aufweisen, mögliche Faktoren, die zur Entwicklung der malignen Nephrosklerose beitragen. Angiotensin stimuliert nicht nur die Aldosteronsekretion in der Nebennierenrinde, sondern auch dessen renale Ausscheidung (Laragh 1963). Es ist jedoch möglich, daß die erhöhten Blutwerte von Angiotensin und Aldosteron zum Teil nur Folge der Niereninsuffizienz sind und keine kausale Bedeutung haben.

4. Pathophysiologie

Bezüglich Pathophysiologie der Hypertonie wird auf den Handbuchbeitrag von Wollheim und Moeller (1960) und die Standardwerke verwiesen.

a) Hämodynamik bei essentieller Hypertonie

Verschiedene Autoren (Wilson 1961, Freis 1959, s. unter Ätiologie der essentiellen Hypertonie, Schwalb 1953) sind der Meinung, daß im Anfangsstadium der essentiellen Hypertonie das Herzminutenvolumen erhöht sei. Diese Annahme beruht auf gewissen tierexperimentellen Grundlagen. Beim Menschen konnte jedoch der Beweis noch nicht erbracht werden, daß am Anfang der essentiellen Hypertonie eine Hyperzirkulation besteht. Die renale Fraktion des Herzminutenvolumens ist bei essentieller Hypertonie herabgesetzt. Chiesura (1953) fand bei 26 Patienten mit essentieller Hypertonie eine „renal fraction“ von 10,6% des Herzminutenvolumens, verglichen mit 15,6% bei Normotonen. Brod (1959, 1960, 1962) hat die hämodynamische Verteilung in den einzelnen Gefäßgebieten bei essentieller Hypertonie einer sorgfältigen Prüfung unterzogen. Dabei fand sich bei essentiellen Hypertonikern eine Gefäßwiderstandserhöhung in den Nieren, im Splanchnicus und in den Hautgefäßen. Dagegen ist die Durchblutung in der Muskulatur erhöht. Während eines akuten Blutdruckanstieges wird das Blut aus den Nieren, dem Splanchnicusgebiet und der Haut in die Muskulatur verlagert. Heidland et al. (1962) bestimmten bei 65 essentiellen Hypertonikern die Clearances von Inulin und PAH, die Blutmenge (Evans blue), die Fluorescein-Kreislaufzeit und den peripheren Venendruck. Dabei hat sich gezeigt, daß erst nach Unterschreiten einer kritischen Nierendurchblutung oder Überschreiten eines kritischen Gefäßwiderstandes in den Nieren hämodynamische Auswirkungen zu beobachten sind (Zunahme der Blutmenge, der Kreislaufzeit und des peripheren Venendruckes). Die Autoren sind zwar der Meinung, daß die im letzten Stadium der Nephrosklerose beobachtete Einschränkung der Clearancegrößen als Folge der veränderten Gesamthämodynamik angesehen werden müsse.

b) Nierenfunktion

In der Entwicklung einer Nephrosklerose sind drei Stadien zu unterscheiden:

1. Stadium. Renaler Plasmastrom und Glomerulumfiltrat können normal sein, oder der renale Plasmastrom (C_{PAH}) kann gegenüber dem Glomerulumfiltrat leicht vermindert sein. Daraus ergibt sich ein erhöhter filtrierter Plasmaanteil. In diesem Stadium sind keine morphologischen Veränderungen an den Nieren lichtoptisch zu beobachten.

2. Stadium. Deutliche Einschränkung vor allem der C_{PAH} (renaler Plasmastrom) und geringfügigere Verminderung des Glomerulumfiltrates. Der filtrierte Plasmaanteil ist übernormal. In diesem Stadium sind morphologische Veränderungen nachzuweisen (Hyperplasie der Arteriolenmedia und Arteriolosklerose).

3. Stadium. Es handelt sich um die maligne Nephrosklerose mit stark reduzierten Clearancewerten. Wenn das Glomerulumfiltrat einen kritischen Wert von ca. 30 ml/min unterschreitet, kommt es zur Entwicklung der Azotämie. Das 3. Stadium kann sich aus dem 2. (benigne Nephrosklerose) mit unterschiedlicher Geschwindigkeit entwickeln.

Bevor eine signifikante Einschränkung der Clearances nachzuweisen ist, zeigt die Hypertonieniere ein abnormes funktionelles Verhalten:

a) Unter Belastung mit Flüssigkeit und Kochsalz scheidet ein essentieller Hypertoniker mit noch normaler Nierenfunktion vermehrt Wasser, Natrium und Chlorid aus (s. unten).

b) Als Ausdruck einer leicht veränderten tubulären Funktion ist nach Goldring und Chasis (1944) das Tm für PAH und Glucose leicht herabgesetzt.

c) Beim Hypertoniker kommt es unter einer Hypertensininfusion zu einer Vermehrung der Diurese und Natriurese, wogegen beim Normotonen eine Antidiurese und Antinatriurese die Regel sind (s. unten) (PEART 1960).

Wir werden uns nun im weiteren mit dem Verhalten der Clearances bei essentieller Hypertonie bzw. Nephrosklerose, der gesteigerten Natriurese und Diurese unter besonderen Bedingungen, der Wirkung einer Hypertensininfusion auf die Nierenfunktion und schließlich dem Verhalten der juxtaglomerulären Zellen bei essentieller Hypertonie zuwenden.

α) Clearances

Die klassischen Clearanceuntersuchungen bei essentieller Hypertonie verdanken wir GOLDRING und CHASIS (1941, 1944). Diese Autoren konnten zeigen, daß die Clearances von Inulin und PAH, als Maß des Glomerulumfiltrates bzw. des renalen Plasmastromes, im Anfangstadium der essentiellen Hypertonie normale

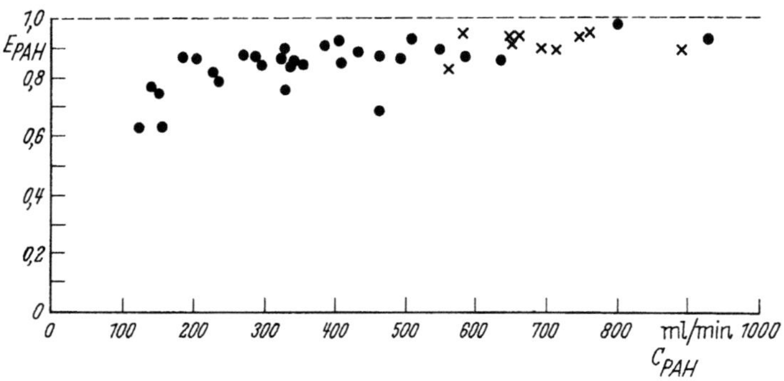

Abb. 1. Renale Extraktion und Clearance von PAH bei zehn Nierengesunden (×) und 30 Patienten mit vasculären Nephropathien (●). Bei letzteren bleibt trotz Abnahme der PAH-Clearance die Extraktion von PAH verhältnismäßig hoch. (Aus REUBI, F.: Nierenkrankheiten, p. 103. Bern: Hans Huber 1960, Abb. 21)

Werte aufweisen. Im weiteren Verlauf einer essentiellen Hypertonie kommt es zu einer verhältnismäßig stärkeren Abnahme der C_{PAH} als des Glomerulumfiltrates gemessen mit der Inulin- oder Thiosulfat-Clearance, so daß ein erhöhter filtrierter Plasmaanteil die Folge ist. GOLDRING und CHASIS haben die erhöhte filtration fraction als Ausdruck eines Vas-efferens-Spasmus gedeutet. Diese Annahme ist berechtigt, da die Extraktion von PAH im Falle der Hypertonieniere, d.h. der Nephrosklerose, erst in einem späteren Krankheitsstadium gestört wird. Fällt die C_{PAH} unter einen kritischen Wert von 200 ml/min, ist erst mit einem Abfall der Extraktion der PAH zufolge tubulärer Sekretionsstörung zu rechnen. REUBI (1960, 1963) hat an einem größeren Krankengut von essentiellen Hypertonikern die Extraktion in Abhängigkeit von der C_{PAH} untersucht (Abb. 1).

Daß in einem erheblichen Prozentsatz der Fälle mit essentieller Hypertonie bzw. Nephrosklerose der filtrierte Plasmaanteil hochnormal bzw. übernormal ist, erhellt aus Abb. 2. Bei Beurteilung eines Clearanceresultates in differentialdiagnostischer Hinsicht hat man sich allerdings darüber klar zu sein, daß im Einzelfall auch ein normaler filtrierter Plasmaanteil vorliegen kann. Es wäre demzufolge falsch, auf Grund einer normalen filtration fraction die Möglichkeit einer Hypertonieniere bzw. Nephrosklerose von vornherein auszuschließen.

GOLDRING und CHASIS haben auch zeigen können, daß im Anfangsstadium der Hypertonieniere die maximale tubuläre Sekretionskapazität für PAH und die maximale Resorptionskapazität für Glucose (Tm_{PAH} bzw. Tm_G) vermindert ist.

Gomez (1951) hat eine Methode angegeben, den totalen Gefäßwiderstand, differenziert nach dem Anteil des Vas afferens- bzw. des Vas efferens-Widerstandes (s. Smith 1951) zu berechnen.

Die *klinische Anwendung* der Clearances ist eine dreifache. In erster Linie kann die renale Funktionsreserve genau bestimmt werden. Der erhöhte filtrierte Plasmaanteil gestattet eine Differenzierung gegenüber einer chronischen interstitiellen Nephritis mit normalem filtriertem Plasmaanteil oder gegenüber einer chronischen Glomerulonephritis mit in der Regel unternormaler „filtration fraction". In zweiter Linie kann mit Hilfe serienmäßiger Clearanceuntersuchungen der Verlauf der Nierenfunktion, z. B. während einer hypotensiven Behandlung, genau verfolgt

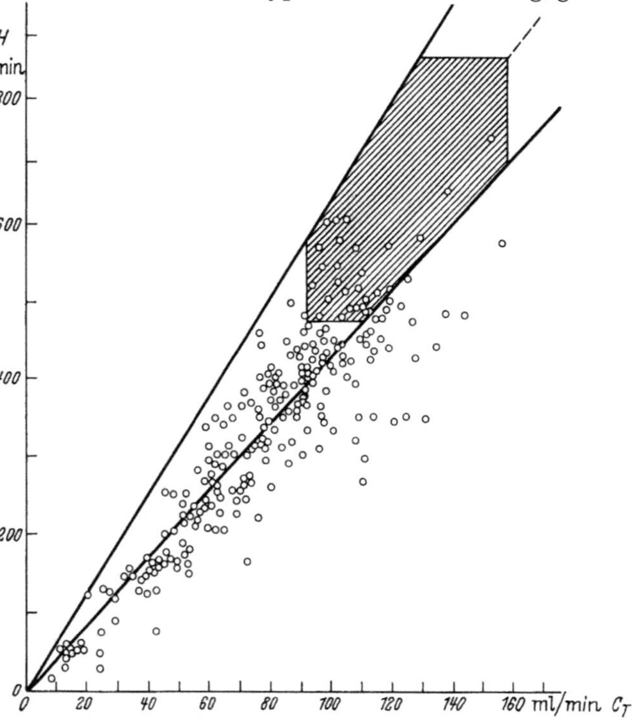

Abb. 2. Beziehung zwischen Clearances von Thiosulfat (Glomerulumfiltrat) und der PAH (effektiver renaler Plasmastrom) bei 245 Patienten mit vasculären Nierenerkrankungen. Der filtrierte Plasmaanteil ist normal oder erhöht. (Aus Reubi, F.: Nierenkrankheiten, p. 102. Bern: Hans Huber 1960, Fig. 20)

werden. Das therapeutische Vorgehen kann sich unter Umständen nach dem Verhalten der Clearancewerte richten (z. B. Einsatz von Hydralazinophthalazin bei schlechten Clearancewerten). Schließlich sollte es auch möglich sein, mit Hilfe eines renalen Vasodilatators (Imhof 1965, Cottier 1965) den Anteil der arteriolospastischen Komponente neben der arteriolosklerotischen genauer zu definieren. Wenn z. B. unter Wirkung eines renalen Vasodilatators Ciba 31531/Ba die C_{PAH} bei abnehmender Extraktion der PAH um 50% zunimmt, darf angenommen werden, daß wohl spastisch eingeengte Strombahnen durch den Vasodilatator eröffnet worden sind. Die Prüfung der vasculären Reaktivität im Falle einer Nephrosklerose kann sowohl für die Prognose als auch für die Wahl des Hypotensivums von Bedeutung sein.

β) Getrennte Clearances

Hulet et al. (1963) haben durch seitengetrennte Clearanceuntersuchungen die hämodynamischen Verhältnisse beider Nieren einzeln untersucht. Gelegentlich wurden auch bei essentieller Hypertonie Seitendifferenzen in der Ausscheidung von Wasser, Natrium und gelösten Bestandteilen gefunden, besonders wenn eine bilaterale Herabsetzung des Glomerulumfiltrates vorhanden war. Die renale Hämodynamik, die Ausscheidung von Wasser, gelösten Bestandteilen und Natrium wurden auch während der Zunahme des Harnzeitvolumens im Rahmen einer Infusion von 10%iger Mannitlösung untersucht. Differenzen zwischen beiden Nieren über 15% waren ungewöhnlich. Mit einer Ausnahme hatten alle Patienten eine seitengleiche Nierenfunktion. In der Frühphase einer Mannit-Diurese ergaben sich hingegen vorübergehend Seitendifferenzen. Die Brauchbarkeit einer getrennten Untersuchung der Nierenfunktion hängt allerdings in hohem Maße von der exakten Messung des Harnflusses ab. An diesem methodischen Handicap greifen die Kritiken der seitengetrennten Clearanceuntersuchungen mit Recht an. SCHWAB et al. (1965) haben ebenfalls konstante Seitendifferenzen bei essentieller Hypertonie nachgewiesen. Diese Autoren fanden im Frühstadium der essentiellen Hypertonie größere Differenzen der Konzentrationswerte von Inulin, PAH, Kreatinin und Natrium (zwei- bis dreimal so hoch wie bei Normotonen).

Es ist zwar sehr fraglich, ob diese geringfügigen Seitendifferenzen als Ausdruck einer segmentären Hypozirkulation im Frühstadium der Hypertonieniere gedeutet werden dürfen. Eine solche Beurteilung der zwar schwer zu deutenden Befunde würde der Auffassung von GOLDBLATT entsprechen, nach welcher im Anfangsstadium der essentiellen Hypertonie segmentär ischämische Zonen wegen Arteriolospasmus entstehen, die dann vermehrt Renin produzieren.

γ) Tagesrhythmen der Nierenfunktion bei essentieller Hypertonie

VAGNUCCI und WESSON (1964) suchten nach Tagesschwankungen der renalen Hämodynamik und der Ausscheidung von Chlorid und Kalium bei Hypertonikern. Es konnten keine typischen Tagesschwankungen eruiert werden. Die größte Chloridausscheidung trat bei sieben Patienten während des Tages und bei fünf Patienten während der Nacht auf. Die Autoren konnten auch keine definitiven tageszeitlichen Schwankungen in den Blutdruckmessungen beobachten.

δ) Von der Körperhaltung abhängige Natriurese und renale Konzentrationsfähigkeit bei essentieller Hypertonie

An 14 Patienten mit essentiellem Hypertonus untersuchten HULET und RICHARDSON (1962) die Wirkung des Überganges vom Gehen in die horizontale Lage auf die Natriurese. Die resultierende Diurese und Natriurese verhielten sich gleich wie bei Normalpersonen. Die Neigung des Hypertonikers zur gesteigerten Natriumausscheidung ist demzufolge nicht durch die nach Lagewechsel auftretende Änderung der Natriumausscheidung bedingt. MOYER et al. (1955) haben den Effekt der Orthostase auf die renale Hämodynamik bei essentiellen Hypertonikern geprüft. Dabei fand sich ein ähnliches Verhalten wie bei Normotonen, indem bei einem Blutdruckabfall von 10% das Glomerulumfiltrat und der renale Plasmastrom auf 70% im Durchschnitt abgesunken sind; es kam auch zu einer leichten Abnahme des Tm_{PAH} und zu einer Steigerung des Gefäßwiderstandes auf 131%. Der essentielle Hypertoniker neigt also bei Orthostase nicht zu einer stärkeren renalen Vasoconstriction.

ε) Einfluß der körperlichen Arbeit auf die renale Hämodynamik

JUDSON et al. (1957) haben die Wirkung der körperlichen Arbeit in liegender Stellung auf die renale Hämodynamik, Wasser- und Elektrolytausscheidung einer Prüfung unterzogen. Die renale Hämodynamik verhielt sich bei Hypertonikern gleich wie bei Normotonen, einzig die Diurese und Natriumausscheidung blieben länger reduziert als bei Normotonen. Hydralazin konnte dieses Verhalten nicht beeinflussen.

ζ) Wärme und Nierenfunktion bei essentieller Hypertonie

NIETH und KAUFMANN (1963) kamen auf Grund ihrer Untersuchungen zum Schluß, daß bei Normalpersonen und Kranken mit unkomplizierter essentieller oder renaler Hypertension keine prinzipiellen Unterschiede im Verhalten von Hämodynamik und Ausscheidungsfunktion unter Wärmebelastung bestehen.

η) Körperliche Anstrengung und Nierenfunktion

BELLO et al. (1960) haben die renale Hämodynamik und den renalen Gefäßwiderstand nach körperlicher Anstrengung (mehrfaches Aufsitzen) und nach dem „cold pressure test" bei Normalen und Hypertonikern geprüft. Die beiden Gruppen zeigten mit Ausnahme einer stärkeren Zunahme des renalen Widerstandes bei den Hypertonikern ein qualitativ und quantitativ gleiches Verhalten (Abnahme der C_{In} und C_{PAH}). Bei malignen Hypertonikern nahm die renale Durchblutung nach diesen Belastungen nur noch wenig ab. Damit ist gezeigt, daß eine akute körperliche Belastung die Nierenfunktion herabsetzt. Es fehlen Untersuchungen über das Verhalten der renalen Hämodynamik bei länger dauernder körperlicher Tätigkeit (z.B. Spaziergang).

ϑ) Gesteigerte Natriurese unter besonderen Bedingungen

Die Tatsache, daß Patienten mit essentieller Hypertonie (auch sekundärer Hypertonie) nach Kochsalzbelastung, unter Wasser- oder Mannitolinfusion eine veränderte renale Ausscheidungsreaktion aufweisen, ist seit der originellen Arbeit von FARNSWORTH und BARKER (1943, 1946) von mehreren Autoren bestätigt worden (GREEN 1952, 1954, BIRCHALL 1953, BRODSKY 1953, EK 1954, THOMPSON 1954, COTTIER 1957, 1958, 1959, 1960, BALDWIN 1958, 1960, ULLMAN 1959, HANENSOHN 1958 und SASAMORI 1960). Hochdruckpatienten eliminieren einen größeren Anteil der bei Belastung zugeführten Menge von NaCl und Wasser als Individuen mit normalem Blutdruck. Diese Abweichung der Nierenfunktion scheint durch eine verminderte tubuläre Rückresorption von Natrium, Chlor und Wasser bedingt zu sein. Es bestand keine Einigkeit darüber, ob diese Art der Ausscheidung für die essentielle Hypertonie spezifisch sei, d.h. ob die gesteigerte Natriurese bei Hochdruckpatienten eine Störung des Wasser- und Mineralstoffwechsels darstelle, die für die Pathogenese der Hypertonie von Bedeutung sein könnte. Als Alternative kommt in Frage, daß die vermehrte Natriumausscheidung lediglich eine Folge des erhöhten arteriellen Blutdruckes in den Nieren ist. COTTIER (1957, 1958, 1960) hat mit seinen Untersuchungen extrarenale Faktoren, wie extracelluläres Flüssigkeitsvolumen, austauschbares Natrium, Aldosteron, extrarenale hämodynamische Faktoren, fragliche Volumreceptoren als wenig wahrscheinlich ausgeschlossen. Es ergab sich eine angenähert proportionale Beziehung zwischen mittlerem arteriellem Blutdruck und Grad der Natriurese (Natrium-clearance bzw. ausgeschiedenes Natrium in Prozent des filtrierten =„tubular rejection" von Natrium). Nach Überschreiten eines kritischen Widerstandswertes von ca. 18000 $dyn \cdot sec \cdot cm^{-5}$ oder Unterschreiten eines kritischen Filtratwertes von ca. 70 ml/min kam es wieder zu einer vermehrten Natriumrückresorption, d.h. Abnahme der „tubular rejection" von Natrium (Abb. 3).

a) HULET und BALDWIN (1962) haben die originelle These vertreten, daß wegen der erhöhten filtration fraction, d.h. wegen des vermehrten Abpressens von Plasmawasser in den Glomerula postglomerulär eine „hypovolämische" peritubuläre Zirkulation die Folge sei, welche nicht in der Lage sei, das im peritubulären interstitiellen Flüssigkeitsraum gelegene Natrium rasch genug in die Blutbahn aufzunehmen und wegzuschaffen.

b) Auf Grund der experimentellen Untersuchungen von THURAU und DEETJEN (1962) könnte eine vermehrte medulläre Durchblutung für die gesteigerte Diurese und Natriurese eine plausible Erklärung darstellen. Es ist allerdings beim Menschen noch nicht gelungen, unter hypertensiven Verhältnissen eine Zunahme der medullären Durchblutung nachzuweisen.

c) Durchaus suggestiv ist die Arbeitshypothese von TOBIAN (1964), der in den Vasa afferentia Receptoren vermutet, welche bei Dehnung (erhöhter Perfusionsdruck) über einen noch unbekannten Reflexweg eine Hemmung der Natriumrückresorption im distalen Tubulus veranlassen würden. Es liegen bereits überzeugende Versuche von TOBIAN vor, welche einen solchen Mechanismus, der auch die Blutdruckabhängigkeit des Phänomens erklären könnte, nahelegen.

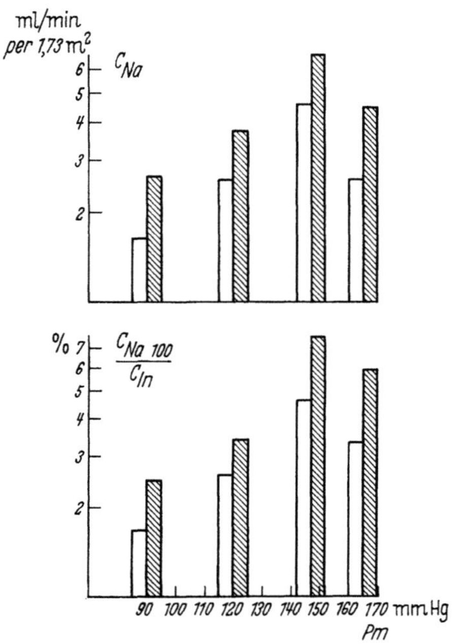

Abb. 3. Durchschnittliche Natriumclearance (C_{Na}) bzw. „tubular rejection" von Natrium $\frac{C_{Na}\cdot 100}{C_{In}}$, welche dem ausgeschiedenen Natrium in Prozent des filtrierten entspricht, in Beziehung zum mittleren arteriellen Blutdruck (P_m) der Patientengruppen (je fünf Individuen) mit Normotonie und verschiedenen Schweregraden der Hypertonie unter isotonischer (□) und hypertonischer (2,5%) (▨) NaCl-Infusion. [Aus COTTIER, P., et al.: Circulation 17, 750 (1958)]

Dagegen ist die Zahl derjenigen Autoren, welche das Phänomen der Hypernatriurese als Ausdruck eines gestörten Wasser- und Elektrolythaushaltes bei essentieller Hypertonie betrachten, im Schwinden begriffen. MERTZ (1961, 1962, 1963, 1966) neigt zwar immer noch zur Auffassung, daß die Hypernatriurese Ausdruck eines primär gestörten Wasser- und Mineralhaushaltes sei.

Dadurch, daß der Perfusionsdruck als entscheidender Faktor in der Genese dieses Phänomens beurteilt wird, darf nicht deduziert werden, im Frühstadium der essentiellen Hypertonie seien überhaupt keine Störungen des Mineral- und Wasserhaushaltes beteiligt. Die schönen Untersuchungen von LOSSE (1962, 1966) sowie von GESSLER (1963) deuten darauf hin, daß bei Hypertonie das intracelluläre Natrium in den Erythrocyten erhöht ist, daß also Änderungen im Natriumgradienten an Membranen, möglicherweise auch in der Gefäßmuskulatur der Arteriolen vorliegen. Diese Autoren fanden das extracelluläre Natrium eher leicht herabgesetzt. Es wäre zu überlegen, ob diese Störungen der Elektrolytverteilung nicht Folge einer gestörten renalen Elektrolytausscheidung unter besonderen Verhältnissen sein könnten. Es fehlen Untersuchungen, welche die erythrocytäre Natriumkonzentration mit der Natrium-Clearance bzw. tubular rejection von Natrium korrelieren.

Die Vermutung einer gesteigerten medullären Durchblutung als einer möglichen Ursache der Hypernatriurese und gesteigerten Diurese wurde von COTTIER (1960) und HANENSOHN (1963) geäußert.

HOLLANDER und JUDSON (1957), COTTIER (1960), HOLLANDER (1961) fanden das extracelluläre Flüssigkeitsvolumen bei essentieller Hypertonie ohne erhebliche Einschränkung der Nierenfunktion in normalen Grenzen.

HOLLANDER und JUDSON (1961) maßen normale Na^{24} spaces. KIRKENDALL (1959) fand eine umgekehrt proportionale Beziehung zwischen austauschbarem Natrium und Höhe des Blutdruckes. COTTIER (1960) konnte eine umgekehrt proportionale Beziehung zwischen Natrium-Clearance und austauschbarem Natrium (Na^{22}) in sieben Fällen mit mittelschwerer bis schwerer Hypertonie feststellen. PAPPER (1960) sah in der Diät (NaCl-Zufuhr) einen entscheidenden Faktor, der das Ausmaß der Hypernatriurese unter Kochsalz- oder Flüssigkeitsbelastung bestimmt. COTTIER et al. (1958) konnten diese Diätabhängigkeit nicht beobachten.

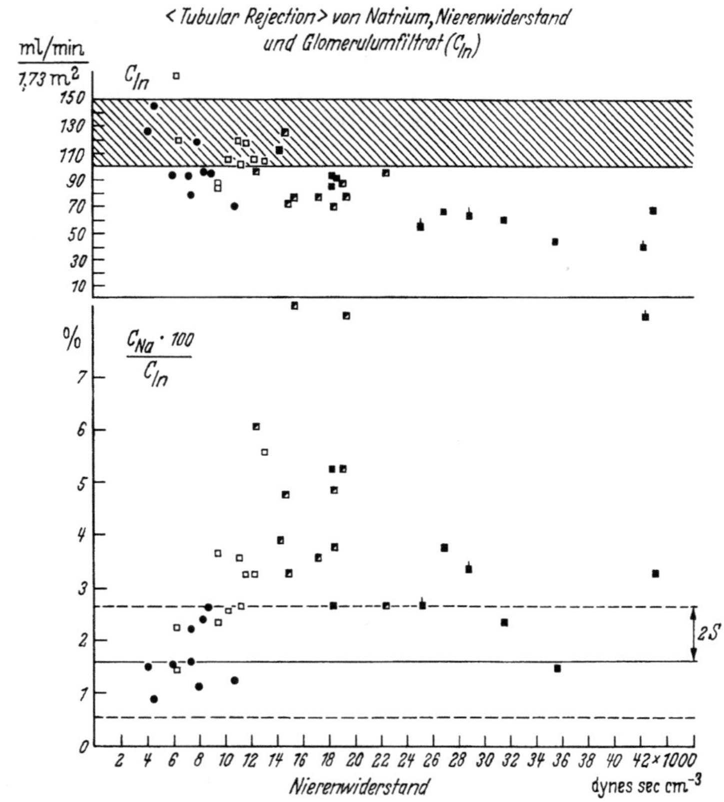

Abb. 4. Beziehung zwischen Glomerulumfiltrat (C_{In}), ausgeschiedenem Natrium in Prozent des filtrierten $\left(\frac{C_{Na}\cdot 100}{C_{In}}\right)$ und dem totalen renalen Gefäßwiderstand bei acht Normotonen (●) und 27 Patienten mit essentieller Hypertonie verschiedenen Schweregrades (□ leichte, ◩ mittelschwere, ■ schwere). ⍊ Bei diesen Patienten wurde die reale renale Plasmadurchströmung $\frac{C_{PAH}}{E_{PAH}}$ bestimmt. 2 S = doppelte Standarddeviation von $\frac{C_{Na}\cdot 100}{C_{In}}$ normaler Individuen. [Aus P. COTTIER: Renale Hämodynamik, Wasser- und Elektrolytausscheidung bei Hypertonie. Helv. med. Acta, Suppl. **39**, vol. 27, 91 (1960), Fig. 26]

Nach SPORN (1963) ist die Hypertonieniere ohne weiteres in der Lage, NaCl bei Bedarf zu konservieren. Ebenso ist die Verdünnungsfähigkeit der Hypertonieniere unverändert (STEINMETZ 1964).

Zusammenfassend kann gesagt werden, daß die bei essentieller Hypertonie und anderen Hochdruckformen zu beobachtende Hypernatriurese und -diurese bei Flüssigkeits- und NaCl-Belastung ein wohl renal-hämodynamisch bedingtes Phänomen darstellen, wobei sehr wahrscheinlich der arterielle bzw. arterioläre Perfusionsdruck in den Nieren entscheidend ist. Die Arbeitshypothese von TOBIAN (1964) ist — wie erwähnt — bestechend. Er nimmt in den Vasa afferentia Receptoren an, welche bei Dehnung (erhöhter Perfusionsdruck) auf hormoralem oder neuralem Reflexweg eine Hemmung der Natriumrückresorption im distalen Tubulus bewirken. Die Arbeitshypothese von TOBIAN könnte zwanglos das gegenteilige Phänomen der Antidiurese und Antinatriurese bei Klammerung oder Stenose einer Nierenarterie erklären.

ι) Nierenfunktion bei Hypertensininfusion

BOCK (1958) wies nach intravenöser Gabe von Hypertensin bei Normotonikern eine Abnahme der C_{PAH}, der C_{In}, der Diurese und Elektrolytausscheidung im Urin nach. KIPFER (1958, zit. bei COTTIER 1960), stellte bei drei Hypertonikern eine Zunahme der Natriurese fest. PEART (1960, 1961) hat das Phänomen der paradoxen Reaktion bei intravenöser Hypertensininfusion als typisch für Hypertonieniere beschrieben (BROWN und PEART 1962). ESCH (1963) hat das Phänomen

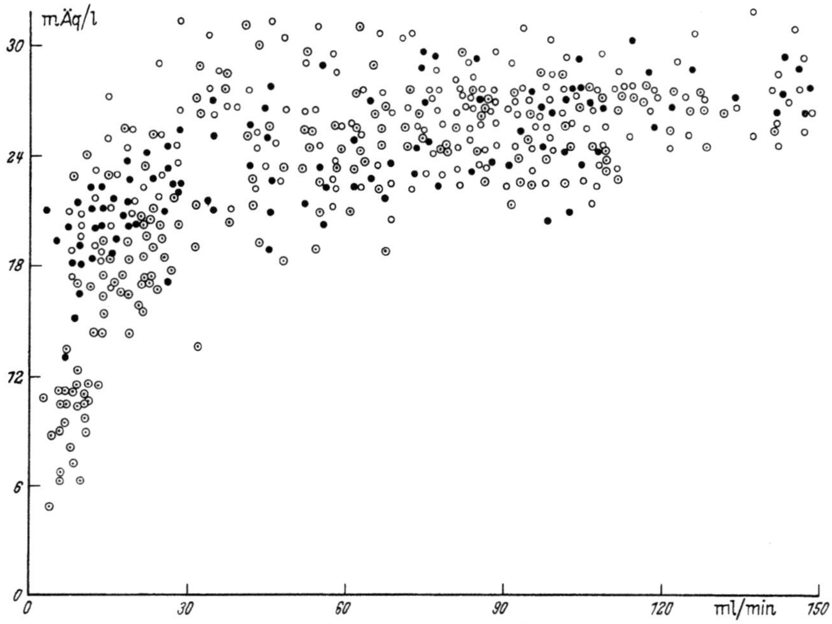

Abb. 5. Regression der Alkalireserve (*y* mÄq/l) zum Glomerulumfiltrat (*x* ml/min) von 164 Patienten mit akuter und chronischer Pyelonephritis (⊙), 104 Patienten mit akuter oder chronischer Glomerulonephritis (●) und *178 Patienten mit vasculärer Nephropathie* (○). Die metabole Blutacidose tritt bei Patienten mit vasculärer Nephropathie bei abnehmendem Glomerulumfiltrat verhältnismäßig spät auf. (Aus J. HODLER: Die urämische Acidose des Menschen. Bern: Hans Huber 1967)

bestätigt. VAGNUCCI et al. (1964) beobachteten bei drei Hypertonikern einen Abfall der Natriumausscheidung unter Hypertensininfusion, bei sechs Patienten dagegen eine Zunahme der renalen Natriumausscheidung.

κ) Die Veränderungen des juxtaglomerulären Apparates

Eine Niere, welche unter erhöhtem Perfusionsdruck steht, weist voluminöse Zellen mit kleinen Granulationskoeffizienten im juxtaglomerulären Apparat auf. Bei essentieller Hypertonie werden keine sicheren Veränderungen des juxtaglomerulären Apparates nachgewiesen. Wenn ein erhöhter Granulationsindex einer gesteigerten Reninsekretion gleichgesetzt werden darf, wäre auf Grund der morphologischen Befunde eine vermehrte Reninsekretion im Falle der essentiellen Hypertonie als wenig wahrscheinlich auszuschließen.

λ) Osmolare Konzentration des Urins

DE LEON et al. (1960) untersuchten bei 36 Patienten mit essentieller Hypertonie die osmolare Urinkonzentration und fanden im Durchschnitt Werte unter 800 mOsm/l (normal: 1076 ± 167 mOsm/l).

μ) Sauerstoffverbrauch

CROSLEY jr. et al. (1961) prüften den Sauerstoffkonsum pro Minute und Nierenmasse bei Normotonen und Hypertonikern und fanden bei essentiellen Hypertonikern keinen Unterschied des Sauerstoffverbrauches zwischen rechter und linker Niere.

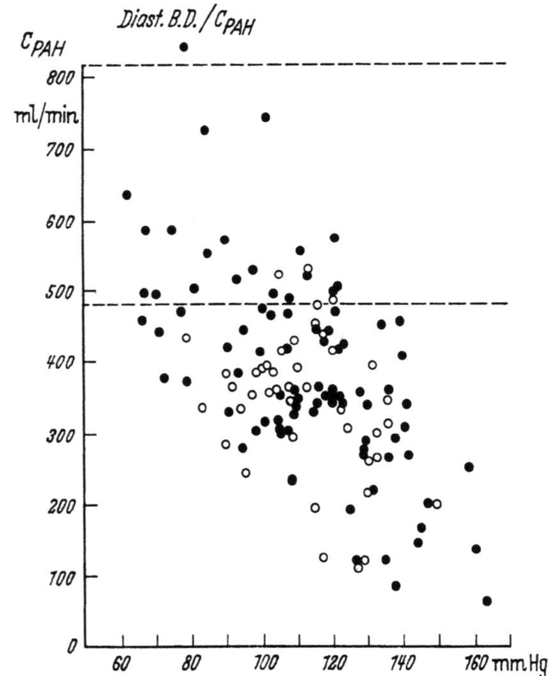

Abb. 6. Diastolischer Blutdruck und renale Plasmadurchströmung (C_{PAH}) bei 91 Hypertoniepatienten (essentieller Hochdruck). ● Erste Clearancebestimmung (vor hypotensiver Therapie). ○ Zweite Clearancebestimmung nach vierwöchiger Behandlung mit nur einem Hypotensivum (Reserpin, Hydralazin, Chlorothiazid und Mecamylamin). [Aus P. COTTIER: Renale Hämodynamik, Wasser- und Elektrolytausscheidung bei Hypertonie. Helv. med. Acta, Suppl. **39** vol. 27, fasc. 4, 35 (1960), Fig. 6]

ν) Säurebasenhaushalt

Im Falle der vasculären Nephropathie (auch Nephrosklerose) scheint nach Untersuchungen von HODLER (1967) die Säureelimination bis zur Insuffizienz der Filtration wenig gestört zu sein. Die vasculären Nephropathien verhalten sich ähnlich wie die glomerulären Nephropathien. Im Gegensatz dazu neigen Patienten mit chronischer Pyelonephritis bei noch genügender Filtratleistung zur hyperchlorämischen Acidose (Abb. 5).

ξ) Höhe des arteriellen Blutdruckes und Nierenfunktion

Es besteht eine umgekehrt proportionale Beziehung zwischen diastolischem Blutdruck und C_{PAH} (renaler Plasmastrom) (REUBI et al. 1955, 1960, 1963, COTTIER 1960) (Abb. 6). Allerdings ist die Streuung erheblich, die Mittelwertkurve wäre kurvi-lineär, indem sie im oberen Bereich der C_{PAH} schon aus theoretischer

Überlegung eine Abflachung erfährt, da ja der renale Plasmastrom einen Maximalwert nicht überschreitet. Zudem kann der Blutdruck einen kritischen Grenzwert nicht übersteigen. Kommt es dann zur Niereninsuffizienz, nimmt die C_{PAH} stärker als die reale Plasmadurchströmung ab, weil die PAH-Extraktion, welche lange Zeit subnormal bleibt, schließlich deutlich abnimmt.

CREPET und SCANSETTI haben 366 Fälle der Literatur zusammengetragen und die Mittel der C_{PAH} und C_{In} (C-Thiosulfat) für verschiedene Grade von diastolischer Hypertonie berechnet und teilen folgende Zahlen mit (Tabelle 1).

Tabelle 1. *Beziehung zwischen diastolischem Blutdruck und C_{Inulin}, C_{PAH} und FF nach* CREPET und SCANSETTI (1956)

Diastolischer Blutdruck mm Hg	C_{In} oder C_{Thio} ml/min	C_{PAH} ml/min	FF
weniger als 100	113	434	0,260
100—200	104	412	0,250
120—140	90	356	0,250
140—160	71	332	0,213
mehr als 160	40	104	0,385

Die tiefe „filtration fraction" der Gruppe mit einem diastolischen Blutdruck von 140—160 mm Hg ist nicht ohne weiteres verständlich. Entweder handelt es sich um einen Druckfehler: würde nämlich die C_{PAH} 232 anstatt 332 betragen, würde eine FF von 0,305 resultieren; oder dann sind in dieser Gruppe nicht nur Fälle mit Nephrosklerose, sondern auch Patienten mit glomerulären Nephropathien eingeschlossen. Bei Betrachtung der hohen filtration fraction von 0,385 der Gruppe mit diastolischen Blutdruckwerten über 160 mm Hg ist zu bedenken, daß dieser hohe Wert des filtrierten Plasmaanteiles nicht nur Folge eines extremen Vas efferens-Spasmus ist, sondern weitgehend durch eine Abnahme der E_{PAH} (Extraktion von PAH) bedingt ist. Wegen der gestörten tubulären Sekretion von PAH entspricht die C_{PAH} nicht mehr dem realen renalen Plasmastrom (realer renaler Plasmastrom $= \frac{C_{PAH}}{E_{PAH}}$).

Es ist auch von Interesse, nicht nur die Höhe des arteriellen diastolischen Druckes, sondern auch die Dauer gewisser periodischer Schwankungen desselben mit der renalen Plasmadurchströmung zu vergleichen. Das Vorkommen einer diastolischen Periode von mehreren Tagen Dauer (sogar von mehreren Wochen) wurde im Jahre 1954 von SCHMID und SAUTER bei gewissen Hypertonikern nachgewiesen. Die von SCHMID u. Mitarb. beobachtete Periodik, welche zwischen sechs und 37 Tagen schwanken kann, stellt ein besonderes Phänomen dar. Erstaunlicherweise scheint eine Beziehung zwischen Länge der Periodendauer in Tagen (t) und renaler Plasmadurchströmung (C_{PAH}), welche durch folgende Gleichung ausgedrückt werden kann, zu bestehen: $C_{PAH} = 355 - 14{,}5 \cdot (t - 16{,}5)$ oder einfacher: $C_{PAH} = 592 - 14{,}5\, t$.

Die Deutung des interessanten Phänomens, welches durch sorgfältige statistische Analysen gesichert werden konnte, ist vorläufig nicht möglich. Wir haben uns zur Zeit mit der Feststellung zu begnügen, daß die Periodendauer mit Abnahme der renalen Durchströmung zunimmt.

c) Aldosteron und Hypertonieniere

Die Bedeutung des Aldosterons im Stadium der benignen essentiellen Hypertonie ist noch reichlich unklar. GENEST (1960) hat erhebliche Tagesschwankungen bei essentiellen Hypertonikern nachgewiesen. Gleiche Befunde beschrieb TRONCHETTI (1962). CONN (1961) wies darauf hin, daß die Verhältnisse der Aldosteronsekretion bei benigner Hypertonie noch unklar seien. In jüngster Zeit hat CONN (1966) die Meinung vertreten, daß ca. 20% der Patienten mit essentieller Hypertonie einen leichten primären Hyperaldosteronismus ohne humorale Veränderungen der Elektrolyte und des Säurebasenhaushaltes aufweisen. Es würde sich dabei um eine „forme fruste" eines primären Hyperaldosteronismus handeln. Diese Hypothese von CONN muß jedoch noch bestätigt werden. Etwas verständlicher liegen die Verhältnisse bei der malignen Nephrosklerose, entwickle sich diese aus einer benignen Nephrosklerose (essentielle Hypertonie) oder sei sie Folge einer sekundären Hypertonie. In beiden Fällen kann die renale Ischämie als Ursache einer gesteigerten Reninsekretion mit vermehrter Bildung von Angiotensin II und gesteigerter Sekretion von Aldosteron als eigentliche Ursache des sekundären Hyperaldosteronismus angesprochen werden. Bei Nierenversagen ist jedoch darauf hinzuweisen, daß die Messung der Aldosteronurie keine Rückschlüsse auf die Aldosteronsekretion gestattet (MULLER et al. 1963). CONN hat bereits 1958 mit Nachdruck betont, daß die Aldosteronurie einen schlechten Index der Aldosteronsekretion darstelle. Aus diesem Grunde sind alle Untersuchungen, die nur die Ausscheidung von Aldosteron im Urin zum Gegenstand haben, mit der entsprechenden Einschränkung zu beurteilen. Es ist auch daran zu denken, daß ein sekundärer Hyperaldosteronismus zufolge Herzinsuffizienz bei benigner oder maligner Hypertonie auftreten kann. Komplikationen von seiten des Herz-Gefäßapparates sind jeweils auszuschließen, bevor ein hypertonie- bzw. nephrosklerosebedingter Hyperaldosteronismus angenommen werden darf. WARTER (1960, 1961) hat die Hyperaldosteronurie bei gutartiger Hypertonie als sekundäres Phänomen, als Antwort auf die Tendenz zu Hypernatriurese bei Hypertonikern gedeutet. Die Tatsache, daß Spironolactone keinen hypotensiven Effekt bei benignen Hypertonikern ausüben, spricht teilweise gegen die pathogenetische Bedeutung des Aldosterons für die Unterhaltung einer Hypertonie. Spironolactone kommen therapeutisch in Kombination mit Saluretica in Frage, um einer gesteigerten Kaliurese Einhalt zu gebieten (DUSTAN 1961). Bemerkenswert sind die Mitteilungen über Patienten mit maligner Nephrosklerose bzw. maligner renovasculärer Hypertonie, welche ein eigenartiges Syndrom von gesteigerter Diurese und Natriurese bei stark erhöhten Renintitern und vermehrter Aldosteronsekretion aufgewiesen haben (DAVIS 1961, GILL jr. et al. 1964, SAMBHI 1963, BARRACLOUGH 1966). Nach hypotensiver Behandlung, sei es medikamentös oder im Falle von BARRACLOUGH (1966) nach revascularisierendem Eingriff gefolgt von Blutdruckabfall, ist das Wasser- und Salzverlustsyndrom verschwunden. Es ist von Interesse, daß trotz vermehrter Aldosteronsekretion eine gesteigerte Natriurese bestanden hat. BARRACLOUGH bietet als Erklärung des eigenartigen Syndromes zwei Möglichkeiten:

Renin sei für die gesteigerte Natriurese und Diurese verantwortlich.

Bei der Hypernatriurese handle es sich um die oben beschriebene blutdruckabhängige Steigerung von Natriurese und Diurese.

Im Falle von BARRACLOUGH (1966) war der Salz- und Wasserverlust besonders stark ausgeprägt, weil offenbar die renale Hämodynamik in der von der Stenose nicht befallenen Niere noch sehr gut war. Die Hypertonie hatte sich nachgewiesenermaßen im Verlaufe von 42 Tagen aus einem Zustand von Normotonie entwickelt. In dieser kurzen Zeit ist es offenbar noch nicht zu einer erheblichen Arteriolosklerose in der stenosefreien Niere gekommen, so daß die extreme Blutdrucksteigerung bei noch guter Nierendurchblutung einen optimalen, pressorbedingten natriuretischen Effekt ausüben konnte (COTTIER 1960). JOSEPHSON et al. (1962) haben die Aldosteronexkretion bei Expansion und Einschränkung des totalen Körperwassers bei Normotonen und Hypertonen untersucht. Sie verabreichten entweder Glucoseinfusionen oder Saluretica. Interessanterweise blieb die Aldosteronexkretion bei Hypertonikern unter Glucoseinfusion unverändert oder nahm sogar leicht zu, währenddem sie bei Normotonen abfiel. Laragh (1963, 1964) kommt auf Grund einer großen klinischen Erfahrung zum Schluß, daß die erhöhte Aldosteronsekretion nicht Ursache der malignen Hypertonie sei. Für Mach (1962) ist der NaCl-Belastungstest von großer klinischer Bedeutung in der Differenzierung zwischen primärem und sekundärem (renalem) Hyperaldosteronismus. Unter NaCl-Belastung wird der Patient mit primärem Hyperaldosteronismus seine Aldosteronsekretion nicht oder nur wenig vermindern. Venning et al. (1962) haben den Einfluß der Chlorothiazidmedikation auf die Aldosteronausscheidung untersucht. Bei allen Patienten mit essentieller Hypertonie stieg die Aldosteronausscheidung unter zweimal 0,5 Chlorothiazid während 5—10 Tagen auf 12,2 bis 23,7 $\gamma/24$ Std an und blieb auch nach Absetzen des Medikamentes für einige Tage erhöht. Die Aldosteronvermehrung wirkt wahrscheinlich der natriuretischen Wirkung von Chlorothiazid entgegen. Bei einigen Patienten kam es ferner zu Kaliumverlusten, die auf die Chlorothiazidmedikation und auf die vermehrte Aldosteronproduktion zurückgeführt werden. In diesem Zusammenhang ist darauf hinzuweisen, daß möglicherweise Patienten mit essentieller Hypertonie und frustranem primärem Conn-Syndrom besonders zu Hypokaliämie unter saluretischer Behandlung neigen. Es sind diejenigen Patienten, die dann dringend einer Kaliumsubstitution bedürfen.

5. Klinik der Hypertonieniere bzw. Nephrosklerose

Es sei auf die Standardwerke Schroeder (1953), Pickering (1955), Smirk (1957), Moyer (1959), Hoobler (1959), Reubi (1960), *Ciba Symposium Bern* (1960), Edwards (1960), Wollheim u. Moeller (1960), Brest und Moyer (1961), Heilmeyer und Holtmeyer (1965), *Ciba Symposium Siena* (1966) verwiesen.

a) Subjektive Beschwerden

Der erhöhte Blutdruck wird meistens zufällig entdeckt. In andern Fällen führen Kopfschmerzen (occipital am Morgen), Nervosität, Schlaflosigkeit, Schwindel, Impotenz bei Männern den Patienten zum Arzt. In späteren Stadien der Hochdruckkrankheit treten Anstrengungsdyspnoe, Herzklopfen, Schwäche und gelegentlich Stenokardie hinzu. Bei maligner Hypertonie, d.h. maligner Nephrosklerose können Inappetenz, Gewichtsverlust, Abnahme der Sehschärfe und nächtliche, anfallsweise Dyspnoe das Bild beherrschen. Die Symptomatologie der Nephrosklerose ist also diejenige der Hypertonie, die in diesem Rahmen nicht weiter besprochen werden soll.

b) Befunde

α) Organbefunde

Hypertoniker können dem plethorischen oder athletischen bis asthenischen Typ angehören. In der Regel zeigen plethorische Patienten einen mehr gutartigen Typ von Hypertonie, währenddem maligne Hypertoniker recht oft dem athletischen oder sogar asthenischen Konstitutionstyp angehören. Es ist allerdings daran zu erinnern, daß im Verlaufe einer malignen Nephrosklerose ein sekundärer Marasmus hinzukommen kann. Volhard hat die prägnanten Begriffe des roten und blassen Hochdruckes geprägt. Diese phänomenologische Diagnostik ist bisweilen irreführend.

Arterieller Blutdruck. Der arterielle Blutdruck ist im ersten Stadium der essentiellen Hypertonie labil und nur mäßig erhöht. Der kritische Grenzwert muß mit Rücksicht auf das Alter festgelegt werden. Wichtig ist die Beobachtung, daß recht viele Hypertoniker in der Sprechstunde wesentlich höhere Blutdruckwerte aufweisen als zu Hause, sofern Heimmessungen möglich sind. Der Einfluß der Emotion kann sehr erheblich sein. Diese Feststellung ist auch von praktisch-therapeutischem Wert, indem die zu wählende Dosierung von Hypotensiva sich eher nach den Heimwerten und nicht nach den in der Sprechstunde des Arztes gemessenen Blutdruckwerten zu richten hat. In einem späteren Stadium des Krankheitsverlaufes kommt es zu einer Fixation des Blutdruckes, obwohl noch immer gewisse Schwankungen auftreten können. Bekannt ist der Hospitalisationseffekt auf den Hochdruck.

Zahlreiche Patienten sterben in diesem Stadium der sogenannt gutartigen fixierten Hypertonie an vasculären Komplikationen, wie Apoplexie und Myokardinfarkt. Andere ertragen während Jahrzehnten die hohen Blutdruckwerte aufs beste. Im letzten Stadium der Hochdruckkrankheit — der sog. malignen Hypertonie — kann der systolische Blutdruck einen Wert von 300 mm Hg erreichen und der diastolische einen solchen über 130 mm Hg. Hoobler (1959) legt Wert auf die Höhe des diastolischen Blutdruckes. Diastolische Blutdruckwerte unter 120 mm Hg seien nicht mehr vereinbar mit maligner Hypertonie, wenn keine Aorteninsuffizienz oder AV-Shunt vorliegen. Sofern im Stadium der malignen Hypertonie nicht unverzüglich eine Behandlung eingeleitet wird, komme es in Kürze zum Exitus. Erfolgt der Exitus zufolge eines Coma uraemicum, beobachtet man im präterminalen Stadium einen Blutdruckabfall, der offenbar mit der sich entwickelnden Urämie in Zusammenhang gebracht werden kann. Bei zusätzlicher Herzinsuffizienz sinkt der systolische Blutdruck bei gleichbleibendem diastolischem Blutdruck (geköpfter Hochdruck).

Herz. Die hypertensiven Veränderungen am Herzen sind wohlbekannt und werden hier nicht im einzelnen besprochen.

Fundus. Wagener und Keith haben 1939 vier Stadien oder vier Grade von Retinaveränderungen bei Hypertonie beschrieben. Sie seien kurz rekapituliert:

I. Netzhautarterien ein wenig verengert. Venen mäßig dilatiert.

II. Arterien kontrahiert (Kupferdrahtarterien). Venen erweitert. Gunnsches Zeichen positiv. Eventuell kleine Venenthrombosen und kleine Hämorrhagien.

III. Arterien sehr spastisch mit unregelmäßigem Kaliber (Silberdrahtarterien), auch fokale Spasmen, streifige oder flammenartige Blutungsherde, wattige Exsudate, Sternfiguren.

IV. Wie III, jedoch mit einem zusätzlichen Papillenödem.

Grad IV entspricht dem sog. malignen Fundus, Stadium III und IV werden von gewissen Ophthalmologen auch als Retinitis angiospastica bezeichnet. Die Funduskontrolle hat die Messung des Netzhautarteriendruckes mit einzubeziehen. Normalerweise ist dieser, in Grammen ausgedrückt, die Hälfte des am Oberarm gemessenen diastolischen Blutdruckes in mm Hg (Baillartscher Index). Bei maligner Hypertonie findet man regelmäßig einen Netzhautarteriendruck über 100 g, wenn keine Stenose im Verlauf der A. carotis und A. ophthalmica vorliegt. Es wurde früher darauf hingewiesen, daß ein Papillenödem auch bei noch ordentlicher renaler Hämodynamik beobachtet werden kann (Cottier 1960). Es besteht eine grobe Beziehung zwischen Schweregrad der Retinaveränderungen und demjenigen des Hypertonieleidens bzw. des Blutdruckes. In Abb. 7 ist der Grad der Fundusveränderungen (nach Keith-Wagener) gegen die C_{PAH} aufgetragen. Bei Betrachtung der Mittelwerte besteht eine umgekehrt proportionale Beziehung. Die Streuung der Einzelwerte ist jedoch sehr erheblich. Etwas geringer ist die Streuung bei Berücksichtigung des NAD, wie der Abb. 7 zu entnehmen ist. Gelegentlich kann ein stark ausgeprägtes Papillenödem von mehreren Dioptrien an eine neurologische Affektion mit Stauungspapille denken lassen (pseudotumorale Form der arteriellen Hypertonie). Die Retinaveränderungen entwickeln sich über lange Zeit, ohne daß der Patient etwas bemerkt. Erst in fortgeschrittenen

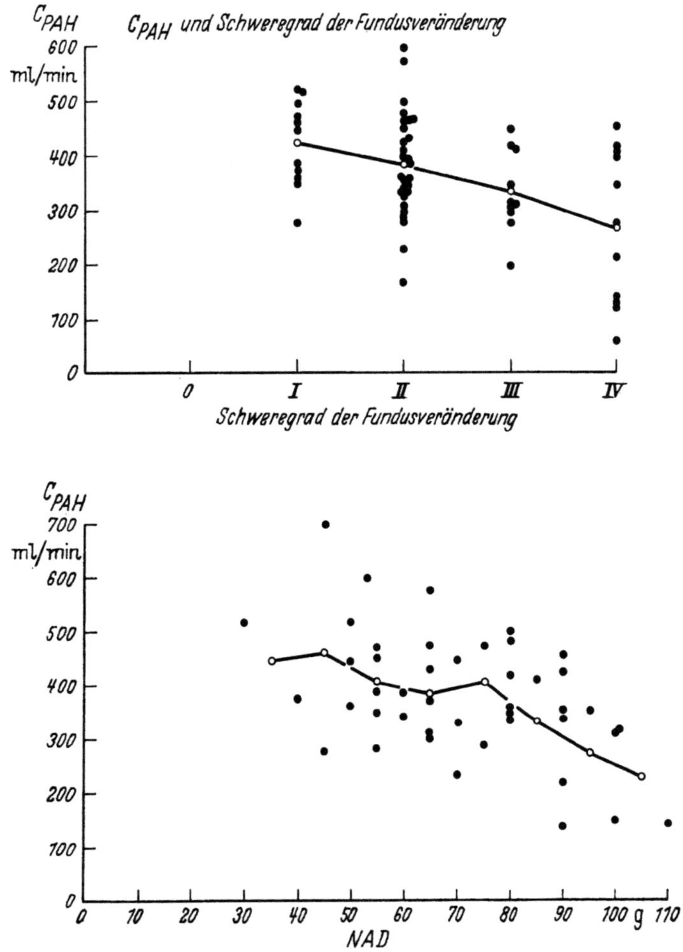

Abb. 7. Renale Plasmadurchströmung (C_{PAH}) und Schweregrad der Fundusveränderungen, bzw. des Netzhautarteriendruckes (NAD). [Aus P. COTTIER: Renale Hämodynamik, Wasser- und Elektrolytausscheidung bei Hypertonie. Helv. med. Acta, Suppl. **39** ad vol. 27, fasc. 4, 34 (1960), Fig. 5]

Stadien führen sie zu einer Herabsetzung des Visus. Eine plötzliche Abnahme der Sehschärfe war bei einem unserer Patienten der erste Anlaß, einen Arzt aufzusuchen.

Zentralnervensystem. Der Begriff der hypertensiven Encephalopathie wurde von OPPENHEIMER und FISHBERG (1928) geprägt. Dabei handelt es sich um flüchtige Insulte, wahrscheinlich zufolge cerebraler Gefäßspasmen. PICKERING (1955) verwendete den gleichen Begriff für die thrombotischen Verschlüsse der Hirngefäße bei Hypertonie. Die psychoorganischen Störungen, welche sich häufig bei fortgeschrittener essentieller Hypertonie und vor allem in der malignen Phase beobachten lassen, sind: Verwirrtheitszustände, Somnolenz, welche gelegentlich ein Coma uraemicum vortäuschen, und zentrale Atemstörungen vom Typus Cheyne-

Stokes. Epileptiforme Krämpfe treten im Verlaufe einer essentiellen Hypertonie seltener auf als bei Glomerulonephritis mit Hypertonie.

Nieren. Wie erwähnt, bleiben die Nieren bei essentieller Hypertonie lange Zeit unversehrt. Zu Beginn lassen sich keine oder nur diskrete pathologische Urinzeichen nachweisen. Das Konzentrationsvermögen ist allerdings bei genauer Prüfung bereits vor Einschränkung der Nierenhämodynamik herabgesetzt. Die Clearances sind normal oder nur leicht herabgesetzt, wobei die C_{PAH} als Maß des renalen Plasmastromes stärker vermindert ist als das Glomerulumfiltrat. In späteren Stadien beobachtet man regelmäßig eine wechselnde Proteinurie zwischen Spuren und 1—2 g/l. Eine deutliche Proteinurie bei noch guter Nierendurchblutung weckt den Verdacht auf eine glomeruläre Affektion oder auf eine komplizierende Gichtnephropathie. Eine erhebliche Hämaturie fehlt meistens. Immerhin

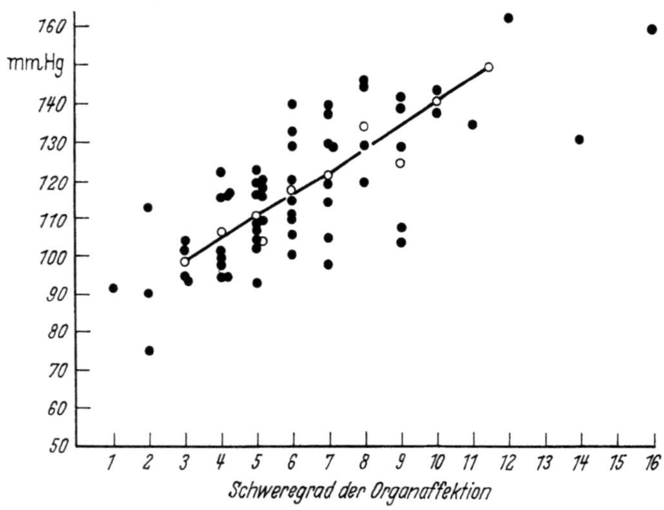

Abb. 8. Beziehung zwischen diastolischem Blutdruck und Schweregrad der Organaffektion (Gehirn, Augenfundus, Herz, Nieren). Die Gerade verbindet die Blutdruckmittelwerte (○) der Patienten mit gleichem Schweregrad der Organaffektion. [Aus P. Cottier: Renale Hämodynamik, Wasser- und Elektrolytausscheidung. Helv. med. Acta, Suppl. **39** ad vol. 27, fasc. 4, 32 (1960), Fig. 1]

sind Fälle von intermittierender Mikrohämaturie beschrieben worden (Hamburger 1966). Bei Patienten, welche eine maligne Nephrosklerose entwickeln, finden sich Urinzeichen, welche an eine glomeruläre Nephropathie denken lassen: deutliche Proteinurie 3—8 g/l, mikroskopische Hämaturie, Polyurie, Isosthenurie, zunehmende Azotämie. In diesem Stadium können Ödeme auftreten, welche der gestörten Nierenfunktion oder der Herzinsuffizienz zuzuschreiben sind. Immerhin ist zu bemerken, daß Ödeme bei maligner Nephrosklerose weniger häufig in Erscheinung treten als bei chronischer Glomerulonephritis. Ein Frühzeichen der essentiellen Hypertonie ist nach Hamburger (1966) die Nykturie oder besser die Pollakisurie am frühen Morgen. Dieses Zeichen sei typisch bei essentieller Hypertonie und trete ohne Harnwegsinfekt auf. Es kann dieses Zeichen mit der Tendenz zu gesteigerter Diurese und Natriurese bei essentieller Hypertonie zusammenhängen, wobei der Hypertoniker mit ausreichender Nierenfunktion nach übermäßiger Flüssigkeits- und Kochsalzzufuhr mit einer Vermehrung des Harnzeitvolumens reagiert (s. S. 501).

β) Blutchemische Werte

Der Blutchemismus bietet keine pathognomonischen Zeichen. Bei maligner Nephrosklerose finden sich eine Azotämie und, je nach Schweregrad, Zeichen einer

Acidose mit Verminderung der Alkalireserve. Wie Hodler (1965) zeigen konnte, führt die Nephrosklerose im Gegensatz zur chronischen Pyelonephritis erst spät, d.h. bei relativ tiefen Filtratwerten, zum humoralen Bild der hyperchlorämischen Acidose. Die Elektrolyte sind in der Regel nicht pathologisch verändert. Eine leichte Tendenz zur Hypernatriämie kann, statistisch gesehen, bei leichter Hypertonie erwartet werden (Cottier, 1960). Es wurde bereits erwähnt, daß diejenigen Fälle von essentieller Hypertonie mit adrenalem Hyperkortizismus, d.h. mit einem partiellen primären Conn-Syndrom, die für den voll ausgeprägten primären Hyperaldosteronismus typischen Elektrolytveränderungen, wie Alkalose, Hypernatriämie und Hypokaliämie nicht aufweisen. Das Serumcholesterin ist bisweilen bei adipösen und arteriosklerotischen, in der Regel benignen Hypertonikern erhöht; es finden sich aber auch häufig normale Werte. Eine Zunahme der β-Globuline sei nach Corcoran et al. (1956) charakteristisch für essentielle Hypertonie. Das Blutbild zeigt gelegentlich eine leichte Polyglobulie; im Stadium der malignen Nephrosklerose kann eine Anämie auftreten. Die Senkungsgeschwindigkeit ist nur bei Fällen mit maligner Hypertonie erhöht.

Je nach Überwiegen der einen oder andern Organmanifestation unterscheidet Reubi (1960) einen neurogenen, kardiovasculären, pseudoendokrinen, renalen oder cerebralen Typ von essentieller Hypertonie.

Für praktische Zwecke scheint es sinnvoll zu sein, die Hypertoniepatienten auf Grund des Schweregrades der Hypertonie und des Organbefalles in vier Gruppen einzuteilen. Diese Art der Gruppierung ist zwar arbiträr, erleichtert jedoch die Prognose und die Wahl der Behandlung. Sie umfaßt:

1. Leichte und labile Hypertonie,
2. mittelschwere Hypertonie,
3. schwere Hypertonie,
4. maligne Hypertonie.

Es versteht sich, daß die Nephrosklerose vor allem bei der dritten und vierten Gruppe zu suchen ist. Wir werden uns deshalb nur mit diesen beiden Gruppen näher befassen.

γ) Die schwere Hypertonie

Solche Patienten weisen einen diastolischen Blutdruck zwischen 120—160 mm Hg auf. Der Allgemeinzustand ist befriedigend. Subjektive Beschwerden umfassen Kopfschmerzen (häufig am Morgen, occipital lokalisiert), Schwindel, Anstrengungsdyspnoe, gelegentlich Angina pectoris, psychische Depression und sexuelle Impotenz beim Mann. Das Herz weist eine linksventriculäre Hypertrophie auf. Bei der Auskultation findet sich gelgentlich ein Galopprhythmus. Das Elektrokardiogramm weist die typischen Zeichen der linksventriculären Überlastung und mitunter das Bild eines durchgemachten Infarktes auf. Es besteht eine Aortensklerose, die peripheren Arterien sind rigid. Nur selten liegen Symptome einer Herzdekompensation vor. Am Augenhinergrund lassen sich Veränderungen vom II. und III. Grad nach Keith und Wagener nachweisen. Psychisch sind solche Patienten häufig labil und schwanken zwischen Euphorie und Depression. Gedächtnis- und Konzentrationsschwäche kommen gelegentlich zur Beobachtung. Die Patienten haben des öfteren schon einen kleinen cerebralen Iktus durchgemacht, wenn sie den Arzt zum ersten Male aufsuchen. Deshalb ist es von großer Bedeutung, bei Aufnahme der Anamnese nach solchen neurologischen Episoden zu fahnden. Nur ein sorgfältig aufgenommener neurologischer Status wird diskrete Ausfälle nachweisen lassen. Die Nierenfunktionen sind mit der Clearance gemessen immer beeinträchtigt. Das Glomerulumfiltrat kann auf die Hälfte herabgesetzt sein, die PAH-Clearance ist noch stärker vermindert. Die

Proteinurie schwankt zwischen Spuren und 4 g/l. Meist besteht Hyposthenurie, jedoch noch keine Azotämie. Der Verlauf ist ohne Behandlung ungünstig. Die Hypertonie kann in ein malignes Stadium übergehen, oder die Patienten erleiden kardiovasculäre Komplikationen wie Apoplexie oder Myokardinfarkt.

δ) Die maligne Hypertonie

Die Drucksteigerung bei maligner Hypertonie kann erheblich sein. Werte bis 300/180 mm Hg sind nicht selten. Der Allgemeinzustand ist wesentlich beeinträchtigt, und es bestehen Zeichen der fixierten Zirkulationsstörung in lebenswichtigen Organen (Gehirn, Herz und Nieren). Charakteristisch sind Inappetenz, Gewichtsverlust, Anämie und eine beschleunigte Senkungsgeschwindigkeit. Die Hautfarbe des Gesichts und des Körpers ist blaßfahl, selten leicht livid. Die subjektiven Beschwerden sind: Anstrengungsdyspnoe, nächtliche, anfallsweise auftretende Dyspnoe, Stenokardie, Visusstörungen, Nausea und oft unerträgliche Kopfschmerzen. Das Herz ist fast immer vergrößert (linksventriculäre Hypertrophie); es können Zeichen einer diskreten Lungenstauung vorliegen. Am Augenfundus werden Veränderungen des Stadiums III, jedoch häufiger IV, beobachtet. Der NAD ist stark erhöht. In diesem Stadium sind flüchtige Encephalopathien typisch; sie können Ursache eines Komas, einer Cheyne-Stokesschen Atmung und verschiedenartiger psychischer und neurologischer Störungen sein. Im Urin findet sich oft eine beträchtliche Proteinurie (6—8 g/l), und eine deutliche Herabsetzung der Clearances (unter 50% der Norm) ist typisch. Unterschreitet das Glomerulumfiltrat einen kritischen Wert von ungefähr 30 ml/min, tritt eine Azotämie hinzu. Ohne Behandlung ist der Verlauf fatal, häufig erstaunlich rapid.

c) Diagnose und Differentialdiagnose

Nach Reubi (1960) hat sich der Kliniker zwei wichtige Fragen zu stellen:

a) Abgrenzung einer essentiellen Hypertonie von einer sekundären Hypertonie;

b) Beurteilung des Verlaufsstadiums des Hypertonieleidens, welche auch für die einzuschlagende Therapie von großer Bedeutung ist.

α) Differentialdiagnose

Die wichtigsten Krankheiten, welche eine sekundäre Hypertonie zur Folge haben können, wurden bereits im Abschnitt über Ätiologie und Pathogenese der essentiellen Hypertonie aufgeführt (s. S. 487). Wir beschränken uns im folgenden auf die Differentialdiagnose derjenigen Nephropathien, welche mit der Nephrosklerose verwechselt werden können.

Doppelseitige Nephropathien

Nicht alle doppelseitigen Nephropathien haben eine Hypertonie zur Folge. Gewisse entwickeln nie einen Hochdruck, andere nur in einem fortgeschrittenen Stadium der Nierenerkrankung, und andere weisen nur vorübergehend einen Hochdruck auf. Somit kommen nur die hypertensiven Nephropathien für die differentialdiagnostische Beurteilung in Frage.

Die Fälle mit Nephrosklerose können unter Umständen mit einer chronischen Glomerulonephritis oder einer chronischen Pyelonephritis verwechselt werden. Cystennieren sind auch von essentieller Hypertonie mit Nephrosklerose abzugrenzen. Folgende Argumente sprechen zugunsten einer Nephrosklerose bei essentieller Hypertonie:

a) Anamnese. In der Regel liegt eine familiäre Belastung mit essentieller Hypertonie vor. Keine Nierenaffektion in der persönlichen Anamnese, keine subjektiven Beschwerden, welche für ein primär renales Leiden charakteristisch sind.

b) Die Konstitution ist kein zuverlässiges Zeichen.

c) Kein abnormer Befund bei der Nierenpalpation. Keine Dysurie, keine Hämaturie, fehlende Leukocyturie, Proteinurie (geringgradiger als 2 g/l), keine Azotämie, nur mäßig herabgesetzte Clearancewerte, wobei die C_{PAH} stärker vermindert ist als das Glomerulumfiltrat, Fehlen von Gesichtsödemen, keine Anämie, normales i.v. Pyelogramm.

d) Überwiegen vasculärer Symptome: deutliche Aortensklerose, Hypertrophie des linken Ventrikels, im EKG Zeichen der Linksüberlastung. In Tabelle 2 sind die differentialdiagnostischen Kriterien zwischen chronischer Pyelonephritis, chronischer Glomerulonephritis und vasculärer Nephropathie (Arteriolosklerose der Niere) nach Reubi (1960) dargestellt. Es versteht sich, daß die atypischen Fälle nicht mitberücksichtigt werden konnten.

Tabelle 2. *Differentialdiagnostische Kriterien zwischen chronischer Pyelonephritis, chronischer Pyelonephritis, chronischer Glomerulonephritis und Nephrosklerose.* (Nach F. Reubi 1960)

Symptome und Befunde	Chronische Pyelonephritis	Chronische Glomerulonephritis	Nephrosklerose
Leukocyturie	+	(+)	(+)
Sternheimer-Zellen	+	0	0
Hämaturie	(+) bis ++	+	(+)
Proteinurie, Cylindrurie	(+)	++	(+)
Bakreriurie	+	0	0
Polyurie, nächtliche Pollakisurie	+	+	(+)
Azotämie, Acidose	0 bis ++	0 bis ++	0 bis +
Ödeme*	(+)	+	0
Hypertonie, Fundusveränderungen, Herzdekompensation	(+)	+	++
Lendenschmerzen	+	0	0
Dysurie	+	0	0
Fieber, Leukocytose, BKS**	+	0 bis (+)	0
Anämie	+	(+)	0
Inappetenz, Abmagerung, Erbrechen***	+	0	0
Müdigkeit	+	(+)	0
Kopfschmerzen	+	(+)	+
Haut pigmentiert und ohne Turgor	+	0	0
(Hepato-)Splenomegalie	+	0	0
Clearances****			
Thiosulfat	↓	↓↓	↓
PAH	↓	↓	↓↓
FF (filtrierter Plasmaanteil)	0 bis ↑	↓ bis 0	0 bis ↑

Symbole: * = kardiale Ödeme ausgeschlossen; ** = nephrotisches Syndrom ausgeschlossen; *** = bei fehlender Azotämie; **** = ↓ vermindert; 0 unverändert; ↑ vermehrt.

Maligne Nephrosklerose

Mitunter ist es schwierig, die maligne Nephrosklerose von einer subakuten oder chronischen Glomerulonephritis im präterminalen Stadium zu unterscheiden. Ganz allgemein kann man sagen, daß eine deutliche Niereninsuffizienz zugunsten einer Glomerulonephritis spricht, obwohl immer wieder Ausnahmen dieser Regel zu beachten sind. In Fällen mit aufschlußreicher Anamnese kann dieselbe für die Differentialdiagnose von Bedeutung sein (anamnestische Angabe einer durchgemachten Glomerulonephritis mit Hämaturie, Blutdrucksteigerung und Ödemen).

In diesem Stadium hat eine genaue Diagnose auch nur akademisches Interesse, da die Behandlung in beiden Fällen die gleiche ist. Die Differenzierung hat einzig einen prognostischen Wert, da im Falle einer malignen Nephrosklerose ohne schwere Azotämie bei erfolgreicher hypotensiver Behandlung mit einer besseren Prognose zu rechnen ist als bei einer chronischen Glomerulonephritis.

β) Beurteilung des Verlaufsstadiums des Hochdruckleidens

Die Beurteilung des Verlaufsstadiums muß verschiedenen Faktoren Rechnung tragen: Höhe des Blutdruckes, Zustand der Nieren, des Herzens und des Zentralnervensystemes, Augenfundus und Grad der arterio- und arteriolosklerotischen Veränderungen. Da die Organaffektion bei Hypertonie unterschiedlich sein kann, ist der Schweregrad in einem gegebenen Fall nicht nach einem allzu starren Schema zu beurteilen. Die amerikanischen Autoren haben es für die statistische Beurteilung ihrer Beobachtungen als zweckmäßig erachtet, ihre Fälle in Gruppen mit zunehmendem Schweregrad einzuteilen oder sie mit einem Hypertonie-Index zu qualifizieren. Ihre Einteilungsverfahren sind leider uneinheitlich, so daß sie eher zur Verwirrung Anlaß geben. Zu erwähnen sind die Gruppierungsschlüssel von KEITH, WAGENER und BARKER (1939), von SMITHWICK (1951), SCHROEDER (1954, zit. in 1955) und von CORCORAN et al. (1954). Diese Autoren haben den diastolischen Blutdruck, den kardialen Status, die Proteinurie in g/l, die Kreatininämie in mg-% und den Grad der Retinopathie als Kriterien herangezogen. In Anlehnung an dieses Schema, wobei vier Schweregrade unterschieden werden, haben wir an Stelle der Proteinurie und Kreatininämie als Kriterium der Nierenfunktion Clearances eingesetzt. In Abb. 8 ist der Schweregrad der Organaffektion (Herz, Nieren, Augenfundus, Gehirn) in Beziehung zum diastolischen Blutdruck (Ordinate) aufgetragen. Bei erheblicher Streuung der Einzelwerte zeigt die Mittelwertskurve eine proportionale Beziehung zwischen diastolischem Blutdruck und Schweregrad der Organaffektion. Mit Rücksicht darauf, daß die Dauer der Hypertonie bei dieser Gegenüberstellung nicht berücksichtigt ist, verblüfft die Güte der Korrelation. Der von uns angewandte Klassifizierungsschlüssel würde bei maximalem Befall aller Organsysteme 16 Punkte ergeben.

Solche Einteilungen haben mehr wissenschaftlichen Wert. Für die praktische Tätigkeit genügt eine qualitative Einschätzung. REUBI (1960) geht in der Beurteilung wie folgt vor:

1. Allgemeinzustand (plethorischer Aspekt, Blässe, Anämie, Ödeme, Abmagerung, Senkungsgeschwindigkeit, Foetor uraemicus).
2. Subjektive Beschwerden (Dyspnoe, Kopfschmerzen, Schwindel, psychische Depression, Nervosität, Angina pectoris, sexuelle Impotenz, Appetitlosigkeit, Visusstörungen).
3. Höhe des Blutdruckes (diastolischer und systolischer Blutdruck).
4. Zustand des Herzens und der großen Gefäße.
5. Augenfundus und Netzhautarteriendruck.
6. Zustand des Zentralnervensystems (Psyche, intellektuelle Fähigkeiten, Liquordruck).
7. Nierenfunktion: Proteinurie, Hyposthenurie, Clearanceuntersuchung, Harnstoffbestimmung.
8. Dauer der Hypertonie und Verlaufsgeschwindigkeit des Hypertonieleidens.

An Hand dieser Kriterien ist es klinisch meistens möglich, die vier oben erwähnten Gruppen von Hypertonikern zu unterscheiden, nämlich leichte, mittelschwere, schwere und maligne Hypertonieformen.

BETZ und BREITINGER (1959) haben 1000 essentielle Hypertoniker über mehrere Jahre nachuntersucht. Zur Beurteilung der Nierenfunktion haben diese

Autoren Konzentrationsfähigkeit und Harnstoffretention beigezogen. Am Ende einer vierwöchigen Hospitalisation bestand eine bessere Beziehung zwischen diastolischem Blutdruck und Organveränderungen. Sie fanden eine schlechtere Korrelation zwischen Nierenfunktion einerseits, EKG und Herzgröße (radiologisch) andererseits. Diese schlechte Korrelation ist durchaus verständlich, wenn einzig Konzentrationsfähigkeit und Harnstoffretention zur Beurteilung der Nierenfunktion gedient haben. Eine stärkere Organbeteiligung fanden sie erst, wenn der diastolische Blutdruck mehr als 100 mm Hg erreichte. Nach 5 Jahren kam es zu einem deutlichen Anstieg des Index, wobei die Progredienz am Herzen am deutlichsten ausgeprägt war. Der sog. Entspannungsdruck sei maßgebend für die Organschädigung. Deshalb ist die Blutdruckbeurteilung nach Ruhekur wichtig. Einmalige Blutdruckmessungen würden keine prognostischen Schlüsse erlauben. SCHWALB (1953) fand eine eher schlechte Korrelation zwischen Fundusveränderung und Clearances. LOCKHART et al. (1960) untersuchten 96 Patienten mit maligner Hypertonie. In der überlebenden Gruppe waren Papillenödem und Exsudatherde weniger ausgeprägt als bei der Gruppe mit letaler maligner Nephrosklerose. Bei den letalen Fällen (trotz Therapie) verschwanden unter hypotensiver Behandlung Hämorrhagien und Papillenödem, währenddem die Exsudatherde immer bestehen blieben.

d) Verlauf und Prognose

Es ist kaum möglich, sich über den natürlichen Verlauf der essentiellen Hypertonie ein angemessenes Bild zu machen. Einerseits kann nur selten der Beginn der Blutdrucksteigerung festgelegt werden, und andererseits werden die meisten in ärztlicher Kontrolle stehenden Patienten heutzutage einer Behandlung unterzogen. BECHGAARD (1960) hat die heutigen Kenntnisse des Spontanverlaufes und der Prognose der gutartigen Hypertonie, d.h. Nephrosklerose, zusammengefaßt. Die essentielle Hypertonie entwickelt sich im allgemeinen in einem Alter von 35—45 Jahren. Die Häufigkeit der Hypertonie wird bei Erwachsenen auf ungefähr 15% geschätzt. Die ersten Jahre sind im allgemeinen symptomfrei; später findet man eine große Zahl unbedeutender Symptome, von denen jedoch nur wenige als direkte Folge des erhöhten Blutdruckes angesehen werden. Nur 1% der Fälle mit benigner Nephrosklerose endet in Niereninsuffizienz. Die Hälfte aller Fälle von maligner Hypertonie entwickelt sich aus der benignen essentiellen Hypertonie; die andere Hälfte entsteht ohne benignes Vorstadium. Das Verhältnis von maligner zu benigner Hypertonie beträgt etwa 1:200. Die Verlaufsdauer der benignen Hypertonie liegt zwischen 10 und 50 Jahren. Wichtige prognostische Faktoren stellen das Geschlecht, das Ausmaß der Blutdrucksteigerung und der Grad der Organveränderungen dar. Die gute Prognose bei Frauen wird hervorgehoben. Sie haben bis zu systolischen Blutdruckwerten von 200 mm Hg eine fast normale Mortalitätsrate. Andererseits hat die Blutdruckerhöhung nach Schwangerschaftstoxikose eine ebenso schlechte Prognose wie die Hypertonie beim Manne. GRIEP et al. (1951) untersuchten das Schicksal von 117 unbehandelten Hypertoniepatienten 8—10 Jahre nach Erfassen des Hypertonieleidens. Die Patienten waren bei der ersten Untersuchung jünger als 53 Jahre und litten weder an Azotämie noch an Herzdekompensation. Die Resultate dieser Umfrage ergaben folgendes: 54% der Kranken kamen im Verlaufe der Beobachtungszeit ad exitum und zwar: 8% an hypertoniefremden Ursachen, 22% an Apoplexie, 15% an kardialen Komplikationen und nur 2,5% an Niereninsuffizienz und der Rest an einer kombinierten nephro-kardio-vasculären Insuffizienz. Unter den Überlebenden befanden sich mehr Frauen als Männer. Die die Prognose verschlechternden Faktoren sind zur Hauptsache die kardiale, renale und cerebrale Beteiligung.

Die maligne Hypertonie bzw. maligne Nephrosklerose weist eine wesentlich schlechtere Prognose auf. Die meisten unbehandelten Fälle sterben nach weniger als 2 Jahren, nachdem die maligne Hypertonie diagnostiziert worden ist. In diesen Fällen haben die modernen Hypotensiva die größte Chance, den natürlichen Verlauf des Hochdruckleidens zu beeinflussen. Nach den Statistiken von SMIRK und SCHROEDER und anderer Autoren steht fest, daß eine regelrecht durchgeführte Behandlung die Überlebensdauer bei der Hälfte der Patienten über 4 Jahre ausdehnen kann. In diesem Zusammenhang sei daran erinnert, daß die Retinaveränderungen IV. Grades (mit Papillenödem) ohne ersichtlichen Grund und ohne spezifische Behandlung sich zurückbilden können und daß in solchen Fällen die Prognose günstiger ist als in Fällen mit fixiertem Papillenödem. MILLIEZ (1960) hat sich zum Spontanverlauf der malignen Hypertonie wie folgt geäußert: „Die maligne Hypertonie nimmt unaufhaltsam ihren Verlauf bis zum Tod durch Urämie mit oder ohne gleichzeitigem Herzversagen. Seltener unterbricht eine neurologische Komplikation den Krankheitsablauf". MILLIEZ hat in seinen Fällen nie eine Coronarthrombose beobachtet. Die spontane Rückbildung der Malignität stellt die Ausnahme dar. Auch aus der Zusammenstellung von IRANYI (1960) geht hervor, daß renale Komplikationen bei benigner Hypertonie bzw. Nephrosklerose nur in 4% der Fälle zu beobachten waren.

e) Therapie der Hypertonieniere und Nephrosklerose

α) Allgemeine Grundsätze zur Behandlung der Hypertonie

Mit Ausnahme der hypertensiven Krise und der malignen Hypertonie, die ein sofortiges Eingreifen erheischen, sollte man es sich zur Aufgabe machen, als erstes nach der Ursache der Hypertonie zu suchen und erst nach dieser Abklärung mit der blutdrucksenkenden Behandlung zu beginnen. Wenn also keine dringende Indikation für ein sofortiges therapeutisches Handeln besteht, nehme sich der Arzt unbekümmert Zeit, den Charakter und die Art der vorliegenden Hypertonie zunächst kennenzulernen. Die Wahl der Medikamente und vielfach auch der Erfolg der gewählten Behandlung werden von dieser Beurteilung, welche möglichst sorgfältig zu erfolgen hat, abhängig sein. Häufige Blutdruckkontrollen, mindestens einmal pro Woche, sind dazu nötig. Handelt es sich um einen kooperativen und intelligenten, nicht hypochondrisch veranlagten Patienten, ist es sogar nach neuerer Erfahrung zweckmäßig, den Blutdruck zu Hause vom Patienten selber oder von einem seiner Angehörigen messen zu lassen. Blutdruckmessungen am Morgen vor dem Aufstehen und am Abend vor dem Nachtessen sind in solchen idealen Fällen zu verlangen. Der Blutdruck wird nach 5 min Ruhe zunächst im Liegen und dann im Stehen gemessen. Die Feineinstellung des Blutdruckes wird nur unter Zuhilfenahme der Hausmessungen gelingen; denn vielfach entspricht der in der Sprechstunde gemessene Blutdruckwert nicht dem Alltagsverhalten des Blutdruckes. So kann es vorkommen, daß wegen der zu hohen Sprechstundenwerte eine unnötig hohe Dosis eines oder mehrerer Hypotensiva verordnet wird. In Fällen ohne Hausmessungen werden vom Patienten geklagte, häufige orthostatische Kollapsbeschwerden auf eine Diskrepanz zwischen Alltags- und Sprechstundenblutdruck hinweisen. Nach einer genügend langen Vorperiode ist es erst möglich, zu entscheiden, ob es sich um eine labile oder fixierte Hypertonie handelt. Der Charakter der Hypertonie kann somit besser beurteilt werden. Kann ein Patient mit leichter oder mittelschwerer Hypertonie aus irgendeinem Grunde nicht ohne Therapeuticum aus der ersten Sprechstunde entlassen werden, ist unseres Erachtens die Gabe eines Placebos oder milden, nicht blutdruckaktiven Sedativums auch aus ethischen Gründen gerechtfertigt, da in solchen Fällen bereits die Placebobehandlung zu einem erstaunlichen Blutdruckabfall führen kann. Wenn ein Hochdruckkranker hospitalisiert wird, drängt sich das Einhalten einer Vorperiode kategorisch auf, sofern nicht eine dringende Indikation für die Sofortbehandlung besteht. Immer noch werden sog. Hospitalisationseffekte, d.h. ein spontaner Abfall des Blutdruckes im Verlaufe der ersten Spitaltage zufolge Ruhigstellung des Patienten, mit einem Therapieeffekt eines zu früh verabreichten Hypotensivum verwechselt. Während der Vorperiode sind alle diejenigen Untersuchungen vorzunehmen, welche die Beurteilung erlauben, ob eine primäre oder sekundäre Hypertonie vorliegt.

Wir werden uns im folgenden mit den nachstehenden Fragen beschäftigen:

a) Wie wirken die Hypotensiva auf die Nierenfunktion im frühen und späteren Stadium der Behandlung?

b) Wie verhält sich die Nierenfunktion bei langdauernder hypotensiver Behandlung?

c) Therapieerfolge der langdauernden hypotensiven Behandlung, vor allem bei maligner Nephrosklerose.

β) Gruppierung nach Hypertonieschweregrad

Es ist nicht Aufgabe dieses Beitrages, alle Aspekte der Hypertoniebehandlung zu erörtern. Wir beschränken uns nur auf diejenigen Probleme, welche die Wirkungen der heute gebräuchlichen Hypotensiva auf die Nierenfunktion betreffen.

Da die Blutdruckhöhe niemals ausreicht, um den Schweregrad des Hypertonieleidens festzulegen, ist die Beteiligung der durch den erhöhten Blutdruck in Mitleidenschaft gezogenen Organe möglichst genau zu erfassen. Dazu gehören Funduskontrolle, neurologischer Status, Herzstatus und Nierenfunktion. Unter diesen Untersuchungen ist die Prüfung der Nierenfunktion von Bedeutung. Als zuverlässigste Nierenfunktionsprobe haben sich die Natriumthiosulfat- bzw. Inulinclearances (als Maß des Glomerulumfiltrates) und die Na-PAH-Clearance (als Maß der renalen Plasmadurchströmung) bewährt. An Hand dieser Größen können die absolute Funktionsreserve der Nieren und das Verhalten der Nierenfunktion im Verlauf der Behandlung erfaßt werden. Wenn die erwähnten Clearancemethoden dem praktischen Arzt oder dem Landspital nicht zugänglich sind, können die endogene Kreatininclearance und der Phenolrottest als semiquantitative Probe wertvolle Dienste leisten. Ungenügend ist die Volhardsche Konzentrationsprobe, da die Abnahme der Nierendurchblutung mit diesem Test nicht erfaßt werden kann. Harnstoff-, Rest-N- und Kreatininbestimmungen im Serum sind ebenfalls von beschränktem Wert, da diese Stoffe sich erst bei stark eingeschränkter Filtratleistung (kleiner als 30—50 ml/min) im Blut anhäufen. Eine Abnahme der Nierenfunktion in einem Bereich, der zwischen der Norm und diesem kritischen Wert liegt, kann mit diesen Serumanalysen nicht eruiert werden. Für die Wahl der medikamentösen Therapie ist die Gruppierung in folgende Schweregrade von Hypertonie zweckmäßig:

a) labile und leichte Hypertonie,

b) mittelschwere Hypertonie,

c) schwere Hypertonie,

d) maligne Hypertonie.

γ) Indikation der hypotensiven Therapie

Es stellt sich noch heute die umstrittene Frage, ob alle Schweregrade von Hypertonie einer hypotensiven Behandlung bedürfen. Einigkeit herrscht darüber, daß schwere und maligne Hypertonien hartnäckig und langdauernd behandelt werden müssen. Die noch zu erwähnenden Statistiken von SCHROEDER und PERRY (1960) legen dafür ein beredtes Zeugnis ab. Von den erfolgreich behandelten Patienten mit maligner Hypertonie ohne Azotämie waren noch 72,2% am Leben, während von den unbehandelten Patienten mit dem gleichen Hypertonieschweregrad zur Zeit der statistischen Untersuchung nur noch 11,1% lebten. Die Überlebenszeit betrug 1—9 Jahre. Die meisten Autoren sind sich auch darüber einig, daß schwere Hypertonien mit Zeichen der Arteriolosklerose der Nieren unbedingt hypotensiv behandelt werden müssen. Die Dringlichkeit einer Behandlung der Fälle mit mittelschwerer Hypertonie wird von den einzelnen Autoren verschiedenartig beurteilt. Mehrere Autoren (u.a. BECHGAARD 1960) berichten über den gutartigen Spontanverlauf der sog. benignen Hypertonie. Immerhin besteht die Möglichkeit, daß die sog. benigne Hypertonie einen wesentlichen Faktor für die Entstehung der Arteriosklerose (auch in den Nieren) darstellt, und es ist denkbar, daß eine langfristige hypotensive Behandlung die Entwicklung einer Arteriosklerose hintanhalten kann (HOOBLER 1966). Bestehen subjektive Beschwerden wie Kopfschmerzen oder liegen Anzeichen einer vorzeitigen Arteriosklerose vor, welche durch eine Hypertonie doch wohl gefördert wird, scheint uns die Indikation für eine blutdrucksenkende Behandlung gegeben zu sein. Eine eindeutig arteriosklerotische Hypertonie ohne Komplikation bei einem greisen Patienten braucht andererseits kaum mehr behandelt zu werden. Leidet der Patient mit mittelschwerer Hypertonie an arteriosklerotischen Komplikationen, wie Encephalomalacie oder Myokardinfarkt, ist von einer rigorosen hypotensiven Therapie ebenfalls abzusehen. Unentschieden ist die Frage, ob Jugendliche mit labiler oder leichter Hypertonie behandelt werden sollen. Da im Einzelfall nicht vorauszusehen ist, welchen Verlauf die Hypertonie nehmen wird, scheint es uns zweckmäßig zu sein, einen Behandlungsversuch bei leichter Hypertonie zu unternehmen. Es sind nämlich Fälle bekannt, die mit einer einfachen und wenig eingreifenden Therapie (Diät, Reserpin, Saluretica) von ihrem Hochdruck geheilt werden konnten. Entschließt man sich aus guten Gründen, auf eine Therapie zu verzichten, sind in gewissen Zeitabständen regelmäßige Blutdruckkontrollen vorzunehmen. Die wohl beruhigende Statistik, daß nur etwa 0,5—1% aller Fälle mit essentieller Hypertonie in ein malignes Stadium übergehen soll (BECHGAARD 1960), darf uns nicht davon abhalten, auch die leichten und mittelschweren Fälle zuverlässig zu überwachen, auch dann, wenn von einer Behandlung abgesehen wird. HOOBLER et al. (1966) haben die wichtige Untersuchung begonnen, ob durch eine langfristige Behandlung von Patienten mit leichter Hypertonie die Entwicklung der Arteriosklerose gehemmt werden kann. Das Resultat dieser Untersuchungen wird einen entscheidenden Beitrag zur Frage liefern, ob leichte bis mittelschwere Hypertoniefälle konsequent hypotensiv behandelt werden müssen.

Die Behandlung des Hypertonieleidens hat zum Ziel:

1. den Blutdruck zu senken,
2. den vasculären Veränderungen (Arteriolosklerose und Arteriosklerose) zuvorzukommen und dieselben in ihrer Entwicklung zu hemmen,
3. die subjektiven Beschwerden zu lindern,
4. gewisse Spätmanifestationen der Affektion symptomatisch zu bekämpfen, nämlich Herzinsuffizienz, Apoplexie, Niereninsuffizienz usw.

δ) Die einzelnen Hypotensiva und ihre Wirkung auf die Nierenfunktion

Ganz allgemein kann gesagt werden, daß die renale Wirkung der verschiedenen Hypotensiva im akuten Therapieversuch sich anders verhält als bei langer Applikation. Von mehreren Autoren wurde immer wieder eine Retention von Wasser und NaCl im Verlaufe einer hypotensiven Therapie mit verschiedenen Medikamenten beschrieben. Wir sind der Meinung, daß es sich bei dieser Beobachtung nicht um einen spezifischen Medikamenteneffekt, sondern um das wohlbekannte Phänomen der Wasser und Salzretention bei Blutdruckabfall handelt. Eine solche Retention wurde von Reserpin, Hydralazin, Guanethidin und Methyldopa beschrieben. Mit Ausnahme des Hydralazins führen die meisten blutdrucksenkenden Medikamente im Tierversuch zu einer stärkeren Abnahme des Glomerulumfiltrates und einer geringergradigen Herabsetzung des renalen Plasmastromes (C_{PAH}), wodurch eine deutliche Abnahme des filtrierten Plasmaanteiles resultiert.

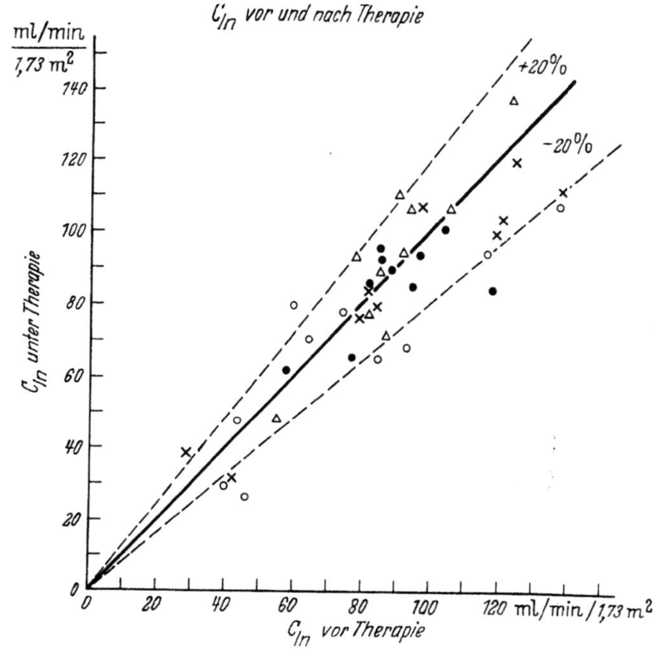

Abb. 9a

Abb. 9a u. b. Glomerulumfiltrat (C_{IN}) und renaler Plasmastrom (C_{PAH}) vor und nach vierwöchiger hypotensiver Behandlung mit nur einem Hypotensivum (Reserpin = Serpasil, Hydralazin = Apresolin, Chlorothiazid = Chlotride und Mecamylamin = Mevasin). Pro Gruppe zehn Patienten. ● Serpasil, △ Apresolin, × Chlotride, ○ Mevasin. Streuungsgrenzen von ± 20%. [Aus P. COTTIER: Renale Hämodynamik, Wasser- und Elektrolytausscheidung bei Hypertonie. Helv. med. Acta, Suppl. **39** ad vol. 27, fasc. 4, 122 (1960), Fig. 41]

Man nimmt an, daß dieses Verhalten der renalen Hämodynamik einer Abnahme des Vas efferens-Spasmus entspricht. In einem späteren Stadium der Therapie normalisiert sich der renale Plasmastrom oder kann sogar die Vorwerte übertreffen. Das Glomerulumfiltrat weist mitunter nach längerer Therapie ein Angleichen an die Vorwerte oder auch einen weiteren Anstieg auf.

Lebensweise — diätetische Maßnahmen

Bevor wir uns der Besprechung der einzelnen Hypotensiva zuwenden, sei daran erinnert, daß jeder Hypertoniker einer Psychotherapie bedarf, da vor allem bei essentieller Hypertonie der Anteil der psychosomatischen Komponente an der Hochdruckgenese erheblich ist. BOCK (1966) hat in seinem „ABC für Hochdruckkranke" die Prinzipien der Lebensführung eines solchen Patienten trefflich zusammengestellt. Besonders bei leichten und mittelschweren Fällen von Hypertonie sind die Möglichkeiten der Psychotherapie und einer vernünftigen Lebensführung auszuschöpfen, bevor Hypotensiva eingesetzt werden. In Fällen von leichter und mittelschwerer Hypertonie ohne wesentliche Nierenbeteiligung wird man auch den diätetischen Maßnahmen Beachtung schenken. Übergewichtige Patienten sind auf eine calorienarme Diät zu setzen, und in vielen Fällen gelingt es, eine labile oder leichte Hypertonie durch Kochsalzeinschränkung zu korrigieren. Die Wirkung der Ruhe, der calorienarmen Diät und des Kochsalzentzuges auf die

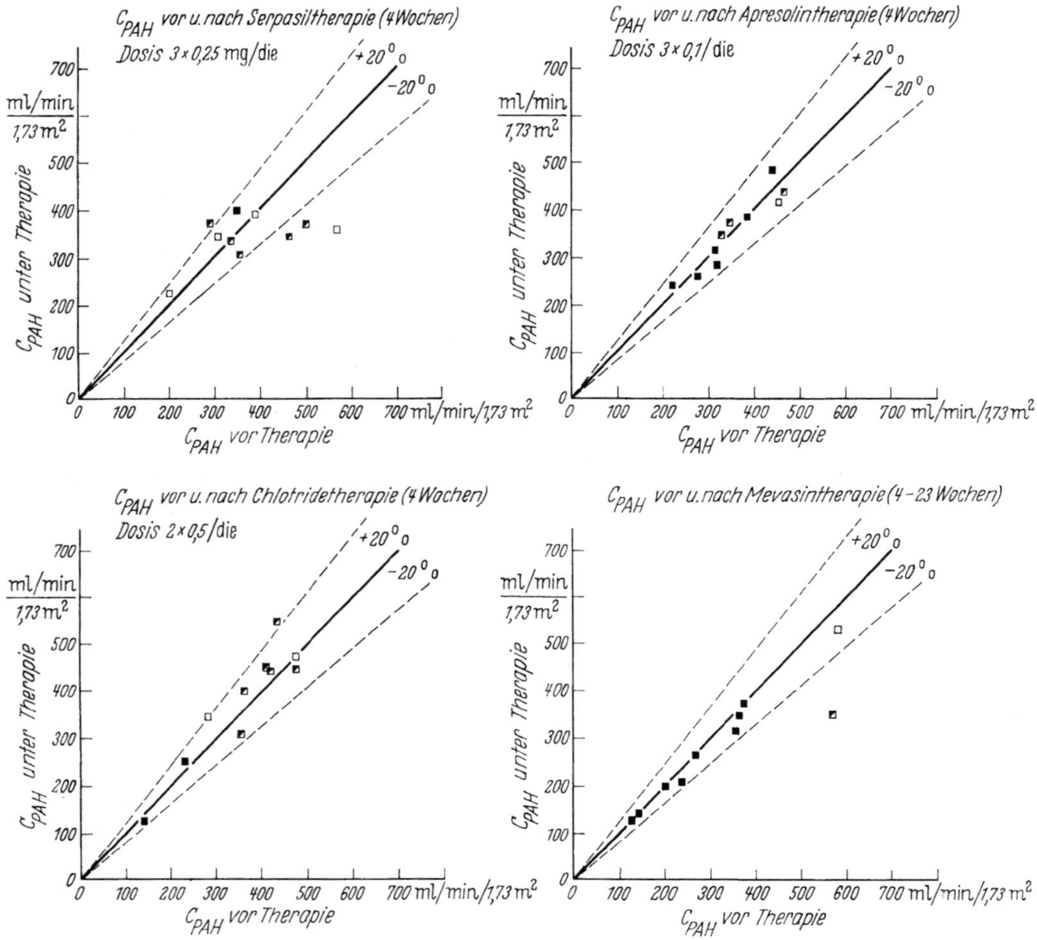

Abb. 9b

Nierenfunktion bei Hypertonikern wurde meines Wissens kaum untersucht. Es ist zweifellos ein Nachteil unserer heutigen Medizin mit ihrem Medikamentenreichtum, die einfachen therapeutischen Maßnahmen zu vergessen oder nicht mehr ernst zu nehmen, weil sie in schweren Fällen von Hypertonie in der Tat nicht mehr ausreichen, einen Blutdruck wirkungsvoll zu senken.

Reserpin

Reserpin und seine Derivate sind nach wie vor die klassischen Mittel der Wahl bei leichten Fällen von Hypertonie. Die übliche Dosis beträgt dreimal 0,25 mg täglich. Es ist mit einer erheblichen sedativen Wirkung zu rechnen. Syringoserpin, das täglich in einer Dosis von zwei- bis dreimal 5 mg verabreicht wird, weist möglicherweise weniger Nebenwirkungen auf (Schwellung der Nasenschleimhäute,

Tabelle 3. *Mittlere prozentuale Abweichung des arteriellen Mitteldruckes, des Glomerulum-*
[Aus P. COTTIER, Renale Hämodynamik, Wasser- und Elektrolyt-

Medikament	mBD %	CIn %	CPAH %
1. *Chlorothiazid* (10 Fälle)	*−10,0* (−33/+ 1)	− *4,9* (−26/+31)	*0,0* (−19/+20)
2. *Mevasin* (10 Fälle)	− *6,8* (−14/+ 4)	*−13,7* (−44/+ 7)	*−9,5* (−39/ 0)
3. *Apresolin* (10 Fälle)	− *5,1* (−22/+ 8)	+ *2,1* (−20/+20)	*−3,2* (−20/+ 4)
4. *Serpasil* (10 Fälle)	+ *0,6* (−10/+12)	− *4,4* (−29/+ 5)	*−7,3* (−39/+17)

Bradykardie, gesteigerte Darmtätigkeit). REUBI (1954) hat die Wirkung von i.v. Reserpingaben (1—7,5 mg i.v.) auf die Nierenfunktion geprüft. Der renale Plasmastrom verhielt sich parallel zum Blutdruck. Bei Abfall desselben nahm auch der renale Plasmastrom ab. Die Diurese reagierte unterschiedlich, ebenso der renale Gefäßwiderstand. ANDREAE (1955) prüfte bei 15 Patienten die Clearance vor und nach 2—5monatiger Behandlung mit Reserpin. Nur bei zwei Patienten fiel die C_{PAH} leicht ab. COTTIER (1959, 1960) fand bei zehn Patienten nach vierwöchiger Behandlung mit Reserpin eine durchschnittliche Abnahme der Inulinclearance von −4,4%, der C_{PAH} von −7,3%, der Diurese von −12,1%, der Na-Clearance von −7,6%, der Chloridclearance von −7,4%. Die Kaliumclearance wies eine Zunahme von 16,1% auf. Man kann daraus folgern, daß die renale Hämodynamik durch Reserpin bei längerer Applikation kaum signifikant beeinflußt wird. Ähnliche Resultate erhielten DROVANTI (1955), FÖLDI (1961), HÜBNER (1955), KROGSGAARD (1956), MICHTSCHENKO (1962), MOYER (1954, 1955), REUSCH (1962), SZABO (1960). SCHWAB (1959) beschrieb eine statistisch signifikante Abnahme der Na-Ausscheidung im Urin und eine Körpergewichtszunahme. Wie erwähnt, handelt es sich bei dieser Retention wohl um eine unspezifisches Phänomen, welches mit der Blutdruckabnahme in Zusammenhang gebracht werden kann. VERCILLO (1961) kombinierte Reserpin mit Theophyllin und fand eine Zunahme des renalen Plasmastromes und des Filtrates, wohl als Wirkung des Theophyllins.

Ergotaminderivate

Es ist heute allgemein anerkannt, daß die Ergotaminpräparate in der Behandlung der schweren Hypertonie unzureichend sind. DEUTSCH (1953) beobachtete ein uneinheitliches Verhalten der Nierendurchblutung unter Wirkung des Hydergins, wie dies REUBI (1950) beschrieben hat.

Hydralazin

REUBI (1950) hat die Wirkungen des Hydralazins auf die Nierenhämodynamik erstmals beschrieben. Im akuten Experiment kommt es zu einer deutlichen Zunahme des renalen Plasmastromes und auch des Glomerulumfiltrates in ca. 50% der Fälle. Bei länger dauernder Anwendung (4 Wochen) von 0,3 g Apresolin täglich, fand COTTIER (1959) bei zehn Hypertonikern eine durchschnittliche Zunahme der Inulinclearance von bloß 2,1%, eine Abnahme der C_{PAH} von −3,2% und eine Zunahme der Diurese und der Clearances von Natrium und Chlorid von 17 bzw. 24% (vgl. Tabelle 3 und Abb. 9, 10, 11). Beim Vergleich der hypotensiven Wirkung von Chlorothiazid, Mecamylamin, Apresolin[1] und Reserpin stand an dritter Stelle (−5,1%). In Kombination mit einem Salureticum kann Hydralazin eine stärkere hypotensive Wirkung entfalten. Der Wert des Hydralazins bzw. Nepresols liegt darin begründet, daß diese Stoffe vorläufig die einzigen Hypotensiva sind, welche im Frühstadium der Behandlung die Nierendurchblutung verbessern, bei länger dauernder Applikation von 4 Wochen Dauer als einzige

[1] Heute ersetzt durch Nepresol (Ciba) (Sulfat des 1,4-Dihydrazinophthalazins).

filtrates, der renalen Plasmadurchströmung, der Diurese und Elektrolytclearances ausscheidung bei Hypertonie. Helv. med. Acta, Suppl. **39** ad vol. 27 (1960)]

V/min %	CNa %	CCl %	CK %
− *4,2* (−84/+176)	−*21,1* (−77/+ 87)	−*16,4* (−79/+ 61)	+*14,0* (−38/+136)
−*23,4* (−79/+ 91)	−*21,1* (−84/+147)	*24,0* (−67/+ 75)−	− *6,2* (−70/+ 67)
+*17,4* (−61/+141)	+*24,9* (−38/+300)	+*24,1* (−29/+290)	+ *7,7* (−36/+111)
−*12,1* (−43/+ 82)	− *7,6* (−59/+140)	− *7,4* (−49/+119)	+*16,1* (−33/+143)

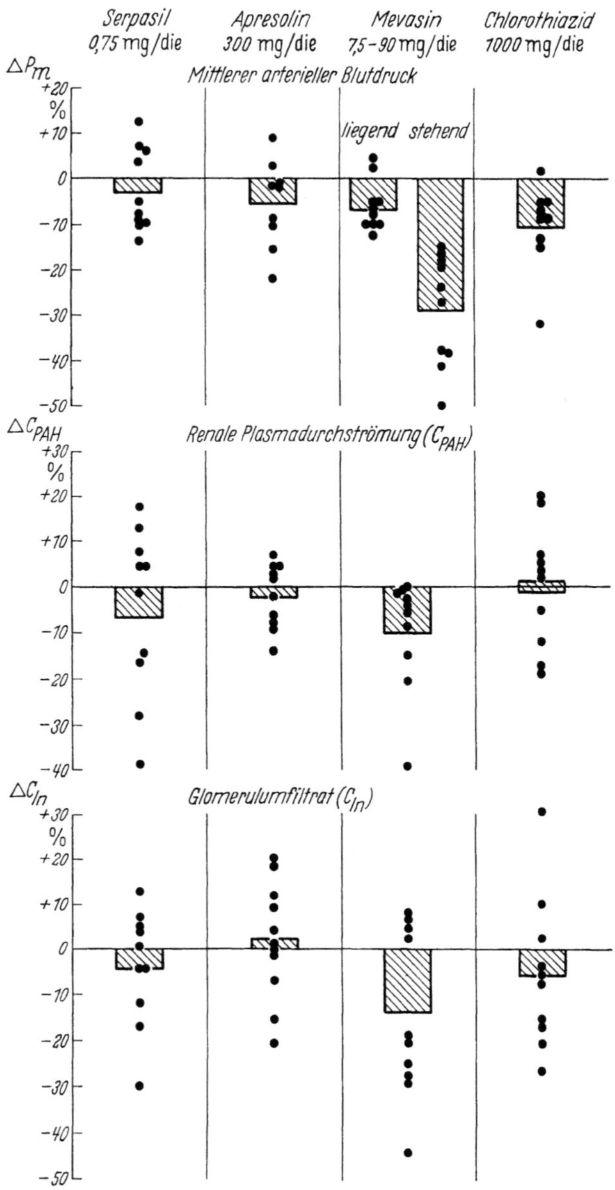

Abb. 10. Durchschnittliche prozentuale Differenz (▧) mit Angabe der Einzelwerte (•) des mittleren arteriellen Blutdruckes, des renalen Plasmastromes (C_{PAH}) und des Glomerulumfiltrates (C_{IN}) vor und nach vierwöchiger Behandlung mit Serpasil, Apresolin, Mevasin und Chlorothiazid. [Aus P. COTTIER u. A. ZIMMERLI: Helv. med. Acta **26**, 648—654 (1959), Fig. 1]

bisher bekannte Hypotensiva das Glomerulumfiltrat konstant halten oder sogar etwas ansteigen lassen (Cottier 1959). Der renale Effekt des Hydralazins ist demnach für die Kombination mit einem das Glomerulumfiltrat deutlich senkenden Hypotensivum (Saluretieum oder Ganglienblocker) von Bedeutung. Wenn täglich nicht mehr als 0,3—0,4 g Nepresol bzw. Hydralazin verabreicht wird, ist kaum mit der Lupus disseminatus-ähnlichen Komplikation zu rechnen. Hydralazine sind bei schwerer Herzinsuffizienz wegen ihres tachykarden Effektes und der Zunahme des Herzminutenvolumens eher kontraindiziert. Bei Fällen mit schlechter Nierenfunktion eignen sie sich für die Einleitung der blutdrucksenkenden Therapie, da der Blutdruckabfall bei peroraler Applikation langsam erfolgt. Ablad (1963) hat die Wirkung des Hydralazins auf die Hämodynamik beim Menschen einer erneuten Prüfung unterzogen. Die Pharmakodynamik von Hydralazin bietet

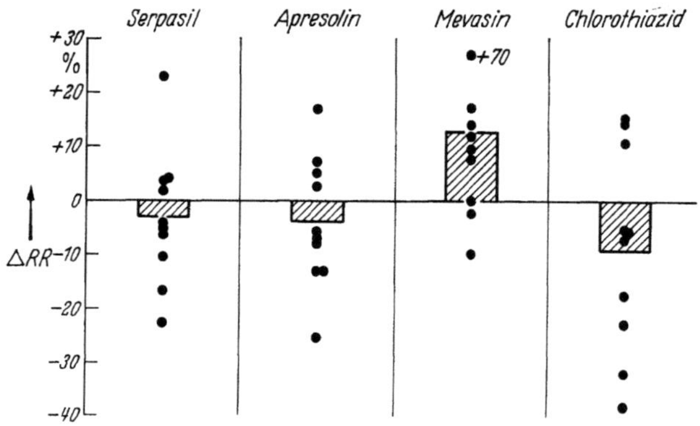

Abb. 11. Durchschnittliche prozentuale Differenz mit Angabe der Einzelwerte des totalen Nierengefäßwiderstandes (RR) berechnet nach Gomez vor und nach hypotensiver Behandlung mit Serpasil. Apresolin, Mevasin und Chlorothiazid. [Aus P. Cottier u. A. Zimmerli: Helv. med. Acta 26, 648—654 (1959), Fig. 2]

sich wie folgt: einmal greift Hydralazin an der peripheren Gefäßmuskulatur an, deren Tonus wird erniedrigt. Die Widerstandsgefäße der arteriellen Seite werden stärker beeinflußt als die kapazitiven der venösen. Die nervalen vasoconstrictorischen Impulse scheinen durch Hydralazin nicht gehemmt zu werden. Ebenfalls erfährt Noradrenalin keine Minderung seiner Wirkung. Dagegen sprechen die Befunde von Ablad für eine Steigerung der vasoconstrictorischen und ergotropen Efferenzen am Herzen als Ausdruck einer sekundären regulativen Antwort des Carotissinussystems. Weitere Beiträge zur renalen Hämodynamik des Hydralazins haben geliefert: Corcoran (1954), Crosley (1953), Doering (1954), Gjörup (1956), Herbenval (1953), Judson (1954, 1956), Lattanzi (1955), Mader (1955), Schroeder (1952), Schwab (1953), Werkö (1953), Wilkinson (1952). Schmid und Reubi (1950) wiesen erstmals die Zunahme des Herzminuten volumens und die Abnahme des peripheren Widerstandes und des arteriellen Mitteldruckes unter Apresolin nach. Freis (1953) konnte diese Befunde bestätigen und fand zusätzlich ein „pooling“ von Blut im Vena cava-System und eineAbnahme der Muskeldurchblutung. Über das Lupus erythematodes-ähnliche Syndrom oder Hydralazin-Syndrom haben Comens (1956) und Bendersky (1960) berichtet. Das Syndrom ist rückbildungsfähig bei Absetzen der Medikation und scheint zum Teil auch von der Höhe der Dosis abhängig zu sein. Der Mechanismus ist jedoch noch völlig unbekannt. Pigeon (1960) verabreichte täglich 370 mg Hydralazinhydrochlorid über eine mittlere Behandlungszeit von 26 Monaten. Bei 27 Patienten suchte er systematisch nach LE-Zellen. Nur in einem Fall fanden sich solche Zellen. Bei diesem Patienten ließ sich keine Veränderung des Elektrophoresediagrammes erkennen. Das LE-Syndrom verschwand bei dieser 47jährigen Patientin nach Absetzen des Medikamentes. REINHARDT (1954) sah eine Besserung des Hydralazinsyndromes unter Cortison. Allerdings flackerten die Symptome nach Absetzen des Cortisons wieder schlagartig auf. HILDRETH berichtete 1960 über elf Fälle, bei welchen noch nach Jahren Nebenerscheinungen der Hydralazinmedikation nachzuweisen waren. Bei vier Patienten war die Blutsenkungsreaktion noch erhöht. In zwei Fällen bestand eine rheumatische Arthritis, und in zwei weiteren Fällen fand sich eine Hepatosplenomegalie unklarer Ätiologie.

Veratrumalkaloide

Die Behandlung des Hochdruckes mit Veratrumalkaloiden ist wegen ihrer Nebenwirkungen (Erbrechen) als obsolet zu betrachten. MEILMANN (1953),

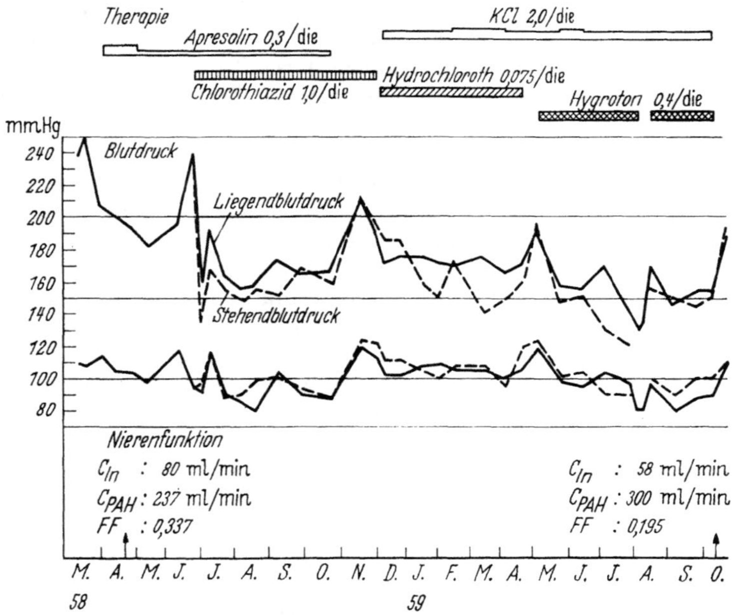

Abb. 12. Verlauf des arteriellen Blutdruckes und Verhalten des Glomerulumfiltrates (C_{In}), des renalen Plasmastromes (C_{PAH}) und des filtrierten Plasmaanteiles (FF) unter Behandlung mit Chlorothiazid, Hydralazin (Apresolin), Hydrochlorothiazid und Chlorthalidon (Hygroton) bei einer 67jährigen Patientin B. R., geb. 1891, mit schwerer essentieller Hypertonie. [Aus P. COTTIER et al.: Schweiz. med. Wschr. **90**, 540 (1960)]

HOOBLER (1955), RAMSAY (1955) beobachteten eine Abnahme des renalen Plasmastromes parallel mit dem Blutdruckabfall. GOLDMAN (1953) sah ein Konstantbleiben oder sogar einen leichten Anstieg der C_{PAH} unter Veriloid. BARATH (1956) konnte keine Veränderung der renalen Hämodynamik nachweisen.

Saluretica

Die blutdrucksenkende Eigenschaft des saluretisch hochwirksamen Chlorothiazids wurde 1958 von FREIS, HEIDER und WILKINSON in den USA erstmals beschrieben. Später gesellten sich das Hydrochlorothiazid und das protrahiert wirksame sulfamylierte Benzophenon (Hygroton), das Furosemid (Lasix) und die Ethacrynsäure hinzu. Diese Medikamente bewährten sich als Basishypotensiva. Gewisse Fälle mit mittelschwerer bis schwerer Hypertonie können bereits auf diese Medikation allein ansprechen (vgl. Abb. 12. Die C_{PAH} wies bei dieser Patientin eine Zunahme von 237 auf 300 ml/min und die C_{In} eine Abnahme von 80 ml/min auf 58 ml/min auf). Die Saluretica entfalten ihre hypotensive Wirkung meistens in Kombination mit anderen blutdrucksenkenden Mitteln. Wie bereits erwähnt, ist die Kombination mit Hydralazin auch aus dem Grunde angezeigt, da letzteres durch eine Besserung der hämodynamischen Nierenfunktion dem vor allem das Glomerulumfiltrat senkenden Effekt des Saluretieums entgegenwirkt. Ein weiterer großer Vorteil der Saluretica liegt darin begründet, daß die Dosis der zu unangenehmen Nebenwirkungen führenden Ganglienblocker und des Guanethidins in der Kombination mit einem Saluretieum vermindert werden kann. Der genaue Mechanismus dieser additiven oder gar potenzierenden Wirkung der Saluretica ist noch nicht völlig abgeklärt. Eine Hypokaliämie droht bei langdauernder Anwendung von Saluretica, besonders bei Fällen mit adrenalem Hypercortizismus (HOOBLER 1960). Da die Gefahr einer Hypokaliämie im Einzelfall nicht vorauszusehen ist, ziehen wir eine systematische Substitution (1,0 Kaliumchlorid täglich) mit Beginn der Therapie vor. Bei gleichzeitiger Digitalisbehandlung kann die Hypokaliämie eine Gefahr bedeuten. Nach Abfall des Glomerulumfiltrates unter einen kritischen Wert von ca. 30—50 ml/min ist allerdings mit einem Rückgang der Kaliurese wegen Filtratbeschränkung zu rechnen. Regelmäßige Kontrollen des Serumkaliums alle 4—6 Wochen sind angezeigt, da eine langsam sich einstellende Hypokaliämie gerade beim Hypertoniker häufig keine klinischen Zeichen verursacht. Die Saluretica verbieten eine NaCl-arme Diät, da bei Na-Cl-Mangel eine gesteigerte Kaliurese zu beobachten ist. Die Nebenwirkungen während der Gabe von Saluretica sind Magen-Darmbeschwerden, Diarrhoe, Anstieg der Harnsäure im Blut, wobei ein Gichtanfall ausgelöst werden kann, und Thrombocytopenie. Bei Patienten mit Hypertonie und erheblicher Proteinurie denke man immer an die Möglichkeit einer Gicht und prüfe die Harnsäure im Serum vor Gabe des Saluretieums. Bisweilen wird die Diagnose einer Gicht während der Behandlung mit einem Saluretieum gestellt, wie das Beispiel, welches in Abb. 13a und b dargestellt ist, deutlich zeigt. Die Wirkungsweise der Saluretica auf den Blutdruck ist noch nicht restlos geklärt. In einer ersten Phase (erste 14 Tage der Therapie) beruht der blutdrucksenkende Effekt wohl auf einer Abnahme des extracellulären Flüssigkeitsvolumens, d.h. unter anderem des Plasmavolumens und somit auch des Minutenvolumens. Es ist noch nicht entschieden, ob der verminderte intracelluläre Wassergehalt der Arteriolenwand oder eine Veränderung der ionalen Zusammensetzung derselben für das Nachlassen des peripheren Gefäßwiderstandes in einer zweiten Phase von Bedeutung ist. Die üblichen Dosen der heute gebräuchlichen Saluretica sind wohlbekannt; auf eine Wiedergabe wird verzichtet. Bei zehn Patienten mit Hypertonie fand COTTIER (1959) eine durchschnittliche Abnahme des mittleren arteriellen Blutdruckes von -10%, eine solche der Inulinclearance von $-4{,}9\%$. Die C_{PAH} hatte sich nicht verändert. Diurese und Clearances von Natrium und Chlor wiesen eine dem Blutdruckabfall entsprechende Abnahme auf. Die Kaliumclearance betrug $+14\%$ (Tabelle 3, Abb. 9—11). Ähnliche Veränderungen der renalen Hämodynamik fanden BRAUN (1961), CORCORAN (1959), FRANK (1960). JOY (1960) fand bei einem 51jährigen Patienten, bei welchem der Blutdruck unter Chlorothiazid von 200/140 mm Hg auf 140/120 mm Hg abgesunken ist, keine Veränderung der C_{PAH} und des Tm_{PAH}. Wird das vermehrt ausgeschiedene Natriumchlorid mit der Flüssigkeit ersetzt, bleibt der hypotensive Effekt der Saluretica aus (JOHNSON 1962). MACLEOD, DUSTAN und PAGE (1960) nehmen auf Grund ihrer Untersuchungen an, daß Chlorothiazid keine unmittelbare blutdrucksenkende Wirkung hat, sondern primär eine Oligämie erzeugt und erst sekundär über diese zur Blutdrucksenkung führt. Die Tatsache dieser Oligämie erklärt auch, warum chlorothiazidbehandelte Hypertoniker stärker auf Ganglioplegica reagieren und andererseits auf Norepinephrin in geringerem Maße mit einer Drucksteigerung antworten. FREIS (1960) befürwortet die Auffassung, daß in einer ersten Phase das Plasmavolumen, der Füllungsdruck im rechten Ventrikel und das Herzminutenvolumen abnehmen, und daß es in einer zweiten Phase auf noch unbekannte Weise zu einer Widerstandsabnahme der peripheren

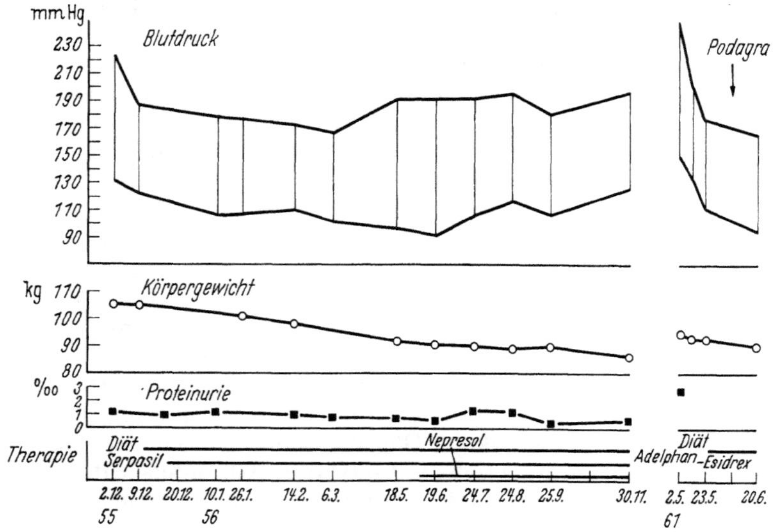

a

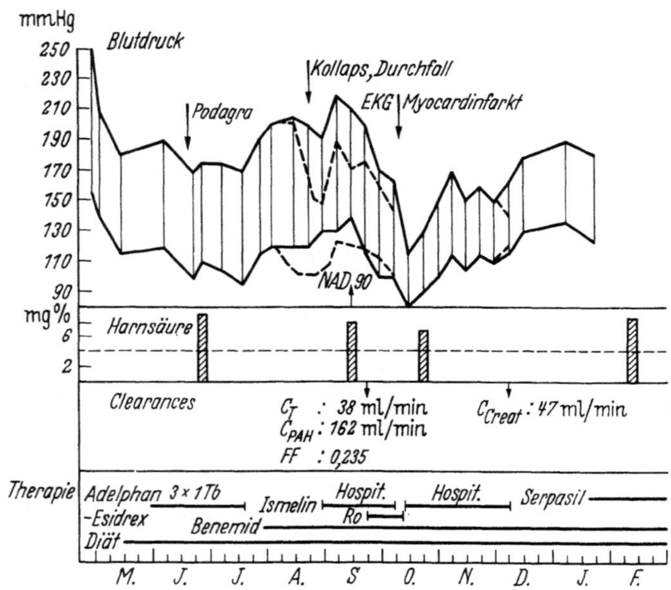

b

Abb. 13a u. b. a Blutdruck, Körpergewicht, Proteinurie und Therapie bei einem 54jährigen Patienten H.W. mit schwerer Hypertonie, bei dem sich die Gicht (Podagra) unter Medikation mit Hydrochlorothiazid (Esidrex) manifestiert hat. b Blutdruck, klinische Manifestationen, Harnsäurekonzentration im Serum, Clearances und Therapie beim gleichen Patienten im weiteren Verlauf

Arteriolen komme. Conway (1961) sieht die Chlorothiazidwirkung in einer Abnahme des Gesamtkörperwassers, vermutlich vor allem der intracellulären Flüssigkeit. Bartorelli (1960) beobachtete ein Abklingen der Natriurese unter Saluretica nach 10 Tagen, währenddem die Kaliurese immer noch erhöht war. DOLLERY (1962) erklärt die potenzierende Wirkung der Thiazide zum Teil damit, daß sie die Proteinbindung für Ganglienblocker (z.B. Pempidin) erheblich steigern. Dadurch wird die Elimination des betreffenden Ganglienblockers verzögert. REUTTER et al. (1961) untersuchten die Wirkung von 1000—1500 mg Chlorothiazid, welches mit Hilfe eines Herzkatheters in die Arteria pulmonalis injiziert worden ist. Es ergab sich keine einheitliche Veränderung des Blutdruckes, des Herzminutenvolumens im großen und kleinen Kreislauf im Verlaufe von 2 Std. Ein initial hoher peripherer Widerstand von über 3000 dyn·sec·cm^{-5} nahm regelmäßig, unabhängig vom Ausmaß der Herzminutenvolumenveränderung ab, währenddem der initial niedrige Widerstand sich nicht einheitlich veränderte. Eine sofortige vasotrope Wirkung des Chlorothiazids im akuten Versuch wird als möglich beurteilt. Wegen der starken Senkung des Glomerulumfiltrates kann sich im Verlaufe der Behandlung mit einem Salureticum eine Azotämie einstellen. Wenn der Rest-N über 100 mg-% ansteigt, sollte die saluretische Behandlung eingestellt werden. Andererseits ist zu betonen, daß bei erheblicher Einschränkung des Glomerulumfiltrates (weniger als 30 ml/min) eine Chlorothiazidbehandlung sinnlos wird (REUBI und COTTIER 1961), da die diuretische Wirkung ausbleibt. Dagegen scheint Furosemid (Lasix) auch bei stark eingeschränktem Glomerulumfiltrat noch eine diuretische und natriuretische Wirkung zu entfalten. CONWAY (1960) untersuchte das Verhalten des Plasmavolumens und des Herzminutenvolumens 2 und 4 Wochen nach Beginn einer saluretischen Behandlung und fand nach 1—2 Wochen noch eine deutliche Reduktion dieser Parameter, wogegen 1 Monat nach Therapiebeginn Herzminutenvolumen und Plasmavolumen normalisiert waren. VARNAUSKAS (1961) vermutet eine direkte Wirkung des Chlorothiazids auf die Gefäße. Die von HARINGTON (1958) beobachtete Abnahme der renalen Mecamylaminausscheidung unter Chlorothiazid kann mit der von DOLLERY (1962) beschriebenen erhöhten Plasmabindung der Ganglienblocker zusammenhängen. VORBURGER und REUBI (1963) haben das Problem der Harnsäureausscheidung unter Chlorothiazid einer näheren Prüfung unterzogen. Nach Injektion von Chlorothiazid fanden die Autoren in einer ersten Phase eine Zunahme der Uricurese (biphasische Wirkung). Die unter peroral verabreichten Thiazidpräparaten auftretende Hyperuricämie erklären die Autoren, mindestens teilweise, als eine tubuläre Wirkung der Thiazide (Hemmung der Harnsäuresekretion). Auch BRYANT (1962) sieht die durch Sulfonamide erzeugte Hyperuricämie als zum Teil durch kompetitive Hemmung des Urattransportes im Tubulus, zum Teil durch einen Abfall der glomerulären Filtrationsrate bedingt. Eine gleiche Meinung vertritt FREEMAN (1960). Weitere Einzelheiten finden sich bei HARTMANN und HEIMSOTH (1966). Es liegen noch wenige Berichte vor über die Wirkung von Furosemid und Ethacrynsäure (DOLLERY 1964) bei Hypertonikern. Wegen der raschen Wirkung der Ethacrynsäure käme dieses Medikament höchstens für die Behandlung pressorischer Krisen und weniger für die Langzeitbehandlung in Frage.

DONTAS et al. (1966) sahen bei langfristiger hypotensiver Behandlung mit einem Salureticum eine geringgradigere Abnahme der Nierenfunktion (Clearances von Inulin und PAH), wenn ein anaboles Hormon mit verabreicht worden ist.

Guanethidin

Im Gegensatz zu den Ganglienblockern hemmt das 1959 eingeführte Guanethidin selektiv nur den sympathischen Anteil des vegetativen Nervensystems. Dieses Medikament blockiert wahrscheinlich die Bildung der Mittlersubstanz an den postganglionären Faserendigungen. Es kommt demzufolge zu keinem Ausfall des Parasympathicus. Die bei Ganglienblockern lästigen Nebenwirkungen wie Ileus, Harnverhaltung und Impotenz beim Manne fallen weg. Die Verträglichkeit des Guanethidins ist gut. Bei stationär mit höheren Dosen von Guanethidin behan-

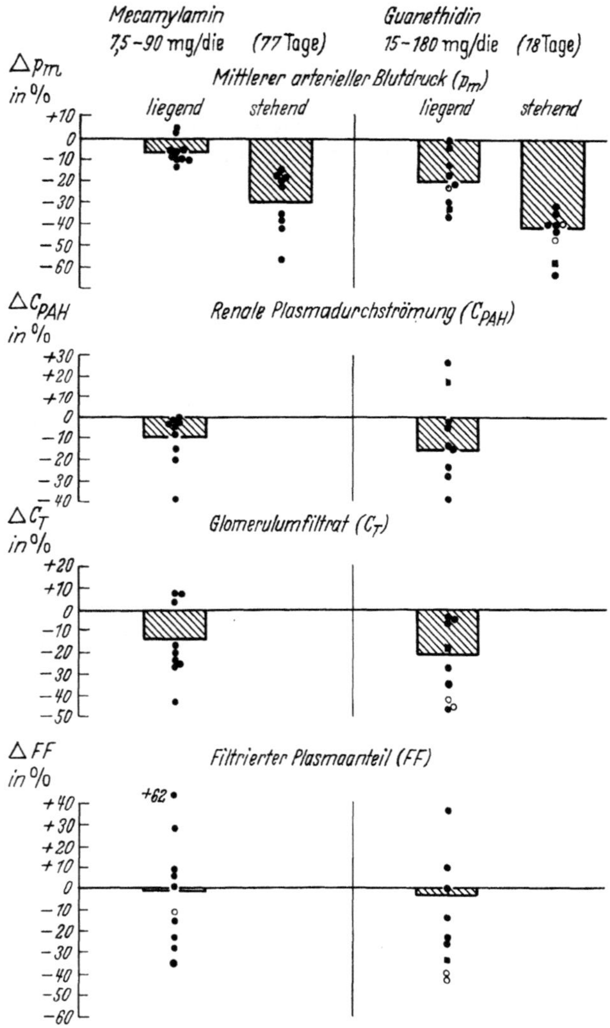

Abb. 14. Durchschnittliche prozentuale Abweichung (▨) mit Angabe der Einzelwerte (●) des mittleren arteriellen Blutdruckes (P_m) im Liegen und Stehen, des renalen Plasmastromes (C_{PAH}), des Glomerulumfiltrates (C_T und C_{In}) und des filtrierten Plasmaanteiles (FF) vor und nach Behandlung mit Mecamylamin bzw. Guanethidin. ○ Kombination mit Hydrochlorothiazid (0,05 g), ■ Kombination mit Hydrazinophthalazin (Apresolin) 0,15 g (diese Fälle sind in den Durchschnittswerten nicht eingeschlossen). [Aus P. Cottier et al.: Dtsch. med. Wschr. **85**, 1263—1271 (1960), Fig. 2]

delten Patienten fanden wir als Nebenwirkungen den orthostatischen Schwindel in 50% und die Adymanie in 13% der Fälle (Cottier 1960). Diarrhoe trat in 31% der Fälle auf. Die Erektion bleibt beim Manne erhalten, gelegentlich kommt es zu einem Ausbleiben der Ejaculation. Bei langdauernder Behandlung mit Guanethidin beobachteten wir die Wiederkehr der Ejaculation erst 3 Monate nach Absetzen des Guanethidins. Bei den ambulant behandelten Patienten sahen wir die erwähnten Nebenwirkungen weniger häufig. Möglicherweise wurde die Medikation wegen Einsetzens der Nebenwirkungen spontan abgesetzt oder die Dosis reduziert. Man könnte sich allerdings auch fragen, ob unter ambulaten Bedingungen mit den auf den Patienten einwirkenden sympathicotonen Umweltseinflüssen eine Sympathicolyse schwieriger zu erzielen sei als bei hospitalisierten Patienten. Dafür spricht auch die Tatsache, daß gleiche Dosen unter ambulaten Bedingungen den Blutdruck weniger senken als bei hospitalisierten Hypertonikern. Guanethidin wirkt auf die Nierenfunktion wie ein Ganglienblocker, d.h. das Glomerulumfiltrat wird stärker gesenkt als die renale Plasmadurchströmung. Guanethidin entfaltet seine Wirkung langsam. Dies ist von Bedeutung beim Aufbau der wirksamen

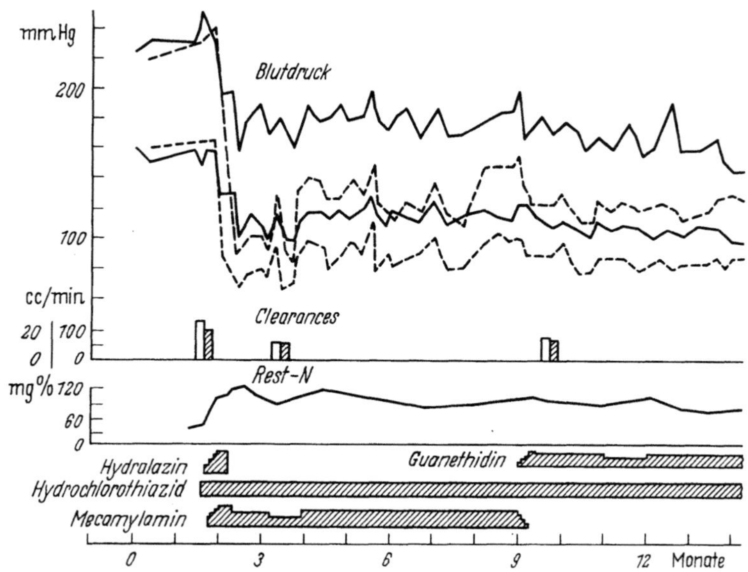

Abb. 15. Verlauf von Blutdruck (liegend und stehend), Clearances von C_T und C_{PAH} und Rest-N im Serum unter Mecamylamin bzw. Guanethidin und Hydrochlorothiazidbehandlung bei einem 55jährigen Patienten mit maligner Hypertonie. Maximale Tagesdosen: Hydrazalin 300 mg, Hydrochlorothiazid 25 mg, Mecamylamin 15 mg und Guanethidin 70 mg. [Aus P. COTTIER et al.: Dtsch. med. Wschr. **85**, 1263—1271 (1960), Fig. 4] □ $C_{Thiosulfat}$, ▨ C_{PAH}

Dosis. Wegen der Gefahr einer Kumulation darf die Dosis nicht allzu rasch erhöht werden. Wir gehen so vor, daß wir mit einer Dosis von dreimal 5 mg beginnen und erst nach 3 weiteren Tagen eine Einzeldosis um je 5 mg erhöhen. Nach Absetzen des Medikamentes kann der hypotensive Effekt bis zu einer Woche und länger anhalten. Gleich wie bei der Behandlung mit Ganglienblockern wird der Stehend-Blutdruck in erster Linie beeinflußt. So stellt auch die orthostatische Hypotonie eine Schwierigkeit dieser Behandlung dar. Typisch für Guanethidin ist sein bradykarder Effekt, so daß dieses Medikament für die Behandlung einer Hypertonie mit tachykarder Herzinsuffizienz recht geeignet ist. Die Wirkung von Guanethidin scheint nicht von der Nierenfunktion abhängig zu sein. Immerhin wählen wir bei schlechter Nierenfunktion geringere Dosen. Die Wirkung auf die Hämodynamik wurde im weiteren von BARTORELLI (1960), BONOMINI (1960), BORDONI (1961), VERCILLO (1960) und RICHARDSON (1960) untersucht. RICHARDSON fand gleich wie mit Ganglienblockern eine Abnahme des Herzminutenvolumens unter Wirkung des Guanethidins. Erstaunlicherweise sah SASAMOTO

(1961) mit 45 mg täglich eine Zunahme des Glomerulumfiltrates bei 14 Hypertoniepatienten. DOLLERY (1962) beobachtete bei Hypertoniepatienten unter Guanethidin keinen Anstieg der Harnsäure im Blut wie bei Patienten, welche unter Mecamylamin, Pempidin und Chlorothiazid standen. Nach i.v. Guanethidin-Applikation wird gelegentlich eine hypertensive Reaktion beobachtet (DOLLERY 1961). Die Wirkung des Guanethidins auf den mittleren arteriellen Blutdruck, die renale Plasmadurchströmung, das Glomerulumfiltrat und auf den filtrierten Plasmaanteil ist Abb. 14 zu entnehmen.

Die auch bei schlechter Nierenfunktion mögliche und erfolgreiche Therapie mit Guanethidin kombiniert mit einem Salureticum (Hydrochlorothiazid) geht aus Abb. 15 hervor.

2-Guanidino-methyl-1,4-benzodioxan (Envacar)

Dieses neue Sympathicolyticum, welches den internationalen Kurznamen Guanoxan trägt, hemmt adrenergische Nervenfasern, senkt den Katecholaminspiegel im Zentralnervensystem und auch den peripheren Katecholaminspiegel einschließlich des Aminspiegels im Nebennierenmark. Envacar hat eine antiadrenergische Wirkung. Angeblich sollen mit diesem Hypotensivum weniger Nebenwirkungen auftreten als mit Guanethidin. Die Zahl der klinischen Untersuchungsberichte ist noch gering. PAULI et al. (1965) berichteten über bisher 50 mit Envacar behandelte Patienten. Die Anfangsdosierung betrug im allgemeinen 5 mg bei ambulanten und 10 mg bei stationären Patienten pro Tag. Die Dosissteigerung wurde ambulant $^1/_2$—1wöchig, stationär 1—3tägig bis zur optimalen Dosis vorgenommen. Die Wirkung auf Liegend- und Stehendblutdruck scheint befriedigend zu sein. Bei fünf Patienten wurden die Clearances vor und nach i.v. Applikation (im Mittel 40 mg) von Envacar und bei acht Patienten vor und nach einer mittleren Behandlungsperiode von 4,8 Monaten geprüft. In drei von fünf Fällen, bei denen die Wirkung der i.v. Applikation auf die Nierenfunktion geprüft worden ist, fand sich ein Anstieg des Glomerulumfiltrates und bei zwei ein Abfall desselben. Die C_{PAH} verhielt sich gleichsinnig. Die Mittelwerte bleiben interessanterweise unverändert. Die acht Clearanceuntersuchungen nach langdauernder Behandlung ergaben viermal eine Zunahme und viermal einen Abfall der Clearancewerte. PEART (1964) fand das Maximum der Wirkung nach 48 Std. Er beurteilt Wirkung und Nebenwirkungen als denjenigen des Guanethidins entsprechend. Als Nebenwirkung traten Antriebslosigkeit, Diarrhoe, Übelkeit, orthostatische Kollapsneigungen und Ejaculationsstörungen auf. Bei sieben von 69 Patienten stellte sich eine Gewichtszunahme durch Wasserretention ein (unspezifischer Effekt).

Diazoxid

Wegen seiner Nebenwirkungen kommt das Benzothiadiazinderivat Diazoxid für die langdauernde Behandlung von Hypertonikern nicht in Frage. Als schwere Nebenwirkung war eine Störung des Kohlenhydratstoffwechsels zu beobachten.

Methyldopa

1960 sah die Einführung eines weiteren drucksenkenden Stoffes, des Alphamethyldopa durch SJOERDSMA (1961). Der Wirkungsmechanismus des Alphamethyldopas ist noch nicht klar. Zunächst sprachen gute Gründe für die Annahme, daß es sich um einen Decarboxylasehemmer handelt. Seine primäre antihypertensive Wirkung ist jedoch auf diese Weise nicht zu erklären. Möglicherweise steht die blutdrucksenkende Wirkung mit einer Senkung des Noradrenalinspiegels im Gewebe im Zusammenhang. GOLDBERG (1963) fand 6 Std nach Injektion von Alphamethyldopa eine leichte Abnahme der Inulin- und PAH-Clearance sowie der Na-Ausscheidung. Die beschriebene Ödemtendenz (HAMILTON 1963) ist wiederum ein unspezifischer Effekt eines blutdrucksenkenden Mittels auf die Nierenfunktion bei Blutdruckabfall. ONESTI (1964) beobachtete nur geringfügige Veränderungen der Inulin- und PAH-Clearance unter Alphamethyldopa. SANNERSTEDT (1961) berichtete über ein Konstantbleiben der Clearances unter Methyldopa. SCHAUB et al. (1962) haben sich um die biochemischen Wirkungen des Methyldopas bemüht. Auf Grund ihrer Untersuchungen kamen sie zu dem Schluß, daß die Substanz durch Beeinflussung des Noradrenalin- und Serotoningehaltes der Gewebe ihre hypotensive Wirkung entfalte. WEIL (1963) sah auch keine Veränderung der renalen Plasmadurchströmung unter Methyldopa. Eine seltene, jedoch ernst zu nehmende Komplikation der langfristigen Methyldopamedikation stellt die erworbene hämolytische Anämie dar.

Ganglienblocker

Die Nachteile der Ganglienblocker sind die Folgen der Parasympathicuslähmung: Iridoplegie, trockener Mund, Obstipation, Detrusorschwäche, Impotenz bei Männern und allgemeine Schwäche. In seltenen Fällen werden auch zentralnervöse Komplikationen wie Konvulsionen beobachtet (Mecamylamin, PERRY 1957). Die Gefahr der Ganglienblockermedikation sind: Ileus, Harnretention, eventuell Myokardinfarkt oder Encephalomalacie bei allzu abrupter Senkung des Blutdruckes. Die Wirkung auf den orthostatischen Blutdruck steht im Vordergund. Die Ganglienblocker kommen nur noch in Fällen in Frage, die auf eine Kombinationsbehandlung mit Guanethidin nicht ansprechen. In Kombination mit Saluretica und Guanethidin sind oft schon kleine Dosen wirksam, so daß die Nebenwirkungen auch eher vermieden werden können. Als Ganglienblocker haben sich uns Chlorisondamin (Ecolid) und Mecamylamin (Mevasin) bewährt. Vom Chlorisondamin werden täglich zweimal 12,5—50 mg verabreicht. Mecamylamin wird mit ein- bis dreimal 2,5 mg täglich dosiert. Bei Bedarf wird die Einzeldosis allmählich gesteigert, so daß eine Erhaltedosis von dreimal 15—20 mg erreicht wird. Die Ganglienblocker sind seit der Einführung des Guanethidins und neuerdings des Envacars deutlich in den Hintergrund getreten. Sie kommen nurmehr für Guanethidin-refraktäre Fälle in Frage. Die Ganglienblocker beeinflussen die renale Hämodynamik in typischer Weise, wie das Abb. 14 zu entnehmen ist. Beiträge zur Abklärung der renalen Hämodynamik unter kurzfristiger und langfristiger Ganglienblockerbehandlung haben folgende Autoren geliefert: BETHOUD (1954), CAMPBELL (1952), COMES (1957), CONWAY (1961), CORCORAN (1955, 1956), COTTIER (1957), CROSLEY (1956), DOYLE (1960), FALZOI (1954), FORD (1933, 1956, 1962), FREIS (1953), GOLDBERG (1957), HANGEN (1953), KAUFMANN (1956), MACKINNON (1960), McDONALD (1957), MC QUEEN (1952), MILLS (1953), MOELLER (1956), MOYER (1953, 1954, 1955, 1956), NOTTER (1956), PERRY (1957), REUBI (1956), RIPKA (1960), RONNOV (1955), ROSENFELD (1960), SMITH (1956), SCHIMMLER (1954), SCHMID (1957), STEIN (1955), VERCILLO (1960), WÜTHRICH (1956). SCHROEDER und PERRY haben die besagte Wirkung des Ganglienblockers auf die Nierenfunktion durch gleichzeitige Gabe von Hydralazin zu kompensieren versucht. Sie haben mit dieser klassischen Kombination, vor allem bei maligner Hypertonie, bemerkenswerte Erfolge erzielt (s. unten).

Monoaminooxydasehemmer (MAO-Hemmer)

Die geringe hypotensive Wirkung der Monoaminooxydasehemmer wird bei Kombination mit Saluretica verstärkt. Sie beeinflussen auch vor allem den Stehendblutdruck. Ihre Wirkung beruht warscheinlich auf einer langsam sich einstellenden Blockade der sympathischen Innervation der Arteriolen. Möglicherweise greifen die Monoaminooxydasehemmer auch an den sympathischen Ganglien an. Allenfalls wird die Übertragung der Erregung im Ganglion wegen des dort angehäuften Noradrenalins gebremst. Zu diesem Effekt gesellt sich unter Umständen eine direkte vasculäre Wirkung, indem der erhöhte Noradrenalingehalt der Arteriolen zu einer Herabsetzung der Ansprechbarkeit dieser Gefäße auf Noradrenalin führt. Der Nachteil dieser Substanzen liegt darin begründet, daß sie die Blutdruckreaktion gegenüber bestimmten Stoffen wie Thyramin in erheblichem Maße verstärken. Tyraminhaltige Nahrungsmittel, wie gut gelagerter Käse, Chiantiwein und einige Biersorten, können zu einer gefährlichen pressorischen Krise führen (Brest 1961, Brest 1964, Dupasquier 1959, Moser 1964, Novack 1964, Teuscher und Luginbühl 1964).

ε) Schematische Darstellung der heute gebräuchlichen hypotensiven Medikamente für eine Dauerbehandlung

In Tabelle 4 wurden die heute gebräuchlichen hypotensiven Medikamente schematisch zusammengestellt.

Tabelle 4

Grad der Hypertonie	Therapie
a) Labile Hypertonie	Psychotherapie, Diät Regelmäßige Kontrolle des Blutdruckes (mindestens halbjährlich)
Leichte Hypertonie	Psychotherapie, Diät Regelmäßige Kontrolle des Blutdruckes, eventuell Reserpin, 3 × 0,25 mg oder bei stark sedativem Effekt des Reserpins: Syrosingopin, 2 × 5 mg
b) Mittelschwere Hypertonie	Saluretieum (Chlorothiazid, 2 × 500 mg, Hydrochlorothiazid, 3 × 25 mg, Benzophenon, 200 mg jeden 2.—3. Tag) + Reserpin, 3 × 0,25 mg oder + Hydralazin, 3 × 25—100 mg (Nepresol, 3 × 25—100 mg)
c) Schwere Hypertonie	Salureticum + Hydralazin (Nepresol) + Reserpin, 3 × 0,25 mg + Guanethidin, 3 × 5—30 mg oder Guanoxan, 3 × 10 mg Wenn diese Kombination ohne Effekt: + Mecamylamin, 3 × 2,5—30 mg
d) Maligne Hypertonie	Gleich wie c Bei stark eingeschränkter Nierenfunktion kann mit Hydralazin begonnen werden. Sympathektomie bei c und d nur unter folgenden Bedingungen: 1. Patient jünger als 55jährig 2. Bei erfolgloser, konsequent durchgeführter medikamentöser Behandlung 3. Bei undisziplinierten Patienten, die für eine langdauernde Tablettenmedikation nicht geeignet sind

ζ) Behandlung der akuten hypertensiven Krise

Tabelle 5. *Schematische Darstellung der Behandlung einer akuten hypertensiven Krise*

Medikament	Dosis und Applikation	Vorteil	Nachteil
Reserpin	1—3 mg i.v. 1—2,5—5,0 mg i.m.	Allmähliche Blutdrucksenkung; selten Kollaps; häufige Blutdruckkontrollen nicht nötig	Langsamer Wirkungseintritt, mentale Störungen (Konfusion), nicht immer wirksam
Ganglienblocker Pentolinium	0,5 mg/min i.v. oder 1—2—4—8 mg s.c. alle 30 min., bis Blutdruck abfällt	Rasche Blutdrucksenkung	Engmaschige Blutdruckkontrolle, Darm- und Harnblasenatonie, Kontraindikation: Anurie
Chlorisondamin	5 mg s.c.		Langsamer Wirkungseintritt
Hydralazin	25 mg s.c.	Herzminutenvolumen nimmt zu, indiziert bei Oligurie, Schwangerschaftstoxikose und juveniler Hypertonie	Nicht immer wirksam, Kopfschmerzen, Nausea
Furosemid	40 mg i.v.		

η) Sympathektomie

Dank der erfolgreichen Weiterentwicklung der medikamentösen blutdrucksenkenden Behandlung ist die Indikation der chirurgischen Ausschaltung des Sympathicus weitgehend eingeschränkt worden. Wir sehen noch zwei Indikationen für diesen Eingriff:

a) bei Patienten mit schwerer oder maligner Hypertonie, deren Hochdruck gegenüber einer medikamentösen Therapie refraktär ist.

b) bei undisziplinierten jugendlichen Patienten mit schwerer Hypertonie, die sich für eine regelmäßige Tablettenmedikation nicht eignen.

Bevor man sich jedoch für einen solchen Eingriff entschließt, ist der Versuch einer medikamentösen Behandlung mit Nachdruck und Ausdauer zu unternehmen. Es ist dann wohl weniger bedeutsam, ob die Peetsche thoracolumbale oder die Smithwicksche lumbale Sympathektomie ausgeführt wird. Die Adrenalektomie (total oder subtotal) hat keine Besserung der Spätresultate erbracht. Die Mortalität der Adrenalektomie beträgt nach Sarre immerhin 5%, diejenige der Sympathektomie liegt bei 0,9%.

ϑ) Spätresultat der hypotensiven Behandlung

Der Wert einer rigorosen hypotensiven Behandlung wurde immer wieder diskutiert. Der Begriff „Erfordernis-Hochdruck" wird als Argument gegen eine systematische Hochdruckbehandlung ins Feld geführt. Die heute nach einer 15jährigen wirksamen medikamentösen Hochdruckbehandlung vorliegenden Berichte ergeben indessen eindeutig, daß die schweren und malignen Hypertonieformen dank einer systematischen Behandlung eine wesentlich bessere Prognose aufweisen. Es war vor allem das Verdienst von Page (1934) und Schroeder (1954), eine konsequente und langdauernde Behandlung mit ihren Hochdruckpatienten durchgeführt zu haben. Die erfolgreiche Statistik von Schroeder ist in Tabelle 6 wiedergegeben. Reubi (1960) hat wiederholte Bestimmungen des Glomerulumfiltrates und der PAH-Clearance im Verlaufe einer Beobachtungszeit von 1—5 Jahren bei 72 Hypertonikern durchgeführt. 33 Patienten wurden nicht behandelt; sie dienten als Kontrollen. 39 Patienten zeigten eine signifikante Blut-

Tabelle 6. *Überlebensquoten von mit Hydrazalin und Ganglienblockern behandelten Hypertonikern.* (Nach SCHROEDER und PERRY 1959)

Hypertonie Schweregrad	Anzahl Patienten	Lebend %	Verstorben (Jahre des Überlebens)				Lebend (Jahre des Überlebens)		
			1	1—4	4—7	7—9	1—4	4—7	7—9
Maligne Hypertonie + Azotämie									
mit Therapie	74	14,9	42	14	7			6	5
ohne Therapie . . .	14	0	14						
Maligne Hypertonie ohne Azotämie									
mit Therapie	72	72,2	5	9	5	1	2	20	30
ohne Therapie . . .	18	11,1	9	6	1		2		
Benigne Hypertonie									
mit Therapie	161	75,8	5	21	12	1	2	16	104
ohne Therapie . . .	30	40,0	4	10	3	1		2	10

Bei den Fällen ohne Therapie handelte es sich um Patienten, welche die hypotensive Behandlung vorzeitig abgebrochen haben.

drucksenkung. Je nach Schweregrad des Hypertonieleidens wurden die Fälle in drei Gruppen eingeteilt. Gruppe I: diastolischer Blutdruck bis 120 mm Hg, Augenfundusveränderungen Grad I—II. Gruppe II: diastolischer Blutdruck zwischen 120—150 mm Hg, Fundusveränderungen Grad II. Gruppe III: diastolischer Blutdruck über 130 mm Hg. Fundusveränderungen Grad III—IV. Die Untersuchungen

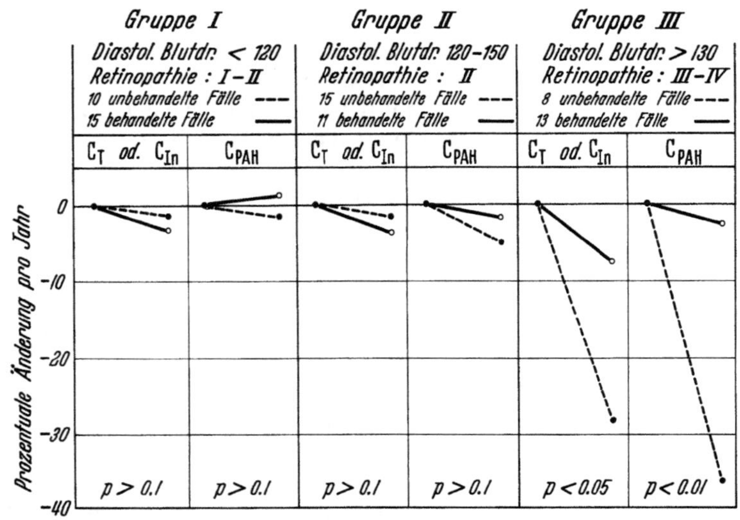

Abb. 16. Prozentuale Änderung pro Jahr der Nierenfunktion (Glomerulumfiltrat (C_T oder C_{In}) und C_{PAH}) bei behandelten und unbehandelten Hochdruckpatienten während einer Beobachtungszeit von 1—5 Jahren. Die 72 Patienten wurden je nach Schweregrad des Hochdruckleidens in drei Gruppen eingeteilt. [Aus F. REUBI: Essentielle Hypertonie. Internat. Symposium (ed. K. D. BOCK u. P. COTTIER), p. 350. Berlin-Heidelberg-New York: Springer 1960, Fig. 1]

ergaben, daß in den Gruppen I und II die Verschlechterung der Nierenfunktion sehr langsam erfolgte und bei den behandelten und nicht behandelten Patienten nicht so signifikant verschieden war. In der Gruppe III indessen betrug bei den unbehandelten Fällen die durchschnittliche Abnahme der Clearance pro Jahr —28,6% für das Glomerulumfiltrat und —35,5% für die PAH-Clearance. Die behandelten Patienten wiesen im Gegensatz dazu nur eine Clearanceabnahme von

—7,4% bzw. —2,7% auf. Diese Unterschiede sind statistisch gesichert. Die Resultate lassen somit den günstigen Einfluß der blutdrucksenkenden Therapie auf die Entwicklung der Nierenläsion bei sehr schwerer und maligner Hypertonie deutlich erkennen (Abb. 16). Sarre (1960) hat über die Spätresultate der chirurgischen Therapie berichtet. Er hat 206 Patienten, welche nach Peet sympathektomiert worden sind und mindestens 5 Jahre lang beobachtet werden konnten, untersucht. Als Kontrollen dienten 306 Hochdruckkranke, welche mit konservativen Mitteln (größtenteils noch ohne wirksame blutdrucksenkende Medikamente) behandelt worden waren. Die Patienten wurden nach Fundus, diastolischem Blutdruck, kardialen, renalen und cerebralen Komplikationen beurteilt. Die Operation hatte ein günstiges Resultat bei den Patienten, die nur funktionelle Störungen aufwiesen, ein ungünstiges Resultat bei Patienten mit organischen Störungen (wie Coronarsklerose, Infarkt, Apoplexie, Niereninsuffizienz). Der Erfolg war allgemein schlecht, wenn eine erhebliche Arteriolosklerose vorgelegen hatte. Die Ergebnisse der Sympathektomie wurden von Smithwick (1961, 1964) etwas optimistischer beurteilt.

ι) Behandlung und Prognose der malignen Nephrosklerose

Es handelt sich meistens um internistische Notfälle, welche ein rasches Eingreifen erfordern. In der Regel verabreichen wir initial Reserpin i.m. oder i.v. (1 mg pro Dosi). In der Folge wird auf eine Kombinationsbehandlung übergegangen, bestehend aus einem Salureticum und Guanethidin bzw. Guanoxan und Nepresol. Ist der Patient azotämisch oder urämisch, sind die Dosen entsprechend niedrig zu halten, da sonst die Gefahr eines ernsten Kollapses besteht. Eine energische blutdrucksenkende Behandlung führt im allgemeinen im Verlauf von einigen Tagen oder Wochen zu einem Rückgang der Fundusveränderungen, einer Verbesserung der Herzfunktion, einem Rückgang der Encephalopathie und der Proteinurie. Meistens nimmt die Azotämie zu, sie darf aber nicht Grund dafür sein, die hypotensive Behandlung vorzeitig abzubrechen. Nötigenfalls kann eine zunehmende Niereninsuffizienz unter hypotensiver Behandlung durch eine *Langzeit-Dialyse* überbrückt werden. Liegt eine weniger dramatische Situation vor oder droht keine unmittelbare Gefahr eines kardiorenalen oder vasculären Versagens, entspricht die Behandlung derjenigen der schweren Hypertonie. Dies bedeutet, daß primär ein Salureticum, gefolgt von Guanethidin bzw. Mecamylamin zum Einsatz kommt. Guanethidin ist, wie erwähnt, kein Therapeuticum für Notfallsituationen, da es seine Wirkung allmählich entfaltet.

Wie verhält es sich nun mit den *Behandlungserfolgen* der malignen Nephrosklerose? Björk (1960) berichtete über 212 Beobachtungen an verschiedenen schwedischen Kliniken. 87 Fälle wurden nicht behandelt, davon überlebten 20% ein Jahr und 10% 2 Jahre. Von 72 Patienten, welche mit Pentolinium, Apresolin, Reserpin und Chlorothiazid behandelt worden sind, lebten nach einem Jahr 82%, nach 2 Jahren 64%. 75% waren voll arbeitsfähig, 44 kamen ad exitum, davon 19 an Urämie, 12 an cerebraler Blutung, 2 an kardialer Dekompensation und 1 an Suicid. Ein Papillenödemrückgang war in 80% der Überlebenden zu beobachten. Die Therapiechancen waren bei einer bis auf 50% verminderten Nierenfunktion ($C_{\text{Kreatinin}}$) nicht ungünstig. Bei Glomerulumfiltratwerten von 14—20 ml/min konnte trotz Blutdrucksenkung keine befriedigende Verlängerung der Überlebenszeit erzielt werden. Der Autor fordert deshalb eine früh einsetzende, energische Therapie der malignen Hypertonie. Dustan et al. (1958) sahen 84 maligne Hypertoniker. Von den Behandelten waren 70% nach einem Jahr am Leben und 50% nach 3 Jahren. Von der unbehandelten Serie überlebten nur 20% (1 Jahr). Die Todesursachen waren:

Pneumonie nach Hexamethonium, rasch progrediente Arteriosklerose, vor allem bei schlecht eingestellten Blutdruckwerten. Es fand sich gehäuft eine diffuse, okklusive fibröse Intimahyperplasie der größeren Nierenarterien (s. spezielle Pathologie). HANY et al. (1965) berichten über den Verlauf bei 73 Patienten mit maligner Hypertonie. Beobachtungszeit bis zu 8 Jahren. Die Überlebensrate nach 5 Jahren betrug 50%. Die Prognose wurde in erster Linie durch das Verhalten der Nierenfunktion bestimmt. Bei einer Rest-N-Steigerung über 80—100 mg-% war eine antihypertensive Therapie angeblich nicht mehr möglich. Dem Schweregrad der Fundusveränderungen komme dagegen eine geringfügige prognostische Bedeutung zu. HARINGTON et al. (1959) sahen bei 82 Patienten mit maligner Hypertonie eine Verlängerung der Lebenserwartung um das 6—8fache. Die Autoren beobachteten eine fibröse Intimawucherung in den größeren Nierenarterien. KINSEY et al. (1962) untersuchten die Überlebenszeit ihrer 251 Patienten mit maligner Hypertonie, die bis zu 25 Jahren beobachtet werden konnten (Status nach Sympathektomie). Davon überlebten 35 Patienten mehr als 10 Jahre, 20 mehr als 15 Jahre und 3 mehr als 20 Jahre. Von den nicht operierten Patienten überlebten nur zwei Patienten mehr als 10 Jahre. Von den Operierten starben 41% an Apoplexie, 26% an Komplikationen von seiten des Herzens und 21 Patienten an einer Niereninsuffizienz. Bei den Nichtoperierten waren in 47% der Fälle die Niereninsuffizienz, in 29% eine Apoplexie und in 20% eine kardiale Komplikation die Todesursache. Die Überlebensrate der Operierten sei besser als diejenige der medikamentös Behandelten.

Die Intimafibroplasie der größeren Nierenarterien, eine ernstzunehmende Komplikation der hypotensiven Therapie, wurde ertmals von McCORMACK et al. (1958) beschrieben.

McMICHAEL (1955) ist der Ansicht, daß bei einem Blutharnstoff von 130 mg-% der günstige Augenblick für die medikamentöse Therapie einer malignen Hypertonie verpaßt sei. Diese Auffassung ist sicherlich übertrieben, gelingt es doch in zahlreichen Fällen, Patienten mit Azotämie unter langdauernder hypotensiver Behandlung während Jahren am Leben zu erhalten. Fall M. (Abb. 17) zeigt deutlich, wie die C_{PAH} vor Einsetzen der hypotensiven Behandlung bedrohlich abgefallen ist und wie sie sich unter hypotensiver Behandlung während Jahren gehalten hat. Der betreffende Patient ist erst 4 Jahre nach Manifestwerden der malignen Hypertonie ad exitum gekommen. MÉRIEL et al. (1962) haben das von PAGE vorgeschlagene Natriumnitroprussid für die Behandlung der hypertensiven Encephalopathie neu vorgeschlagen. Sie verabreichten 10 mg in 250 ml Glucoselösung als i.v. Dauertropfinfusion bei sechs Patienten mit maligner Nephrosklerose und schweren Konvulsionen. Dieses Medikament bewähre sich, auch nach Ansicht von PAGE, besonders bei urämischen Encephalopathien. Weitere Beiträge über Therapieerfolge bei maligner Nephrosklerose stammen von MOHLER jr. (1960), MOYER (1962), MURI (1957), PERRY (1962). Letzterer Autor fand bei milder Azotämie eine Überlebensrate nach 3 Jahren von 33%, im Vergleich zu 10% bei Patienten mit deutlicher Rest-N-Steigerung. Es ist bemerkenswert, daß im Hypertoniezentrum des Barnes-Hospital in St. Louis seit Einführung wirksamer hypotensiver Medikamente die Häufigkeit der malignen Hypertoniefälle um zwei Drittel zurückgegangen sei. SOKOLOW (1960) mißt der Nierenfunktion im Falle der malignen Nephrosklerose eine wesentliche prognostische Bedeutung bei. WILSON (1957) sah bei langdauernder Behandlung der malignen Hypertonie auch eine deutliche Besserung der Nierenfunktion. Wenn das Glomerulumfiltrat vor Beginn der Therapie kleiner als 35 ml/min ist, muß mit einer wesentlichen Verschlechterung der Nierenfunktion unter hypotensiver Behandlung gerechnet werden. Von Interesse ist die Beobachtung von PERERA (1964), der bei einem 43jährigen

Patienten mit maligner Hypertonie während 27 Monaten eine antithyreoidale Substanz (Methimazol 20 mg täglich) verabreicht hat. Der Blutdruck wurde unter

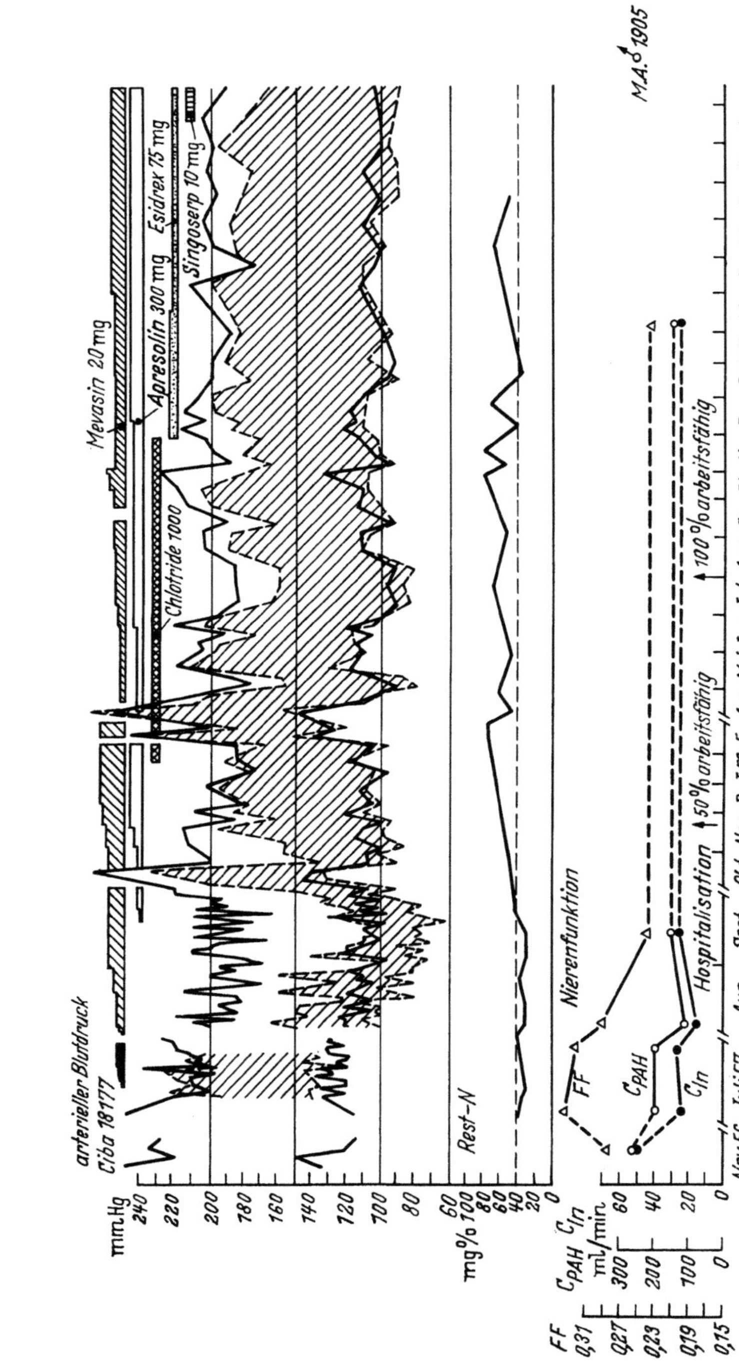

Abb. 17. Therapie, arterieller Blutdruck (liegend und stehend), Rest-N im Serum, Glomerulumfiltrat (C_T), renaler Plasmastrom (C_{PAH}) und filtrierter Plasmaanteil (FF) bei Patient M. A., geb. 1905, mit maligner Hypertonie. Man beachte den rapiden Abfall der C_{PAH} vor Einsetzen der hypotensiven Therapie und die Konstanz der C_{PAH} unter hypotensiver Behandlung. Der Patient kam erst 4 Jahre nach Beginn der hypotensiven Therapie an Urämie ad exitum

dieser Behandlung nicht beeinflußt, dafür bildete sich das anfänglich bestehende Papillenödem zurück. Es ist sehr fraglich, ob es sich dabei nicht um einen spontanen Rückgang des Papillenödems gehandelt hat.

Zusammenfassend kann gesagt werden, daß die maligne Nephrosklerose intensiv und konsequent hypotensiv behandelt werden muß, auch auf die Gefahr hin, daß sich eine zusätzliche Niereninsuffizienz einstellt. Neuerdings wurden auch Patienten mit maligner Hypertonie bei chronischer Glomerulonephritis mit der *Langzeit-Hämodialyse* nach SCRIBNER (1960) behandelt. Bei einem unserer Patienten, der an maligner Hypertonie bei chronischer Glomerulonephritis gelitten hat, führte diese Langzeitbehandlung zu einer vollständigen Normalisierung des Blutdruckes und zu einer Normalisierung der Herzgröße. Diese Therapie zeigt, wie durch massiven Entzug von Flüssigkeit und NaCl eine maligne Hypertonie behoben werden kann. Die anfänglichen Bedenken SCRIBNERs, schwere Hypertoniker einer Langzeitdialyse zuzuführen, haben sich auch nach Ansicht von SHALDON (1965) nicht bestätigen lassen. Eine maligne Nephrosklerose mit prekärer Nierenfunktion kann demnach, auf Grund der heutigen Kenntnisse, ohne weiteres mit der Langzeit-Hämodialyse nach SCRIBNER behandelt werden.

κ) Nephrosklerose und Gravidität

Nach SARRE (1960) disponieren renale Gefäßerkrankungen zu sekundärer Schwangerschaftsniere. Wir sind der Ansicht, daß, solange die Nierenfunktion 50% der Norm nicht unterschritten hat (Glomerulumfiltrat), eine Interruptio, sofern es sich nicht um eine maligne Hypertonie handelt, nicht angezeigt ist. Im Falle von benigner Nephrosklerose mit Nierenfunktionswerten über 50% der Norm ist eine Unterbrechung der Schwangerschaft nicht indiziert. Eine hypotensive Therapie kann vom dritten Schwangerschaftsmonat an ohne Gefahr durchgeführt werden.

Wir möchten unser Kapitel über die Behandlung der Hypertonieniere mit einem Zitat von PAGE aus seinem Vortrag, gehalten anläßlich der Verleihung der Würde eines Ehrendoktors der Medizinischen Fakultät der Universität Siena am 3. 7. 1965 beenden: „Die vergangenen drei Dezennien waren in der Tat ein goldenes Zeitalter für das Verständnis und die Behandlung des Hochdruckes . . . Nach meiner Meinung ist dieses Werk ein Beispiel für klares Denken, kluge Investitionen und Fehlen übertriebener Behauptungen . . . Wenn man während der nächsten 30 Jahre ebensoviel erreichen wird, so könnten die verheerenden Auswirkungen des Hochdruckes auf die zivilisierte Menschheit der Vergangenheit angehören . . .“ (übersetzt nach F. GROSS 1966).

Literatur

Pathologische Anatomie

Castleman, B., and R. H. Smithwick: Relation of vascular disease to hypertensive state based on study of renal biopsies from 100 hypertensive patients. J. Amer. med. Ass. **121**, 1256 (1942).

Evans, W.: The aetiology of systemic hypertension. Brit. Heart J. **22**, 17—36 (1960).

Heptinstall, R. H.: Renal biopsies in hypertension. Brit. Heart J. **16**, 133—141 (1954).

Imhof, P., I. H. Page u. H. P. Dustan: Die Gefäßerkrankung bei der Hypertonie. Essentielle Hypertonie. Internat. Symp. (ed. K. D. Bock u. P. Cottier), S. 381. Berlin-Göttingen-Heidelberg: Springer 1960.

Kincaid-Smith, P., J. McMichael, and E. A. Murphy: The clinical course and pathology of hypertension with papilledema (malignant hypertension). Quart. J. Med., N. S. **27**, 117—153 (1958).

Lefebre, R., and J. Genest: Study of renal ischaemic tubular atrophy in 79 patients with arterial hypertension. Canad. med. Ass. J. **82**, 1249—1253 (1960).

Masson, G. M. C., L. J. McCormack, H. P. Dustan, and A. C. Corcoran: Hypertensive vascular disease as a consequence of increased arterial pressure. Qualitative study in rats with hydralazine treated renal hypertension. Amer. J. Path. **34**, 817—833 (1958). — **McCormack, L. J., J. E. Béland, R. E. Schneckloth, and A. C. Corcoran:** Effects of antihypertensive treatment on the evolution of the renal lesions in malignant nephrosclerosis. Amer.

J. Path. **34**, 1011 (1958). — **McGee, W. G.,** and **C. T. Ashworth:** Fine structure of chronic hypertensive arteriopathy in the human kidney. J. nat. Cancer Inst. **43**, 273—299 (1963). — **McManus, J. F. A.,** and **C. H. Lupton jr.:** Ischemic obsolescence of renal glomeruli. The natural history of the lesions and their relation to hypertension. J. Lab. Invest. **9**, 413—434 (1960).

Roland, A. S., E. A. Hildreth, and **A. M. Sellers:** Occult primary renal disease in the hypertensive patient. Arch. intern. Med. **113**, 101—110 (1964).

Salomon, M. I., P. Narasimhan, M. S. Bruno, and **W. B. Ober:** Renal lesions in essential hypertension. The problem of correlation between renal biopsy and clinical parameters. Angiology **13**, 216—225 (1962). — **Saltz, M., S. C. Sommers,** and **R. H. Smithwick:** Clinicopathologic correlations of renal biopsies from essential hypertensive patients. Circulation **16**, 207—212 (1957). — **Schaffenburg, C.,** and **H. Goldblatt:** Pathogenesis of arteriolar necrosis of malignant hypertension. Proc. Soc. exp. Biol (N.Y.) **96**, 421—423 (1957). — **Smith, J. P.:** Hyaline arteriosclerosis in the kidney. J. Path. **69**, 147—168 (1955). — **Smythe, G. M., W. S. Bradham, E. J. Dennis, F. A. McIver,** and **H. G. Howe:** Renal arteriolar disease in young primiparas. J. Lab. clin. Med. **63**, 562—573 (1964). — **Sommers, S. C., R. J. McLaughlin,** and **R. L. McAuley:** Pathology of diastolic hypertension as a generalized vascular disease. Symposium. Amer. J. Cardiol. **9**, 653—658 (1962). — **Sommers, S. C., A. S. Rebman,** and **R. H. Smithwick:** Histologic studies of kidney biopsy specimens from patients with hypertension. Amer. J. Path. **34**, 685 (1958).

Zollinger, H. U.: Differentialdiagnose der Schrumpfnieren. Dtsch. med. Wschr. **87**, 2457—2464 u. Abb., 2473—2474, 2491 (1962). ~ Niere und ableitende Harnwege. In: Spezielle pathologische Anatomie (ed. W. Doerr u. E. Uehlinger). Berlin-Heidelberg-New York: Springer 1966.

Ätiologie und Pathogenese

Bohr, D. F.: Univ. Mich. med. Bull. **27**, 196 (1961). — **Boss, M.:** Kleine und große Psychotherapie der essentiellen Hypertoniker. Documenta Geigy **3** (1959). — **Braun-Menéndez, E.:** Hypertension and the relation between body weight and kidney weight. Acta physiol. lat.-amer. **2**, 2 (1952). — **Brunjes, S.:** Catechol amine metabolism in essential hypertension. New Eng. J. Med. **271**, 120 (1964).

Conn, J. W.: Primary aldosteronism, a new clinical syndrome. J. Lab. clin. Med. **45**, 3—17 (1955). — **Conway, J.:** Univ. Mich. med. Bull. **27**, 198 (1961). — **Cottier, P. T.:** Renale Haemodynamik, Wasser- und Elektrolytausscheidung bei Hypertonie. Helv. med. Acta, Suppl. **39**, 1—180 (1960). — **Cottier, P. T.,** u. **E. Blaser:** Die Nierenfunktion bei einem Fall von akuter Porphyrie mit Hypertonie. Helv. med. Acta **22**, 502—508 (1955). — **Cottier, P. T., H. A. Kunz** u. **H. U. Zollinger:** Experimenteller Beitrag zur Frage der Bleihypertonie. Helv. med. Acta **20**, 443—449 (1953). — **Cottier, P. T., A. F. Muller** u. **A. Schmid:** Natriurese und Aldosteronausscheidung bei essentieller Hypertonie. Schweiz. med. Wschr. **89**, 376—388 (1959). — **Cottier, P. T., E. Wildbolz** u. **H. Cottier:** Hypertonie als Unfallfolge. Z. Urol. **51**, 441—456 (1958).

Dahl, L.: Der mögliche Einfluß der Salzzufuhr auf die Entwicklung der essentiellen Hypertonie. In: Essentielle Hypertonie. Internat. Symp. (ed. K. D. Bock u. P. T. Cottier), S. 61—75. Berlin-Göttingen-Heidelberg: Springer 1960. — **Dahl, L. K., M. Heine,** and **L. Tassinari:** Effects of chronic excess salt ingestion. Role of genetic factors in both DOCA-salt and renal hypertension. J. exp. Med. **118**, 605—617 (1963). ~ Effects of chronic excess salt injection. Vascular reactivity in two strains of rats with opposite genetic susceptibility to experimental hypertension. Circulation **30**, Suppl. II, 11—22 (1964). — **Daniel, E. E.,** and **O. Dawkins:** Aorta and smooth muscle electrolytes during early and late hypertension. Amer. J. Physiol. **190**, 71—76 (1957).

Farnsworth, E. B., and **M. H. Barker:** Tubular resorption of chloride in essential arterial hypertension. Intensive study of one case. Proc. Soc. exp. Biol. (N.Y.) **53**, 160—162 (1943). — **Freis, E. D.:** Observations on cardiac output, peripheral blood flow and blood volume in hypertension before and during treatment. In: Hypertension. First Hahneman Symp. (ed. J. Moyer), p. 123—126. Philadelphia: W. B. Saunders Co. 1959.

Gardner, D. L., and **P. W. Brooks:** Prevention of vascular necrosis in rats with adrenal regeneration hypertension by incomplete control of raised blood pressure. Brit. J. exp. Path. **43**, 276—287 (1962). — **Garnier, B., J. Gloor, Ph. Grandjean** u. **B. Steinmann:** Blutdruck und Harnverhaltung. Helv. med. Acta **31**, 484—490 (1964). — **Genest, J., W. Novaczynski, E. Koiw, T. Sandor** u. **P. Biron:** Nebennierenrindenfunktion bei essentieller Hypertonie. In: Essentielle Hypertonie. Internat. Symp. (ed. K. D. Bock u. P. T. Cottier), p. 143—164. Berlin-Göttingen-Heidelberg: Springer 1960. — **Goldblatt, H.:** Experimental renal hypertension. Mechanism of production and maintenance. Circulation **17**, 642—647 (1958). — **Gross, F.:** Nebennierenrindenfunktion und renale Pressor-Mechanismen bei experimenteller Hypertension. In: Essentielle Hypertonie. Internat. Symp. (ed. K. D. Bock u. P. T. Cottier),

S. 105—126. Berlin-Göttingen-Heidelberg: Springer 1960. ~ Hormonale Faktoren bei der essentiellen Hypertonie. Verh. dtsch. Ges. Kreisl.-Forsch. **28**, 11—26 (1962).

Helmer, O. M.: Presence of renin in plasma of patients with arterial hypertension. Circulation **25**, 169—173 (1962). — **Heptinstall, R. H.:** Malignant hypertension. A study of fifty-one cases. J. Path. **65**, 423—439 (1953). — **Hoobler, S. W.:** Univ. Mich. med. Bull. **27**, 219 (1961). — **Humerfelt, S.,** and **F. Wedervang:** Relation between blood pressure, marital status and number of children in woman 40—42 years old. A statistical analysis. Acta med. scand. **159**, 489 (1957).

Kinsey, D., and **G. P. Whitelaw:** The hypertensive patient. Method of study. Amer. J. Surg. **107**, 5—13 (1964). — **Klaus, D., H. Kaffarnik** u. **H. Pfeil:** Untersuchungen über die Serum-Angiotensinase. II. Klinische Ergebnisse beim Hochdruck und bei Lebererkrankungen. Klin. Wschr. **41**, 380—385 (1963). — **Koletsky, S.:** Pathogenesis of experimental hypertension induced by salt. Amer. J. Cardiol. 8, 576—581 (1961). — **Kolff, W. J., I. H. Page,** and **A. C. Corcoran:** Pathogenesis of renoprival cardiovascular disease in dogs. Amer. J. Physiol. **178**, 237 (1954).

Laidlaw, J. C., E. R. Yendt, and **A. G. Gornall:** Hypertension caused by renal artery occlusion simulating primary aldosteronism. Metabolism **9**, 612 (1960). — **Lang, G. F.:** Hipertonicheskaia Bolezor. (Hypertensive disease.) Moscow (Medgis) **30**, 496 (1950). — **Laragh, J. H., S. Ulick, W. Januszewicz, Q. B. Deming, W. G. Kelly,** and **S. Lieberman:** Aldosterone secretion and arterial hypertension. Circulation **20**, 725 (1959). — **Levy, R. L., C. C. Hillman, W. D. Stroud,** and **P. D. White:** Transient hypertension. Its significance in terms of later development of sustained hypertension and cardiovascular-renal diseases. J. Amer. med. Ass. **126**, 829 (1944). — **Losse, H.,** u. **H. Wehmeyer:** Die Bedeutung des Natriumchlorids in der Pathogenese der Hypertonie. In: Hypertonie. Symp. Münster (ed. W. Hauss u. H. Losse), S. 112—119. Stuttgart: Georg Thieme 1964. — **Losse, H., H. Wehmeyer,** and **H. Zumkley:** The behaviour of the intracellular electrolytes in arterial hypertension investigations on erythrocytes. Electrolytes and cardiovascular diseases (ed. Bajusz), vol. 2, p. 174—197. Basel: S. Karger 1966.

Magakian, G. O., D. T. Miminoshvici, G. I. Kokaia: Klin. Med. (Mosk.) [Russisch] **37**, 30 (1959). Zit. nach E. Simonson u. J. Brožek: Ann. intern. Med. **50**, 129—193 (1959). — **Masson, G. M. C., G. Plahl, A. C. Corcoran,** and **I. H. Page:** Accelerated hypertensive vascular disease from saline and renin in nephrectomized dogs. Arch. Path. **55**, 97 (1953). — **Mendlowitz, M., N. E. Naftchi, R. L. Wolf,** and **S. E. Gitlow:** Vascular reactivity in the patient with essential hypertension and hypertension of renal origin. Amer. J. Cardiol. **9**, 680—684 (1962). — **Merrill, J. P., C. Giordano,** and **D. R. Heetderks:** The role of the kidney in human hypertension. I. Failure of hypertension to develop in the renoprival subject. Amer. J. Med. **31**, 931—940 (1961). — **Miall, W. H.,** and **P. O. Oldham:** Clin. Sci. **17**, 409 (1958). — **Miasnikov, A. L.:** Isk. Akad. Med. Nauk. Moskow **1951**, 1—11. — **Moser, M.:** Epidemiology of primary hypertension with particular reference to racial susceptibility. In: Hypertension. I. Hahnemann-Symp. (ed. J. Moyer), p. 72—84. Philadelphia: W. B. Saunders Co. 1959. — **Moses, L., G. E. Daniels,** and **J. L. Nickerion:** Psychosom. Med. 18, 471 (1956).

Page, I. H.: Neural and humoral control of blood vessels. Ciba Foundation Sympos. on Hypertension (ed. G. E. W. Wolstenholme, and M. P. Cameron), p. 3—25. London: J. A. Churchill 1954. ~ The nature of arterial hypertension. Arch. intern. Med. **111**, 103 (1963). — **Peart, W. S.:** Hypertension and the kidney. I. Clinical, pathological, and functional disorders especially in man. Brit. med. J. **1959 II**, 1353—1359. ~ Hypertension and the kidney. II. Experimental basis of renal hypertension. Brit. med. J. **1959 II**, 1421—1429. — **Pickering, G.:** The nature of essential hypertension, p. 1—144. London: J. & A. Churchill 1961. — **Platt, R.:** Das Wesen der essentiellen Hypertonie. In: Essentielle Hypertonie. Internat. Symp. (ed. K. D. Bock u. P. T. Cottier), S. 45—51. Berlin-Göttingen-Heidelberg: Springer 1960.

Reubi, F.: Les vaisseaux et les glandes endocrines dans la neurofibromatose. Schweiz. med. Wschr. **1945**, 463. ~ Physiopathologie de l'hypertension artérielle. Brux. méd. **38**, 1 (1953). ~ Nierenkrankheiten, S. 578. Bern: Hans Huber 1960.

Sapirstein, L. A.: Sodium and water ratios in the pathogenesis of hypertension. In: Hypertension. I. Hahnemann Symp. (ed. J. Moyer), p. 273—277. Philadelphia: W. B. Saunders Co. 1959. — **Sarre, H.,** u. **F. Moser:** Hypertonie, Nephritis und Nephrofibrose (-zirrhose) nach Bestrahlung der Nieren. Med. Klin. **57**, 1526—1531 (1962). — **Schmid, A.,** u. **R. Sauter:** Pathogenetischer Deutungsversuch gewisser Hypertonieformen auf Grund einer Anpassungsstörung der Arteriolen. Helv. med. Acta **21**, 223—248 (1954). — **Schmid, A., R. Sauter** u. **F. Reubi:** Der Zusammenhang zwischen Blutdruckperiodik und Nierendurchblutung. Schweiz. med. Wschr. **84**, 760 (1954). — **Schroeder, H. A.,** and **H. M. Perry jr.:** Antihypertensive effects of metal binding agents. J. Lab. clin. Med. **46**, 416—422 (1955). — **Skeggs, L. T.,** and **J. R. Kahn:** Renal pressor system in hypertension. Evidence of circulating hypertension in chronic renal hypertension. Nature and activity of purified hypertensin.

Circulation **17**, 658 (1958). — **Skelton, F. R.:** Experimental hypertensive vascular disease in the rat. Arch. Path. **60**, 190 (1955).

Thurau, K., P. Deetjen u. **Kramer:** Nierendurchblutung und Diurese. Zit. bei B. Ochwadt. In: Diuresis and diuretics. Internat. Symp. (ed. E. Buchborn u. K. D. Bock), S. 1—13. Berlin-Göttingen-Heidelberg: Springer 1959. — **Tobian, L.,** and **J. T. Binion:** Tissue cations and water in arterial hypertension. Circulation **5**, 754—758 (1952). ~ Artery wall electrolytes in renal and DOCA hypertension. J. clin. Invest. **33**, 1407 (1954). — **Tobian, L.,** and **P. D. Redleaf:** Ionic composition of the aorta in renal and adrenal hypertension. Amer. J. Physiol. **192**, 325—330 (1958).

Wakerlin, G. E.: A summary of the laboratory observations on humoral agents as a cause of hypertension. In: Hypertension. I. Hahnemann Symp. (ed. J. Moyer), p. 201—211. Philadelphia: W. B. Saunders Co. 1959. — **Wilson, C.:** Univ. Mich. med. Bull. **27**, 192 (1961). — **Wilson, J. G. M.:** Brit. J. prev. soc. Med. **12**, 204 (1958). — **Wolf, R. L., M. Mendlowitz, S. E. Gitlow,** and **N. Naftchi:** Metabolism of angiotensin II-J^{131} in normotensive and hypertensive human subjects. Circulation **23**, 754—758 (1961). — **Wolf, R. L., M. Mendlowitz, J. Pick, S. E. Gitlow,** and **N. Naftchi:** In vitro degradation of J^{131} labeled angiotensin II by normotensive and hypertensive human serum. Proc. Soc. exp. Biol. (N.Y.) **109**, 308—313 (1962). — **Wollheim, E.,** u. **J. Moeller:** Hypertonie. In: Mohr-Staehelin-Bergmann-Frey-Schwiegk, Handbuch der inneren Medizin, 4. Aufl. IX. Berlin-Göttingen-Heidelberg: Springer 1960.

Zimmerli, B., P. T. Cottier u. **F. Wüthrich:** Experimentelle Untersuchungen zur Wirkung langdauernder Ephedringaben auf Blutdruck, Myosin, energiereiche Phosphate und Elektrolyte im Herzmuskel. Cardiologia (Basel) **41**, 325—348 (1962).

Pathogenese der malignen Hypertonie

Bali, T., and **H. Goldblatt:** On the pathogenesis of the vascular lesions of malignant hypertension in the rat. The role of elevated blood pressure and renal function. Exp. Med. Surg. **12**, 460—479 (1954).

Fishberg, A. M.: Hypertension and nephritis. Philadelphia: Lea & Febiger 1954. — **Fleming, H. A.:** Factors involved in production of acute arterial lesions in rabbits with experimental renal hypertension. J. Path. Bact. **65**, 441 (1953).

Gomori, P.: Zur Pathogenese und Therapie der malignen Hypertonie. Ther. hung. **3**, 3—9 (1955).

Hoobler, S. W.: Hypertensive disease. Diagnosis and treatment. New York: Hoeber-Harper 1959.

Kincaid-Smith, P., J. McMichael, and **E. A. Murphy:** The clinical course and pathology of hypertension with papilloedema (malignant hypertension). Quart. J. Med. **27**, 117 (1958).

Laragh, J. H., P. J. Cannon, C. J. Bentzel, A. M. Sicinski, and **J. I. Meltzer:** Angiotensin II, norepinephrine, and renal transport of electrolytes and water in normal man and in cirrhosis with ascites. J. clin. Invest. **42**, 1179—1192 (1963). — **Laragh, J. H., S. Ulick, V. Januszewicz, W. G. Kelly,** and **S. Lieberman:** Electrolyte metabolism and aldosterone secretion in benign and malignant hypertension. Amer. intern. Med. **53**, 259 (1960).

Muirhead, E. E., L.-G. Turner, and **A. Grollman:** Hypertensive cardiovascular disease; vascular lesions of dogs maintained for extended periods following bilateral nephrectomy or ureteral ligation. Arch. Path. **51**, 575 (1951).

Perera, G. A.: Development of hypertensive manifestations after the disappearance of hypertension. Circulation **10**, 28 (1954). ~ Primary hypertension. The Lewis A. Conner memorial lecture. Circulation **13**, 321—328 (1956). ~ The accelerated form of hypertension, a unique entity. Trans. Ass. Amer. Phycns **71**, 62—68 (1958). — **Perera, G. A.,** and **G. Adler:** AB0 blood groups in the accelerated form of hypertension. Ann. Intern. Med. **53**, 84 (1960). — **Perera, G. A.,** and **A. Damon:** Heigt, weight and their ratio in the accelerated form of primary hypertension. Arch. intern. Med. **100**, 263 (1957). — **Pickering, G. W.:** High blood pressure. New York: Grune & Stratton 1955. — **Pickering, G. W., A. D. Wright,** and **R. H. Heptinstall:** Reversibility of malignant hypertension. Lancet **1952 II**, 952.

Pathophysiologie

Bello, C. T., R. W. Seuy, E. A. Ohler, C. A. Papacostas, and **R. M. Bucher:** Renal hemodynamic responses to stress in normotensive subjects. Circulation **22**, 573 (1960). — **Bock, K. D., H. Dengler, H. J. Krecke** u. **G. Reichel:** Untersuchungen über die Wirkung von synthetischem Hypertensin II auf Elektrolythaushalt, Nierenfunktion und Kreislauf beim Menschen. Klin. Wschr. **36**, 808 (1958). — **Brod, J.:** Essential hypertension. Hemodynamic observations with a bearing on its pathogenesis. Lancet **1960 II**, 773—778. — **Brod, J., V. Fence, Z. Heje,** and **J. Jirka:** Hemodynamics in essential hypertension. Nature (Lond.) **184**, Suppl. **21**, 1643—1644 (1959). — **Brod, J., V. Fencl, Z. Hejl, J. Jirka,** and **M. Ulrych:** General and regional haemodynamic pattern underlying essential hypertension. Clin. Sci. **23**, 339—349 (1962). — **Brown, J. J.,** and **W. S. Peart:** The effect of angiotensin on urine flow and electrolyte excretion in hypertensive patients. Clin. Sci. **22**, 1—17 (1962).

Chiesura, P., e **F. Gobbato:** Profilo emodinamico e funzionale del vene nell'ipertensione essentiale. Minerva med. **2**, 805—812 (1953). — **Cottier, P. T.:** Renale Haemodynamik, Wasser- und Elektrolytausscheidung bei Hypertonie. Helv. med. Acta, Suppl. **39** ad. vol. 27, fasc. 4 (1960). — **Cottier, P. T., J. Gingold, C. Vorburger, H. M. Keller,** and **F. Reubi:** Renale Wirkung eines neuen Vasodilatators Ciba 31531-Ba. Helv. med. Acta **32**, 420—426 (1965). — **Crepet, M.,** e **G. Scansetti:** Compromissione renale da ipertensione essentiale. Minerva nefrol. **3**, 45 (1956). — **Crosley jr., A. P., C. Castillo,** and **G. G. Rowe:** The relationship of renal oxygen consumption to renal function and weight in individuals with normal and diseased kidneys. J. clin. Invest. **40**, 836—842 (1961).

De Leon jr., A. C., L. S. Dreifus, and **S. Bellet:** Urinary osmolar concentration; a means of evaluating early renal function changes in essential hypertension. Amer. J. med. Sci. **239**, 144—147 (1960). — **Del Greco, F.:** Effects of valine-5 angiotensin II on excretion of water and salt in primary and secondary hypertension. Proc. Soc. exp. Biol. (N.Y.) **107**, 943—946 (1961). — **Doering, P., R. Koch, H. Sancken** u. **M. Schwab:** Die intrarenale Haemodynamik bei essentieller Hypertonie. Klin. Wschr. **1954**, 71—76.

Effat, S., M. A. H. Mahdi, and **N. Elebrashy:** Changes in renal functional pattern in essential hypertension. J. Egypt. med. Ass. **43**, 596—608 (1960). — **Esch, I.,** u. **J. Krammer:** Zur Wirkung von synthetischem Hypertensin II auf die Nierenfunktion beim Hypertoniker. Dtsch. Arch. klin. Med. **208**, 586—592 (1963).

Falzoy, M., M. Gelati e **G. Gunella:** Contributo allo studio dell' ipertensione essentiale. Nota I. La funzionalità renale nella fase stabilizzata dell' ipertensione essentiale. G. Clin. med. **34**, 1381—1406 (1953).

Gargano, M., M. Anichini, G. Leonetti et **C. Bartorelli:** Les modifications de la tension artérielle, de l'excrétion de l'eau et des électrolytes au cours des changements de position chez les hypertendus. Presse méd. **72**, 321—324 (1964). — **Goldring, W.,** and **H. Chasis:** Hypertension and hypertensive vascular disease. New York: Commonwealth Fund 1944. — **Goldring, W., H. Chassis, H. A. Ranges,** and **H. W. Smith:** Effective renal blood flow in subjects with essential hypertension. J. clin. Invest. **20**, 637 (1941). — **Gomez, D. M.:** Evaluation of renal resistances, with special reference to changes in essential hypertension. J. clin. Invest. **30**, 1142 (1951).

Heidland, A., K. Klütsch, K. W. Schneider u. **L. Pippig:** Nierenhaemodynamik bei kompensierter und plusdekompensierter essentieller Hypertonie. Klin. Wschr. **40**, 1003—1006 (1962). — **Hodler, J.:** Die urämische Azidose des Menschen. Bern: H. Huber 1966. — **Hulet, W. H., J. R. Richardson jr.,** and **C. W. Hagedorn:** Renal hemodynamics, tubular excretion, and urine-concentrating capacity in the separate kidneys of subjects with essential hypertension. J. Lab. clin. Med. **62**, 787—803 (1963).

Imhof, P., H. M. Keller, B. Notter, P. Spirig, J. Paris u. **F. Reubi:** Wirkung eines unspezifischen Reizstoffes (Sä 1083/IV) auf Blutdruck, Herzminutenvolumen und Nierenfunktion beim Hypertoniker. Helv. med. Acta **23**, 515—522 (1956).

Judson, W. E., W. Hollander, and **R. W. Wilkins:** The effect of exercise in the supine position on cardiovascular and renal function in hypertensive patients before and during chronic oral hydralazine therapy. J. Lab. clin. Med. **49**, 672—683 (1957).

Kipfer, K.: Persönliche Mitteilung in P. Cottier. Helv. Med. Acta, Suppl. ad vol. **27** (1960).

Mériel, P., F. Galinier, M. Desandre, S. Ribaut et **M. Suc:** L'hémodynamique rénale chez les hypertendus artériels. Arch. Mal. Cœur **47**, 990—1000 (1954). — **Moeller, J.:** Die Nierenfunktion beim essentiellen Hochdruck. Med. Welt **1960**, 609—614. — **Moyer, J. H., Ch. Heider, K. Pevey,** and **R. V. Ford:** The vascular status of a heterogenous group of patients with hypertension with particular emphases of renal function. Amer. J. Med. **24**, 164—176 (1958). — **Moyer, J. H., L. C. Mills, R. V. Ford, C. Spurr, C. P. Smith,** and **G. M. Weller:** The effect of a head-up tilted position and ambulation on renal hemodynamics and water and elektrolyte-excretion in patients with hypertension, with and without renal damage. J. Lab. clin. Med. **45**, 179—190 (1955).

Nieth, H., u. **W. Kaufmann:** Renale Haemodynamik und Ausscheidungsfunktion der Niere bei essentieller und renaler Hypertonie in Wärme. Verh. dtsch. Ges. Kreisl.-Forsch. **28**, 251—255 (1962).

Peart, W. S., and **J. J. Brown:** Effect of angiotensin on urine flow and electrolyte excretion in hypertensive patients. Lancet **1961 I**, 28—29.

Reubi, F.: Le flux sanguin rénal. Helv. med. Acta **17**, Suppl. 26, Fasc. 2 (1950). ~ Nierenkrankheiten. Bern: H. Huber 1960. ~ Clearance tests in clinical medicine. Springfield (Ill.): Ch. C. Thomas 1963. ~ Die Beteiligung der Niere bei der essentiellen Hypertonie. Verh. dtsch. Ges. Kreisl.-Forsch. **1963**, 120—127.

Schmid, A., R. Sauter u. **F. Reubi:** Der Zusammenhang zwischen Blutdruckperiodik und Nierendurchblutung. Schweiz. med. Wschr. **28**, 760—772 (1954). — **Schwab, M., H. Kuhlmann** u. **Th. Dissmann:** Seitengetrennte Nierenfunktionsstudien bei essentieller Hypertonie. In: Hochdruckforsch. II. Symp. Freiburg **1964** (ed. L. Heilmeyer u. H. J. Holtmeier), S. 61—67. Stuttgart: Georg Thieme 1965. — **Schwalb, H.,** u. **W. Schimmler:** Arterielle Kreislaufdynamik, Nierendurchblutung und Glomerulusfiltrat bei verschiedenen Hochdruckformen. Ärztl. Forsch. **7** (I), 409—413 (1953). — **Smith, H. W.:** The kidney: stricture and function in health and disease. New York: Oxford University Press 1951. — **Szczeklik, E., Z. Wiktor,** and **S. Kotlarek-Haus:** Renal failure in essential hypertension. Pol. Arch. Med. wewnet. **26**, 513—522 (1956).

Vagnucci, A. I., D. P. Lauler, R. B. Hickler, and **G. W. Thorn:** Acute infusion of synthetic angiotensin II in patients with essential hypertension. Its effect on renal hemodynamics and on electrolyte and water excretion. Circulation **29**, 523—532 (1964). — **Vagnucci, A. I.,** and **L. G. Wesson jr.:** Diurnal cycle of renal hemodynamics and excretion of chloride and potassium in hypertensive subjects. J. clin. Invest. **43**, 522—531 (1964). — **Vander, A. J.:** Inhibition of distal tubular sodium reabsorption by angiotensin II. Amer. J. Physiol. **205**, 133—138 (1963). — **Veyrat, R.:** Le retentissement rénal de l'hypertension artérielle. Schweiz. med. Wschr. **92**, 1036—1041 (1962).

Wiktor, Z., K. Jacyszyn, and **L. Dec:** Renal vascular resistance in hypertension. Pol. Arch. Med. wewnet. **32**, 989—997 (1962).

Hypernatriurese

Baldwin, D. S., A. W. Biggs, W. Goldring, H. W. Hulet, and **H. Chasis:** Exaggerated natriuresis in essential hypertension. Amer. J. Med. **24**, 893—902 (1958). — **Baldwin, D. S., W. H. Hulet, A. W. Biggs, E. A. Gombos,** and **H. Chasis:** II. Hemodynamics and excretion of solute and water in essential hypertension. J. clin. Invest. **39**, 395—404 (1960). — **Birchall, R., S. W. Tuthill, W. S. Jacobs, W. J. Trautman,** and **T. Findlay:** Renal excretion of water, sodium and Cl; comparison of the response of hypertensive patients with those of normal subjects; patients with specific adrenal or pituitary defects and a normal subject primed with various hormones. Circulation **7**, 258 (1953). — **Birkenhäger, W. H., L. W. van Eps,** and **L. A. de Vries:** Reversal of rhythmic water and sodium excretion patterns during ganglionic or adrenergic block. Acta med. scand. **172**, 105—115 (1962). — **Brodsky, W. A.,** and **H. N. Graubarth:** Excretion of water and electrolytes in patients with essential hypertension. J. Lab. clin. Med. **41**, 43—55 (1953).

Cottier, P. T.: Die Pathogenese der Hypernatriurese bei essentieller Hypertonie. Cardiologia (Basel) **35**, 410—423 (1959). ~ Renale Haemodynamik, Wasser- und Elektrolytausscheidung bei Hypertonie. Helv. med. Acta, Suppl. ad vol. 27 (1960) (Suppl. 39). ~ Renale Haemodynamik, Wasser- und Elektrolytausscheidung bei essentieller Hypertonie. Essentielle Hypertonie. Internat. Symp. (ed. K. D. Bock u. P. Cottier). Berlin-Göttingen-Heidelberg: Springer 1960. — **Cottier, P. T., S. W. Hoobler,** and **J. M. Weller:** Effect of a NaCl load on renal hemodynamics and electrolyte excretion in essential hypertension. J. clin. Invest. **35**, 698 (1956). — **Cottier, P. T., A. F. Muller** u. **A. Schmid:** Natriurese und Aldosteronausscheidung bei essentieller Hypertonie. Schweiz. med. Wschr. **89**, 376—379 (1959). —**Cottier, P. T., J. M. Weller,** and **S. W. Hoobler:** Sodium excretion in essential hypertension. Univ. Mich. med. Bull. **23**, 245 (1957). ~ Besonderheiten der renalen Wasser- und Elektrolytausscheidung bei essentieller Hypertonie. Cardiologia (Basel) **31**, 278—289 (1957). ~ Effect of an intravenous sodium chloride load on renal hemodynamics and electrolyte excretion in essential hypertension. Circulation **17**, 750—760 (1958). ~ Sodium chloride excretion following salt loading in hypertensive subjects. Circulation **18**, 196—205 (1958).

Ek, J., H. Bucht, and **L. Werkö:** The influence of a rapid infusion of glucose on renal dynamics and sodium excretion in patients with arterial hypertension. Amer. Heart J. **48**, 102 (1954).

Farnsworth, E. B.: Renal reabsorption of chloride and phosphate in normal subjects and in patients with essential arterial hypertension. J. clin. Invest. **25**, 897 (1946). — **Farnsworth, E. B.,** and **M. H. Barker:** Tubular reabsorption of chloride in hypertensive and in normal individuals. Proc. Soc. exp. Biol. (N.Y.) **52**, 74 (1943). ~ Tubular reabsorption of chloride in essential arterial hypertension: intensive study of one case. Proc. Soc. exp. Biol. (N.Y.) **53**, 160 (1943). — **Fieschi, A., S. Lamperi, G. Famagalli, F. di Pietranton jr.** e **G. C. Bruno:** Regolazione della escrezione renale del sodio nel sogetto ipertoso con normale ad alterata funzione renale. Arch. E. Maragliano Pat. Clin. **17**, 205—223 (1961).

Gessler, U.: Intra- und extrazelluläre Elektrolytveränderungen und ihre Beeinflussung. Verh. dtsch. Ges. Kreisl.-Forsch. **1963**, 229—231. — **Green, D. M., A. D. Johnson, W. C. Bridges,** and **J. H. Lehmann:** Stages of salt exchange in essential hypertension. Circulation **9**, 416—424 (1954).

Hanenson, I. B., N. Polasky, H. H. Taussky, and **B. F. Miller:** Studies on the renal excretion of sodium in arterial hypertension. J. Lab. clin. Med. **52**, 817—818 (1958). — **Hanenson, I. B., E. Ricanati,** and **N. Polasky:** Studies on the mechanism of the abnormal sodium excretion in arterial hypertension. Circulation **28**, 867—876 (1963). — **Hanenson, I. B., H. H. Taussky, N. Polasky, W. Ransohoff,** and **B. F. Miller:** Renal excretion of sodium in arterial hypertension. Circulation **20**, 498—510 (1959). — **Hollander, W.:** Effects of intravenous hydration and pitressin on renal function in subjects with essential hypertension. Circulation **19**, 691—696 (1959). — **Hollander, W., A. V. Chobamian, B. A. Burrows,** and **T. Bikerman:** Body fluid and electrolyte composition in arterial hypertension. I. Studies in essential, renal and malignant hypertension. J. clin. Invest. **40**, 408—415 (1961). — **Hollander, W.,** and **W. E. Judson:** Electrolyte and H_2O metabolism in essential, renal and steroid induced hypertension. Circulation **16**, 893 (1957). ~ Electrolyte and water excretion in arterial hypertension: I. Studies in non medically treated subjects with essential hypertension. J. clin. Invest. **36**, 1460—1469 (1957). ~ Electrolyte and H_2O excretion in arterial hypertension. II. Studies in subjects with essential hypertension after antihypertensive drug treatment. Circulation **17**, 576 (1958). — **Hulet, W. H.,** and **J. R. Richardson jr.:** Postural natriuresis and renal concentrating capacity in essential hypertension. Amer. J. Med. **33**, 27—38 (1962).

Kirkendall, W. M., R. D. Peterson, and **M. L. Armstrong:** Salt loading and exchangeable electrolytes in patients without and with mild hypertension. J. Lab. clin. Med. **54**, 915 (1959).

Ledingham, J. M.: Disturbances in water and electrolyte metabolism in experimental hypertension. Brit. med. Bull. **13**, 33—38 (1957). — **Levin, N. W.,** and **B. Goldberg:** Studies in hypertension. I. Extracellular fluid volume (inuline space) in hypertension. S. Afr. J. med. Sci. **25**, 1—8 (1960). — **Levinsky, N. G.,** and **R. C. Lalone:** The mechanism of sodium diuresis after saline infusion in the dog. J. clin. Invest. **42**, 1261—1276 (1963). — **Losse, H., H. Wehmeyer,** and **H. Zumkley:** The behaviour of the intracellular electrolytes in arterial hypertension, investigations on erythrocytes. Electrolytes and cardiovascular diseases (ed. E. Bajusz), p. 174—197. Basel and New York: S. Karger 1966. — **Losse, H., H. Zumkley** u. **H. Wehmeyer:** Untersuchungen über den Elektrolyt- und Wassergehalt von Erythrocyten bei arterieller Hypertonie. Z. Kreisl.-Forsch. **51**, 43—51 (1962).

Mertz, D. P.: Der Mechanismus der renalen Natriumausscheidung bei exzessiver Belastung mit hypertonischer NaCl-Lösung. I. Funktionelles Verhalten von Glomerulusfiltrat, Reabsorption von Natrium im proximalen Tubulus und Harnkonzentrierungsmechanismus. Klin. Wschr. **39**, 903—909 (1961). ~ Der Mechanismus der renalen Natriumausscheidung bei exzessiver Belastung mit hypertonischer NaCl-Lösung. II. Funktionelles Verhalten von effektiver Nierendurchblutung, renaler Elektrolytausscheidung und extracellulärer Flüssigkeitsphasen. Klin. Wschr. **39**, 942—948 (1961). ~ Über das Verhalten physiologisch aktiver extrazellulärer Volumenphasen bei essentieller Hypertonie und den Mechanismus der antihypertensiven Wirkung einer Natriumrestitution. Klin. Wschr. **39**, 1123—1130 (1961). ~ Über die Abhängigkeit der renalen Hämodynamik von den Bedingungen im Wasser- und Salzhaushalt. Z. klin. Med. **157**, 1—13 (1961). ~ Der Mineralhaushalt bei essentieller Hypertonie. Med. Welt **1962**, 1973—1976 .~ Die Nierenhaemodynamik als natriumbewahrendes Prinzip. Z. ges. exp. Med. **136**, 11—41 (1962). ~ Wasser- und Mineralhaushalt als pathogenetische Faktoren bei der essentiellen Hypertonie. Verh. dtsch. Ges. Kreisl.-Forsch. **1963**, 42—59.

Papper, S., J. L. Belsky, and **K. H. Bleifer:** The response to the administration of an isotonic sodium chloride lactate solution in patients with essential hypertension. J. clin. Invest. **39**, 876—884 (1960).

Ross, E. I.: Total exchangeable Na in hypertensive patients. Clin.Sci. **15**, 81—91 (1956).

Sapirstein, L. A.: Conference on electrolyte and adrenal factors in human and experimental renal hypertension. Circulation **17**, 779 (1958). — **Sasamori, Ch.:** Effect of salt loading on renal hemodynamics and electrolyte excretion in essential hypertension and in chronic glomerulonephritis. Tohoku J. exp. Med. **71**, 311—329 (1960). — **Sporn, I. N., R. G. Lancestremere, C. A. Vaamonde,** and **S. Papper:** Acute renal conservation of sodium in hypertension. Arch. intern. Med. **111**, 439—442 (1963). — **Steinmetz, P. R., R. P. Eisinger, E. A. Gombos, H. Chasis,** and **D. S. Baldwin:** Excretion of free water and solute during maximal water diuresis in normal and hypertensive subjects. J. Lab. clin. Med. **64**, 238—256 (1964).

Taquini, A. C., S. A. Plesch, T. A. Capris, and **B. N. Badano:** Some observations on water and electrolyte metabolism in essential hypertension. Acta cardiol. (Brux.) **11**, 109 (1956). — **Thompson, J. E., T. F. Silva, D. Kinsey,** and **R. H. Smithwick:** The effect of acute salt loads on the urinary sodium output of normotensive and hypertensive patients before and after surgery. Circulation **6**, 912 (1954). — **Thurau, K.,** u. **P. Deetjen:** Die Diurese bei arteriellen Drucksteigerungen. Bedeutung der Haemodynamik des Nierenmarkes für die Harnkonzentrierung. Mit einem theoretischen Beitrag von H. Günzler: Gegenstromsysteme mit Stoffzufuhr durch die Außenwände. Pflügers Arch. ges. Physiol. **274**, 567—580 (1962). — **Thurau, K., P. Deetjen** u. **K. Kramer:** Haemodynamik des Nierenmarkes. II. Wechselbeziehung zwischen vaskulärem und tubulärem Gegenstromsystem bei arteriellen Drucksteigerungen, Wasserdiurese und osmotische Diurese. Pflügers Arch. ges. Physiol. **270**, 270—285 (1960). — **Tobian, L.:** Sodium, renal arterial distension and the juxtaglomerular apparatus. Canad. med. Ass. J. **90**, 160—162 (1964). — **Tobian, L., K. Coffee, D. Ferreira,** and **J. Meuli:** The effect of renal perfusion pressure on the transport of sodium out of distal tubular urine as studied with the stop-flow technique. J. clin. Invest. **43**, 118—128 (1964).

Ullmann, T. D., S. H. Blondheim, S. Dickstein, and **D. Ben-Ishay:** Water and salt excretion after intravenous salt load in hypertensive subjects. Circulation **19**, 729—734 (1959).

Aldosteron und Hypertonie

Albeaux-Fernet, M., et **J. D. Romani:** L'excrétion urinaire de l'aldostérone au cours de l'hypertension artérielle. Ann. Endocr. (Paris) **22**, 516—523 (1961). — **Albeaux-Fernet, M.,** et **J. D. Romani:** Etude de l'excretion basale de l'aldostérone dans 19 cas d'hypertension artérielle. Bull. Acad. nat. Méd. (Paris), Sér. III, **145**, 128—133 (1961).

Barraclough, M. A.: Sodium and water depletion with acute malignant hypertension. Amer. J. Med. **40**, 265—272 (1966).

Conn, J. W.: Adrenal factors in hypertension. Circulation **17**, 743 (1958). ~ Aldosteronism and hypertension. Primary aldosteronism versus hypertensive disease with secondary aldosteronism. Arch. intern. Med. **107**, 813—828 (1961). — **Conn, J. W., E. L. Cohen, D. R. Rooner, M. Reed,** and **R. M. Nesbit:** Normokalemic primary aldosteronism a detectable cause of curable "essential" hypertension. J. Amer. med. Ass. **193**, 200—206 (1965). — **Conn, J. W., D. R. Rooner, E. L. Cohen,** and **R. M. Nesbit:** Normokalemic primary aldosteronism, its masquerade as "essential" hypertension. J. Amer. med. Ass. **195**, 21—24 (1966).

Davis, J. O.: A critical evaluation of the role of receptors in the control of aldosterone secretion and sodium excretion. Progr. cardiovasc. Dis. **4**, 27—46 (1961).

Genest, J.: Angiotensin, aldosterone in human arterial hypertension. Canad. med. Ass. J. **84**, 403—419 (1961). — **Georgopulos, A. J., H. Dustan,** and **I. H. Page:** Spironolactone in hypertensive patients. Arch. intern. Med. **108**, 389 (1961). — **Gill jr., J. R., J. M. George, A. Salomon, F. C. Bartter,** and **D. McBirney:** Hyperaldosteronism and renal sodium loss reversed by drug treatment for malignant hypertension. New Engl. J. Med. **270**, 1088—1092 (1964).

Izahara, K., D. Musha, K. Ito, T. Tominaga, S. Fokuchi, T. Jimbo, T. Sato, and **H. Yaoita:** Studies on total body water. VIII. Total exchangeable sodium and potassium, and aldosterone excretion in hypertension. Abstr. of papers 56th sci. Sess. Jap. Soc. intern. Med. 1959, p. 86—87.

Johnson, O. D., and **R. V. Ford:** Adrenocortical function in hypertensive and non hypertensive patients. Amer. Heart J. **64**, 321 (1962). — **Jones, N. F., W. F. Clapham, M. A. Barraclough,** and **I. H. Mills:** Blood volume, total body water and aldosterone excretion in essential hypertension. Clin. Sci. **26**, 307—313 (1964). — **Josephson, B., J. Bergström, H. Bucht,** and **E. Hultman:** On the influence of body water volume and potassium supply on the aldosterone excretion in arterial hypertension. Scand. J. clin. Lab. Invest. **14**, 47—58 (1962).

Laragh, J. H., P. J. Cannon, and **R. P. Ames:** Aldosterone secretion and various forms of hypertensive vascular disease. Ann. intern. Med. **59**, 117—120 (1963). ~ Interaction between aldosterone secretion, sodium and potassium balance, and angiotensin activity in man: Studies in hypertension and cirrhosis. Canad. med. Ass. J. **90**, 248—256 (1964).

Mach, R. S.: Le rôle des surrénales dans l'hypertension artérielle. Schweiz. med. Wschr. **92**, 1027—1034 (1962). — **Muller, A. F., G. Greder** et **E. L. Manning:** Insuffisance rénale et élimination urinaire de l'aldostérone. Helv. med. Acta **30**, 570—574 (1963).

Sambhi, M. P., J. C. Beck, and **E. H. Venning:** Malignant hypertension and aldosterone secretion. Influence of reversal and progression of the syndrome in two cases. Amer. J. Med. **35**, 251—256 (1963).

Tronchetti, F., e **R. Romanelli:** L'intervento dell'aldosterone e degli elettroliti nella patogenesi della ipertensione essenziale. Folia endocr. (Pisa) **15**, 141—162 (1962). — **Travis, R. H., J. B. Garst,** and **R. Jelliffe:** Urinary aldosterone and hypertension. Circulation **24**, 592—598 (1961).

Venning, E., I. Dyrenfurth, J. B. Dossetor, and **J. C. Beck:** Effect of chlorothiazide upon aldosterone excretion and sodium and potassium balance in essential hypertension. J. Lab. clin. Med. **60**, 79—85 (1962).

Warter, J., J. Schwartz et **R. Bloch:** L'hyperaldostéronisme secondaire au cours de l'hypertension artérielle. Presse méd. **68**, 5—6 (1960). ~ Aldostérone et hypertension artérielle. Symposium. Path. et Biol. **9**, 1523—1528 (1961).

Klinik der Hypertonieniere bzw. Nephrosklerose

Arnold, O. H., u. **E. Messmer:** Untersuchungen zum Problem der Beziehung Hochdruck—Niere. Dtsch. med. Wschr. **1952**, 1565—1571.

Bechgaard, P.: Der Spontanverlauf der benignen Hypertonie. In: Essentielle Hypertonie. Internat. Symp. (ed. K. D. Bock u. P. Cottier), S. 217—233. Berlin-Göttingen-Heidelberg: Springer 1960. ~ Essentielle Hypertonie. Internat. Symp. Ciba (ed. K. D. Bock u. P. T. Cottier). Berlin-Göttingen-Heidelberg: Springer 1960. — **Betz, E.,** u. **H. Breitinger:** Rückwirkungen der arteriellen Hypertonie auf Herz, Gefäß-System und Niere mit mehrjährigen Verlaufsbeobachtungen. Medizinische **1959**, 707—712. ~ Hypertension, recent advances. The second Hahnemann Symp. in hypertensive disease (ed. A. N. Brest, and J. H. Moyer). Philadelphia: Lea & Febiger 1961.

Corcoran, A. C., H. P. Dustan, R. D. Taylor, and **H. J. Page:** Amer. J. Med. **17**, 383 (1954). — **Corcoran, A. C., I. H. Page, H. P. Dustan,** and **L. A. Lewis:** Cleveland Clin. Quart. **23**, 115 (1956). — **Cottier, P. T.:** Renale Haemodynamik, Wasser- und Elektrolytausscheidung bei Hypertonie. Helv. med. Acta, Suppl. 39, **27** (4), 1—180 (1960).

Danowski, T. S., M. Hren, F. M. Mateer, A. J. Puntereri, and **E. R. Fisher:** Laboratory and clinical differenziation of chronic glomerulonephritis and nephrosclerosis. Amer. J. med. Sci. **236**, 551—566 (1958).

Edwards, J. C.: Management of hypertensive diseases. St. Louis: C. V. Mosby Co. 1960.

Griep, A. P., G. R. Barry, W. C. Hall, and **S. W. Hoobler:** The prognosis in arterial hypertension. Report on 117 patients under 53 years of age, followed 8—10 years. Amer. J. med. Sci. **221**, 239 (1951).

Hamburger, J., G. Richet, J. Crosnier, J. L. Funck-Brentano, B. Antoine, H. Ducrot, J. P. Méry, H. de Montera et **P. Royer:** Néphrologie (ed. Pasteur Vallery-Radot et J. Hamburger). Paris: Editions Médicales Flammarion 1966. ~ Hochdruckforschung (ed. L. Heilmeyer u. H. J. Holtmeier). Stuttgart: Georg Thieme 1965. ~ Antihypertensive therapy. Principles and practice. Internat. Symp. (Ciba) Siena 1965 (ed. F. Gross). Berlin-Heidelberg-New York: Springer 1966. — **Hoobler, S. W.:** Hypertensive disease. New York: Hoeber-Harper 1959.

Jvanyi, J., u. **J. Lippai:** Beobachtungen an 1152 Hypertoniekranken. Ärztl. Forsch. **14**, 583—590 (1960).

Leman jr., J.: Diagnostic value of urin analysis in patients with hypertension. Amer. J. Surg. **107**, 38—42 (1964). — **Lockhart, G., G. von Noorden, H. P. Dustan, A. C. Corcoran,** and **I. H. Page:** The course of retinopathy in treated malignant hypertension. Arch. intern. Med. **106**, 205—212 (1960).

Milliez, P., P. Tcherdakoff, P. Samarcq, and **L. P. Rey:** Der Spontanverlauf der malignen Hypertonie. In: Essentielle Hypertonie. Internat. Symp. (ed. K. D. Bock u. P. Cottier), S. 233—251. Berlin-Göttingen-Heidelberg: Springer 1960). — **Moyer, H.:** Hypertension. The first Hahnemann Symposium on hypertensive disease (ed. J. H. Moyer). Philadelphia and London: W. B. Saunders Co. 1959.

Pickering, G. W.: High blood pressure. London: Churchill 1955. — **Piette, Y.,** and **A. C. Corcoran:** Proteinuria and malignant hypertension. Canad. med. Ass. J. **71**, 542—546 (1954).

Reubi, F.: Nierenkrankheiten. Bern: Hans Huber 1960. — **Reubi, F., G. Nowak** et **R. Witmer:** Existe-t-il une corrélation entre le flux sanguin rénal, la tension artérielle et les lésions rétiniennes chez les néphritiques et les hypertendus essentiels? Helv. med. Acta **22**, 1—15 (1955).

Schroeder, H. A.: Hypertensive disease. Philadelphia: Lea & Febiger 1953. — **Schwalb, H.:** Clearance-Untersuchung bei Nierenkrankheiten und Hochdruck. Münch. med. Wschr. **1953**, 1001—1004. — **Smirk, F. H.:** High arterial pressure. Springfield (Ill.): Ch. C. Thomas 1957.

Wollheim, E.: Praktische und klinische Klassifizierung der Hypertonieformen. Regensburg Jb. ärztl. Fortbild. **10**, 373—381 (1962). ~ Differentialdiagnose und Therapie der Hypertonie. Wien. med. Wschr. **112**, 831—836 (1962). — **Wollheim, E.,** u. **J. Moeller:** Hypertonie. In: Mohr-Staehelin-Bermann, Frey Schwiegk, Handbuch der inneren Medizin, 4. Aufl., Bd. IX. Berlin-Göttingen-Heidelberg: Springer 1960.

Therapie

Bock, K. D.: ABC für Hochdruckkranke. Stuttgart: Georg Thieme 1966. — **Brest, A. N.,** and **J. H. Moyer:** Current drug therapy in hypertension. Angiology **14**, 64—68 (1963).

Cottier, P. T.: Renale Haemodynamik, Wasser- und Elektrolytausscheidung bei Hypertonie. Helv. med. Acta, Suppl. 39, **27**, 1—180 (1960). — **Cottier, P. T.,** u. **A. Zimmerli:** Vergleichende Untersuchung über die Wirkung verschiedener Hypertensiva auf Blutdruck und Nierenfunktion nach längerer Behandlung. Helv. med. Acta **26**, 648—654 (1959).

Hoobler, S. W.: Hypertensive disease, diagnosis and treatment, p. 1—353. New York: Paul B. Hoeber 1959.

Kroneberg, H. G.: Pharmakologie der blutdrucksenkenden Arzneimittel. Verh. dtsch. Ges. Kreisl.-Forsch. **1963**, 172—184.

Moeller, J., u. **A. Wedl:** Blutdrucksenkung und Nierenfunktion. Klin. Wschr. **1955**, 10—14. — **Moyer, J. H.:** Drug therapy of hypertension. IV. The indications and contraindications for antihypertensive drugs. Arch. intern. Med. **98**, 427—443 (1956). — **Moyer, J. H.,** and **A. Brest:** Untreated and treated patients with hypertension. Dis. Chest **36**, 297—314 (1959). — **Moyer, J. H., E. W. Dennis, R. Ford, R. G. McConn, W. M. Hughes,** and **H. L. Beazley:** Medical management of hypertension. II. Drugs blocking the symp. nervous system. Med. Rec. (Houston) **49**, 303 (1955). — **Moyer, J. H., Ch. Heider, K. Pevey,** and **R. V. Ford:** The effect of treatment on the vascular deterioration associated with hypertension, with particular emphasis on renal function. Amer. J. Med. **24**, 177—192 (1958).

Odashima, H.: The effect of hypotensive agents on renal hemodynamics in hypertensive patients. Tohoku J. exp. Med. **63**, 171—184 (1956).

Page, I. H.: The effect on renal efficiency of lowering arterial blood pressure in cases of essential hypertension and nephritis. J. clin. Invest. **13**, 909 (1934). ~ Drug treatment of hypertension. Antihypertensive therapy. Internat. Symp. (ed. F. Gross), p. 602—614. Berlin-Heidelberg-New York: Springer 1966. — **Perry jr., H. M.,** and **H. A. Schroeder:** Studies on the control of hypertension. VI. Some evidence for reversal of the process during hexamethonium and hydralazine therapy. Circulation **13**, 528—536 (1956). ~ Studies on the control of hypertension. VII. Effects of ganglionic blockade combined with hydralazine on the malignant stage complicated by renal azotemia. Circulation **14**, 105—114 (1956).

Reubi, F.: Le flux sanguin rénal. Helv. med. Acta Suppl. **26**, 1—108 (1950). ~ Therapeutische Probleme bei Nierenarteriosklerose und Hochdruck. Therapiewoche **7**, 245—262 (1957). ~ Nierenkrankheiten. Bern: Hans Huber 1960.

Schroeder, H. A., J. D. Morrow, and **H. M. Perry jr.:** Studies on the control of hypertension by hyphex. V. Effects on the course of the malignant stage. Circulation **10**, 321—330 (1954). — **Schwartz, H., G. A. Eadie, R. D. Remington,** and **S. W. Hoobler:** Effect of a simple therapeutic regimen on blood pressure and its variability in mild hypertension. Antihypertensive therapy. Internat. Symp. (ed. F. Gross), p. 242—253. Berlin-Heidelberg-New York: Springer 1966.

Takagi, H.: Hypertension and renal functions. VI. Clinical studies. Neurogenic hypertension. Jap. Circulat. J. **22**, 414—426 (1958). — **Taylor, R. M.:** Renal aspects of certain antihypertensive agents. Angiology **14**, 79—83 (1963).

Whitelaw, G. P., D. Kinsey, and **R. H. Smithwick:** Factors influencing the choice of treatment in essential hypertension. Surgical, medical or a combination of both. Symposium. Amer. J. Surg. **107**, 220—231 (1964).

Reserpin

Andreae, E., and **F. E. Smith jr.:** The effect of oral reserpine on renal plasma flow in hypertension. Amer. J. med. Sci. **230**, 45—48 (1955).

Drovanti, S., e **C. Cei:** Sul trattamento dell'ipertensione nefrogena ed essentiale con alcaloidi totali di Rauwolfia somministrali per via parenterale. Minerva med. **2**, 607—612 (1955).

Földi, M., A. G. B. Kovach u. **E. Koltay:** Die Wirkung des intravenös injizierten Rauwopur auf die allgemeine und renale Haemodynamik. Z. ges. inn. Med. **16**, 256 (1961).

Hübner, K., G. Schettler u. **E. Stein:** Klinische Untersuchungen zur Hochdruckbehandlung mit Reserpin. Dtsch. med. Wschr. **80**, 47 (1955).

Krogsgaard, A. R.: The effect of intravenously injected reserpine on blood pressure, renal function and sodium excretion. Acta med. scand. **154**, 41—51 (1956).

Meier, R., C. Brüni et **J. Tripod:** Différenciation pharmacodynamiques de l'aprésoline, du serpasil et de la chlorpromazine lors de leur action sur la rétention du rat. Arch. int. Pharmacodyn. **104**, 137—145 (1955). — **Michtschenko, P. I.:** The influence of Rauwolfia alkaloids on the kidney in hypertension. Kardiologija (Mosk.) **2**, (4), 80—82 (1962) [Russisch]. — **Moyer, J. H.:** Drug therapy (Rauwolfia) of hypertension. I. Pharmacodynamics of Rauwolfia. Arch. intern. Med. **96**, 518—529 (1955). — **Moyer, J. H., W. Hughes,** and **R. Huggins:** The cardiovascular and renal hemodynamic response to the administration of reserpine (serpasil). Amer. J. med. Sci. **227**, 640—648 (1954).

Reubi, F., P. Müller et **P. Stucki:** Effects circulatoires de la réserpine (Serpasil). Helv. med. Acta **21**, 493—497 (1954). — **Reusch, C. S.:** The cardiorenal hemodynamic effects of antihypertensive therapy with reserpine. Amer. Heart J. **64**, 643—649 (1962).

Schwab, M.: Der Einfluß von Reserpin auf die renale Wasser- und Elektrolytausscheidung und die Plasmaelektrolyte bei Hypertonikern und Normotonikern. Verh. dtsch. Ges. inn. Med. **1959**, 630—635. — **Szabo, Z.,** u. **Z. Nagy:** Wirkung des Rawopurs auf die renale Haemodynamik und die Diurese im Tierversuch und bei Hypertonikern. Z. Kreisl.-Forsch. **49**, 789—796 (1960).

Vercillo, L., e **A. Giraldi:** Azione del pentolinio e della sua associazione con diidrossipropilteofillina e con reserpina sull'emodinamica renale in pazienti affetti da ipertensione arteriosa. Gazz. int. Med. Chir. **65**, 1757—1766 (1961).

Hydergin

Deutsch, E., u. **Th. Markoff:** Mitteilungen zur Nierenclearance. VI. Die Beeinflussung der Nierenleistung durch Hydergin. Klin. Med. (Wien) 8, 105—115 (1953).

Hydralazin

Ablad, B.: A study of the mechanism of the hemodynamic effects of hydralazine in man, p. 53. Copenhagen: Munksgaard 1963.

Bendersky, G., and **C. Ramirez:** Hydralazine prisoning. Review of the literature and autopsy study of person with massive intestinal bleeding. J. Amer. med. Ass. **173**, 1789—1794 (1960).

Comens, P., and **H. A. Schroeder:** The LE cell as a manifestation of delayed hydralazine intoxication. J. Amer. med. Ass. **160**, 1134—1136 (1956). — **Corcoran, A. C., H. P. Dustan, R. D. Taylor**, and **I. H. Page:** Management of hypertensive disease (Apresolin). Amer. J. Med. **17**, 383 (1954). — **Crosley, A. P., G. Rowe, R. McKenna**, and **C. W. Crumpton:** Hemodynamic response of the human hypertensive kidney to Apresoline. J. clin. Invest. **32**, 561 (1953).

Doering, P., R. Koch, K. Kühns u. **M. Schwab:** Der Einfluß von Hydrazinophthalesin auf die intrarenale Haemodynamik bei essentieller Hypertonie. Dtsch. Arch. klin. Med. **201**, 44—56 (1954).

Freis, E. D., J. C. Rose, T. F. Higgins, F. A. Finnerty jr., R. T. Kelley, and **E. A. Partenope:** The hemodynamic effects of hypotensive drugs in man. IV. l-Hydrazinophthalazine. Circulation 8, 199—204 (1953).

Gjörup, S., and **T. Hilden:** The effect of hydralazine (Apresoline) on kidney function and sodium excretion. Scand. J. clin. Lab. Invest. 8, 273—277 (1956).

Herbenval, R., G. Cuny, R. Guidat et **J. Linck:** Action du chlorhydrate de la l-hydrazinophthalazine chez 60 hypertendus. Presse méd. **1953**, 1459—1460. — **Hildreth, E. A., C. E. Biro**, and **T. A. McCreary:** Persistance of the "hydralazine-syndrome". A followup study of 11 cases. J. Amer. med. Ass. **173**, 657—660 (1960).

Judson, W. E., and **W. Hollander:** Comparative effects of intravenous and chronic oral l-hydrazinoophthalazine on the cardiorenal hemodynamics and the excretion of sodium in hypertensive patients with and without congestive heart failure. Clin. Res. Proc. **2**, 70 (1954). — **Judson, W. E., W. Hollander**, and **R. W. Wilkins:** The effects of i.v. Apresoline on cardiovascular and renal function in patients with and without congestive heart failure. Circulation **13**, 664—674 (1956).

Lattanzi, A., e **S. Panichi:** L'azione delle idrazinoftalazine sul circolo renale nell ipertensione arteriosa. Progr. med. (Napoli) **11**, 72—78 (1955).

Mader, I. J., and **L. T. Iseri:** The effect of oral l-hydrazinophthalazine therapy on renal function in essential vascular hypertension. Amer. Heart J. **50**, 556—566 (1955).

Pigeon, G., and **J. Genest:** Prolonged hydralazine hydrochloride administration in 132 hypertensive patients; study of toxicity. Canad. med. Ass. J. **83**, 743—746 (1960).

Reinhardt, D. J., and **J. M. Waldron:** Lupus erythematosus-like syndrome complicating hydralazine therapy. J. Amer. med. Ass. **155**, 1491—1492 (1954). — **Reubi, F. C.:** Renal hyperemia induced in man by a new phthalazine derivative. Proc. Soc. exp. Biol. (N.Y.) **73**, 102 (1950).

Schmid, A., u. **F. Reubi:** Helv. med. Acta **17**, 543 (1950). — **Schroeder, H. A.:** The effect of l-hydrazinophthalazine in hypertension. Circulation **5**, 28—37 (1952). — **Schwab, M., P. Doering** u. **K. Kühns:** Die intrarenale Haemodynamik bei essentieller Hypertonie und ihre Beeinflussung durch Dihydrazinophthalazin. Verh. Dtsch. Ges. inn. Med. **1953**, 437—441.

Werko, L., J. Ek, H. Eliasch, E. Varnauskas, A. Holmgren, and **H. Bucht:** Inverkan av apresoline på circulationen vid hypertension och mitralisstenos. Nord. Med. **49**, 397 (1953). — **Wilkinson, E. L., H. Backman**, and **H. H. Hecht:** Cardiovascular and renal adjustments to a hypotensive agent (l-hydrazinophthalazine: Ciba Ba-5968: Apresonline). J. clin. Invest. **31**, 872—879 (1952).

Saluretica

Bartorelli, C.: Die Wirkung saluretischer Substanzen bei der Behandlung der arteriellen Hypertonie. In: Essentielle Hypertonie. Internat. Symp. (ed. K. D. Bock u. P. T. Cottier), S. 306—319. Berlin-Göttingen-Heidelberg: Springer 1960. — **Bartorelli, C., N. Gargano**, and **G. Leonetti:** Potassium loss and potassium replacement during longterm diuretic treatment in hypertension. Antihypertensive therapy. Internat. Symp. (ed. F. Gross), p. 422—435. Berlin-Heidelberg-New York: Springer 1966. — **Braun, P.**, u. **F. Schaub:** Nierenfunktion unter Salidiuretica. Schweiz. med. Wschr. **91**, 39—45 (1961). — **Bryant, J. M., T. F. Yü, L. Berger, N. Schvartz, S. Torosdag, L. Fletcher jr., H. Fertig, M. S. Schwartz, and R. B. F. Quan:** Hyperuricemia induced by the administration of chlorthalidone and other sulfonamide diuretics. Amer. J. Med. **33**, 408—420 (1962).

Conway, J., and P. Lauwers: Hemodynamic and hypertensive effects of longterm therapy with chlorothiazide. Circulation **21**, 21—27 (1960). ~ Mode of action of chlorothiazide in the reduction of blood pressure in hypertension. Amer. J. Cardiol. 8, 884—886 (1961). — **Corcoran, A. C., C. Macleod, H. P. Dustan, and I. H. Page:** Effects of chlorothiazide on specific renal function in hypertension. Circulation **19**, 355—359 (1959). — **Cottier, P. T.:** Die Wirkung langdauernder Chlorothiazidbehandlung auf die Nierenfunktion bei essentieller Hypertonie. Ther. Umsch. **16** (1), 1—20 (1959). — **Cottier, P. T., R. Gloor** u. **I. Pugatsch:** Die Wirkung einer langdauernden Hygroton-Behandlung auf die Hypertonie. Schweiz. med. Wschr. **90**, 540—546 (1960).

Dollery, C. T.: Hypotensive effects of diuretics. Acta cardiol. (Brux.) **17**, 672—683 (1962). — **Dollery, C. T., E. H. O. Parry, and D. S. Young:** Diuretic and hypotensive properties of ethacrynic acid: a comparison with hydrochlorothiazide. Lancet **1964 I**, 947—952. — **Dontas, A. S., N. T. Papanicolau, and C. S. Cottas:** Comparison of longterm effects of saluretics and of anabolic steroids on renal functions. Antihypertensive therapy. Principles and practice. Internat. Symp. (ed. F. Gross), p. 448—462. Berlin-Heidelberg-New York: Springer 1966. — **Dreifus, L. S., C. Duarte, R. Kodama, and J. H. Moyer:** The effect of thiazide diuretics on the abnormal kidney. Ann. intern. Med. **53**, 1170—1179 (1960).

Frank, H., H. Dentler, F. Eberlein u. **E. Schmid:** Untersuchungen über ein blutdrucksenkendes Diureticum mit langer Wirkungsdauer. Arzneimittel-Forsch. **10**, 343—440 (1960). — **Freeman, R. B., and G. G. Duncan:** Chlorothiazide-induced hyperuremica. Report of 2 cases. Metabolism **9**, 1107—1110 (1960). — **Freis, E. D.:** Mechanismus der blutdrucksenkenden Wirkung der Saluretica. Essentielle Hypertonie. Internat. Symp. (ed. K. D. Bock u. P. Cottier). Berlin-Göttingen-Heidelberg: Springer 1960. ~ Mechanism of the antihypertensive effects of diuretics. Possible role of salt in hypertension. Clin. Pharmacol. Ther. **1**, 337—344 (1960).

Gifford jr., R. W., V. R. Mattox, A. L. Orvis, D. A. Sones, and J. W. Rosevear: Effect of thiazide diuretics on plasma volume, body electrolytes, and excretion of aldosterone in hypertension. Circulation **24**, 1197—1205 (1961).

Harington, M., and P. Kincaid-Smith: Effect of chlorothiazide on the hypotensive action of recamylamine and on its urinary excretion. Lancet **1958 I**, 403. — **Hartmann, F., and V. Heimsoth:** Disturbances in carbohydrate and uric acid metabolism during diuretic treatment. Antihypertensive therapy. Internat. Symp. (ed. F. Gross), p. 436—447. Berlin-Heidelberg-New York: Springer 1966. — **Heider, C., E. Dennis, and J. H. Moyer:** Chlorothiazide potentiation of ganglionic blockade in patients with hypertension. Ann. N.Y. Acad. Sci. **71**, 456 (1958).

Johnson, O. D., H. Ruchelman, V. Ford, and J. Bush: Diuretics and hypertension. Effect of sodium balance. New Engl. J. Med. **267**, 336—338 (1962). — **Joy, R. J. I., and W. R. Beisel:** An exploration of the antihypertensive action of chlorothiazide. Amer. J. med. Sci. **239**, 601—608 (1960).

Macleod, C., H. P. Dustan, and I. H. Page: Sequential changes evoked by chlorothiazide in hypertensive patients. Arch. intern. Med. **106**, 316 (1960). — **Masoni, A., A. M. Tomasi** e **F. Rossi:** Studio clinico funzionalità renale in ipertesi trattati con idroclorotiazide. Boll. Soc. ital. Cardiol. **5**, 601—611 (1960).

Reubi, F., and P. T. Cottier: Effects of reduced glomerular filtration rate on responsiveness to chlorothiazide and mercurial diuretics. Circulation **23**, 200 (1961). — **Reutter, F.,** u. **F. Schaub:** Erfahrungen in der Hypertoniebehandlung mit Chlorthalidon. Praxis **51**, 918—921 (1962). — **Reutter, F., F. Schaub** u. **A. Uehlinger:** Untersuchungen zur haemodynamischen Wirkung der Saluretica. Cardiologia (Basel) **38**, 190—196 (1961).

Senft, G.: Die Bedeutung des Elektrolytstoffwechsels für die Pathogenese und Therapie der essentiellen Hypertonie. Berl. Med. **12**, 143—146 (1961).

Varnauskas, E., G. Cramér, R. Malmcrona, and L. Werkö: Effect of chlorothiazide on blood pressure and blood flow at rest and on exercise in patients with arterial hypertension. Clin. Sci. **20**, 407—416 (1961). — **Vorburger, C.,** u. **F. Reubi:** Chlorothiazid und Harnsäureausscheidung. Helv. med. Acta **30**, 593—602 (1963).

Veratrumalkaloide

Barath, E., u. **P. Tarjan:** Klinische Untersuchungen über die Wirkung von Veratrum-Alkaloiden bei Hypertonie. Schweiz. med. Wschr. **1956**, 100—104,

Goldman, R., H. R. Frierson, and G. B. Duncan: Effect of veriloid upon renal function when administered in hypotensive doses to patients with arterial hypertension. Amer. J. Med. **14**, 168—174 (1953).

Hoobler, S. W., T. G. Kabza, and R. W. Corley: The effect of protoveratrine on the cardiac output and some regional circulations in man. J. clin. Invest. **34**, 559 (1955).

Meilmann, E.: Clinical studies on veratrum alkaloids. III. The effect of protoveratrine on renal function in man. J. clin. Invest. **32**, 80—89 (1953).

Ramsay, A. G., J. B. Derrick, J. A. Lewis, and **J. A. F. Stevenson:** The effect of intravenous veratrum viride alkaloid (veniloid) on blood pressure and renal function. Canad. med. Ass. J. **72**, 356—362 (1955).

Guanethidin

Bartorelli, C., N. Gargano, D. Regoli u. **A. Zanchetti:** Die Wirkung langdauernder Guanethidin-Verabreichung auf die Nierenfunktion von Hochdruckkranken. Dtsch. med. Wschr. **85**, 1271—1275 (1960). — **Bonomini, V., P. Zucchelli** e **G. Dalmaski:** Modificazioni dell'emodinamica della funzione renale in normotesi ed ipertesi dopo somministratione unica di guanetidina. Minerva med. **51**, 4183—4189 (1960). — **Bordoni, C., A. Carbonara** et **G. Miglian:** Le influenze della guanetidina sull'ipertensione e sulla funzionalità renale. Clin. ter. **20**, 392—405 (1961).

Cottier, P. T., F. Reubi u. **E. Dupasquier:** Die Wirkung von Guanethidin auf den Hochdruck und die Nierenfunktion bei klinischer und ambulanter Behandlung. Dtsch. med. Wschr. **85**, 1263—1271 (1960).

Dollery, C. T., D. Emslie-Smith, and **J. P. Schillingford:** Hemodynamic effects of guanethidine. Lancet **1961 II**, 331—334.

Fry, L., and **K. A. Barlow:** Serum uric acid levels in hypertensive patients treated with guanethidine. Brit. med. J. **1962 I**, 920—921.

Richardson, D. W., u. **M. P. Stephenson:** Über die Wirkung von Guanethidin auf den Blutdruck, das Herzzeitvolumen und die Nierenfunktion. Dtsch. med. Wschr. **85**, 1258—1263 (1960).

Sasamoto, H., H. Okino, T. Okazaki, K. Fujisaku, T. Yokoyama, D. Sakaguchi, Y. Takagy, Y. Nakamura, T. Date, and **K. Amemiya:** Experimental and clinical observations with guanethidine. Cardiologia (Basel) **39**, 65—80 (1961).

Vercillo, L., e **A. Giraldi:** Influenze sull'emodinamica renale di un nuovo ipotensivo: il 2-(octaidro-1-azocinil)-etil-guanadina solfato o guanetidina. Minerva med. **51**, 4190—4193 (1960).

Envacar

Pauli, H. G., W. Sommer u. **Ch. Vorburger:** Guanoxan, ein neues Antihypertensivum der Guanidingruppe. Im Druck. — **Peart, W. S.,** and **M. T. MacMahon:** Clinical trial of 2-guanidinomethyl(1,4)benzodioxan (compound 1003). Brit. med. J. **1964 I**, 398—402.

Diazoxid

Lockwood, C. H., D. M. Nicholls, V. L. Troop, and **J. A. Lewis:** Diazoxide therapy in hypertension. Amer. J. Sci. **246**, 312—317 (1963).

Okun, R., R. P. Russell, and **W. R. Wilson:** Use of diazoxide with trichlormethiazide for hypertension. Arch. intern. Med. **112**, 882—888 (1963).

Methyldopa

Dollery, C. T., and **M. Harington:** Methyldopa in hypertension: clinical and pharmacological studies. Lancet **1962 I**, 759—763. — **Dollery, C. T., M. Harington, and J. V. Hodge:** Haemodynamic studies with methyldopa: Effect on cardiac output and response to pressor amines. Brit. Heart J. 670—676 (1963).

Gillespie jr., L., J. A. Oares, J. R. Crout, and **A. Sjoerdsma:** Clinical and chemical studies with α-methyldopa in patients with hypertension. Circulation **25**, 281—291 (1962). — **Goldberg, B., N. W. Levin, A. Rubinstein,** and **L. Cohen:** Alpha-methyldopa in hypertension. S.Afr. med. J. **37**, 755—760 (1963).

Hamilton, M., and **H. Kopelman:** Treatment of severe hypertension with methyldopa. Brit. med. J. **1963 I**, 151—155.

Morin, Y., L. Turmel, and **J. Fortier:** Methyldopa: clinical studies in arterial hypertension. Amer. J. med. Sci. **248**, 633—639 (1964).

Onesti, G., A. N. Brest, G. Nowack, H. Kasparian, and **J. H. Moyer:** Pharmacodynamic effects of alpha-methyl dopa in hypertensive subjects. Amer. Heart J. **67**, 32—38 (1964).

Sannerstedt, R., G. Bojs, E. Varnauskas, and **L. Werkö:** Alphamethyldopa in arterial hypertension. Clinical, renal and hemodynamic studies. Acta med. scand. **174**, 53—76 (1963). — **Schaub, F., F. Nager, H. Schaer, W. Ziegler** u. **P. Lichten:** α-Methyl-Dopa. Therapeutische Erfahrungen bei Hypertonie und biochemische Untersuchungen zu seiner Wirkungsweise. Schweiz. med. Wschr. **92**, 620—628 (1962). — **Sjordsma, A.:** Relationships between alterations in anuric metabolism and blood pressure. Circulat. Res. **9**, 734—745 (1961).

Weil, M. H., B. H. Barbour, and **R. B. Chesne:** Alpha-methyl dopa for the treatment of hypertension. Circulation **28**, 165—174 (1963).

Ganglienblocker

Allanby, K. D., and J. R. Trounce: Excretion of mecamylamine after intravenous and oral administration. Brit. med. J. **1957 II**, No 5055, 1219—1221.

Berthoud, E., et T. Yaybulak: Le traitement de l'hypertension artérielle par l'héxaméthonium. Helv. med. Acta **21**, 141—167 (1954).

Campbell, A. J. M., J. G. Graham, and R. D. H. Maxwell: Treatment of hypertension by oral methonium compounds. Brit. med. J. **1952 I**, No 4752, 251—254. — **Comes, B., J. R. K. Preedy, H. O. Wheeler, R. M. Hays, and S. E. Bradley:** The hemodynamic effects of hexamethonium bromide in the dog with special reference to splanchnic pooling. J. clin. Invest. **36**, 860 (1957). — **Conway, J., P. Lauwers, and S. W. Hoobler:** A sympathetic blocking agent, bretylium tosylate (Darenthin), in the treatment of hypertension. J. Lab. clin. Med. **57**, 199—205 (1961). — **Corcoran, A. C., and I. H. Page:** The kidney in hypertension. Symposium on diseases of the kidney. Med. Clin. N. Amer. **39**, 1027—1034 (1955). — **Corcoran, A. C., W. E. Wagner, and I. H. Page:** Renal response to noradrenaline after hexamethonium. J. clin. Invest. 8, 868 (1956). — **Cottier, P. T., J. M. Weller, and S. W. Hoobler:** Evaluation of mecamylamine in the treatment of hypertension. J. Lab. clin. Med. **50**, 199—208 (1957). — **Crosley jr., A. P., J. F. Brown, H. Tuchmann, C.W. Crumpton, J. H. Huston, and G. G. Rowe:** The acute hemodynamic and metabolic response of hypertensive patients to pentolinium tartrate. Circulation **14**, 584—592 (1956).

Doyle, A. E., J. R. E. Fraser, and P. K. Smith: Effects of bretylium tosylate on blood pressure, cardiac output, and renal function in hypertension. Brit. med. J. **1960 II**, 422—425.

Falzoi, M., M. Gelati e **G. Gunella:** Contributo allo studio dell'ipertensione essentiale. Nota II. Modificazioni acute della funzione renale da bitartrato di esametonio. G. Clin. med. **35**, 81—96 (1954). — **Ford, R. V.:** Pharmacology and clinical use of ganglionic blocking agents in the treatment of hypertension. Symposium. Amer. J. Cardiol. **9**, 860—862 (1962). — **Ford, R. V., J. H. Moyer, S. Kinard, G. V. Weller, and B. J. Estes:** Pharmacology of mecamylamine. Amer. J. med. Sci. **232**, 129—143 (1956). — **Ford, R. V., J. H. Moyer, C. L. Spurr, C. P. Smith, and G. Weller:** Hexamethonium in the chronic treatment of hypertension. Its effect on renal hemodynamics and on the excretion of water and electrolytes. J. clin. Invest. **32**, 1133—1139 (1953). — **Freis, E. D., J. C. Rose, E. A. Partenope, T. F. Higgins, R. T. Kelley, H. W. Schnaper, and R. L. Johnson:** The hemodynamic effects of hypotensive drugs in man. III. Hexamethonium. J. clin. Invest. **32**, 1285—1298 (1953).

Goldberg, B.: Renal hemodynamic effects of hypotensive drugs. I. Acute effects of hexamethonium bromide before and after treatment with reserpine. Lancet **1957 I**, 74—77.

Haugen, H. N., and E. M. Blegen: The renal response to hexamethonium. Scand. J. clin. Lab. Invest. **5**, 58—62 (1953).

Kaufman, J. W., and M. Sokolow: Thirty-month followup on the treatment of malignant hypertension with hexamethonium. Clin. Res. Proc. **4**, 59 (1956).

Mackinnon, J., and J. D. S. Hammond: Effect of prolonged treatment with hypotensive drugs on renal function in hypertension. Brit. med. J. **1960 II**, 987—990. — **McDonald, L., and B. Goldberg:** Renal haemodynamic effects of hypotensive drugs. II. Effects of oral maintenance therapy with pentapyrrolidium bitartrate and reserpine. Lancet **1957 I**, 77—78. — **McQueen, E. G., and E. Trewin:** Hexamethonium bromide and kidney function. Med. J. Aust. 1, 769—771 (1952). — **Mills, L. C., and J. H. Moyer:** The acute effects of hexamethonium on renal hemodynamics in normotensive human subjects. Amer. J. med. Sci. **226**, 1—15 (1953). — **Moeller, J.:** Behandlung des Hochdrucks mit 3-Methyl-Pentapyrrolidin. Med. Klin. **1956**, 1466—1471. — **Moyer, J. H., R. McCohn, R. A. Seibert, C. P. Smith, and A. Milnor:** The effect of blood-pressure reduction with arfonad on renal hemodynamics and the excretion of water and electrolytes in patients with hypertension. Amer. Heart J. **49**, 360—366 (1955). — **Moyer, J. H., R. Ford, E. Dennis, and C. A. Handley:** Laboratory and clinical observations on mecamylamine as a hypotensive agent. Proc. Soc. exp. biol. (N.Y.) **90**, 402—408 (1955). — **Moyer, J. H., L. C. Mills, and C. P. Smith:** Hexamethonium — its effect on G.F.R. maximal tubular function and renal excretion of electrolytes. J. clin. Invest. **32**, 172—184 (1953).

Notter, B., F. Wüthrich, A. Schmid, P. Spring u. F. Reubi: Haemodynamische und renale Untersuchungen mit einem neuen Ganglienblocker (Ecolid Ciba) am Menschen. Helv. med. Acta **23**, 509 (1956).

Perry jr., H. M., and H. A. Schroeder: Neurological manifestations after antihypertensive therapy with mecamylamine. J. Amer. med. Ass. **164**, 1455—1458 (1957).

Reubi, F.: Le traitement médical de l'hypertension artérielle. Acta cardiol. (Brux.), Suppl. **6**, 54—91 (1956). — **Ripka, O., F. Malis, V. Teichmann, and K. Drab:** The clinical pharmacology of dimecamine, a new oral ganglionic blocking agent. Dimecamin (3-Dimethylaminoisocamphan). Cor et vasa (Prague) **2**, 130—144 (1960). — **Rønnov-Jessen, V.:** Pentapyrrolidinium and kidney function. Scand. J. clin. Lab. Invest. **7**, 160 (1955). ~ Bloodvolume during treatment of hypertension with guanethidine. Acta med. scand. **174**, 307—310

(1963). — **Rosenfeld, J. B., J. Straughn,** and **J. H. Moyer:** Pharmacologic effects of (2-(2,6-dimethyl-phenoxy)propyl) Dimethyl ammonium chloride hydrate in hypertensive patients. Clin. Pharmacol. Ther. 1, 39—47 (1960).

Schimmler, W., u. **H. Schwalb:** Über die Beziehungen zwischen arteriellem Kreislauf und Nierenfunktion unter der Wirkung von Hexamethoniumbromid. Naunyn-Schmiedebergs Arch. exp. Path. Pharmacol. **221**, 177—186 (1954). — **Schmid, A., P. T. Cottier, J. M. Weller** u. **S. W. Hoobler:** Mevasin in der Behandlung der essentiellen Hypertonie. Helv. med. Acta **24**, 334—341 (1957). — **Smith, J. R.,** and **S. W. Hoobler:** Acute and chronic cardiovascular effects of pentolinium in hypertensive patients. Circulation **14**, 1061—1068 (1956). — **Stein, D. H.,** and **H. H. Hecht:** Cardiovascular and renal response to the combination of hexamethonium and l-hydrazinophthalazine (Apresoline) in hypertensive subjects. J. clin. Invest. **34**, 867—874 (1955).

Vercillo, L., G. Moreo e **V. Castiglioni:** Corportamento dell'emodinamica renale in pazienti ipertesi trattati con clorisondamina e con l'associazione clorisondamina + 1,4 diidrazino-ftalazina (Ecolid). Gazz. int. Med. Chir. **65**, 1847—1857 (1960).

Wüthrich, F., B. Notter, P. Imhof, A. Schmid u. **E. Blaser:** Klinische Erfahrungen beim Hypertoniker mit dem neuen Ganglienblocker Ecolid Ciba. Helv. med. Acta, Ser. A **23**, 500—508 (1956).

MAO-Hemmer

Brest, A. N., and **J. H. Moyer:** Enzyme inhibitions in the treatment of hypertension. Amer. J. med. Sci. **242**, 729—735 (1961). — **Brest, A. N., G. Onesti, C. Heider, R. H. Seller,** and **J. H. Moyer:** Comparative effectiveness of pargyline as an antihypertensive agent. Amer. Heart J. **68**, 621—626 (1964).

Dupasquier, E., et **F. Reubi:** Les répercussions de l'iproniazide (Marsilid) sur la tension artérielle et l'hémodynamique rénale. Cardiologia (Basel) **35**, 256—269 (1959).

Moser, M., B. Brodoff, A. Miller, and **A. G. Goldman:** Pargyline treatment of hypertension. Experience with a nonhydrazine amino oxydase inhibitor. J. Amer. med. Ass. **187**, 192—195 (1964).

Onesti, G., P. Novack, O. Ramirez, A. N. Brest, and **J. H. Moyer:** Hemodynamic effects of pargyline in hypertensive patients. Circulation **30**, 830—835 (1964).

Teuscher, A., u. **H. Luginbühl:** Die antihypertensiven Eigenschaften eines Monoamin-oxydasehemmers (DL-Serin-N^2-Isopropylhydrazid: Ro 4-1038). Klinische Ergebnisse und Wirkung auf die Nierenfunktion. Cardiologia (Basel) **45**, 1, 1—20 (1964).

Sympathektomie

Jelsma, L.: Thoraco-lumbar sympathectomy and malignant hypertension: review of twenty cases. Bull. Johns Hopk. Hosp. **113**, 13—19 (1963).

Sarre, H.: Spätresultate der chirurgischen Therapie (Sympathectomie und Adrenalectomie) in essentieller Hypertonie. Internat. Symp. Bern 1960 (ed. K. D. Bock u. P. Cottier). Berlin-Göttingen-Heidelberg: Springer 1960. — **Smithwick, R. H.:** Symposium on hypertension. Amer. J. Surg. **107**, 1—4 (1964). — **Smithwick, R. H., G. P. Whitelaw,** and **D. Kinsey:** Surgical approach to the treatment of essential hypertension. Results of therapy (medical and surgical). Symposium. Amer. J. Cardiol. **9**, 893—899 (1962).

Therapie und Prognose der malignen Hypertonie

Björk, S., R. Sannerstedt, G. Angervall, and **B. Hood:** Treatment and prognosis in malignant hypertension. Clinical follow-up study of 93 patients on modern medical treatment. Acta med. scand. **166**, 175—187 (1960). — **Björk, S., R. Sannerstedt, T. Falkheden,** and **B. Hood:** The effect of active drug treatment in severe hypertension disease. An analysis of survival rates in 381 cases on combined treatment with various hypotensive agents. Acta med. scand. **169**, 673—689 (1961).

Dustan, H. P., R. E. Schneckloth, A. C. Corcoran, and **I. H. Page:** The effectiveness of longterm treatment of malignant hypertension. Circulation **18**, 644—651 (1958).

Hany, A., F. Schaub u. **F. Nager:** Die Prognose der behandelten malignen Hypertonie. Dtsch. med. Wschr. **90**, 18, 21—26 (1965). — **Harington, M., P. Kincaid-Smith,** and **J. McMichael:** Results of treatment in malignant hypertension. Brit. med. J. **1959 II**, 969—980. — **Hood, B., S. Björk, R. Sannerstedt,** and **G. Angervall:** Analysis of mortality and survival in actively treated hypertensive disease. Acta med. scand. **174**, 393—406 (1963).

Kinsey, D., G. P. Whitelaw, R. J. Walther, C. A. Theophilis, and **R. H. Smithwick:** The long-term follow-up of malignant hypertension. J. Amer. med. Ass. **181**, 571—576 (1962).

Lichtlen, P., u. **F. Schaub:** Zur langfristigen Therapie und Prognose der malignen Hypertonie. Schweiz. med. Wschr. **90**, 405—413 (1960).

McCormack, L. J., J. E. Béland, R. E. Schneckloth, and **A. C. Corcoran:** Effects of antihypertensive treatment on evolution of renal lesions in malignant nephrosclerosis. Amer. J.

Path. **34**, 1011—1022 (1958). — **McMichael, J.:** Malignant hypertension. Jornadas Cardiol. Lisboa **1**, 59—73 (1955). — **McMichael, J.,** and **E. A. Murphy:** Methonium treatment of severe and malignant hypertension. J. chron. Dis. **1**, 527—535 (1955). — **Mériel, P., F. Galinier, J. M. Suc, J. P. Bounhoure, P. F. Combes, T. T. Hung** et **Mériel Pierre:** Le Nitroprussiate de soude dans le traitement des encéphalopathies hypertensives survenant au cours de l'insuffisance rénale. J. Urol. Néphrol. **68**, 148—151 (1962). — **Mohler jr., E. R.,** and **E. D. Freis:** Five year survival of patients with malignant hypertension treated with antihypertensive agents. Amer. Heart J. **60**, 329—335 (1960). — **Moyer, J. H.,** and **C. Heider:** Some observations on morbidity and prognosis as affected by antihypertensive therapy with essential hypertension. Symposium. Amer. J. Cardiol. **9**, 920—923 (1962). — **Muri, J. W.:** Medical therapy of malignant hypertension. Acta med. scand. **158**, 173—180 (1957).

Page, I. H.: Medikamentöse Behandlung des Hochdrucks. Vortrag gehalten anläßlich der Verleihung der Würde eines Doctor honoris causa der Med. Fakultät Siena 3. 7. 1965. Ed. Ciba, Basel. — **Page, I. H., A. C. Corcoran, H. P. Dustan,** and **T. Koppanyi:** Cardiovascular actions of sodium nitro prusside in animals and hypertensive patients. Circulation **11**, 188—198 (1955). — **Perera, G. A.:** Methimazole in "malignant" hypertension: report of patient's progress after two years. Amer. J. med. Sci. **247**, 175—176 (1964). — **Perry jr., H. M., A. Caloyeropoulos,** and **D. Moore Jones:** Therapy of severe hypertension complicated by renal failure. Symposium. Amer. J. Cardiol. **9**, 908—915 (1962).

Scribner, B. H., R. Buri, J. E. Z. Caner, R. Hegstrom, and **J. M. Burnell:** The treatment of chronic uremia by means of intermittent hemodialysis; a preliminary report. Trans. Amer. Soc. int. org. **6**, 114 (1960). — **Simpson, F. O.,** and **F. H. Smirk:** The treatment of malignant hypertension. Symposium. Amer. J. Cardiol. **9**, 868—873 (1962). — **Sokolow, M.,** and **D. Perloff:** Five year survival of consecutive patients with malignant hypertension treated with antihypertensive agents. Amer. J. Cardiol. **6**, 858—863 (1960).

Wilson, C., and **D. G. Abrahams:** The treatment of hypertension in primary renal disease. Brit. med. Bull. **13**, 39—42 (1957).

Nephrosklerose und Gravidität

Sarre, H.: Die Indikation zur Schwangerschaftsunterbrechung bei Nierenkrankheiten. Münch. med. Wschr. **102**, 136 (1960).

II. Die Nierenarterienstenose

1. Historisches

Als GOLDBLATT im Jahre 1934 seine klassischen Versuche über die Erzeugung eines renalen Hochdruckes durch Klammerung einer oder beider Nierenarterien publiziert hat, ahnte er wohl kaum, welche klinische Bedeutung diesem Befund, wenn auch erst 20—30 Jahre später, zukommen würde. GOLDBLATT wollte mit diesem Versuch zeigen, daß eine renale Minderdurchblutung auch an der Entstehung der essentiellen Hypertonie beteiligt ist. Ausgangspunkt für sein Experiment waren die zum Teil schweren Veränderungen an den mittleren Arterien und Arteriolen bei Hypertonikern. Er nahm an — und ist noch heute dieser Ansicht (1964) — daß im Anfangsstadium der essentiellen Hypertonie eine segmentäre Hypozirkulation in den Nieren stattfindet, welche anfänglich durch Gefäßspasmen, in einem späteren Stadium durch Arteriolosklerose bedingt sei. Er dachte kaum daran, daß das nach ihm benannte Experiment mit Klammerung einer Hauptarterie ein klinisches Äquivalent finden werde. Es bedurfte der Einführung der renalen Angiographie, um auf diese Ursache einer sekundären Hypertonie aufmerksam zu werden. HOWARD (1953) hat über vier Fälle mit zum Teil renovasculärer Hypertonie berichtet, welche durch Nephrektomie von ihrem Hypertonieleiden befreit werden konnten. In der Tat haben vor GOLDBLATT JANEWAY (1906) und CASH (1924) tierexperimentell die Erzeugung von Hochdruck durch Klammerung einer Nierenarterie, bzw. durch künstliche Niereninfarkte, beschrieben. GOLDBLATT bleibt jedoch das unbestrittene Verdienst, eine zuverlässige und reproduzierbare Methode entwickelt zu haben, mit welcher die erfolgreiche

Erforschung der renalen Hypertonie erst möglich geworden ist. In Würdigung des Beitrages von GOLDBLATT hat GIROUD (1955) den Begriff des Goldblatt-Syndroms beim Menschen eingeführt, wobei er Fälle mit renovasculär bedingter Hypertonie meinte.

2. Begriffsbestimmung

MAXWELL (1962) hat sich um die Definition der renovasculären Hypertonie bemüht. Er umschreibt diese Hypertonieform wie folgt: ,,Renovascular hypertension is caused by an occlusive disease of the renal arterial vasculature, which is potentially curable by either reconstructive vascular surgery or by nephrectomy". Mit der Bezeichnung ,,potentially curable" will MAXWELL auch klarstellen, daß eine ursprünglich renovasculär bedingte Hypertonie bei langer Dauer des Hochdruckes wegen der besonders in der von der Stenose nicht betroffenen Niere sich einstellenden Arteriolosklerose auch durch Beseitigung des Strombahnhindernisses nicht beseitigt werden kann. Die Definition von MAXWELL schließt im weiteren die wichtige Tatsache in sich, daß die Gefäßveränderungen auch intrarenal gelegen sein können und daß nicht in jedem Fall die Arterienstenose für den Hochdruck verantwortlich zu sein braucht. HOLLEY et al. (1964) haben autoptisch bei 256 Normotonikern, älter als 70jährig, in 49% der Fälle eine meist arteriosklerotisch bedingte Stenose einer oder beider Nierenarterien gefunden. Dieser wichtige Befund deutet darauf hin, daß nicht jede Nierenarterienstenose eo ipso pressorisch wirksam sein muß.

3. Häufigkeit

Über die Häufigkeit der Nierenarterienstenose als der tatsächlichen Ursache eines arteriellen Hochdruckes gehen die Meinungen verschiedener Autoren auseinander. Wenn wir bedenken, daß die in der Literatur zitierten Statistiken nicht immer in klarer Weise Fälle mit pressorisch wirksamer Stenose von solchen mit Stenosen ohne Einfluß auf den Blutdruck zu unterscheiden vermögen, ist es verständlich, daß Häufigkeitswerte zwischen 5—26% angegeben werden, POUTASSE (1964), TRIPPEL (1962). BAKER et al. (1962) fanden unter 300 untersuchten Patienten mit Hochdruck in 25 Fällen eine Nierenarterienstenose. BERTHAUX et al. (1962) beschrieben unter 800 systematisch durchgeführten Autopsien in 66 Fällen eine uni- oder bilaterale Stenose des Hauptstammes der Arteria renalis mit einer Lumeneinengung von 75%. Die Autoren konnten auch nicht entscheiden, ob die nachgewiesenen Stenosen für den Hochdruck tatsächlich verantwortlich waren. BREST et al. (1962) vermuten in ca. 5% aller Hochdruckkranker eine Nierenarterienstenose als Ursache der Hypertonie. EIGLER et al. (1963) geben eine gleiche Häufigkeitsrate an. HAFEMEISTER und KUHLGATZ (1962) berichten über einen überraschend hohen Anteil (bis zu 28%) an Nierenarterienstenosen als Ursache der Hypertonie. HARDER und GIFFORD (1963) sehen die renovasculäre Hypertonie bezüglich Häufigkeit an zweiter Stelle hinter der essentiellen Hypertonie. Nach KAUFMANN und MAXWELL (1964) sind 5—15% der Hypertonien renovasculär bedingt. MASLAND et al. (1956) haben unter 1795 Jugendlichen (zwischen 12—21 Jahren) 25 Fälle mit Hypertonie entdeckt. Bei sieben fand sich eine sekundäre Hypertonie. Nur ein Patient wies eine Nierenarterienstenose auf. Ein Verschluß der Nierenarterien ist nach POUTASSE et al. (1961) in 10—15% seiner selektionierten Fälle für die Hypertonie verantwortlich. SMITHWICK et al. (1964) geben einen Häufigkeitsbereich von 1—25% an. VERNIORY (1955) nimmt eine Häufigkeit des Goldblatt-Syndroms von 5% an.

Zusammenfassend kann gesagt werden, daß die große Streuung der Häufigkeitsangaben einerseits durch die Analyse eines bereits selektionierten Krankengutes und andererseits durch eine unterschiedliche Definition der renovasculären Hypertonie bedingt ist.

4. Spezielle pathologische Anatomie mit Berücksichtigung der pathologisch-anatomischen und arteriographischen Beziehungen

Das Verständnis der Nierenarterienerkrankungen wurde durch die Chirurgie an diesen Gefäßen und dreidimensionale histologische Untersuchungsmethoden wesentlich gefördert. MCCORMACK et al. (1965) verfügen zur Zeit über die wohl größte Serie von sorgfältig untersuchten Nierenarterien, welche bei der Operation oder autoptisch entnommen worden sind. Die Autoren untersuchten die Arterien von 94 Patienten. Sie fanden folgende Verteilung der verschiedenartigen Gefäßveränderungen (s. Tabelle 7). *Arteriosklerotische Intimaläsionen* fanden sich bei 30 Personen, worunter 25 Männer und fünf Frauen. Das Alter dieser Patienten

Tabelle 7. *Alter und Geschlechtsverteilung bei Erkrankungen der Nierenarterien.* (Nach MCCORMACK et al. 1965)

Lokalisation und Typ der Läsion	Zahl der Fälle	männlich		weiblich	
		Zahl der Patienten	Alter	Zahl der Patienten	Alter
Intima					
Arteriosklerose	30	25	28—68	5	45—65
Fibroplasie der Intima	14	9	1,5—47	5	33—48
Media					
Fibroplasie der Media	15	3	41—58	12	30—59
Fibromuskuläre Hyperplasie	7	5	15—45	2	10—17
Subadventitielle Fibroplasie	31	5	17—40	26	14—48

schwankte zwischen 28—68 Jahren. Die *Fibroplasie der Intima* konnte bei 14 Patienten (neun Männer und fünf Frauen) nachgewiesen werden. Die Altersverteilung lag zwischen 18 Monaten und 47 Jahren. Mikroskopisch zeichnet sich diese Läsion durch Veränderungen an der Elastica interna aus (s. nachfolgende Beschreibung).

Die *Fibroplasie der Media* mit Aneurysmabildung ergab arteriographisch das typische Bild der Perlenkette oder „string of beads" (Abb. 18 und 19). Diese arteriographische Veränderung wurde bis anhin als typisch für die *fibromuskuläre Hyperplasie* angesehen. Diesen Befund konnten MCCORMACK et al. bei 15 Patienten (zwölf Frauen und drei Männer) beschreiben. Sieben Patienten wiesen eine fibromuskuläre Hyperplasie auf. Ihr Alter lag zwischen 15—45 Jahren.

Schließlich wiesen 31 Patienten eine *subadventitielle Fibroplasie* auf. In dieser Gruppe überwog das weibliche Geschlecht mit 26 Individuen gegenüber fünf männlichen. Diese Patienten gehörten einer jüngeren und mittleren Altersgruppe an (17—40 Jahre). Histologisch fanden sich dichte Kollagenlagen in der äußeren Schicht der Media. Die subadventitielle Fibroplasie manifestierte sich im Arteriogramm als querstenosierende Läsion. Eigentümlicherweise war die rechte Seite bevorzugt. In früheren Berichten unterschieden MCCORMACK et al. (1958) die fibromuskuläre Hyperplasie und segmentäre Wandfibrose als die einzigen nicht arteriosklerotischen Wandveränderungen. Mit zunehmender Erfahrung und Ausdehnung des Krankengutes haben sie ihre Konzeption bezüglich Klassifizierung geändert. Die derzeitige Gruppierung fußt einerseits auf der Art der histologischen

Wandveränderung und andererseits auf der Lokalisation derselben in den verschiedenen Wandschichten. Diese Klassifizierung ist ähnlich derjenigen, welche von HUNT et al. (1962) beschrieben worden ist.

Die arteriosklerotische Stenose kann meistens auch angiographisch ohne weiteres erfaßt werden, indem sie in der Regel am Abgang der Nierenarterie aus

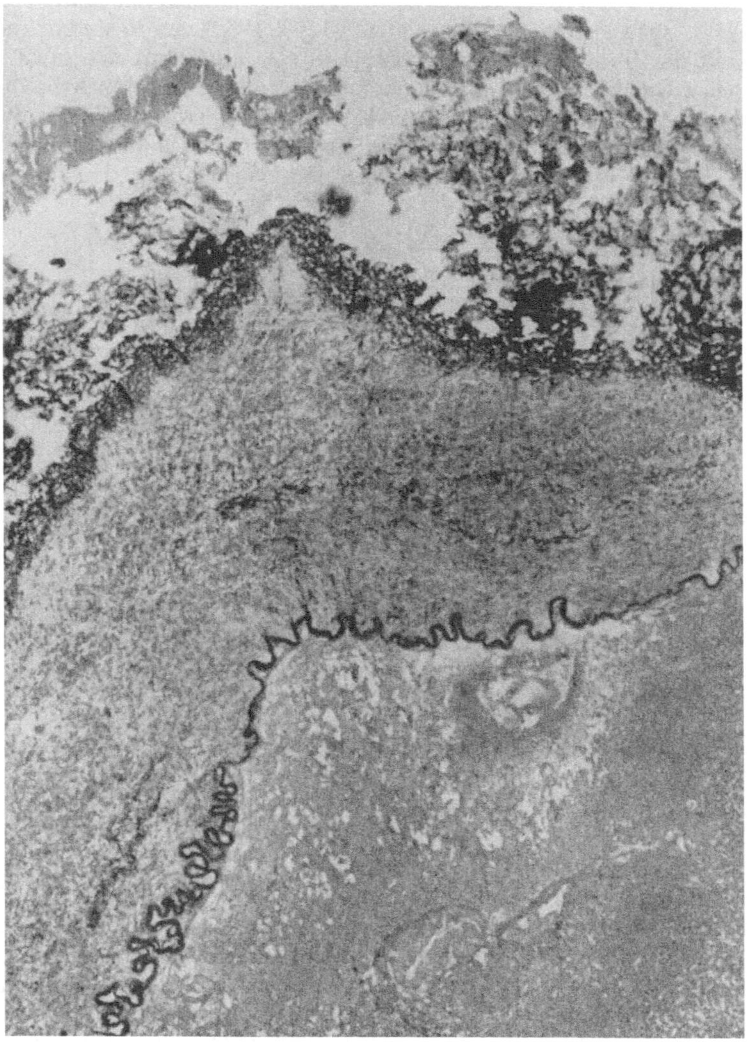

Abb. 18. Nierenarterienstenose bei 29jähriger Patientin mit diffuser Mediafibrose. Arteriographisch fand sich eine Perlenkettenarterie (vgl. Abb. 19). Färbung nach WEIGERT, × 200. (Aus J. HAMBURGER et al.: Néphrologie, p. 1659. Paris: Ed. Méd. Flammarion 1966, Fig. 389)

der Aorta abdominalis (erste 1—2 cm) lokalisiert ist. Die arteriosklerotische Plaque bedingt eine asymmetrische Stenose mit poststenotischer Dilatation. Die Eigenschaften der arteriosklerotischen Läsion gestatten in der Regel an Hand der Stenoselokalisation (Arteriographie), in Kenntnis des Alters und des Geschlechts des Patienten eine präoperative Diagnose mit erheblicher Genauigkeit. Die Kenntnisse über die verschiedenen Typen nicht arteriosklerotischer Arterienveränderungen an den Nierengefäßen haben indessen langsame Fortschritte gemacht. Frühere Berichte beschrieben fibröse Veränderungen. De Camp und Birchall (1958) fanden eine Fibrosierung in der äußeren Media, andere Autoren wiesen vor allem eine intimale Fibrose nach (Goodman 1952, Fisher und Corcoran 1952, Poutasse et al. 1956, Brust et al. 1959). 1959 unterteilten McCormack et al. die nicht arteriosklerotischen Veränderungen in fibromuskuläre Hyperplasie einerseits und segmentäre Wandvernarbung („segmental mural scarring") andererseits. Später schlugen Wylie et al. (1960, 1962) und Wellington (1963) den Begriff der fibromuskulären Hyperplasie vor, um damit alle nicht arteriosklerotischen Gefäßveränderungen zu umfassen. In ihrer jüngsten Arbeit konnten McCormack et al. (1965) zeigen, daß die Fibroplasie überwiegt, und die muskuläre Hyperplasie selten angetroffen wird. Der Begriff fibromuskuläre Hyperplasie ist demnach für die seltenen Veränderungen mit Vermehrung des fibrösen und

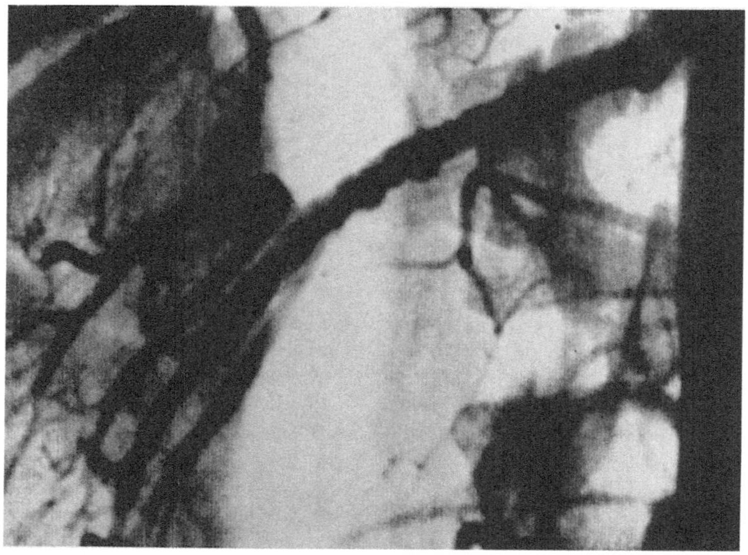

Abb. 19. Renales Arteriogramm der gleichen Patientin („Perlenkette") mit Stenose der rechten Nierenarterie wegen diffuser Mediafibrose. (Aus J. Hamburger et al.: Néphrologie, p. 511. Paris: Ed. Méd. Flammarion 1966, Fig. 131)

muskulären Anteiles zu gleichen Teilen zu reservieren. Nach Ansicht von McCormack et al. (1965) ist der Begriff Fibroplasie besser geeignet, das Hauptkontingent nichtarteriosklerotischer Läsionen zu umschließen. Zudem ist die Bezeichnung der primären Wandlokalisation der Fibroplasie, d.h. intimal, medial oder subadventitiell zweckmäßig, da die Wandlokalisation für die Art und den Grad der Stenose von Bedeutung sein kann. Die genannte Klassifizierung vermag selbstverständlich nichts über die Ätiologie auszusagen.

Der beim Jugendlichen gefundene Typ von Intimafibroplasie befällt nicht nur die Nierenarterien, sondern auch benachbarte Abschnitte der Aorta, die Abgänge der Arteria lienalis, Arteriae coeliacae und Arteriae hepaticae. Diese Veränderungen sind verantwortlich für die Fälle von Koarktation der Aorta abdominalis mit langem Stenosesegment. Die Untersuchungen von McCormack (1965) lassen keinen Schluß zu, ob die beim Jugendlichen gefundene intimale Fibroplasie mit intakter Elastica interna in den Erwachsenentyp mit aufgesplitterter oder fragmentierter Elastica übergehen kann. Zweifelsohne führt der Strukturschaden der

Elastica interna zur Aneurysmabildung, welche für das typische angiographische Bild der Perlenkette verantwortlich zu machen ist. Die aneurysmale Dilatation scheint in diesen Fällen ausgeprägt zu sein und erstreckt sich über ein längeres Stück der Arterie als in Fällen mit Mediafibroplasie. Auch die Fibroplasie der Media beschränkt sich nicht nur auf die Nierenarterie. PALUBINSKAS und RIPLEY (1964) haben kürzlich solche Veränderungen an einer Arteria coeliaca beschrieben. McCORMACK et al. beobachteten die typischen arteriographischen Zeichen an den Arteriae carotides einer Frau mit doppelseitiger Nierenarterienstenose. Gemäß den Erfahrungen von McCORMACK (1965), WELLINGTON (1963) und HUNT et al. (1962) läßt sich die Mediafibroplasie häufiger bei der Frau und im mittleren Lebensalter nachweisen; sie tritt des öfteren doppelseitig auf. Im Gegensatz zur subadventitiellen Fibroplasie ist die Mediafibroplasie arteriographisch durch Aneurysmata neben verschieden kalibrierten Stenosen charakterisiert. Die subadventitielle Fibroplasie betraf jüngere Frauen. Eigenartig ist die Prädilektion der rechten Nierenarterie. KAUFMANN et al. (1964) haben vermutet, daß die Ptose der rechten Niere einen pathogenetischen Faktor darstellen könnte. Bei den von McCORMACK untersuchten Patienten konnte eine Ptose der rechten Niere ausgeschlossen werden. Die von der Stenose betroffene Niere ist in der Regel deutlich kleiner als die Partnerniere, ein Hinweis dafür, daß die Stenose erheblich ist. Der Schweregrad der Stenose erhellt weiterhin aus dem reich entwickelten Kollateralkreislauf. Die Andeutung von Perlenkettenkonfiguration im renalen Angiogramm ist bedingt durch die in Serie geschalteten Stenosen verschiedenen Kalibers und nicht durch Aneurysmata. Es ist möglich, daß zwei Formen — nämlich eine primäre und sekundäre — von muskulärer Hyperplasie zu unterscheiden sind. Der primäre Typ würde die fibromuskuläre Hyperplasie beinhalten (in der Serie von McCORMACK fanden sich drei Patienten im Alter von 10—15 Jahren). Im Falle des sekundären Typs würde die Hyperplasie als Reaktion auf ein dissezierendes Wandhämatom entstehen. Die von HUNT et al. (1962) und von WOOD und BORGES (1963) beschriebene periarterielle bzw. perimuskuläre Fibrose konnten McCORMACK et al. (1965) nicht beobachten.

ISAACSON et al. (1959) berichteten über entzündliche Arteriitiden der Nierenarterien mit partiellem Verschluß. Aus Singapur trafen Berichte ein über eine primäre, von der Aorta auf die Nierenarterien übergreifende Arteriitis, welche zu Stenosierung der Nierenarterien mit Hypertonie Anlaß gab.

Besondere Fragen zur pathologischen Anatomie der Nierenarterienstenose

α) Ätiologie

Bezüglich Ätiologie der arteriosklerotisch bedingten Stenosen an den Nierenarterien sei auf die entsprechenden Standardwerke über Arteriosklerose verwiesen. Immerhin ist auffällig, daß die arteriosklerotischen Stenosen nahe am Abgang der Arteria renalis aus der Aorta liegen. Diese konstante Lokalisation läßt hämodynamische Faktoren, welche an der Genese der Arteriosklerose mitbeteiligt sind, vermuten. Es ist anzunehmen, daß der turbulente Blutstrom an Arterienzweigstellen wesentlich zur Entwicklung einer örtlichen Arteriosklerose beitragen kann. Die Ätiologie der fibrösen und fibromuskulären Wucherungen, welche die Nierenarterie einengen und meist nur die distalen zwei Drittel der Arterie befallen, ist unklar. Als ätiologische Momente werden diskutiert: kongenitale Anomalien, Minderwertigkeit des elastischen Gewebes, die Medianekrose von ERDHEIM, Folgezustand nach Arteriitis, Blutung und Thrombose und mechanische Überdehnung der Arterien, z.B. bei Schwangerschaft oder Nephroptose. Die von HUNT et al. (1962) untersuchten Patienten (23) mit fibrösen und fibromuskulären Stenosen wiesen ein Alter zwischen 16—68 Jahren auf (Durchschnittsalter 34 Jahre). 17 der Patienten waren Frauen und nur 6 Männer. DERRICK und HANNA (1963) sehen in der Nephroptose einen möglichen kausalen Faktor für die Ausbildung einer fibromuskulären Hyperplasie der Nierenarterien. Die Verfasser berichten über einen Fall, bei dem die Hypertonie nach einer Nephropexie verschwand, während bei einer anderen Patientin das Tragen eines festen Korsetts den Blutdruck angeblich normalisierte. MATHE et al. (1957) sprechen von der orthostatischen renalen Hypertonie infolge Torsion und Ptose einer Niere. Die Autoren berichten über zwei Patienten, welche im Stehen kolikartige Nierenschmerzen und einen Blutdruckanstieg aufwiesen. Die Autoren unterscheiden je nach Torsion der Niere eine angeborene und eine erworbene Verlagerung der Niere mit Torsion des Gefäßstieles. KINCAID-SMITH (1955) konnte zeigen, daß bei chronischer Pyelonephritis ein sekundärer Befall der kleinen Nierenarterien nachzuweisen ist. Interessanterweise wiesen vor allem die Patienten mit sekundärem Arterienbefall eine Hypertonie auf. Die Auffassung von CORDONNIER (1959), daß bei Nierenarterienstenose kleine Arterien befallen sein müssen, damit überhaupt eine Hypertonie entsteht, geht zweifelsohne zu weit und widerspricht den experimentellen Erfahrungen.

β) Häufigkeit der Nierenarterienstenose bei einseitiger Schrumpfniere

BARRIE et al. (1961) fanden unter 5000 nacheinander ausgeführten Autopsien 106 Fälle mit einseitiger Nierenatrophie. In elf Fällen war eine Nierenarterienstenose für die Atrophie des Organes verantwortlich zu machen. 24 Fälle zeigten multiple Infarkte. Von den elf Fällen mit Nierenarterienstenose wiesen fünf eine maligne Hypertonie und sechs eine schwere Hypertonie auf. Auf sechs Fälle mit maligner Hypertonie fiel ein Fall mit Nierenarterienstenose. BATZENSCHLAGER et al. (1962) beschrieben unter 4234 Erwachsenenautopsien in 26 Fällen vasculär bedingte, einseitige Schrumpfnieren. Nach Ansicht dieser Autoren entwickelt sich bei langsamem Verschluß der Arteria renalis eine oberflächlich ziemlich glatte, kleine Schrumpfniere mit hochgradiger Atrophie vor allem der Tubuli, Sklerose des Interstitiums und relativ gut erhaltenen Glomerula. Das Gewebe bleibe weitgehend vital. Bei plötzlichem Arterienverschluß (Embolie) entstehe die Infarktschrumpfniere mit unregelmäßiger Oberfläche (BATZENSCHLAGER, BLUM und PORTE 1962). MEINE (1965) hat unter 10000 nacheinander ausgeführten Sektionen in 172 Fällen einseitige Schrumpfnieren festgestellt (1,72%). Die klinische Diagnose der einseitigen Schrumpfniere wurde dabei nur in 15,6% der Fälle gestellt. 46 Fälle wiesen arteriosklerostische, thrombotische und embolische Verschlüsse der größeren Nierengefäße auf. BLUM et al. (1959) weisen darauf hin, daß gewisse Gefäßveränderungen Folge der angeborenen Hypoplasie oder der erworbenen Schrumpfung einer Niere sein können.

γ) Zur Frage der endokrinen Niere von Selye

BOHLE et al. (1953) bemühten sich um die Reproduktion der endokrinen Niere nach SELYE. Durch Drosselung der Aorta zwischen beiden Nierenarterien kam es nur bei 19 von 148 Ratten zum Bild der „endocrine kidney“. Der Blutdruck sank 14 Tage nach Absetzen der Drosselung wieder auf Normalwerte ab. Im Gegensatz zu SELYE fanden diese Autoren eine Vermehrung der epitheloiden Zellen der Vasa afferentia, die als umgewandelte ortsständige Mediazellen der Nierenarteriolen angesehen werden. Ferner fand sich eine Proliferation der Epithelien der Tubuli contorti II, sowie der subcapsulären Harnkanälchenepithelien. Die von SELYE angegebene Sprossung der Tubuli contorti I konnte nicht beobachtet werden. Diese Zellen kämen als Reninbildner kaum in Frage. Auf Grund der damals zur Verfügung stehenden morphologisch-experimentellen Daten war die Frage nach dem Orte der Reninbildung nicht zu beantworten. Die Becherschen Zellhaufen, d.h. ellipsoide Zellen mit deutlicher Chromatinstruktur im hellen Cytoplasma und feinen Granula, welche an den Vasa afferentia und an den Interlobärarterien gelegen sind und als abgeschnürte Sprossungen der Mittelstücke angesehen werden, kommen nach Bohle (1954) als Reninbildner kaum in Frage, da sie experimentell und klinisch (Cottier 1958) nur bei der Perinephritis und nicht im klassischen Goldblatt-Modell zur Beobachtung gelangen.

P. und W. Hartroft haben besondere Verdienste um das Studium des juxtaglomerulären Apparates (1953, 1955, 1963, 1965). P. Hartroft führt indirekte und direkte Beweise an, daß Renin in den epitheloiden Zellen gebildet werde. Einleuchtend sind die Versuche, welche Reninantikörper mit der Fluorescenzmethode markieren können, womit eine Lokalisation derselben im juxtaglomerulären Apparat möglich wurde (s. Kap. II über Pathophysiologie des renalen Hochdruckes, von F. Gross). Bohle (1965) ist der Ansicht, daß der Bildungsort des Renins in der Niere noch nicht mit Sicherheit nachgewiesen werden konnte, daß möglicherweise verschiedene Zellsysteme (epitheloide Zellen, Macula densa-Zellen, Bechersche Zellen) als Bildungsstätten von Renin in Frage kommen. Vor allem die Gruppe von Genest (1961, 1964, 1965) hat die Zahl der juxtaglomerulären Zellen sowie den Granulationsindex derselben für die Diagnose einer renovasculären Hypertonie herangezogen. Zusammen mit anderen Parametern, nämlich dem systolischen Druckgradienten, der Reninaktivität im Plasma und dem Nachweis oder Fehlen von arteriolären Veränderungen in der von der Stenose betroffenen Niere, kann der cytologische Befund der juxtaglomerulären Zellzahl und des Granulationsindex angeblich (Genest 1965) Wertvolles zur wichtigen diagnostischen Frage beitragen, ob eine nachgewiesene Nierenarterienstenose tatsächlich für den Hochdruck verantwortlich ist oder nicht. Andere Autoren, wie Bohle (1965) beurteilen den Wert dieses histologischen Parameters mit berechtigter Skepsis.

δ) Arteriolosklerose und ihre diagnostische und prognostische Bedeutung

Zur Beantwortung der wichtigen Frage, ob eine Nierenarterienstenose für die Hypertonie verantwortlich ist oder ob es sich um eine vorbestehende Hypertonie mit pressorisch nicht wirksamer Arterienstenose handelt und ob schließlich eine rekanalisierende Operation an den Nierenarterien mit Erfolg rechnen kann, ist es wertvoll, den Grad der Arteriolosklerose in der von der Stenose affizierten und nicht affizierten Niere zu kennen. Findet sich nämlich auf der Seite der Nierenarterienstenose keine oder nur eine geringgradig ausgeprägte Arteriolosklerose, kann laut Genest (1965) mit großer Wahrscheinlichkeit angenommen werden, daß vor dem Wirksamwerden der Stenose keine erhebliche Hypertonie bestanden hat. Bauer et al. (1952) fanden nie eine Arteriolonekrose auf der Seite des Gefäßverschlusses; die Arteriolosklerose war distal von der Stenose meist schwächer ausgeprägt oder fehlte überhaupt. Huber (1960) hat interessante experimentelle Untersuchungen zur Frage der kontralateralen renalen Fixierung bei einseitigem Nierendrosselungshochdruck geliefert. An Ratten konnte er zeigen, daß nach Exstirpation der gedrosselten Niere innerhalb von 38 Tagen nach Anlegen der Goldblatt-Klemme in allen Fällen eine Normalisierung des Blutdruckes zu beobachten war. Histologisch zeigte die Restniere 3—4 Monate später eine deutliche Rückbildung der akuten herdförmigen Arteriolopathie. Wurde die gedrosselte Niere erst später als 40 Tage nach Ansetzen der Goldblatt-Klemme entfernt, kam es nurmehr in fünf von zehn Fällen zu einem signifikanten Blutdruckabfall. Damit wurde experimentell gezeigt, daß unter anderem auch die zeitliche

Dauer des Goldblatt-Mechanismus für die Fixation der Hypertonie von Bedeutung ist.

In der prognostischen Beurteilung des zu erwartenden operativen Erfolges bei Nierenarterienstenose ist nach STAMEY (1966) die Kenntnis des Arteriolosklerosegrades in der kontralateralen Niere von großer Bedeutung. STAMEY bestimmte die Na-PAH-Clearance als Maß des renalen Plasmastromes der kontralateralen Niere, welche mit zunehmendem Arteriolospasmus bzw. progredienter Arteriolosklerose abnimmt. Diese Funktionsprobe gestattet allerdings nicht, zwischen arteriolospastisch- und arteriolosklerotisch bedingter Einschränkung der renalen Durchströmung zu unterscheiden. Andererseits sind die mit Nadelbiopsie gewonnenen Bilder der Arteriolosklerose nicht repräsentativ für das ganze Organ. Es ist von Interesse, daß STAMEY (1966) ein Versagen der operativen Therapie besonders bei denjenigen Patienten gefunden hat, welche eine PAH-Clearance der von der Stenose nicht befallenen Niere kleiner als 200 ml/min aufgewiesen hatten. Die Beurteilung des Schweregrades der renalen Arteriolosklerose ist demnach nicht nur für die diagnostische, sondern auch für die prognostisch-therapeutische Beurteilung einer renovasculären Hypertonie von großer Bedeutung.

ε) Erkrankungen der Aorta und Nierenarterienstenose

Verschiedene Erkrankungen der Aorta abdominalis können zu Stenosen an den Arteriae renales führen. Besonders das Aneurysma dissecans der Bauchaorta führt gelegentlich zu renovasculärer Hypertonie. ABRAHAM und PERRY (1962) beschrieben bei einem 21jährigen Nigerianer als Ursache einer Hypertonie ein Aortenaneurysma. Der Hochdruck konnte durch Nephrektomie behoben werden. Die Ursache des Aortenaneurysmas bei diesem Patienten konnte nicht eindeutig geklärt werden. Eine atheromatöse, luetische Genese sowie eine Medianekrose konnten ausgeschlossen werden. In Frage kam eine idiopathische Aortitis, wie sie von ISAACSON (1959) bei jungen Afrikanern beschrieben worden ist. Wir konnten einen 76jährigen Patienten mit maligner Hypertonie bei Mesaortitis luetica mit partiellem Verschluß der Nierenarterien und akzessorischer Äste beobachten. Makroskopisch und histologisch hatte die Mesaortitis auf die Abgangsstellen der Nierenarterien übergegriffen und deren Orifizien partiell eingeengt. Häufiger sind dissezierende Aneurysmata der Bauchaorta bei Arteriosklerose, wobei es gelegentlich zu einem Goldblatt-Mechanismus kommen kann (OWEN 1959). Renovasculäre Hypertonien kommen auch bei Koarktation (meist angeboren) der Aorta abdominalis vor (FISHER 1952 und BRUST 1959). Beide von BRUST beschriebenen Fälle wiesen über dem Abdomen ein systolisches Geräusch auf. CASTILLO (1958) und GELLMAN (1958) beobachteten eine renovasculäre Hypertonie bei Leriche-Syndrom (thrombotischer Verschluß der Aorta abdominalis und beider Arteriae iliacae). Beide Fälle konnten operativ von ihrer Hypertonie geheilt werden.

ζ) Kompression der Nierenarterien

D'ABREU und STRICKLAND (1962) beschrieben zwei Fälle, bei denen fibröse Ausläufer, im ersten Fall des Zwerchfelles, im zweiten Fall des Musculus psoas, eine Nierenarterie einengten. Sie nahmen an, daß es sich um eine entwicklungsgeschichtlich bedingte Stenose der Nierenarterie handelte. Nach operativer Durchtrennung der fibrotischen Stränge ging die durch die Stenose bedingte Hypertonie in beiden Fällen auf normale Werte zurück. In seltenen Fällen können retroperitoneal gelegene Tumoren oder eine retroperitoneale Fibrose eine Einengung der arteriellen renalen Strombahn bedingen. Im Schrifttum der letzten 14 Jahre konnten aber keine Berichte über derartige Fälle gefunden werden.

η) Stenosehäufigkeit bei aberrierenden Nierenarterien

Györi (1952) hat über 25 Beobachtungen von arteriosklerotischen Stenosen in Nierenarterien, besonders bei Arterienverdoppelung, berichtet. In 90% dieser Fälle fand sich eine Hypertonie. Auf Grund von Kalibermessungen entspricht der Gesamtdurchmesser der gedoppelten Nierenarterien nicht demjenigen einer normalen einzelnen Arterie. Zudem seien stenosierende Prozesse an Doppelarterien häufiger als an einzelnen Arterien. Derrick et al. (1960, 1961) fanden bei 110 nicht selektionierten Autopsiefällen in 23% der untersuchten Individuen akzessorische Nierenarterien, welche entweder aus der Arteria renalis oder aus der Aorta abdominalis entsprangen. Unter 78 Normotonen fand sich diese Anomalie achtmal (10%) und unter 32 Hypertonikern 17mal (53%). Diese Arbeiten geben nicht darüber Auskunft, ob Stenosen häufiger an den Abgangsstellen der akzessorischen Arterien auftreten. Die Häufung von Hochdruckkranken in der Gruppe mit akzessorischen Arterien spricht jedenfalls dafür, daß in solchen Fällen mit einer segmentären Nierenischämie zu rechnen ist. Sykes (1963) konnte an 208 Nieren von Erwachsenen in 25,8% der Fälle akzessorische Nierengefäße nachweisen. In der Regel traten die akzessorischen Arterien an einem der beiden Pole in die Niere ein, und zwar am häufigsten am unteren Nierenpol (11:3mal häufiger als am Oberpol). Eine Seitenprädilektion war nicht zu erkennen. Bei den untersuchten Fällen entsprangen die akzessorischen Arterien, ebenso wie das Hauptgefäß, direkt aus der Aorta. Die Entstehung der akzessorischen Arterien ist entwicklungsgeschichtlich zu verstehen, indem es sich um Segmentarterien handelt, deren Abgang aortenwärts verlagert ist.

Zusammenfassend kann gesagt werden, daß Patienten mit akzessorischen Nierenarterien eher zu Hypertonie neigen, wobei nicht geklärt ist, ob es sich tatsächlich um einen Goldblatt-Mechanismus handelt. Weiterhin ist nicht endgültig geklärt, ob stenosierende Prozesse am Abgang oder im Verlauf von akzessorischen Arterien häufiger als an Einzelarterien vorkommen. In der operativen Ausschaltung von akzessorischen Arterien wird man demzufolge, wenn sie nicht Ursache einer erheblichen Hydronephrose sind, zurückhaltend sein.

ϑ) Nephroptose und intermittierende Nierenarterienstenose

Mathé et al. (1957), Derrick (1963) haben an Hand von eigenen Beobachtungen die Vermutung geäußert, daß in Fällen mit ausgeprägter Nephroptose eine orthostatische Hypertonie zustande kommen kann. Als Mechanismus postulierten sie eine vorübergehende Knickung, Torsion oder partielle Strangulation des Nierengefäßstieles bei Lagewechsel, wodurch ein Goldbaltt-Mechanismus ausgelöst werde. In der Tat handelt es sich um einen interessanten Erklärungsversuch der orthostatischen Hypertonie; bewiesen ist diese Arbeitshypothese jedoch keineswegs. Eine überschießende Reaktion des sympathischen Nervensystems bei Lagewechsel wurde nämlich in diesen Fällen nicht ausgeschlossen.

ι) Kollateralkreislauf bei Nierenarterienstenose

O'Morchoe (1961) hat die kollaterale Blutversorgung der Kaninchenniere nach Ligatur der Nierenarterie untersucht. Eine Woche nach der Ligatur der Nierenarterie fand sich eine Vergrößerung der Ureteräste der Nierenarterie auf das zweifache des normalen Querschnitts. Weiterhin ist ein Kollateralkreislauf auf perihilärem Wege von der Nierenarterie mit Ästen der aus der Aorta kommenden Lumbalarterien entstanden, und schließlich wurde eine vermehrte Blutversorgung über Gefäße aus der perirenalen Region, welche die Nierenkapsel durchbohren, möglich. Zwei und 6 Wochen nach erfolgter Ligatur waren die Anastomosen nicht stärker ausgeprägt. Als Nebenbefund waren 50% der interlobulären Nierenarterien infolge der Nierenarterienligatur geschwunden. Auch beim Menschen, vor allem bei jungendlichen Individuen, kann bisweilen arteriographisch ein reich entfalteter Kollateralkreislauf in diesen Gefäßgebieten beobachtet werden, sofern die Hauptarterie von einer erheblichen Stenose befallen ist.

ϰ) Nierenarterienstenose und Häufigkeit der Hypertonie

Holley et al. (1962 und 1964) haben, wie erwähnt, bei 295 nicht selektionierten Autopsiefällen in 49% der 256 normotonen Patienten eine mehr oder weniger stark ausgeprägte, meist arteriosklerotisch bedingte Stenose einer oder beider Nierenarterien vorgefunden. Bei 39 Hypertonikern, auch älter als 70 Jahre, fand sich eine Stenose in 77% der Fälle. Diese sorgfältige Arbeit weist mit Nachdruck darauf hin, daß nicht jede Nierenarterienstenose zu einem Goldblatt-Syndrom mit Hochdruck führen muß. Erstaunlich ist der hohe Prozentsatz von Stenosefällen ohne Hypertonie.

5. Pathophysiologie der Nierenarterienstenose

siehe Beitrag F. Gross.

6. Diagnose der Nierenarterienstenose

a) Anamnese und einfache klinische Befunde

Der Verdacht auf Nierenarterienstenose wird durch folgende anamnestische Erhebungen und einfache klinische Befunde geweckt:

1. Keine familiäre Belastung mit essentieller Hypertonie (Dustan 1964).

2. Beginn der Hypertonie bei Patienten vor dem 30. oder nach dem 55. Lebensjahr (Poutasse 1957).

3. Plötzliche Verschlimmerung einer ehemals gutartigen Hypertonie (Poutasse 1957, Dustan 1964).

4. Schmerz in den Nierenlogen oder im Abdomen oder nicht weit zurückliegendes Trauma der Nierenlogen (Poutasse 1956, Maxwell 1962).

5. Arterielle Verschlüsse in anderen Gefäßgebieten (z. B. Claudicatio intermittens), kombiniert mit schwerer Hypertonie (Fiorani 1962).

6. Strömungsgeräusch über den Nierenlogen oder über dem Abdomen. Die Häufigkeit eines Strömungsgeräusches, welches über den Nierenlogen, im Hypochrondrium oder paraumbilical auskultiert werden kann, wird von den einzelnen Autoren unterschiedlich angegeben. Poutasse (1961) fand in ca. 50% seiner Fälle ein leises systolisches Geräusch über dem Oberbauch. Kark (1962) verlangt deshalb eine systematische Auskultation im Bereiche der Nierenlogen und paraumbilical beidseits bei Abklärung einer schweren Hypertonie. Moser und Caldwell (1962) wiesen bei 50 ausgewählten Hypertonikern im Alter von 25—70 Jahren mit einem Gefäßgeräusch im Oberbauch in 33 Fällen arteriographisch eine Nierenarterienanomalie nach. Es handelte sich zur Hauptsache um atheromatöse Plaques. Bei den restlichen 17 Patienten, bei denen ein Gefäßgeräusch auskultiert werden konnte, war die Aortographie unauffällig. Eine genaue Lokalisation der Nierenarterienstenose war mit Hilfe der Auskultation jedoch nur in sechs Fällen möglich. Wichtig ist die völlige Entspannung der Bauchmuskulatur während der Auskultation. Bei schlanken Patienten besteht die Gefahr einer artifiziellen Geräuschbildung durch Kompression der Bauchaorta. Das Stethoskop darf bei ventraler Auskultation nicht allzusehr in die Weichteile eingedrückt werden. STEWART et al. (1962) fanden bei 80% der Patienten mit abdominellem Geräusch in der Nähe der Nierengefäße angiographisch eine Nierenarterienstenose, bei welchen die Hypertonie durch eine chirurgische Therapie behoben werden konnte. SCHÖNTHAL (1963) hat in einem Fall von renovasculärer Hypertonie ein um die Pulswellenlaufzeit verspätetes Gefäßgeräusch im rechten Oberbauch phonokardiographisch festgehalten.

7. *Radiologischer Befund einer kleinen Niere.* An Hand von Abdomen-Leeraufnahmen oder i.v. Pyelogrammen kann bisweilen eine kleine Niere zufällig entdeckt werden. Liegt gleichzeitig eine Hypertonie vor, wird sich eine weitere Abklärung auch in Richtung Nierenarterienstenose aufdrängen.

Die von DEMING (1954) beschriebene Polyurie ist charakteristisch für Hypertonie und nicht pathognomonisch für einseitiges Nierenleiden, bzw. Nierenarterienstenose. DUCROT et al. (1962) wiesen auf die Bedeutung der Hämaturie und des Schmerzes bei Fällen mit Nierenarterienstenose hin, welche selten Ausgangspunkt einer renalen Embolie sein können.

b) Intravenöses Pyelogramm

Das i.v. Pyelogramm läßt bei korrekter Technik in ca. 80% der Fälle eine arterielle Läsion vermuten (POUTASSE 1963). Voraussetzung für das Erfassen urographischer Zeichen sind neben einer schnellen Injektion des Kontrastmittels (30 ml 50%iges Hypaque in ca. 41 sec) Aufnahmen bereits 2 und 3 min nach erfolgter Injektion (SIGGERS 1961, KAUFMANN 1963). Drei wichtige urographische Zeichen sind zu beachten:

1. Keine oder verspätete Ausscheidung des Kontrastmittels auf der erkrankten Seite, wobei im retrograden Pyelogramm das Binnensystem unauffällig ist (BOOKSTEIN 1960).

2. Im Falle einer deutlichen einseitigen Nierenarterienstenose kommt es zu einer stärkeren Konzentration des Kontrastmittels im Binnensystem der befallenen Niere. Diese Unterschiede der Konzentration des Kontrastmittels können

Tabelle 8. *Vergleich der Nierengröße und der Kontrastmittelausscheidung (intravenöses Pyelogramm) bei 100 Fällen mit renovasculärer Hypertonie.* [Nach E.F. POUTASSE, Postgrad. Med. *33*, 488 (1963)]

Art der Nierenarterienstenose	Nierenlänge	
	gleich	ungleich (Differenz > 0,5 cm
einseitig (63 Fälle)	6	57
bilateral (26 Fälle)	4	22
segmentär (11 Fälle)	1	10

Art der Nieren-arterien-stenose	Konzentration des Kontrastmittels			
	gleich	vermehrt	vermindert oder verspätet	keine
einseitig	15	19	19	10
bilateral	10	2	9	3
segmentär	4	1	5	

durch die von BRANNAN et al. (1964) empfohlene i.v. Pyelographie unter Dehydrierung und Hydrierung verstärkt werden.

3. Die hinter der Stenose liegende Niere zeigt in der Regel eine Verkürzung der Längsachse um mindestens 0,5 cm. In gewissen Fällen muß die Nierengröße durch tomographische Untersuchung, eventuell kombiniert mit einem Retropneumoperitoneum, genau eruiert werden (EVANS 1957). Die von POUTASSE (1963) erhobenen urographischen Befunde sind in Tabelle 8 dargestellt. CORREA et al. (1962) konnten bei 89% der 35 Patienten mit renovasculärer Hypertonie dergestalt abnorme Urogramme nachweisen, während bei 36 Patienten mit essentieller Hypertonie nur in 19% der Fälle asymmetrische Urogramme vorlagen. Es

versteht sich, daß bei doppelseitiger Stenose oder Einengung einer Segmentarterie keine urographische Seitendifferenz zu finden ist (DON 1961). WALE (1965) kommt an Hand von 210 untersuchten Fällen zum Schluß, daß ein normales Pyelogramm und Renogramm mit großer Wahrscheinlichkeit eine Nierenarterienstenose ausschließen lassen. Ein radiologisches Feinzeichen, welches den Verdacht auf Nierenarterienstenose wecken sollte, ist das sog. „notching" am Ureter (HALPERN 1962 und FRENCKEN 1964). Es handelt sich dabei um mehrfache Einkerbungen am Ureter kurz nach seinem Abgang aus dem Nierenbecken, bedingt durch den periureteralen Kollateralkreislauf.

c) Renogramm (Isotopennephrogramm)

Die Isotopennephrographie wurde erstmals von TAPLIN (1956) und WINTER (1957, 1964) beschrieben. Es handelt sich um eine an und für sich wenig eingreifende Methode, deren Vorteil die Gefahrlosigkeit darstellt. Sie ist allerdings an eine anspruchsvolle und kostspielige Apparatur gebunden, so daß sie spezialisierten Zentren vorbehalten bleibt. Es ist umstritten, ob diese Methode wesentlich mehr auszusagen vermag als ein lege artis ausgeführtes i.v. Pyelogramm. Unterschiede des renalen Blutstromes zwischen beiden Nieren, welche 20% nicht übersteigen, können mit dieser Methode kaum wahrgenommen werden. Das Prinzip der Methode beruht darauf, daß radioaktiv markierte Substanzen, wie Diodrast oder heute Ortho-Jodo-Hippurat markiert mit J^{131} in die Blutbahn injiziert werden und deren renale Elimination mit einem Counter über beiden Nieren registriert wird. Dabei ist eine erste Phase, die der Durchblutung entspricht (vasculäre Phase), gefolgt von der sekretorischen Phase, während welcher diese Stoffe tubulär sezerniert werden, und der exkretorischen Phase (Ausscheidung der Radioisotopen durch die Harnkanälchen und die abführenden Harnwege) zu unterscheiden. Bei Durchblutungsstörungen (z.B. Nierenarterienstenose) werden die einzelnen Phasen je nach dem Schweregrad der Stenose und Ausfall der funktionierenden Nierenmasse deformiert. KENNEDY et al. (1965) haben kürzlich bei 25 von 27 Patienten mit erheblicher Nierenarterienstenose folgende Veränderungen des Renogrammes nachweisen können. Es ergaben sich im Prinzip drei Verlaufstypen:

Typ A: Abflachung aller Phasen des Kurvenverlaufes.

Typ B: Abflachung der sekretorischen Phase, verzögerte und gelegentlich in der Amplitude eingeschränkte Kurvenspitze, sowie ein verzögerter Abfall der Kurve in der exkretorischen Phase.

Typ C: Normale vasculäre und sekretorische Phase mit verzögertem Abfall der Kurve während der exkretorischen Phase.

Typ A war vergesellschaftet mit einer Stenose schwersten Grades und einer deutlichen Einschränkung der Parenchymmasse.

Typ B fand sich bei Fällen mit mäßig starker Stenose und mit fehlender oder nur geringgradiger Einschränkung der Nierengröße. Typ B stellte ein intermediäres Verhalten dar (Abb. 20). Einzelheiten der Methodik finden sich in den Arbeiten von WINTER (1957, 1964), ZUM WINKEL (1961, 1964), SCHOLZ (1964), SITIA (1964), GASSER (1964), HUNT (1962) und ROTH (1960). FEINE (1961) betont den schonenden Charakter der renographischen Untersuchung. WHITLEY (1962) empfiehlt die Anwendung einer erhöhten Schreibergeschwindigkeit zur besseren Differenzierung der schnellen vasculären Phase. BURBANK (1963) mißt dieser Untersuchung in Antidiurese eine besondere Bedeutung bei. LAMBIE et al. (1962) vereinfachten die Technik des Renogrammes insofern, als sie nur noch einen einzigen Szintillationszähler verwenden. Damit kann das Renogramm auch in kleineren Zentren ausgeführt werden. Der Nachteil dieses Vorgehens besteht darin, daß die Kurven über den Nieren nacheinander registriert werden, wobei jedesmal eine i.v. Dosis von 25 microcuries J^{131}-markiertem Hippuran verabreicht werden muß. Die Autoren konzentrieren sich vor allem auf die vasculäre Phase und vernachlässigen die sekretorische und exkretorische Periode der nephrographischen Kurven. Das erste Segment (vasculäres Segment) sei zuverlässig, ziemlich konstant bei wiederholter Registrierung und vermittle deshalb vor allem durch den Vergleich beider Nieren einen guten Einblick in ihre Vascularisation. Eine Reduktion dieses Segmentes von über 50% der Amplitude sei sehr suspekt auf ein vasculäres Nierenleiden. Die diagnostische Zuverlässigkeit der Renographie in Fällen mit Nierenarterienstenose wird unterschiedlich beurteilt. KAUFMANN et al. (1964) fanden in 90% ihrer Fälle von Nierenarterienstenose eine typische Veränderung des Nephrogramms. Bei wiederholter Interpretation der

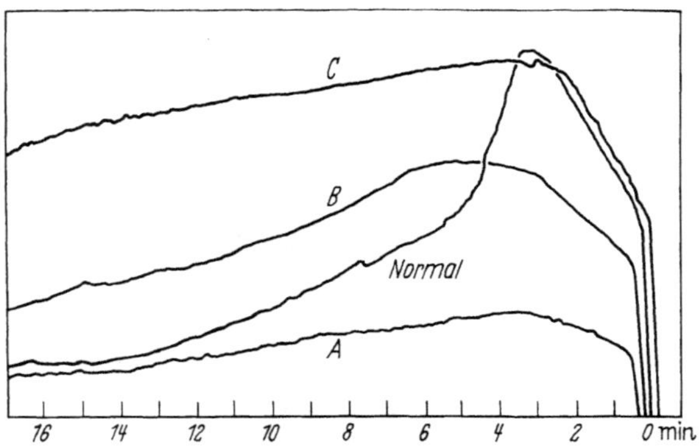

Abb. 20. Schematische Darstellung der drei Typen von Renogrammen bei Patienten mit Nierenarterienstenose und renaler Ischämie verschiedenen Schweregrades im Vergleich mit einem normalen Renogramm. (Aus A. C. KENNEDY et al.: Lancet **1965** II a, 7420, 963)

Renogramme fanden KOPLOWITZ et al. (1965) eine sehr befriedigende Übereinstimmung. WINTER et al. (1959) fanden in 85% ihrer Fälle eine Übereinstimmung der nephrographischen Befunde mit anderen Funktionsproben. In gleicher Weise äußern sich MILLIEZ et al. (1962). Andererseits betonen OEFF (1963) und DOIG et al. (1963), daß Unterschiede im renalen Plasmastrom zwischen beiden Nieren kleiner als 25% mit dieser Methode nicht erfaßt werden können. FARMELANT (1961, 1964) empfiehlt in kritischen Fällen die Ausführung des Renogrammes unter Mannitolbelastung. Wenn unter Mannitolbelastung die mit dem J^{131}-Hippuran-Renogramm nachgewiesene Seitendifferenz zwischen beiden Nieren kleiner wird oder gar verschwindet, liegt nach Ansicht von FARMELANT mit großer Wahrscheinlichkeit eine Nierenarterienstenose vor. Na-PAH, welches auch tubulär sezerniert wird, interferiert mit der Sekretion von Hippuran bzw. Diodrast (KLAPPROTH et al. 1962). Das Renogramm sollte demzufolge nicht unmittelbar im Anschluß an eine Clearanceuntersuchung mit PAH erfolgen. WEDEEN et al. (1965) untersuchten die Bedeutung der Diurese auf den Ausfall des Renogrammes. Es hat sich nämlich gezeigt, daß kleine Urinvolumina (kleiner als 1,5 ml/min) das Renogramm verfälschen. Bei Diuresewerten über 7,0 ml/min sei das Renogramm nicht mehr zu verwerten. Der optimale Bereich des Harnzeitvolumens liegt demnach zwischen 1,5—7,0 ml/min. Das Hg^{203} Neohydrin bzw. Chlormerodrin Scintiscan ist unabhängig von der Diurese, da das Hg-markierte Molekül in den Tubuli retiniert wird Die Unabhängigkeit von der Diurese wird aber im Falle der renovasculären Hypertonie zum Nachteil, da die Abnahme der Diurese typisch für die Nierenarterienstenose ist. Somit eignet sich das Hg^{203} Chlormerodrin-Renogramm nicht für die Abklärung von Nierenarterienstenosen. Erst wenn die Gefäßobstruktion zu einer Zerstörung des Nierenparenchyms führt, können mit dieser Methode Füllungsdefekte entsprechend der ischämischen Zone nachgewiesen werden. Bei diffusen Nierengefäßerkrankungen resultieren multiple Aussparungen im Szintigramm (WOODRUFF 1963).

d) Renale Angiographie

Mit Hilfe der renalen Angiographie kann das renale arterielle Gefäßsystem auch in seinen Verzweigungen zur genauen Darstellung gebracht werden. Diese Untersuchung ist demnach Voraussetzung für ein chirurgisches Vorgehen. Allerdings gibt sie nicht darüber Auskunft, ob eine festgestellte Nierenarterienstenose im Einzelfall für den Hochdruck verantwortlich ist. Eine ausgeprägte Kaliber-

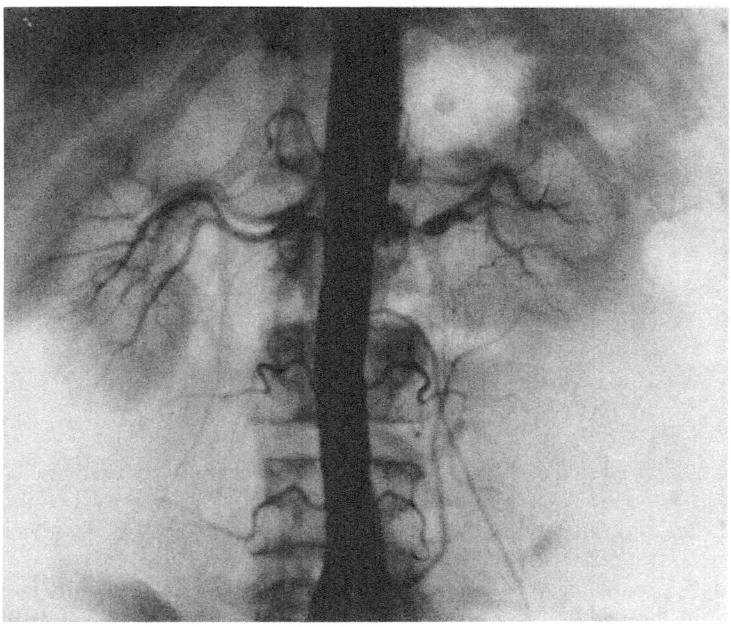

Abb. 21. Renales Angiogramm mit Darstellung einer arteriosklerotischen Nierenarterienstenose links bei 59jährigem Patienten mit maligner Hypertonie (vgl. Abb. 22). [Aus A. MONTANDON: Ther. Umschau **22**, 9—15 (1965), p. 12, Fig. 3]

einschränkung mit distal davon gelegener poststenotischer Dilatation deutet hingegen auf eine pressorisch wirksame Stenose hin. Die renale Angiographie ist auch unerläßlich in Fällen mit doppelseitigen oder segmentären Stenosen, welche mit den getrennten Nierenfunktionsproben nicht erfaßt werden können. Den ersten Bericht über eine erfolgreiche renale Angiographie verdanken wir SMITH et al. (1952). In der Folge haben sich zahlreiche Autoren um die Verfeinerung der Methode bemüht. Heute wird meistens die percutane, retrograde Angiographie mit dem Seldinger-Katheter (1953) ausgeführt (OLSSON 1963, DÜX 1963, FIORANI 1962, FUCHS 1963, HALPERN 1961, LÉLEK 1962, MEANEY 1963, POSTMANN 1961, ROBERTSON 1964, THURN 1962, und VOGLER 1961). In diesem Zusammenhang kann nicht auf die Technik eingegangen werden. Genaue Beschreibungen finden sich bei den obengenannten Autoren. Die Untersuchung muß von Erfahrenen ausgeführt werden. Crane (1964) empfiehlt nach wie vor die translumbale Aortographie und hat mit dieser Methode sehr wenig Komplikationen gesehen. Dieses Vorgehen sei besonders bei Patienten mit obliterierendem Prozeß in der Arteria femoralis oder Aorta abdominalis angezeigt, da bei solchen Patienten ein Seldinger-Katheter nicht gefahrlos eingeführt werden kann. Die Gefahr einer falschen Passage, wie sie mit dem Seldinger-Katheter besteht, sei praktisch zu vernachlässigen. Ein „Stripping" der Arterienwand könne bei Anwendung der translumbalen Aortographie vermieden werden. Folgende Nachteile dieser Methode sind immerhin zu erwähnen:

a) In 25% der Fälle sind die Aufnahmen nicht befriedigend;

b) Eine selektive Nierenangiographie ist meist nicht möglich; in der Regel ist die rechte Nierenarterie besser dargestellt als die linke;

c) Wegen der Füllung der Arteria mesenterica superior kommt es zu unerwünschten Superpositionseffekten.

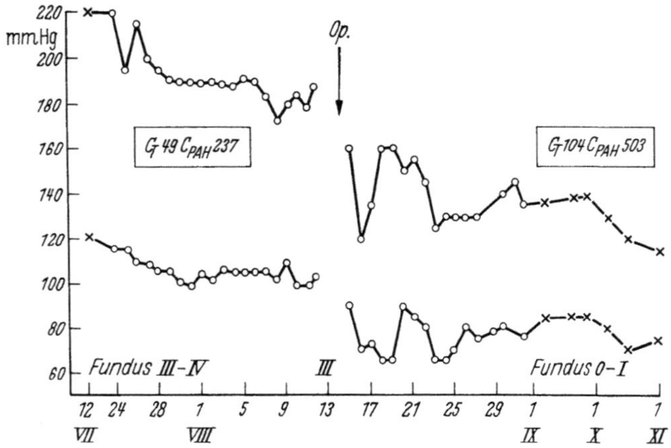

Abb. 22. Arterieller Blutdruck, Clearancewerte und Grad der hypertensiven Fundusveränderungen bei 59jährigem Patienten mit arteriosklerotischer Nierenarterienstenose links (vgl. Abb. 21). Der Blutdruck normalisierte sich nach der Endarterektomie und war anläßlich einer Kontrolle 2 Jahre nach der Operation noch normal. [Aus A. Montandon: Ther. Umschau **22**, 9—15 (1965), p. 13, Fig. 2]

Auch Ansy (1962) hat mit dieser Methode befriedigende Resultate beschrieben. Marshall (1964) gelangen befriedigende renale Arteriogramme durch Injektion des Kontrastmittels unter Druck in die linke Brachialarterie. Morino (1957) hat die Arteria renalis von der Arteria axillaris aus katheterisiert. Er brauchte angeblich weniger Kontrastmittel als mit der Seldinger-Methode (4—6 ml des 50—70%igen Kontrastmittels). Kong (1963) hat die Güte der beiden Methoden miteinander verglichen. In 93% der Fälle ergab die Kathetermethode ausgezeichnete renale Arteriogramme, während bei der translumbalen Methode nur in 60% der Fälle eine vergleichbare Qualität zu erreichen war. Derselbe Autor macht darauf aufmerksam, daß bisweilen Aufnahmen in zwei Richtungen angefertigt werden müssen. Maluf (1958) hat an Hand von Arteriogrammen die durchschnittlichen Kaliber normaler Arterien bei Erwachsenen ermittelt. Sie schwanken zwischen 6,5—6,7 mm. Es handelte sich um jugendliche Erwachsene. Maluf kam auf Grund seiner sorgfältigen Auswertungen zum Schluß, daß eine verengte Nierenarterie immer auf eine herabgesetzte Funktion der von ihr irrigierten Niere hindeute, daß eine normal kalibrierte Nierenarterie hingegen nicht ohne weiteres eine normal funktionierende Niere versorge. Als absolute Kontraindikation einer renalen Angiographie geben Descotes (1962), Tcherdakoff (1961, 1962) und Baudisch (1964) das vorgerückte Alter und eine, wenn auch nur latente Niereninsuffizienz an. Die Wirkung des Kontrastmittels auf die Nierenfunktion scheint unter anderem von der Art, Konzentration und Menge des betreffenden Kontrastmittels abhängig zu sein. LUTTWAK (1961) beobachtete bei 17 Patienten und bei vier Hunden eine deutliche Abnahme der Inulinclearance und PAH-Clearance nach Aortographie mit 70%igem Urokon. Aus diesem Grunde ist möglichst wenig Kontrastmittel anzuwenden. Hippuran und Hypaque scheinen weniger toxisch zu sein als Urokon. Die Komplikationen der renalen Angiographie sind nicht zu bagatellisieren. Auf Grund der Statistiken wird ersichtlich, daß in den Händen der Erfahrenen Komplikationen immer seltener werden. McAFEE und WILLSON beschrieben 1956 unter 13207 abdominellen Aortographien nur in 1,02% ernste Komplikationen, welche zum Teil zum Tode führten. Die Mortalität unter 12882 translumbalen Aortographien betrug nur 2,08%. BEALL (1961) berichtete über 1625 translumbale Aortographien ohne Todesfall oder ernste Komplikation. LEADBETTER (1962) beschrieb 7685 komplikationslose translumbale Aortographien. CRANE (1964) rät zu folgenden Vorsichtsmaßnahmen bei der translumbalen Aortographie:

1. Keine dickere Nadel als Nr. 17.
2. Möglichst cranial eingehen, damit ein schräger Stichkanal entsteht, womit offenbar die Blutungsgefahr geringer wird.
3. Es sollen nur zwei Punktionsversuche unternommen werden.
4. Der Patient soll nach der Punktion nicht umgelagert werden.
5. Der diastolische Blutdruck sollte unter 90 mm Hg liegen. Nötigenfalls Infusionen mit Arfonad.

Als gefahrlose Kontrastmittel bezeichnet er Renografin, Hypaque und Angio-Conray. Es sei nicht mehr als 10 ml Kontrastmittel pro Nierenarterie oder 20 ml pro Aorteninjektion zu verwenden (total nicht mehr als 30 ml). Die Diurese sei mit 5%iger Glucose i.v. zu unterhalten. CRANE gibt auch jedesmal eine Testdosis von 5 ml des Kontrastmittels. Unter Respektierung dieser Vorsichtsmaßnahmen habe CRANE auch keine Komplikationen am Rückenmark oder am Dünndarm gesehen. Eine Dissektion der Aorta werde durch die Testinjektion vermieden. Andere Autoren beobachteten ernsthafte Komplikationen: arteriovenöse Fistel (BELL 1962), akute Niereninsuffizienz (ALBORES-SAAVEDRA 1961), einseitige Nierenatrophie (McCALLISTER 1962), Dissektion der Gefäßwand (GJUBERG 1961), Proteinurie (KONG 1963, EDLING 1957), Thrombose kleiner Nierenarterien (EDLING 1964), Myelomalacie zufolge Spasmen oder Thrombosen an spinalen Arterien nach Eindringen von Kontrastmittel in diese Gefäße (FERRAND 1959 und FOEX 1964), Pleurablutung bei Kindern (LAMBETH 1960). TRAVIS et al. (1961) haben bei einem neunjährigen Mädchen 48 Std nach erfolgter renaler Arteriographie mit 3,5 ml einer 70% Urokonlösung eine Nierenbiopsie ausgeführt. Histologisch fanden sich Bezirke mit tubulärer Degeneration und Dilatation. Es lagen Zelltrümmer und proteinhaltige Substanzen in den Tubuluslumina vor, 50% der Glomerula wiesen eine Dilatation der Capillaren und eine Ablagerung von eosinophilem Material auf. Dazwischen lagen auch unversehrte Bezirke. Wahrscheinlich handelt es sich dabei um reversible Läsionen. Es empfiehlt sich auch, bei schwerer Hypertonie den Blutdruck vor der Arteriographie medikamentös zu senken.

e) Getrennte Nierenfunktionsproben

α) Physiologische Grundlagen

SELKURT (1949), WHITE (1950), BLAKE (1950) und MUELLER (1951) haben im Tierversuch gezeigt, daß die Drosselung einer Nierenarterie nicht nur zu einer Abnahme der Nierendurchblutung und des Glomerulumfiltrates führt, sondern auch eine Zunahme der Wasser- und Na-Rückresorption bewirkt. Der Mechanismus dieser druckabhängigen Diurese und Natriurese bzw. Antidiurese und Antinatriurese bei Unterschreiten eines kritischen Perfusionsdruckes ist noch nicht bekannt. Bei einseitiger Nierenarterienstenose mit Hypertonie zeigt die Niere ohne vorgelagerte Arterienstenose unter Flüssigkeits- und NaCl-Belastung eine gesteigerte Diurese und Natriurese (DAVIDSON 1958). Dabei handelt es sich aber nicht um ein für renovasculäre Hypertonie typisches Verhalten. Das Phänomen der gesteigerten Diurese und Natriurese unter Flüssigkeits- und Kochsalzbelastung findet sich bei jedem Hochdruck unabhängig von dessen Ätiologie, sofern die Nierendurchblutung noch ausreichend ist (COTTIER 1957, 1958, 1960).

β) Howard-Test

CONNOR und HOWARD (1957), HOWARD (1954, 1956, 1964), CONNOR (1960) haben die erwähnten physiologischen Befunde für einen klinischen Test verwertet. Durch Analyse und Vergleich des Ureterharnes haben sie eine Methode entwickelt, welche eine semiquantitative Aussage über den Grad der Nierenarterienstenose (Druckgradient) gestattet. *Der Howard-Test kann auf Grund von pathophysiologischen Überlegungen, auch bei erheblicher Übereinstimmung zwischen Testresultat und Operationserfolg, nichts Verbindliches darüber aussagen, ob die betreffende Nierenarterienstenose für den Blutdruck tatsächlich verantwortlich ist.*

Für die Annahme einer erheblichen Nierenarterienstenose verlangt HOWARD auf der affizierten Seite eine Abnahme des Urinvolumens um mindestens 50%, eine Abnahme der Natriurese um mindestens 15% und eine Zunahme der Kreatinin- bzw. Inulinkonzentration im Urin um 50—100%. Es versteht sich, daß fließende Übergänge je nach Grad der Stenose und Ausdehnung des hinter der Stenose gelegenen Nierengewebes zu erwarten sind.

Folgende *Kritik* an der Methode ist angebracht: Das bloße Einführen eines Ureterkatheters kann erhebliche Veränderungen der Nierenfunktion zur Folge haben (SPENCER 1960). Bei Wiederholung des Testes fand REVELL (1960) bisweilen sehr unterschiedliche Resultate. Eine quantitative Urinkollektion ist auch bei Anwendung dicker Katheter oft unmöglich. CONNOR (1960) beschrieb ein Versagen der quantitativen Urinkollektion in 15—20% der Fälle. Bilaterale Stenosen (DUSTAN 1961) sowie Segmentstenosen (BROWN 1960, COTTIER 1965, STEWART 1962) entgehen aus verständlichen Gründen diesem Suchtest. Das Einführen von Kathetern ist gelegentlich durch Infektion der Harnwege und schwere Blutungen kompliziert worden. Bei starker Einschränkung der renalen Hämodynamik und somit Abnahme des Glomerulumfiltrates verschwindet nach LEVINSKY (1959) das Phänomen der gesteigerten Harnkonzentrierung in der Niere mit Nierenarterienstenose.

Trotz dieser kritischen Einwände hat HOWARD (1962) eine bemerkenswerte Übereinstimmung von 90% zwischen Testaussage und Erfolg der chirurgischen Behandlung (Normalisierung des Blutdruckes) beschrieben. Andere Autoren konnten diesen hohen Grad der Übereinstimmung nicht bestätigen. Weitere Autoren haben Beiträge zur Erprobung des Howard-Testes geliefert: BALDWIN (1961), BERTHOUD (1963), EIGLER (1963), GRABER (1956), LAULER (1964), LAWRENCE (1964), MADELOFF (1962), McGRIGOR (1961), YENDT (1960). SCHLEGEL (1959) hat, abgesehen von einer Abnahme der Harnflut, eine Steigerung der Osmolarität, eine Konzentrationszunahme des Kaliums und des Ammoniaks, sowie eine Abnahme des pH im Ureterharn der mit Stenose befallenen Seite nachgewiesen. KJELLBO et al. (1962) beschrieben weiterhin eine deutliche Abnahme der CO_2-Ausscheidung und eine geringere Abnahme der Kalium-, Phosphat- und

NH_3-Ausscheidung auf der affizierten Seite. Der durch Hexamethonium ausgelöste Blutdruckabfall führte zu einer Verstärkung der Konzentrationsdifferenzen zwischen beiden Seiten. Nach Hydrierung mit Glucoselösung steigerte sich die Ausscheidung von H_2O, Na, Cl und CO_2 auf der nicht stenosierten Seite, wogegen die Niere mit Arterienstenose die Kalium- und Phosphatausscheidung nur geringfügig veränderte. Weil offenbar der Howard-Test nicht restlos zu überzeugen vermochte, sind in der Folge zahlreiche Modifikationen des Howard-Testes entwickelt worden.

γ) Test von Rapoport

RAPOPORT hat 1960 den Howard-Test insofern modifiziert, als er auf die Bestimmung des Urinzeitvolumens verzichtet. RAPOPORT vergleicht die sog. „tubular rejection fraction ratio" zwischen links und rechts. Der Quotient

$$\frac{U_{\text{creat}}\ \text{re} \times U_{\text{Na}}\ \text{li}}{U_{\text{creat}}\ \text{li} \times U_{\text{Na}}\ \text{re}}$$

ergibt bei symmetrischen Parenchymerkrankungen einen Wert von 1,0 (0,65—1,50). Bei Ischämie der rechten Niere erreicht der Quotient einen Wert über 2, bei Mangeldurchblutung links fällt der Quotient unter 0,5. RAPOPORT vergleicht also das ausgeschiedene Natrium in % des filtrierten zwischen links und rechts. SCHEITLIN (1962) hat mit diesem Test befriedigende Resultate erzielt. Der Vorteil, daß der Quotient von RAPOPORT ohne Kenntnis des Harnzeitvolumens gewonnen werden kann, hat sich offenbar statistisch nicht ausgewirkt, indem die Erfolgsquote dieses Testes nicht besser sein soll als diejenige des Howard-Testes.

BIRCHALL (1962) verwendet auch nur das Verhältnis

$$\frac{U_{\text{Na}}}{U_{\text{creat}}}$$

δ) Test nach Stamey

SPENCER und STAMEY (1961), STAMEY (1961) bezweckten durch Gabe von Vasopressin und Harnstoff in einer NaCl-Lösung eine Verstärkung der Ausscheidungs- und Konzentrationsdifferenzen zwischen beiden Seiten. Zudem verwendet STAMEY einen Katheter, der angeblich eine quantitative Kollektion des Ureterharnes gestatten soll. OCKER (1964) hat mit eigenen Untersuchungen den Wert des Testes bestätigt. STAMEY hat an einem relativ kleinen Krankengut eine gute Übereinstimmung zwischen Testaussage und Operationserfolg beschrieben. Auf einem ähnlichen Prinzip beruht die Modifikation von DUSTAN (1961), welche durch Gabe von Mannitol und ADH die Seitendifferenzen verstärken wollte. H. DUSTAN war hingegen nicht befriedigt über den Aussagewert der von ihr angewandten Methode.

ε) Getrennte Clearance-Untersuchungen

H. W. SMITH (1956) hat auf Grund der Untersuchungen von GOLDRING und CHASIS (1944) vorgeschlagen, das Tm_{PAH} beider Nieren getrennt zu untersuchen, da die tubulären Transportmechanismen für PAH bzw. Diodrast verhältnismäßig frühzeitig zufolge arterieller Hypertonie gestört seien. BIRCHALL (1958) fand keine signifikanten Differenzen des Tm_{PAH} bei zwei Patienten mit einseitiger Nierenarterienstenose, welche durch Operation von ihrem Hypertonieleiden geheilt werden konnten. Im übrigen ist diese Methode für klinische Zwecke auch sehr umständlich. Nach STAMEY (1966) ist die Bestimmung der getrennten C_{PAH} als Maß des renalen Plasmastromes von erheblicher Bedeutung. Bei retrograder Durchsicht seines Patientengutes, welches wegen Nierenarterienstenose operiert worden ist, hat sich nämlich gezeigt, daß die Patienten mit heilbarer renovasculärer Hypertonie in der von der Stenose nicht befallenen Niere eine C_{PAH} von mehr als 200 ml/min aufgewiesen haben. Lagen die PAH-Clearancewerte unter 200 ml/min, waren die operativen Resultate wechselnd oder negativ. Damit wird deutlich, daß der Rückbildungsfähigkeit des Hochdruckes zufolge Nierenarterienstenose je nach Grad der Arteriolosklerose in der kontralateralen Niere Grenzen gesetzt sind. In Grenzfällen bleibt dann einzig zu prüfen, ob die Einschränkung der C_{PAH} zur Hauptsache spastisch oder arteriosklerotisch bedingt ist. Es sollte möglich sein, mit einem wirkungsvollen renalen Vasodilatator diese Frage zu klären (Cottier 1965).

ζ) Getrennter Phenolrot-Test

Osius (1963) hat eine seitengetrennte Phenolrotprobe für die Erfassung einer Nierenarterienstenose vorgeschlagen. Die PSP-Konzentration im Ureterharn wird beidseits nach 15 min untersucht. Wenn die Differenz der Konzentration mehr als 50% beträgt, sei der Test als positiv zu bewerten. Es versteht sich, daß die Konzentration des Phenolrotes auf der affizierten Seite erhöht ist.

f) Intravenöser Angiotensin-(Hypertensin-)Test

nach Kaplan und Silah (1964)

Das Prinzip dieses Testes beruht auf der folgenden Annahme: Als Folge der Minderdurchblutung einer Niere bei Nierenarterienstenose z.B. komme es in derselben zu einer vermehrten Sekretion von Renin, wobei noch umstritten ist, wo genau im juxtaglomerulären Apparat Renin sezerniert wird. Das Renin führt zu einer enzymatischen Umwandlung des Angiotensinogens (Decapeptid) in Angiotensin I und II (Octapeptid). Es darf heute als gesichert angenommen werden, daß Angiotensin II in der Zona glomerulosa der Nebennierenrinde die Aldosteronsekretion fördert. Angiotensin II führt daneben zu einer Vasoconstriction im Bereiche der Arteriolen. Ist der Angiotensin II-Spiegel im Blute erhöht und sind die Arteriolenwandungen mit diesem Pressor gesättigt, sei nach Ansicht von Kaplan und Silah (1964) die Ansprechbarkeit der arteriolären Gefäße auf zugeführtes exogenes Angiotensin (Hypertensin) herabgesetzt. Es braucht pro Zeiteinheit höhere Dosen von Hypertensin, um einen bestimmten Blutdruckanstieg zu erzeugen. Die Autoren haben eine Zunahme des diastolischen Blutdruckes um 20 mm Hg als Kriterium gewählt. In der Tat konnten diese Autoren nachweisen, daß Patienten mit pressorisch wirksamer Nierenarterienstenose weniger auf Hypertensin ansprechen als Patienten mit essentieller Hypertonie oder Parenchymerkrankungen der Nieren. In Fällen mit maligner Hypertonie fand sich ein gleiches Verhalten wie bei renovasculärer Hypertonie (Abb. 23). Wenn der von Kaplan und Silah (1964) vorgeschlagene Hypertensintest bestätigt werden kann, wäre eine wichtige Lücke in der Reihe der zur Verfügung stehenden Untersuchungsmethoden geschlossen; denn mit Hilfe dieses Testes könnten pressorisch wirksame Nierenarterienstenosen von solchen ohne kausale Bedeutung für den Hochdruck unterschieden werden.

Methode. Die Patienten erhalten zunächst eine Infusion von 250 ml NaCl 0,9% während 30 min. Direkt anschließend erfolgt eine Infusion mit Glucose (5% (ca. 100 ml), bis ein konstanter diastolischer Blutdruck während 30 min gemessen werden kann. Mit Hilfe einer Infusionspumpe wird das Hypertensin (0,4 γ Hypertensin pro ml Glucose 5%ig) verabreicht. Die Dosen pro kg und min werden je nach je 10 min stufenweise erhöht (z.B. 2,7; 4,0; 5,3; 8,0; 10,7; 20 ng/min/kg). Die Dosisstufen ergeben sich aus den bei der Braunschen Pumpe zur Verfügung stehenden Infusionsgeschwindigkeiten. Der arterielle Blutdruck wird alle $2^1/_2$ min am Gegenarm mit der Riva-Rocci-Manschettenmethode und dem Erkameter indirekt gemessen. Die Hypertensinlösung wird jeweils vor jedem Test neu hergestellt. Silah und Kaplan (1964) haben auch einen Kurztest vorgeschlagen, der sich besonders als Suchtest eignen sollte. Ausführung: Alle 15—20 min wird der Blutdruck zur Feststellung des diastolischen Ausgangswertes gemessen. Anschliessend erfolgt die Injektion von 4 ng/kg/min Hypertensin in 5% Glucose während 5 min. Der Test wird als normal beurteilt, wenn der diastolische Blutdruck im Verlaufe dieser Zeit um mindestens 20 mm Hg angestiegen ist. Bei pathologischem

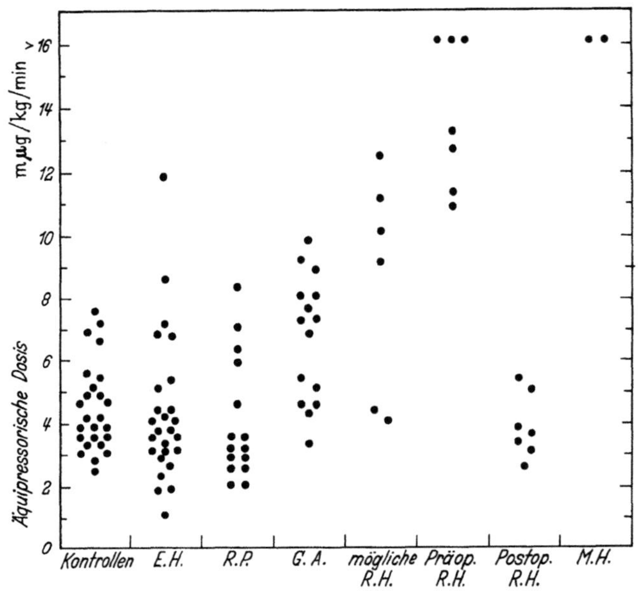

Abb. 23. Äquipressorische Hypertensin-(Angiotensin-)dosen bei Normotonen und Patienten mit verschiedenen Formen von Hypertonie. [Aus N. M. Kaplan, and J. G. Silah: New Engl. J. Med. **271**, 536—541 (1964)]. *EH* = Essentielle Hypertonie, *R.P.* = Renale Parenchymerkrankungen, *G.A.* = Generalisierte Arteriosklerose, *RH* = Renovasculäre Hypertonie, *M.H.* = maligne Hypertonie

Kurztest wird ein Langtest angeschlossen. Wir haben an 34 Patienten mit essentieller Hypertonie, 21 Patienten mit chronischen Parenchymerkrankungen der Nieren, acht Patienten mit ein- bzw. doppelseitiger Nierenarterienstenose und sechs besonderen Fällen den intravenösen Hypertensintest nach Kaplan und Silah auf seine Reproduzierbarkeit und Spezifität geprüft (Cottier 1966). Bei der Wahl längerer Zeitintervalle (bis 180 Tage) zwischen den einzelnen Tests, aber unter Beachtung gleicher Bedingungen war die Reproduzierbarkeit unbefriedigend. In der Gruppe der essentiellen Hypertoniker fanden sich auch falsch-positive Resultate. Die 21 Patienten mit chronischen Parenchymerkrankungen zeigten allerdings keine falsch-positive Reaktion. Bei den acht Patienten mit arteriographisch verifizierter Nierenarterienstenose fiel der Test viermal negativ aus. Es kann sich bei diesen Patienten um pressorisch nicht wirksame Stenosen gehandelt haben. Wir konnten weiterhin keine genügende Beziehung zwischen äquipressorischen Hypertensindosen und Renintitern (bestimmt nach der Methode von Boucher et al. 1964, Literaturverzeichnis Pressoren) im peripheren und renalen Venenblut nachweisen, so daß der Hypertensintest unseres Erachtens in Fällen von leichter und mittelschwerer renovasculärer Hypertonie keine sichere Aussage über die Reninaktivität erlaubt (Abb. 25). Es ist möglich und würde die Diskrepanz in der Literatur erklären, daß in den Fällen von Nierenarterienstenose mit sekundärem Hyperaldosteronismus regelmäßigere Beziehungen zwischen Hypertensintest, Renintiter und Aldosterontiter bestehen. HOCKEN (1966) beschrieb kürzlich sieben Fälle von Nierenarterienstenose, bei denen sich der Hypertensintest nach operativer Behebung der Gefäßstenose normalisiert hat (Abb. 26). Die Veränderung des Hypertensintestes postoperativ ist kritisch zu beurteilen. Es könnte sich auch um einen unspezifischen Effekt handeln. In diesem Zusammenhang interessiert die Beobachtung eines Patienten mit Leriche-Syndrom, bei welchem präoperativ ein vermindertes Ansprechen auf Hypertensin gefunden worden ist (Abb. 25). Nach einer rekanalisierenden Operation im Bereich der Aorta abdominalis und der Arteriae iliacae unterhalb des Abganges der Arteriae renales kam es zu einer Normalisierung des Hyper-

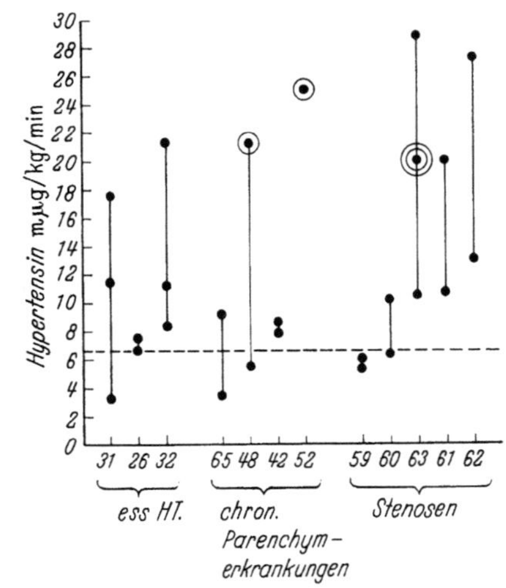

Abb. 24. Äquipressorische Hypertensindosen bei Patienten mit essentieller Hypertonie, chronischen Parenchymerkrankungen der Nieren und Nierenarterienstenose bei mehrmaliger Wiederholung des Hypertensintestes unter gleichen Bedingungen beim gleichen Individuum. [Aus P. COTTIER et al.: IV. Symp. der Ges. für Nephrologie, Saarbrücken. Berlin-Heidelberg-New York: Springer 1966, p. 198—217

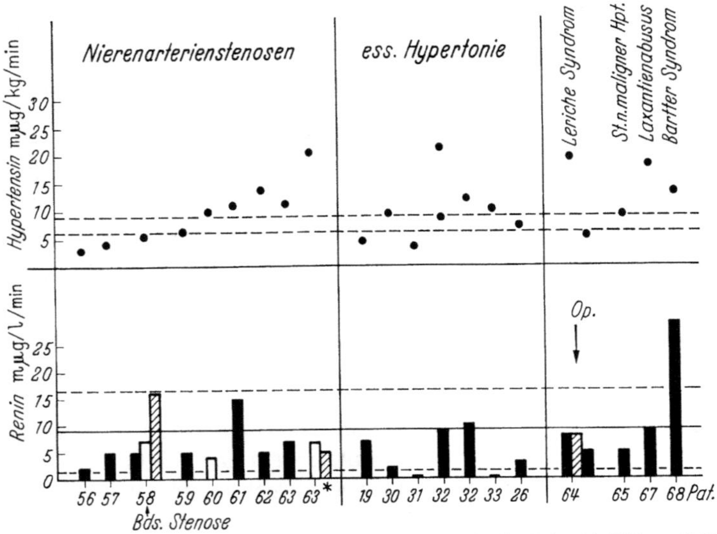

Abb. 25. Äquipressorische Hypertensindosen (Kaplan-Test) und Renintiter bei acht Fällen mit Nierenarterienstenose, sieben Fällen mit essentieller Hypertonie und bei je einem Fall von Leriche-Syndrom, Bartter-Syndrom, Status nach maligner Hypertonie und Hypokaliämie nach Laxantienabusus. ■ Plama aus Vena brachialis; □ Plasma aus rechter Nierenvene; ▨ Plasma aus linker Nierenvene; * Plasma aus Vena cava inf. oberhalb Einmündung der Venae renales. [Aus P. COTTIER et al.: IV. Symp. der Ges. für Nephrologie, Saarbrücken. Berlin-Heidelberg-New York: Springer 1966, p. 198—217]

tensintestes, ohne daß an den Nierenarterien operativ etwas unternommen worden wäre. Man müßte schon annehmen, daß dank der revascularisierenden Operation an den Hauptarterien und distal vom Abgang der Nierenarterien die hämodynamischen Verhältnisse in beiden Nieren (Perfusionsdruck und Durchblutung) sich dergestalt verbessert hätten, daß weniger Renin und somit Angiotensin sezerniert bzw. gebildet worden wären. Die Renintiter waren prä- und postoperativ jedoch vergleichbar (Abb. 25).

Die von uns gefundene unbefriedigende Korrelation zwischen Hypertensintest und Reninaktivität bestätigt die Befunde von VEYRAT (1965) an einem gemischten Krankengut und von FITZ (1965) bei Fällen mit Nierenarterienstenose und Hypertonie. VEYRAT (1966) hat einen Fall von renovasculärer Hypertonie beobachtet, bei dem durch Nephrektomie der Kaplan-Test sich normalisiert hat, die Reninaktivität und die Aldosteronsekretion von stark pathologischen Werten auf Normalwerte abgesunken sind. Während DÉROT (1965) eine befriedigende Übereinstimmung zwischen Ausfall des Hypertensintestes und arteriographischem Befund beschrieben hat, sprach BRECKENRIDGE (1965) auf Grund seiner Erfahrungen dem Hypertensintest jeglichen diagnostischen Wert ab. In den Daten von DÉROT (1964) findet sich eine erhebliche Überlappung bezüglich Hypertensinempfindlichkeit bei Patienten mit essentieller Hypertonie einerseits und solchen mit renovasculärer Hypertonie andererseits.

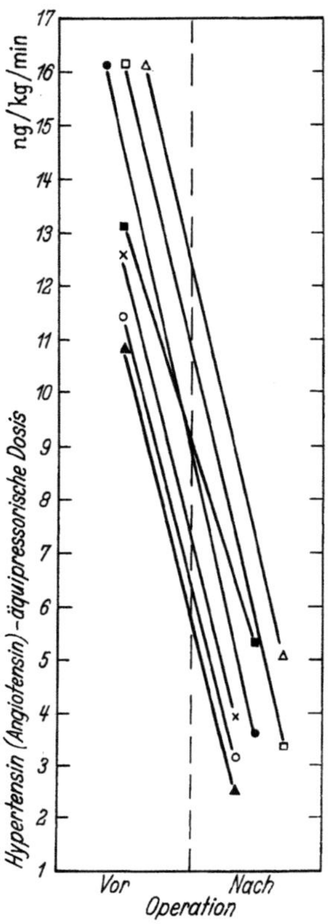

Abb. 26. Äquipressorische Hypertensin-(Angiotensin-)dosen vor und nach chirurgischer Korrektur einer Nierenarterienstenose bei sieben Patienten mit renovasculärer Hypertonie. (Aus A. C. HOCKEN et al.: Lancet **1966 II**, No 7427, 5—10]

Bei Berücksichtigung der zahlreichen Faktoren, welche die Gefäßreaktion beeinflussen können, scheint es auch naheliegend zu sein, nicht nur im endogenen Renin- bzw. Angiotensintiter den entscheidenden Faktor für die Empfindlichkeit der Arteriolen gegenüber exogen zugeführtem Hypertensin zu erblicken. Neurale (MCCUBBIN 1952, 1956, 1963), strukturelle (CONWAY 1958), humorale Faktoren (Katecholamine) sowie Veränderungen der Elektrolytverteilung in den Gefäßwänden (TOBIAN 1962) stellen weitere Variablen dar, die in komplexer Weise die Gefäßreaktivität bestimmen. Zudem ist mit einem individuell unterschiedlichen Abbau von Angiotensin (Hypertensin) wegen wechselnder Aktivität der Aminopeptidasen zu rechnen, oder der Metabolismus, d. h. die Umsatzrate des Angiotensins II könnte sich beim gleichen Individuum ändern (KHAIRALLAH 1962, MENDLOWITZ 1962). BROWN (1964) fand bei statistischer Auswertung eines größeren Untersuchungsgutes eine umgekehrt proportionale Beziehung zwischen Serum-Natriumkonzentration und Renintiter, ein Hinweis dafür, daß die Renin-Sekretion auch stark vom Natriumchloridstoffwechsel abhängig ist. Zweifelsohne ist bei fehlender Standardisierung der Natriumchloridzufuhr dauernd mit einer Änderung der Reninsekretion und Angiotensinbildung zu rechnen. Zudem ist die Reninsekretion in erheblichem Maße von der Körperhaltung abhängig, indem bei aufrechter Körperhaltung dieselbe ansteigt.

Aus theoretischen Überlegungen wird somit verständlich, daß mit dem Hypertensintest eine multifaktoriell bedingte Gefäßreaktivität getestet wird. Es wäre demzufolge gewagt, diesen Test als zuverlässigen Indicator nur eines Faktors, nämlich des endogenen Angiotensin- bzw. Renintiters, der zur Gefäßreaktivität beiträgt, aufzufassen. Immerhin ist es möglich und naheliegend, daß in den seltenen

Fällen von Nierenarterienstenose mit sekundärem Hyperaldosteronismus und maligner Hypertonie, d.h. in Fällen mit extrem hohen Renin- und Angiotensintitern eine bessere und zuverlässigere Korrelation zwischen Hypertensintest, Renin- und Aldosteronsekretion nachzuweisen ist. Patienten mit sekundärem Hyperaldosteronismus verschiedener Genese weisen nämlich eine verminderte Empfindlichkeit gegenüber Angiotensin auf (Johnston 1963, Laragh 1962). In solchen Fällen mit hohen Renin-, Angiotensin- und Aldosterontitern wäre die Sättigung mit Angiotensin an den Arteriolen derart hoch, daß die übrigen Faktoren, welche die Gefäßreaktivität mitbedingen, quantitativ nicht mehr ins Gewicht fallen. Inwieweit in Fällen von sekundärem Hyperaldosteronismus bei Nierenarterienstenose der maligne Charakter der Hypertonie mit schwersten Arteriolospasmen oder Arteriolonekrose und multiplen ischämischen Bezirken in der Niere ohne Stenose und nicht so sehr die Arterienstenose für die erhöhte Reninaktivität verantwortlich ist, kann nicht sicher entschieden werden. Die rasche Normalisierung des Hypertensintestes nach revascularisierender Operation spricht gegen eine solche Vermutung. Die Annahme, daß im Falle einer Nierenarterienstenose der drucksteigernde Mechanismus *nur* über Renin, Angiotensin verläuft, ist unseres Erachtens nicht zulässig. Es ist durchaus denkbar, daß dieser Pressormechanismus im Verlauf einer renovasculären Hypertonie von einer neuralen Blutdruckregulation abgelöst wird (McCubbin 1963). Möglicherweise ist auch die Dauer der renovasculären Hypertonie für den Ausfall des Testes von Bedeutung. Gaskell (1964) konnte nämlich tierexperimentell an Ratten im Frühstadium der künstlich erzeugten renovasculären Hypertonie (einseitige Nephrektomie und nachfolgende Klammerung der kontralateralen Nierenarterie) eine gesteigerte Empfindlichkeit gegenüber zugeführtem Angiotensin-II nachweisen.

Auf Grund der heutigen Kenntnisse kann zusammenfassend gesagt werden, daß ein pathologischer Hypertensintest eine weitere Abklärung in Richtung Nierenarterienstenose erheischt. Ein pathologischer Hypertensintest allein berechtigt aber nicht zur Aussage, daß die bei dem betreffenden Patienten gefundene Nierenarterienstenose für den Hochdruck verantwortlich sei. Unseres Erachtens sind Renin- und Aldosteronmessungen notwendig, um einen sekundären Hyperaldosteronismus zu belegen, der dann eine eindeutige Indikation für ein operatives Vorgehen ergibt. Wir haben nämlich mit falsch-positiven Reaktionen zu rechnen, ohne daß eine gesteigerte Renin- und Aldosteronsekretion im Spiele wäre. In solchen Fällen ist eine operative Behandlung durchaus umstritten. Eindeutig falsch-negative Teste bei sekundärem Hyperaldosteronismus wurden bis heute nicht beschrieben.

g) Renin, Angiotensin, Aldosteron und Granulationsindex des juxtaglomerulären Apparates

Die Bedeutung des Renin-, Angiotensin- und Aldosteronmechanismus für die Pathogenese der renovasculären Hypertonie ist noch umstritten. Immerhin mehren sich die Berichte, welche zeigen, daß bei Fällen mit schwerer bzw. maligner renovasculärer Hypertonie vermehrte Renin-, Angiotensin- und Aldosteronwerte gefunden werden. In Fällen mit leichter und mittelschwerer Hypertonie bei Nierenarterienstenose fand Mulrow (1964) normale Angiotensin- und Aldosterontiter. Helmer (1947, 1962, 1963, 1964) hat sich seit bald 20 Jahren um die Darstellung renaler Pressoren bemüht. Er fand höchste Reninwerte bei renaler Hypertonie. Margolin (1957) hat erstmals bei Nierenarterienstenose erhöhte Renintiter im Nierenvenenblut nachgewiesen. Judson (1962) beschrieb eine Normalisierung des Renintiters im peripheren Blut nicht nur nach operativer Korrektur der

Nierenarterienstenose, sondern auch unter medikamentöser Behandlung der renovasculären Hypertonie. Die beiden Gruppen um GENEST (GENEST 1964, 1966, VEYRAT 1964, 1965) und um PEART (LEVER 1962, 1964) haben wesentlich zur Einführung der Reninbestimmung ins klinische Laboratorium beigetragen. PEART (1966) ist allerdings noch nicht überzeugt, daß die Reninkonzentration im Plasma eindeutig und zuverlässig darüber Auskunft gibt, ob die gefundene Stenose für die Hypertonie verantwortlich gemacht werden kann. Es ist auch denkbar, daß eine gesteigerte Reninsekretion intermittierend oder nur vorübergehend erfolgt (Abbildung 27). Auch GROLLMANN (1964) und MORRIS (1964) sind der Meinung, daß die Reninbestimmung bei Verdacht auf renovasculäre Hypertonie ausgeführt werden

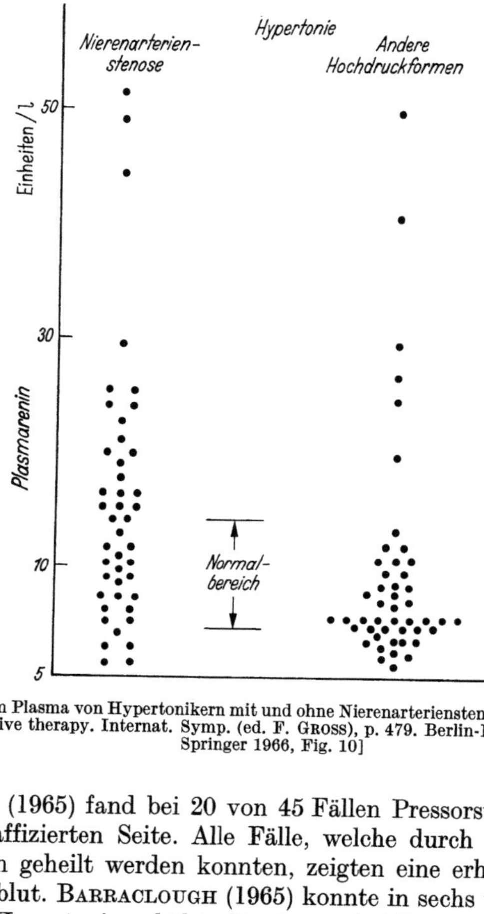

Abb. 27. Renintiter im Plasma von Hypertonikern mit und ohne Nierenarterienstenose. [Aus W. S. PEART et al.: Antihypertensive therapy. Internat. Symp. (ed. F. GROSS), p. 479. Berlin-Heidelberg-New York: Springer 1966, Fig. 10]

muß. MCPHAUL (1965) fand bei 20 von 45 Fällen Pressorsubstanzen im Nierenvenenblut der affizierten Seite. Alle Fälle, welche durch Operation von ihrem Hochdruckleiden geheilt werden konnten, zeigten eine erhöhte Pressoraktivität im Nierenvenenblut. BARRACLOUGH (1965) konnte in sechs von sieben Fällen mit renovasculärer Hypertonie erhöhte Renin- und Aldosterontiter feststellen. Ein Patient, dessen Hochdruck ebenfalls durch die Operation verschwunden ist, wies normale Werte auf. Dies zeigt, daß ein erhöhter Renin- und Aldosterontiter kein obligates Korrelat der heilbaren renovasculären Hypertonie darstellt. Dabei ist zu bedenken, daß die Hypersekretion von Renin sich nicht nur bei renaler Hypertonie, sondern auch bei sekundärem Hyperaldosteronismus anderer Genese nachweisen läßt (HIGGINS 1964). Die Angiotensinase, deren Bestimmung noch etwas fragwürdig ist, sei bei Nierenarterienstenose vermehrt (HICKLER 1963). Es kann sich dabei bloß um eine kompensatorische Mehrbildung von Angiotensinase bei gesteigerter Hypertensinbildung handeln.

Aldosteron. Nach der wichtigen Entdeckung des Renin-, Hypertensin- und Aldosteronmechanismus (s. Beitrag F. Gross), die wir vor allem Gross (1960), Genest (1960) und Davis (1962) verdanken, lag es nahe, die Sekretion und Ausscheidung von Aldosteron bei renovasculärer Hypertonie zu prüfen. Tierexperimentell hat Lever (1964) nach Drosselung einer Nierenarterie eine Vermehrung der Renin- und Aldosteronsekretion nachweisen können. Barraclough (1965) hat — wie erwähnt — in sechs von sieben Fällen mit renovasculärer Hypertonie neben einer Hyperreninämie eine vermehrte Aldosteronsekretion nachweisen können. Auch die Gruppe von Genest (1964, 1966) hat die Hyperaldosteronurie bei Nierenarterienstenose nachgewiesen. In einzelnen Fällen wurde allerdings keine gesteigerte Aldosteronausscheidung gefunden (Tremblay 1964).

Ein renaler Hyperaldosteronismus kann von einem primären Hyperaldosteronismus mit Hilfe der Reninbestimmung unterschieden werden. Im Falle eines

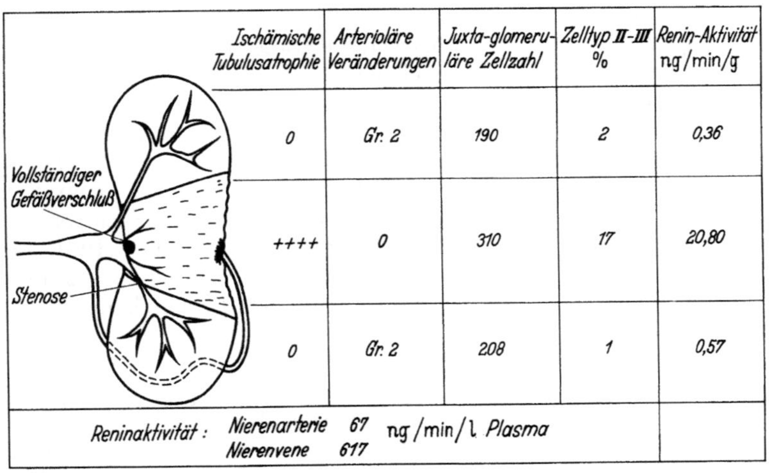

Abb. 28. Tubuläre Atrophie, Grad der Arteriolosklerose, Zellzahl und Granulationsindex der juxtaglomerulären Zellen und Reninkonzentration des mittleren ischämischen Nierenbezirkes und der beiden Nierenpole links bei einer 39jährigen Patientin mit Nierenarterienstenose wegen Intimafibrose. Die hohe Reninaktivität im peripheren und renalen Venenblut korreliert mit der erhöhten Reninkonzentration und der Zunahme der juxtaglomerulären Zellen sowie des Granulationsindex im mittleren ischämischen Nierenabschnitt. [Aus J. Genest et al.: Antihypertensive therapy. Internat. Symp. (ed. F. Gross), p. 526. Berlin-Heidelberg-New York: Springer 1966, Fig. 1]

renalen Hyperaldosteronismus werden sich erhöhte Renintiter nachweisen lassen. Bei primärem Hyperaldosteronismus indessen finden sich sehr niedrige oder nicht mehr nachweisbare Reninaktivitäten. Dieses Kriterium hat sich als sehr wichtig für die Differentialdiagnose zwischen sekundärem und primärem Hyperaldosteronismus erwiesen. Nach neuesten Untersuchungen ist das deutliche Ansteigen des Renintiters im Plasma unter der Wirkung von Saluretica und Orthostase charakteristisch für die renovasculäre Hypertonie.

Juxtaglomerulärer Apparat. Hartroft (1963, 1966, s. Literaturverzeichnis spezielle Pathologie) und Tobian (1958, 1959, 1960, 1962, 1964) untersuchten den juxtaglomerulären Apparat eingehend und mit Ausdauer, bevor die heute klassische Renin-, Angiotensin-, Aldosteronachse bekannt war. Hartroft hat schon früh eine Beziehung des juxtaglomerulären Apparates zur Nebennierenrinde vermutet. Umstritten ist die Bedeutung der Granula in den juxtaglomerulären Zellen. Tobian war 1958 noch der Meinung, daß es sich bei diesen Granula um die Speicherung eines antihypertensiven Prinzips handle. Heute herrscht indessen die Meinung vor, daß diese Granula Renin entsprechen könnten. Unter der

Annahme, daß die Intensität der Granulation dem Grad der Reninsekretion parallel gehe, haben Turgeon und Sommers (1964) einen sog. Granulationsindex eingeführt. In Normalfällen beträgt die juxtaglomeruläre Zellzahl pro 25 juxtaglomeruläre Apparate 190 ± 21 und der prozentuale Anteil granulierter Zellen vom Typ II und III 4,6% (1—7%). Bei renovasculärer Hypertonie sei die Zahl der granulierten Zellen parallel mit der Reninaktivität im Plasma erhöht (s. Abb. 28) (Tremblay 1964, Genest 1966). Der Granulationsindex hat sich noch nicht eingebürgert, da das Auszählen solcher Zellen große Schwierigkeiten bereitet und einer kritischen Beurteilung nicht ohne weiteres standhält (Bohle 1965, Reubi 1966).

h) Nierenbiopsie

Mit Hilfe der Nierenbiopsie können folgende Fragen teilweise beantwortet werden:

1. Der Grad der Arteriolosklerose in der kontralateralen Niere kann mit Hilfe der Nadelbiopsie angenähert beurteilt werden. Dieses Kriterium ist wichtig für die Beurteilung der operativen Erfolgschancen. Bei stark ausgeprägter Arteriolosklerose ist eher mit einer Fixation des Hochdruckes zu rechnen, so daß eine Nephrektomie oder revascularisierende Operation mit einem kleineren Erfolg bezüglich Normalisierung des Blutdruckes zu rechnen hat. Eine Nadelbiopsie ist allerdings nie repräsentativ für das gesamte Organ. Aus diesem Grunde wird eine getrennt ausgeführte PAH-Clearance als Maß des renalen Plasmastromes eine bessere Auskunft über das renale Strombett erteilen. Genest (1964, 1966) verlangt die Biopsie auch der stenosefreien Niere für die Indikationsstellung zur operativen Therapie und für die Beurteilung der Erfolgschancen einer chirurgischen Behandlung.

2. Eine Biopsie aus der von der Stenose befallenen Niere kann Auskunft über die Struktur des juxtaglomerulären Apparates (Zahl der granulierten Zellen) und den Grad der Arteriolosklerose geben. Die Zahl der granulierten Zellen ist für Genest (1964, 1966) ein Indiz dafür, daß eine renovasculäre Hypertonie vorliegt. Zeigt die Niere trotz Stenose eine erhebliche Arteriolosklerose, muß angenommen werden, daß eine Hypertonie anderer Ätiologie vorbestanden hat und die Stenose sekundär hinzugekommen ist. Vertes (1965) berichtete über sieben Fälle mit Nierenarterienstenose, bei welchen die Hypertonie durch die chirurgische Behandlung in keiner Weise beeinflußt worden ist. Alle Patienten wiesen bei einer beidseits durchgeführten Nierenbiopsie deutliche intrarenale Gefäßveränderungen auf, besonders auf der kontralateralen Seite der Stenose. Die Autoren kamen zum Schluß, daß eine Gefäßoperation bei Patienten mit Nierenarterienstenose dann nicht am Platze sei, wenn vorgängig ausgeprägte arterio- und arteriolosklerotische Veränderungen intrarenal nachgewiesen werden können. Vertes postuliert eine doppelseitige Nierenbiopsie vorgängig einer entsprechenden Nierengefäßoperation. Morgan (1962) hat an eigenen Fällen gesehen, daß ein asymmetrischer Biopsiebefund den Verdacht auf Nierenarterienstenose wecken kann.

Wir möchten allerdings vor einer kritiklosen Anwendung der Nadelbiopsie in solchen Abklärungssituationen warnen, da es sich doch um Hypertoniker mit erhöhter Blutungsgefahr handelt. Jedenfalls muß der Bludruck vor der Durchführung einer Nadelbiopsie medikamentös auf tragbare Werte gesenkt werden.

i) Andere diagnostische Teste

Die unterschiedliche Reaktion des Blutdruckes auf eine i.v. Injektion eines Ganglienblockers sowie Tetraäthylammoniumchlorid(TEAC) wurde als möglicher Test zur Unterscheidung zwischen renovasculärer Hypertonie und anderen Hochdruckformen angegeben. Bei vier Patienten mit Nierenarterienstenose, welche chirurgisch von ihrer Hypertonie befreit werden konnten, fanden BRUST und FERRIS (1957) einen Anstieg des diastolischen Blutdruckes nach TEAC im Gegensatz zu einem Absinken desselben bei Patienten mit anderen Hypertonieformen. Einzig Patienten mit Glomerulonephritis zeigten ein ähnliches Verhalten wie diejenigen mit Nierenarterienstenose. Das unterschiedliche Verhalten gegenüber einem Ganglienblocker ist vorläufig nicht verständlich. Der Test hat keine Verbreitung gefunden. SMITHWICK (1957) fand bei Patienten mit renaler und adrenaler Hypertonie keinen Anstieg des systolischen Blutdruckes beim Orthostaseversuch, währenddem essentielle Hypertoniker in einer allerdings kleinen Mehrzahl der Fälle einen Anstieg des systolischen Blutdruckes im Orthostaseversuch zeigten. Dieser Test hat sich für die Unterscheidung zwischen renaler und essentieller Hypertonie nicht bewährt.

Wirkung von Angiotensin auf Diurese und Natriurese bei Nierenarterienstenose. JONES und BARRACLOUGH (1962) untersuchten die Wirkung von Hypertensin auf die Nierenfunktion von zwei Patienten mit einseitiger Stenose der Nierenarterie. Auf der Seite der Stenose kam es zu einer deutlichen Abnahme der Diurese und Natriurese sowie der Kreatininclearance unter Hypertensininfusion, während die gesunde Seite eine Zunahme der Diurese, der Natriurese und der Kreatininclearance aufwies. Dieser modifizierte Howard-Test hat keine weitere Anwendung gefunden.

j) Beurteilung und Wahl der diagnostischen Untersuchungsmethoden (Schlußfolgerungen)

Das diagnostische Vorgehen bei Verdacht auf renovasculäre Hypertonie kann so lange nicht standardisiert werden, als der Wert gewisser Teste (z.B. Hypertensintest) noch in Frage steht. Immerhin hat die Diagnostik der renovasculären Hypertonie in den letzten Jahren namhafte Fortschritte verzeichnen können, so daß es heute gelingen sollte, eine für den Hochdruck verantwortliche Nierenarterienstenose zu eruieren, um sie nötigenfalls dem Chirurgen zur Behandlung zuzuweisen. Der diagnostische Aufwand lohnt sich, da im Falle der renovasculären Hypertonie von einem revascularisierenden Eingriff eine vollständige Heilung von der Hochdruckkrankheit erhofft werden kann. Genaue anamnestische Erhebungen und eine sorgfältige klinische Untersuchung stellen die Grundlage einer erfolgreichen Diagnose auch im Falle einer renovasculären Hypertonie dar. Der intravenöse Hypertensintest von KAPLAN und SILAH (1964) wurde mit großen Erwartungen aufgenommen, da er sich als Suchtest bewähren könnte. Im weiteren hätte er darüber aussagen sollen, ob die gefundene Nierenarterienstenose tatsächlich für den Hochdruck verantwortlich ist, d.h. ob eine renovasculäre Hypertonie vorliegt oder nicht. Es scheint, daß in Fällen von renovasculärer Hypertonie mit aktiviertem Renin-, Hypertensin- und Aldosteronmechanismus der Test in der Tat pathologisch ausfällt. Solche Fälle stellen, sofern keine Kontraindikationen vorliegen, die Idealsituation für einen revascularisierenden Eingriff dar. In Fällen von Nierenarterienstenose mit leichter und mittelschwerer Hypertonie fand sich keine Beziehung zwischen Reninämie und Ausfall des Hypertensintestes. Weitere Erfahrungen sind notwendig, um die Bedeutung dieses vielversprechenden Testes endgültig festzulegen. Ein gut ausgeführtes i.v. Pyelogramm, wobei Bilder nach 3, 5 und 6 min aufgenommen werden müssen, weckt in vielen Fällen den ersten Verdacht auf Nierenarterienstenose. Wenn auf Grund der erwähnten Befunde die Möglichkeit einer Nierenarterienstenose erwogen werden kann, empfiehlt sich als weitere Maßnahme die renale Angiographie. Sie muß von Erfahrenen ausgeführt werden. Auch die Deutung eines renalen Angiogramms erheischt spezielle Kenntnisse und Erfahrung. Die getrennten Nierenfunktionsproben werden bald nur mehr historischen Wert besitzen. Man hat sich darüber klar zu sein, daß der Howard- und Stamey-Test eine Funktionsprobe des Druckgradienten darstellen. Die Wahrscheinlichkeit, daß eine Stenose mit großem Druckgradienten für die

Tabelle 9. *Vergleich der Resultate der renalen Angiographie und der getrennten Ureterharnanalysen (Harnzeitvolumen und Natriumkonzentration) mit dem chirurgischen Therapieerfolg.* (Nach T. F. WILLIAMS 1963)

Resultat	Zahl der Patienten	Angiographie		getrennte Ureterharnanalysen	
		Zahl der untersuchten Fälle	pathologisch	Zahl der untersuchten Fälle	pathologisch
geheilt	26	21	18	15	9
gebessert	46	36	33	27	19
unverändert	34	18	17	24	7
Total	106	75	68	66	35

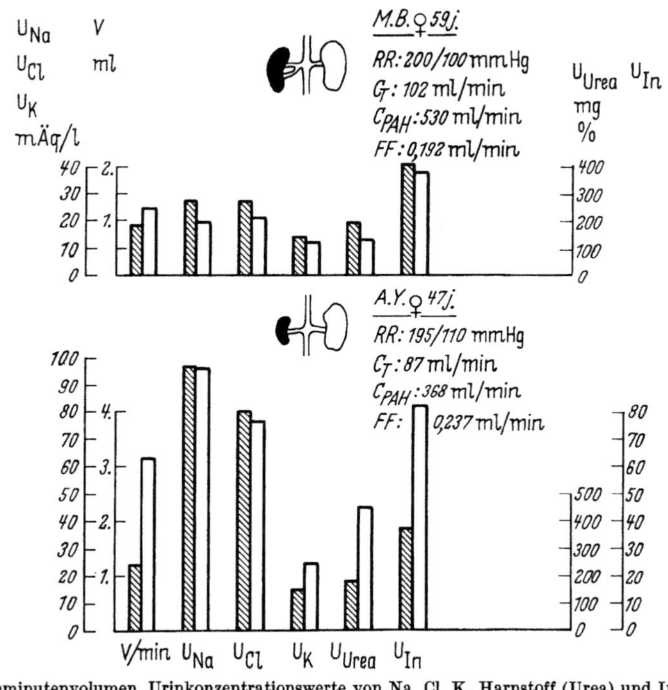

Abb. 29. Urinminutenvolumen, Urinkonzentrationswerte von Na, Cl, K, Harnstoff (Urea) und Inulin im rechten und linken Ureterharn unter einer Infusion mit NaCl 0,9%. Aus Gründen der Übersicht wurde beim Patienten A. Y. die Schrumpfniere rechts gezeichnet (s. Text). Schwarze Säulen: affizierte Seite

Hypertonie verantwortlich gemacht werden kann, ist allerdings groß, so daß starke Seitendifferenzen der Harnvolumina und der Urinkonzentrationswerte als Indiz einer pressorisch wirksamen Stenose aufgefaßt werden dürfen. Prinzipiell erlauben diese Funktionsproben jedoch keine Schlußfolgerung hinsichtlich pressorischer Aktivität einer Stenose. Die Unterlegenheit eines Howard- bzw. Stamey-Testes gegenüber dem renalen Angiogramm ist aus Tabelle 9 ersichtlich. WILLIAMS (1963) hat die chirurgischen Resultate mit den Resultaten der Aortographie und der getrennten Nierenfunktionsproben verglichen. Anders verhält es sich mit der

Bedeutung der getrennten Clearances. STAMEY hat kürzlich den Wert der getrennten Clearances von PAH betont. Diejenigen Patienten, welche in der von der Stenose nicht betroffenen Niere eine C_{PAH} kleiner als 200 ml/min aufgewiesen hatten, verhielten sich gegenüber der operativen Behandlung mehr oder weniger refraktär. Die Kenntnis der getrennten Clearances kann für die Wahl des chirurgischen Vorgehens (Nephrektomie oder revascularisierende Operation) wichtig sein. Zwei Beispiele geben Aufschluß über die diagnostischen Schwierigkeiten, die sich bei der Suche nach einer Nierenarterienstenose mitunter ergeben.

1. Fall.

Eine 59jährige Frau (M.B.) wurde uns am 1. 1. 1964 zur Abklärung einer Hypertonie schweren Grades (240/130 mm Hg) zugewiesen. Wegen einer verzögerten Ausscheidung des Kontrastmittels durch die rechte Niere wurde der Verdacht auf eine Nierenarterienstenose geweckt. Die globalen Clearancewerte waren tiefnormal (C_T 102 ml/min, C_{PAH} 530 ml/min, FF 0,192). Der Howard-Test ist nicht eindeutig pathologisch ausgefallen (Abb. 29). Immerhin wies der stärker konzentrierte Ureterharn rechts auf eine wahrscheinlich nur segmentäre Arterienstenose hin. Die renale Arteriographie ergab auch eine Stenose am Abgang eines caudalen Arterienastes, der den Unterpol der rechten Niere versorgt (Abb. 30a). Damals hatten wir noch keine Kenntnis vom Hypertensintest nach KAPLAN, mit dem unter Umständen hätte entschieden werden können, ob die Stenose tatsächlich pressorisch aktiv ist. Die Patientin wurde bei dieser unsicheren Situation vorläufig mit einer medikamentösen Behandlung entlassen. Der Blutdruck blieb noch auffällig labil, obwohl er mit Aldomet auf Werte um 170—200/80—120 mm Hg gesenkt werden konnte.

Epikrise. Angedeutet pathologischer, aber nicht signifikanter Howard-Test bei angiographisch nachgewiesener Stenose eines Arterienastes der rechten Niere. Da der Nachweis einer hypertensogenen Stenose nicht mit Sicherheit erbracht werden konnte, mußte zunächst auf eine operative Korrektur der Stenose verzichtet werden.

2. Fall.

Eine 47jährige Frau (A.Y.) wurde im Mai 1964 zur Abklärung ihrer Hypertonie zugewiesen. Der Blutdruck lag bei 210/120 mm Hg. Auf dem intravenösen Pyelogramm konnte eine kleine Niere links festgestellt werden. Der Oberpol war kleiner als der Unterpol, so daß Verdacht auf eine zusätzliche ischämische Atrophie des Oberpoles bei Schrumpfniere oder Hypoplasie bestand. Das renale Angiogramm ließ keine sichere Gefäßversorgung des Oberpoles nachweisen (Abb. 30b). Der Howard-Test ergab links eine Reduktion des Harnzeitvolumens um mehr als 50% (auf der Abb. 29 wurde die affizierte Seite aus Gründen der Übersicht rechts eingezeichnet). Die Konzentrationen von Na und Cl waren beidseits gleich, dagegen diejenige von Inulin, Harnstoff und Kalium deutlich herabgesetzt (Abb. 29). Dieses Verhalten ist typisch für eine pyelonephritische Schrumpfniere und sprach gegen die Annahme einer renovasculären Komplikation. Es ist allerdings zu berücksichtigen, daß die getrennte Clearance auf der affizierten Seite ein Glomerulumfiltrat von nur einem Fünftel der kontralateralen Niere ergab. Bei dergestalt kleinem Glomerulumfiltrat gilt der Howard-Test als nicht mehr verwertbar. Wir entschlossen uns in der Folge zur Nephrektomie, wobei die pyelonephritische Schrumpfniere für die Erklärung der renalen Hypertonie eher anzunehmen war als eine renovasculäre Komponente. Die pathologisch-anatomische Untersuchung ergab eine pyelonephritische Schrumpfniere ohne Zeichen einer segmentären Infarzierung oder Ischämie (Prof. H. COTTIER). Nach der Nephrektomie ist der Blutdruck nur wenig abgesunken und hat die Normwerte noch nicht erreicht (170/110 mm Hg unter Aldomet und Hygroton), so daß eine erhebliche Arteriolosklerose der Restniere angenommen werden muß.

Epikrise. Bei einseitiger Schrumpfniere mit starker Einschränkung des Glomerulumfiltrates gilt der Howard-Test als unzuverlässig. In diesem Fall wies er auf eine pyelonephritische Schrumpfniere ohne renovasculäre Komplikation hin. Das renale Arteriogramm hingegen ließ eine segmentäre Ischämie nicht sicher ausschließen. Der pathologisch-anatomische Befund hat jedoch dem Howard-Test recht gegeben.

Einen großen Fortschritt bedeutet die Möglichkeit der Reininbestimmung im Blut. Bevor ein chirurgisches Vorgehen geplant wird, sollten der Renintiter und die Aldosteronurie analysiert werden. Bei Vorliegen eines stark erhöhten Renintiters und einer Hyperaldosteronurie sind wichtige Kriterien für die Annahme einer renovasculären Hypertonie, sofern eine Nierenarterienstenose angiographisch festgestellt werden konnte, gewonnen. GENEST (1964) möchte folgende vier Kriterien erfüllt sehen, bevor er einem Patienten zur chirurgischen Therapie rät. 1. Druckgradient (mehr als 50 mm Hg). Dieser kann in günstigen Fällen während der

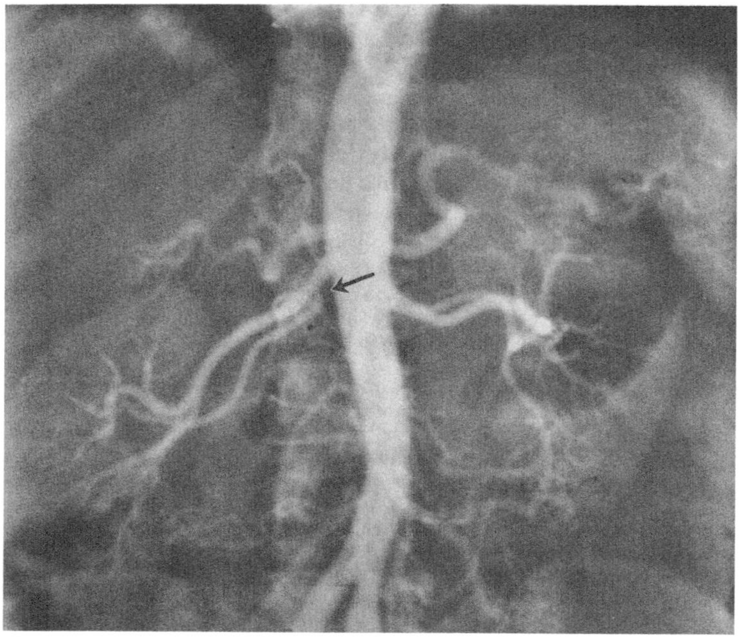

a

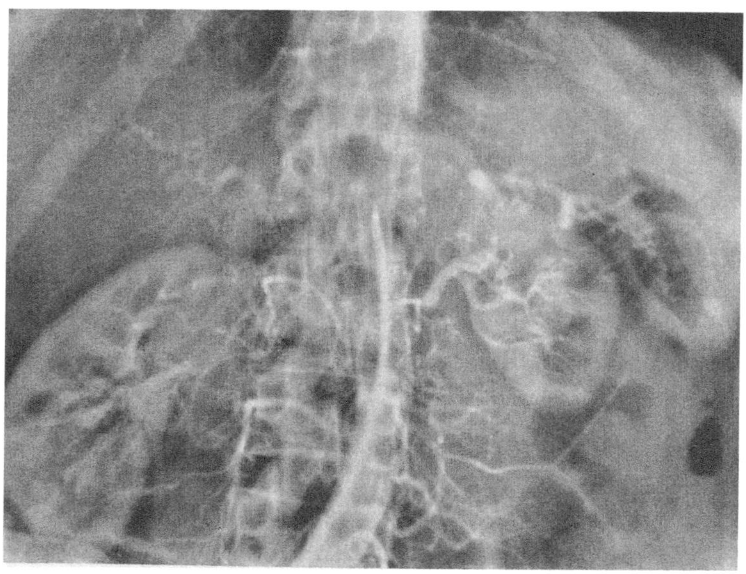

b

Abb. 30a u. b. Renale Arteriogramme der Patienten M. B. und A. Y. Der Patient M. B. wies eine Stenose eines caudalen Nierenarterienastes am Abgang aus der Hauptarterie rechts auf. Patient A. Y. litt an einer einseitigen pyelonephritischen Schrumpfniere links. Die Schrumpfung und unvollständige Irrigation des Oberpoles weckte den Verdacht auf eine zusätzliche segmentäre Ischämie. Pathologisch-anatomisch konnten keine vasculären Segmentstenosen nachgewiesen werden

Katheterisierung zwecks Angiographie festgestellt werden. 2. Erhöhte Reninwerte. 3. Vermehrung der granulierten Zellen im juxtaglomerulären Apparat der von der Stenose betroffenen Niere. 4. Nierenbiopsie zum Nachweis des Arteriolosklerosegrades in der kontralateralen Niere. Eine erhebliche Arteriolosklerose in der Niere mit vorgelagerter Stenose deutet auf eine vorbestehende, nicht stenosebedingte Hypertonie und gilt als relative Kontraindikation für ein operatives Vorgehen.

7. Therapie der Nierenarterienstenose

Die chirurgische Behandlung bietet die Möglichkeit einer definitiven Heilung vom Hypertonieleiden. Aus diesem Grunde ergibt sich für den Arzt die Aufgabe der sorgfältigen Auswahl derjenigen Patienten, welche für eine chirurgische Behandlung in Frage kommen. PAGE (1959) hat folgende Kontraindikationen formuliert:

1. Ausgedehnte cerebrale und coronarielle Arteriosklerose.
2. Stark eingeschränkte Nierenfunktion.
3. Aortenaneurysma, die Aorta thoracalis und abdominalis einnehmend.
4. Bei älteren Patienten.
5. Bei noch guter Nierenfunktion und milder Hypertonie bei Patienten im mittleren Alter.
6. Fehlende Kompetenz des Chirurgen für diese Spezialchirurgie.

Die Einschränkung der Nierenfunktion ist eine relative Kontraindikation, da Fälle beschrieben worden sind, bei denen die Azotämie postoperativ verschwunden ist (SPENCER 1961).

a) Postoperative Mortalität

Die Page-Gruppe (POUTASSE 1961) hatte zehn Todesfälle unmittelbar nach dem operativen Eingriff unter 126 Patienten zu beklagen. Zwei Patienten starben an Myokardinfarkt, drei an cerebraler Thrombose oder Blutung, zwei an Herzversagen und drei fielen einer chirurgischen Komplikation (Blutung, Thrombose im Operationsbereich) zum Opfer. YENDT (1960) berichtete über zwei postoperative Todesfälle unter 20 Operierten [MORRIS (1960): ein Todesfall unter 32 und SPENCER (1961): ein Exitus unter 27 operierten Patienten]. Von 205 Operierten starben 14 unmittelbar oder kurz nach dem chirurgischen Eingriff. Davon verschieden fünf an chirurgischen Komplikationen und neun wegen kardialer oder extrarenaler Ursachen. Die postoperative Mortalität beträgt demnach 7%.

b) Chirurgische Methoden

Nach Möglicheit sollte eine revascularisierende Operation gewählt werden, weil damit Nierengewebe erhalten werden kann, wobei die Niere, welche durch die Stenose gegen den arteriellen Hochdruck geschützt ist, meistens eine weniger ausgeprägte Arteriolosklerose aufweist als die Partnerniere.

1. Einfache Resektion — End-zu-End-Anastomose. Dieser Eingriff kommt nur bei umschriebenen Stenosen in Frage. Ist die Stenose ausgedehnt oder liegt sie am Abgang einer Nierenarterie, kann sie nicht ausgeführt werden.

2. Endarterektomie mit Entfernung von atheromatösen, thrombotischen Massen oder der fibromuskulären Hyperplasie. Die Erfahrungen mit dieser Methode sind nicht vollends befriedigend (SPENCER 1961).

3. Splenorenale Anastomose. Es handelt sich um eine End-zu-Seit-Anastomose der Milzarterie mit der Nierenarterie distal von der Stenose.

4. Bypass mit Gefäßplastik; dabei werden meistens Dacronersatzgefäße eingesetzt. Sie erlauben eine aorto-renale Anastomose (MORRIS 1960).

5. Segmentresektion bei segmentärer Stenose. In Fällen von Segmentstenose mit partiellem ischämischem Befall der Niere, kommt eine Segmentresektion in Betracht, weil damit restliches Nierengewebe erhalten werden kann.

6. Einseitige Nephrektomie. Diese ultima ratio drängt sich auf bei schlechter Gefäßsituation, reduziertem Allgemeinbefinden des Patienten, so daß eine Gefäßplastik nicht in Frage kommt, und bei schwerer Parenchymerkrankung der betreffenden Niere. Laut Angaben von SPENCER (1961) erfolge der Blutdruckabfall nach Nephrektomie schneller als nach einer revascularisierenden Operation. Die Gründe für dieses Verhalten sind nicht klar. Möglicherweise werden mit der Nephrektomie die Pressorquellen in der affizierten Niere radikaler eliminiert. Das zeitliche Intervall zwischen Operation und Normalisierung des Blutdruckes kann einige Stunden bis 10 Monate betragen.

c) Resultate der chirurgischen Therapie

WILLIAMS (1963) hat die in USA publizierten Serien bis 1961 zusammengestellt. Er verglich die Resultate der chirurgischen Hypertoniebehandlung mit denjenigen der renalen Angiographie und den getrennten Ureterharnanalysen (siehe Tabelle 9). Von 106 Fällen wurden 26 vollständig geheilt, 46 gebessert, und bei 34 Patienten blieb die Hypertonie unverändert. DUSTAN (1963) berichtete über 131 Patienten mit arteriographisch gesicherter Nierenarterienstenose. 99 Patienten wurden operiert und 32 medikamentös behandelt. Von den operierten Patienten starben zehn unmittelbar nach der Operation und einige weitere in den folgenden 12 Monaten. Die übrigen konnten während 1—6 Jahren nach der Operation bzw. nach Beginn der medikamentösen Behandlung beobachtet werden. Von 76 überlebenden operierten Patienten wiesen 44 normale Blutdruckwerte auf, drei behielten nur eine systolische Hypertonie, bei zwölf bestand eine geringere Hypertonie als zuvor und 17 zeigten keine Blutdrucksenkung. Eine zutreffende Voraussage des Operationsergebnisses war nicht möglich. Bei länger als 5 Jahre bestehender Hypertonie kam es in 43%, bei weniger als 5 Jahre bekanntem Hochdruck in 67% der Fälle zur Normalisierung des Druckes. Jüngere Patienten schienen schlechter zu reagieren als ältere. Bei den 32 medikamentös behandelten Patienten war die chirurgische Therapie kontraindiziert. Zehn Patienten starben während der Beobachtungszeit. Eine spontane Remission stellte sich dreimal ein. Mit Hydralazin, Hydrochlorothiazid und Guanethidin konnte der Blutdruck in elf Fällen gesenkt werden. In 18 Fällen bestand eine diastolische Hypertonie weiter. Von diesen waren 13 Patienten unzureichend medikamentös behandelt. In beiden Gruppen war bei unwirksamer Behandlung eine Mortalität von 50% und bei erfolgreicher Behandlung der Hypertonie eine solche von 7% nachzuweisen. Auch VERTES (1965) sowie STAMEY (1966) sind von den Erfolgen der chirurgischen Behandlung nicht befriedigt. Sie haben deshalb nach Parametern gesucht, welche eine Voraussage des chirurgischen Therapieerfolges erlauben würden. Bei retrospektiver Durchsicht der operierten Fälle fand STAMEY (1966), wie bereits erwähnt, daß Patienten mit einem renalen Plasmastrom (C_{PAH} kleiner als 200 ml/min) in der Niere ohne Arterienstenose schlecht oder ungenügend auf einen revascularisierenden Eingriff reagieren. Ebenfalls VERTES (1965) fordert präoperativ eine seitengetrennte Bestimmung der C_{PAH}.

Folgende *Idealsituation* stellt eine *absolute Indikation* für einen revascularisierenden Eingriff dar: negative Familienanamnese bezüglich Hypertonie, jüngeres Alter, pathologisches i.v. Pyelogramm, pathologischer Hypertensintest, erhöhte Renin- und Aldosteronwerte im Plasma, arteriographischer Nachweis einer relevanten Nierenarterienstenose, semiquantitativer Nachweis eines erheblichen Druckgradienten mit Hilfe des Howard-Testes, keine erhebliche Arteriolosklerose in der Niere ohne Arterienstenose und ein genügender renaler Plasmastrom (C_{PAH}) der stenosefreien Niere. Diese Idealsituation wird selten erfüllt sein. In den meisten Fällen hat der Arzt die einzelnen Untersuchungsergebnisse in ihrer Dignität und in ihrem Aussagewert gegeneinander abzuwägen, um seinen Entschluß für das weitere therapeutische Vorgehen zu fassen. Die bisweilen nicht befriedigenden Resultate der chirurgischen Therapie können nicht dem chirurgischen Eingriff als solchem zur Last gelegt werden, sondern liegen vielmehr in einer ungenauen Indikationsstellung begründet. Dank der sorgfältigeren Abklärung hat sich die anfängliche Begeisterung, mit welcher alle Fälle von Nierenarterienstenose chirurgisch behandelt worden sind, etwas gelegt und einer nüchternen Betrachtung Platz gemacht. Diese Haltung wird in einem „word of caution“ von STAMEY sinnvoll zum Ausdruck gebracht: "We are in an era of romance with renal artery stenosis. When the hue and cry is over, there will be far less enthusiasm for the surgical repair of even functionally significant atherosclerotic occlusions of the renal artery. There will, of course, always be a place for surgery in the cure of the rare patient with severe renal hypertension — especially the young person with coarctation of the renal artery or fibromuscular hyperplasia."

d) Medikamentöse Therapie

Von Interesse sind die Resultate von SHEPS (1965) in der medikamentösen Behandlung von 54 Fällen mit Hypertonie und Nierenarterienstenose. Die durchschnittliche Hypertoniedauer vor Abklärung lag bei 6 Jahren. Die Gruppe mit fibromuskulärer Hypertonie wies vor Behandlung eine durchschnittliche Blutdruckhöhe von 188/116 mm Hg, diejenige mit arteriosklerotischer Stenose einen Durchschnittswert von 200/119 mm Hg auf. 65% der 49 überlebenden Patienten zeigten unter hypotensiver Behandlung mit Reserpin, Hydralazin oder Guanethidin im Durchschnitt einen Druck von 154/93 mm Hg bei einer mittleren Kontrolldauer von 20 Monaten. Bei 13 Patienten stellten sich kardiovasculäre Komplikationen ein. Fünf kamen während der Kontrollperiode ad exitum. Die Autoren raten zur medikamentösen Behandlung, wenn eine Nephrektomie bei operativem Vorgehen nicht zu vermeiden ist, die globale Nierenfunktion zu schlecht ist und Zeichen von kardiovasculären Störungen vorliegen. Sollte in hartnäckigen Fällen die medikamentöse Behandlung nicht zum Ziele führen, wäre ein rekanalisierender Gefäßeingriff mit kalkuliertem Risiko erneut zu diskutieren, womit dann wenigstens ein besseres Ansprechen auf hypotensive Medikamente erwartet werden darf.

Wenn es auch in den letzten Jahren gelungen ist, durch verfeinerte Untersuchungsmethoden relevante Nierenarterienstenosen zu erfassen, sind wir heute noch nicht in der Lage, sofern es sich nicht um eindeutige Fälle mit Hyperreninämie und Hyperaldosteronismus handelt, zu entscheiden, ob die nachgewiesene Einengung der Nierenarterie für die Entstehung der Hypertonie verantwortlich gemacht werden kann. Der Entschluß für das weitere therapeutische Vorgehen muß nach gewissenhafter Prüfung aller verfügbaren Daten gefaßt werden. Keine auch noch so verfeinerte Untersuchungsmethode nimmt dem Arzt in solchen Fällen die Verantwortung ab, den Entscheid für das therapeutische Vorgehen unter sorgfältigster Beurteilung der oft zahlreichen und nicht leicht zu deutenden Befunde zu treffen.

Literatur

Einleitung

Baker jr., G. P., L. B. Page, and G.W. Leadbetter: Hypertension and renovascular disease. A follow-up study of 23 patients, with an analysis of factors influencing the results of surgery.

New Engl. J. Med. **267**, 1325—1334 (1962). — **Berthaux, B., H. Beck, D. Polet, J. P. Bouchon** et **J. Vignalou:** Les sténoses des artères rénales chez le vieillard. Sem. Hôp. Paris **38**, 3451—3454 (1962). — **Brest, A. N., C. Heider,** and **J. H. Moyer:** Renal vascular disease as a cause of hypertension. Symposium. Amer. J. Cardiol. **9**, 748—755 (1962). — **Brest, A. N.,** and **J. H. Moyer:** Renal hypertension. Med. Clin. N. Amer. **47**, 1057—1068 (1963). — **Brough, A. J.,** and **W. W. Zuelzer:** Renal vascular disease. Symposium. Pediat. Clin. N. Amer. **11**, 533—547 (1964).

Dustan, H. P., I. H. Page, and **E. F. Poutasse:** Renal hypertension. New Engl. J. Med. **261**, 647—653 (1959).

Eigler, F. W., K. F. Albrecht u. **G. Heberer:** Das „Frühurogramm" und der „Rapoport-Test" zur Erkennung von Hochdruckkranken mit Nierenarterienstenosen. Vorh. dtsch. Ges. inn. Med. **69**, 685—688 (1963).

Giroud, M.: L'hypertension artérielle par ischémie rénale, syndrome de Goldblatt, chez l'homme. Thèse méd. Lyon, No. 292, 1—244, Bosc Frères, Lyon (1955). — **Goldblatt, H.:** Renovascular hypertension due to renal ischemia (Editorial). Circulation **32**, 1—3 (1965). — **Goldblatt, H., J. Lynch, R. F. Hanzal,** and **W. W. Sommerville:** Studies on experimental hypertension. I. The production of persistent elevation of systolic blood pressure by means of renal ischemia. J. exp. Med. **59**, 347—379 (1934).

Hafemeister, G., u. **G. Kuhlgatz:** Arterielle renale Durchblutungsstörungen und Hypertonie. Dtsch. Gesundh.-Wes. **17**, 2246—2252 (1962). — **Harder, S. L.,** u. **Gifford jr., R. W.:** Hypertonie als Folge stenosierender Nierengefäßerkrankungen. Praxis **52**, 1194—1198 (1963). — **Howard, J. E.:** Hypertension as related to renal ischemia. The George E. Brown memorial lecture. Circulation **29**, 657—665 (1964). — **Howard, J. E., M. Berthrong, D. M. Gould,** and **E. R. Yendt:** Hypertension resulting from unilateral renal vascular disease and its relief by nephrectomy. Bull. Johns Hopk. Hop. **94**, 51—85 (1954). — **Howard, J. E., M. Berthrong, R. D. Sloan,** and **E. R. Yendt:** Relief of malignant hypertension by nephrectomy in four patients with unilateral renal vascular disease. Trans. Ass. Amer. Phys. **66**, 164—169 (1953).

Kaufman, J. J., and **M. H. Maxwell:** Surgery for renovascular hypertension. Analysis of 67 cases. J. Amer. med. Ass. **190** (8), 709—714 (1964).

Masland jr., R. P., F. P. Heald, W. T. Goodale, and **J. R. Gallagher:** Hypertensive vascular disease in adolescence. New Engl. J. Med. **255**, 894—897 (1956). — **Maxwell, M. H.,** and **G. B. Prozan:** Definition of renovascular hypertension: Hypertension caused by occlusive disease of the renal arterial vasculature which is potentially curable by either reconstructive vascular surgery or by nephrectomy. Progr. cardiovasc. Dis. **5**, 81 (1962). — **McGlazier, C.,** and **L. J. Lombardo jr.:** Diseases of renal artery. J. Urol. (Baltimore) **81**, 27—34 (1959). — **Merrill, J. P.:** Diagnosis and treatment of renal hypertension of humoral origin. Anesthesiology **24**, 479—486 (1963). — **Milliez, P., G. Lagrue, Ph. Tscherdakoff** et **Ph. Meyer:** L'hypertension artérielle par lésion rénale unilatérale: aspect particulier de l'hypertension artérielle d'origine rénale et chirurgicalement curable. J. Urol. Néphrol. **68**, 491—524 (1962).

Page, I. H., H. P. Dustan, and **E. F. Poutasse:** Mechanisms, diagnosis and treatment of hypertension of renal vascular origin. Ann. intern. Med. **51**, 196—211 (1959). — **Perloff, D., M. Sokolow, E. J. Wyle, D. R. Smith,** and **A. J. Palubiskas:** Hypertension secondary to renal artery occlusive disease. Circulation **24**, 1286—1304 (1961). — **Poutasse, E. F.:** Occlusion of a renal artery as a cause of hypertension. Circulation **13**, 37—48 (1956). ~ Diagnosis and treatment of occlusive renal artery disease and hypertension. J. Amer. med. Ass. **178**, 1078—1083 (1961). — **Proesmans, J., S. Ringoir, E. van de Velde** et **J. Verstraeten:** L'hypertension rénovasculaire. Acta clin. belg. **17**, 353—371 (1962).

Sarre, H.: Renaler Hochdruck durch ein- und doppelseitige Nierenerkrankungen. Med. Klin. **59**, 888—892 (1964). — **Smithwick, R. H., R. C. Newton, D. H. Grocker,** and **J. H. Harrison:** *Symposium on hypertension and its treatment.* Med. Clin. N. Amer. **45**, 233—500 (1961). ~ Surgical management of renal hypertension. Combined experiences at the Massachusetts memorial and the Peter Bent Brigham Hospitals. Amer. J. Surg. **107**, 104—120 (1964).

Trippel, O. H., and **V. J. O'Conor jr.:** Renovascular hypertension. Symposium. Surg. Clin. N. Amer. **42**, 109—130 (1962).

Verniory, A.: Relation d'un cas d'hypertension avec atrophie rénale unilatérale. Guérison par néphrectomie. Bull. Acad. roy. Méd. Belg. livre jubil. Paul Govaerts: 194—202 (1955).

Zur pathologischen Anatomie der Nierenarterienstenose

Abrahams, D. G., and **E. H. O. Parry:** Hypertension due to renal artery stenosis caused by abdominal aortic aneurysm. Successful treatment by nephrectomy. Circulation **26**, 104—107 (1962).

Barrie, H. J., A. I. Macrae, and **S. M. Shea:** Relation of hypertension to unilateral renal atrophy. A study of necropsy records. Lancet **1961 I**, 193—195. — **Batzenschlager, A., E. Blum** et **A. Porte:** Le petit rein dans l'oblitération ancienne totale de l'artère rénale. (Etude anatomo-pathologique et anatomo-clinique.) J. Urol. Néphrol. **68**, 15—40 (1962). — **Batzenschlager, A., E. Blum** et **M. Weill-Bousson:** Le petit rein unilatéral. Etude anatomo-clinique. I. Le petit rein unilatéral acquis. Ann. Anat. path., N.S. **7**, 427—469 (1962). — **Bauer, H.,** and **G. L. Forbes:** Amer. Heart J. **44**, 634 (1952). — **Blum, E.,** et **A. Batzenschlager:** Le petit rein unilatéral dans l'hypertension artérielle. Strasbourg méd., N.S. **10**, 264—268 (1959). — **Bohle, A.:** Kritischer Beitrag zur Morphologie einer endokrinen Nierenfunktion und deren Bedeutung für den Hochdruck. Arch. Kreisl.-Forsch. **20**, 193—246 (1954). ~ IV. Symp. Ges. für Nephrologie 23.—25. 9. 1965 Saarbrücken. Persönliche Mitteilung. — **Bohle, A., M. Kohler** u. **H. Burow:** Experimentelle Untersuchungen zur „Endokrinen Niere" (Selye). Virchows Arch. path. Anat. **323**, 1—23 (1953). — **Boijisen, E.:** Angiographic studies of the anatomy of single and multiple renal arteries. Acta radiol. (Stockh.), Suppl. **183**, 5—135 (1959). — **Boughton, R. M.,** and **S. C. Sommers:** A new concept of renal hypertension. J. Urol. (Baltimore) **89**, 133—136 (1963). — **Braunsteiner H.,** u. **A. Schimatzek:** Juvenile Hypertonie bei Verengerung einer Nierenarterie. Wien. Z. inn. Med. **41**, 360—364 (1960). — **Brust, A. A., J. M. Howard, M. R. Bryant,** and **J. T. Godwin:** Coarctation of the abdominal aorta with stenosis of the renal arteries and hypertension. Amer. J. Med. **27**, 793—802 (1959).

Castillo, P. A., and **F. Barrera:** Human hypertension due to thrombolic occlusion of both renal arteries. Report of a case cured by surgical removal of the thrombus. Amer. Heart J. **56**, 769—775 (1958). — **Cordonnier, J. J.:** Unilateral renal artery disease with hypertension. J. Urol. (Baltimore) **82**, 1—9 (1959). — **Cottier, P.:** Maligne Hypertonie bei Mesaortitis luetica mit partiellem Verschluß der Nierenarterien und akzessorischer Äste. Nicht publizierte Beobachtung 1963. — **Cottier, P., E. Wildbolz** u. **H. Cottier:** Hypertonie als Unfallfolge. Z. Urol. **51**, 441—456 (1958). — **Crocker, D. W.:** Applications of frozen section technic to study of primary renal ischemia. Amer. J. Surg. **107**, 121—122 (1964). — **Crocker, D. W., R. A. Newton, E. M. Mahoney,** and **J. H. Harrison:** Hypertension due to primary renal ischemia. A correlation of juxta-glomerular cell counts with clinicopathological findings in twenty-five cases. New Engl. J. Med. **267**, 794—800 (1962).

D'Abreu, F., and **B. Strickland:** Developmental renal-artery stenosis. Lancet **1962 II**, 517—521. — **Danarj, T. J., H. O. Wong,** and **M. A. Thomas:** Primary arteriitis of aorta causing renal artery stenosis and hypertension. Brit. Heart J. **25**, 153 (1963). — **De Camp, P. T.,** and **R. Birchall:** Recognition and treatment of renal arterial stenosis associated with hypertension. Surgery **43**, 134 (1958). — **Derrick, J. R.,** and **E. Hanna:** Abnormal renal mobility and hypertension. Amer. J. Surg. **106**, 673—677 (1963). — **Derrick, J. R.,** and **R. T. Tyson:** The association of aberrant renal arteries and systemic hypertension. Surgery **48**, 907—912 (1960). ~ The surgical significance of aberrant renal arteries in relation to systemic hypertension. Circulation **24**, 1192—1196 (1961).

Fisher, E. R., and **A. C. Corcoran:** Congenital coarctation of the abdominal aorta with resultant renal hypertension. Arch. intern. Med. **89**, 943—950 (1952).

Gellman, D. D.: Reversible hypertension and unilateral renal artery disease. Quart. J. Med. N.S. **27**, 103—115 (1958). — **Genest, J.:** The activity of the renin-angiotensin system in hypertensive and hydropic disease. IV. Symp. Ges. für Nephrologie 23.—25. 9. 1965 Saarbrücken (im Druck). — **Genest, J., P. Biron, E. Koiw, W. Novaczynski, R. Boucher,** and **M. Chrétien:** Studies of the pathogenesis of human hypertension. The adrenal cortex and renal pressor mechanism. Ann. intern. Med. **55**, 12—28 (1961). — **Genest, J., R. Boucher, J. Champlain, R. Veyrat, M. Chrétien, P. Biron, G. Tramblay, P. Roy,** and **P. Cartier:** Studies on the renin-angiotensin system in hypertensive patients. Canad. med. Ass. J. **90**, 263—268 (1964). — **Goodman, H. L.:** Malignant hypertension with unilateral renal artery occlusion. New Engl. J. Med. **246**, 8 (1952). — **Györi, E.:** Arteriosklerotische Stenosen in Nierenarterien besonders bei Arterienverdoppelung und ihre Beziehung zur Hypertonie. Beitr. path. Anat. **112** 187—204 (1952).

Hartroft, P. M.: Juxtaglomerular cells. Circulat. Res. **12**, 525—538 (1963). ~ Juxtaglomerular cells as the source of renin. IV. Symp. Ges. für Nephrologie 23.—25. 9. 1965 Saarbrücken (im Druck). — **Hartroft, P. M.,** and **W. S. Hartroft:** Studies on renal juxtaglomerular cells. I. Variations produced by NaCl and DOCA. J. exp. Med. **97**, 415 (1953). ~ Studies on renal juxtaglomerular cells. II. Correlation of the degree of granulation of juxtaglomerular cells with width of the zona glomerulosa of the adrenal cortex. J. exp. Med. **102**, 205 (1955). — **Hatt, O. P. Y.:** L'appareil juxta-glomérulaire dans l'hypertension artérielle expérimentale. Rev. franç. Étud. clin. biol. 8, 358—365 (1963). — **Hatt, P. Y., M. Dvojakovic, P. Cornet** et **J. Grossetête:** Contribution de la microscopie électronique à l'étude du mécanisme de l'hypertension artérielle expérimentale d'origine rénale. II. L'ischémie rénale chez le lapin. Path. et Biol. **10**, 23—40 (1962). — **Holley, K. E., J. C. Hunt, A. L. Brown jr., O. W. Kincaid,** and **S. G. Sheps:** Renal artery atherosclerosis in normotensive and hypertensive subjects studied at necropsy. Circulation **26**, 731 (1962). ~ Renal artery stenosis. A clinical pathologic study in normotensive and hypertensive patients. Amer. J. Med. **37**, 14—22 (1964). — **Huber, J.:** Experimentelle Untersuchungen zur Frage der kontralateralen renalen Fixierung bei einseitigem Nierendrosselungshochdruck. Z. ges. exp. Med. **133**, 285—298 (1960). — **Hunt, J. C., E. G. Harrison jr., O. W. Kincaid, P. E. Bernatz,** and **G. D. Davis:** Idiopathic fibrous and fibromuscular stenoses of the renal arteries associated with hypertension. Proc. Mayo Clin. **37**, 181—216 (1962).

Isaacson, C., D. M. Klaschko, and **S. Wayburne:** Aortitis in children. Lancet **1959 II**, 542.

Katz, Y. J., P. R. Patek, and **S. Bernick:** Effect of angiotensin on juxtaglomerular cells and vessels of the kidney. Circulat. Res. **11**, 955—960 (1962). — **Kaufmann, J. J., W. Hanafee,** and **M. H. Maxwell:** Upright renal arteriography in the study of renal hypertension. J. Amer. med. Ass. **187**, 977—980 (1964). — **Kincaid-Smith, P.:** Vascular obstruction in chronic pyelonephritic kidneys and its relation to hypertension. Lancet **1955 II**, 1263—1269.

MacDonald, J. S., and **J. A. McMillan:** Fibromuscular hyperplasia of the renal arteries. A case report with radiological and histological findings. Clin. Radiol. (Edinb.) **14**, 392—396 (1963). — **Mathe, C. P.,** and **L. de la Pena Sanchez:** Orthostatic renal hypertension resulting from torsion and ptosis of the kidney. J. int. Coll. Surg. **27**, 36—45 (1957). — **McCormack, L. J.:** Vascular changes in hypertension. Med. Clin. N. Amer. **45**, 247 (1961). — **McCormack, L. J., J. B. Hazard,** and **E. F. Poutasse:** Obstructive lesions of the renal artery associated with remediable hypertension. Amer. J. Path. **34**, 582 (1958). — **McCormack, L. J., T. J. Noto jr., E. F. Poutasse,** and **H. P. Dustan:** A radiologic-pathologic correlation of occlusive renal arterial disease. Clin. Res. **12**, 363 (1964). — **McCormack, L. J., E. F. Poutasse, T. F. Meaney, T. J. Noto jr.,** and **H. P. Dustan:** A pathologic-arteriographic correlation of renal arterial disease. Im Druck. — **Meine, J. L.:** Die einseitigen Schrumpfnieren. Häufigkeit, Nosologie und Beziehungen zur Hypertonie. Schweiz. med. Wschr. **24**, 799—805 (1965).

O'Morchoe, C. C. C.: Collateral blood supply to the rabbit kidney after ligation of the renal artery. Brit. J. Urol. **33**, 278—283 (1961). — **Owen, G. D.,** and **P. N. Coleman:** Dissecting aneurysm of the aorta associated with Goldblatt kidney. Brit. Heart J. **21**, 570—572 (1959).

Palubinskas, A. J., D. Perloff, and **E. J. Wylie:** Curable hypertension due to renal artery lesions. Radiol. clin. (Basel) **33**, 207—216 (1964). — **Palubinskas, A. J.,** and **H. R. Ripley:** Fibromuscular hyperplasia in extrarenal arteries. Radiology **82**, 451 (1964). — **Parker, R. A.:** The microdissection and staining of the juxtaglomerular apparatus in the rabbit kidney. J. Physiol. (Lond.) **171**, 31P—32P (1964). — **Pitcock, J. A., P. M. Hartroft,** and **L. N. Newmark:** Increased renal pressor activity (renin) in sodium deficient rats and correlation with juxta-glomerular cell granulation. Proc. Soc. exp. Biol. (N.Y.) **100**, 868—869 (1959).

Sykes, D.: The arterial supply of the human kidney with special reference to accessory renal arteries. Brit. J. Surg. **50**, 368—374 (1963).

Targeon, C., and **S. C. Sommers:** Juxtaglomerular cell counts and human hypertension. Amer. J. Path. **38**, 227—241 (1961). — **Tcherdakoff, Ph., D. Fritel** et **P. Milliez:** Maladie fibromusculaire de l'artère rénale, cause possible d'hypertension artérielle. Bull. Soc. méd. Hôp. Paris, Sér. IV, **77**, 1077—1086 (1961).

Wellington, J. S.: Fibromuscular hyperplasia of renal arteries in hypertension. Amer. J. Path. **43**, 955—967 (1963). — **Wood, C.,** and **F. J. Borges:** Perimuscular fibrosis of renal arteries with hypertension. Arch. intern. Med. **112**, 79—91 (1963). — **Wylie, E. J., D. Perloff,** and **J. S. Wellington:** Fibromuscular hyperplasia of the renal arteries. Ann. Surg. **156**, 592—609 (1962). — **Wylie, E. J.,** and **J. S. Wellington:** Hypertension caused by fibromuscular hyperplasia of the renal arteries. Amer. J. Surg. **100**, 183—193 (1960).

Diagnose der Nierenarterienstenose

Anamnese — Symptome

Cottier, P.: Diagnose und Therapie der Nierenarterienstenose. Schweiz. med. Wschr. (im Druck).

Deming, Q. B.: Association of polyuria and albuminuria with hypertension of unilateral renal origin. Arch. intern. Med. **93**, 197—204 (1954). — **Ducrot, H., J. Hamburger, P. Milliez, P. Soulié** et **J. Vaysse:** Comment reconnaître et traîter les hypertensions par anomalie de l'artère rénale. Presse méd. **70**, 467—468 (1962). — **Dustan, H. P.,** and **I. H. Page:** Renal hypertensive suspect. Clinical characteristics. Amer. J. Surg. **107**, 35—37 (1964).

Fiorani, P., W. Coppola, U. Mercati e **P. F. Fazzini:** Aspetti clinici dell'ipertensione arteriosa di origine renale in corso di arteriopatie periferiche. Recenti Progr. Med. **32**, 502—511 (1962).

Kark, R. M.: Office and bedside examination of patients suspected of having a renal disorder. Med. Clin. N. Amer. **46**, 785—794 (1962).

Maxwell, M. H.: Reversible renal hypertension. Clinical characteristics and predictive tests. Amer. J. Cardiol. **9**, 126—133 (1962). — **McDonald, D. F.:** The diagnosis of renal hypertension. Geriatrics 18, 589—601 (1963). — **Morris, G. C., P. G. Kirchhoff** u. **K. G. v. Buch:** Diagnostik und chirurgische Behandlung der renovaskulären Hypertonie. Med. Klin. **59**, 291—297 (1964). — **Moser jr., R. J.,** and **J. R. Caldwell:** Abdominal murmurs, an aid in the diagnosis of renal artery disease in hypertension. Ann. intern. Med. **56**, 741—483 (1962).

Poutasse, E. F., and **H. P. Dustan:** Cleveland Clin. Quart. **23**, 3 (1956). ~ Arteriosclerosis and renal hypertension. Indications for arteriography in hypertensive patients and results of surgical treatment of obstructive lesions of renal artery. J. Amer. med. Ass. **165**, 1521—1525 (1957); **178**, 1078—1083 (1961).

Schönthal, H.: Das Phonogramm bei Nierenarterienstenose. Klin. Wschr. **41**, 1207—1208 (1963). — **Stewart, B. H., M. S. Deweese, J. Conway,** and **R. J. Correa jr.:** Renal hypertension. An appraisal of diagnostic studies and of direct operative treatment. Arch. Surg. **85**, 617—636 (1962).

Intravenöses Pyelogramm

Bookstein, J. J., and **H. L. Abrams:** Surgically correctable renal hypertension. A review and presentation of four cases. Radiology **75**, 207—214 (1960). — **Brannan, W., R. Birchall, H. M. Batson,** and **W. E. Kittredge:** Dehydrated-hydrated excretory urography in the diagnosis of renal arterial hypertension. J. Urol. (Baltimore) **91**, 26—32 (1964).

Correa jr., R. J., B. H. Stewart, and **D. E. Boblitt:** Intravenous pyelography as a screening test in renal hypertension. Amer. J. Roentgenol. **88**, 1135—1141 (1962).

Don, C.: Unilateral manifestations of bilateral renal artery disease. Canad. med. Ass. J. **85**, 1188—1192 (1961).

Evans, J. A.: Nephrotomography in the investigation of renal masses. Radiology 684—689 (1957).

Frencken, V. A. M.: Ureterimpression bei Nierenarterienstenose. Fortschr. Röntgenstr. **100**, 741—745 (1964).

Halpern, M., and **J. A. Evans:** Coarctation of the renal artery with "notching" of the ureter. A roentgenologic sign of unilateral renal disease as a cause of hypertension. Amer. J. Roentgenol. 88, 159—164 (1962).

Kaufman, J. J., A. F. Schanche, and **M. H. Maxwell:** Excretory urography in the diagnosis of renovascular hypertension: methods of enhancing its value. J. Urol. (Baltimore) **89**, 489—505 (1963).

Maxwell, M. H., H. C. Gonick, R. Wiita, and **J. J. Kaufman:** Use of the rapid-sequence intravenous pyelogram in the diagnosis of renovascular hypertension. New Engl. J. Med. **270**, 213—220 (1964).

Poutasse, E. F.: Postgrad. Med. **33**, 488 (1963).

Siggers, R. L.: Early physiologic nephro-urography as a test of kidney function. Radiology **77**, 452—457 (1961).

Veyrat, R.: L'hypertension artérielle rénovasculaire chez l'homme. Rev. Méd. (Paris) **84**, 360—368 (1964).

Wale, C. A., and **T. J. Whalen:** Criteria for screening the hypertensive patient with renal artery occlusion. J. Amer. med. Ass. **192**, 1125—1129 (1965).

Renogramm (Szintigramm)

Boyd, J. D., and **H. R. Murdock jr.:** The radiorenogram as a measure of renal function. Arch. intern. Med. **109**, 654—659 (1962). — **Burbank, M. K., J. C. Hunt, W. N. Tauxe,** and **F. T. Maher:** Radioisotopic renography. Diagnosis of renal arterial disease in hypertensive patients. Circulation **27**, 328—338 (1963).

Doig, A., J. R. Lawrence, T. Philip, P. Tothill, and **K. W. Donald:** ^{131}J-"Hippuran" renography in detection of unilateral renal disease in patients with hypertension. Brit. med. J. **1963 I**, 500—504.

Farmelant, M. H., and **B. A. Burrows:** Urine flow response to mannitol loading in unilateral renal disease. J. clin. Invest. **40**, 1037 (1961). — **Farmelant, M. H., C. A. Lipietz, V. Bickerman,** and **B. A. Burrows:** Radioisotopic renal function. Studies and surgical findings in 102 hypertensive patients. Amer. J. Surg. **107**, 50—57 (1964). — **Feine V.,** u. **K. M. Bauer:** Zur Technik, Deutung und Indikation des Radioisotopennephrogrammes mit Jod-131-markiertem Urografin: Fortschr. Röntgenstr. **94**, 623—633 (1961).

Gasser, G., u. **F. Hawliczek:** Das Isotopennephrogramm. Med. Klin. **59**, 1297—1301 (1964).

Hunt, J. C., W. N. Tauxe, F. T. Maher, L. F. Greene, R. W. Gifford jr., and **Ph. E. Bernatz:** Clinical evaluation of hypertensive patients. Indications for and utilization of the isotope renogram, separated renal function study and aorticorenal arteriogram. Amer. J. Cardiol. **9**, 134—140 (1962).

Kaufman, J. J., and **M. H. Maxwell:** Surgery for renovascular hypertension. J. Amer. med. Ass. **190**, 709 (1964. — **Kennedy, A. C., R. G. Luke, J. D. Briggs,** and **W. B. Stirling:** Detection of renovascular hypertension. Lancet **1965 II**, No 7420, 963—968. — **Klapproth, H. J., A. Hirakawa,** and **A. C. Corcoran:** Functional significance of the radioisotope renogram. An experimental study. J. Urol. (Baltimore) **87**, 77—84 (1962). — **Koplowitz, J. M., J. F. Mitchell,** and **W. H. Blahd:** The radioisotope renogram. A comparison of qualitative and quantitative interpretation. J. Amer. med. Ass. **192**, 1932—1034 (1965).

Lambie, R. W., S. Rubin, M. B. Ozar, and **H. Statland:** Single scintillation counter and recording device. Its use as asscreening test for unilateral renal hypertension. J. Amer. med. Ass. 181, 582—586 (1962).

Milliez, P., Ph. Tcherdakoff, and **L. P Rey:** Les investigations isotopiques des reins. Ann. Radiol. **5**, 201—210 (1962).

Oeff, K., W. Lorenz u. **A. Scholz:** Indikationen und Wert der Radioisotopen-Renographie. Verh. dtsch. Ges. inn. Med. **69**, 749—753 (1963).

Roth, H. W., H. Movarrekhi et **P. Wenger:** Le néphrogramme isotopique. Méthode, analyse quantitative et utilité clinique. Schweiz. med. Wschr. **90**, 286—292 (1960).

Scholz, A., A. Hauge u. **K. Oeff:** Die Bedeutung der Isotopenrenographie für die Diagnostik des renalen Hypertonus, insbesondere der operablen Formen. Dtsch. med. Wschr. **21**, 1011—1017 (1964). — **Sitia, L., F. Pillirone, F. Pontiggia, G. B. Cerutti** e **S. Lamperi:** La nefrografia con radioisotopi nella diagnosi delle uropatie ostruttive. Minerva urol. **16**, 65—70 (1964).

Taplin, G. V., O. M. Meredith, H. Kade, and **C. C. Winter:** The radioisotope renogram. An external test for individual kidney function and upper urinary tract patency. J. Lab. clin. Med. **48**, 886—901 (1956). — **Tauxe, W. N.:** The radioisotope renogram in renal artery disease (Symposium). Proc. Mayo Clin. **36**, 684—689 (1961).

Wedeen, R. P., E. Littman, M. F. Levitt, and **M. H. Goldstein:** The use of the J 131-hippuran renogram in the detection of disperate kidney function in hypertensive patients. Circulation **32**, 5—12 (1965). — **Whitley, J., R. L. Witcofski, J. L. Quinn,** and **I. Meschan:** The radiologic diagnosis of renovascular hypertension. Radiology **78**, 414—424 (1962). — **Winter, C. C.:** A clinical study of a new renal function test: the radioactive diodrast renogram. J. Urol. (Baltimore) **76**, 182—196 (1957). ~ Unilateral renal disease and hypertension: use of the radioactive diodrast renogram as a screening test. J. of Urol. **78**, 107—116 (1957). ~ Radioisotope renography. Baltimore: William & Wilkins Co. 1963. ~ Renogram and other radioisotope tests in the diagnosis of renal hypertension (Symposium). Amer. J. Surg. **107**, 43—49 (1964). — **Winter, C. C. A., M. H. Maxwell, R. E. Rockney, C. R. Kleeman, C.R. Schmitt,** and **N. Johnson:** Results of the radioisotope renogram and comparison with other kidney tests among hypertensive persons. J. Urol. (Baltimore) **82**, 674—680 (1959). — **Woodruff, M. W., R. S. Kibler, M. A. Bender,** and **M. Blau:** Hg 203 neohydrin kidney photoscan: an adjuvant to diagnosis of renal disease. J. Urol. (Baltimore) **89**, 746—752 (1963).

Zum Winkel, K.: Nierendiagnostik mit Radioisotopen: Funktionelle und morphologische Ergebnisse in Experiment und Klinik. Stuttgart: Georg Thieme 1964. — **Zum Winkel, K.,** u. **K. E. Scheer:** Grundlagen der Nieren-Szintigraphie mit Hg 203 Salyrgan. Nuc. Med. (Stuttg.) **2**, 71—79 (1961). — **Zum Winkel, K., G. Schütterle** u. **K. E. Scheer:** Die Isotopen-Nephrographie in der Diagnostik der Nierenkrankheiten. Dtsch. med. Wschr. **86**, 1751—1754, 1757 (1961).

Renale Angiographie

Ansay, J., J. Buisseret et **F. Mahieu:** L'artériographie rénale dans l'hypertension. J. belge. Radiol. **45**, 13—30 (1962).

Crane, Ch.: Renal arteriography lumbar approach. Amer. J. Surg. **107**, 74—77 (1964).

Descotes, J., et **A. Lévy:** L'angiographie rénale. La valeur séméiologique de sténoses des artères rénales dans les hypertensions artérielles d'origine rénale. J. Radiol. Électrol. **43**, 211—214 (1962). — **Düx, A.,** u. **P. Thurn:** Zur Methodik der Nierenarteriographie. Fortschr. Röntgenstr. **98**, 659—674 (1963).

Fiorani, P., U. Mercati e **N. Zicari:** Indicazioni e tecniche dell'angiografia delle arterie renali in pazienti ipertesi. Chir. gen. (Perugia) **11**, 102—113 (1962). — **Fuchs, W. A.:** Zur Technik der Nierenangiographie. Radiol. clin. (Basel) **32**, 121—141 (1963). ~ Die Interpretation der Nierenangiographie. Schweiz. med. Wschr. **93**, 1783—1786 (1963).

Halpern, M., N. Finby, and **J. A. Evans:** Percutaneous transfemoral renal arteriography in hypertension. Radiology **77**, 25—34 (1961).

Kong, T. Q., T. F. Meaney, H. P. Dustan, and **F. M. Sones:** Safety of selective renal arteriography. Amer. J. med. Sci. **246**, 527—531 (1963). — **Kong, Y., W. F. Barry jr., R. E. Whalen, V. A. Politano,** and **D. McIntosh:** Visualization of the renal artery. A comparison of translumbar and percutaneous retrograde catheter approaches, single-film and seriographie technics. Circulation **28**, 843—852 (1963).

Lang, E. K.: A survey of the complications of percutaneous retrograde arteriography: Seldinger technic. Radiology **81**, 257—263 (1963). — **Lefébure, J, C. Fauré, J. Bennet** et **M. Savary:** L'artériographie rénale dans l'hypertension artérielle. Ann. Radiol. **3**, 753—771 (1960). — **Lélek, I.:** Erfahrungen auf dem Gebiete der Nierenangiographie. Radiol. austriaca **13**, 253—261 (1962). — **Lindgren, P.:** Renal circulatory insufficiency after renal angiography. An experimental study. Acta radiol. (Stockh.) **56**, 423—432 (1961). — **Luttwak, E. M., G. E. Reed,** and **E. S. Breed:** Effect of aortography on renal function. Ann. Surg. **154**, 190—209 (1961).

Maluf, N. S. R.: Internal diameter of renal artery and renal function. Surg. Gynec. Obstet. **107**, 415—428 (1958). — **Marshall, T. R.,** and **J. T. Ling:** Percutaneous noncatheter left brachial renal arteriography. Amer. J. Roentgenol. **92**, 315—320 (1964). — **Meaney, T. F.,** and **H. P. Dustan:** Selective renal arteriography in the diagnosis of renal hypertension. Circulation **28**, 1035—1041 (1963). — **Morino, F., S. Olivero** e **A. Tarquini:** Indicazioni e limiti dell'arteriografia renale selettiva. Minerva med. **1957 I**, 825—841. — **Morris, G. C.,** and **M. E. DeBakey:** Diagnosis of renal vascular disease. Symposium. Amer. J. Cardiol. **9**, 756—759 (1962).

Olsson, O.: Die diagnostische Bedeutung der Angiographie der Nierengefäße. Verh. dtsch. Ges. inn. Med. **69**, 363—369 (1963).

Porstmann, W.: Die Bedeutung der Renovasographie beim renalen Drosselungshochdruck. Radiol. diagn. (Berl.) **2**, 511—520 (1961). ~ Etude radiologique des lésions de l'artère rénale, facteurs d'hypertension. Presse méd. **72**, Suppl. au no. 8 (Atlas de Radiologie clinique) (1964).

Robertson, C. W.: Retrograde aortography in the study of renal arterial lesions. Amer. J. Surg. **107**, 78—83 (1964).

Schneider, H. J., u. **W. Helbig:** Zur Frage der Nierenschädigung nach Ausscheidungsurographie. Z. Urol. **55**, 529—535 (1962). — **Seldinger, S. I.:** Catheter replacement of needle in percutaneous arteriography. Acta radiol. (Stockh.) **39**, 368—376 (1953). — **Smith, P., T. W. Rush,** and **A. T. Evans:** The technique of translumbar arteriography. J. Amer. med. Ass. **148**, 255—258 (1952).

Thurn, P., W. Fritz, A. Düx u. **A. Heymer:** Die Bedeutung der Nierenarteriographie für Diagnostik und Therapie der renalen Hypertonie. Dtsch. med. Wschr. **87**, 838—834, 849—850, 891—892 (1962). — **Travis, L. B., C. W. Daeschner jr., W. F. Dodge,** and **H. C. Hopps:** Effect of aortographic contrast media on renal histology. J. Pediat. **59**, 304—305 (1961). — **Tcherdakoff, Ph.:** Indications et résultats de l'artériographie rénale au cours de l'hypertension artérielle. Cour Méd. interne **1**, 433—437 (1962). — **Tcherdakoff, Ph.,** et **P. Milliez:** L'artériographie rénale rétrograde au cours de l'hypertension artérielle. Etude de nos 100 premières observations. Sem. Hôp. Paris **37**, 762—770 (1961).

Vogler, E.: Angiographie der Nieren. Indikation und Ergebnisse. 9. Congr. Radiol. **1**, 342—347 (1961).

Komplikationen der Aortographie, d.h. der renalen Angiographie

Albores-Saavedra, J., J. P. Abbott, and **R. M. Nunnally:** Unilateral malignant nephrosclerosis with superimposed unilateral cortical necrosis, following aortogram. Amer. J. clin. Path. **35**, 147—154 (1961).

Baudisch, E., u. **W. Baumann:** Kontrastmittelschäden der Nieren nach angiographischen Untersuchungen. Z. Urol. **57**, 251—268 (1964). — **Beall jr., A. C., G. C. Morris jr., E. S. Crawford, D. A. Colley,** and **M. E. DeBakey:** Translumbar aortography: re-evaluation. Surgery **49**, 772 (1961). — **Bell, J. W.:** Treatment of post catheterization arterial injuries. Ann. Surg. **155**, 591 (1962). — **Bunnell, I. L.,** and **D. G. Greene:** Rewards and hazards of selective renal arteriography. J. Amer. med. Ass. **194**, 1177—1180 (1965).

Dormandy, K. M., A. M. Jockes, and **D. Sutton:** Renal failure following renal angiography. Lancet **18**, 6984 (1957).

Edling, N. P. G., and **C. G. Helander:** The renal damage due to aortography and its prevention by renal tests. With reports of five cases of severe renal damage. Acta radiol. (Stockh.) **47**, 473—480 (1957). — **Edling, N. P. G.,** and **C. O. Ovenfors:** Risks in selective renal catheterization and arteriography. An experimental study in dogs. Acta radiol. (Stockh.), N. S. **2**, 241—249 (1964).

Ferrand, J., et **U. Elbaz:** Les complications de l'aortographie et de l'artérographie. Minerva cardioangiol. **7**, 224—234 (1959). — **Foex, P., H. Lambert** et **C. Mentha:** Les complications médullaires graves de l'aortographie abdominale. Arch. Mal. Cœur **57**, 142—157 (1964).

Gjudberg, O. E., and **J. Christensen:** Dissection of the aortic wall in retrograde lumbar aortography. Acta radiol. (Stockh.) **55**, 364 (1961).

Lambeth, C. B., J. R. Derrick, and **A. E. Hansen:** Stenosis of a branch of the renal artery causing hypertension in a child. Including a complication of translumbar renal arteriography. Pediatrics **26**, 822—827 (1960). — **Leadbetter jr., G. W.,** and **C. Markland:** Evaluation of technics and complications of renal angiography. New Engl. J. Med. **266**, 10—13 (1962). —

Luke, J. C., and J. Y. McGraw: Complications following catheter angiography. Arch. Surg. **86**, 414—418 (1963).

McAfee, J. G., and J. K. Willson: A review of the complications of translumbar aortography. Amer. J. Roentgenol. **75**, 956 (1956). — **McCallister, B. D., J. C. Hunt, and O. W. Kincaid:** Unilateral renal atrophy subsequent to renal arteriography. Proc. Mayo Clin. **37**, 323—338 (1962).

Palubinskas, A. J., and E. J. Wylie: Roentgen diagnosis of fibromuscular hyperplasia of the renal arteries. Radiology **76**, 634—639 (1961). — **Pigeon, G., R. Lefebure, G. E. Cartier, and J. Genest:** Unilateral renal damage after translumbar aortography. Canad. med. Ass. J. 83, 69—72 (1960).

Getrennte Clearance-Untersuchungen

Baldwin, D. S.: Function of the separate kidneys in hypertension of unilateral renal origin. Progr. Cardiovasc. Dis. **4**, 134—147 (1961). — **Berthoud, E.:** Le test de Howard. Schweiz. med. Wschr. **93**, 1763—1766 (1963). — **Birchall, R., H. M. Batson, and C. B. Moore:** Hypertension due to unilateral renal arterial obstruction. Preliminary observations on the contribution of differential renal clearance studies. Amer. Heart J. **56**, 616—628 (1958). — **Birchall, R., H. M. Batson jr., and E. G. Anderson:** Diagnosis of hypertension due to renal arterial stenosis. Circulation **29**, 6—13 (1964). — **Birchall, R., H. M. Batson jr., and W. Brannan:** Contribution of differential renal studies to the diagnosis of renal arterial hypertension with emphasis on the value of $U_{sodium}/U_{creatinine}$. Amer. J. Med. **32**, 164—170 (1962). — **Blake, W. D., R. Wegria, H. P. Ward, and C. W. Frank:** Effect of renal arterial constriction on excretion of Na and H_2O. Amer. J. Physiol. **163**, 422 (1950). — **Brown, J. J., K. Owen, W. S. Peart, J. T. S. Robertson, and D. Sutton:** The diagnosis and treatment of renal artery stenosis. Brit. med. J. **1960 II**, 327—338.

Connor, T. B., M. Berthrong, W. C. Thomas jr., and J. E. Howard: Hypertension due to unilateral renal disease with a report on a functional test helpful in diagnosis. Bull. Johns Hopk. Hosp. **100**, 241—276 (1957). — **Connor, T. B., W. C. Thomas jr., L. Haddock, and J. E. Howard:** Unilateral renal disease as cause of hypertension: its detection by ureteral catheterization studies. Ann. intern. Med. **52**, 544—559 (1960). — **Cottier, P. T., J. Gingold, C. Vorburger, H. M. Keller u. F. Reubi:** Renale Wirkung eines neuen Vasodilatators Ciba 31531-Ba. Helv. med. Acta **32**, 420—426 (1965). — **Cottier, P. T., u. A. Montandon:** Zur Diagnose der renovaskulären Hypertonie. Bibl. gastroent. (Basel) 8, 185—194 (1965). — **Cottier, P. T., J. M. Weller u. S. W. Hoobler:** Besonderheiten der renalen Wasser- und Elektrolytausscheidung bei essentieller Hypertonie. Cardiologia (Basel) **31**, 278—289 (1957). ~ Effect of an intravenous sodium chloride load on renal hemodynamics and electrolyte excretion in essential hypertension. Circulation **17**, 750—760 (1958).

Davidson, D. G., N. G. Levinsky, and R. W. Berliner: Maintenace of potassium excretion despite reduction of glomerular filtration during sodium diuresis. J. clin. Invest. **37**, 548—555 (1958). — **Dustan, H. P., E. F. Poutasse, A. C. Corcoran, and H. Page:** Separated renal function in patients with renal arterial disease, pyelonephritis, and essential hypertension. Circulation **23**, 34—41 (1961).

Eigler, F. W., K. F. Albrecht u. G. Heberer: Seitengetrennte Nierenfunktionsprüfung bei Hochdruckkranken mit Nierenarterienstenosen. Verh. dtsch. Ges. Kreisl.-Forsch. **1963**, 272—276.

Graber, J. G., and R. Shackman: Divided renal function studies in hypertension. Brit. med. J. **1956 I**, No 4979, 1321—1326.

Howard, J. E., M. Berthrong, D. M. Gould, and E. R. Yendt: Hypertension resulting from unilateral renal vascular disease and its relief by nephrectomy. Bull. Johns Hopk. Hosp. **94**, 51 (1954). — **Howard, J. E., and T. B. Connor:** Hypertension produced by unilateral renal disease. Arch. intern. Med. **109**, 8—17 (1962). ~ Use of differential renal function studies in the diagnosis of renovascular hypertension. Amer. J. Surg. **107**, 58—66 (1964). — **Howard, J. E., T. B. Connor, and W. C. Thomas jr.:** Functional test for detection of hypertension produced by the kidney. Preliminary studies. Trans. Ass. Amer. Phycns **69**, 291—298 (1956).

Kjellbo, H., P. Vikgren, S. Öman, and B. Hood: The functional pattern of renal artery stenosis. Acta med. scand. **172**, 485—495 (1962).

Lauler, D. P., and J. H. Harrison: Ureteral catheterization measurements in renal hypertension. Amer. J. Surg. **107**, 67—73 (1964). — **Lawrence, J. R., A. Doig, J. C. S. Knight, I. F. Maclaren, and K. W. Donald:** Renal artery stenosis without renal ischemia. Lancet **1964 I**, 62—65. — **Levinsky, N., D. G. Davidson, and R. Berliner:** Effects of reduced glomerular filtration on urine concentration in the presence of antidiuretic hormone. J. clin. Invest. **38**, 730—740 (1959).

Madeloff, M. S., F. D. Schwartz, F. J. Borges, G. Enwisle, S. T. R. Revell jr., and J. D. Young: Differential renal clearance patterns in the evaluation of hypertension. J. Urol. (Baltimore) 87, 258—272 (1962). — **McGrigor, R. B.:** Experiences with differential renal function studies in the investigation of hypertension of renal origin. Brit. J. Surg. **49**, 70—77 (1961). — **Mueller, C. B., A. Sortshin, M. R. Carlin,** and **H. L. White:** Glomerular and tubular influences on sodium and water excretion. Amer. J. Physiol. **165**, 411—422 (1951).

Nishiura, T., and **S. Yokoyame:** Hypertension of unilateral renal origin. Urol. int. (Basel) **12**, 191 (1961).

Ocker jr., J. M., T. H. Lehmann, R. J. Moore, and **C. V. Hodges:** Experiences with differential function studies in renal vascular hypertension. J. Urol. (Baltimore) **91**, 639—645 (1964). — **Osius, T. G.,** and **D. R. Smith:** Phenolsulfonphthalein-test in the surgical prognosis of unilateral renovascular hypertension. New Engl. J. Med. **269**, 122—125 (1963).

Rapoport, A.: Modification of the "Howard-Test" for the detection of renal-artery obstruction. New Engl. J. Med. **263**, 1159 (1960). — **Revell jr., S. T. R., F. J. Borges, G. Entwisle,** and **J. D. Young jr.:** An appraisal of certain tests for the detection of hypertension of unilateral renal origin. Ann. intern. Med. **53**, 970—991 (1960).

Scheitlin, W.: Die Abklärung der Hypertonie bei einseitigen Nierenleiden. Helv. chir. Acta **29**, 440—445 (1962). — **Schlegel, J. U., E. D. Savlov,** and **F. Gabor:** Some studies in renal hypertension. J. Urol. (Baltimore) **81**, 581—595 (1959). — **Selkurt, E. E., P. W. Hall,** and **M. P. Spencer:** Influence of graded arterial pressure. Decrement on renal clearance of creatinine P-AH and Na. Amer. J. Physiol. **159**, 369 (1949). — **Smith, H. W.:** Unilateral nephrectomy in hypertensive disease. J. Urol. (Baltimore) **76**, 685—701 (1956). — **Spencer, A. G.:** Clearance studies in unilateral renal disease. In: M. D. Milne (ed.), Recent advances in renal disease, p. 208. London: Pitman Medial Publ. Co. 1960. — **Spencer, F. C., T. A. Stamey, H. T. Bahnson,** and **A. Cohen:** Diagnosis and treatment of hypertension due to occlusive disease of the renal artery. Ann. Surg. **154**, 674 (1961). — **Stamey, T. A.:** Functional characteristics of renovascular hypertension with emphasis on the relationship of renal blood flow to hypertension. Proc. Council High Blood Press **10**, 209 (1961). ~ Functional characteristics of renovascular hypertension with emphasis on the relationship of renal blood flow to hypertension. Circulat. Res. **11**, 209—219 (1962). ~ Renovascular hypertension, p. 1—232. Baltimore: Williams & Wilkins Co. 1963. ~ Surgical treatment of renovascular hypertension: the importance of peroperative functional asessment. Antihypertensive therapy principles and practice. Internat. Symp. Siena (ed. F. Gross). Berlin-Heidelberg-New York: Springer 1966. — **Stamey, T. A., I. J. Nudelman, P. H. Good, F. N. Schwentker,** and **F. Herdricks:** Functional characteristics of renovascular hypertension. Medicine (Baltimore) **40**, 347—394 (1961). — **Stewart, D. H.,** and **T. P. Haynie:** Critical appraisal of renogram in renal vascular disease. J. Amer. med. Ass. **180**, 454—459 (1962). — **Stone, P. W., J. B. McNally, J. W. Lord jr.,** and **J. W. Hinton:** Successful treatment by nephrectomy of hypertension resulting from aorticorenal embolus. New Engl. J. Med. **256**, 1076—1079 (1957).

Vertes, V., S. Genuth, D. E. Leb, and **J. B. Galvin:** Unilateral renal plasma flow in the assessment of correctable renovascular hypertension. New Engl. J. Med. **273**, 855—857 (1965).

White, H. L.: The excretion of sodium in relation to glomerular filtration in renal function. Transactions of the Second Conference (ed. S. E. Bradley), p. 127. New York: Josiah Macy Jr. Foundation 1950. — **Williams, T. F.:** Renal cortical necrosis, renal infarction and hypertension due to renal vascular disease. In: Diseases of the kidney (ed. M. B. Strauss, and L. G. Welt), p. 526—574. Boston: Little, Brown & Co. 1963. — **Wilson, L., H. P. Dustan, I. H. Page,** and **E. F. Poutasse:** Diagnosis of renal arterial lesions. Arch. intern. Med. **112**, 270—277 (1963).

Yendt, E. R., W. K. Kerr, D. W. Wilson, and **Z. F. Jaworski:** The diagnosis and treatment on renal hypertension: with special reference to a case of hypertension due to stenosis of both renal arteries. Amer. J. Med. **28**, 169—187 (1960).

Hypertensintest

Breckenridge, A.: Angiotensin-infusion test. Lancet **1965 II**, 209—211. — **Brown, J. J., D. L. Davies, A. F. Lever,** and **J. I. S. Robertson:** Variations in plasma renin concentration in several physiological and pathological states. Canad. med. Ass. J. **90**, 201—206 (1964).

Conway, J.: Vascular reactivity in experimental hypertension measured after hexamethonium. Circulation **17**, 807 (1958). — **Cottier, P., J. Gingold, C. Vorburger, H. M. Keller** u. **F. Reubi:** Renale Wirkung eines neuen Vasodilatators Ciba 31531-Ba. Helv. med. Acta (im Druck) (1965). — **Cottier, P., R. Wettstein, R. Veyrat** u. **F. Reubi:** Die Bedeutung des intravenösen Hypertensintestes nach Kaplan für die Diagnose der renovaskulären Hypertonie (ed. H. P. Wolff). IV. Symp. Ges. für Nephrol., Saarbrücken 1965. Berlin-Heidelberg-New York: Springer (im Druck).

Dérot, M., J. Guédon et **J. Trad:** Renseignements fournis par le test à l'angiotensine de Kaplan dans l'exploration des hypertensions d'origine rénale. J. Urol. Néphrol. **70**, 723 (1964).

Gaskell, J. R., R. K. Jones, and **A. P. Shapiro:** Hyperresponsiveness of renal hypertensive rats to intravenous angiotensin. II. Proc. Soc. exp. Biol. (N.Y.) **115**, 179—182 (1964).

Hocken, A. G., R. M. Kark, and **M. Passovoy:** The angiotensin-infusion-test. Lancet **1966 I**, No 7427, 4—11.

Johnston, C. I., and **A. D. Jose:** Reduced vascular response to angiotensin II in secondary hyperaldosteronism. J. clin. Invest. **42**, 1411—1420 (1963).

Kaplan, N. M., and **J. G. Silah:** Effect of angiotensin II on blood pressure in humans with hypertensive disease. J. clin. Invest. **43**, 659—669 (1964). ~ The angiotensin-infusion test. A new approach to the differential diagnosis of renovascular hypertension. New Engl. J. Med. **271**, 536—541 (1964). — **Khairallah, P. A., I. H. Page, F. M. Bumpus,** and **R. R. Smeby:** Angiotensin II: Its metabolic fate. Science **138**, 523—525 (1962).

Laragh, J. H.: Interrelationship between angiotensin, norepinephrine, epinephrine, aldosterone secretion, and electrolyte metabolism in man. Circulation **25**, 203—211 (1962). — **Laragh, J. H., P. Milliez** u. **Ph. Tcherdakoff:** Mitteilung.

McCubbin, J. W., J. H. Green, and **I. H. Page:** Baroceptor function in chronic renal hypertension. Circulation Res. **4**, 205—210 (1956). — **McCubbin, J. W.,** and **I. H. Page:** Influence of carotid sinus and aortic buffer reflexes and tetraaethyl-ammoniumchloride on vascular reactivity to angiotonin and renin. Amer. J. Physiol. **170**, 309—320 (1952). ~ Renal pressor system and neurogenic control of blood pressure. Circulation **12**, 553 (1963). ~ Neurogenic component of chronic renal hypertension. Science **139**, 210—215 (1963). ~ Renal pressor system and neurogenic control of arterial pressure. Circulat. Res. **12**, 553—561 (1963). — **Meudlowitz, M., R. L. Wolf, S. E. Gitlow,** and **N. E. Naftchi:** Angiotensin II studies in hypertension. Circulation **25**, 231—236 (1962).

Tobian jr., L., and **J. T. Binion:** Tissue cations and water in arterial hypertension. Circulation **5**, 754 (1952).

Veyrat, R.: Persönliche Mitteilung. — **Veyrat, R., H. R. Brunner, E. L. Manning** et **A. F. Muller:** Confrontation de l'action pressive de l'angiotensin, du taux de la rénine plasmatique et de l'aldostéronurie chez l'homme. Helv. méd. Acta **32** (4/5), 412—417 (1965).

Wolf, R. L., M. Medlowitz, J. Pick, S. E. Gitlow, and **N. Naftchi:** Metabolism and distribution of J 131-labeled angiotensin II. J. Lab. clin. Med. **60**, 150—159 (1962).

Renin, Angiotensin, Aldosteron und Granulationsindex des juxtaglomerulären Apparates

Barraclough, M. A., B. Bacchus, J. J. Brown, D. L. Davies, A. F. Lever, and **J. I. S. Robertson:** Plasma-renin and aldosterone secretion in hypertensive patients with renal or renal artery lesions. Lancet **1965 II**/3, No 7426, 1310—1312. — **Bock, K. D.:** Angiotensin, Pharmakologie und klinische Anwendung. Heidelberg: A. Hüthig 1966. — **Bohle:** Diskussionsbeitrag IV. Symp. Ges. für Nephrol., Saarbrücken 1965. — **Boucher, R., R. Veyrat, J. de Champlain,** and **J. Genest:** New procedures for measurement of human plasma angiotensin and renin activity levels. Canad. med. Ass. J. **90**, 194 (1964). — **Brown, J. J., D. L. Davies, A. F. Lever, W. S. Peart,** and **J. I. S. Robertson:** Brit. med. J. **1965**, 1636. — **Brown, J. J., D. L. Davies, A. F. Lever,** and **J. I. S. Robertson:** In: Boerhave Course Hypertension (ed. J. de Graeff), p. 44. Leyden 1963. ~ The assay of renin in single rabbit glomeruli. J. Physiol. (Lond.) **117**, 32P—33P (1964). ~ Plasma renin concentration in human hypertension. Brit. med. J. **1965 II**, 144—148.

Davis, J. O., P. M. Hartroft, E. O. Titus, C. C. J. Carpenter, C. R. Ayers, and **H. E. Spiegel:** The role of the renin-angiotensin system in the control of aldosterone secretion. J. clin. Invest. **41**, 378—389 (1962).

Genest, J., G. Y. Trembley, R. Boucher, J. de Champlain, J. M. Rojo Ortega, R. Lefebure, P. Roy, and **P. Cartier:** Diagnostic significance of humoral factors in renovascular hypertension. Antihypertensive therapy. Internat. Symp. (ed. F. Gross), p. 518—540. Berlin-Heidelberg-New York: Springer 1966. — **Genest, J., W. Novaczynski, E. Koiw, T. Sandor** u. **P. Biron:** Nebennierenfunktion bei essentieller Hypertonie. In: Essentielle Hypertonie. Internat. Symp. (ed. K. D. Bock u. P. Cottier). Berlin-Göttingen-Heidelberg: Springer 1960. — **Goldberg, M.,** and **D. K. McCurdy:** Hyperaldosteronism and hypergranularity of the juxtaglomerular cells in renal hypertension. Metabolic studies. Ann. intern. Med. **59**, 24—36 (1963). — **Grollmann, A.:** Antihypertensive and pressor agents of renal origin. Canad. med. Ass. J. **90**, 299—302 (1964). — **Gross, F.:** Nebennierenfunktion und renale Pressormechanismen bei experimenteller Hypertension. In: Essentielle Hypertonie. Internat. Symp. (ed. K. D. Bock u. P. Cottier). Berlin-Göttingen-Heidelberg: Springer 1960.

Hartroft, Ph.: Histological and functional aspects of juxtaglomerular cells. Angiotensin systems and experimental renal diseases. Proc. 14th Annual Conference on the kidney (ed. J. Metcoff), p. 5—14. Boston: Little, Brown & Co. 1963. ~ Juxtaglomerular cells as the source of renin. IV. Symp. Ges. für Nephrol., Saarbrücken 1965. Berlin-Göttingen-Heidelberg: Springer 1966. — **Helmer, O. M.:** Presence of renin in plasma of patients with arterial hypertension. Symposium. Circulation **25**, 169—173 (1962). ~ Renin activity in blood from patients with hypertension. Canad. med. Ass. J. **90**, 221—225 (1964). — **Helmer, O. M.,** and **W. E. Judson:** The quantitative determination of renin in the plasma of patients with arterial hypertension. Circulation **27**, 1050—1060 (1963). — **Helmer, O. M.,** and **R. E. Shipley:** Recovery of a pressor principle from the blood plasma of cats given kidney extracts. Amer. J. Physiol. **150**, 353—357 (1947). — **Hickler, R. B., D. P. Lauler,** and **G. W. Thorn:** Plasma angiotensinase activity in patients with hypertension and edema. J. clin. Invest. **42**, 635—648 (1963). — **Higgins jr., J. T., J. O. Davis, J. Urquhart,** and **M. J. Olichney:** Increased plasma level of renin in experimental secondary hyperaldosteronism. Amer. J. Physiol. **207**, 814—820 (1964).

Judson, W. E.: Pressor activity of dialyzed plasma of patients with primary and secondary (renal) hypertension. Symposium. Amer. J. Cardiol. **9**, 710—716 (1962).

Lever, A. F., and **W. S. Peart:** Renin and angiotensin-like activity in renal lymph. J. Physiol. (Lond.) **160**, 548—563 (1962). — **Lever, A. F.,** and **J. I. S. Robertson:** Renin in the plasma of normal and hypertensive rabbits. J. Physiol. (Lond.) **170**, 212—218 (1964).

Mach, R. S.: Le rôle des surrénales dans l'hypertension artérielle. Schweiz. med. Wschr. **34**, 1027—1034 (1962). — **Margolin, E. P., J. P. Merrill,** and **J. H. Harrison:** New Engl. J. Med. **256**, 581 (1957). — **McPhaul, J. J., D. A. McIntosh, L. R. Williams, E. J. Grifti, W. G. Malette,** and **A. Grollman:** Remediable hypertension due to unilateral renal disease. Arch. intern. Med. **115**, 644—651 (1965). — **Morris, R. E., P. R. Robinson,** and **G. A. Scheele:** The relationship of angiotensin to renal hypertension. Canad. med. Ass. J. **90**, 272—276 (1964). — **Morris jr., R. E.,** and **P. R. Robinson:** Method for determination of angiotensin II in human blood. Bull. Johns Hopk. Hosp. **114**, 127—145 (1964). — **Mulrow, P. J.:** The role of the renin-angiotensin system in the hypertension associated with renal vascular disease. Canad. med. Ass. J. **90**, 277 (1964).

Page, I. H., and **F. M. Bumpus:** Angiotensin. Physiol. Rev. **41**, 331—390 (1961). — **Peart, W. S.:** Diagnosis of renal artery stenosis. Antihypertensive therapy. Internat. Symp. (ed. F. Gross), p. 468—484. Berlin-Heidelberg-New York: Springer 1966.

Reubi, F., A. Cerutti u. **J. Veyrat:** Hypokaliämie bei bioptisch nachgewiesener Hyperplasie des juxtaglomerulären Apparates. IV. Symp. Ges. für Nephrol., Saarbrücken u. Homburg/Saar 1965. Berlin-Heidelberg-New York: Springer 1966.

Schröder, R., Th. Dissmann u. **W. Dissmann:** Sekundärer Aldosteronismus unter dem Bild des Conn-Syndromes bei einseitiger Nierenarterienstenose. Dtsch. med. Wschr. **17**, 759—766 (1965). — **Schwab, M., R. Schröder, C. Schattenfroh** u. **R. M. Schütz:** Dtsch. med. Wschr. 88, 814 (1963).

Tobian, L.: Interrelationship of electrolytes, juxtaglomerular cells and hypertension. Physiol. Rev. **40**, 280—312 (1960). ~ Physiology of the juxtaglomerular cells. Ann. intern. Med. **52**, 395 (1960). ~ Relationship of juxtaglomerular apparatus to renin and angiotensin. Symposium. Circulation **25**, 189—192 (1962). — **Tobian, L., J. Janecek,** and **A. Tomboulian:** The effect of a high sodium intake on the developement of permanent nephrosclerotic hypertension. Effect of nephrosclerotic hypertension on the granularity of the juxtaglomerular cells. J. Lab. clin. Med. **53**, 842—848 (1959). — **Tobian, L., S. Schonning,** and **C. Seefeldt:** The influence of arterial pressure on the antihypertensive action of a normal kidney, a biological servomechanism. Ann. intern. Med. **60**, 378—383 (1964). — **Tobian, L. J. Thompson, R. Twedt,** and **J. Janecek:** Granulation of juxtaglomerular cells in hypertension. J. clin. Invest. **37**, 660 (1958). — **Tobian, L., A. Tomboulian,** and **J. Janecek:** The effect of high perfusion pressures on the granulation of juxtaglomerular cells in an isolated kidney. J. clin. Invest. **38**, 605—610 (1959). — **Tobian jr., L.:** Effect of salt on the kidney and the juxtaglomerular apparatus. Amer. J. Cardiol. 8, 684—687 (1961). — **Tremblay, G. Y., R. Veyrat, J. de Champlain, R. Boucher, R. Lefebure, P. Roy, P. Cartier,** and **J. Genest:** Criteria for success of surgery in renovascular hypertension. Trans. Ass. Amer. Phycns. **77**, 201—209 (1964). — **Turgeon, C.,** and **S. C. Sommers:** Juxtaglomerular cell counts and human hypertension. Amer. J. Path. **38**, 227—241 (1964).

Veyrat, R.: Détermination du rôle du système rénine-angiotensine dans l'hypertension artérielle rénovasculaire chez l'homme. Bibl. gastroent. (Basel) 8, 232—237 (1965). — **Veyrat, R., H. R. Brunner, E. L. Manning** et **A. F. Muller:** Confrontation de l'action pressive de l'angiotensine, du taux de la rénine plasmatique et de l'aldostéronurie chez l'homme. Helv. med. Acta **32** (4/5), 412—417 (1965). — **Veyrat, R., J. de Champlain, R. Boucher,** and **J. Genest:** Measurement of human arterial renin activity in some physiological and pathological states. Canad. med. Ass. J. **90**, 215—220 (1964).

Nierenbiopsie

Kincaid-Smith, P.: The diagnostic value of renal biopsy in renovascular and other forms of renal hypertension. Antihypertensive therapy. Internat. Symp. (ed. F. Gross), p. 485—498. Berlin-Heidelberg-New York: Springer 1966.

Morgan, J. M., T. J. Ferrell, C. Lyons, and **H. V. Murdaugh jr.:** Diagnosis of renal hypertension. The use of the radiorenogram and the role of kidney biopsy. Amer. J. Cardiol. **9**, 760—772 (1962).

Vertes, V., and **J. A. Grauel:** Observations on renal hypertension. The role of renal biopsy. Circulation **28**, 536—541 (1963). — **Vertes, V., J. A. Grauel,** and **H. Goldblatt:** Studies of patients with renal hypertension undergoing vascular surgery. New Engl. J. Med. **272** (4), 186—189 (1965).

Verschiedene Teste

Brust, A. A., and **E. B. Ferris:** The diagnostic approach to hypertension due to unilateral kidney disease. Ann. intern. Med. **47**, 1049—1066 (1957).

Jones, N. F., and **M. A. Barraclough:** Angiotensin response of the kidneys in unilateral renal-artery stenosis. Lancet **1962 I**, 454—456.

Smithwick, R. H., D. Kinsey, and **G. P. Whitelaw:** Screening test for renal and adrenal forms of hypertension based upon postural change in blood pressure. Circulation **16**, 939 (1957). — **Smithwick, R. H., W. J. Porell,** and **G. P. Whitelaw:** Diagnosis of hypertension of adrenal and renal origin. J. Amer. med. Ass. **174**, 127—132 (1960).

Therapie

Bernatz, E. P., J. C. Hunt, and **E. G. Harrison jr.:** Idiopathic fibrous and fibromuscular stenoses of the renal artery. A frequent obstacle to revascularization in renal vascular hypertension. Arch. Surg. **85**, 608—616 (1962).

Chute, R., E. T. O'Hara, R. N. Goldman, J. D. Houghton, and **B. L. Toy:** The inferior vena cava as a good source of tissue for renal artery patch grafting for renal revascularization for hypertension. J. Urol. (Baltimore) **89**, 303—310 (1963).

DeBakey, M. E.: Basic concepts of therapy in arterial disease. J. Amer. med. Ass. **186**, 484—498 (1963). — **DeBakey, M. E., G. C. Morris jr., R. O. Morgen, E. St. Crawford,** and **D. A. Cooley:** Lesions of the renal artery. Surgical technic and results. Amer. J. Surg. **107**, 84—96 (1964). — **DeCamp, P. T.:** Current therapy: renal artery hypertension a correctable clinical condition. Dis. Chest **34**, 640—643 (1958). ~ Renal arterial insufficiency causing hypertension. Surg. Gynec. Obstet. **112**, 120—121 (1961). — **Détrie, Ph.:** Le traîtement chirurgical de l'hypertension artérielle. J. Chir. (Paris) **85**, 95—98 (1963). — **Dupas, M.:** Sténoses de l'artère rénale conséquences hémodynamiques et indications de la revascularisation du rein. Ann. Chir. (Paris) **15**, 1591—1603 (1961). — **Dustan, H. P., I. H. Page, E. F. Poutasse,** and **L. Wilson:** An evaluation of treatment of hypertension associated with occlusive renal arterial disease. Circulation **27**, 1018—1027 (1963). — **Dustan, H. P., T. F. Meaney,** and **I. H. Page:** Conservative treatment of renovascular hypertension. Antihypertensive therapy. Internat. Symp. (ed. F. Gross), p. 544—554. Berlin-Heidelberg-New York: Springer 1966.

Heberer, G., u. **R. Giessler:** Probleme der Widerherstellungschirurgie bei Verschlußkrankheiten am Aorta-Iliaca-Abschnitt. Verh. dtsch. Ges. Kreisl.-Forsch. **1963**, 133—140.

Kincaid-Smith, P.: The diagnosis and treatment of hypertension due to unilateral renal disease. Med. J. Aust. **48** (I), 641—648 (1961).

Linder, F.: Die operative Behandlung von Nierenarterienstenosen bei Hypertonie. Verh. dtsch. Kreisl.-Forsch. **1963**, 209—216.

Michon, J.: L'hypertension artérielle dans les néphropathies chirurgicales unilatérales et dans les maladies de l'artère rénale. J. Urol. Néphrol. **67**, 711—756 (1961). — **Morris jr., G. C.,** and **M. E. DeBakey:** Treatment of hypertension associated with renal arterial occlusive disease Symposium. Amer. J. Cardiol. **9**, 916—919 (1962). — **Morris jr., G. C., M. E. DeBakey, D. A. Cooley,** and **E. S. Crawford:** Surgical treatment of renal hypertension. Ann. Surg. **151**, 854 (1960). ~ Experience with 200 renal artery reconstructive procedures for hypertension or renal failure. Circulation **27**, 346—350 (1963). — **Morris jr., G. C., M. E. DeBakey, E. St. Crawford,** and **D. A. Cooley:** Surgical treatment of renovascular hypertension. Arch. Surg. **82**, 723—734 (1961). — **Morris jr., G. C., M. E. DeBakey, J. W. Overstreet,** and **R. Scott jr.:** Surgical treatment of hypertension resulting from renal artery stenosis. Amer. Surg. **26**, 745—749 (1960). — **Morris jr., G. C., D. A. Cooley, E. S. Crawford, W. B. Berry,** and **M. E. DeBakey:** Renal revascularization for hypertension. Clinical and physiologic studies in 32 cases. Surgery **48**, 95—110 (1960).

Page, I. H., H. P. Dustan, and **E. F. Poutasse:** Mechanisms, diagnosis and treatment of hypertension of renal vascular origin. Ann. intern. Med. **5**, 196 (1959). — **Poutasse, E. F.:** Surgical treatment of renal hypertension: results in patients with occlusive lesions of renal arteries. J. Urol. (Baltimore) **82**, 403—411 (1959). ~ Diagnosis and treatment of occlusive renal artery disease and hypertension. J. Amer. med. Ass. **178**, 1078 (1961). ~ Partial nephrectomy: new techniques, approach, operative indications and review of 51 cases. J. Urol. (Baltimore) 88, 153—159 (1962). ~ Surgical treatment of renal hypertension. Amer. J. Surg. **107**, 97—103 (1964). — **Poutasse, E. F., A. W. Homphries, L. J. McCormack,** and **A. C. Coscoran:** Bilateral stenosis of renal arteries and hypertension. Treatment by arterial homografts. J. Amer. med. Ass. **161**, 419—423 (1956). — **Pytel, A.:** Diagnostik und operative Behandlung der durch Pyelonephritis und okklusierende Erkrankungen der Nierenarterie bedingten Hypertonie. Urologia (Treviso) **29**, 285—296 (1962). ~ Entero-revascularization of the kidney in the treatment of nephrogenous hypertension. Urol. int. (Basel) **17**, 1—13 (1964).

Sheps, S. G., P. J. Osmundson, J. C. Hunt, A. Schirger, and **J. F. Fairbairn:** Hypertension and renal artery stenosis. Serial observations on 54 patients treated medically. Clin. Pharmacol. Ther. **6**, 700—709 (1965). — **Spencer, F. C., T. A. Stamey, H. T. Bahnson,** and **A. Cohen:** Diagnosis and treatment of hypertension due to occlusive disease of renal artery. Ann. Surg. **154**, 674 (1961). — **Stamey, P. A.:** Some observations on the filtration fraction, on the transport of sodium and water in the ischemic kidney, and on the prognostic importance of R.P.F. to the contralateral kidney in renovascular hypertension. Antihypertensive therapy. Internat. Symp. (ed. F. Gross), p. 555—579. Berlin-Heidelberg-New York: Springer 1966.

Vertes, V., J. A. Grauel, and **H. Goldblatt:** Studies of patients with renal hypertension undergoing vascular surgery. New Engl. J. Med. **272**, 186—189 (1965).

Williams, T. F.: Renal cortical necrosis, renal infarction, and hypertension due to renal vascular disease. In: Diseases of the kidney, p. 557. Boston: Little, Brown & Cie. 1963.

Yendt, E. R., W. K. Kerr, D. R. Wilson, and **Z. F. Jaworski:** The diagnosis and treatment of renal hypertension. Amer. J. Med. **28**, 169—187 (1960).

III. Arteriosklerose der Niere

1. Begriff

Unter Arteriosklerose der Niere wird der arteriosklerotische Befall größerer Arterien verstanden. Es wird auch von arteriosklerotischer Nephrosklerose gesprochen, dies in Anlehnung an die angelsächsische Nomenklatur, welche diese Affektion als ,,arterial nephrosclerosis“ bezeichnet. Andere Autoren sprechen von seniler Nephrosklerose. Die Arteriosklerose der Nieren tritt in der Regel im Rahmen einer generalisierten Arteriosklerose auf. Ein selektiver Befall der Nierenarterien mit Arteriosklerose ist nicht bekannt. Sarre (1959) sagt, daß es sich um eine Stoffwechselerkrankung handelt, welche unabhängig von der Blutdruckhöhe auftritt. Immerhin ist anzunehmen, daß die Höhe des Blutdruckes wesentlich zur Entwicklung der Arteriosklerose beiträgt. Die Geschwindigkeit, mit welcher sich eine Arteriosklerose entwickelt, ist von zahlreichen Faktoren abhängig, welche hier nicht zu besprechen sind. Wir erinnern an den Diabetes mellitus, hormonelle Faktoren (Ausfall der Oestrogene), Störungen des Fettstoffwechsels, hämodynamische Faktoren (Strömungsverhältnisse) und Blutdruck. Die Arteriosklerose der Niere gewinnt in der Geriatrie an Bedeutung. Zudem haben wir bereits erwähnt, daß bei der erfolgreichen Behandlung der malignen Hypertonie mit einem Rückgang der Arteriolonekrose und Arteriolosklerose, dafür mit einer Zunahme der Arteriosklerose in größeren Arterien (Intimafibroplasie) zu rechnen ist. Auch aus diesem Grunde gewinnt die Arteriosklerose der Niere an Bedeutung. Pickering (1963) beanstandet mit Recht, daß die Ausdrücke Arteriosklerose und Atherosklerose gelegentlich als Sammelbezeichnung aller nicht entzündlicher Arterienerkrankungen kritiklos verwendet werden. Der Begriff Arteriosklerose wurde 1829 von Lobstein eingeführt; er ist allgemein und unspezifisch. Im Jahre 1904 schlug Marchand die Bezeichnung Atherosklerose vor. Gemeint war damit nicht eine besondere Form der Arteriosklerose, sondern es war beabsichtigt, den Begriff Arteriosklerose zu ersetzen. Da der Begriff Atherosklerose auf die Fetteinlagerungen in der Intima abzielt, wurde dieser Ausdruck, entgegen seiner ursprünglichen Definition, den Formen zugedacht, welche der nodulären Arteriosklerose entsprechen (herdförmige Arteriosklerose). Pickering schlägt vor, den Begriff Atherosklerose aufzugeben. Für die unter dem Begriff Arteriosklerose zusammengefaßten Arterienläsionen führt er eine übersichtliche Klassifikation ein, welche sich nach der Größe der erkrankten Gefäße und der bevorzugt befallenen Wandschicht richtet.

2. Pathologische Anatomie

Der makroskopische Aspekt einer arteriosklerotischen Niere ist durch grobe Einziehungen der Oberfläche bei fehlender feiner Granulierung charakterisiert. Solche segmentäre Atrophien sprechen immer für den Befall segmentärer Arterien. Ist eine Hauptarterie durch eine arteriosklerotische Plaque eingeengt, kommt es zur Atrophie des Organs, ein typisches Zeichen in der Diagnostik der einseitigen Nierenarterienstenose. Häufig ist die Arteriosklerose der Niere durch eine Pyelonephritis kompliziert, welche, wenn herdförmig angeordnet, auch zu segmentären Einziehungen an der Oberfläche Anlaß geben kann. Die mikroskopische Untersuchung zeigt die typischen Veränderungen bei Arteriosklerose, welche im wesentlichen in einer Intimaproliferation mit Intimaunterbrüchen und gelegentlichen Einlagerungen von atheromatösen Massen bestehen (s. Kap. Pathologische Anatomie der Nierengefäße und der Nierenarterienstenose). Greenblatt (1965) hat die Nierengefäße (Arterien) bei Arteriosklerose post mortem einer angiographischen Untersuchung unterzogen. Dabei wurden Gewebsproben histologisch untersucht. Die Ergebnisse an 50 Patienten mit primärer Sklerose der Nierenarterien waren folgende: Es ergaben sich keine Unterschiede des Gewichtes, der Größe und der Oberfläche der Nieren beim Vergleich normotoner und hypertoner Individuen. In beiden Gruppen bestand zwischen Nierengewicht bzw. Nierenoberfläche und dem Herzgewicht sowie dem Alter des Patienten keine konstante Korrelation. Bei hypertonen Patienten waren häufiger eine segmentäre Sklerose der Rindengefäße und eine allgemeine Verminderung der Vascularisation der Rinde zu beobachten. Bei 40,5% der Hypertoniker und nur bei 20,8% der Normotoniker kamen abnorme Teilungen der Arteria renalis zur Darstellung. Trotz dieser Unterschiede konnten im Einzelfall keine objektiven angiographischen Kriterien bei Patienten mit primärer Sklerose der Nierenarterie ausgearbeitet werden, welche es erlaubt hätten, hypertone und normotone Individuen aufgrund des angiographischen Befundes zu unterscheiden. Meine (1965) hat die Häufigkeit der einseitigen Schrumpfniere und ihre Beziehung zur Hypertonie einer ausführlichen statistischen Untersuchung unterzogen. Unter 10000 nacheinander durchgeführten Sektionen wurden 172 Fälle (1,72%) mit einseitiger Schrumpfniere gefunden. Davon entfielen 60 (34,9%) auf pyelonephritische Schrumpfnieren und frühkindliche Zwergnieren, 54 auf hydronephrotische Schrumpfnieren (31,4%), 49 Fälle (28,5%) auf vasculäre Schrumpfnieren und neun Fälle (5,2%) auf tuberkulöse Kittnieren. Bei den vasculären Schrumpfnieren handelte es sich um makroskopisch faßbare Stenosen einer großen Nierenarterie, wobei die Verschlüsse thrombotischer, embolischer und arteriosklerotischer Natur waren. Bei den vasculären Schrumpfnieren betrug die Hypertoniehäufigkeit 65%. Allerdings konnte retrospektiv nicht in allen Fällen entschieden werden, ob die Hypertonie primärer oder sekundärer Natur war. Tsuji (1959) ist eine gründliche klinisch-pathologische Untersuchung über die renale Arteriosklerose bei alten Patienten zu verdanken. Die Arbeit stützt sich auf 77 Autopsien. Die Arteriolen und Arterien wurden mikrometrisch untersucht, indem ein Quotient Lumen/Wanddicke für die einzelnen Gefäße berechnet worden ist. Er fand bei diesen Patienten eine allgemeine Verengerung der Arteriolen, während die Verengerung der kleinen Arterien erhebliche Unterschiede aufgewiesen hat. Er unterschied drei Typen:

1. Überwiegende Schädigung der Arteriolen;
2. Schädigung der kleinen Arterien;
3. Mischtyp.

Interessanterweise fand der Autor eine schlechte Korrelation zwischen arteriolärem Befall und Blutdruckhöhe, wogegen der Verengerungsgrad der kleinen

Arterien mit der Blutdruckhöhe sehr befriedigend übereinstimmte. SCHINDLER (1962) beschrieb eine Niereninsuffizienz bei zwei Frauen im Alter von 73 und 88 Jahren, angeblich wegen hochgradiger Atrophie der Nierenrinden bei schwerster Arteriosklerose. Der Autor ist der Meinung, daß die stark ausgeprägte Arteriosklerose für die Niereninsuffizienz verantwortlich war. Möglicherweise handelte es sich um Schocknieren oder eine funktionelle Nephropathie anderer Ätiologie bei schwerster Arteriosklerose.

3. Zur Pathogenese der renalen Arteriosklerose

Ausgehend von der Beobachtung, daß sowohl bei ausgeprägter Arteriosklerose der Aorta abdominalis beim Menschen als auch bei experimenteller Aortenatheromatose der Kaninchen die Nierenarterien häufig frei von Atheromen angetroffen werden, versuchte OZOA (1963), einen ursächlichen Zusammenhang dieser Befunde mit hämodynamischen Faktoren nachzuweisen. Cholesterinreich ernährten Kaninchen wurde jeweils einseitig total oder subtotal die Nierenvene unterbunden, so daß sich eine Atrophie der entsprechenden Niere allmählich entwickelte. Dabei entstanden Intimabeete im Hauptstamm der Nierenschlagader der geschädigten Seite, während die zur gesunden bzw. kompensatorisch hypertrophierten Partnerniere führende Arterie frei von arteriosklerotischen Veränderungen blieb. OZOA wertet diesen Befund als Bestätigung seiner Theorie über die Bedeutung der Hämodynamik bei der Entstehung der Arteriosklerose in Nierenarterien.

4. Klinik der Arteriosklerose der Niere

Die Arteriosklerose der Niere stellt keine eigentliche nosologische Einheit dar. Es können sich typische Syndrome entwickeln, wenn es zufolge arteriosklerotischer Stenose zu einer renovasculären Hypertonie kommt oder wenn in seltenen Fällen die Arteriosklerose einer Nierenarterie Ausgangspunkt einer Nierenembolie mit segmentärem Niereninfarkt oder bei thrombotischem Verschluß Ursache eines totalen Infarktes der Niere ist. Die Nierenarterienstenose wurde bereits besprochen (s. Kap. 2). Der Niereninfarkt wird noch zu behandeln sein. Die Arteriosklerose der Niere stellt schließlich eine physiologische Alterungserscheinung dar, auf die wir etwas näher eingehen möchten.

5. Die Altersinvolution der Niere

Das Gewicht der Nieren nimmt ungefähr vom 30. Lebensjahr an allmählich ab (ROESSLE 1929). Die senile Atrophie betrifft den Cortex stärker als die Markpyramiden. Die Anzahl der Glomerula ist in der Altersniere oft bis auf die Hälfte der Norm reduziert. Die Involution äußert sich auch an den Tubuli, indem diese kürzer werden. Das Volumen der einzelnen Tubulusepithelien nimmt ab. LOOMIS konnte das Kleinerwerden der Nephren eindeutig nachweisen. Mittels Mikrodissektion aus volumenmäßig gleich großen Nierenstücken fand er bei jungen Erwachsenen drei, bei alten Leuten bis zu 30 Nephren. Die Altersveränderungen an den Gefäßen spielen sich an den mittleren und kleinen Arterien, den Arteriae subcorticales, interlobulares und ihren Ästen bis zu den Präarteriolen ab. Die Ursache des Parenchymschwundes der Altersniere ist unklar. Mehrere Faktoren, wie primäre celluläre Alterung des Gewebes, Arteriosklerose und verminderte Sekretion eines zwar noch hypothetischen, dem Somatotropin nahestehenden Nephrotropins wirken wohl zusammen. Die Altersatrophie ist demnach nicht nur Folge der Arteriosklerose.

Parallel zur strukturmäßigen Involution nimmt die Nierenfunktion mit zunehmendem Alter ab. SHOCK (1958) fand eine Abnahme der glomerulären Filtration (C_{Inulin}) von 46% vom 20. bis zum 90. Lebensjahr bei Patienten, die weder anamnestisch noch aufgrund klinischer Befunde Zeichen einer Herz- oder Nierenkrankheit aufgewiesen haben. Er berechnete folgende Regressionsformel: $C_{In} = 153{,}2 - 0{,}96 \cdot$ Alter des Patienten in Jahren.

Diese Formel wurde später von ihm und anderen Autoren unwesentlich modifiziert. Die glomeruläre Durchlässigkeit, gemessen mit der Clearance des freien Hämoglobins scheint sich im Alter nicht zu verändern. Die renale Plasmadurchströmung, gemessen mit der PAH-Clearance, zeigt eine dem Glomerulumfiltrat entsprechende Abnahme. Die renale PAH-Extraktion (E_{PAH}) ist auch bei deutlich reduzierter C_{PAH} nicht herabgesetzt. Dies besagt, daß die renale Plasmadurchströmung mit zunehmendem Alter abnimmt, daß jedoch das corticomedulläre Perfusionsverhältnis und die tubuläre Sekretion von PAH, d.h. die vollständige renale Extraktion von PAH bei niederen Plasmaspiegeln erhalten bleiben. Mit zunehmendem Alter zeigt der filtrierte Plasmaanteil eine leichte Tendenz des Ansteigens. Dieses Verhalten wurde auch von KLÜTSCH (1962) bestätigt. Andere tubuläre Funktionen wie die maximale tubuläre Glucoserückresorption (TmG) nehmen mit dem Alter linear ab. Das Ausmaß der Pitressin-Antidiurese, ausgedrückt als Konzentrationsindex für Inulin $\left(\frac{U_{In}}{P_{In}}\right)$ fällt mit zunehmendem Alter ebenfalls ab. Extracelluläres Flüssigkeitsvolumen und Konzentration der Elektrolyte im Plasma erfahren mit zunehmendem Alter keine Veränderung. Die Altersniere zeigt nur unter Belastung mit Ammoniumchlorid eine langsamere Ausscheidung der sauren Valenzen. Bei normalen Säurebaseverhältnissen scheint das Säureausscheidungsvermögen nicht gestört zu sein. Eine besondere *Symptomatologie* der Arteriosklerose der Niere ist, sofern nicht die besagten Komplikationen auftreten, nicht zu erwähnen. Auf die vielschichtige Frage der *Therapie* der Arteriosklerose ist im Rahmen dieses Beitrages nicht einzugehen (s. Handbuchbeitrag über Arteriosklerose).

Literatur

Cottier, P. T., u. **C. Vorburger:** Nierenerkrankungen im Alter und ihre Behandlung. Therapiewoche **14**, 10, 506—515 (1964).

Davies, D. F., and **N. W. Shock:** Age changes in glomerular filtration rate, effective renal plasma flow and tubular excretory capacity in adult males. J. clin. Invest. **29**, 496 (1950).

Greenblatt, M.: Primary renal arteriosclerosis. A comparative angiographic study of hypertensive and normotensive individuals. Lab. Invest. **12**, 1270—1280 (1963).

Klütsch, K., A. Heidland u. **A. Oebek:** Altersabhängigkeit der Nierenhaemodynamik. Klin. Wschr. **40**, 1002—1003 (1962).

Meine, J. L.: Die einseitige Schrumpfniere. Häufigkeit, Nosologie und Beziehung zur Hypertonie. Statistische Untersuchung an 10000 Sektionen. Schweiz. med. Wschr. **95**, 799 (1965). — **Miller, J. H.,** and **N. W. Shock:** Age differences in the renal tubular response to antidiuretic hormone. J. Geront. 8, 446—450 (1953). — **Moeller, J.:** Arteriosklerotischer renaler Hochdruck. Medizinische **1958**, 2036—2039.

Ozoa, A. K., and **Seymour Glagov:** Induction of atheroma in renal arteries of rabbits. Arch. Path. **76**, 667—676 (1963).

Philippson, Chr.: Morphologische und funktionelle Altersveränderungen der Nieren. I. Z. Altersforsch. **16**, 111—128 (1962). — **Pickering, S. G.:** Arteriosclerosis and atherosclerosis. The need for clear thinking. Amer. J. Med. **34**, 7—18 (1963).

Sarre, H.: Sklerose der Nierengefäße und Hypertonie. Regensburg. Jb. ärztl. Fortbild. **7**, 164—170 (1959). — **Schindler, A. M.:** Insuffisance rénale par décortication artériosclérotique des reins. J. Urol. Néphrol. **68**, 1—14 (1962). — **Shock, N. W.:** The role of the kidney in electrolyte and water regulation in the aged. Ciba Found. Colloq. on Aging. Vol. IV. Water and electrolyte metabolism in relation to age and sex. Boston: Little, Brown & Co. 1958.

Tsuji, M.: A clinicopathological study on renal arteriosclerosis in the aged. Jap. Circulat. J. **23**, 256—268 (1959).

IV. Vasculäre Nephropathie bei Gicht

Der vasculäre Befall der Niere bei Gicht scheint nach einer neueren statistischen Untersuchung von TALBOTT (1960) nicht erheblich zu sein. Er fand unter 164 autopsierten Patienten mit Gicht nur in zehn Fällen eine dominante Arteriolo- und Arteriosklerose (6%). Dieser Befund stimmt überein mit der Häufigkeit der Hypertonie, der peripheren arteriellen Durchblutungsstörungen, der apoplektischen Insulte und der Herzinfarkte bei Gichtpatienten. Die Häufigkeit dieser vasculären Komplikationen ist demnach bei Gichtkranken nicht größer als bei Patienten gleichen Alters ohne Gicht (RUBENS-DUVAL 1963, LAYANI 1956, KUZELL 1956, SÈZE 1960, ROTES-QUEROL 1961). Der vorwiegend interstitielle und glomeruläre Befall bei Gicht ist in diesem Zusammenhang nicht zu besprechen. Immerhin sei daran erinnert, daß in einem Fall von schwerer Hypertonie mit erheblicher Proteinurie an eine Glomerulosklerose bei Gicht zu denken ist (KOLLER und ZOLLINGER 1945) (Abb. 13a und b). In den meisten Fällen finden sich in der Gichtniere Kombinationen interstitieller, glomerulärer und vasculärer Veränderungen.

Therapie

Die Urolithiasis bei Gicht kann durch Alkalisierung des Urins und Trinkkuren bestmöglich vermieden werden. Gelegentlich können Uratkonkremente in den Ureteren zu akutem Nierenversagen führen. Es ist dann notwendig, die Hindernisse möglichst sorgfältig zu entfernen. Intravenöse Pyelogramme sollten bei Gichtpatienten auf ein Minimum reduziert werden. Die Uricosurica (z.B. Benemid) sind nur wirksam, wenn das Glomerulumfiltrat über 35 ml/min liegt. Nähere Angaben über die Behandlung der Gicht finden sich in Bd. VII/2, p. 566—589 dieses Handbuches.

Literatur

Hamburger, J., G. Richet, J. Crosnier, J. L. Funk-Brentano, B. Antoine, H. Ducrot, J. P. Méry, H. De Montera et **P. Royer:** Rein goutteux. In: Néphrologie coll. médico-chirurgicale (ed. Pasteur Vallery-Radot; Jean Hamburger). Paris: Méd. Flammarion 1966.

Koller, F., u. H. U. Zollinger: Gichtische Glomerulosklerose. Schweiz. med. Wschr. **75**, 97 (1945). — **Kuzell, W. C.,** et **R. W. Schaffaszik:** Simultanéité de la goutte et d'autres maladies chez 520 goutteux. In: 3e conf. int. mal. rhum. Imp. réunies, Chambéry 1956.

Layani, F., J. Sézane, C. Bieth et **J. Fracon:** Les manifestations abarticulaires de la goutte. In: 3e Conf. int. Maladies Rhum. Imp. Réunies, Chambéry 1956.

Reubi, F., u. C. Vorburger: Die Gichtniere. Münch. med. Wschr. **104**, 2152—2155 (1962). — **Rotes-Querol, J., S. Casals-Punti** e **P. Crespi:** Estudio clinico de la gota basado en 145 observaciones. In: C.R. Confer. int. Rhumat. Minerva Medica, Roma 1961, vol. II, p. 636. — **Rubens-Duval, A., J. Villaumey** et **A. Bernadon:** Les manifestations extra-articulaires et extrarénales de la goutte. In: La Goutte. Rapports du 34e Congr. français de la Médicine Paris: Masson & Cie. 1963, I. vol.

Sèze, S. de, et **A. Ryckewaert:** La Goutte. Paris: Ed. Expansions scient. franç 1960.

Talbott, J. H., and **K. L. Terplan:** The kidney in gout. Medicine (Baltimore) **39**, 405 (1960).

V. Vasculäre Nephropathie bei Röntgenbestrahlung

HAMBURGER et al. (1966) unterscheiden eine akute und chronische Nephritis, eine isolierte Proteinurie und eine arterielle Hypertonie nach lokaler Röntgenbestrahlung. Die toxische Dosis (KUNKLER et al. 1952) liege bei 2300 r für beide Nieren, verteilt über eine Zeit von weniger als 5 Wochen.

Wir beschränken uns auf die Besprechung der vasculären Veränderungen bei Röntgenbestrahlung. LUXTON (1961) unterscheidet eine benigne Hypertonie in

11% der Fälle, welche 6—12 Monate nach lokaler Röntgenbestrahlung auftreten soll, und maligne Formen von Hypertonie nach Röntgenbestrahlung. Die Hälfte der Patienten mit benigner Hypertonie sind in der Tat an kardiovasculären Komplikationen ad exitum gekommen. Die isolierte Hypertonie ohne Zeichen von Niereninsuffizienz fand sich in 20% der Fälle. Es wurden Fälle von maligner Hypertonie beschrieben, die sich im Anschluß an die Bestrahlung einer Niere entwickelt hat. Bei dem von LEVITT (1956) publizierten Fall führte die einseitige Nephrektomie zur Heilung. In Fällen mit asymmetrischem Befall der Nieren zufolge Bestrahlung kommen eine getrennte Nierenfunktionsprobe bzw. eine Nierenbiopsie mitunter in Frage, da bei strenger Einseitigkeit eine Nephrektomie indiziert sein kann.

Es liegen nur vereinzelte Berichte über die Wirkungen einer Ganzkörperbestrahlung beim Menschen vor. JAMMET et al. (1959) beschrieben einen Fall von Ganzkörperbestrahlung (1000—1200 rem) mit Neutronen- und Gammastrahlen zufolge unfallmäßig ausgelöster Kernreaktion, der 4 Wochen nach dem Ereignis gestorben ist. Die histologische Untersuchung der Niere zeigte Zeichen einer akuten interstitiellen Nephritis, zum Teil wahrscheinlich als Folge eines Kollapses und einer diffusen Peritonitis nach Darmperforation. Die Veränderungen konnten jedenfalls nicht nur als strahlenbedingt gedeutet werden.

Der einzige Spätschaden der Niere nach akuter Ganzkörperbestrahlung, der in der jüngeren experimentellen Literatur wiederholt hervorgehoben worden ist, betrifft die sog. „Nephrosklerose". Sie ist nicht mit der oben erwähnten Strahlennephritis zu verwechseln, die sich längere Zeit nach höher dosierter lokaler Bestrahlung entwickelt. BENNETT et al. (1953) berichteten zum ersten Mal über solche nephrosklerotische Veränderungen bei Ratten, welche unter dem Schutz einer Hypoxie Dosen bis 1400 r erhalten haben. Später folgten gleiche Angaben über ähnliche Befunde bei Mäusen, die einer Atombombenexplosion (vor 1954) oder einer akuten Röntgen-Ganzkörperbestrahlung ausgesetzt waren (KOHN et al. 1957). Diese Veränderungen fanden sich wie gesagt bei Ratten. Die bei ganzbestrahlten Mäusen erhobenen Befunde sind denjenigen der Ratten nicht ohne weiteres gleichzusetzen (COTTIER 1961, 1966). Es scheint, daß die in der Arbeit von KOHN (1957) abgebildete und als typische Nephrosklerose ganzbestrahlter Mäuse bezeichnete Nierenschädigung der von COTTIER bei Mäusen beobachteten arteriologlomerulären Hyalinose gleichzusetzen ist. COTTIER fand in seiner Versuchsserie aufgrund der Herzgewichte keine eindrücklichen Zeichen eines arteriellen Hochdruckes, wogegen LAMSON et al. (1957) bei den bestrahlten Ratten eine Hypertonie fast nie vermißten. Diese ging gelegentlich dem Auftreten morphologischer Nierenschäden zeitlich sogar voran. Man gewinnt aus den tierexperimentellen Untersuchungen den Eindruck, daß an die Species gebundene Unterschiede in der Gefäßreaktion auf Ganzkörperbestrahlung bestehen, daß die Ratte zu Hypertonie mit entsprechenden Gefäßveränderungen neigt, währenddem die Maus mehr das Bild einer arteriolo-glomerulären Hyalinose ohne Hochdruck aufweist. WILSON et al. (1958) kamen an Hand ihrer Rattenexperimente zum Schluß, daß zwei Reaktionstypen möglich sind:

1. Hypertonie ohne primäre renale Veränderungen, später Arteriolosklerose.
2. Interstitielle Fibrose mit oder ohne Hypertonie.

Die Beobachtung ist wichtig, daß eine Hypertonie ohne primäre arterioläre (morphologische) Veränderungen nach Bestrahlung der Nieren auftreten kann. SARRE und MOSER haben 1961 53 Fälle der Literatur mit Bestrahlungsfibrose, Bestrahlungsnephritis und isolierter Hypertonie nach Röntgenbestrahlung der Nieren zusammengestellt. In 41 Fällen handelte es sich um eine Bestrahlungsnephritis. Die Autoren berichteten über zwei Patienten mit maligner Hypertonie, welche sich 18—24 Monate nach Bestrahlung entwickelt hat. Die Autoren sahen bei vier Patienten eine benigne Hypertonie 3—62 Monate nach Bestrahlung entstehen, nachdem die Nieren eine Dosis von 500—1500 r erhalten hatten. An den Nieren ließen sich Zeichen der Arteriolosklerose ohne interstitielle Fibrose nachweisen. Die Ätiologie und die Pathogenese der Bestrahlungshypertonie, welche offenbar vor den morphologisch nachweisbaren Veränderungen an den Arteriolen in Erscheinung tritt, ist vorläufig unklar. Man kann sich fragen, ob durch regionäre Spasmen der Renin-Hypertensin-Mechanismus ausgelöst wird. Reninmessungen nach Röntgenbestrahlung der Nieren sind dem Referenten nicht bekannt. Es wäre auch denkbar, daß die Bestrahlungshypertonie in einem späteren Stadium neural gesteuert würde.

Literatur

Beck, J. S.: Acute radiation nephritis in childhood. Brit. med. J. **1958 II**, 489. — **Bennett, L. R., S. M. Chastain, J. S. Flint, R. A. Hansen,** and **A. E. Lewis:** Late effects of roentgen irradiation. I. Studies on rats irradiated under anoxia. Radiology **61**, 411 (1953). — **Bianchi, L.:** Experimentelle Untersuchungen über Gefäßveränderungen der Roentgenniere. Path. et Microbiol. (Basel) **24**, 270—275 (1961).

Cottier, H.: Strahlenbedingte Lebensverkürzung. Berlin-Göttingen-Heidelberg: Springer 1961. ~ I. Histopathologie der Wirkung ionisierender Strahlen auf höhere Organismen (Tier und Mensch). In: Handbuch der medizinischen Radiologie (ed. L. Diethelm, O. Olsson, F. Strnad, H. Vieten, A. Zuppinger), Bd. II, Teil 2, S. 35—272. Berlin-Heidelberg-New York: Springer 1966.

Hamburger, J., G. Richet, J. Crosnier, J. L. Funck-Brentano, B. Antoine, H. Ducrot, J. P. Réry, H. de Montéra et **P. Royer:** Rein radiothérapique. In: Néphrologie Coll. Méd. chir. (ed. Pasteur Vallery-Radot et Jean Hamburger). Paris: Médicales Flammarion 1966.

Jammet, H., G. Mathé, B. Pendic, J. F. Duplan, B. Maupin, R. Latarjet, D. Kalic, L. Schwarzenberg, Z. Djukic et **J. Vigne:** Etude de six cas d'irradiation totale aigue accidentelle. Rev. franç. Étud. clin. biol. **4**, 210 (1959).

Kohn, H. I., C. C. Berdjis, and **K. B. DeOme:** Late effects of whole-body x-irradiation in the mouse. Some gross and histologic aspects of the development of morbidity prior to terminal state with special reference to the gonad, uterus, heart, liver, kidney and submamillary gland. Radiat. Res. **7**, 407 (1957). — **Kunkler, P. B., R. F. Fan,** and **R. W. Luxton:** The limit of renal tolerance to x-rays: an investigation into renal damage occuring following the treatment of tumours of the testis by abdominal baths. Brit. J. Radiol. **25**, 190 (1952).

Lamson, B. G., R. A. Meek, and **L. R. Bennett:** Late effects of total body roentgen irradiation. Arch. path. **64**, 505 (1957). — **Levitt, W. M.,** an **S. Oram:** Irradiation—induced malignant hypertension: cured by nephrectomy. Brit. med. J. **1956 II**, 910. — **Luxton, R. W.:** Radiation nephritis: a long-term study of 54 patients. Lancet **1961 II**, 1221.

Redd jr., B. L.: Radiation nephritis, review, case report and animal study. Amer. J. Roentgenol. **83**, 88 (1960).

Sarre, H., u. **F. Moser:** Bestrahlungsfibrose, Bestrahlungsnephritis und isolierte Hypertonie nach Roentgenbestrahlung der Nieren. Dtsch. med. J. **12**, 232—241 (1961).

Wilson, C., J. M. Ledingham, and **M. Cohen:** Hypertension following x-irradiation of the kidneys. Lancet **1958 I**, 9.

VI. Der Niereninfarkt

Ein plötzlich einsetzender Verschluß eines Nierenarterienastes oder der Hauptarterie führt zum Bild des partiellen bzw. totalen Niereninfarktes. In der Regel sind Embolien die Ursache von Verschlüssen der kleineren Nierengefäße, meistens bringt eine Thrombose die Hauptarterie zur vollständigen Obliteration. Da die Embolien häufiger sind als die genuinen Thrombosen, werden wir zunächst die Embolien der Nierenarterien besprechen.

1. Embolie der Nierenarterien

a) Häufigkeit

Teplick (1955) fand unter 14000 Obduktionen eine Niereninfarkthäufigkeit von 1,4%. Die Niereninfarkte wurden in einem erheblichen Prozentsatz der Fälle klinisch nicht diagnostiziert. VAHLENSIECK (1959) ist der Ansicht, daß die Häufigkeit der Niereninfarkte mit der Zunahme des Myokardinfarktes im Steigen begriffen sei.

b) Vorkommen des Niereninfarktes

Am häufigsten ist eine kardiogene Ursache (Vorhofflimmern, Endokarditis, Myokardinfarkt). GILL (1958) beschrieb auch einen Fall mit paradoxer Nierenembolie.

Bei Aneurysma der Aorta abdominalis lassen sich immer wieder Niereninfarkte verschiedenen Alters nachweisen (FRITZSCH 1962, MARKOWITZ 1962 und TALLGREN 1963).

Nach DUGGAN (1963) seien renale Spasmen in der Lage, kleine Infarkte zu erzeugen. Kleinere Infarkte können auch traumatisch bedingt sein (ELIAHOU 1963).

Bei versehentlicher Ligatur einer akzessorischen Nierenarterie sind Niereninfarkte beobachtet worden (GÖTZEN 1953).

Experimentell hat BELLIVEAU (1961) bei Albinoratten durch Fütterung mit einer hochdosierten Fettdiät und 1—2%iger NaCl-Lösung Atherome in den Nierenarterien mit partieller Infarzierung erzeugt.

KAPLAN (1962) beobachtete ein spontanes Nierenversagen bei einer 78jährigen Patientin auf dem Boden einer atheromatösen Thromboembolie. Außerhalb der Infarktbezirke konnten keine wesentlichen atheromatösen Veränderungen der Nierenarterien nachgewiesen werden. Ähnliche Emboli mit atheromatösem Material fanden sich auch in der Leber, Milz, Pankreas und in den Nebennieren. BÜRKI et al. (1966) beobachteten bei sechs Patienten in einer fortlaufenden Serie von 700 nicht selektionierten Autopsiefällen atheroembolische Gefäßverschlüsse in der Niere. In einem Fall kam es zu Nierenschrumpfung zufolge atheroembolischer Gefäßverschlüsse. Es handelt sich demnach um keine seltene Komplikation bei Patienten mit schwerer, ulceröser Aortensklerose.

c) Klinik

Klinisch kann ein kleiner Infarkt stumm verlaufen. Erreicht der Infarkt eine gewisse Größe, beobachtet man mehr oder weniger charakteristische Symptome, welche bei totalem Verschluß einer Nierenarterie sich ähnlich verhalten. Das wichtigste Zeichen ist ein plötzlich einsetzender Schmerz, welcher von der Nierengegend in das Abdomen ausstrahlt und eine Nierenkolik, eine Appendicitis oder eine Cholecystitis vortäuscht. Die Nierenloge der befallenen Seite ist schmerzhaft, die Bauchdecken sind gespannt. In zweiter Linie ist der Urin hämorrhagisch, enthält Eiweiß und Zylinder, später auch Leukocyten. Als allgemeine Symptome sind eine mäßige Temperatursteigerung nach 2—4 Tagen und eine Leukocytose charakteristisch. Die Hypertonie ist fakultativ, kann jedoch einen malignen Charakter annehmen. Es sind zahlreiche Fälle beschrieben, welche durch Nephrektomie von der malignen Hypertonie geheilt werden konnten (FRUCHTMAN 1960, HALLER 1957, HUNTER 1956, MASUELLI 1954, MOGG 1957, SMITH 1960, STRANDNESS 1960). Auf der befallenen Seite bedingen vasculäre Spasmen eine flüchtige Hemmung der Harnbildung und bei der intravenösen Pyelographie eine gestörte Ausscheidung des Kontrasmittels. Selten sind im Falle des einseitigen Niereninfarktes doppelseitige arterioläre Spasmen, die Anlaß zu Anurie geben können. Typisch ist demnach die fehlende Kontrastmittelausscheidung bei retrograd normal darstellbarem Binnensystem (WILDKEY 1960). Die renale Tomographie kann Veränderungen der Nierenkontur ergeben. Im Falle des Verschlusses der Hauptarterie resultiert eine Atrophie der befallenen Niere, welche auch urographisch oder tomographisch festgehalten werden kann. Entscheidend ist die renale Arteriographie, mit welcher der Infarkt ohne weiteres nachzuweisen ist, sofern er eine gewisse Größe erreicht hat. FRAENKEL (1956) machte darauf aufmerksam, daß ein Niereninfarkt radiologisch sich wie ein expansiver Tumor verhalten kann. Dies ist differentialdiagnostisch von Bedeutung. Die alkalische Phosphatase im Serum ist in zwei Fällen von DUGGAN (1963) auf pathologische Werte angestiegen. FRAHM (1962) beobachtete einen Tag nach dem Infarkt erhöhte SGOT-Werte (oxalessigsaure Transaminase im Serum). Drei Tage nach dem Ereignis war die Enzymkonzentration im Serum wiederum normal.

d) Komplikationen

AMAR et al. (1963) berichteten über zwei Fälle mit perirenalem Hämatom als Komplikation eines Niereninfarktes. Bei dem einen Patienten lag eine Endocarditis lenta vor. In beiden Fällen konnte das linksseitige Hämatom operativ ausgeräumt werden, wobei wegen weiterer Blutungsneigung eine Nephrektomie nicht zu umgehen war.

e) Therapie

In der Regel genügt eine palliative Therapie im akuten Stadium des Niereninfarktes (Analgetica, Spasmolytica und bei entsprechender Indikation Anticoagulantien). Es ist auch für eine genügende Diurese zu sorgen. Entwickelt sich in der weiteren Folge eine schwere bis maligne Hypertonie, wird eine Nephrektomie angezeigt sein. In der Regel sind Segmentresektionen der Niere wenig erfolgreich.

2. Thrombose der Nierenarterien

Diese ist zur Hauptsache an den Hauptarterien lokalisiert. Die Symptomatologie ist ähnlich wie beim embolischen Verschluß einer kleineren Nierenarterie. Bei langsamer Thrombosierung kann die Schmerzintensität zurücktreten. Es kommt bei Totalinfarkt häufiger zu Oligurie oder Anurie (KRUEGER 1957). Bei Überleben eines Patienten mit totalem Niereninfarkt kann eine Abnahme der Nierengröße (KAVELMAN 1960) die Aufmerksamkeit auf einen arteriellen Gefäßprozeß lenken. GOODMAN (1952) beschrieb auch einen Fall mit Hypertonie bei vollständigem Verschluß der Nierenhauptarterie. Eine autochthone doppelseitige Thrombose der Nierenarterien ist offenbar sehr selten. HELANDER (1959) hat neben einem eigenen Fall drei Fälle aus der Literatur beschrieben. Ausgehend von der Überlegung, daß Thrombosen eine häufige Komplikation im Verlauf der Hochdruckkrankheit darstellen, untersuchte MELNIKOV (1963) das Gerinnungsverhalten bei 60 Patienten mit Hochdruck im fortgeschrittenen Stadium. Dabei fand sich — ausgedrückt durch eine Verkürzung der Gerinnungszeit und der Recalcifizierungszeit sowie durch eine erhöhte Heparintoleranz — eine signifikant erhöhte Gerinnungsbereitschaft gegenüber 27 untersuchten Normalfällen. Als Ursache dieser gesteigerten Gerinnungstendenz beschrieb der Autor nach weiteren Gerinnungsanalysen eine verminderte Antithrombinaktivität, eine erhöhte Thromboplastinaktivität und eine erhöhte Konzentration an Faktor VII im Blut solcher Kranken. Faktor V erwies sich im wesentlichen als unverändert. Patienten mit schwerer Hypertonie zeigen eine deutlichere Ausprägung der erhöhten Gerinnungsbereitschaft des Blutes als solche mit leichterer Hypertonie. Diese interessanten Untersuchungen bedürfen der Bestätigung. Es entspricht nicht der klinischen Erfahrung, daß besonders Patienten mit Hypertonie zu Nierenarterienthrombose neigen.

Wenn die Diagnose einer Nierenarterienthrombose arteriographisch gesichert werden kann, stellt sich die Frage der Anticoagulation. Aus diesem Grunde haben de Nicola und Vercillo (1961) die Wirkung des Dicumarols und Heparins auf die Nierenfunktion geprüft. Bei Normotonen und hypertensiven Patienten fanden sie unter Heparin eine Zunahme der Diurese, des Glomerulumfiltrates und des renalen Plasmastromes, wogegen die Clearances durch Dicumarolderivate nicht wesentlich beeinflußt worden sind. Heparin wirke vasodilatierend, indem es einen Antagonisten des adrenergischen Systemes darstelle. Diese Schlußfolgerung ist etwas weitreichend.

a) Vorkommen

Eine wesentliche Ursache der autochthonen Nierenarterienthrombose stellt das Trauma dar (Steiness 1965). In anderen Fällen schreitet die Thrombose aus der Aorta abdominalis in die Nierenarterien fort (Shucksmith 1959). Diese Fälle sind heute einer gefäßplastischen Operation zugänglich.

b) Therapie

Bei frühzeitigem Eingreifen ist eine Thrombektomie möglich. Solche Situationen sind jedoch selten. Sie kommen vor bei Nierenarterienthrombose als postoperative Komplikation (Milliez 1956), wo unter Spitalkontrolle die Nierenarterienthrombose rasch erfaßt und einer Therapie zugeführt werden kann. In den meisten Fällen wird eine Nephrektomie nicht zu vermeiden sein. Peabody (1958) hat einen Fall mitgeteilt, bei dem die maligne Hypertonie durch Nephrektomie wegen Nierenarterienthrombose behoben werden konnte. Ähnliche Berichte über Therapieerfolge liegen von Shucksmith (1959), Steiness (1965) sowie Owen (1952) vor.

Literatur

Thrombose und Embolie der Nierenarterien

Amar, A. D., and **C. P. Gray:** Perirenal hematoma following renal infarction. J. Urol. (Baltimore) 89, 652—655 (1963).

Belliveau, R., and **M. E. Marsh:** Effects of sodium chloride in rats fed an atherogenic diet. Reference to the incidence of myocardial and renal infarcts. Arch. Path. **71**, 559—565 (1961). — **Bürki, K., M. Ledermann** u. **H. Cottier:** Atheroembolische Gefäßverschlüsse in der Niere. In Bearbeitung.

Duggan, M. L.: Acute renal infarction. J. Urol. (Baltimore) **90**, 669—676 (1963).

Eliahou, H. G., H. Boichis, and **E. Eden:** Traumatic renal infarction in a solitary kidney. J. Urol. (Baltimore) **90**, 16—21 (1963).

Fitzgerald, J. S., and **P. S. Mullins:** Infarcts of the kidney. J. Urol. (Baltimore) **70**, 352—357 (1953). — **Fraenkel, G. J.:** Renal infarct as space occupying lesion. Brit. J. Urol. **28**, 145—146 (1956). — **Frahm, C. J.**, and **R. Folse:** Serum oxaloacetic transaminase levels following renal infarction. Report of a case and experimental observations following ligation of the renal arteries. J. Amer. med. Ass. **180**, 209—211 (1962). — **Fritzsch, W.:** Bauchaortenaneurysma mit besonderen Komplikationen. Münch. med. Wschr. **104**, 1085—1086 (1962). — **Fruchtman, M. Z.**, and **J. R. Caldwell:** Hypertension due to renal infarction. Report of a case. New Engl. J. Med. **263**, 907—909 (1960).

Gayet, R., F. Cabanne et **R. Michiels:** Hypertension artérielle maligne avec thrombose artérielle rénale unilatérale et tuberculose rénale associée. J. Urol. Néphrol. **67**, 401—405 (1961). — **Gill, Th. J.**, and **G. J. Dammin:** Paradoxical embolism with renal failure caused by occlusion of the renal arteries. Amer. J. Med. **25**, 780—787 (1958). — **Götzen, F. J.:** Partieller Niereninfarkt und Hochdruck als Folge der Unterbindung akzessorischer Gefäße. Medizinische **1953**, 545—547. — **Goodman, H. L.:** Malignant hypertension with unilateral renal artery occlusion. New Engl. J. Med. **246**, 8—12 (1952).

Haller jr., J. A., L. R. Radigan, and **A. G. Morrow:** Hypertension due to segmental infarction of the kidney. Amer. J. Med. **22**, 303—305 (1957). — **Handler, F. P.:** Clinical and pathological significance of atheromatous embolization with emphasis on etiology of renal hypertension. Amer. J. Med. **20**, 366—373 (1956). — **Helander, E.:** Primary thrombosis of both renal arteries. Cardiologia (Basel) **34**, 366 (1959). — **Hunter, R. A.,** and **W. A. McElmoyle:** Renal infarction with hypertension. Lancet **1956 II**, 443—445.

La Pena, A. de: Infarto arterial renal (massivo bilateral y parcial unilateral). Rev. clin. esp. **61**, 216—228 (1956).

Jansen, H. H., F. Portwich u. **H. Reinwein:** Zur Klinik des embolischen und thrombotischen Verschlusses der Arteria renalis. Dtsch. Arch. klin. Med. **208**, 480—504 (1963).

Kaplan, K., J. D. Millar, and **P. A. Caneilla:** "Spontaneous" atheroembolic renal failure. Arch. intern. Med. **110**, 218—221 (1962). — **Kavelman, D. A.:** Secondary renal hypertension. Canad. Med. Ass. J. **83**, 382—384 (1960). — **Krueger, W.:** Beitrag zum Krankheitsbild des großen Niereninfarktes. Dtsch. Gesundh.-Wes. **1957**, 83—85.

Markowitz, A. M.: Dissecting aneurysm presenting as occlusive disease of the lower aorta. Symposium. Amer. J. Surg. **103**, 389—393 (1962). — **Masuelli, L.,** e **G. Gambetta:** Infarto renale con ipertensione. Urologia (Milano) **20**, 568—574 (1954). — **Melnikov, A. F.:** State of blood coagulation at different stages in arterial hypertension. Fed. Proc. **22**, 1, II, T74—T75 (1963). — **Milliez, P., P. Samarcq, J. Himbert, G. Lagrue** et **H. Ducrot:** Hypertension artérielle juvénile maligne. Rein droit aplasique, néphrectomie droite, obstruction de l'artère rénale gauche. Mort. Sem. Hôp. Paris **1956**, 1362—1368. — **Mogg, R. A.:** Renal infarction and its relationship to hypertension. Brit. J. Urol. **29**, 374—380 (1957). — **Muhger, H. V.:** Renal thrombosis. J. Urol. (Baltimore) **71**, 144—150 (1954).

Nicola, P. de, u. **L. Vercillo:** Nierenfunktion und Antikoagulation. Med. Welt **1961**, 296—301.

Owen jr., W. F., and **C. K. Pearlman:** Hypertension due to thrombosis of the renal artery: report of a case in which a cure was obtained by nephrectomy. J. Urol. (Baltimore) **68**, 11—16 (1952).

Palon, J.: Malignant hypertension caused by ascendent aortoiliac thrombosis. Angiology **11**, 518—521 (1960). — **Peabody, C. N.,** and **D. C. Gates:** Malignant renal hypertension (Wilson-Byrom syndrome). Lancet **1958 II**, 291—294

Shucksmith, H. S., and **G. Wilson:** Aortic thrombosis causing hypertension. Lancet **1959 I**, 75—76. — **Smith, J. P.,** and **M. L. Saylor:** Renal vascular hypertension in children. J. Urol. (Baltimore) **84**, 17—23 (1960). — **Steiness, I.,** and **J. H. Thaysen:** Bilateral traumatic renal-artery thrombosis. Lancet **1965 I**, No 7384, 527—529. — **Strandness jr., D. E., J. H. Smith,** and **V. A. Pate:** Acute hypertension and renal infarction. U.S. armed Forces med. J. **11**, 584—586 (1960).

Tallgren, L. G., and **B. Kuhlbäck:** Ruptured aneurysm of the abdominal aorta involving the kidneys. Acta med. scand. **174**, 551—556 (1963). — **Teplick, J. G.,** and **W. Yarrow:** Arterial infarction of the kidney. Ann. intern. Med. **42**, 1041—1051 (1955).

Vahlensieck, W., u. **W. Bettag:** Niereninfarkte. Münch. med. Wschr. **101**, 229—232 (1959).

Wilkey, J. L., L. J. Barson, F. R. Portney, and **B. Turbow:** Acute renal artery thrombosis. J. Urol. (Baltimore) **84**, 443—446 (1960).

VII. Aberrierende Nierenarterien

Edsman (1954) fand unter 200 Aortographien (renale Arteriographie) in 16,2% akzessorische Nierenarterien, welche cranial oder caudal von den Arteriae renales aus der Aorta entsprangen und zu den Nierenpolen zogen. Von Interesse sind besonders die in Höhe des Ureterenabganges vorbeiziehenden Arterien, da dieselben eine Hydronephrose zur Folge haben können. Bei 325 Nieren mit normaler Gefäßversorgung fand sich in 7%, bei 63 Nieren mit akzessorischen Gefäßen zum unteren Pol in 31% der Fälle eine Hydronephrose. Ein Viertel aller Nieren ohne akzessorische Gefäße wiesen auch eine Hydronephrose auf, so daß unter den 31% errechneten auch solche sein können, bei denen das akzessorische Gefäß nicht Ursache der Hydronephrose war. Edsman führte bei seinen Patienten das i.v. Pyelogramm und die renale Arteriographie in Bauchlage aus. Diese Methode gestatte eine Beurteilung der durch die Arterien bedingten Kompressionseffekte am Binnensystem. Ferber (1963) fand in 6,5% von 179 Fällen Miß- und Fehlbildungen der oberen Harnwege und aberrierende Arterien, die nach Ansicht des Autors nur selten die alleinige Ursache einer Abflußbehinderung darstellten. Nathan et al. (1958) sehen in abberrierenden Arterien, welche sich rankenartig um die Nierenvene schlingen, eine mögliche Ursache, die zu orthostatischer Hypertonie führen kann (Strangulationseffekt). Diese Strangulation werde dadurch ausgelöst, daß das Vas aberrans caudalwärts von der Vena renalis entspringe, sich um die Nierenvene schlängle, um in den unteren Nierenpol zu münden. Unter 200 Autopsien fand sich diese Anomalie in 3,5% der Fälle. Eigenartig ist die Prädilektion der linken Seite mit einem Quotienten 6:1. Weissleder et al. (1962) konnten bei 52 renalen Angiogrammen siebenmal eine gefäßgedingte Kontrastmittelaussparung im Urogramm finden. Drei weitere Fälle waren fraglich. Am pyeloureteralen Übergang und am Ureter wurde nur einmal eine Aussparung gesehen. Bei der Durchsicht von 100 i.v. und retrograden Pyelographien stellten sie in 20% der Fälle sichere, und in 7% fragliche Gefäßimpressionen fest. Eine nähere Beschreibung der Impressionsfiguren ist der Originalarbeit zu entnehmen. Im Kapitel der Nierenarterienstenose wurde bereits das sog. „notching“ am pyeloureteralen Übergang als Impression der Kollateralgefäße erwähnt.

Literatur

Edsman, G.: Accessory vessels of the kidney and their diagnosis in hydronephrosis. Acta radiol. (Stockh.) **42**, 26—32 (1954).

Ferber, Chr.: Zur klinischen Bedeutung der Miß- und Fehlbildungen der oberen Harnorgane. Zbl. Chir. 88, 961—975, 975—987 (1963).

Nathan, H.: Observations on aberrant renal arteries curving around and compressing the renal vein. Possible relationship to orthostatic hypertension. Circulation **18**, 1131—1134 (1958).

Weissleder, H., J. Emmrich u. J. Schirmeister: Gefäßbedingte Kontrastmittelaussparungen im urographischen Bild. Fortschr. Röntgenstr. **97**, 703—710 (1962).

VIII. Aneurysma der Nierenarterie und renale arteriovenöse Fistel

1. Aneurysma der Nierenarterien

Das Aneurysma der Nierenarterien findet sich bei Kindern und Erwachsenen.

a) Ätiologie

Vor allem bei Kindern liegt in der Regel ein kongenitales Aneurysma vor (Debré 1957, Joseph 1962).

Gelegentlich kommt ein Aneurysma distal einer Stenose zur Beobachtung (Irmer 1963).

In 13% von 15 Beobachtungen (Abeshouse 1961) konnte eine arteriosklerotische Ursache nachgewiesen werden.

In gewissen Fällen kann ein *Trauma* eruiert werden (Atkinson 1954, Del Pobil-y-Bensusan 1955). Garritano (1957) beobachtete ein Aneurysma bei Arteriitis. Bisweilen tritt ein renales Aneurysma als Komplikation einer Periarteriitis nodosa auf (Herbut 1945). Mehrere Autoren beschrieben Aneurysmata bei Morbus Recklinghausen (Dubost 1960, Düx 1962, Debré 1957). Harrow (1960) beobachtete die Kombination von Cystenniere und Aneurysma einer Nierenarterie.

b) Pathophysiologie

In ca. 38% der Fälle (Mathé 1960) entwickelt sich bei Aneurysmaträgern eine Hypertonie. Milton (1962) korrelierte das Kaliber der Aneurysmata mit der Blutdruckhöhe und fand eine umgekehrt proportionale Beziehung.

c) Häufigkeit

Unter allen Aneurysmata sollen die renalen 1% ausmachen (ACKER 1962). EDSMAN (1957) fand unter 965 Angiographien zwölfmal ein arterielles Aneurysma und einmal eine arteriovenöse Fistel.

d) Morphologische Typen von arteriellen Aneurysmata

LJUNGGREN (1958) beschrieb das sackförmige, das poststenotische, das fusiforme, das arteriovenöse und das falsche Aneurysma der Arteria renalis.

e) Symptome

In einem Drittel der Fälle findet sich im Bereiche des Nierenhilus ein verkalkter Ringschatten (LÉGER 1954, in 25% der Fälle). Es wird meistens das mittlere Alter betroffen, die Geschlechtsverteilung ist nicht auffällig. Erwähnt wurde die Hypertonie (KLEIN 1961) in 38% der Fälle. MATHÉ (1960) beobachtete eine orthostatische Hypertonie bei Nierenarterienaneurysma. Typisch sind auch der Flankenschmerz und die intermittierende Hämaturie. In 30% der Fälle (LJUNGGREN 1958) läßt sich ein Tumor mit gelegentlicher Zunahme seiner Größe palpieren.

f) Diagnose

Die ringförmigen Verkalkungen im Bereiche der Nierenhili sind charakteristisch und geben Anlaß zur Verwechslung mit Gallensteinen, Nierensteinen, verkalkten Lymphknoten, intrarenalen Steinen (ARDANZA 1956) und Verkalkungen in der Milzarterie.

g) Komplikationen

Als wichtigste und gefährlichste Komplikation ist die Ruptur mit retro- und intraperitonealer Blutung zu nennen. Weiterhin sind rezidivierende Infarkte recht häufig.

h) Therapie

Nach ARDANZA (1956) gelang es nur viermal unter 108 Versuchen, eine gefäßplastische Operation unter Erhaltung der Niere durchzuführen. Nach HARROW (1959) sind die verkalkten Aneurysmata nicht zu operieren, da dieselben eine geringere Rupturhäufigkeit aufweisen. Nach FAURÉ (1962) ist meistens eine Nephrektomie nötig. Damit gelingt es bisweilen, eine bestehende Hypertonie zu beheben. SLANEY (1964) operierte mit Erfolg ein Aneurysma einer Nierenarterie mit einer Gefäßplastik, da die Partnerniere hypoplastisch war. Es sei dies die erste wohl gelungene Operation dieser Art.

2. Renale arteriovenöse Fistel

a) Häufigkeit

SLOMINSKI (1956) beschrieb im Jahre 1958 acht Fälle aus der Weltliteratur. NGUYEN stellte 1959 17 Fälle zusammen. Im Jahre 1962 fand HUTCH beim Studium der Gesamtliteratur 13 Fälle und berichtete über einen 14. Es scheint sich demnach um eine seltene vasculäre Affektion des Nierenhilus zu handeln.

b) Ätiologie

SCHEIFLY (1959, 1960) sieht nach Häufigkeit geordnet folgende Ursachen einer a.v. Fistel:

kongenitale Mißbildung;
Trauma, auch nach Nierenbiopsie (BLAKE 1963, BOIJSEN und KÖHLER 1962).
Tumor (Carcinom);
Durchbruch eines arteriellen Aneurysmas in eine Nierenvene;
nach Nephrektomie;
bei bakterieller Endokarditis (JOUVE 1958).

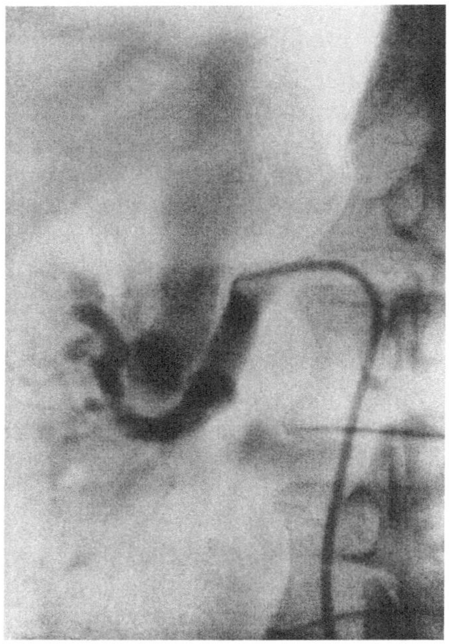

Abb. 31. Arteriovenöses Aneurysma der Nierenarterie nach Nadelbiopsie. Herrn Prof. OLLSON, Lund, und P. D. W. FUCHS, Röntgeninstitut, Bern, verdanke ich die Abbildung bestens. [Aus E. BOIJSEN u. R. KÖHLER: Acta radiol. (Stockh.) 57, 433—445 (1962)]

c) Pathologische Anatomie

Die arteriovenöse Fistel kann das Nierenparenchym verdrängen; im übrigen finden sich keine histologischen Veränderungen im Nierenparenchym. Gelegentlich sind Aneurysmata mit Mißbildungen kombiniert, und mitunter zeigen Nieren mit a.v. Fisteln Infarktnarben.

d) Pathophysiologie

Je nach Größe des Shuntkalibers kommt es zu einer Hyperzirkulation mit Vermehrung des Herzminutenvolumens. Eine Kardiomegalie ist Folge der Hyperzirkulation. Eine relative renale Ischämie kann Ursache einer wahrscheinlich renal bedingten Hypertonie sein (Goldblatt-Mechanismus). HILTON (1955) hat beim Hund die Auswirkungen eines a.v. Shuntes in der Nierenhilusgegend auf die renale Hämodynamik und die Wasser- und Elektrolytausscheidung untersucht. Glomerulumfiltrat, renaler Plasmastrom, Diurese und Na-Ausscheidung zeigten eine deutliche Abnahme auf der Seite der a.v. Fistel.

e) Symptome

Selbstverständlich sind die Symptome abhängig von dem Ausmaß des Shunts. Typisch ist das Geräusch, gelegentlich von Lokomotivcharakter mit Maximum während der Systole, welches über der Fossa iliaca, über den Nierenlogen, aber auch ventral im Hypochondrium gehört werden kann. Bisweilen läßt sich auch ein Schwirren an diesen Auskultationsstellen fühlen (nur dorsal). Nguyen (1960) gibt die Häufigkeit eines Geräusches mit 60%, Scheifly mit 90% an. Typisch ist auch eine intermittierende Makrohämaturie (Hutch 1962), die in 60% der beschriebenen Fälle vorgelegen hatte. Eine Hypertonie konnte in der Hälfte der Fälle (Nguyen 1959) festgestellt werden. Von den von Scheifly (1960) zusammengestellten neun Fällen wurden acht durch Nephrektomie von der Hypertonie geheilt. Charakteristisch ist eine Vergrößerung des Herzens. In einem erheblichen Prozentsatz der Fälle (10—12%) bestand eine Herzinsuffizienz, welche auffällig therapierefraktär war. Die Patienten klagten gelegentlich über einen dumpfen Schmerz in der Lumbalgegend. Im Urin fand sich nur eine leichte Proteinurie, abgesehen von der intermittierenden Makrohämaturie. Bei Tumoren (Carcinom) sind die Tumorzeichen vorherrschend. Der Chirurg palpiert während der Operation einen schwirrenden Tumor, welcher der a.v. Fistel entspricht.

f) Diagnose

Das intravenöse Pyelogramm war in 12 von 15 Fällen pathologisch (Scheifly 1959). Das Binnensystem wies eine durch Verdrängung bedingte Deformation auf. Die renale Arteriographie ist diagnostisch, sofern der a.v. Shunt nicht zu klein ist. Der Nierenvenenkatheter kann eine Sauerstoffübersättigung des Nierenvenenblutes und einen dem arteriellen Blutdruck ähnlichen Druck in der Vena renalis nachweisen. Die Bestimmung der Sauerstoffsättigung im Nierenvenenblut hat allerdings einen geringen Aussagewert, da normalerweise die arteriovenöse Differenz nur 1 Vol.-% beträgt, so daß die methodische Streubreite auch bei großen a.v. Shunts kaum signifikant überschritten wird.

g) Prognose

Die Prognose ist abhängig vom Shuntkaliber.

h) Therapie

Die Therapie ist eine chirurgische. Durch Korrektur des a.v. Shunts werden Hyperzirkulation und möglicherweise die Hypertonie behoben. Es sind Fälle beschrieben, bei welchen sich die Herzgröße in kurzer Zeit nach dem chirurgischen Eingriff verkleinert hat. Weitere kasuistische Beiträge stammen von Mangiardi (1963) und Twigg (1962).

Literatur

Aneurysma der Nierenarterie

Abeshouse, B. B.: Aneurysm of the renal artery: report of two cases and review of the literature. Urol. cutan. Rev. **55**, 451 (1951). — **Acker, E. D., J. V. Dooley,** and **W. F. Herman:** Multiple aneurysms of the right renal artery. A case report. J. Urol. (Baltimore) **87**, 759—761 (1962). — **Ardanza, F. J.:** Aneurisma de la arteria renal (presentacion de un caso). Ginec. y Urol. **10**, 414—421 (1956). — **Atkinson, R. L.:** Aneurysm of the renal artery. J. Urol. (Baltimore) **72**, 117—119 (1954).

Debré, R., P. Royer, C. Fauré, D. Pellerin, E. Habib et **R. Habib:** L'aneurysme congénital de l'artère rénale avec hypertension artérielle grave chez l'enfant. Arch. franç. Pédiat. **14**,

1 (1957). — **Del Pobil-y-Bensusan:** Aneurisma de rinon. Arch. esp. Urol. **11**, 17—25 (1955). — **Dubost, Ch.,** et **J. L. Chevrier:** A propos d'un cas d'aneurysm de l'artère rénale avec hypertension artérielle. Presse méd. **68**, 331 (1960). — **Düx, A.,** u. **P. Thurn:** Aneurysma der Arteria renalis. Fortschr. Röntgenstr. **96**, 471—478 (1962).

Edsman, G.: Angionephrography and suprarenal angiography. A roetgenologic study of the normal kidney, expansive renal and suprarenal lesions and renal aneurysms. Acta radiol. (Stockh.), Suppl. **155**, 3—141 (1957).

Fauré, C., R. Verspyck, R. Parienty et **A. Salomon:** Les aneursymes du pédicule rénal. Revue générale et présentation de 11 cas. J. Radiol. Électrol. **43**, 583—595 (1962).

Garritano, A. P.: Aneurysm of the renal artery. Amer. J. Surg. **94**, 638 (1957). — **Glanton, J. B., R. L. Parsons,** and **F. Mathers:** Renal artery aneurysm producing renal infarction with resultant hypertension. J. Amer. med. Ass. **171**, 2089—2091 (1959).

Harrow, B. R., and **J. A. Sloane:** Aneurysm of renal artery: report of five cases. J. Urol. (Baltimore) 81, 35—41 (1959). ~ Polycystic renal disease with renal and splenic artery aneurysma. J. Urol. (Baltimore) **84**, 447—452 (1960). — **Herbut, P. A.,** and **A. H. Price:** Periarteriitis nodosa producing aneurysm of the renal arteries and hypertension. Arch. Path. **39**, 274 (1945).

Irmer, W., u. **E. Wetzels:** Poststenotisches Aneurysma der Nierenarterie mit Hochdruck. Zbl. Chir. 88, 594—602 (1963).

Joseph, R., J.-C. Job et **V. David:** Hypertension artérielle juvenile par malformations aneurysmales multiples des branches de l'aorte abdominale. Arch. franç. Pédiat. **19**, 115—128 (1962).

Klein, R. L., and **J. A. McCherney:** Hypertension secondary to aneurysm of the renal artery. Report of a case of long duration cured by nephrectomy. Arch. intern. Med. **54**, 292—300 (1961).

Léger, J. L., J. Michon, P. Bourgeois et **M. Belisle:** Aneurysme de l'artère rénale. Présentation d'un cas. J. Canad. Ass. Radiol. **5**, 19—22 (1954). — **Ljunggren, E.:** Renal artery aneurysm. Acta chir. scand. **115**, 120—131 (1958).

Mathé, C. P.: Aneurysm of renal artery causing hypertension: report of three cases. J. Urol. (Baltimore) 82, 412—416 (1959). ~ Renal hypertension. J. int. Coll. Surg. **34**, 624—637 (1960). — **Milton, S. H.:** Aneurysm of the renal artery and hypertension. Lancet **1962 II**, 1024—1026.

Pastor, B. H., R. M. Myerson, G. T. Wohl, and **P. V. Rouse:** Hypertension associated with renal artery aneurysm and relieved by nephrectomy. Ann. intern. Med. **42**, 1122 (1955).

Slaney, G., F. Ashton, and **P. Dawson-Edwards:** Renal artery aneurysmectomy with severe contralateral renal hypoplasia. Lancet **1964 II**, 937—939.

Williams, D. W.: Massive renal aneurysm. J. Urol. (Baltimore) **86**, 299—300 (1961).

Renale arteriovenöse Fistel

Blake, S., S. Heffernan, and **P. McCann:** Renal arteriovenous fistula after percutaneous renal biopsy. Brit. med. J. **1963 I**, 1458—1460. — **Boijsen, E.,** u. **R. Köhler:** Renal arteriovenous fistulae. Acta radiol. (Stockh.) **57**, 433—445 (1962).

Hilton, J. G., D. M. Kanter, D. R. Hays, E. H. Bowen, J. R. Golab, J. H. Keating, and **R. Wégria:** The effect of acute arteriovenous fistula on renal function. J. clin. Invest. **34**, 732—736 (1955). — **Hutch, J. A.,** and **E. R. Chisholm:** Intrarenal arteriovenous fistula. J. Urol. (Baltimore) 88, 150—152 (1962).

Jouve, A., P. Angier, H. Payan, R. Gérard, J.-L. Medvedowsky et **J. Guillemaud:** Les communications artérioveineuses rénales. Presse méd. **66**, 1669—1672 (1958).

Mangiardi, J. L., E. E. Santemma, and **J. J. Sullivan jr.:** Arteriovenous fistula of the kidney. Case report. Amer. Heart J. **65**, 549—554 (1963).

Nguyen-Huu, Ngo-Gia-Hy et **Bui-Mong-Hung:** Aneurysmes artérioveineux des vaisseaux rénaux. Rein en place: leur rôle dans l'hypertension artérielle d'origine rénale. Presse méd. **67**, 1680—1683 (1959).

Scheiffley, C. H.: A new clinical syndrome producing hypertension: arteriovenous fistula of the kidney. J. Amer. med. Ass. **174**, 1625—1627 (1960). — **Scheifly, C. H., G. W. Daugherty, L. F. Greene,** and **J. T. Priestley:** Arteriovenous fistula of the kidney. New observations and report of three cases. Circulation **19**, 662—671 (1959). — **Slominski-Laws, M. D., J. A. Kiefer,** and **C. W. Vermeulen:** Arteriovenous aneurysm of the kidney: case report. J. Urol. (Baltimore) **75**, 586—591 (1956).

Twigg, H. L., R. Pradhan, and **J. K. Perloff:** Arteriovenous fistula of the renal vessels. A case report. Amer. J. Roentgenol. 88, 1148—1151 (1962).

Zukschwerdt, L.: Zur chirurgischen Behandlung der Hypertension infolge ungenügender Blutversorgung des Nierenparenchyms. Med. Klin. **56**, 565—567 u. Abb. 546 (1961).

IX. Nekrotisierende Angiitiden

Unter den Begriff der nekrotisierenden Angiitis sind, entsprechend dem Vorschlag von ZEEK (1953), Syndrome einzuordnen, welche anatomisch durch nekrotisierende und diffuse Läsionen der Arterien charakterisiert sind. Die erste Beschreibung solcher Krankheiten verdanken wir KUSSMAUL und MAIER (1866). Diese vasculären Affektionen zeichnen sich durch eine gleiche oder vergleichbare Morphologie aus.

Systematik der nekrotisierenden Angiitiden (nach HAMBURGER 1966):

1. Periarteriitis nodosa.
2. Angiitis granulomatosa diffusa (Riesenzell-Angiitis).
3. Nekrotisierende Angiitiden mit bestimmter Lokalisation

a) Angiitis granulomatosa Wegener,
b) Cogansyndrom,
c) Arteriitis temporalis (Horton).

4. Nekrotisierende Angiitiden der Kollagenkrankheiten (Lupus erythematodes disseminatus, Sklerodermie, Dermatomyositis, akute Polyarthritis rheumatica, primär chronische Polyarthritis).

Wir werden uns im folgenden mit der Periarteriitis nodosa, der Angiitis granulomatosa diffusa und der Sklerodermie befassen. Die Angiitis granulomatosa Wegener sowie der Lupus erythematodes disseminatus werden im Kapitel der glomerulären Nephropathien behandelt (S. 333).

Pathologische Anatomie der nekrotisierenden Angiitiden

Es sind vor allem die kleinen Arterien vom entzündlichen Prozeß befallen. HABIB (1955) charakterisiert die Läsionen wie folgt: Im akuten Stadium findet sich eine fibrinoide Nekrose im lumenwärts gerichteten Abschnitt der Media. Die Nekrose erreicht die Elastica interna und greift bisweilen auf die Intima über. Die Quellung des Endotheliums und die Desquamation seiner Zellen führen zu einer teilweisen bis vollständigen Verlegung des Gefäßlumens. Entzündliche Zellen dringen in die äußeren Schichten der Media ein, und es kommt zu einem teilweisen Untergang der Muskelfasern. Die Elastica externa wird fast vollständig zerstört. Die Adventitia ist ebenfalls durchsetzt mit entzündlichen Zellen, welche auch in das perivasculäre Gewebe eindringen. Das folgende intermediäre Stadium entspricht der fibroblastären Proliferation. Diese spielt sich vor allem in der Media, wo sie die fibrinoide Nekrose ersetzt, aber auch in der Adventitia und Intima ab. Das Gefäßlumen ist durch einen zum Teil organisierten und zum Teil rekanalisierten Thrombus ausgefüllt. Die Ruptur der Elastica interna und externa kann zu aneurysmatischer Erweiterung der Gefäße Anlaß geben. Im letzten chronischen Stadium ersetzt fibrotisches Gewebe die entzündlichen Elemente. Dieses Stadium entspricht der Vernarbung und kommt einer gewissen Defektheilung gleich. Die Arterien werden durch sklerotisches Gewebe eingeengt. Die fibrösen Stränge können das ganze Parenchym durchsetzen. Ganz allgemein kann gesagt werden, daß die Elementarläsionen, welche beschrieben worden sind, vor allem die kleinen Arterien, gelegentlich aber auch die terminalen Arteriolen und Capillaren befallen. Die größeren Arterien werden in der Regel verschont. Nicht die ganze Länge eines Gefäßes wird gleichmäßig befallen. Gewisse Abschnitte bleiben intakt. Diese segmentäre, nodöse Anordnung der Läsionen wurde schon von KUSSMAUL und MAIER richtig beachtet. Die Beziehungen der nekrotisierenden Angiitiden zur malignen Hypertonie werden immer noch diskutiert. Es ist ja bekannt, daß z.B. bei der Ratte die Gefäßläsionen nach erzeugter maligner

Hypertonie durch Einkapselung der Nieren einer Periarteriitis nodosa entsprechen. Immerhin unterscheidet sich die histologische Läsion bei maligner Hypertonie von einer nekrotisierenden Angiitis wie folgt: Vorwiegender Befall der Arterien kleinen Kalibers, Fehlen von perivasculären Granulomen in der Niere, Intimafibroplasie der interlobulären Arterien und Erhaltung der Elastica interna und externa der Arteriae arcuatae und interlobares.

a) Periarteriitis nodosa

Wir können nichts Sicheres über die Ätiologie der Periarteriitis nodosa aussagen. Es ist möglich, daß es sich um eine pathergische Reaktion an den Gefäßen handelt, wobei wenig über die qualitative und quantitative Änderung der die Krankheit provozierenden immunologischen Prozesse bekannt ist. Infektionskrankheiten und toxische Faktoren sowie Überempfindlichkeit gegenüber gewissen Medikamenten werden immer wieder angeführt, ohne daß sichere Beweise für deren kausale Bedeutung erbracht werden könnten. Sulfonamide und Antibiotica wurden als Noxen angeschuldigt (Peters 1960). Es soll auch eine Periarteriitis nach Jodmedikation beobachtet worden sein (Peters 1960). Janssen (1960) verdächtigte die Steroide als möglichen Faktor, eine Periarteriitis nodosa in Gang zu bringen (Steroid-Kollagenose). Benitz (1964) sah das primum movens in Thrombocytenthromben. Dabei wäre denkbar, daß Abbauprodukte dieser Thromben als Antigene eine ortsständige hyperergische Antigen-Antikörper-Reaktion auslösen. Candreviotis (1961) sah einen Fall von renal lokalisierter Periarteriitis nodosa in Nachbarschaft eines perirenalen Abscesses. Dewar (1964) beobachtete bei drei Patienten das Entstehen einer Periarteriitis nodosa im Verlaufe einer Behandlung mit Guanethidin. Varay (1963) beschrieb bei einem Fall von Periarteriitis nodosa mit Purpura, Hypertonie und Hepatomegalie eine Kryoglobulinämie.

α) Zur pathologischen Anatomie

Wie oben erwähnt, befällt die Periarteriitis nodosa die kleinen Arterien und Arteriolen segmentär, wobei kleine Granulomknötchen entstehen. Die histologischen Veränderungen wurden oben beschrieben.

β) Nephropathie der Periarteriitis nodosa

Die Nieren sind in 75—80% der Fälle befallen. Dawson (1948) unterscheidet zwei Typen, nämlich einen vasculären und glomerulären Typ. Beim vasculären Typ sind vor allem die Arterien mittleren Kalibers affiziert. Bei glomerulärem Befall lassen sich die Zeichen einer nekrotisierenden und proliferativen Glomerulonephritis nachweisen. Je nach Morphologie und Verlaufsstadium der vasculären Affektion können die klinischen Zeichen variieren.

a) Der vasculäre Typ. In der akuten Phase zeigt die Niere makroskopisch keinen auffälligen Aspekt. Bei schubweisem Verlauf weist die Oberfläche in einem späteren Stadium eine höckrige und mammelonierte Beschaffenheit mit tief eingezogenen Furchen auf. Die Oberfläche kann auch mit kleinen Blutungen übersät sein. Die Histologie der Gefäßprozesse wurde oben beschrieben. Die Folgen der Gewebsischämie sind davon abhängig, ob der Gefäßverschluß partiell oder vollständig ist. Bei partiellem Gefäßverschluß sind die Glomerula unversehrt, die Tubuli weisen hingegen eine progressive Atrophie mit Dilatation im Bereich der Tubuli contorti I auf. Bei vollständigem Verschluß kleiner Arterien entstehen Infarkte verschiedener Ausdehnung. Es ist zu betonen, daß auch beim sog. vasculären Typ an den Glomerula geringfügige herdförmige Veränderungen nachzuweisen sind, so vor allem eine fibrinoide Nekrose einiger Capillarschlingen, welche an die „wire-loops" des Lupus erythematodes disseminatus erinnern. SUCHENWIRTH (1956) hat das Nierenbild bei Periarteriitis nodosa ausführlich beschrieben. Bei kurzer Dauer der Affektion fand er große, buntgefleckte Nieren mit glatter Oberfläche oder eben sichtbaren dunkelroten Einziehungen. Bei längerer Dauer der Affektion war die Nierenoberfläche unregelmäßig, wobei sich auffallend helle prominente Partien neben tief eingezogenen dunkelroten Bezirken befanden. Die bunte Niere würde demnach einem akuteren Stadium entsprechen. HEPPLESTON (1955) sah Papillennekrosen als Folge einer Periarteriitis nodosa. MOSKOWITZ (1963) untersuchte in seiner Serie von 56 Fällen mit Periarteriitis nodosa die mögliche Bedeutung der Hypertonie. In keinem Fall konnte der Hochdruck als ätiologisches Moment für die Entstehung der Periarteriitis nodosa bewertet werden. PATALANO (1961) fand unter 46 Fällen mit renaler Periarteriitis nodosa 25mal eine Glomerulonephritis und 21mal den vasculären Typ. Die Leber war 18mal befallen, die Haut fünfmal und die Muskulatur nur viermal. Dies zeigt die Bedeutung der Nierenbiopsie für die Diagnose einer Periarteriitis nodosa.

b) Der glomeruläre Typ. Bei dieser Form sind die Arteriae arciformes kaum oder nicht befallen, und die Läsionen scheinen sich auf die glomerulären Schlingen zu beschränken. Das Anfangsstadium zeichnet sich durch eine fibrinoide Nekrose mit entzündlicher Reaktion aus. In einem späteren Stadium unterscheidet sich das Bild kaum von einer chronischen, sklerosierenden oder proliferierenden Glomerulonephritis. DAWSON (1959) beschrieb eine glomeruläre Form von Periarteriitis nodosa, welche sich angeblich aus einer primär-chronischen Glomerulonephritis entwickelt haben soll. FORDHAM (1964) hat über vier junge Männer berichtet, bei denen nach einem Streptokokkeninfekt eine akute Glomerulonephritis aufgetreten ist. In drei Fällen kam es zum Exitus; die Sektion ergab jeweils in vielen anderen Organen Veränderungen der Arteriolen, die denen in der Niere glichen. Der vierte Fall überlebte; es konnten arteriitische Veränderungen in einer Muskelbiopsie nachgewiesen werden. Der Verfasser meint, daß in gewissen Fällen ein Streptokokkeninfekt Ursache einer nekrotisierenden Angiitis sein kann. DARMADY (1955) beschrieb einen einzigartigen Fall von tubulärer Insuffizienz bei Periarteriitis nodosa. Angeblich waren in diesem Fall die Glomerula kaum befallen. Der betreffende Patient wies eine pitressin-resistente Polyurie und einen gesteigerten renalen NaCl- und Kaliumverlust auf. Es muß betont werden, daß in vielen Fällen eine saubere Trennung zwischen vasculärem und glomerulärem Typ nicht möglich ist.

γ) Pathophysiologie

Bei vorwiegend vasculärem Befall führt die allmähliche Einengung der arteriellen Strombahn zu einer renalen Ischämie mit Abnahme des Glomerulumfiltrates. Eine herdförmige Beteiligung der Glomerula kann sich durch eine diskrete Proteinurie und Mikrohämaturie manifestieren. Der von DARMADY (1955) mitgeteilte Fall von „water-und saltloosing" Nephropathie ist vorläufig die einzige Beobachtung eines tubulären Syndromes bei Periarteriitis nodosa. Bei vorwiegend glomerulärer Beteiligung treten einerseits die Harnsymptome jeder entzündlichen Glomerulonephritis (Hämaturie, Proteinurie, Zylindrurie), andererseits die Zeichen der Niereninsuffizienz zufolge deutlicher Einschränkung des Glomerulumfiltrates auf. Eine Hypertonie gesellt sich erst später hinzu, wenn die Läsionen sich narbig umwandeln.

δ) Klinik

Die Periarteriitis nodosa verläuft wie eine chronische Infektionskrankheit. Folgende klinische Zeichen mögen den Verdacht auf eine Periarteriitis nodosa wecken: Abnahme des Allgemeinzustandes und des Körpergewichtes, oft undulierender Temperaturverlauf, Leukocytose und Eosinophilie, Anämie, Zunahme der Blutsenkungsgeschwindigkeit, Splenomegalie, Arthropathie (oft migrans), bei

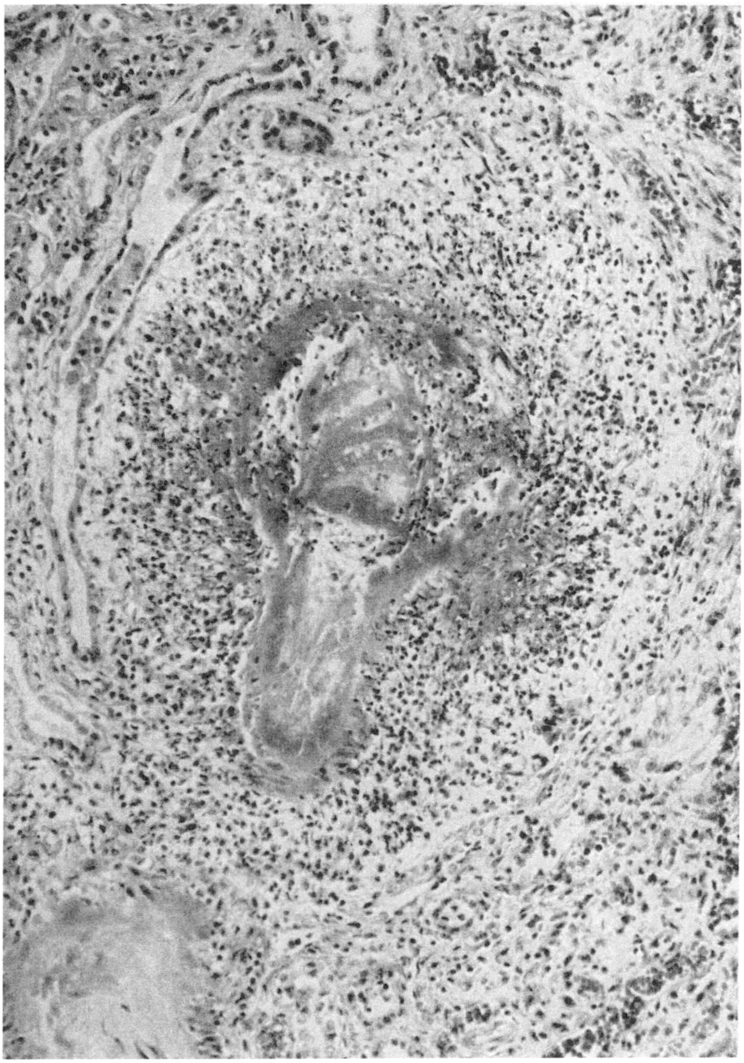

Abb. 32. Autoptischer Befund einer Periarteriitis nodosa der Niere bei einer 56jährigen Patientin D. E., welche im Anschluß an eine Magenresektion und Vagotomie wegen eines alten Ulcus duodeni an Schwäche, undulierendem Fieber, Subikterus, Ödemen und Urämie erkrankte. Im Urin fanden sich nur Spuren Eiweiß, mäßig viele Leukocyten und vereinzelte Erythrocyten. Der Blutdruck war nicht erhöht. Die Patientin kam 5 Monate nach Beginn der Erkrankung ad exitum. Die Art der Nephropathie wurde intra vitam nicht diagnostizert. Die histologische Aufnahme verdanke ich Prof. H. COTTIER, Pathologisches Institut Universität Bern. Hämalaun-Eosin. 140mal vergrößert

gründlicher Palpation der Haut mitunter subcutane palpable Knötchen, welche nach HINES (1960) leicht pulsieren können, Muskelschmerzen, Polyneuritis, abdominelle Krisen (Pseudoappendicitis), Hypertonie und Urinzeichen einer entzündlichen glomerulären Nephropathie (Mikrohämaturie, Proteinurie, Cylindrurie)

(Blankenhorn 1954, Cruchaud 1960, Traissac 1961) (Abb. 32). Der Befall der Arteriae arciformes und interlobulares bedingt nicht von vornherein eine renale oder kardiovasculäre Symptomatologie. Gelegentlich können die klinischen Zeichen an einen Niereninfarkt erinnern. Der Blutdruck zeigt in der Regel eine allmähliche Tendenz zum Ansteigen und zwar erst dann, wenn die Vernarbung der entzündlichen Gefäßprozesse fast vollständig vollzogen ist (Rose 1957). Ist die Hypertonie einmal vorhanden, so bleibt sie bestehen und hat sogar Tendenz zu malignem Verlauf. Hat die Periarteriitis nodosa einmal ein der malignen Hypertonie vergleichbares Stadium erreicht, ist es gleichsam unmöglich, diese beiden Affektionen voneinander zu unterscheiden. Seltener erfolgt der Gefäßverschluß so schnell und vollständig, daß es im Verlauf des ersten Schubes schon zu einer globalen Niereninsuffizienz mit Anurie kommt. Sarre (1958) hat eine doppelseitige Rindennekrose bei raschem Gefäßverschluß beobachtet. Der arterielle Blutdruck ist bei der diffusen glomerulären Form lange Zeit normal. In solchen Fällen kommt es vor dem Blutdruckanstieg zu einer Niereninsuffizienz mit fortschreitender Azotämie (Harrison 1964).

ε) Komplikationen

Conrad (1952), Ekengren (1961), McGrae jr. (1959), O'Sullivan (1962), Ostrum (1960) haben Fälle beschrieben, bei welchen sich ein perirenales Hämatom als Komplikation einer renalen Periarteriitis nodosa entwickelt hat. Miller (1954) beobachtete einen Patienten mit Nierenvenenthrombose bei Periarteriitis nodosa.

ζ) Diagnose

Die Diagnose der Periarteriitis nodosa ist nicht leicht zu stellen. Hamburger (1966) weist auf diese diagnostische Schwierigkeit hin und erklärt freimütig, daß unter seinen 20 Fällen mit renaler Periarteriitis nodosa die Diagnose zweimal bioptisch gesichert werden konnte, daß die Diagnose in acht Fällen auf Grund von klinischen Argumenten vermutet werden konnte, daß aber bei den restlichen zehn Fällen eine Periarteriitis bei der Autopsie als Überraschung zutage gefördert worden sei. Die Krankheit befällt mit Vorliebe männliche Individuen im Alter von 20—40 Jahren, wobei Männer fünfmal mehr befallen sind als Frauen (Sarre 1958). Stroebe (1959) fand eine Geschlechtsverteilung zwischen männlichen und weiblichen Individuen von 4:1. Die glomeruläre Form werde jedoch bei der Frau häufiger gesehen.

Differentialdiagnostisch muß eine andere Kollagenose erwogen werden; insbesondere ist die glomeruläre Form vereinbar mit einem Lupus erythematodes disseminatus. Diese Affektion ist jedoch bei der Frau häufiger und wird in der Regel von einem typischen Exanthem im Gesicht begleitet. Die Polyneuritis kommt nur ausnahmsweise vor und im Blutbild findet sich abgesehen von LE-Zellen eine Leukopenie. Aber keines dieser angeführten Indizien verfügt über eine endgültige Beweiskraft. Die *Punktionsbiopsie* der Niere kann die Diagnose erbringen. Immerhin wird man bei Patienten mit randständiger Nierenfunktion, Hochdruck und Störungen der Blutgerinnung zögern, eine Nadelbiopsie auszuführen. Werden mit dem Biopsiestück die typischen Arterienläsionen erfaßt, ist die Diagnose eindeutig zu stellen. Schwieriger wird die Beurteilung bei Veränderungen wie bei einer subakuten nekrotisierenden Glomerulonephritis. Ein Entscheid auf Grund der Biopsie ist in solchen Situationen nicht möglich. Gewisse Pathologen (Wainwright 1950) stellen die Diagnose einer Periarteriitis nodosa an Hand der glomerulären Veränderungen allein. Ein solches Vorgehen wird kaum vor Täuschungen bewahren. Nach Hamburger (1966) bietet die Biospie unter

Kontrolle (Lumbotomie) insofern einen Vorteil, als gleichzeitig perirenales Fettgewebe für die histologische Untersuchung gewonnen werden kann. Häufig findet man in diesem Fettgewebe die typischen Veränderungen der Periarteriitis nodosa. Die Muskelbiopsie (ERBSLÖH 1963) muß gezielt in schmerzhaften Muskeln ausgeführt werden. Die ungezielte Muskelbiopsie ist wertlos. In seltenen Fällen bringt die histologische Untersuchung eines Hautknotens die Diagnose. Die Hautbeteiligung ist jedoch eher selten. Die Hodenbiopsie wurde ebenfalls empfohlen; wir verfügen über keine eigene Erfahrung. Eine Leberbiopsie, welche vielleicht mit anderer Fragestellung unternommen worden ist, kann eine Periarteriitis nodosa entdecken. In gewissen Fällen entspricht das klinische Bild nicht den klassischen Beschreibungen, und alle die erwähnten Zeichen können fehlen. Die Annahme einer Periarteriitis nodosa ist bisweilen eine intuitive; besonders im Stadium zwischen zwei Schüben, weil in dieser Krankheitsphase Allgemeinsymptome der Infektion fast vollständig fehlen können. Dies gilt auch für eine Periarteriitis nodosa im Narbenstadium, die von einer malignen Hypertonie nicht zu unterscheiden ist. Einzig die Anamnese kann wertvolle Informationen erteilen (fieberhafte Affektion, Rheumatismus, Muskelschmerzen, neurologische Störungen). Der Grad der renalen Funktionseinschränkung sollte mit Clearances geprüft werden. Nur so wird es möglich sein, den Verlauf des Leidens besser beurteilen zu können (Progredienz, Stillstand).

η) Verlauf und Prognose

Fälle von Heilung mit Defekt sind bekannt. Die Prognose ist jedoch im allgemeinen ernst. Bei den malignen Formen kann der Tod im Verlaufe eines ersten Schubes, sei es wegen einer nekrotisierenden Glomerulonephritis oder einer corticalen Ischämie (und Nekrose) unter den Zeichen einer Niereninsuffizienz eintreten. Überlebt der Patient den ersten Schub, so hat das Leiden die Tendenz, nach einer mehr oder weniger vollständigen Latenzperiode zu rezidivieren. Allmählich entwickelt sich eine Hypertonie, welche malignen Charakter annehmen kann und dann zur Todesursache wird. Vor Einführung der Steroidbehandlung wurde die mittlere Überlebensdauer auf 4 Monate bis 4 Jahre geschätzt (SCHERF 1951, GRUBER 1926).

ϑ) Therapie

Auch wenn die ätiologische Bedeutung eines Fokalinfektes nicht sichergestellt ist, raten die meisten Autoren zur Fokalsanierung. REUBI (1960) empfiehlt trotz der Warnung von PICKERING (1955) bei Bedarf Penicillin. PICKERING (1955) vermutete nämlich, daß dieses Antibioticum auch als mögliche Ursache für die Entwicklung einer Periarteriitis nodosa in Frage komme. Die einzige therapeutische Möglichkeit stellen die Steroide dar. Sie müssen über lange Zeit (Wochen bis Monate) in einer Dosis von z. B. 50—60 mg Prednison täglich in absteigender Dosierung verabreicht werden. JOHNSSON (1958) hat auch Erfolge mit einer Kombinationsbehandlung von ACTH mit Cortison gesehen. DENT u. Mitarb. (1953), zit. nach REUBI (1960), teilten im Jahre 1953 die Beobachtung eines Falles mit, welcher offensichtlich durch Cortison geheilt werden konnte. Eine spontane Remission ist jedoch auch in diesem Falle nicht mit Sicherheit auszuschließen. Die Behandlung muß während Wochen und Monaten fortgesetzt werden. Kurze Pausen sind bei vollständiger Remission gestattet. Sobald Symptome erneut aufflackern, hat die Therapie neu einzusetzen. SARRE (1958) beschreibt die Häufigkeit eines plötzlichen Blutdruckanstieges im Verlaufe einer Steroidbehandlung. Dieser Hochdruck sei unter Umständen in der Lage, ein durch die Periarteriitis geschädigtes Gefäß zum Bersten zu bringen. SIEGENTHALER und ISLER (1956) gewannen den Eindruck, daß die Steroide die Vernarbung der renalen Veränderungen beschleunigen, ohne jedoch die Funktion des Organes entsprechend zu verbessern. Mit PICKERING (1955) ist anzunehmen, daß einzig eine frühzeitig einsetzende Steroidbehandlung, welche eingeleitet werden sollte, bevor die Läsionen sich allzusehr ausgedehnt haben, Aussicht auf einen dauerhaften Erfolg bietet. Wenn nämlich die Affektion einmal das Stadium der malignen Hypertonie mit oder ohne Nierenversagen erreicht hat, haben die antiinfektiöse Behandlung und die Steroidtherapie wohl keinen Sinn mehr. Die Behandlung wird sich dann auf die Blutdrucksenkung und palliative Maßnahmen zur Behebung der Azotämie bzw. Urämie beschränken. Es versteht sich, daß eine Steroidbehandlung bei Azotämie kontraindiziert ist wegen ihres katabolen Effektes. WERKÖ und BUCHT (1956) gelang in einem Fall mit Periarteriitis nodosa und organisierten Gefäßthromben eine angenäherte Normalisierung des Blutdruckes nach einseitiger Nephrektomie. Das *Medical Research Council* (1960) veranlaßte eine Untersuchung über die Wirksamkeit der Steroidbehandlung bei der Periarteriitis nodosa. Die Studie umfaßt 40 Patienten, welche vor allem an einer chronischen Form von Periarteriitis nodosa litten. Es wurden zwei Gruppen gebildet: Behandelte und Unbehandelte. Die Resultate sind nicht eindeutig. Bei Beurteilung der Patienten ohne initiale Hypertonie ist der Prozentsatz der Überlebenden in der Gruppe mit Steroidbehandlung mit 80% höher als in der Gruppe ohne Therapie (64%). Nach 3 Jahren ist die Überlebensrate in beiden Gruppe jedoch gleich und bei den Nichtbehandelten nach 5 Jahren besser. Ein wesentlicher Vorteil der Steroidbehandlung ist darin zu erblicken, daß die entzündlichen Zeichen, welche oft erhebliche Beschwerden verursachen, mit den Steroiden sofort gedämpft werden können. HAMBURGER (1966) beobachtete bei einem Patienten eine Rückbildung der Niereninsuffizienz bei Periarteriitis nodosa. Bei akuten Formen scheint die Behandlung wenig ergiebig zu sein (HAMBURGER 1966).

b) Angiitis granulomatosa diffusa

Diese Affektion wurde von CHURG und STRAUSS (1961) beschrieben. Die Krankheit zeichnet sich dadurch aus, daß abgesehen von den Gefäßläsionen extravasculäre Granulome in den verschiedensten visceralen Organen zu finden sind. Diese Granulome enthalten häufig Riesenzellen. Diese Form von Angiitis beginnt meist mit einem Asthma oder einem Syndrom von Löffler. Eine Eosinophilie sei obligat. Die renale Lokalisation ist weniger häufig als bei der Periarteriitis nodosa. v. DITTRICH et al. (1960) haben einen 43jährigen Patienten beschrieben, der wohl dieser Gruppe zuzuordnen ist. Die Autopsie ließ solche Riesenzellgranulome neben angiitischen Veränderungen in den Lungen, im Herz, in der Milz, in der Leber und in den Nieren nachweisen. Es bestanden auch Niereninfarkte. Auffällig war in diesem Fall die hohe Gammaglobulinkonzentration im Serum.

c) Sklerodermieniere

Die Häufigkeit des renalen Befalles bei Sklerodermie wird von den einzelnen Autoren unterschiedlich angegeben. PIPER (1955) fand bei 24 von 31 autopsierten Patienten einen renalen Befall. Auch LEINWAND (1954) beschrieb bei einer Mehrzahl der Fälle unter 150 autoptisch untersuchten Patienten mit Sklerodermie eine Nierenbeteiligung. Eine klinische Manifestation dieser Nierenaffektion ist jedoch bei einer kleineren Zahl von Fällen anzutreffen. Von den Patienten von PIPER (1955) starben nur fünf an Niereninsuffizienz. TUFFANELLI (1961) hatte die Fälle der Mayo-Klinik der letzten 23 Jahre genau untersucht und fand unter 727 Fällen von Sklerodermie nur 19 mit einer ernsthaften renalen Affektion. Die renale Beteiligung wird nur bei diffusen Formen von Sklerodermie gesehen, während die ausschließlich cutanen Formen nie von einer Nierenbeteiligung begleitet sind. Unter 27 Patienten mit nur cutaner Sklerodermie fand sich kein Fall mit Nierenbeteiligung.

α) Pathologische Anatomie

Der Prozeß besteht im wesentlichen aus einer deutlichen Intimaproliferation mit fibrinoider Nekrose der Arteriae interlobulares und gelegentlich der afferenten Arteriolen. Die Arteriae arciformes werden im allgemeinen verschont (BARTELS 1955, CALVERT 1956, FRED 1957, HANNIGAN 1956, MOORE 1952). Die Intimaproliferation ist konzentrisch und führt häufig zum Gefäßverschluß. Dieselbe hat ein recht charakteristisches, mucoides, locker strukturiertes und kernarmes Aussehen. Sie sitzt häufig am Abgang der Arteriae interlobulares, während die fibrinoide Nekrose, welche gleichzeitig Intima und Media befällt, das distale Segment der Arterie betrifft und auf das Vas afferens, selten auf eine oder zwei Glomerulumschlingen übergreifen kann. Die Durchblutungsstörung, welche sich aus dem arteriellen Verschluß ergibt, verursacht multiple Nekroseherde in der Nierenrinde. Makroskopisch sind die Nieren vergrößert, ihre Oberfläche ist mit petechialen Blutungen übersät. Auf der Schnittfläche erkennt man kleine corticale Infarkte. Eine diffuse corticale Nekrose wurde nicht beschrieben. Die Tubulusepithelien können bezirksweise degenerieren, meist in Zonen mit interstitieller Fibrose. Die Läsion ist wahrscheinlich Ausdruck einer segmentären tubulären Ischämie. Es besteht eine gewisse Übereinstimmung dieser Läsionen mit denjenigen bei maligner Nephrosklerose (LEINWAND 1954, CARPENT 1957, RODNAN 1957, FISHER 1958 und MORARD 1959). Die histo-immunochemischen Untersuchungen von FENNELL (1961) unterstreichen die Verwandtschaft der morphologischen Veränderungen. Es sind auch Fälle ohne Hypertonie beschrieben, so daß angenommen werden muß, daß die vasculären Veränderungen nicht Folge des Hochdruckes sein können.

β) Ätiologie und Pathogenese

Die Ursache der Sklerodermie ist nicht bekannt. In Ermangelung eines besseren Wissens wird die Affektion unter die Kollagenosen eingereiht. Von FRED (1957), BARTELS (1955) und anderen Autoren wurde die Steroidbehandlung inkriminiert. Dazu ist zu sagen, daß die Veränderungen, welche lange Zeit vor der Steroidaera bekannt waren, sich nicht prinzipiell von denjenigen der schweren Formen, die nach Meinung dieser Autoren steroid-induziert sein könnten, unterscheiden. Die gleichen Veränderungen finden sich übrigens auch bei Patienten, welche nie einer Steroidbehandlung unterzogen worden sind (RODNAN 1957). REUBI (1960) ist nicht der Ansicht, daß die Entwicklung der Sklerodermieveränderungen auf eine spezifische Wirkung des ACTH, des Cortisons oder des Prednisons zurückgeführt werden kann.

γ) Klinik

HAMBURGER (1966) unterscheidet entsprechend dem klinischen Erscheinungsbild drei Formen.

a) Latente Formen bzw. geringgradige renale Manifestation. In der Mehrzahl der Fälle von Sklerodermie manifestiert sich die renale Affektion kaum oder führt nur zu diskreten Zeichen. Die Proteinurie fand BEIGELMAN (1953) in sieben von

15 Fällen. TUFFANELLI (1961) beschrieb die Proteinurie bei 109 seiner Serie von 727 Sklerodermiekranken. Es handelt sich aber immer um eine geringfügige Proteinurie oder um eine intermittierende Proteinurie. Die mikroskopische Hämaturie scheint bei Sklerodermie zu fehlen (MILLIEZ 1959). Dies ist bei dem geringgradigen Befall der Glomerula auch verständlich. Im Gegensatz zu der geringfügigen Urinsymptomatologie zeigen die Clearances der PAH und des Kreatinins auch in Fällen ohne erhebliche Urinzeichen eine deutliche Einschränkung. URAI (1958) hat bei 23 Patienten von 25 eine deutliche Reduktion der PAH-Clearance gefunden, wobei die Kreatininclearance weniger stark herabgesetzt war. Die daraus resultierende erhöhte „filtration fraction" wurde als Ausdruck eines Vas efferens-Spasmus gedeutet.

b) Nephrotisches Syndrom. In seltenen Fällen (BOURNE 1960) wurde ein nephrotisches Syndrom beschrieben, bevor Hochdruck und Niereninsuffizienz den Patienten ad exitum geführt haben.

c) Schwerwiegender Nierenbefall. Typisch ist das oft explosionsartige Einsetzen der renalen Komplikation mit fatalem Verlauf. RODNAN (1957) und MILLIEZ (1959) beschrieben ein dergestalt rasches Einsetzen der Nephropathie. Die Nierenkomplikation trete in der Regel 3 Jahre nach Beginn der Krankheit auf. Bisweilen ist die renale Symptomatologie das erste Zeichen der Sklerodermie (PIPER 1955). Es sind aber auch Fälle mit langem Intervall zwischen Beginn der Sklerodermie und Manifestwerden der Nephropathie bekannt. DE GENNES (1957) beschrieb ein Intervall von 12 Jahren, LEVINE (1960) ein solches von 23 Jahren. Bei der Mehrzahl der publizierten Fälle war der renale Befall von einem Hochdruck und einer zunehmenden Niereninsuffizienz begleitet. So kann es zum Bild der malignen Nephrosklerose mit subakutem Verlauf kommen (HANNIGAN 1956, CARPENT 1957, FRED 1957, DE GENNES 1957, RODNAN 1957, FISHER 1958, MORARD 1959, KHOO 1960, FENNELL 1961, TUFFANELLI 1961). Mit der schweren Hypertonie entwickeln sich die charakteristischen Fundusveränderungen. Es kann auch, wie bei der malignen Hypertonie, eine hypertensive Encephalopathie mit Konvulsionen auftreten. In solchen Situationen stellt sich ein differentialdiagnostisches Problem, weil die Sklerodermie auch spezifische Veränderungen im Gehirn verursachen kann. Allmählich kommen die Patienten in einen Zustand der Oligurie bis Anurie (MILLIEZ 1959). Weniger häufig bleibt es bei einer Niereninsuffizienz ohne Hypertonie (PIPER 1955, CARPENT 1957). Sobald sich Niereninsuffizienz und Hypertonie eingestellt haben, ist die weitere Entwicklung rapid und führt im Verlauf von Tagen bis Wochen (maximal 2 Monate) zum Exitus, sofern nicht eine Langzeit-Hämodialyse zur Behandlung der Niereninsuffizienz und des Hochdruckes angewendet wird.

δ) Diagnose

Die Diagnose stützt sich auf den Nachweis einer Sklerodermie, einer zunehmenden renalen Funktionsstörung und eines Blutdruckanstieges. Die klassischen Zeichen einer Sklerodermie sind bekannt: Cyanose und Kälte der Extremitäten, Schmerzen, Ödeme, dann Induration und Atrophie der Haut, Steifigkeit, Ankylosen und Erstarren der Mimik. In weniger eindeutigen Fällen wird eine Hautbiopsie die Diagnose erleichtern. Letztere kann ebenfalls durch den Nachweis typischer fibrosierender Veränderungen visceraler Organe (Lungen, Herz und Oesophagus) gestützt werden.

ε) Therapie

Zur Zeit ist keine wirksame Behandlung bekannt. Die Steroide sind nicht in der Lage, die renalen Prozesse in ihrer Entwicklung zu hemmen oder zur Rückbildung anzuregen (s. oben). Wie bereits erwähnt, sehen gewisse Autoren in den Steroiden einen möglichen Faktor, der den fatalen Verlauf beschleunigen kann. Bei Patienten ohne Hypertonie und Zeichen einer Nierenbeteiligung steht einer Steroidbehandlung nichts im Wege. Unsere heutigen therapeutischen Bemühungen beschränken sich in nephrologischer Hinsicht auf eine palliative Therapie der Hypertonie und der Urämie.

Literatur

Periarteriitis nodosa

Alarcon-Segovia, D., and **A. L. Brown jr.:** Classification and etiologic aspects of necrotizing angits. Proc. Mayo Clin. **39**, 205 (1964).

Bank, N.: The relation of malignant hypertension to periarteriitis nodosa in humans. J. Mt Sinai Hosp. **22**, 290—305 (1955). — **Benitz, L., M. Mathews,** and **G. K. Mallory:** Platelet thrombosis with polyarteritis nodosa. Report of a case. Arch. Path. **77**, 116—125 (1964). — **Blankenhorn, M. A.,** and **H. C. Knowles jr.:** Periarteriitis nodosa: recognition and clinical symptomes. Ann. intern. Med. **41**, 887 (1954).

Candreviotis, N.: Beitrag zur Kenntnis der Aetiologie und Pathogenese der lokalisierten Periarteriitis nodosa. Zbl. allg. Path. path. Anat. **102**, 42—54 (1961). — **Conrad, V.,** et **P. Gatez:** Hématome périrénale, complication d'une periartérite noueuse. J. belge Urol. **20**, 289 (1952). — **Cruchaud, A., C. A. Bouvier** et **L. Humair:** Les artérites nérosautes par sensibilisation. Schweiz. med. Wschr. **90**, 258 (1960).

Darmady, E. M., W. J. Griffiths, H. Spencer, D. Mattingly, F. Stranak, and **H. E. de Wardener:** Renal tubular failure associated with polyarteriitis nodosa. Lancet **1955 I**, 378. — **Davson, J., J. Ball,** and **R. Platt:** The kidney in periarteriitis nodosa. Quart. J. Med. **17**, 175 (1948). — **Dawson, D. L.:** Acute periarteriitis nodosa with chronic glomerulonephritis. Report of a case. Arch. Path. **68**, 651—656 (1959). — **Dewar, H. A.,** and **M. J. T. Peaston:** Three cases resembling polyarteriitis nodosa arising during treatment with guanethidine. Brit. med. J. **1964 II**, 609—611.

Ekengren, A., and **A. Rieger:** Spontaneous rupture of the kidney in periarteriitis nodosa. Report of a case. Acta chir. scand. **121**, 158—160 (1961). — **Erbslöh, F.,** u. **J. Eisenburg:** Die Periarteriitis nodosa und ihr neuromuskulärer Schwerpunkt. Klin. Wschr. **41**, 58—72 (1963).

Fisher, I., and **M. Orkin:** Cutaneous form of periarteriitis nodosa, an entity? Arch. Derm. **89**, 180—189 (1964). — **Fordham, C. C., F. H. Epstein, W. D. Huffines,** and **J. T. Harrington:** Polyarteritis and acute post-streptococcal glomerulonephritis. Ann. intern. Med. **61**, 89—97 (1964).

Habib, R.: Rapports entre la périartérite noueuse, les autres artérites nodulaires et les maladies du collagène. Ann. Méd. **56**, 496 (1955). — **Hamburger, J., G. Richet, J. Crosnier, J. L. Funck-Brentano, B. Antoine, H. Ducrot, J. P. Méry, H. de Montera** et **P. Royer:** Localisations rénales des angeites nérosantes. In: Néphrologie. Coll. Medico-Chir. (ed. Pasteur Vallery Radot et Hamburger Jean). Paris: Méd. Flammarion 1966. — **Harrison, C. V., L. W. Loughridge,** and **M. D. Milne:** Acute oliguric renal failure in acute glomerulonephritis and polyarteritis nodosa. Quart. J. Med., N.S. **33**, 39—55 (1964). — **Heppleston, A. G.:** Renal papillary necrosis associated with necrotizing angiitis and tubular necrosis. J. Path. Bact. **70**, 401 (1955). — **Hines jr., E. A., P. J. Kelly,** and **N. W. Barker:** Idiopathic disseminated focal arteritis. Occurrence of false aneurysms in large and medium sized arteries. J. Amer. med. Ass. **174**, 848—852 (1960). — **Holsinger, D. R., P. J. Osmundson,** and **J. E. Edwards:** The heart in periarteritis nodosa. Circulation **25**, 610—618 (1962).

Janssen, W., u. **F. Michot:** Über die Pathomorphose der Periarteriitis nodosa nach Behandlung mit Corticosteroiden. Path. et Microbiol. (Basel) **23**, 511—528 (1960). — **Johnsson, S.,** and **T. Leonhardt:** Polyarteriitis nodosa and its treatment with ACTH or cortisone. Acta med. scand. **157**, 479—492 (1957).

Knowles, H. C., P. Zeek, and **M. A. Blankenhorn:** Studies on necrolizing angeitis. IV. Periarteritis nodosa and hypertensivity angeitis. Arch. intern. Med. **92**, 789 (1953).

Latotzki, H.: Zur Therapie der Periarteriitis nodosa. Z. ges. inn. Med. **13**, 715—718 (1958).

McGrae jr., J. D.: Perirenal hematoma secondary to polyarteriitis nodosa. Report of a case and review of the literature. Arch. intern. Med. **104**, 421—426 (1959). — **Miller, G., J. C. Hoyt,** and **B. E. Pollock:** Bilateral renal vein thrombosis and the nephrotic syndrome associated with lesions of polyarteriitis nodosa. Amer. J. Med. **17**, 856 (1954). — **Moskowitz, R. W., A. H. Baggenstoss,** and **Ch. H. Slocumb:** Histopathologic classification of periarteritis nodosa. A study of 56 cases confirmed at necropsy. Proc. Mayo Clin. **38**, 345—357 (1963). — **Müller, H.:** Zur Erkennung der Periarteriitis nodosa. Münch. med. Wschr. **104**, 1721—1726 (1962).

Nuzum jr., J. W., and **J. W. Nuzum:** Periarteritis nodosa. A statistical review of 175 cases from the literature and report of a typical case. Arch. intern. Med. **94**, 942 (1954).

Ostrum, B. J., and **P. D. Soder:** Periarteritis nodosa complicated by spontaneous perinephritic hematoma. Roentgenographic findings in three cases and a review of the literature. Amer. J. Roentgenol. **84**, 849—860 (1960). — **O'Sullivan, D. C.,** and **J. H. de Weerd:** Spontaneous perirenal hematoma: report of two cases. Proc. Mayo Clin. **37**, 427—432 (1962). — **Owano, L. R.,** and **R. H. Sueper:** Polyarteritis nodosa. A syndrome. Amer. J. clin. Path. **40**, 527—531 (1963).

Patalano, V. J., and **S. C. Sommers:** Biopsy diagnosis of periarteritis nodosa. Glomerulonephritis and renal arteriolitis as aids. Arch. Path. **72**, 1—7 (1961). — **Peters, G. A., R. W. Moskowitz, L. E. Prickman,** and **H. M. Carryer:** Fatal necrolizing angiitis associated with hypertensitivity to penicillin 0 and iodides. Report of a case. J. Allergy **31**, 455—467 (1960). — **Pickering, G. W.:** High blood pressure. London: Churchill 1955. — **Piroth, M.:** Generalisierte Angiopathien. Beitrag zur Nosologie und Pathogenese der Periglomerulitis granulomatosa. Med. Welt **1963**, 2481—2486 u. Bild 2498. — **Portwich, F.:** Praktische Gesichtspunkte zur Erkennung und Behandlung der Periarteriitis nodosa. Internist. Prax. **3**, 375—384 (1963). ~ Report to the medical research council by the collagen diseases and hypersensitivity panel. Treatment of polyarteritis nodosa with cortisone: results after three years. Brit. med. J. **1960 I**, 1399.

Reubi, F.: Nierenkrankheiten. Bern: H. Huber 1960. — **Rhomberg, F., G. Keiser** u. **W. Siegenthaler:** Besondere Verlaufsformen der Periarteriitis nodosa. Praxis (Bern) **50**, 999—1003 (1961). — **Richet, G.,** et **R. Habib:** Les localisations rénales de la périartérite noueuse. J. Urol. méd. chir. **65**, 177 (1959). — **Rose, G. A.,** and **H. Spencer:** Polyarteritis nodosa. Quart. J. med., N.S. **26**, 43—81 (1957).

Sarre, H.: Nierenkrankheiten. Stuttgart: Georg Thieme 1958. — **Siegenthaler, W.,** u. **U. Isler:** Klinische und pathologisch-anatomische Beobachtungen bei einem Fall von Periarteriitis nodosa. Schweiz. med. Wschr. **1956**, 355. — **Stroebe, F.:** Polyarteriitis nodosa. Verh. dtsch. Ges. inn. Med. **1959**, 101—116. — **Suchenwirth, R.:** Über die Eigenständigkeit des Nierenbildes bei Periarteriitis nodosa. Beitr. path. Anat. **116**, 613—624 (1956).

Traissac, F. J., P. Loiseau, J. Périssat, C. Braud, J. P. Bernard et **J. Zunzarren:** Formes digestives de la périartérite noueuse. Arch. Mal. Appar. dig. **50**, 802—810 (1961).

Varay, A., J. Mallarmé, L. Hartmann, L. Orcel, M. Bléry et **Ménache:** Cryoglobulinémie au cours d'une périartérite noueuse avec purpura, hypertension artérielle et hépatomégalie. Etude clinique, biologique et anatomique. Presse méd. **71**, 763—766 (1963).

Werko, L., and **H. Bucht:** Unilateral renal disease and arterial hypertension. Report of 2 patients cured after nephrectomy. Acta med scand. **155**, 5—9 (1956).

Zeek, P. M.: Periarteritis nodosa and other forms of necrolizing angeitis. New Engl. J. Med. **248**, 764 (1953).

Angiitis granulomatosa

Churg, J., and **L. Strauss:** Allergic granulomatosis, allergic angiitis and periarteritis nodosa. Amer. J. Path. **27**, 277 (1951).

Dittrich, P. v., H. Reindell, K. Wurm u. **R. Zintz:** Zum Krankheitsbild der generalisierten Riesenzellarteriitis. Dtsch. med. Wschr. **85**, 1842—1845, Bild 1848—1849 (1960).

Sklerodermieniere

Bagnall, W. A., and **H. S. Robinson:** Clin. Res. Proc. **2**, 145 (1954). — **Bartels, E. D., L. K. Christensen,** and **A. S. Ohlsen:** Renal affection complicating scleroderma. Acta path. microbiol. scand., Suppl. **105**, 174—182 (1955). — **Beigelman, P. M., F. Goldner jr.,** and **T. B. Bayles:** Progressive systemic sclerosis. New Engl. J. Med. **249**, 45 (1953). — **Bourne, F. M., D. A. Howell,** and **H. S. Root:** Renal and cerebral scleroderma. Canad. med. Ass. J. **82**, 881 (1960).

Calvert, R. J., and **T. K. Owen:** True scleroderma kidney. Lancet **1956 II**, 19.

Fennell jr., R. H., C. R. R. M. Reddy, and **J. J. Vazquez:** Progressive systemic sclerosis and malignant hypertension. Immunohistochemical study of renal lesions. Arch. Path. **72**, 209—215 (1961). — **Fischer, J. A.:** Die Sklerodermieniere. Schweiz. med. Wschr. **93**, 140—146 (1963). — **Fred, H. L.,** and **O. N. Rambo:** Acute renal failure due to scleroderma kidney disease. Arch. intern. Med. **100**, 813 (1957).

Gennes, L. de, L. Moreau, H. Bricaire et **R. Tourment:** A propos d'un cas de sclérodermie avec lésions rénales. Bull. Soc. méd. Hôp. Paris **73**, 596 (1957).

Hannigan, C. A., M. H. Hannigan, and **E. L. Scott:** Scleroderma of the kidneys. Amer. J. Med. **20**, 793—797 (1956). — **Hoerni, M.:** La néphropathie sclérodermique. Etude anatomoclinique de 3 cas. Helv. med. Acta **27**, 297—320, 408—427 (1960).

Khoo, E. C., and **T. A. Stump:** Renal involvment in scleroderma. Ann. intern. Med. **52**, 717 (1960).

Leinwand, I., A. W. Duryee, and M. N. Richter: Scleroderma (based on a study of over 150 cases). Ann. intern. Med. **41**, 1003 (1954). — **Levine, R. J., and B. R. Boshell:** Renal involvment in progressive systemic sclerosis (scleroderma). Ann. intern. Med. **52**, 517 (1960).

Milliez, P., Cl. Laroche, P. Samarq, G. Lagrue et J. C. Kaplan: Le rein des collagénoses. J. Urol. méd. chir. **65**, 101 (1959). — **Moore, H. C., and H. L. Sheehan:** The kidney of scleroderma. Lancet **1952 I**, 687. — **Morard, J. C., M. Hoerni, J. L. Roux et H. C. Plattner:** Néphropathie sclérodermique avec insuffisance rénale aigue. J. Urol. méd. chir. **65**, 153 (1959).

Piper, W. N., and B. B. Helwig: Progressive systemic sclerosis: visceral manifestations of generalized scleroderma. Arch. Derm. **72**, 535 (1955).

Reubi, F.: Nierenkrankheiten. Bern: H. Huber 1960. — **Rodnan, G. P., G. E. Schreiner, and R. L. Black:** Renal involvment in progressive systemic sclerosis (generalized scleroderma). Amer. J. Med. **23**, 445 (1957). — **Rutkai, P.:** Gefäßveränderungen der Nieren in Skleroderma. Zbl. allg. Path. path. Anat. **98**, 540—543 (1958).

Tuffanelli, D. L., and R. K. Winkelman: Systemic scleroderma. A clinical study of 727 cases. Arch. Derm. **84**, 359 (1961).

Urai, L., Z. Nagy, G. Szinay, and W. Wiltner: Renal function in scleroderma. Brit. med. J. **1958**, No 5107, 1264—1266. — **Urai, L., I. Munkacsi, and Szinay G.:** Neue Beiträge zum Pathomechanismus der „Sklerodermie-Niere". Magy. belorv. Arch. **13**, 36—41 (1960). ~ New data on the pathology of "true scleroderma kidney". Brit. med. J. **1960 I**, 713—715.

X. Thrombotische Mikroangiopathie von Moschcowitz

Die thrombotische thrombocytopenische Purpura kommt beim Erwachsenen und beim Kinde vor. Es stellt sich überhaupt die Frage, ob diese Affektion im Rahmen der vasculären Nephropathien besprochen werden muß. Die Ätiologie des Moschcowitz-Syndromes ist nicht bekannt, und es ist umstritten, ob die beobachtete Angiopathie primär oder sekundär als Folge der Thrombosen entsteht. Die diesem Leiden wahrscheinlich verwandte Affektion ist das Urämiesyndrom mit Hämolyse beim Kind. HAMBURGER (1966) unterscheidet eine thrombotische Mikroangiopathie mit ausschließlicher oder dominanter renaler Lokalisation von dem 1955 von GASSER et al. beschriebenen akuten hämolytischen Urämiesyndrom mit Rindennekrose der Niere. Die beiden letzteren Affektionen werden wir in diesem Rahmen nicht besprechen.

α) Ätiologie und Pathogenese

Die Ätiologie der Mikroangiopathie von MOSCHCOWITZ sowie der erwähnten Syndrome ist unbekannt. Die experimentelle Pathologie erinnert daran, daß die mit dem Schwarzmann-Phänomen zu beobachtenden multiplen fibrinoiden Thrombosen in den Capillaren, gefolgt von Gefäßnekrosen, dem Bild der Mikroangiopathie von MOSCHCOWITZ ähnlich sind. HAMBURGER unterscheidet die experimentelle Angiopathie, welche mit Hilfe des Schwarzmann-Mechanismus ausgelöst wird, vom Syndrom von MOSCHCOWITZ mit folgenden Argumenten: Fehlen einer hämolytischen Anämie, der Thrombus kann durch Trypsin aufgelöst werden, die Endothelien der Gefäßwände sind lichtoptisch und auch elektronenoptisch unversehrt. Gewisse Autoren haben trotzdem primäre Gefäßwandläsionen als Ursache der Mikroangiopathie vermutet (ALTSCHULE 1942). Durch Zufuhr einer Diät mit hohem Fettgehalt und Cholsäure hat RENAUD (1962) eine der Moschcowitzschen Angiopathie ähnliche Affektion bei der Ratte erzeugt. HAMBURGER (1966) weist darauf hin, daß eine experimentelle Reproduktion der Gefäßläsion noch nicht beweisend sei für die Entstehungsweise der Mikroangiopathie beim Menschen. Es wurden auch Fälle mit Anzeichen einer Periarteriitis nodosa und eines Lupus erythematodes disseminatus beschrieben. HARRISON (1958) und SOLOMON (1963), welche diese Affektion auch bei Schwangeren beobachten konnten, wollten sogar einen pathogenetischen Zusammenhang mit der Schwangerschaft herstellen. Eine neue Forschungsfährte hat sich nach Mitteilung von HAMBURGER (1966) insofern eröffnet, als die Möglichkeit eines Virusinfektes zur Frage steht.

β) Pathologische Anatomie

Bei der Autopsie solcher Fälle findet sich eine erhebliche Hämosiderose in Leber, Lungen, Nieren und Nebenniere, ein Hinweis auf die Hämolyse. Das Charakteristikum ist jedoch nach SYMMERS (1956) die *thrombotische Mikroangiopathie*. Die typischen Veränderungen sind in der Niere nachzuweisen. Es sind die afferenten Arteriolen, zum Teil auch das Vas afferens, selten die interlobulären Arterien betroffen. Die Mikroangiopathie zeichnet sich durch eine Schwellung und gelegentlich eine Proliferation der arteriolären Intima mit dem Bild der „bulbe d'oignon" aus. Subendothelial finden sich fibrinoide Massen, welche einen Teil der Circumferenz belegen. Im weiteren lassen sich fibrinoide thrombotische Massen nachweisen, welche in fibröse Organisation übergehen können und das arterioläre Lumen obliterieren. Die Intensität dieser pathologischen Veränderungen ist von Fall zu Fall verschieden. Die Glomerula sind meistens auch befallen, wobei die einzelnen Glomerula jedoch sehr unterschiedlich betroffen sind. Auch die Glomerula zeigen eine Quellung der Intima, eine Dilatation der Capillaren voll Erythrocyten, fibrinoide Massen in Halbmondgestalt in den Capillarwänden und intracapilläre fibrinoide Thromben. Zudem besteht eine epitheliale Hyperplasie der Bowmannschen Kapsel und der Glomerulumschlingen. Später kommt es zu einer mehr oder weniger ausgeprägten Hyalinisierung der Glomerula (HAMBURGER 1966). Zudem besteht ein gewisser Grad von interstitiellem Ödem. Die tubulären Läsionen sind wenig ausgeprägt und nicht charakteristisch. Unter den extrarenalen Läsionen wurden Thrombosen der großen Gefäße und endokarditische Wucherungen beschrieben (CAHALANE 1959).

γ) Symptome

Meistens setzt die Krankheit plötzlich ein. Es treten Abdominalschmerzen, Erbrechen, Kopfschmerzen, Schwindel, Arthralgien, gelegentlich Bronchitis und eine flüchtige Temperatursteigerung auf. In einigen Stunden entwickelt sich die Trias mit Anämie, Purpura und neurologischen Zeichen. Die Anämie setzt plötzlich ein, das Hämoglobin sinkt auf tiefe Werte. Es handelt sich um eine hämolytische Anämie mit normaler Erythrocytenresistenz. Es konnten keine antierythrocytäre Antikörper nachgewiesen werden. Die Erythrocyten zeigen charakteristische Deformationen mit Spitzen, Ausziehungen, Fragmenten — Bilder, welche vom Unerfahrenen als Artefakte gedeutet werden. Sie sind für den Kenner diagnostisch. Als Folge der Thrombocytopenie kommt es zu Purpura mit Petechien, Ekchymosen, Fundusblutungen und Melaena. Die Thrombocytenzahl im peripheren Blut ist vermindert. Die Thrombocyten sind groß und wenig granuliert. Im Sternalmark lassen sich normale Megakaryocyten nachweisen. Die neurologischen Zeichen sind polymorph: Monoplegie, Hemiplegie, Lähmung eines Hirnnerven, Sprachstörungen und Koma. Flüchtige psychische Alterationen mit wechselndem Charakter wurden häufig vor allem beim Erwachsenen beschrieben. Solche Patienten weisen in der Regel eine Hepato- und Splenomegalie und renale Symptome auf. In schweren Fällen äußert sich die Nephropathie in einer irreversiblen Anurie. In anderen Fällen kommt es zur akuten Niereninsuffizienz ohne Anurie mit hohen Harnstoffwerten, Hyponatriämie und Hyperkaliämie. Die Hämaturie ist fakultativ, ebenso die Proteinurie.

δ) Diagnose

Nach RUFFALO (1962) lassen sich die typischen Gefäßveränderungen mit intraarteriolären Thrombosen und intimaler Proliferation im Knochenmark nachweisen. Zu diesem Zwecke empfiehlt dieser Autor Einbettung des Knochenmarkes in Paraffin und Serienschnitte. Die Nierenbiopsie ist wegen der Blutungsgefahr eher kontraindiziert.

ε) Verlauf

Die Krankheit verläuft in Schüben und führt innerhalb von einigen Wochen oder Monaten zum Tod. Es wurden zwar chronische Fälle mit einer längeren Überlebenszeit beschrieben (CAHALANE 1959).

ζ) Therapie

Als therapeutische Maßnahme wurde die Splenektomie von RODRIGUEZ (1957) empfohlen. Angeblich wurde die Splenektomie in einigen Fällen mit Erfolg durchgeführt. Im weiteren bewähren sich angeblich hohe Dosen von Prednison, welches langfristig verabreicht werden muß, und besonders die Gabe von Heparin. Im Falle der Anurie kommt die Behandlung mit der künstlichen Niere in Frage, da eine vorübergehende Remission nach den erwähnten therapeutischen Maßnahmen möglich ist.

Literatur

Bechtelsheimer, H., u. **G. Schallock:** Über thrombotische Mikroangiopathien. Verh. dtsch. Ges. Path. **1960**, 311—315. — **Burke jr., H. A.**, and **R. C. Hartmann:** Thrombotic thrombocytopenic purpura. Arch. intern. Med. **103**, 105 (1959).

Cahalane, S. F., and **R. C. Horn jr.:** Thrombotic thrombocytopenic purpura of long duration. Amer. J. Med. **27**, 333 (1959).

Frick, P. G., u. **W. H. Hitzig:** Zur Klinik und Pathogenese der thrombotischen Mikroangiopathie. Vorkommen bei Antikörpermangel. Schweiz. med. Wschr. **89**, 905 (1959).

Gasser, C., E. Gautier, A. Steck, R. E. Siebenmann u. **R. Oechslin:** Hämolytisch-urämische Syndrome: bilaterale Nierenrindennekrosen bei akuten erworbenen hämolytischen Anämien. Schweiz. med. Wschr. **85**, 905 (1955). — **Gubler, J. P.**, et **T. Caulet:** Microangiopathie thrombotique artériolo-capillaire du rein à propos d'un cas. Arch. Anat. path. **325—338** (1960).

Harrison, H. N.: Thrombotic, thrombocytopenic purpura occuring in the puerperium. Arch. intern. Med. **102**, 124 (1958).

Kaplan, M., R. Grumbach et **P. Drapeau:** Néphro-anémie thrombopénique aigue. Etude d'une forme curable avec biopsies rénales. Sem. Hôp. Paris **37**, 3572—3581 (1961).

Moschcowitz, E.: Acute febrile pleiochromic anemia with hyaline thrombosis of terminal arterioles and capillaries. Arch. intern. Med. **36**, 89 (1925).

Renaud, S.: A thrombotic thrombocytopenia in the rat as compared to human thrombotic thrombocytopenic purpura. Lab. Invest. **11**, 854 (1962). — **Rodriguez, H. F., D. F. Babb, E. P. Santiago**, and **J. Costas-Durieux:** Thrombotic thrombocytopenic purpura: remission after splenectomy. New Engl. J. Med. **257**, 983 (1957). — **Royer, P., R. Habib** et **H. Mathieu:** La microangiopathie thrombotique du rein chez l'enfant. J. Urol. méd. chir. **65**, 169 (1959). ~ Microangiopathie thrombotique du rein et syndromes apparentes. In: Problèmes actuels de néphrologie infantile, p. 103. Paris: Méd. Flammarion 1963. — **Ruffalo, E. H., G. L. Pease**, and **T. Cooper:** Thrombotic thrombocytopenic purpura. Ante mortem diagnosis: use of paraffin sections of sternal bone marrow aspirate. Arch. intern. Med. **110**, 78 (1962).

Solomon, W., D. S. Turner, C. Block, and **A. C. Posner:** Thrombotic thrombocytopenic purpura in pregnancy. J. Amer. med. Ass. **184**, 587 (1963). — **Symmers, W. S. C.:** Thrombotic microangiopathy. Histological diagnosis during life. Lancet **1956 I**, 592.

XI. Die vasculäre Form der Neurofibromatose

α) Pathologische Anatomie

Die Neurofibromatose kann Nierenarterien recht unterschiedlichen Kalibers befallen. Diese Veränderungen werden gelegentlich mit einer Periarteriitis nodosa verwechselt. Es handelt sich nach REUBI (1944) und FEYRTER (1949) in der Tat um eine celluläre Proliferation tumoraler und nicht entzündlicher Art. Das konstante Fehlen von Leukocyten und Plasmazellen sowie polynucleären Leukocyten in den betreffenden Gefäßveränderungen gestattet die Unterscheidung von einer Periarteriitis nodosa, und die Abwesenheit einer fibrinoiden Nekrose erlaubt auch die Abgrenzung gegenüber einer Kollagenkrankheit. REUBI (1944) unterscheidet je nach Kaliber der Gefäße und Aussehen der Veränderungen drei Typen.

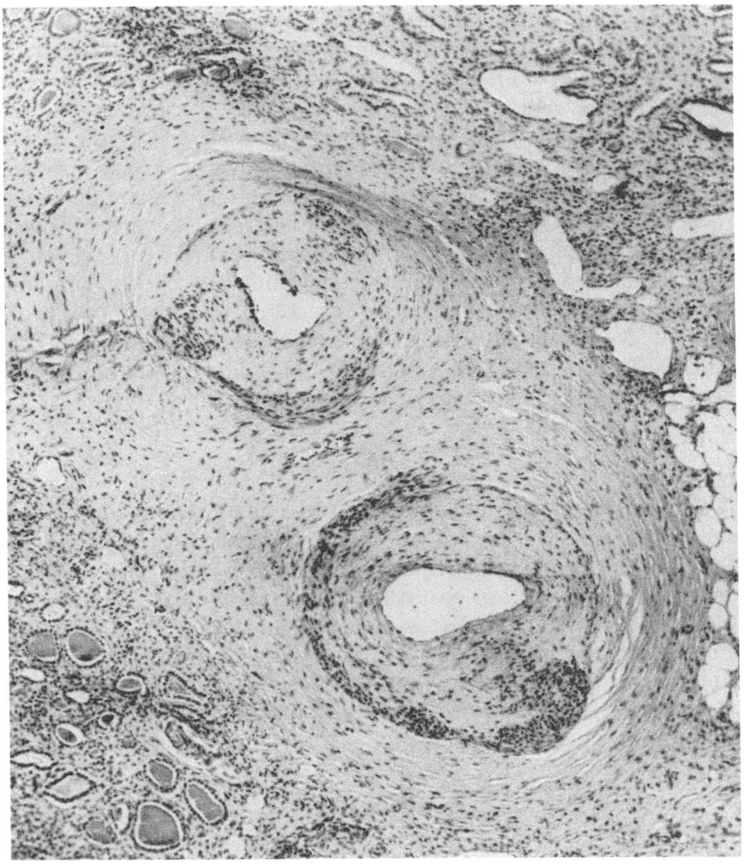

Abb. 33. Typische Gefäßveränderungen in den Nieren bei Neurofibromatosis von Recklinghausen. Proliferation der subintimalen Zone, Zerstörung der Elastica interna und externa, Sklerosierung und Verdickung der Adventitia. 55fache Vergrößerung. (Aus J. HAMBURGER et al.: Néphrologie, p. 1200. Paris: Ed. Md. Flammarion 1966, Fig. 281)

a) Beim ersten Typ sind die Arteriolen kleinen Kalibers (50—400 μ) befallen, und der Prozeß hat die Tendenz, die Gefäßlumina zu verschließen. Die gewucherten, endothelialen oder intimalen Zellen besitzen einen ovalen Kern und sind in konzentrischen Schichten angeordnet.

b) Beim zweiten Typ sind Arterien mit einem Kaliber von 0,5—1 mm oder mehr betroffen. Es findet sich eine meist exzentrische hyalin-fibröse Verdickung der Intima, welche zu einer Verschmälerung, wenn nicht zu einem totalen Schwund der Muscularis und der Elastica führt. Auf diese Weise kommen Pseudoaneurysmen zustande.

c) Beim dritten Typ sind es Vasa vasorum oder feine, zum Hauptgefäßbaum abgehende arterielle Ästchen, welche auf einer kurzen Strecke gewuchert sind. Diese Proliferationen bieten den Aspekt von oft wohlbegrenzten, spindelzelligen, adventitiellen Knötchen, welche jedoch gelegentlich auch die Muscularis durchstoßen und bis in die Intima vordringen. FEYRTER ist zwar der Ansicht, daß es sich um eine tumorale Hyperplasie nervöser intramuraler Elemente handelt. Das Kaliber der Hauptarterie schwankt zwischen 100—700 μ, die Durchmesser der Knötchen können 300 μ erreichen.

Diese drei Formen, nämlich die rein intimale, die pseudoaneurysmale und die nodöse, können kombiniert auftreten. In schweren Fällen ist der gelegentlich durch eine Thrombose beschleunigte Gefäßverschluß das Endresultat. Diese Veränderungen finden sich häufig bei Patienten mit Neurofibromatose. Selten führen diese jedoch zu klinischen Symptomen. Im Bereiche der Nieren stellen sie in der Regel einen Zufallsbefund bei der Autopsie dar. In anderen Fällen führt ein Pseudoaneurysma von erheblicher Ausdehnung, welches eine größere Nierenarterie teilweise verlegt, zu einer renalen Ischämie und demzufolge zu einer arteriellen Hypertonie vom Goldblatt-Typ. Selten bedingt eine mehr diffuse vasculäre Erkrankung einen erheblichen Umbau des parenchymatösen Gewebes. Es kommt dann zu Fibrosierung und Hyalinisierung der Glomerula und Atrophie der Tubuli. In solchen Fällen bestehen meist eine Hypertonie und eine Proteinurie. Da bei Patienten mit Neurofibromatose Phäochromocytome gehäuft vorkommen (in 5—20% der Fälle, HEALEY 1958), muß differentialdiagnostisch ein Phäochromocytom als Ursache der Hypertonie ausgeschlossen werden.

β) Diagnose

Die Diagnose stützt sich auf den Nachweis einer generalisierten Neurofibromatose und eine, wenn auch diskrete renale Symptomatologie. Hypertonie und Proteinurie sowie Herabsetzung der Nierenfunktion (Clearances) bei einem Patienten mit Neurofibromatose gestatten die Annahme einer solchen vasculären Erkrankung der Nieren. Man hat sich daran zu erinnern, daß die Neurofibromatose nicht nur gehäuft mit Phäochromocytom kombiniert ist, sondern auch von Mißbildungen begleitet wird und daß deshalb die renale Symptomatologie auch z.B. durch Cystennieren bedingt sein kann (MARTIN 1948).

Der *Verlauf* ist langsam progredient.

Literatur

Feyrter, F.: Über die vaskuläre Neurofibromatose nach Untersuchungen am menschlichen Magendarmschlauch. Virchows Arch. path. Anat. **317**, 221 (1949).

Gonzales-Angulo, A., and **H. A. Reyes:** Neurofibromatosis involving the lower urinary tract. J. Urol. (Baltimore) **89**, 804 (1963).

Habib, R.: Persönliche Mitteilung in F. Reubi, Nierenkrankheiten, S. 568. Bern: Hans Huber 1960. — **Habib, R.,** et **E. C. Habib:** Les lésions vasculaires de la neurofibromatose de v. Recklinghausen. Arch. Anat. path. **10**, 47 (1962). — **Healey jr., F. H.,** and **C. J. Mekelatos:** Pheochromocytoma and neurofibromatosis. New Engl. J. Med. **258**, 540 (1958).

Martin, E., et **E. Rutishauser:** La forme vasculaire de la neurofibromatose. Bull. Soc. méd. Hôp. Paris **64**, 1186 (1948).

Reubi, F.: Les vaisseaux et les glandes endocrines dans la neurofibromatose. Thèse méd. Genève 1944.

Sigueir, F., B. Duperrat, Cl. Bétourné et **P. Godeau:** L'association neurofibromatose — hypertension artérielle. Sem. Hôp. Paris **37**, 1491—1495 (1961). — **Sigueir, F., B. Duperrat, Ch. Dubost, Cl. Bétourné, A. Sarrasin, Wolf-Meile, d'Aubigué** et **P. Godeau:** Hypertension artérielle maligne par lésion vasculaire rénale au cours d'une maladie de Recklinghausen. Intervention. Guérison. Le problème de l'association neurofibromatose — hypertension artérielle. Bull. Soc. méd. Hôp. Paris. **76**, 849 (1960).

XII. Nierenvenenthrombose

Die erste Beschreibung einer Nierenvenenthrombose verdanken wir RAYER (1840). Die Nierenvenenthrombosen sind nicht so selten, wie ursprünglich angenommen worden ist. Zahlreiche Autoren haben über Fälle mit Nierenvenenthrombose, gefolgt von nephrotischem Syndrom, berichtet (BLAINEY 1954, DEPARIS 1954, MILLER 1954, BRUMFITT 1956, CRUCHAUD 1956, HARRISON 1956, KAPLAN 1956, POLLACK 1956, DE SWIET 1957, HASSON 1957, MILLIEZ 1957, BATZENSCHLAGER 1958, LENG-LEVY 1960, BAIRD 1962, KOWAL 1963, MCCARTHY 1963, MORRIS 1963, PANNER 1963).

α) Pathogenese

Verschiedene Faktoren können die Entstehung einer Nierenvenenthrombose begünstigen. Wir unterscheiden eine sekundäre und primäre Nierenvenenthrombose. Bei der sekundären Form nimmt die Thrombose ihren wahrscheinlichen Ursprung im Nierenparenchym. Bekannt ist die Nierenvenenthrombose bei Amyloid der Niere. Aber auch im Gefolge einer Glomerulonephritis, einer Nephrosklerose und einer diabetischen Glomerulosklerose wurden Nierenvenenthrombosen beobachtet (HARRISON 1956, HASSON 1957). Sogar bei Lipoidnephrose seien Nierenvenenthrombosen beobachtet worden. Perirenale Prozesse wie perinephritischer Absceß oder retroperitoneale Tumoren (DE SWIET 1957, HASSON 1957) begünstigen die Entwicklung einer Nierenvenenthrombose. Thrombophlebitiden der unteren Extremitäten und der Vena cava inferior können sich bis in die Nierenvenen ausdehnen. Diese Komplikation tritt vor allem postoperativ auf (BAIRD 1962). Gewisse Kardiopathien mit Tendenz zu Thromboembolie sind eine weitere häufige Ursache einer Nierenvenenthrombose. Im Falle der sog. primären Nierenvenenthrombose sind keine pathologischen Prozesse der Nachbarschaft für die Entstehung der Thrombose verantwortlich zu machen. Es handelt sich zum Teil um Fernwirkungen. So können ein lumbales Trauma oder eine heftige Anstrengung (CRUCHAUD 1956) eine Thrombose in den Nierenvenen auslösen. Beim Säugling spielt die Dehydratation offenbar eine große Rolle in der Pathogenese der Nierenvenenthrombose. Beim Erwachsenen können solche Zustände nach unkontrollierter diuretischer Behandlung zur Beobachtung gelangen. Die neun von HAMBURGER (1966) beobachteten Fälle mit Nierenvenenthrombose wiesen folgende Pathogenese auf: In drei Fällen bestand eine parenchymatöse Nierenerkrankung. Bei drei weiteren Fällen lagen perirenale Prozesse vor (u.a. Tumor). Bei zwei Fällen mit sog. primärer Thrombose war die Vena cava inferior thrombotisch verschlossen.

β) Pathologische Anatomie

Die Nierenvenenthrombose kann ein- oder doppelseitig sein. Der thrombotische Prozeß kann sich auf die Hauptvene oder auf die Äste derselben verteilen. Bei langsam einsetzender Nierenvenenthrombose entwickelt sich, vor allem bei jüngeren Individuen, ein wirkungsvoller Kollateralkreislauf. Zudem ist mit einer Rekanalisierung des Thrombus zu rechnen. Die Kollateralen, die sich in erster Linie entwickeln, liegen periureteral und transcapsulär. Eine akute Thrombose führt zum hämorrhagischen Niereninfarkt, wobei es zu einer Nekrose aller Parenchymanteile kommt. Bei langsam entstehender Thrombose findet sich gelegentlich an Stelle des hämorrhagischen Infarktes ein interstitielles Ödem, das später einer Fibrosierung Platz machen kann. Die Tubuli zeigen verständlicherweise Zeichen von Degeneration und Atrophie. Die Thromben können bis in die kleinen Venen oder Capillaren vordringen. Die Glomerula sind entweder unverändert oder zeigen eine Verdickung der Basalmembran. Es wurden auch Fälle mit nephrotischem Syndrom beschrieben ohne Verdickung der Basalmembran (Miller 1954, Brumfitt 1956). Die Glomerula zeigen Veränderungen, welche einer membranösen Glomerulonephritis ähnlich sind. Auf Grund elektronenmikroskopischer Untersuchungen (Deparis 1954) sind die Verdickungen der Basalmembran durch extramembranös gelegene Depots bedingt. Auch andere Veränderungen an den Glomerula wurden bei Nierenvenenthrombose beschrieben, so eine intercapilläre Hyalinose mit angedeuteter lobulärer Kondensation der Schlingen oder eine kugelförmige Hyalinose ähnlich der diabetischen Glomerulosklerose. Es ist also nicht möglich, in Fällen von Nierenvenenthrombose mit nephrotischem Syndrom ein einheitliches morphologisches Substrat an den Glomerula nachzuweisen.

γ) Klinik

Man kann drei Hauptformen unterscheiden (Reubi 1960): 1. die typisch thromboembolische Form, 2. die unter dem Bild des nephrotischen Syndroms verlaufende Form, 3. die gemischte Form.

1. Die typisch *thromboembolische Form.* Sie zeichnet sich durch das plötzliche Auftreten eines Lendenschmerzes aus, der sich im Verlauf der folgenden Tage verstärkt. Es handelt sich um einen Dauerschmerz, der in das Abdomen und in die Inguinalgegend ausstrahlt. Die befallene Niere nimmt in der Regel an Größe zu und ist bei der Palpation schmerzhaft. Der Allgemeinzustand ist stark beeinträchtigt. Es bestehen Temperatursteigerung, Leukocytose, und es lassen sich mitunter andere thrombotische Manifestationen (an den Extremitäten, im Vena cava-Gebiet) sowie gelegentlich eine Lungenembolie nachweisen. Der Urin enthält Erythrocyten in wechselnden Mengen und meist reichlich Eiweiß. Der arterielle Blutdruck kann gelegentlich erhöht sein. Gregg (1961) beschrieb einen Fall von Nierenvenenthrombose mit Hypertonie, wobei der Kausalzusammenhang zwischen Thrombose und Hypertonie als wahrscheinlich angenommen werden darf. Ein Ansteigen des Blutharnstoffes ist die Regel. Die meisten der geschilderten Symptome bilden sich zurück, wenn der Patient in diesem Stadium nicht ad exitum kommt. Im Falle des Überlebens bleiben eine mäßige Proteinurie, eine Einschränkung der Nierenfunktion und Zeichen der Einflußstauung im Bereiche der Vena cava inferior bestehen.

2. *Die chronische Thrombose der Nierenvene* wird mitunter von einem nephrotischen Syndrom mit schleichendem Beginn begleitet. Die vasculäre Ursache eines derartigen nephrotischen Syndromes ist dann kaum zu diagnostizieren. Diese Formen unterscheiden sich von einer reinen Lipoidnephrose nur durch ihren ungünstigen Verlauf.

3. Nicht selten tritt frühzeitig im *Verlaufe der thromboembolischen Manifestation* ein nephrotisches Syndrom auf, welches nach Rückgang der thromboembolischen Zeichen andauert. Das Leiden beginnt mit Lendenschmerzen und Beeinträchtigung des Allgemeinzustandes. In der Folge erst stellen sich Ödeme ein, welche sich immer mehr ausdehnen. Es besteht eine deutliche Proteinurie, und im Blute finden sich bald eine Hypoproteinämie und eine Hyperlipämie. Der Blutdruck ist normal oder erhöht. Häufig besteht Azotämie.

δ) Diagnose

Eine Nierenvenenthrombose kann vermutet werden, wenn bei einem Patienten anamnestisch thrombotische Episoden in Erfahrung gebracht werden können und im weiteren Lendenschmerzen mit Zunahme der Nierengröße sowie Fieber mit Leukocytose und eine starke Proteinurie jüngeren Datums bestehen. Entwickelt sich in der Folge ein nephrotisches Syndrom, ist ein weiteres Argument zugunsten dieser Diagnose gewonnen. Selten wird es der Zustand des Kranken erlauben, eine renale Angiographie oder eine Angiographie der Vena cava auszuführen, welche den venösen Verschluß zur Darstellung bringen sollte. Bei einseitiger Thrombose kann eine einfache Abdomen-Leeraufnahme eine vorübergehende Volumenzunahme der Niere zur Darstellung bringen. Die anfängliche Größenzunahme wird in der weiteren Folge von einer Abnahme des Nierenschattens abgelöst. Im intravenösen Pyelogramm kann die betroffene Seite eine Ausscheidungsschwäche zeigen (MILLIEZ 1957). In gewissen Fällen wird eine Phlebographie der Vena cava inferior (Cavagraphie) nicht zu umgehen sein (MÉRIEL 1959). Steht das nephrotische Syndrom im Vordergrund und ist die Anamnese wenig aufschlußreich, vermag die Nierenbiopsie weitere Auskunft zu erteilen. Liegt nämlich eine venöse Thrombose vor, sind die Bindegewebsräume gelegentlich ödematös oder sklerosiert (POLLACK 1956).

ε) Prognose

Die Prognose einer Nierenvenenthrombose mit nephrotischem Syndrom ist ungünstig. Nach MILLIEZ (1957) beträgt die Überlebensdauer selten mehr als 1 Jahr. Die Prognose der akuten Form, besonders die des Kindes, ist außerordentlich ungünstig. Der fatale Ausgang bei bilateraler Thrombose ist nicht zu vermeiden.

ζ) Behandlung

Der chirurgischen Behandlung der Nierenvenenthrombose stellen sich folgende Schwierigkeiten in den Weg:

a) Die Thrombose ist häufig doppelseitig.

b) Sie beschränkt sich selten nur auf die Hauptvene, sondern reicht bis in die venösen Verzweigungen der Nieren.

c) Die transcapsulären Venen, welche als Kollateralen dienen, müssen bei einer Mobilisierung der Niere geopfert werden, so daß eine vollständige Infarzierung der Niere droht.

Eine Thrombose der Vena cava inferior kann in der Regel operativ behandelt werden. Nur wird damit das nephrotische Syndrom nicht behoben sein; denn die doppelseitige Rekanalisierung der Nierenvenen ist hierzu notwendig. Eine doppelseitige Nierenvenenthrombose kann zur Zeit operativ nicht mit Erfolg angegangen werden. Bei sicher einseitiger Thrombose ist man berechtigt, einen rekanalisierenden Eingriff zu versuchen, wohl wissend, daß schließlich eine Nephrektomie die ultima ratio darstellen kann, sollte der Eingriff an den venösen Gefäßen nicht gelingen. Die medikamentöse Behandlung ist von beschränkter Wirksamkeit. Man wird eine Anticoagulation über lange Zeit ansetzen, darf aber keine spektakulären Resultate erwarten. Die Behandlung mit Fibrinolytica wäre aus theoretischer Überlegung sehr sinnvoll. Es liegen indessen noch keine Berichte über Erfolge einer solchen Behandlung bei Nierenvenenthrombose vor. Jedenfalls hätte eine solche Therapie sehr frühzeitig einzusetzen.

Literatur

Alslev, J.: Nierenvenenthrombose und nephrotisches Syndrom. Verh. dtsch. Ges. inn. Med. **1959**, 652—655. — **Arnholdt, F.:** Klinik und konservative Therapie einer Nierenvenenthrombose. J. Moeller: Schlußwort. Dtsch. med. Wschr. **87**, 1672—1673.

Baird jr., W. L., and **D. P. Buchanan:** The nephrotic syndrome following thrombosis of the inferior vena cava. Amer. J. Med. **32**, 128 (1962). — **Barrie, H. J.:** Herniations into the renal veins with special reference to hydronephrosis. J. Path. Bact. **82**, 177—182 (1961). — **Batzenschlager, A., E. Mérian** et **A. Porte:** Lésions glomérulaires dans la thrombose ancienne des veines rénales avec syndrome néphrotique. Ann. Anat. path., N.S. **3**, 294—314 (1958). — **Blainey, J. D., J. Hardwicke,** and **A. G. W. Whitfield:** The nephrotic syndrome associated with thrombosis of the renal veins. Lancet **1954 II**, 1208—1211. — **Brough, A. J.,** and **W. W. Zuelzer:** Renal vascular disease. Symposium. Pediat. Clin. N. Amer. **11**, 533—547 (1964). — **Brumfitt, W.,** and **W. O'Brien:** Renal vein thrombosis with nephrotic syndrome and renal failure. Brit. med. J. **1956**, 751—752. — **Brun, C., C. Crone, H. Davidsen, J. Fabricius, A. T. Hansen, N. A. Lassen,** and **O. Munck:** Renal interstitial pressure in normal and in anuric man: based on wedged renal vein pressure. Proc. Soc. exp. Biol. (N.Y.) **91**, 199—202 (1956).

Cruchaud, S.: Syndrome néphrotique dans un cas de thrombose bilatérale des veines rénales. Helv. med. Acta, Ser. A, **23**, 495—499 (1956).

Deparis, M., L. Auquiers, J. Canivet, R. Levillain et **J. Lissac:** Thrombose des veines rénales et néphrose lipoidique. Presse méd. **1954**, 1363—1364. — **De Swiet, J.,** and **A. L. Wells:** Nephrotic syndrome associated with renal venous thrombosis and bronchial carcinoma. Brit. med. J. **1957 I**, 1341. — **Dorhout Mees, E. J.,** and **J. J. R. Houtzagers:** Two cases of renal vein thrombosis treated with anticoagulants. Ned. T. Geneesk. **106**, 1245—1249 (1962). — **Drews, J.,** u. **E. Fölsch:** Die Nierenvenenthrombose. Med. Klin. **58**, 905—909 (1963).

Gregg, J. A., A. Schirger, and **E. G. Harrison jr.:** Thrombosis of the renal vein associated with hypertension: report of a case. Proc. Mayo Clin. **36**, 550 (1961).

Hall, P. W., and **E. E. Selkurt:** Effects of partial graded venous obstruction on electrolyte clearance by the dogs kidney. Amer. J. Physiol. **164**, 143 (1951). — **Hamburger, J., G. Richet, J. Crosnier, J.-L. Funck-Brentano, B. Antoine, H. Ducrot, J. P. Méry, H. de Montera** et **P. Royer:** Les thromboses veineuses rénales. In: Néphrologie (ed. Pasteur Vallery-Radot u. Jean Hamburger), p. 1665. Paris: Méd. Flammarion 1966. — **Harrison, C. V., M. D. Milne,** and **R. E. Steiner:** Clinical aspects of renal vein thrombosis. Quart. J. Med., N.S. **25**, 285—298 (1956). — **Hasson, J., J. I. Berkman,** and **H. Rifkin:** A clinico pathologic study of chronic renal vein thrombosis in adults. Ann. intern. Med. **47**, 493—517 (1957). — **Heusch, K.,** u. **E. Simons:** Verkalkte beidseitige Nierenvenenthrombose. Z. Urol. **56**, 329—333 (1963). — **Higgins jr., J. T., J. O. Davis,** and **J. Urquhart:** Demonstration by pressor and steroidogenic assays of increased renin in lymph of dogs with secondary hyperaldosteronism. Circulat. Res. **14**, 218—227 (1964). — **Hinshaw, L. B., C. M. Brake, P. E. Iampietro,** and **T. E. Emerson jr.:** Effect of increased venous pressure on renal hemodynamics. Amer. J. Physiol. **204**, 119—123 (1963). — **Humair, L.:** Thromboses des veines rénales. Etude anatomo-clinique. Ann. Anat. path., N.S. **7**, 5—51 (1962). — **Hwang, W., L. C. Akman, A. J. Miller, E. N. Silber, J. Stamler,** and **L. N. Katz:** Effects of sustained elevation of renal venous pressure on Na excretion in unanesthetized dogs. Amer. J. Physiol. **162**, 649 (1950).

Imre, J., u. **J. Pepo:** Einseitige Okklusion der Nierenvene durch Thrombose der Vena cava inferior. Z. Urol. **57**, 87—91 (1964).

Kaplan, B. M., J. S. Newman, E. Kaplan, L. A. Baker, and **J. M. Lee:** Bilateral renal vein thrombosis and the nephrotic syndrome. Ann. intern. Med. **45**, 505—518 (1956). — **Koester, H. L., J. C. Locke,** and **H. G. Swann:** Effluent constrictions in the renal vascular system. Tex. Rep. Biol. Med. **13**, 251—271 (1955). — **Kowal, J.:** Renal vein thrombosis and the nephrotic syndrome. J. Mt Sinai Hosp. **30**, 47 (1963).

Leng-Levy, J., J. David-Chausse, H. Gibaud, C. Vital et **P. Milliez:** Thrombose des veines rénales avec syndrome néphrotique. Rémission de quatre ans, rechute, amélioration. Etude clinique, biologique, radiologique et biopsique. Bull. Soc. méd. Hôp. Paris, Sér. IV, **76**, 453—460 (1960). — **Lever, R. S., Ch. M. Stewart,** and **H. I. Riddell:** Renal vein thrombosis: review of clinical syndrome and case report. J. Urol. (Baltimore) **89**, 311—315 (1963).

March, T. L., and **M. Halpern:** Renal vein thrombosis demonstrated by selective renal phlebography. Radiology **81**, 958—962 (1963). ~ Case records of the Massachusetts General Hospital. Case 10, 1962. New Engl. J. Med. **266**, 302—310 (1962). — **McCarthy, L. J., J. L. Titus,** and **G. W. Daugherty:** Bilateral renal-vein thrombosis and the nephrotic syndrome in adults. Ann. intern. Med. **58**, 837—857 (1963). — **Mériel, P., F. Galinier, G. Moreau, G. Bastide, J. M. Suc** et **J. P. Bonnehoure:** Deux nouveaux cas de thrombose veineuse rénale avec syndrome néphrotique: intérêt diagnostique de l'association de la cavographie à la ponction-biopsie rénale. Bull. Soc. méd. Hôp. Paris **75**, 109 (1959). — **Miller, G., J. C. Hoyt,** and **E. Pollock:** Bilateral renal vein thrombosis and the nephrotic syndrome. Amer. J. Med. **17**, 856—860 (1954). — **Milliez, P., G. Lagrue, Y. de Barochez** et **P. Samarcq:** Les thromboses des veines rénales. I. Aspects cliniques des thromboses des veines rénales. J. Urol. (Baltimore) **63**, 569—578 (1957). — **Moeller, J.:** Klinik und konservative Therapie einer Nierenvenenthrombose. Dtsch. med. Wschr. **86**, 2535—2537 u. Bild 2551 (1961). — **Morris, J. F., H. E. Ginn,** and **D. D. Thompson:** Unilateral renal vein thrombosis associated with the nephrotic syndrome. Amer. J. Med. **34**, 867—874 (1963).

Panner, B.: Nephrotic syndrome in renal vein thrombosis. Report of a case with electron microscopy of a renal biopsy. Arch. Path. **76**, 303—317 (1963). — **Peluffo, J. C. V.,** et **L. B.**

Paéz: Phlébographie rénale gauche par la veine spermatique. J. Urol. Néphrol. **69**, 197—207 (1963). — **Pollack, V. E., R. M. Kark, C. L. Pirani, H. A. Shafter,** and **C. Muehrcke:** Renal vein thrombosis and the nephrotic syndrome. Amer. J. Med. **21**, 496—520 (1956).

Schönenberg, H., u. **M. Staemmler:** Maligne Hypertonie infolge einseitiger Nierenvenenthrombose beim Kleinkind. Z. Kinderheilk. **83**, 259—274 (1960). — **Swann, H. G., A. V. Montgomery,** and **J. S. Lowry:** Effect of renal venous occlusion of intrarenal pressure. Proc. Soc. exp. Biol. (N.Y.) **76**, 773 (1951). — **Swann, H. G.,** and **P. C. Wilson:** A study of the proteinurias following manipulation of the renal blood vessels. Amer. J. med. Sci. **246**, 153—161 (1963). — **Staemmler, M.:** Nierenvenenthromben und ihre Folgen. Dtsch. Arch. klin. Med. **205**, 231—244 (1958). — **Stamler, J., H. Goldberg, A. Gordon, M. Weinshel,** and **L. N. Katz:** Relationship of elevated renal venous pressure to Na clearances and edema formation in unanesthetized dogs. Amer. J. Physiol. **166**, 400 (1951). — **Stevens, R. C.,** and **A. J. Tomsykoski:** Thrombosis of the inferior vena cava and renal veins with hemorrhagic renal infarction. J. Urol. (Baltimore) **72**, 120—126 (1954).

Taylor, L.: Renal vein thrombosis in malignant disease. A report of a case developing the nephrotic syndrome. Arch. intern. Med. **111**, 449—451 (1963).

Zheutlein: Radiology **73**, 884 (1959).

XIII. Angiokeratose von Fabry

Im Jahre 1898 hat Fabry bei einem 13jährigen Knaben die für diese Affektion typischen cutanen Veränderungen beschrieben. 1915 entdeckte er beim gleichen Patienten eine Proteinurie. Ruiter und Pompen (1939) beobachteten ein Angiokeratoma corporis diffusum bei drei Brüdern, wobei sie einen zusätzlichen kardio-vaso-renalen Symptomenkomplex definiert haben. Damit wurde gezeigt, daß es sich bei dieser Affektion nicht nur um ein Hautleiden, sondern auch um eine Systemerkrankung handelt. Bis heute sind etwa 83 Beobachtungen publiziert. Wise (1962) hat die ersten 70 Fälle zusammengestellt. In Frankreich haben Siguier (1956), Duperrat (1959) und Funck-Brentano (1964) weitere kasuistische Beiträge geliefert. Die Affektion findet sich nicht nur bei Männern, wie lange Zeit die Meinung vorherrschte, sondern auch bei Frauen der gleichen Familie. Die familiäre Häufung wird betont. Es sind aber auch Einzelfälle beschrieben worden. Das Leiden werde geschlechtsgebunden vererbt. Beim Mann habe das Gen eine konstante Penetranz, bei der Frau nur eine fakultative.

α) Nephropathie

Die Nierenbeteiligung sei häufig (Hamburger 1966); die renalen Symptome beschränken sich auf eine mittelschwere Proteinurie, gelegentlich kombiniert mit Mikrohämaturie. In einigen Fällen wurde auch eine Lipoidurie festgestellt. Fessas (1955) beschrieb im Urinsediment große runde und ovale Zellen, Makrophagen gleichend, welche doppelbrechende Substanzen enthielten. Gelegentlich kommt es auch zu Niereninsuffizienz. Vor einer deutlichen Einschränkung des Glomerulumfiltrates komme es zu einer Konzentrationsschwäche der Niere (Colley 1958). Die Diagnose stützt sich auf die dermatologischen Veränderungen und die Nierenbiopsie.

β) Histologische Befunde

Die histologischen Veränderungen in der Niere wurden vor allem von Colley (1958), Bethune (1961) und von Funck-Brentano (1964) eingehend beschrieben. Die epithelialen Zellen des Glomerulums sind groß, gequollen und zeigen den Aspekt von Schaumzellen. Diese Zellen färben sich nicht mit Sudanschwarz B. In gewissen Glomerula findet man neben den Schaumzellen endocapilläre Ablagerungen, welche sudanophil sind. Die Tubulusepithelien sind ebenfalls auf ganzer Länge des Tubulus in Schaumzellen umgewandelt. Es sind große, gequollene zum Teil ins Lumen desquamierte Zellen. In der Media der Arterien aller

Kaliber lassen sich rundliche oder ovaläre Ablagerungen von homogener Struktur, welche zwischen den Muskelfasern oder an Stelle derselben gelagert sind, nachweisen. Diese Ablagerungen sind gleich groß oder etwas größer als die Muskelfasern. Sie zeigen eine Rosafarbe bei Färbung mit Hämatoxylin, Phloxin, Safran und sind doppelbrechend. Bei der Färbung mit Trichromgrün Lumière erscheinen diese Massen grau. Sie sind sudanophil. Diese Ablagerungen sind vergleich-

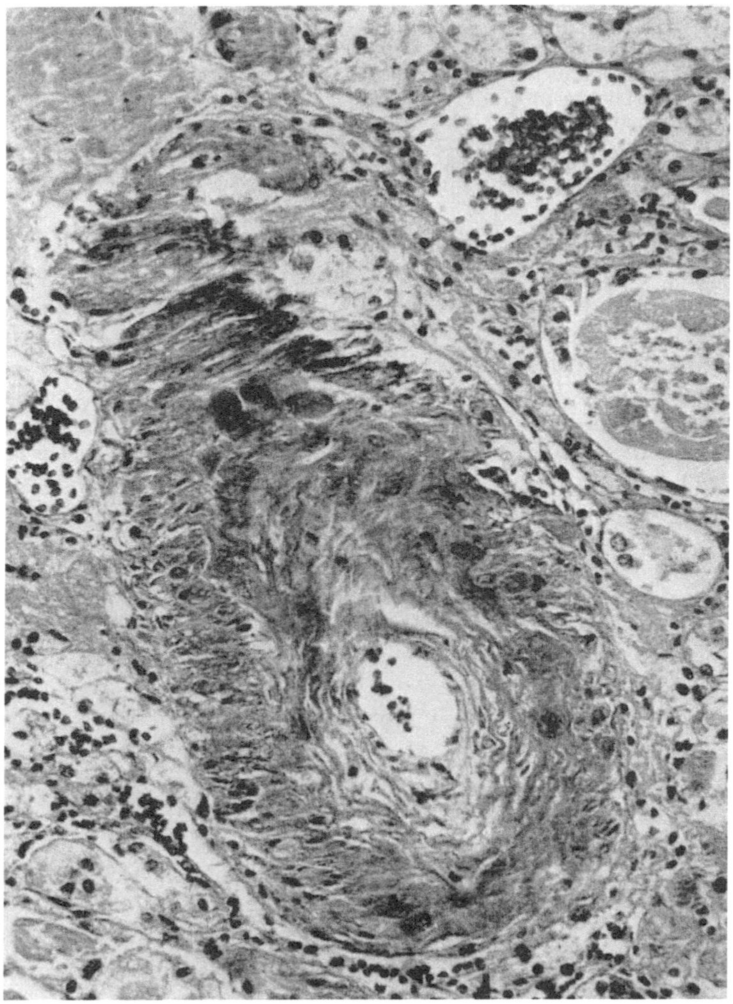

a

Abb. 34a u. b. Angiokeratose von FABRY. a Rundliche oder ovaläre, dichte Einlagerungen zwischen den Muskelfasern einer Arteria arcuata der Niere (Hämatoxylin-Eosin, ×280)

bar mit denjenigen, welche endocapillär in den Glomerula gelagert sind (zit. nach HAMBURGER 1966) (Abb. 34a und b).

γ) Pathogenese

Lange Zeit wurde die Angiokeratose von FABRY als reine dermatologische Affektion beurteilt. Heute weiß man, daß es sich um eine generalisierte Systemerkrankung handelt. Wahrscheinlich liegt der Affektion eine Störung des Fettstoffwechsels zugrunde. Es ist aber sehr fraglich, ob die morphologischen Veränderungen in Abhängigkeit oder parallel mit der Lipoidstoffwechselstörung auftreten. Die oben beschriebenen histologischen Veränderungen der Capillaren und Nierengefäße können auch in anderen Organen, besonders an den Coronararterien, beobachtet werden. Die Konzentration der Phospholipide, des Syringomyelins in

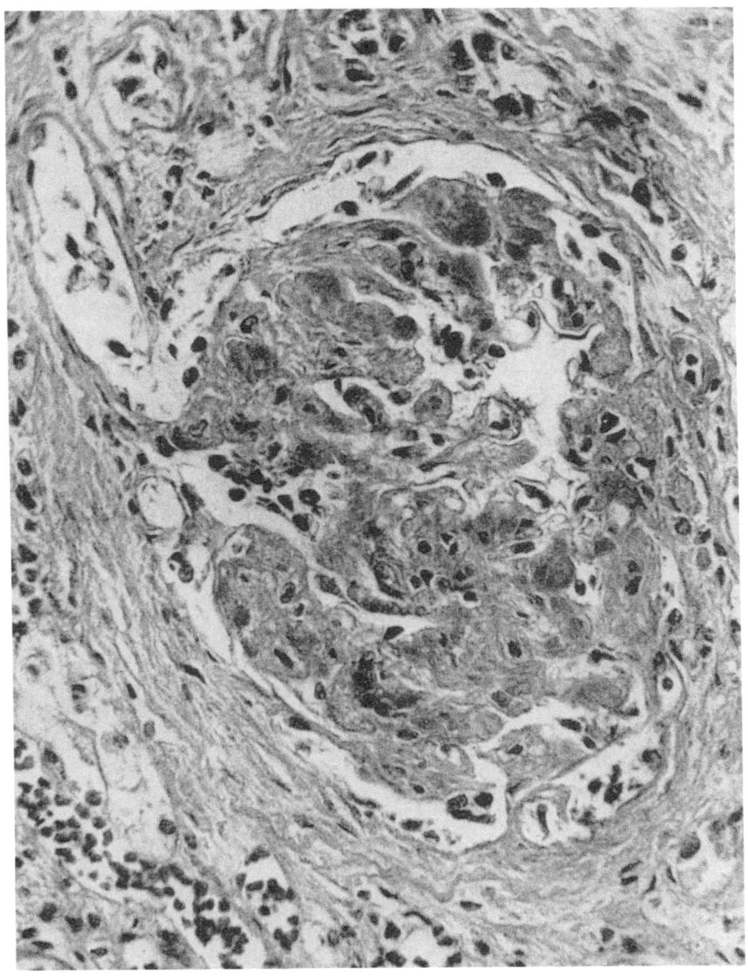

Abb. 34 b. Glomeruläre Veränderungen bei Angiokeratose von FABRY, epitheliale Schaumzellen und eosinophile Einlagerungen in den Endothelien (Hämytoxylin-Eosin, × 530). (Aus J. HAMBURGER et al.: Néphrologie, p. 1207—1208. Paris: Ed. Méd. Flammarion 1966, Fig. 284 u. 285)

Biopsien wurde erhöht gefunden (HORNBOSTEL 1952). Das Vorkommen von lipoidhaltigen Einschlüssen in Leber und Niere läßt daran denken, daß es sich bei der Fabry-Krankheit um eine besondere Form von Lipoid-Thesaurose handelt. HAMBURGER (1966) diskutiert auch nosologische Beziehungen zur familiären renalen Cytodystrophie. Offenbar sind die renalen Läsionen analog, wenn auch nicht gleichartig. Bei der Cytodystrophia fehlen allerdings cutane Veränderungen.

δ) Symptome

Klinische Zeichen bei Angiokeratose von FABRY. Die cutanen Manifestationen seien charakteristisch. Sie treten frühzeitig in der Kindheit oder im jugendlichen Alter auf und dehnen sich im Verlaufe der folgenden Jahre aus. Im Alter komme es zu einem Stillstand des cutanen Prozesses. Häufig beschränken sich die Efflorescenzen auf die Region des unteren Thorax, des Nabels, der Genitalorgane und der Oberschenkel (proximal). Die Mundschleimhaut ist in der Regel nicht betroffen. Gelegentlich lassen sich die charakteristischen Eruptionen am cutanen Teil der Lippen erkennen. Die elementaren Läsionen, welche von FABRY unter dem Begriff Purpura haemorrhagica nodularis beschrieben worden sind, bestehen aus kleinen Papeln von der Größe eines Stecknadelkopfes oder einer kleinen Perle. Diese Papeln springen vor, sind etwas rauh bei der Palpation, ihre Farbe ist bräunlich, rot oder blau. Gewisse Papeln können mit der Keratosis pilaris verwechselt werden. Sie verschwinden nicht vollständig unter Druck mit dem Glasspatel. Bei Nachlassen des Druckes füllen sie sich sehr rasch mit Blut und werden prominent. Die Excoriation verursacht eine leichte Blutung. Die Papeln können auch von einer bräunlich bis grauen keratotischen Schuppe überzogen sein (zit. nach HAMBURGER 1966). Bei diesen Patienten wird gelegentlich ein Fehlen der Schweißsekretion beobachtet. Kurzfristige Ödemschübe von 3—4 Tagen Dauer im Bereiche der Malleolen wurden weiterhin beschrieben. Die häufigsten vasculären Manifestationen sind die Vasomotorenkrisen. Es treten dabei rheumatoide Schmerzen, Krämpfe, Paraesthesien in den Extremitäten, asphyktische Krisen, Akroparaesthesien der Finger mit dem Bild des Digitus mortuus bei kleinster Temperaturabnahme auf. In einigen Fällen bestand eine arterielle Hypertonie, auch konnten elektrokardiographische Zeichen der Coronarinsuffizienz sowie retinale Gefäßläsionen (geschlängelte Gefäße, aneurysmale Gefäßerweiterungen) beobachtet werden. In einigen Fällen trat als Komplikation eine Encephalorrhagie ohne Hypertonie auf.

ε) Diagnose

Die Diagnose kann bei Kenntnis der cutanen Veränderungen vermutet werden. Die renale Beteiligung ist mit Hilfe einer Clearanceuntersuchung und Nierenbiopsie zu bestätigen.

ζ) Therapie

Eine besondere Behandlung dieser Affektion ist nicht bekannt.

Literatur

Bethune, J. E., P. L. Landrigan, and **C. D. Chipman:** Angiokeratoma corporis diffusum universale (Fabry's disease) in two brothers. New Engl. J. Med. **264**, 1280 (1961).

Colley, J. R., D. L. Miller, M. S. R. Hutt, H. J. Wallace, and **H. E. de Wardener:** The renal lesion in angiokeratoma corporis diffusum. Brit. med. J. **1958 I**, 1266.

Duperrat, B.: L'angiokératome diffus de Fabry (angiokeratoma corporis diffusum). Presse méd. **67**, 1814 (1959).

Fabry, J.: Ein Beitrag zur Kenntnis der Purpura haemorrhagica nodularis (Purpura papulosa haemorrhagica Hebrae). Arch. Derm. Syph. (Berl.) **43**, 187 (1898). ~ Über einen Fall von Angiokeratoma circumscriptum am linken Oberschenkel. Derm. Z. **22**, 1 (1915). — **Fessas, P., M. M. Wintrobe,** and **G. E. Cartwright:** Angiokeratoma corporis diffusum universale (Fabry). Arch. intern. Med. **95**, 469 (1955). — **Funck-Brentano, J. L., J. Dormont, J. Ph. Méry, H. de Montera** et **M. Moreira:** Les lésions rénales de l'angiokératose de Fabry. A propos d'une observation. J. Urol. Néphrol. **70**, 826 (1964).

Hornbostel, H.: Das Angiokeratoma corporis diffusum universale mit kardio-vaso-renalem Symptomenkomplex als neuartige Thesaurosisform. Helv. med. Acta **19**, 388 (1952).

Rahman, A. N., F. A. Simeone, D. B. Hackel, P. W. Hall, E. Z. Hirsch, and **J. W. Harris:** Angiokeratoma corporis diffusum universale (hereditary dystopic lipidosis). Trans. Ass. Amer. Phycns **74**, 366 (1961). — **Ruiter, M.,** u. **A. W. Pompen:** Angiokeratoma corporis diffusum (universale) mit kardio-vaso-renalem Symptomen-Komplex bei drei Brüdern. Arch. Derm. Syph. (Berl.) **179**, 164 (1939).

Siguier, F., B. Duperrat, Cl. Bétourné et **A. Hanaut:** Angiokératose de Fabry, expression cutanée d'une maladie générale nouvellement individualisée. Bull. Soc. méd. Hôp. Paris **72**, 291 (1956).

Wise, D., H. J. Wallace, and **E. H. Jellinek:** Angiokeratoma corporis. A clinical study of eight affected families. Quart. J. Med. **31**, 177 (1962).

XIV. Endangiitis obliterans der Nierenarterien

Asang (1957) beschrieb einen Befall der Nierenarterien in 71% der 75 anatomisch untersuchten Fälle. Nur in 28% führte die Nierenbeteiligung zu Manifestationen (u.a. Hypertonie). Histologisch fanden sich herdförmige Intimaverdickungen, welche sekundär durch fakultative Thrombenauflagerung, zu Verschlüssen führe. Fellmann (1953) berichtete über zwei Fälle von Morbus Buerger der Nierengefäße. Dabei handelte es sich nicht um einen isolierten Befall der renalen Gefäße. Der erste Patient war normoton und wies ausgedehnte frische Niereninfarkte auf. Im zweiten Fall führte eine maligne Hypertonie zum Exitus. Die Autopsie ergab multiple frische Niereninfarkte, vermischt mit ischämischen Parenchymbezirken. Histologisch fanden sich subtotale Arterienverschlüsse durch endangiitische Prozesse. Menne (1956) hat bei 16 Patienten mit Endangiitis obliterans mit Nierenbeteiligung die Clearances von Inulin und PAH gemessen. Bei stark reduzierter Nierenfunktion war unter Behandlung keine Besserung derselben zu beobachten. Maeder (1957) beschrieb partielle Glomerulumschlingennekrosen bei Endangiitis obliterans. Auch am Vas afferens fanden sich bisweilen nekrotische Veränderungen. Es scheint aber, daß die glomerulären Veränderungen in keiner Weise charakteristisch für Endangiitis obliterans sind.

Brown (1960) hat eine *Takayasu-Arteriitis* der Nierenarterien beschrieben. Parmentier (1961) beobachtete bei einem 8jährigen Kind, welches wegen maligner Hypertonie verschieden ist, eine eigenartige *Mediahyalinose* der Nierenarteriolen, Veränderungen, die nicht ohne weiteres mit denjenigen bei maligner Hypertonie zu vergleichen sind. Überall wurde eine Intimasklerose mit zum Teil atheromatöser Umwandlung sowie eine Medianekrose vor allem in der Aorta thoracalis und in deren Zweiggefäßen nachgewiesen. Die Arteria subclavia war thrombosiert. Auch die Hirnarterien wiesen eine Mediadegeneration mit Intimaproliferation und Lumeneinengung auf, so daß eine Encephalomalacie resultierte. Parmentier diskutiert Beziehungen zum Aortenbogensyndrom und zur Periarteriitis nodosa.

XV. Essentielle Hämaturie bei Gefäßveränderungen

Somerset (1960) konnte sieben Fälle von essentieller renaler Hämaturie beobachten, bei welchen eine Nephrektomie wegen lebensbedrohlicher Blutung notwendig war. Bei vier Patienten wurde differentialdiagnostisch ein Malignom erwogen. Makroskopisch konnten petechiale Blutungen, die sich auf 1—2 Kelche beschränkten, an der Schleimhaut des Nierenbeckens festgestellt werden. Histologisch fiel eine auffallende Dilatation der Arteriolen und Capillaren in umschriebenen Bezirken der Submucosa auf. Stellenweise wiesen die Capillaren degenerative Wandveränderungen mit Unterbrechung der Wandschichten auf. Direkt daran angrenzend lagen die Blutungen. Defekte in der Mucosa konnten nicht nachgewiesen werden, so daß die von Klemperer im Jahre 1897 angenommene Diapedeseblutung aus einer gesunden Niere postuliert wird. Möglicherweise wurden die arrodierten Gefäße mit direkter Kommunikation in das Nierenbecken bei der histologischen Untersuchung nicht getroffen (Anmerkung des Ref.). Auch Joekes (1962) untersuchte 43 Patienten mit wiederholter Hämaturie. Männer waren fünfmal mehr befallen als Frauen. Die nephrologische und urologische Abklärung ergab keinen pathologischen Befund. Die Beobachtungszeit erstreckt sich bis auf 19 Jahre. In einem überraschend hohen Prozentsatz der Fälle wurden histologische Veränderungen an den kleinen Nierenarterien gesehen (13 Fälle). Es handelte sich um eine Verdickung und Hyalinisierung der Media, die sich oft bis in den afferenten Schenkel des Glomerulums erstreckten.

Gonzalez-Angulo (1962) sah eine Spontanruptur einer Arterie des Nierenbeckens mit massiver Hämaturie, welche eine Nephrektomie notwendig machte. Die entfernte Niere zeigte histologisch eine Pyelonephritis. Im Nierenbecken fand sich eine kleine Ulceration, auf deren Grund eine arrodierte, nur teilweise durch ein Fibringerinnsel verlegte, mittelgroße Arterie mit dem Nierenbecken kommunizierte. Bottcher (1959) konnte eine 55jährige Frau mit schwerer disseminierter Sarkoidose beobachten, bei welcher auch die Nierengefäße in der Media typische Knötchen aufwiesen. Die Symptomatologie bestand in Schmerzen, Arthritis, Asthma, Hämaturie und Hypertonie. Die Patientin verschied an Urämie. Ivemark (1960) beschrieb die Gefäße bei zwei Patienten mit juveniler Nephronophthise und sah eine Distorsion und Knäuelung der interlobulären Arterien sowie der Vasa afferentia.

Literatur zu XIV und XV

Arteriitis renalis — Diverse Arteriopathien

Asang, E., u. **H. Mittelmeier:** Die systematisierte Endangiitis obliterans. Zugleich ein Beitrag zur Pathogenese der Arteriosklerose. Arch. Kreisl.-Forsch. **26**, 143—217 (1957).

Bottcher, E.: Disseminated sarcoidosis with a marked granulomatous arteritis. Arch. Path. **68**, 419—423 (1959). — **Brown, J. J., W. S. Peart, K. Owen, J. I. S. Robertson,** and **D. Sutton:** Brit. med. J. **1960 I**, 327.

Fellmann, H., u. **H. U. Zollinger:** Endangiitis obliterans von Winiwarter-Buerger der Niere und Hypertonie. Schweiz. med. Wschr. **1953**, 556—559.

Gonzalez-Angulo, A., D. L. Sargent, and **S. D. Greenberg:** An unusual cause of hematuria: case report of rupture of artery of renal pelvis. J. Urol. (Baltimore) **88**, 451—454 (1962).

Iuemark, B. I., A. Ljungqvist, and **A. Barry:** Juvenile nephronophthisis. II. A histological and microangiographic study. Acta paediat. (Uppsala) **49**, 480—487 (1960).

Joekes, A. M., R. C. B. Fugh, and **J. S. Pryor:** Recurrent haematuria. Brit. J. Urol. **34**, 463—464 (1962).

Maeder, K. H.: Partielle Glomerulusschlingennekrosen bei Endangiitis obliterans. Zbl. allg. Path. path. Anat. **96**, 149—157 (1957). — **Menne, F.,** u. **M. Fritsch:** Veränderungen der Nierenarbeit bei der Endangiitis obliterans. Z. klin. Med. **153**, 550—560 (1956).

Parmentier, R., O. Perier, J. Bartman, R. Wolter et **J. Nameche:** Lésions artérielles complexes chez un enfant décédé en hypertension maligne. Ann. paediat. (Basel) **196**, 316—341 (1961).

Somerset, J. B., and **G. G. Harkness:** Essential renal hematuria. A study of seven cases. Aust. N. Z. J. Surg. **29**, 277—281 (1960).

XVI. Mißbildungen renaler Gefäße

Guggemos et al. (1962) beobachteten das bisher noch nicht beschriebene Vorkommen einer arteriellen Verbindung zwischen den unteren Polen beider Nieren, die keine nachweisbare Beziehungen zu anderen Gefäßen aufwies. Die postmortale Gefäßdarstellung durch Röntgenaufnahmen ergab, daß die linke Niere außer der normalen Arterie noch zwei akzessorische Nierenarterien enthielt, von denen die unterste den unteren Pol der linken Niere versorgte und dann einen Zweig abgab, der ventral über die Aorta zum unteren Pol der rechten Niere verlief.

Das Venensystem war unauffällig. Die Ureteren gingen von der ventralen Oberfläche beider Nieren ab, wie dies häufig bei Hufeisennieren zu sehen ist. Die Mißbildung wird entwicklungsgeschichtlich diskutiert.

Renale Hämangiome

Gayet (1960) sah eine schwere Hämaturie bei einer Patientin im zweiten Schwangerschaftsmonat. Ursache war eine massive, die gesamte rechte Niere ergreifende Angiomatose. Das Urogramm war nicht auffällig verändert. Bierring (1956) hat in der Literatur 100 Fälle von Nierenhämangiomen gesammelt. Der Autor bringt eine ausführliche Kasuistik. Es kommt in solchen Fällen zu einer einseitigen, rezidivierenden, erheblichen Hämaturie. In dem beschriebenen Fall zeigte die retrograde Pyelographie einen geringgradigen Füllungsdefekt im linken oberen Nierenkelch. Wegen Tumorverdacht wurde nephrektomiert; die histologische Untersuchung ergab in Papillennähe ein 6×4 mm messendes Hämangiom. Die Symptome waren Koliken und Hämaturie. Pyelographie und Angiographie versagen in der Regel, da die Hämangiome meist klein sind. Bei generalisierter Hämangiomatose und Hämaturie ist an eine solche Möglichkeit zu denken. Hagen (1963) beschrieb vier Fälle von Hämangiom des Nierenbeckens. Die Angiome können subcapsulär, intracortical und intramedullär an den Papillenspitzen lokalisiert sein. Auch das Nierenbecken oder die Ureteren können Sitz der Hämangiome sein. Nur in seltensten Fällen wurden die Angiome vor dem 20. Lebensjahr erkannt. Hauptsymptome: spontan auftretende Hämaturie, zum Teil profus, zum Teil intermittierend, zum Teil leichte, kontinuierliche Blutung, gelegentlich von dumpfen Schmerzen in der Nierenregion oder kolikartigen Schmerzen begleitet. Hagen betont den geringen Aussagewert der Ausscheidungsurographie bei Hämangiomen. Durch Cystoskopie kann die einseitige Hämaturie festgestellt werden. Der angiographische Nachweis eines Hämangioms bietet wegen Kleinheit der Gefäßmißbildung oft Schwierigkeiten. Tille (1961) gelang offenbar ein erster angiographischer Nachweis eines renalen Hämangioms. Die Therapie besteht in Nephrektomie. Eine Resektion ist möglich, wenn präoperativ die Lokalisation des Hämangioms genau erfolgen konnte. Karani (1962) berichtet, daß Hämangiome nur sehr selten als Ursache einer Hypertonie in Frage kommen. Es seien bisher drei Fälle beschrieben worden. Karani veröffentlichte den Fall eines 26jährigen Mannes, bei dem eine maligne Hypertonie mit Blutdruckwerten von 250/130 mm Hg festgestellt worden ist. Arteriographisch stellten sich rechts zwei Nierenarterien dar, die beide, besonders aber die caudale, zu ausgedehnten, gewundenen Gefäßmißbildungen im Nierenhilus führten. Nierenbecken und oberer Ureter zeigten urographisch entsprechende Deformationen. Makroskopisch und mikroskopisch war die betreffende Niere nicht erkrankt. Die Gefäßknäuel im Nierenhilus wiesen irreguläre Intimaverdickungen und eine Mediahypertrophie auf. Die Hypertonie wurde als renaler Hochdruck (Goldblatt-Mechanismus) gedeutet, denn 12 Wochen nach der Nephrektomie war der Blutdruck mit 180/85 mm Hg angenähert normalisiert. Okolicany (1960) lieferte einen kasuistischen Beitrag, mit welchem er auch zeigen wollte, daß ein Hämangiom häufig die Ursache einer essentiellen, einseitigen Hämaturie sein kann.

Literatur

Bierring, F.: Nierenhaemangiom mit Haematurie. Ugeskr. Læg. **1956**, 1459—1461.

Gayet, R., and **F. Cabanne:** Angiectasie rénale et grossesse un cas rare, d'hématurie chez une femme enceinte. J. Urol. méd. chir. **66**, 271—277 (1960).

Guggemos, E., J. Nystrom, S. J. Peppy, Ch. Sinatra, and **H. Brody:** A rare case of an arterial connection between the left and right kidneys. Ann. Surg. **156**, 940—943 (1962).

Hagen, A.: Renal angioma. Four cases of angioma of the renal pelvis. Acta chir. scand. **126**, 657—667 (1963).

Karani, S., L. Morris, and **I. Russell:** Angioma of the renal artery causing hypertension. Clin. Radiol. (Edinb.) 8, 287—289 (1962).

Okolicany, O., et **I. Kutlik:** Angiome du rein. Contribution à la discussion sur le problème des causes des hématuries dites essentielles. J. Urol. méd. chir. **66**, 795—799 (1960).

XVII. Trauma der Nierenarterien

Vor allem bei Operationen kann die Arteria renalis traumatisiert werden. McDONALD (1958) schilderte einen Fall, bei welchem im Verlaufe einer Aneurysmaoperation der Aorta abdominalis mit Gefäßtransplantation eine akzessorische Nierenarterie ligiert worden ist, worauf sich ein maligner Hochdruck sehr bald einstellte. Der Blutdruck war präoperativ völlig normal. Gleichzeitig mit dem Druckanstieg entwickelte sich ein Lungenödem, und am 9. postoperativen Tag ereignete sich ein Myokardinfarkt mit erneutem Druckabfall. Am 15. postoperativen Tag wurde die rechte Niere freigelegt. Die rechte Nierenarterie war thrombosiert, so daß eine Nephrektomie vorgenommen werden mußte. Nach der Nephrektomie hat sich der Blutdruck normalisiert. Der Reningehalt in der entfernten Niere war deutlich erhöht, so daß der Goldblatt-Mechanismus bewiesen war. Der Fall möge zeigen, daß die Ligatur von akzessorischen Nierenarterien tunlichst zu vermeiden ist. MARANTA (1964) beschrieb einen traumatisch bedingten Abriß von Nierenarterienästen. MOSIMANN (1963) berichtete über zwei Verletzte, bei denen es infolge einer schweren Quetschung des Oberbauches und vermutlicher Abscherung der Oberbauchorgane an der Wirbelsäule zu einem vollständigen Riß des Pankreas, zu einer Ruptur der Milzarterie und zu einer Thrombose der linken Nierenarterie gekommen ist. Der Verfasser nimmt an, daß solche traumatischen Thrombosen der Nierengefäße durch eine endoparietale Ruptur derselben bedingt seien. Eine ähnliche posttraumatische Thrombose der Arteria renalis konnte MOSIMANN bei einem Mann beobachten, der einen heftigen Schlag in den rechten Oberbauch erhalten hatte. Die Symptome eines solchen traumatischen Gefäßverschlusses an den Nierenarterien können sehr geringfügig sein. Das Gefäß ist äußerlich scheinbar intakt, und nur die intraoperative Punktion desselben oder eine sofortige Angiographie können den Verschluß aufdecken. Der Verfasser empfiehlt deshalb bei Traumen des Abdomens häufiger als bis anhin eine Nierenangiographie. Dadurch wäre auch eine gezielte, rasche operative Therapie solcher Verletzungen möglich. Diese besteht entweder in der Resektion des verletzten Gefäßstückes und Anastomosierung desselben oder in fortgeschrittenen Fällen in der Nephrektomie.

Vasculäre Komplikationen der Nierenbiopsie

BEISEL (1962) sah Zwischenfälle bei drei Patienten im Anschluß an eine Nierenbiopsie. Ein 40jähriger Patient mit chronischer Pyelonephritis, einem Blutdruck von 180/110 mm Hg, erlitt 52 Std nach der Punktion plötzlich eine schwere perirenale Blutung. Die chirurgische Intervention zeigte eine massive Blutung aus dem Stichkanal. Das histologische Bild des Punktates wies auf die Blutungsursache hin: es wurde eine intrarenale Arteriole durch die Nadel getroffen. In einem anderen Fall erfolgte die Blutung aus einer Verletzung der Nierenbeckenschleimhaut. Eine andere Komplikation nach Nierenbiopsie ist die Entstehung einer arteriovenösen Fistel (s. S. 612, Abb. 31). Die Wichtigkeit einer raschen Verarbeitung des Biopsiematerials ergibt sich bei der Beurteilung der zwei ersten Fälle, bei welchen die histologischen Bilder die Blutungsquelle sogar nachweisen konnten.

Literatur

Beisel, W. R., R. Scalettar, and **K. G. Barry:** Delayed vascular complications of renal biopsy. The importance of rapid processing of biopsy material. Med. Ann. D. C. **31**, 626—629, 662 (1962).

Maranta, E., u. **A. Schnauder:** Angiopathie und Nierentrauma. Schweiz. med. Wschr. **94**, 1484—1490 (1964). — **McDonald, R. T., D. E. Szilagyi,** and **R. F. Smith:** Nephrogenic hypertension (Goldblatt kidney) following operative trauma to the renal artery. Circulation **18**, 71—75 (1958). — **Mosimann, R.:** Traumatismes fermés des artères rénales. Praxis **52**, 654—656 (1963).

XVIII. Sekundäre Gefäßveränderungen bei Nierentransplantaten

Porter (1963) beschrieb vier Fälle von Übertragung einer Kadaverniere. Alle vier Patienten verschieden zwischen dem 38. und 45. Tag unter den Zeichen einer erneuten „rejection" (Temperatursteigerung, Tachykardie, Niereninsuffizienz). Währenddem die bioptische Untersuchung der frühen Rejektionsphase ein interstitielles Ödem sowie interstitielle Infiltrate mit Lymphocyten und Plasmazellen sowie tubuläre Läsionen ergeben hatten, fand sich in der zweiten Rejektionsphase eine starke Intimaverdickung der mittelgroßen und der kleinen Arterien. Es kam zu Rupturen der Elastica interna und zu sekundären Mediaveränderungen. Die dadurch bedingte Ischämie führte zu schweren Parenchymschäden. Da in keinem Fall eine schwere Hypertonie vorgelegen hatte, konnte es sich nicht um eine hypertensive Angiopathie gehandelt haben. Die Autoren diskutieren einen immunologisch bedingten Gefäßschaden. Bei weiteren 13 Leichennierentransplantaten wurden derartige Gefäßveränderungen vermißt. Hume (1955) und Hamburger (1965) haben ebenfalls schwere Veränderungen an den Arterien beschrieben.

Literatur

Hamburger, J.: Résultats de 45 homotransplantations rénales humaines. In: Actualités Néphrologiques de l'Hôpital Necker, p. 83. Paris: Méd. Flammarion 1965. — **Hume, D. M., J. P. Merrill, B. F. Miller,** and **G. W. Thorn:** Experiences with renal homotransplantation in the human: report. J. clin. Invest. **34**, 327 (1955).

Porter, K. A., W. B. Thomson, K. Owen, J. R. Kenyon, J. F. Mowbray, and **W. S. Peart:** Obliterative vascular changes in four human kidney homotransplants. Brit. med. J. **1963 II**, 639—645.

Die Nephropathien in der Schwangerschaft

Von

V. Friedberg

Mit 7 Abbildungen

Das vorliegende Kapitel über die sog. „Schwangerschaftsnephropathien" beinhaltet einmal die Reaktion des gesunden Organs auf die Einflüsse der normalen und pathologischen Schwangerschaft, ferner aber auch den Einfluß der verschiedenen Nierenerkrankungen auf die Gravidität und umgekehrt der Gravidität auf den Verlauf des renalen Grundleidens.

In der älteren Literatur differieren die Ansichten über die Nierenfunktion in der normalen Schwangerschaft und bei Schwangerschaftstoxikosen erheblich. Dies ist durch die früheren unzureichenden Untersuchungsmethoden zu erklären, die zu irrtümlichen Rückschlüssen führen mußten. Noch 1954 äußerte FISHBERG in seinem Buch über die Nierenpathologie: „Die Natur der Schwangerschaftsnephropathien bleibt eines der dunkelsten Kapitel der Brightschen Erkrankungen.' Demgegenüber dürfen wir heute wohl sagen, daß wir durch die modernen Untersuchungsverfahren, besonders durch die Clearancemethoden und die intravitale Nierenbiopsie, ein umfassenderes Wissen über das Verhalten der Nierenfunktion in der normalen und pathologischen Schwangerschaft besitzen.

I. Die Nierenfunktion in der normalen Schwangerschaft

a) Morphologisch. Befunde, die mittels der intravitalen Nierenbiopsie erhoben wurden (*3, 27, 30, 61, 91,9 2, 93*) lassen erkennen, daß die Glomerulumschlingen prall mit Blut gefüllt sind, die Kapselmembran ist zart, der Kapselraum vielleicht geringfügig verengt, aber leer. Die Tubulusepithelien zeigen, bedingt durch die vermehrte Eiweißreabsorption aus dem Primärharn, eine leichte trübe Schwellung.

b) Funktionell. Zahlreiche Clearanceuntersuchungen in den letzten 15 Jahren hatten zu übereinstimmenden Ergebnissen geführt (*4, 13, 16, 17, 21, 22, 43, 44, 58, 59, 68, 75, 107, 114, 126*). Es muß jedoch beachtet werden, daß Clearancebefunde in der zweiten Hälfte der Gravidität mit Zurückhaltung zu bewerten sind, da durch die schwangerschaftsbedingte tonogene Dilatation von Ureter und Nierenbecken der sog. „tote Raum" erheblich größer ist als im nichtschwangeren Zustand.

Überwiegend wurden die Untersuchungen nur am Ende der Gravidität ausgeführt, und man fand dabei keine unterschiedlichen Befunde gegenüber den Normalwerten außerhalb der Gravidität. Bei fortlaufenden Kontrollen während der gesamten Schwangerschaft, die man besonders in den letzten Jahren ausgeführt hat (*4, 44, 115, 116*), fand man demgegenüber ein unterschiedliches Verhalten der Nierenfunktion in den einzelnen Schwangerschaftsdritteln. In Abb. 1 wird bei zwölf Schwangeren die Inulin- und die Paraamino-Hippursäure-Clearance dargestellt, die bei jeder Schwangeren drei- bis viermal im Verlauf der Gravidität bestimmt worden war.

In der Frühschwangerschaft findet man eine deutliche Vermehrung des Nierenplasmastromes und des glomerulären Filtrats, wobei die Werte zum Teil bis zu 50% über der Norm liegen. Der Nierenplasmastrom nimmt im Verhältnis stärker zu als das Filtrat, so daß sich daraus eine Reduktion der Filtrationsfraktion errechnen läßt. Filtrat und Nierenplasmastrom bleiben bis zur 32. Schwangerschaftswoche vermehrt, gehen dann langsam zurück und erreichen in den letzten Wochen vor der Geburt wieder ihre Ausgangswerte. Die Befunde der Autoren, die fortlaufende Kontrollen durchgeführt hatten, unterscheiden sich eigentlich nur darin, daß entweder die Angaben über die prozentuale Steigerung der Clearancewerte in der Frühschwangerschaft etwas differieren (zwischen 30—60%) oder aber

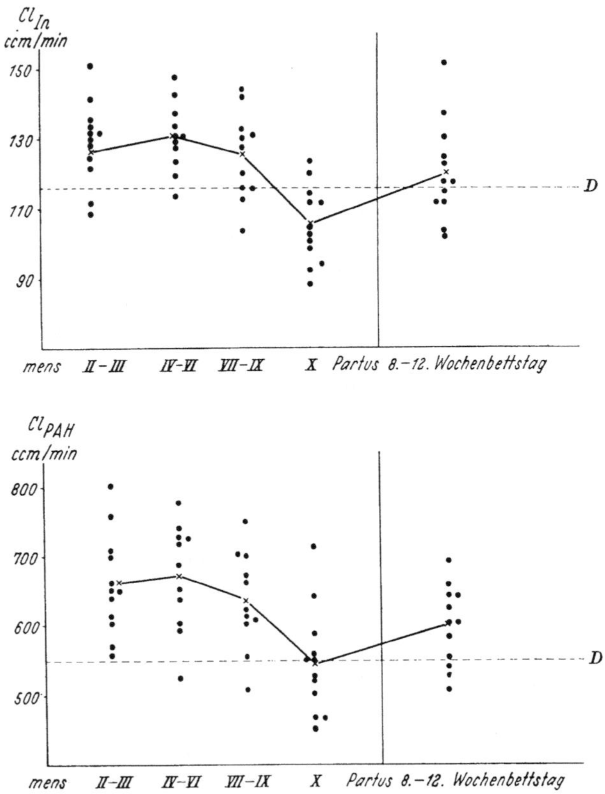

Abb. 1. Glomeruläre Filtrationsrate (Inulin-Clearance = Cl_{In}) und renaler Plasmadurchfluß (Para-Amino-Hippursäure-Clearance = Cl_{PAH}) in verschiedenen Zeitabschnitten der Schwangerschaft, bei zwölf gesunden Schwangeren fortlaufend bestimmt (D = Durchschnittswert außerhalb der Gravidität)

der Zeitpunkt der Verminderung der Clearancewerte vor der Geburt von einigen Autoren früher angegeben wird (z. B. SOHAR schon nach der 26. Schwangerschaftswoche).

Die vermehrte Durchblutung der Niere im ersten und zweiten Trimenon beruht sicher auf der veränderten Hämodynamik im großen Blutkreislauf. Das zirkulierende Plasmavolumen nimmt bis zur 32. Schwangerschaftswoche um 20—30% zu (*20, 29, 43, 71*) und ebenso ist das Herzminutenvolumen beträchtlich vergrößert (*53, 64, 101*). Diese *Schwangerschaftshypervolämie* ist als Anpassung an die Vergrößerung der Blutstromgebiete zu erklären, da allein die Uterusdurchblutung von etwa 50 ml/min auf über 500 ml/min zunimmt (*7, 18, 67, 78*), und auch die übrigen Genitalorgane und die Mammae werden stärker durchströmt. Ungeklärt bleibt aber noch, warum sich das Blut- bzw. Herzminutenvolumen und damit auch der Nierenplasmastrom gegen Ende der Schwangerschaft vermindern.

Zusammenfassend kann man sagen, daß im Verlauf der normalen Schwangerschaft sich die Nierenpartialfunktionen insoweit verändern, daß besonders im ersten und zweiten Schwangerschaftsdrittel die Durchblutung und das glomeruläre Filtrat zunehmen. Diese physiologischen Veränderungen sind als Folge hämodynamischer Abweichungen im großen Kreislauf anzusehen, die durch die Umstellung der Gestation notwendig sind.

Erwähnenswert sind noch einige Besonderheiten der Nierenfunktion in der normalen Schwangerschaft, die hier kurz zusammengefaßt beschrieben werden sollen.

1. Renale Glykosurie in der Schwangerschaft

BLOT (1856) berichtete erstmalig über ein gehäuftes Auftreten einer Glykosurie während einer Schwangerschaft. In der Literatur (*19*, *25*, *31*, *47*, *87*) schwanken dabei die Zahlen zwischen 0,75% und über 50%, wobei die divergierenden Angaben einmal auf den verschieden empfindlichen Untersuchungsmethoden beruhen, zum anderen aber auch auf dem unterschiedlichen Zeitpunkt der Untersuchungen während der Schwangerschaft. So fand z.B. DOKUMOV im ersten Trimenon bei 36% und im dritten Trimenon bei 19% aller Schwangeren eine Glykosurie. Durch chromatographische Untersuchungen konnte festgestellt werden, daß es sich bei einem großen Teil der Fälle, bei denen reduzierende Substanzen im Urin gefunden wurden, um Lactose handelt. FLYNN fand bei 51% der Fälle nur Lactose, bei 34% nur Glucose und bei 16% Glucose + Lactose.

In Übereinstimmung mit den Untersuchungen von CHRISTENSEN u. Mitarb. stellten wir fest, daß die maximale tubuläre Kapazität für die Glucosereabsorption ($Tm_{Glucose}$) in der Schwangerschaft unverändert ist. Dagegen ist die filtrierte Glucosemenge durch die Zunahme des glomerulären Filtrates in der Schwangerschaft vergrößert. Dies dürfte wahrscheinlich die Ursache der Schwangerschaftsglykosurie sein. Es scheint aber doch auch einzelne Fälle mit einer verminderten Filtrationsrate zu geben, bei denen die Glykosurie durch eine signifikant herabgesetzte Glucose-Tm entstanden ist (*19*, *32*).

2. Die Ausscheidung N-haltiger Verbindungen

Als Folge des vergrößerten glomerulären Filtrates in der Schwangerschaft ist auch die Clearance N-haltiger Abbauprodukte meist größer als im nichtschwangeren Zustand. Dies würde auch die häufig verminderten Serumwerte z.B. von Kreatinin und Harnstoff erklären. Auch ist schon seit langem (1920) eine vermehrte Histidinausscheidung während der Schwangerschaft bekannt, und hierauf basierten die Versuche, daraus einen Schwangerschaftstest zu entwickeln. Nach PAGE u. Mitarb. beträgt z.B. die Histidinclearance in der Schwangerschaft im Mittel 28 ml/min, während sie im Wochenbett oder außerhalb der Gravidität 8—15 ml/min ausmacht.

Eine klinische Besonderheit stellt nur die Harnsäureclearance dar, die schon in der normalen Schwangerschaft etwas vermindert gefunden wird. Eine stärkere Abnahme der Harnsäureclearance findet man bei Schwangerschaftstoxikosen, wodurch die Serumwerte abhängig von der Schwere der Erkrankung ansteigen. SEITCHIK fand bei seinen Untersuchungen mit N^{15}-markierter Harnsäure eine verminderte tubuläre Harnsäurereabsorption und nahm diese als Ursache der veränderten Clearance an. Die Kontrolle der Harnsäurewerte im Blut ist daher für die Beurteilung der Prognose der Schwangerschaftstoxikosen von großer klinischer Bedeutung. Dagegen steigen die Rest-N-Werte erst relativ spät an, und man findet eigentlich nur bei den sehr schweren Eklampsieformen, die mit einer langdauernden Oligurie und Anurie einhergehen, höhere Rest-N-Werte im pathologischen Bereich.

Unterschiedlich verhält sich die Aminosäureausscheidung bzw. Clearance verschiedener Aminosäuren. CHRISTENSEN u. Mitarb. fanden mittels der Säulenchromatographie eine signifikante Erhöhung der Clearance für Serin, Asparagin, Glacin, Methionin u.a., während die Clearance von Prolin, Alanin und Phenylalanin nicht signifikant verändert war. Der Aussagewert dieser Untersuchungen wird aber dadurch eingeschränkt, daß keine Vergleichsuntersuchungen mit der Inulinclearance ausgeführt wurden.

3. Natrium- und Wasserelimination

Es ist weiterhin erwähnenswert, daß die renale Funktion von Frauen im letzten Schwangerschaftsdrittel sich bemerkenswert bei Lagewechsel verändert. Dies betrifft nicht nur die Ausscheidungswerte im Stehen (—80%), sondern auch in Rückenlage ist das Harnzeitvolumen (—56%) und die Natriurese (—62%) gegenüber den Werten in Seitenlage stark vermindert (*6*, *24*, *55*, *96*). Ebenso ist die PAH- und Inulinclearance in Rückenlage um jeweils 20% gegenüber den Werten in Seitenlage reduziert, die Kaliumausscheidung bleibt dagegen unverändert. Man nimmt an, daß sowohl im Stehen wie auch in Rückenlage die Venen des Beckens und der unteren Extremitäten durch den schwangeren Uterus komprimiert werden und somit der venöse Rückfluß beeinträchtigt wird. Dieser Ansicht entsprechen die Befunde von McLENNON, der sowohl bei der stehenden wie auch liegenden Schwangeren einen zwei- bis dreifach höheren Venendruck in der V. femoralis fand als außerhalb der Gravidität. Da diese Ausscheidungsveränderungen auch bei liegenden Ureterenkathetern nachzuweisen sind, kommt als Ursache ein Druck des Uterus auf die Ureteren nicht in Frage (*97*).

Diese bei Lagewechsel der Schwangeren auftretenden Ausscheidungsveränderungen erklären aber wohl kaum die „physiologischen Schwangerschaftsödeme“ in der normalen Gravidität. Es handelt sich dabei um eine Retention von ca. 2—3 Liter Wasser im Unterhautzellgewebe, die zu dieser charakteristischen, verstärkten Gewebsdurchsaftung der Schwangeren führt, mit geringfügigen Gesichts- und Bauchödemen und oft etwas stärkeren, aber noch reversiblen Ödemen an den unteren Extremitäten. Diese werden sehr wahrscheinlich hervorgerufen durch die während der Gravidität reichlich produzierten Steroidhormone, die die Wasserbindungsfähigkeit des hydrophilen Kolloids der interstitiellen Grundsubstanz verändern (*43*). Die Lokalisation dieser Ödeme vorwiegend an den unteren Extremitäten lassen sich durch die Faktoren des Starlingschen Prinzips erklären, da in der Spätschwangerschaft eine leichte Hypoproteinämie bzw. Hypalbuminämie nachweisbar ist, ebenso eine erhöhte Capillarpermeabilität und vor allem eine beträchtliche Venendrucksteigerung im Stehen und Sitzen. Gegenüber diesen extrarenal bedingten leichten Ödemen in der normalen Schwangerschaft wird der generalisierte Hydrops bei Schwangerschaftstoxikosen überwiegend durch renale Funktionsabweichungen hervorgerufen (s. unten).

II. Die Schwangerschaftstoxikosen

Die Schwangerschaftstoxikose ist eine an die Gravidität gebundene spezifische Erkrankung, die bei ca. 10—15% aller Schwangeren auftritt und die außerhalb der Schwangerschaft und auch bei Tieren nicht vorkommt. Sie hat in der Geburtshilfe auch deshalb eine besondere Bedeutung, da etwa 30% aller mütterlichen Todesfälle und ca. 30—40% der perinatal verstorbenen Neugeborenen zu Lasten einer Toxikose gehen.

Im deutschsprachigen Schrifttum wird mit einer gewissen Berechtigung häufig von „Gestosen“ gesprochen, da bis heute noch nicht der Beweis für ein Toxin bei dieser Erkrankung erbracht werden konnte. Wenn wir jedoch hier die Bezeichnung Toxikosen gebrauchen, so nur deshalb, da diese Bezeichnung international üblich ist.

Erfahrungsgemäß bereitet die *Definition* eines Krankheitsbildes, dessen Ursache unbekannt ist, große Schwierigkeiten. Dies zeigt sich besonders augenfällig bei den Spättoxikosen, von denen es zahlreiche Einteilungsschemata gibt. Vom American Committee on Maternal Welfare wurde folgende Einteilung getroffen.

Tabelle. *Einteilungsschema der Toxikosen*

Gruppe A Erkrankungen, die durch die Schwangerschaft entstanden = genuine oder essentielle Toxikosen
- I. Präeklampsie
  - a) mild
  - b) schwer
- II. Eklampsie
  - a) mit eklamptischen Anfällen
  - b) ohne eklamptische Anfälle (Koma)

Gruppe B Erkrankungen, die nicht durch die Schwangerschaft entstanden sind
- I. Chronische Hypertonien in der Schwangerschaft
  - a) ohne aufgepfropfte Toxikose
  - b) mit aufgepropfter Toxikose
- II. Nierenerkrankungen
  - a) Nephrosklerosen
  - b) Glomerulonephritis
  - c) Nephrose
  - d) Pyelonephritis

Gruppe C Unklassifizierte Toxikosen

Entsprechend der Verschiedenartigkeit der Entstehungsbedingungen unterscheidet man auch mehrere Formen der Toxikose. Levitt und Altchik berichten über eine zusammenfassende Statistik von sieben großen geburtshilflichen Zentren in den USA und teilten dabei 4350 Toxikosefälle in folgende Formen auf:

Reine oder genuine Toxikosen	ca. 60%
Essentielle Hypertonien	ca. 30%
Pfropfgestosen	ca. 10%
Nierenerkrankungen weniger als	2%

Diese Zusammenstellung zeigt den großen Anteil an sog. *präexistenten Gefäßerkrankungen*, die ohne oder mit zusätzlichen Toxikosesymptomen einhergehen können. Es ist sicher nicht ganz exakt, auch die unkomplizierten essentiellen Hypertonien zu den Schwangerschaftstoxikosen zu rechnen, jedoch ist eine Differenzierung im Einzelfall während der Schwangerschaft kaum möglich, da die Blutdruckwerte vor der Gravidität meist nicht bekannt sind.

Ätiologie

Über die Ursachen der Schwangerschaftstoxikose ist bis heute nur wenig Sicheres bekannt. Wir kennen eine Reihe von Entstehungsbedingungen, die das Auftreten einer Toxikose begünstigen. So ist eine Toxikosehäufung bei Erstgebärenden unverkennbar, besonders aber auffallend bei jungen Erstgebärenden unter 16 Jahren (24% Toxikosen gegenüber 10% beim Gesamtdurchschnitt) und wieder bei alten Erstgebärenden über 40 Jahren (27,9% Toxikosen). Ebenso findet man Toxikosen sehr häufig bei Frauen mit chronischen Gefäßleiden (z.B. bei essentiellen Hypertonikerinnen ca. 50% Toxikosen) oder mit einem Diabetes (30%), ebenso auch bei uterinen Durchblutungsstörungen durch eine Aortenisthmusstenose oder Hypoplasie der Artt. uterinae. Eine Toxikosehäufung besteht auch bei allen geburtshilflichen Komplikationen, die mit einer erhöhten Uteruswandspannung einhergehen (="tension toxaemia"), wodurch wiederum die Placentadurchblutung beeinträchtigt wird. Hierzu gehören die Mehrlingsschwangerschaften (ca. 30—40% Toxikosen), die Blasenmolen (52% Toxikosen), das Hydramnion (15—20% Toxikosen) und der Hydrops fetus. Sicher spielt auch die Übergewichtigkeit der Schwangeren eine Rolle (bei 40% aller Toxikosen hatte die Schwangere Übergewicht). Darauf ist auch wohl zurückzuführen, daß in den Kriegsjahren in Deutschland, Holland und Belgien die Toxikosehäufigkeit sehr gering war und mit Verbesserung der Lebensbedingungen wieder angestiegen ist. Nur bei extremer Mangelernährung nimmt anscheinend die Toxikosehäufigkeit wieder zu. Über eine besondere geographische Verteilung oder über eine rassische Disposition zur Toxikose liegen bisher noch keine sicheren Ergebnisse vor. Es scheint sich allein nur abzuzeichnen, daß vielleicht eine Beziehung besteht zwischen der Toxikosehäufigkeit und dem Blutdruckverhalten bzw. zu der Häufigkeit hypertoner Erkrankungen einzelner Populationen (z.B. bei der schwarzen Rasse in den USA mit ihrer Neigung zu essentieller Hypertonie dreimal häufiger Toxikosen als bei der weißen Bevölkerung).

Man darf heute mit einer gewissen Berechtigung annehmen, daß eine Reihe von Entstehungsbedingungen die Toxikoseentwicklung begünstigen. Die gemeinsame Funktionsabweichung, die dabei als Grundursache für die Toxikose in Frage kommt, scheint die *uteroplacentare Ischämie* zu sein. Diese Durchblutungsverminderung der Placenta konnte in den letzten Jahren relativ genau mittels Na_{24} und N_2O nachgewiesen werden (*7*, *18*, *67*, *78*), wobei eine Reduktion um mehr als 50% bei der Präeklampsie beobachtet wurde. Ebenso kann man experimentell entweder durch Drosselung der Blutzufuhr zum Uterus oder durch eine Erhöhung des intrauterinen Druckes einen Blutdruckanstieg, zum Teil auch mit einer nachfolgenden Proteinurie erzielen (*9*, *12*, *39*, *82*). Ob nun ähnlich dem Goldblatt-Mechanismus an der gedrosselten Niere von der minderdurchbluteten Placenta humoral pressorische Substanzen abgegeben werden, ist noch nicht sicher bewiesen. Für diese Theorie spricht jedoch, daß aus der Decidua und dem Fruchtwasser ein Polypeptid mit pressorischer Wirkung und aus der Placenta eine Substanz von reninähnlichem Charakter isoliert werden konnten (*12*, *60*).

Klinik der Toxikosen

Das klinische Bild der Toxikose wird in seiner Gesamtheit beherrscht von dem generalisierten Gefäßspasmus mit seinen funktionellen und pathologisch-anatomischen Auswirkungen auf die verschiedenen Organe. In der Folge dieser Gefäßspasmen und -stasen entstehen perivasculäre Ödeme und schließlich Mikro- und Makroblutungen mit nachfolgenden Gewebsnekrosen. Im Mittelpunkt der Symptomatik steht die *Symptomentrias*: Hypertonie, Ödeme und Proteinurie, wodurch in der älteren Literatur die Ansicht vorherrschte, es handele sich um eine primäre Nierenerkrankung. Es kommt hinzu, daß eine mehr oder weniger ausgeprägte Oligurie, eventuell sogar Anurie besteht, eine leichte Hämaturie und Cylindrurie. Im fortgeschrittenen Stadium der Präeklampsie kommen vor allem zentralnervöse Symptome hinzu, wie Kopfschmerzen, Ohrensausen, Schwindel, Schlaflosigkeit und Sehstörungen, in schweren Fällen stellt sich eine Amaurose ein.

Auch wird häufig über gastrointestinale Beschwerden geklagt, wie Nausea, Erbrechen, epigastrische Schmerzen.

Bei der Eklampsie kommen zu den genannten Symptomen die charakteristischen tonisch-klonischen Krämpfe mit meist nachfolgendem Koma. Die Häufigkeit der Anfälle ist sehr unterschiedlich, es wurden schon bis zu 100 Anfälle bei einer Eklamptischen beobachtet. *Die unmittelbare Todesursache* ist meistens ein Lungenödem mit Herzversagen, eine Apoplexie mit ihren Folgen oder eine schwere respiratorische und metabolische Acidose. Tritt der Tod erst nach Tagen ein, kann eine hypostatische Pneumonie, ein Coma hepaticum oder ein akutes Nierenversagen den letalen Ausgang herbeiführen.

Morphologische und funktionelle Veränderungen der Niere bei den Schwangerschaftstoxikosen

Abgesehen von den Krämpfen und der Bewußtlosigkeit, die das klinische Bild der Eklampsie prägen, haben die Nierenfunktionsstörungen wissenschaftlich die meiste Beachtung gefunden. Die ersten Feststellungen über Nierenfunktionsstörungen in der Schwangerschaft gehen auf LEVER (1843) und FRERICHS (1851) zurück, die die eklamptischen Krämpfe mit der nephritischen Urämie verglichen. Von ZANGEMEISTER (1913) wurde erstmalig der Begriff „Schwangerschaftsniere“ geprägt, ohne daß damit etwas über die Ätiologie und den Verlauf dieses Leidens ausgesagt wurde.

a) Morphologisch

LÖHLEIN beschrieb bereits 1918 bei der Eklampsieniere eine Schwellung des Capillarendothels und eine Verdickung der Capillarwand und verglich die Befunde mit denen bei einer Glomerulonephritis. FAHR hob dagegen den degenerativen Charakter dieser Veränderungen hervor und bezeichnete das morphologische Bild

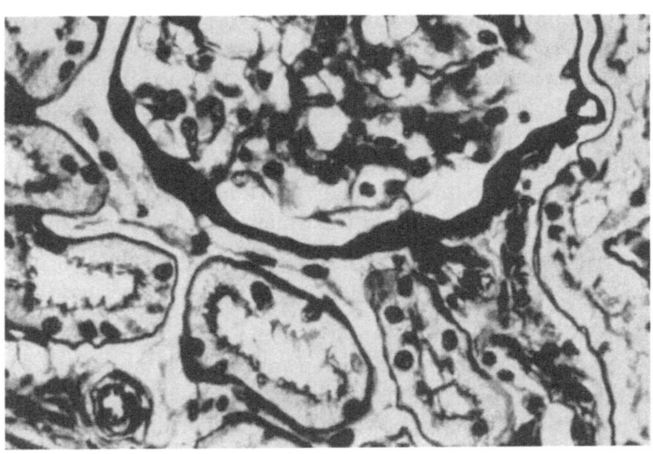

Abb. 2. Nierenbiopsie bei einer 28jährigen I-Para 2 Std nach dem dritten eklamptischen Anfall entnommen (PAS-Färbung, Dr. STRAUSS, Univ.-Frauenklinik Mainz)

als Glomerulonephrose. Von BELL und FAHR wurde weiter die Verengung der Capillarlumina und die Erythrocytenarmut beschrieben, während KELLAR und auch SHEEHAN dagegen die Blutstase in den Schlingen hervorhoben. Ebenso differierten die Ansichten über den Kernreichtum der Glomerula, die manche Autoren als entzündliche (KELLAR und DUNN) oder allergische Reaktionen (FREY) der Glomerula ansehen wollen. Übereinstimmend wurde aber von allen älteren Autoren erstens eine Spezifität dieser Nierenveränderungen bei der Toxikose abgelehnt, und zweitens wurde hervorgehoben, daß kaum eine Beziehung zu erkennen ist zwischen der Schwere der klinischen Krankheitssymtome und den morphologischen Nierenbefunden.

Die Vielfalt der morphologischen Nierenbefunde, die am Sektionstisch erhoben wurden, lassen sich heute durch die *intravitale* Nierenbiopsie besser überblicken (*27, 30, 91—93, 118*). Im allgemeinen unterscheidet man zwei Gruppen von glomerulären Veränderungen. Die erste Gruppe zeichnet sich durch eine auffällige Verengung der Capillarlumina ab, verbunden mit einer Verdickung der Basalmembran, Schwellung der Endothelzellen und Einlagerung größerer Mengen von Fibrillen im Cytoplasma. Die Glomerula erscheinen dadurch geschwollen und ischämisch, die Kapselräume sind gewöhnlich stark eingeengt (Abb. 2). In der zweiten Gruppe sind die glomerulären Veränderungen häufig nicht so ausgeprägt, dagegen dominieren vasculäre Sklerosen, teilweise mit verdickter Basalmembran als Ausdruck eines vorbestehenden renalen oder vasculären Leidens, auf das sich die Gestose aufgepfropft hat (Pfropfgestosen).

Die elektronenoptischen Studien haben die Art der glomerulären Veränderungen weiter geklärt (*3, 61, 91, 92*). Man findet eine starke Schwellung des endothelialen Zellcytoplasmas und reichliche Ablagerungen amorpher Substanzen sowohl innerhalb der Basalmembran, als auch im Cytoplasma der endothelialen Zellen, sowie eine auffallende Zunahme der sog. intercapillären Zellen. Diese Veränderungen bedingen die schon lichtmikroskopisch festgestellte starke Verengung oder sogar Obliteration des Capillarlumens. Die Veränderungen der Cytoplasmafortsätze sind nur geringfügig und offenbar unabhängig vom Grad der Proteinurie. Die bei lichtmikroskopischen Untersuchungen als Verdickung der Basalmembran interpretierte Veränderung schien elektronenoptisch der Schwellung des endothelialen Cytoplasmas zu entsprechen. Die Natur der dunklen Granula (Abb. 3 und 4) im Cytoplasma der Endothelzellen und entlang der Basalmembran wurde mittels der Immunofluorescenztechnik näher aufgeklärt. Es handelt sich dabei um Anhäufungen von Fibrin oder fibrinähnlichen Substanzen, dagegen nicht von Albumin oder Gammaglobulin, wie bei der Nephrose oder der Glomerulonephritis (*78a*). Der Nachweis von Material in den Glomerula, das mit Antifibrinogen reagiert, sei entscheidend für die Diagnose einer genuinen Toxikose. Man interpretiert diese Fibrinablagerungen als Folge einer intravasculären Gerinnung, wobei das thromboplastische Material aus der Placenta stammen soll.

Die Biopsiebefunde bestätigen auch die klinische Annahme, daß die Nieren präeklamptischer Frauen häufig schon ältere pathologische Veränderungen aufweisen. Derartige „präexistente" morphologische Veränderungen werden überwiegend durch eine chronisch-essentielle Hypertonie, seltener dagegen durch eine chronische Pyelonephritis und nur sehr selten durch eine chronische Glomerulonephritis hervorgerufen. Schewitz konnte dabei zeigen, daß besonders die frühen Gestosen, die schon vor der 28. Schwangerschaftswoche auftreten, Pfropfgestosen sind, da hier durch die Biopsie stärkere Arteriolenwandverdickungen aufgedeckt werden. In diesen Fällen war auch die kindliche Prognose durch das vorzeitige intrauterine Absterben der Frucht besonders ungünstig (bei 9 frühen Toxikosen nur 1 lebendes Kind).

Die Biopsiebefunde bestätigen weiterhin die wichtige Feststellung, daß post partum eine sehr rasche Rückbildung dieser morphologischen Veränderungen erfolgt, und nur selten soll eine geringe Verdickung der Basalmembran zurückbleiben. Schon 3—5 Tage nach dem eklamptischen Geschehen weisen die Nieren kaum noch pathologische Läsionen auf (Abb. 5). Diese rasche Rückbildungsfähigkeit der

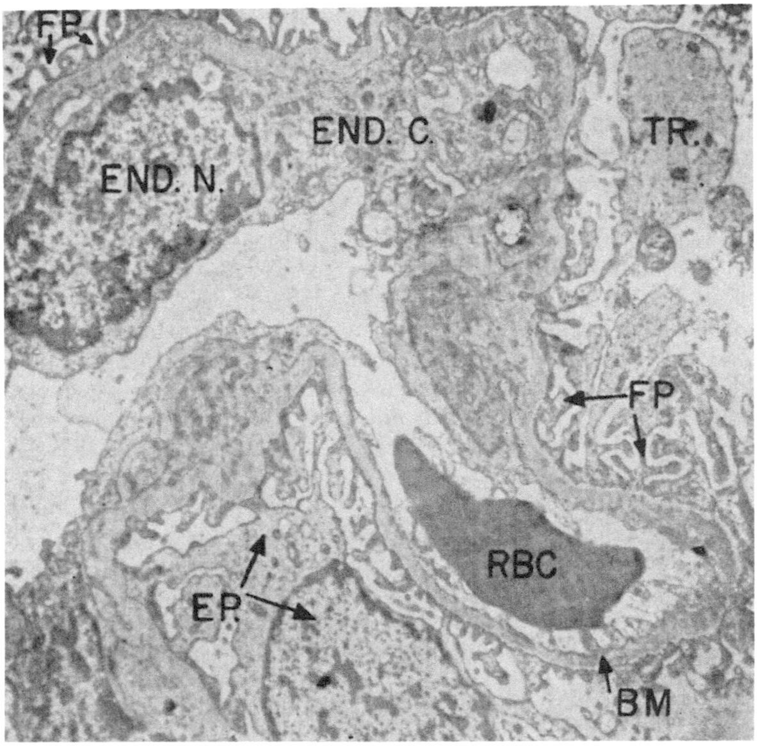

Abb. 3

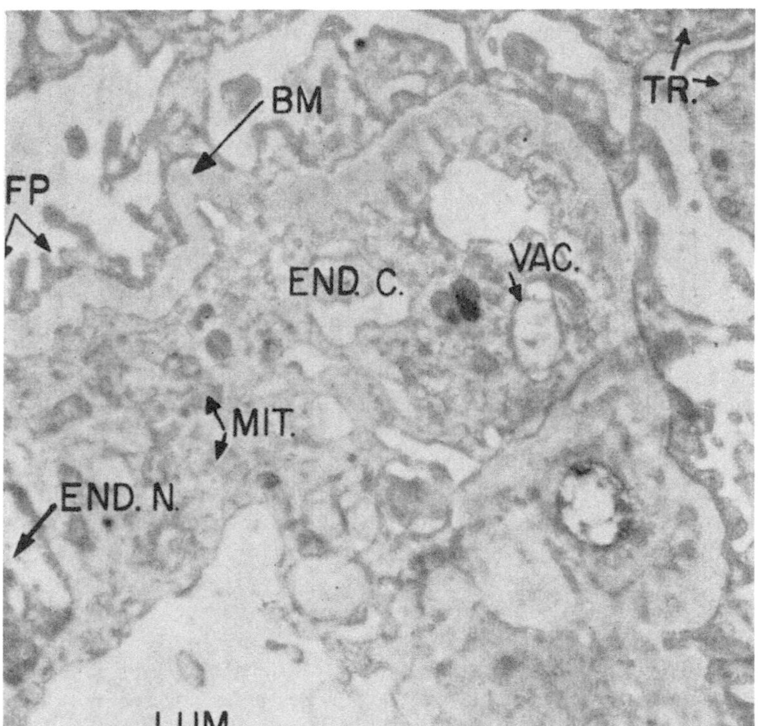

Abb. 4

klinischen Symptome und der morphologischen Veränderungen ist immer wieder erstaunlich, besonders, wenn man sich vergegenwärtigt, daß Hypertonien über 200 mm Hg oder Proteinurien über 10 g/24 Std bei diesem Krankheitsbild keine Seltenheit sind. Auf Grund der Biopsien und der Funktionsdiagnostik kann man heute sagen, daß nach Präeklampsien manifeste Restschäden an der Niere außerordentlich selten sind, und manche Autoren gehen dabei so weit, daß sie bei nachweisbaren Funktionsstörungen der Niere post partum retrospektiv eine präexistente Erkrankung annehmen.

Nur bei 5—10% aller Eklampsien entstehen ausgedehnte Nekrosen im Bereich der Tubuli, deren Zellen sich von der Basalmembran abheben, wobei diese schließlich an einigen Stellen einreißen kann (Tubulorrhexis nach Oliver). Das

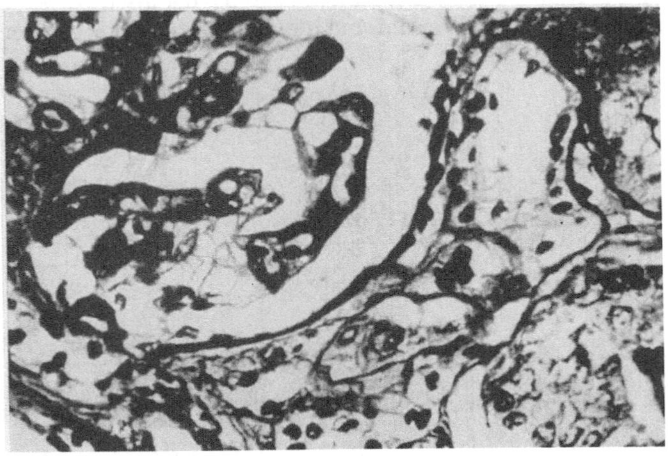

Abb. 5. Derselbe Fall wie bei Abb. 2. Biopsie 3 Tage später entnommen

klinische Bild entspricht dem eines akuten Nierenversagens, wie man es auch bei der Schockniere und ähnlichen Ereignissen vorfinden kann. Klinisch steht dabei die Anurie im Vordergrund, zu der schließlich die Rest-N-Steigerung und die Hyperkaliämie hinzukommen. Diese Symptome müssen daher bei einer Eklamptischen fortlaufend kontrolliert werden, um rechtzeitig durch eine Geburtseinleitung mittels Blasensprengung und Oxytocintropf eingreifen zu können. Dabei wird eine Oligurie unter 200 ml/24 Std und eine Rest-N-Steigerung über 80 mg-% als die Zeichen angegeben, die zu einer Geburtseinleitung zwingen.

Ergänzend sei noch vermerkt, daß innerhalb des geburtshilflichen Fachgebietes auch andere Ereignisse ein *akutes Nierenversagen* auslösen können (*1, 50, 74, 79, 80, 86, 102, 103*). Die Häufigkeit dieser Komplikation in der Geburtshilfe zeigt sich allein schon in der Tatsache, daß ca. 30% der Patienten, die eine künstliche Niere benötigen, eine Anurie aus geburtshilflicher Ursache hatten. Als Ursache wurde auf Grund tierexperimenteller Untersuchungen von Franklin (1952) und Sophian (1955) für das relativ häufige Auftreten einer akuten Anurie in den vergangenen

Abb. 3. Elektronenmikroskopischer Befund eines präeklamptischen Glomerulus (von Pirani u. Mitarb.). Die enge Capillare enthält eine rote Blutzelle (*RBC*). Der Kern der Endothelzelle (*END.N.*) ist normal, aber das Endothelcytoplasma (*END.C.*) ist stark geschwollen und vacuolisiert. Der Epithelkern und sein Cytoplasma (*EP*) sowie die epithelialen Trabekel (*TR*) sind geschwollen. Die epithelialen Fortsätze (*FP.*) sind normal (× 10000)

Abb. 4. Detailaufnahme von Abb. 3. Das Cytoplasma des Endothels (*END.C.*) ist vacuolisiert (*VAC*) und enthält Mitochondrien (*MIT*) sowie einige dunkle osmophile Tropfen, möglicherweise Lipide (× 21000)

Jahren ein utero-renaler Reflexmechanismus angenommen. Dies besonders deshalb, da bei experimenteller Überdehnung des Uteruscavums mittels eines Ballons Anurien beobachtet wurden, die bei vorausgegangener Denervierung des Uterus nicht auftraten. Von Pickford konnten diese Befunde aber später nicht bestätigt werden.

Ein akutes Nierenversagen findet man in der ersten Schwangerschaftshälfte meist bei septischen Aborten, in der zweiten Schwangerschaftshälfte neben der Eklampsie, besonders bei vorzeitiger Lösung der normalsitzenden Placenta und nach der Geburt infolge atonischer Nachgeburtsblutung. Beim Abort wirken die Abbauprodukte der zerfallenden Decidua, Toxine des Bact. Clostridium perfringens oder aber chemische Abortiva wie Seife, Chinin und Kresol toxisch auf die Niere, während bei der atonischen Nachblutung der hypovolämische Schock zur Niereninsuffizienz führt. (Über den Verlauf und die Therapie des akuten Nierenversagens

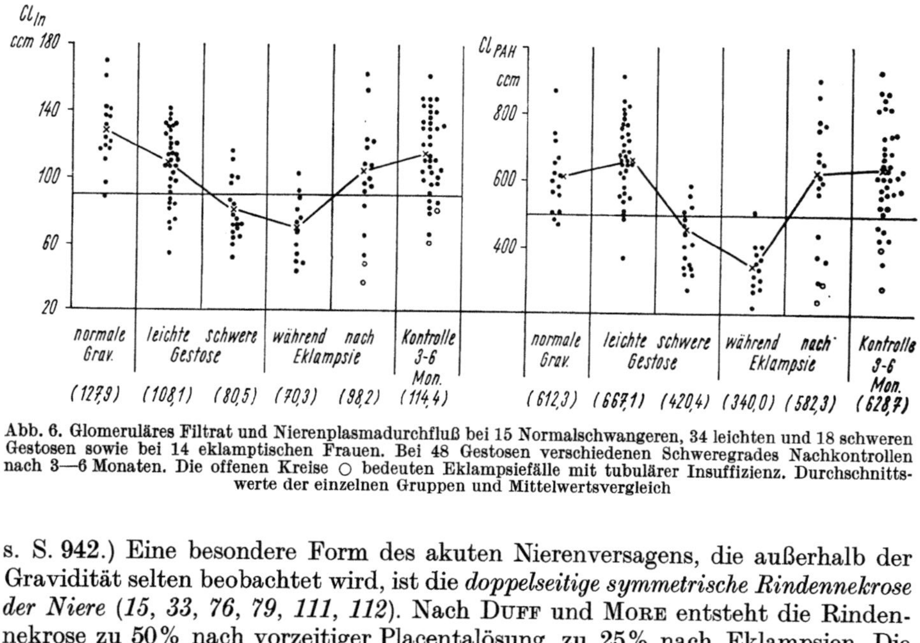

Abb. 6. Glomeruläres Filtrat und Nierenplasmadurchfluß bei 15 Normalschwangeren, 34 leichten und 18 schweren Gestosen sowie bei 14 eklamptischen Frauen. Bei 48 Gestosen verschiedenen Schweregrades Nachkontrollen nach 3—6 Monaten. Die offenen Kreise ○ bedeuten Eklampsiefälle mit tubulärer Insuffizienz. Durchschnittswerte der einzelnen Gruppen und Mittelwertsvergleich

s. S. 942.) Eine besondere Form des akuten Nierenversagens, die außerhalb der Gravidität selten beobachtet wird, ist die *doppelseitige symmetrische Rindennekrose der Niere* (*15, 33, 76, 79, 111, 112*). Nach Duff und More entsteht die Rindennekrose zu 50% nach vorzeitiger Placentalösung, zu 25% nach Eklampsien. Die Nekrosen können dabei ganz kleine oberflächige Bezirke der Niere befallen oder aber die gesamte Nierenoberfläche. Mikroskopisch beobachtet man dabei eine Nekrose des gesamten Nephrons. Die Arterien sind erweitert und durch Fibrinthromben geschlossen. Die Bildung solcher Fibrinthromben, die man manchmal auch in der Hypophyse und der Nebennierenrinde nachweisen kann, läßt sich durch Freiwerden von Thrombokinase bei Ablösung der Placenta, bzw. aus dem retroplacentaren Hämatom erklären und wird oft begünstigt durch eine Sklerose in den Aa. arcuatae, proximal des Segments, in dem die Thrombose entstand (*79*). Es ist dabei erwähnenswert, daß diese pathophysiologischen Vorgänge von Powers im Tierexperiment nachkontrolliert werden konnten. Bei einer vorzeitigen Ablösung der Placenta durch Ligatur der Vena cava fand er klinisch und morphologisch dieselben Veränderungen an der Niere.

Klinisch ist die Differentialdiagnose zwischen der corticalen Nierennekrose und der tubulären Insuffizienz kaum möglich, da ihre Symptome weitgehend übereinstimmen. Nach Ober u. Mitarb. soll die Anurie bei der Rindennekrose schon 1—2 Std nach Ablösung der Placenta auftreten, während sie sich bei der tubulären

Insuffizienz erst im Laufe von Tagen entwickelt. Die Prognose der corticalen Nierennekrose ist offenbar sehr ungünstig; bisher wurden nur wenige Fälle bekannt, bei denen sie nicht zum Tode führte.

b) Funktion der Niere bei Schwangerschaftstoxikosen

Verwertbare Untersuchungsergebnisse über die Nierenfunktion bei Schwangerschaftstoxikosen waren erst nach Einführung der Clearancemethode in die Diagnostik der Nierenerkrankungen möglich. Die Ergebnisse mit dieser Unter-

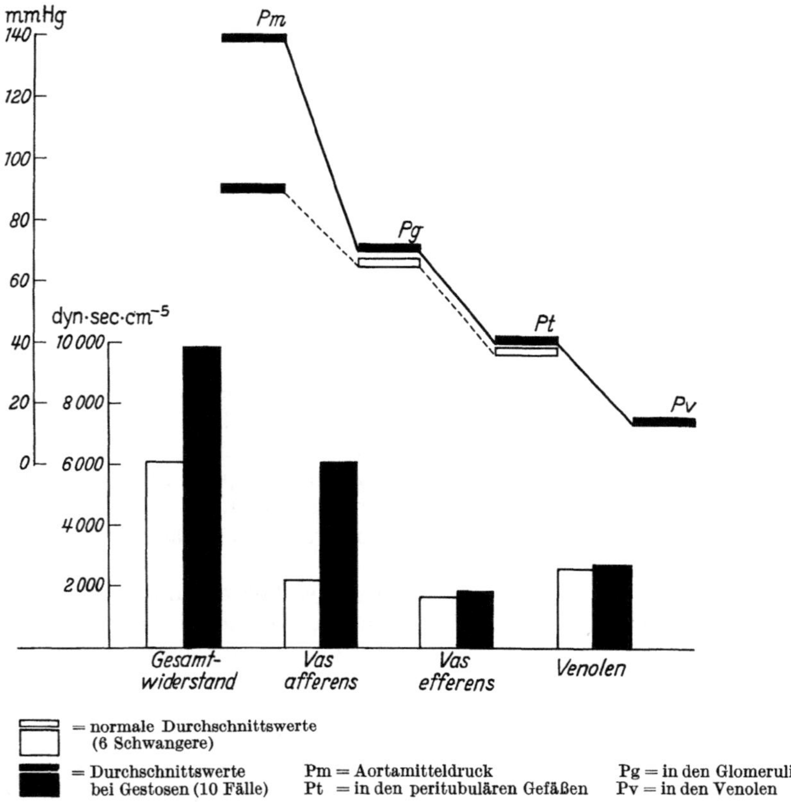

Abb. 7. Gefäßwiderstände der Niere und intravasaler Druck in den einzelnen Gefäßabschnitten (errechnet nach GÓMEZ)

suchungsmethode waren anfangs nicht einheitlich, da während der akuten Toxikose, besonders bei den Eklampsien die Fehlermöglichkeiten durch das sehr geringe Harnzeitvolumen recht groß sind. In den letzten Jahren sind jedoch zahlreiche Arbeiten darüber veröffentlicht worden (*4, 13, 16, 17, 21, 22, 43, 44, 58, 59, 68, 75, 107, 114, 126*).

Bei einer leichten Gestose ändert sich die Nierenfunktion nur wenig. Die Größe der Nierendurchblutung und des Glomerulumfiltrates liegen meist im Bereich der Norm. Bei schweren Präeklampsien sind dagegen Nierendurchblutung und Filtratmenge häufig stark eingeschränkt. Die niedersten Clearancewerte findet man schließlich im Krampfstadium der Eklampsie, wobei man aber hier die Befunde wegen der extremen Oligurie nur mit großer Zurückhaltung auswerten kann. Die Filtrationsfraktion sinkt bei der Präeklampsie durchschnittlich von 0,21 auf 0,14, was für eine Umstellung der intrarenalen Hämodynamik spricht. Filtration und Nierenplasmastrom nehmen bei allen Präeklampsieformen post partum wieder rasch zu und erreichen bei den funktionellen Toxikosen nach einigen Wochen wieder normale Werte. Dagegen erfolgt bei den Propfgestosen eine Normalisierung der Befunde erst sehr viel später, oder die Werte bleiben entsprechend der Schwere des Grundleidens im pathologischen Bereich.

Berechnungen des *renalen Gefäßwiderstandes* nach der Formel von GOMEZ ergeben bei den Toxikosen eine starke Erhöhung (+67%), und zwar hauptsächlich auf Kosten des Vas afferens, dessen Widerstand um das Dreifache zunimmt (Abb. 7). Das Vas efferens und die Vena renalis dagegen weisen zumindest rechnerisch ähnliche Druckverhältnisse auf wie in der normalen Schwangerschaft. Aus der Kurve ist ferner ersichtlich, daß der hohe Aortenmitteldruck bei Gestosen durch diesen Spasmus des Vas afferens abgefangen wird, so daß der Druck im Bereich des filtrierenden Anteils der Glomerula annähernd normal ist. Die starke Abnahme der Nierendurchblutung bei den Präeklampsien ist demnach einmal die Folge der Widerstandserhöhung im Vas afferens, zum anderen aber wohl auch durch die Quellung der Glomerulumschlingen zu erklären. Die veränderten Clearancewerte bei der Toxikose werden demnach sowohl durch funktionelle Gefäßspasmen wie auch durch strukturelle Läsionen an der Capillarwand hervorgerufen.

c) Die Nierenfunktion nach Schwangerschaftstoxikosen post partum

Die Arbeiten über nachgehende Untersuchungen nach Schwangerschaftstoxikosen sind bisher noch nicht zahlreich genug, um sich ein endgültiges Bild über den Anteil manifester Restschäden machen zu können. Auch ist es oft nur schwer feststellbar, ob in dem einen oder anderen Fall eine präexistente Nephropathie bestanden hat, so daß die Diskussion bis heute noch nicht abgeschlossen ist, ob und in welchem Prozentsatz mit manifesten Restschäden nach einer reinen Toxikose gerechnet werden muß.

WIMHÖFER und PFAU interpretierten ihre Befunde über sog. Restschäden als schon vor der Schwangerschaft bestehende Nierenfunktionsstörungen. BUTTERMANN fand bei der Hälfte seiner untersuchten 25 Präeklampsien noch nachMonaten verminderte Clearancewerte, in der überwiegenden Mehrheit jedoch bei den Pfropfgestosen, wesentlich seltener bei den Eklampsien. Zu ähnlichen Befunden kam auch SCHLEGEL, der nach leichten Toxikosen immer, nach Eklampsien meist und nach Pfropfgestosen nur selten normale Clearancewerte post partum feststellte. Wir haben 51 Frauen mit einer Toxikose mehrere Monate post partum nachuntersucht, und nur in neun Fällen fanden wir konstant pathologische Clearancewerte. Bei sechs dieser neun Patienten gelang eine Nierenbiopsie. Dreimal war histologisch eine starke Gefäßsklerose im Sinne einer chronisch essentiellen Hypertonie zu beobachten, zweimal ein Zustand nach einer Pyelonephritis, und nur einmal fanden wir einen Befund, der sowohl morphologisch wie auch klinisch dem einer akuten tubulären Insuffizienz entsprach. Man nimmt daher heute allgemein an, daß manifeste Schäden an der Niere durch eine reine Toxikose sehr selten auftreten. Findet man post partum pathologische Werte, dann handelt es sich meistens um präexistente Schäden. Die Schwierigkeiten bei der Diagnostik dieser sog. Pfropfgestosen, bei denen schon vor der Gravidität eine Gefäß- oder Nierenkrankheit bestand, gehen wohl am besten daraus hervor, daß in der Literatur die Angaben über den Anteil der Pfropfgestosen zwischen 10—70% liegen. Selbst wenn man aber unterstellt, daß reine Toxikosen nur sehr selten manifeste Gefäß- oder Nierenschäden verursachen, so rechtfertigt die große Zahl von erstmalig festgestellten Nieren- und Gefäßerkrankungen eine gute nachgehende Betreuung der

Wöchnerin nach einer Toxikose. Dies um so mehr, da es sich meist um jüngere Frauen handelt, bei denen die durchgemachte Toxikose erst ein vorhandenes Grundleiden sichtbar werden läßt, so daß eine konsequente internistische Behandlung möglich wird.

d) Die Ursachen der renalen Toxikosesymptome

Durch das geschilderte Verhalten der Nierenfunktion bei der Präeklampsie kann heute ein Teil der typischen Toxikosesymptome, besonders der *Hydrops* und *die Proteinurie* erklärt werden. Die Tatsache, daß die Niere bei Toxikosen weniger Natrium ausscheidet und damit wohl auch die Wasserretention auslöst, ist ein Charakteristikum dieser geburtshilflichen Komplikation. Es wurde schon früher durch zahlreiche Belastungsversuche gezeigt, daß eine präeklamptische Frau Kochsalz und Wasser wesentlich schlechter auszuscheiden vermag, als eine normalschwangere Frau. Derartige Belastungsversuche können jedoch nur einen relativ groben Überblick über das Ausmaß der Wasser- und Natriumretention wiedergeben. Auch die verschiedentlich durchgeführten Bilanzuntersuchungen ergaben sehr unterschiedliche Retentionswerte (im letzten Trimenon zwischen 70 mval und 383 mval pro Woche), wobei man noch berücksichtigen muß, daß ein nicht bestimmbarer Teil dieses retinierten Natriums von der wachsenden Frucht benötigt wird. Über die renale Retention von Natrium und Wasser können ebensowenig die verschiedenen Untersuchungen mit markiertem Natrium oder markiertem Wasser Aufschluß geben, da hier nur der austauschbare Anteil dieser Substanzen feststellbar ist (*28*, *43*, *50*).

Einen besseren Hinweis für die Abhängigkeit der Wasser- und Natriumretention von der Nierenfunktion fand CHESLEY bei Toxikosen durch Berechnung des glomerulären Natriumload und der tubulären Natriumreabsorption nach rascher Infusion von 24 g Kochsalz innerhalb von 25 min. Bei den präeklamptischen Frauen war das glomeruläre Natriumload zwar größer als bei Normalschwangeren, aber die tubuläre Natriumreabsorption war ebenfalls stärker, wobei eine Beziehung zum abnehmenden glomerulären Filtrat feststellbar war. So betrug zwischen der 15. und 20. Minute bei normalschwangeren Frauen die tubuläre Natriumreabsorption 96,1% $\pm$2,15, bei den präeklamptischen Frauen dagegen 98,1% $\pm$1,29 und zwischen der 20.—25. Minute 97,1 $\pm$ 1,81 bzw. 99,3 $\pm$ 0,44. 24 Std nach der Infusion hatten die präeklamptischen Frauen nur 24%, die gesunden Schwangeren dagegen 54% der zugeführten Kochsalzlösung ausgeschieden.

Ob diese sog. *glomerulo-tubuläre Imbalanz* mit einem verminderten glomerulären Filtrat und einer gesteigerten tubulären Reabsorption die alleinige Ursache der Wasser- und Natriumretention ist, kann aber noch nicht sicher behauptet werden. Zumindest fehlen aber bis heute sichere Hinweise, daß die humoralen Reglermechanismen des Wasserhaushaltes dabei eine wesentliche Rolle spielen, da weder das Adiuretin, noch das Aldosteron oder andere Steroide bei Toxikosen gegenüber den Normalschwangeren vermehrt gefunden werden. Dabei ist auffallend, daß bei den Schwangerschaftstoxikosen sogar weniger Aldosteron sezerniert und im Harn ausgeschieden wird als bei normalschwangeren Frauen, die eine sehr hohe Sekretionsrate aufweisen. Dieser Befund wird von KOCZOREK, MARTIN u.a. damit erklärt, daß die gesteigerte Aldosteronproduktion in der normalen Schwangerschaft eine Folge der erhöhten Progesteronsekretion sei, da das Progesteron natriuretisch wirke. Damit würde verständlich werden, warum die hohe Aldosteronproduktion in der normalen Schwangerschaft zu keinen Ödemen führt. Bei den Toxikosen wurde von einigen Autoren eine herabgesetzte Progesteronproduktion beobachtet, die somit die verminderte Aldosteronsekretion erklären könnte. Die vorliegenden Befunde lassen jedoch darauf schließen, daß die Ödeme bei den Toxikosen nicht humoral, sondern vorwiegend renal bedingt sind.

Die Ursache der *Proteinurie* bei den Toxikosen, die bis zu 20 g/24 Std betragen kann, wird heute durch eine gesteigerte Permeabilität der Capillarwand der Glomerula für Serumproteine erklärt. Aus der Berechnung von allgemeiner und renaler Albuminclearance konnte man schließen, daß die gesteigerte Eiweißpermeation durch die Capillarwand nicht allein nur die Glomerulagefäße betrifft, sondern wahrscheinlich das ganze Capillarsystem erfaßt. Immerhin beträgt bei starken Proteinurien die absolute Albuminabwanderungsquote 8,74 ml/24 Std, die renale Abwanderungsquote dagegen nur 0,38 ml/24 Std. Diese große Proteinurie erklärt zum Teil wenigstens die typischen morphologischen Veränderungen an den Glomerula, da immunologische Untersuchungen gezeigt haben, daß ein Teil der amorphen Substanzen unter der Basalmembran, die besonders bei Toxikosen reichlich gefunden werden, Serumproteine enthalten.

Während der Hydrops und die Proteinurie zu einem großen Teil durch das bei der Toxikose veränderte Verhalten der Nierenfunktion erklärt werden können oder zumindest hier ihr morphologisches Substrat finden, ist das dritte Kardinalsymptom dieser Erkrankung, *die Hypertonie*, nicht renal bedingt. Wie schon bei der Ätiologie der Schwangerschaftstoxikosen erwähnt wurde, spielen wohl mehrere Ursachen eine Rolle. So findet man einen Gestosehochdruck häufig bei Frauen, die schon vor der Gravidität eine labile oder fixierte Hypertonie hatten, oder die man zu den sog. jugendlichen ,,Gefäßhyperreaktoren" rechnet, bei denen sich später, unabhängig von Schwangerschaft und Gestose, in einem hohen Prozentsatz ein Altershochdruck manifestiert (*10*, *48*). Tierexperimentelle Untersuchungen sprechen auch dafür, daß humoral-pressorische Substanzen aus der Placenta in Frage kommen, da nach Drosselung des Blutzuflusses zur Placenta (utero-placentare Ischämie) sich in relativ kurzer Zeit ein Schwangerschaftshochdruck entwickelt (*9*, *12*, *39*, *82*). Diese experimentelle Hypertonie entsteht unabhängig von den Nieren, da derselbe Effekt auch bei nephrektomierten Tieren nachweisbar war. Man vermutet daher einen ähnlichen humoral-pressorischen Mechanismus wie an der gedrosselten Niere (Goldblatt-Phänomen).

In den vergangenen Jahrzehnten hat eine zu einseitige Betrachtung der Nierenveränderungen bei den Schwangerschaftstoxikosen dazu geführt, anzunehmen, daß diese für das Entstehen einer Toxikose verantwortlich seien. Diese relativ typischen Veränderungen an den Glomerula bei den Toxikosen stellen aber nur *einen* Aspekt des Krankheitsbildes dar, da der Gefäßspasmus und die daraus resultierende Minderdurchblutung sich auch an anderen Organen bemerkbar macht. Durchblutungsmessungen mit Na_{24} oder mit N_2O ergaben ähnliche Durchblutungsstörungen wie an der Niere auch am Gehirn, der Leber und besonders an der Placenta. Diese generalisierte Erkrankung des gesamten Gefäßsystems bei der eklamptischen Schwangeren mit den Durchblutungsstörungen in verschiedenen Organen, erklärt die vielfältigen Symptome, die früher eine einheitliche Betrachtung der Toxikosegenese so schwierig machten. In einem Fall überwiegen mit schwerem Hydrops und Proteinurie die renalen Symptome, im anderen Fall die zentralen Zeichen wie Kopfschmerzen, Amaurose, Koma und eklamptische Anfälle oder aber der Ikterus steht im Vordergrund als Ausdruck einer Leberzellschädigung.

Mit Recht wird daher heute die früher übliche Bezeichnung ,,Nephropathia gravidarum" als erstes Stadium der Toxikose abgelehnt. Es handelt sich bei der Toxikose nicht um eine primär renale Erkrankung, sondern um eine Adaptionsstörung des mütterlichen Organismus, wobei die Veränderungen des Gefäßsystems im Vordergrund stehen. Die Nieren werden davon, wie auch andere parenchymatöse Organe nur sekundär betroffen, sie stehen nur durch ihre auffallende Symptomatik im Vordergrund der klinischen Betrachtung.

Obwohl wir also heute auf Grund der geschilderten Ergebnisse die Niere nicht mehr wie früher in den Mittelpunkt der Pathogenese der Schwangerschaftstoxikose stellen, so geben uns doch die „renalen Symptome" wesentliche Hinweise für die *mütterliche* und *kindliche Prognose.*

So wissen wir z.B. bei den Präeklampsien, daß der Grad der Hypertonie und die Schwere der Proteinurie die perinatale Letalität des Neugeborenen sehr wesentlich beeinflussen. Bei den leichten Präeklampsien (systolischer Blutdruck unter 160 mm Hg, Proteinurie unter 2 g/24 Std) liegt die Neugeborenensterblichkeit mit 7,8% nicht wesentlich über den Durchschnittswerten bei den Gesamtgeburten (5,1%). Bei den mittelschweren Präklampsien (systolischer Blutdruck zwischen 160—180 mm Hg, Proteinurie zwischen 2—5 g/24 Std) steigt die Letalität auf 12,4% und bei den schweren Präeklampsien beträgt sie 22,6%. Dabei haben — wie schon oben erwähnt — die sog. Pfropfgestosen nachweislich die höchste Neugebornenletalität und zu dieser Gruppe gehören vorwiegend auch die Fälle, die wir als behandlungsresistent bezeichnen. Diesen Tatsachen wird heute bei der Therapie Rechnung getragen (s. unten). Bei den Eklampsien ist die mütterliche Mortalität in den letzten Jahren fortschreitend kleiner geworden, so daß man jetzt mit 5—10% mütterlicher Todesfälle rechnen kann, gegenüber ca. 20% vor 1939. Trotzdem stehen die Toxikosen heute noch nach den Verblutungstodesfällen an der Spitze aller mütterlichen Todesursachen im Zusammenhang mit Schwangerschaft und Geburt. Demgegenüber ist bei der Eklampsie die Neugeborenensterblichkeit ziemlich unverändert hoch geblieben und liegt noch heute zwischen 15—30%.

Die Therapie der Schwangerschaftstoxikose sei im folgenden ganz kurz zusammengefaßt:

In den letzten Jahren konnte sehr eindrucksvoll gezeigt werden, daß durch eine gewissenhafte Schwangerenberatung (prenatal care) die Zahl der Toxikoseerkrankungen wesentlich gesenkt werden kann und damit auch die mütterlichen und kindlichen Todesfälle reduziert werden. Eine sorgfältige Überwachung der Schwangeren erfordert aber in der ersten Schwangerschaftshälfte pro Monat eine Untersuchung, in der zweiten Schwangerschaftshälfte alle 2 Wochen eine Kontrolle bis zum Geburtseintritt.

Bei dieser vorbeugenden Überwachung und Behandlung spielt die Diät eine wesentliche Rolle. Es wird daher schon in der normalen Schwangerschaft eine eiweißreiche und vitaminreiche, sowie salz-, fett- und kalorienarme Ernährung empfohlen. Bei schweren Toxikosen, insbesondere bei übergewichtigen Frauen, soll die Calorienzahl 1500 nicht übersteigen. Weiterhin ist eine konsequente Bettruhe notwendig, wodurch nicht nur die Hypertonie und die Ödeme günstig beeinflußt werden, sondern nachweislich wird auch die Uterusdurchblutung gesteigert, wodurch das kindliche Risiko geringer wird.

Da eines der ersten Symptome bei der Präeklampsie die pathologische Wasser- und Natriumretention ist, muß während der Gravidität eine fortlaufende Gewichtskontrolle erfolgen. Eine Gewichtszunahme über 0,5 kg pro Woche oder 1,5 kg pro Monat ist beachtenswert und erfordert eine genaue Überwachung der Schwangeren. Eine effektive diuretische Wirkung erzielt man heute mittels der zahlreichen Chlorothiazidabkömmlinge, wobei man nach Beseitigung der Ödeme zu einer weiteren prophylaktischen Anwendung dieser Präparate bis zum Geburtseintritt rät.

Bei Überschreiten des Blutdruckgrenzwertes von 140/100 mm Hg wird eine stationäre Klinikaufnahme empfohlen. Durch Anwendung von Hypotensiva scheint es möglich zu sein, das gefäßspastische Geschehen bei der Präeklampsie günstig zu beeinflussen. Dabei versucht man, bei den leichten und oft noch labilen Hochdruckfällen zuerst mit den Raupinapräparaten auszukommen, bei den schweren Fällen ist es notwendig, auf die wirksameren Phthalazinderivate oder auf die Veratrumalkaloide oder das Guanethidine überzugehen. Dabei wird eine Kombination mehrerer Hypotensiva empfohlen, da hierdurch sowohl die Wirksamkeit wie auch die Verträglichkeit der einzelnen Präparate verbessert wird. Dagegen ist man heute von den Ganglienblockern und der Leitungsanaesthesie abgekommen, da diese neben der Blutdrucksenkung die Organdurchblutung, besonders die der Placenta, vermindern. Der früher viel geübte Aderlaß ist kontraindiziert, da bei der Eklamptischen das Blutvolumen meist schon stark reduziert ist.

Neben der Therapie mit Diuretica und Hypotensiva versucht man die vorhandene zentrale Übererregbarkeit durch eine Behandlung mit sedativen und antikonvulsiven Substanzen zu beeinflussen. Dabei hat sich bei der Eklampsie allgemein das Magnesiumsulfat- oder -gluconat durchgesetzt, eventuell kombiniert mit Phenothiazinen oder Chlorpromazin.

Die Frage der Geburtsleitung bei der Eklamptischen ist bis heute noch keineswegs einheitlich. Prinzipiell sollte man die Sectio erst 48 Std nach dem letzten eklamptischen Anfall ausführen, da eine Operation im akuten Anfallsgeschehen mit einem zu hohen Risiko für die Mutter verknüpft ist. Bei einer Verschlechterung des Zustandes der Mutter, also bei Fortbestehen der eklamptischen Anfälle, bei zunehmendem Koma, bei verbleibender Oligurie-Anurie und bei Ansteigen des Rest-N ist eine Geburtseinleitung absolut notwendig, die man jedoch für die Mutter schonend mittels Blasensprengung und anschließendem Oxytocintropf durchführen sollte.

Gegenüber dieser mehr konservativen Therapie bei der Eklampsie wird man heute besonders bei den fixierten und behandlungsresistenten Präeklampsien (s. oben) vorwiegend aus kindlicher Indikation die Sectio zwischen der 36. bis 38. Schwangerschaftswoche bevorzugen. Dagegen kann man bei den unkomplizierten Hypertonien (ohne Proteinurie und Ödeme) und bei den spät aufgetretenen und oft noch labilen Toxikosen bis zum Geburtstermin abwarten.

Die Frage der *Schwangerschaftsunterbrechung* im Sinne des therapeutischen Abortes wird wohl kaum gestellt werden, da die Schwangerschaftstoxikosen gewöhnlich erst nach der 30. Schwangerschaftswoche auftreten. Man wird daher selbst bei relativ ungünstigen und behandlungsresistenten Fällen durch eine konsequente stationäre Behandlung versuchen, die 36. Schwangerschaftswoche zu erreichen, um dann die Geburt vorzeitig einzuleiten (s. oben).

Besteht dagegen eine schwere Toxikose oder eine Eklampsie schon vor der 30. Woche, dann wird bei Verschlechterung der Symptome der Entschluß zur Geburtseinleitung durch die ausgesprochen schlechte Prognose für das Kind bei frühen Toxikosen begünstigt (s. oben). In dieser Phase sollte man deshalb nur auf den Zustand der Mutter Rücksicht nehmen.

Glomerulonephritis in der Schwangerschaft

Das Zusammentreffen von Glomerulonephritis und Schwangerschaft ist ein ziemlich seltenes Ereignis, dessen Häufigkeit innerhalb der Schwangerschaftstoxikosen mit 0,5—1% angegeben wird. Früher wurde diese renale Komplikation in der Schwangerschaft prognostisch sehr ungünstig beurteilt, da angeblich hierdurch nicht nur die Schwangerschaft häufig vorzeitig beendet würde, sondern auch das Nierenleiden soll sich oft verschlechtern. Jedoch sind die älteren Beobachtungen in der Literatur nur bedingt zu verwerten, da bei den meisten Veröffentlichungen der Autor sich nur auf die anamnestischen Angaben der Schwangeren stützte. Berücksichtigt man aber nur Arbeiten, bei denen durch fortlaufende Kontrolluntersuchungen vor und nach der Gravidität die Diagnose exakt geklärt werden konnte, so handelt es sich vorwiegend um kasuistische Mitteilungen von Einzelfällen (*8*, *30*, *52*, *77*, *81*, *114*, *125*). In den letzten 10 Jahren sind jedoch mehrere Arbeiten mit größeren Fallzahlen erschienen, die gute Hinweise über den Verlauf einer Glomerulonephritis in der Schwangerschaft geben können. RAURAMO und KAPLAN konnten z. B. zeigen, daß eine vor der Gravidität durchgemachte und *vollständig abgeheilte Glomerulonephritis* ohne nachteilige Folgen für die nachfolgende Schwangerschaft ist. Je länger der zeitliche Abstand zwischen Erkrankung und Konzeption war, desto günstiger fiel die Prognose in bezug auf die Schwangerschaft aus. Nicht einmal die Zahl der Gestosen war bei diesen Fällen häufiger als bei Normalschwangeren, nur bei einer Verringerung des zeitlichen Abstandes zwischen abgeheilter Nephritis und Gestation (unter 2 Jahren) stieg die Gestosehäufigkeit auf das Dreifache an, ohne daß sich aber daraus wesentliche Komplikationen für Mutter und Kind ergaben.

Das Auftreten einer *akuten Glomerulonephritis* während der Schwangerschaft ist anscheinend extrem selten. Es ist in der Literatur nur 1 Fall von HAMILTON bekannt. Bei dieser Patientin trat die akute Nephritis in der 24. Schwangerschaftswoche erstmalig auf, es kam aber schon in der 27. Schwangerschaftswoche vorzeitig zur Geburt. Es entwickelte sich dann post partum eine chronische Glomerulonephritis, die Patientin starb 7 Jahre später an einer Urämie.

Patienten mit einer *chronischen Glomerulonephritis* müssen hinsichtlich der Prognose in der Schwangerschaft in drei Gruppen eingeteilt werden.

Gruppe I — als manifestes Symptom nur eine Proteinurie;

Gruppe II — als manifeste Symptome Proteinurie und Hypertonie;

Gruppe III — neben einer Proteinurie und Hypertonie eine pathologische N-Retention.

Gruppe I. Bei den Fällen mit einer manifesten Proteinurie ohne gleichzeitige Hypertonie ist eine Komplikationshäufigkeit gering. Pfropfgestosen treten hier etwa in 30% der Fälle auf (normal ca. 10%). Die fetale Prognose ist gut, und ebenso ergaben zahlreiche Nachuntersuchungen, daß keine Verschlechterung des renalen Grundleidens durch die Schwangerschaft eingetreten ist. Bei einigen Fällen wurden auch mehrfache Schwangerschaften kontrolliert, die alle komplikationslos verliefen.

Gruppe II. Bei den Fällen mit einer manifesten Proteinurie und Hypertonie als Folge der früher durchgemachten Glomerulonephritis betrug der Anteil an Pfropfgestosen 70%, d.h. hier nahm im Verlauf der Gravidität die renale Symptomatik erheblich zu. Trat diese Verschlechterung der Symptomatik schon relativ früh auf, also etwa vor der 28. Schwangerschaftswoche, dann war besonders die perinatale Letalität der Neugeborenen sehr hoch. Bei SCHEWITZ z.B. von neun Schwangerschaften nur ein lebendes Kind, bei KAPLAN von drei Schwangerschaften ein lebendes Kind durch Sectio in der 32. Schwangerschaftswoche. Eine Verschlechterung des Nierenleidens während und nach der Schwangerschaft konnte jedoch nicht mit Sicherheit nachgewiesen werden, da z. B. bei den ungünstig verlaufenden Fällen von KAPLAN der Exitus 2, 6, 12, 14 und 16 Jahre nach der Geburt eingetreten war.

Gruppe III. Besteht neben der Proteinurie und Hypertonie auch noch eine pathologische Stickstoffretention und damit auch klinisch eine gut erkennbare renale Insuffizienz, dann ist die Prognose während der Schwangerschaft sehr ungünstig. KAPLAN beobachtete drei, wir selbst zwei Schwangere mit einer chronischen Glomerulonephritis der dritten Gruppe. Bei allen Fällen kam es bis zur 28. Schwangerschaftswoche zum intrauterinen Fruchttod bzw. zum vorzeitigen Ausstoßen der Frucht. Auch scheint das mütterliche Risiko ziemlich groß zu sein, da bei den wenigen bisher genau beobachteten Fällen die Mutter meist schon kurz nach der Entbindung ad exitum kam.

Diese klinischen Beobachtungen über den Schwangerschaftsverlauf bei der chronischen Glomerulonephritis wurden in letzter Zeit unterstützt durch eine genaue Untersuchung mittels der Clearancemethode (*46*, *125*, *128*). Bei den Fällen der Gruppe I und II fand man keine Verschlechterung der Clearancewerte während oder nach der Gravidität. Man findet demgegenüber besonders häufig im ersten Trimenon eine verbesserte Nierendurchblutung und ein vergrößertes glomeruläres Filtrat gegenüber den Befunden vor der Schwangerschaft. Dies entspricht der bei jeder normalen Graviden gefundenen Vermehrung des Nierenplasmastroms und des glomerulären Filtrates. Auch Kontrolluntersuchungen nach einer oder mehreren Schwangerschaften zeigt keine Verschlechterung der Nierenfunktion.

Handelt es sich dagegen um die Fälle der Gruppe III mit einer pathologischen N-Retention, dann muß man mit einer Verschlechterung der Nierenfunktion unbedingt rechnen. Da bei diesen Fällen die Frucht anscheinend nie ausgetragen wird, ist sowohl aus mütterlicher wie auch aus kindlicher Indikation die Schwangerschaftsunterbrechung gerechtfertigt. Demgegenüber stellt eine Schwangerschaft bei leichten und mittelschweren chronischen Nephropathien keine so große Belastung der Nieren dar, daß eine Schwangerschaftsunterbrechung indiziert wäre. Man hat eher den Eindruck, als könnten die Nieren durch die in der Schwangerschaft übliche Durchblutungszunahme diese zusätzliche Belastung einer Schwangerschaft gut kompensieren.

Zusammenfassend läßt sich also sagen: Bei vorausgegangener, aber abgeheilter Glomerulonephritis besteht hinsichtlich einer Schwangerschaft keinerlei Bedenken. Die Häufigkeit von Aborten, Toxikosen, Frühgeburten und Geburtskomplikationen ist nicht größer als bei gesunden Müttern.

Patienten mit einer Proteinurie als einzigem verbliebenem Symptom einer chronischen Glomerulonephritis können ebenfalls eine Gravidität durchmachen. Die Toxikosefrequenz ist zwar etwas höher, der Verlauf jedoch meist mild. Die Prognosen für Mutter und Kind sind gut.

Mit häufigeren Komplikationen ist nur zu rechnen, wenn gleichzeitig eine Hypertonie besteht. Mit einer Verschlechterung der Nierenfunktion ist aber zumindest während der Gravidität nicht zu rechnen, dagegen ist durch die hohe Frequenz an Pfropfgestosen das kindliche Risiko ziemlich groß, besonders wenn der Blutdruck bei Beginn der Schwangerschaft über 160 mm Hg liegt.

Eine Schwangerschaftsunterbrechung ist aber bei den Fällen sicher indiziert, bei denen neben den genannten Symptomen auch eine Rest-N-Steigerung als Zeichen einer erheblichen renalen Insuffizienz besteht.

Nephrosen in der Schwangerschaft

Ein sehr seltenes Ereignis ist das Zusammentreffen von Schwangerschaft und Nephrose. So findet man in der Literatur überwiegend nur kasuistische Beschreibungen von Einzelfällen (*36*, *56*, *88*, *94*, *104*, *120*, *124*) und nur SENFTEL und SCHEWITZ konnten zuerst über sieben Nephrosefälle in der Schwangerschaft und später nochmals über 20 Fälle bei Bantunegern berichten.

Die Ansichten der einzelnen Autoren über den Verlauf einer Nephrose in der Schwangerschaft und umgekehrt über den Einfluß dieser Erkrankung auf die

Gravidität sind ganz gegensätzlich. WEGENER, POSNER und STRONG fanden bei ihren Einzelfällen eine Verschlechterung des Nierenleidens während der Gravidität und ebenso verlief bei ihren Fällen die Schwangerschaft für das Kind immer ungünstig, da es intrauterin abstarb. Demgegenüber fanden SENFTEL u. Mitarb. bei ihren 20 Nephrosefällen keine nachweisbare Verschlechterung des Grundleidens, und alle Schwangerschaften wurden mit gesunden Kindern normal ausgetragen. Bei einigen Fällen wurden auch intravitale Nierenbiopsien durchgeführt, die den guten klinischen Verlauf bestätigten. Bei dem einen mütterlichen Todesfall (Lungeninfarkt) konnte kein Zusammenhang mit der Nephrose angenommen werden. Auch FREIDELL u. Mitarb. wie auch RUST und KAPLAN sind der Auffassung, daß die Koexistenz von Schwangerschaft und Nephrose rein zufällig sei, und daß die Gestation weder die Nephrose, noch umgekehrt die Nephrose den Schwangerschaftsverlauf nachteilig beeinflußt.

Nun ist es bekanntlich aber sehr schwierig, die verschiedenartigen Nierenläsionen, die unter dem Begriff des nephrotischen Syndroms zusammengefaßt werden, gegenseitig abzugrenzen, da recht häufig diesem Leiden eine chronische Glomerulonephritis zugrunde liegt. Wenn aber das nephrotische Syndrom schon außerhalb der Gravidität diagnostische Schwierigkeiten bereitet, so dürfte bei einer Graviden durch Überlappung der Symptome mit den bekannten Gestosezeichen eine exakte Diagnose noch schwieriger sein. Die Neigung zu Ödemen, zur Proteinurie, zur Hypoproteinämie, zur Hypercholesterinämie besteht bekanntlich in jeder Schwangerschaft. Und diese Symptome dürften sich bei einer chronischen Nephropathie verstärken, ohne daß gleichzeitig das renale Grundleiden sich dabei verschlechtern muß.

Soweit man auf Grund der gegensätzlichen Ansichten in der Literatur eine abschließende Meinung vertreten darf, so kann man sich vielleicht der Ansicht von HERVE anschließen. Dieser nimmt an, daß beim Zusammentreffen von reiner Lipoidnephrose mit einer Gravidität weder für das renale Grundleiden, noch für die Schwangerschaft oder für das Kind irgendwelche Nachteile entstehen. Dagegen sind die Kombinationsformen von Nephritis und Nephrose etwas ernster zu beurteilen. Der Ausgang des Leidens wird unabhängig von der Schwangerschaft durch das nephritische Element bestimmt, und diese Fälle dürften hinsichtlich Prognose, Therapie und für eine in Frage kommende Schwangerschaftsunterbrechung ähnlichen Kriterien unterliegen, wie dies schon in dem entsprechenden Abschnitt über die chronische Glomerulonephritis in der Gravidität geschildert wurde.

Die in der Literatur beschriebenen Fälle von Nephrose in der Schwangerschaft erlauben prinzipiell eine abwartende Haltung während der Gravidität, so daß unter fortlaufender klinischer Kontrolle zumindest bis zur 36.—38. Schwangerschaftswoche eine Beobachtung möglich ist. Danach wird man wohl besser eine Geburt durch Sectio oder durch Blasensprengung und Oxytocintropf beenden. Eine Interruptio scheint nur dann gerechtfertigt, wenn innerhalb des nephrotischen Syndroms der nephritische Anteil der renalen Veränderungen überwiegt und wenn bei Beginn der Gravidität renale Insuffizienzsymptome sich bemerkbar machen.

Literatur

1. ADAM, G. S.: Renal failure in obstetric practice. J. Obstet. Gynaec. Brit. Emp. **52**, 13 (1945). — **2.** ALLEN, A. C.: The kidney. Medical and surgical diseases. New York: Grune & Stratton 1951. — **3.** ALTCHEK, A.: Electron microscopy of renal biopsies in toxemia of pregnancy. J. Amer. med. Ass. **175**, 791 (1961). — **4.** ALVAREZ, R. R. DE, and G. E. BRATVOLD: Renal glomerulotubular mechanisms during normal pregnancy. I. Glomerular filtration rate, renal plasma flow, and creatinine clearance. Amer. J. Obstet. Gynec. **75**, 931 (1958). —

5. ALVAREZ, R. R. DE, G. E. BRATVOLD, and G. T. HARDING: The renal handling of sodium and water in normal and toxemic pregnancy. Amer. J. Obstet. Gynec. 78, 375 (1959). — 6. ASSALI, N. S., S. A. KAPLAN, S. J. FOMON, and R. A. DOUGLASS jr.: Renal function studies in toxemia of pregnancy. Excretion of solutes and renal hemodynamics during osmotic diuresis in hydropenia. J. clin. Invest. 32, 44 (1953). — 7. ASSALI, N. S., and L. RAURAMO: Measurement of uterine blood flow and uterine metabolism. Amer. J. Obstet. Gynec. 79, 86 (1960).

8. BAIRD, D., and J. S. DUNN: Renal lesions in eclampsia and nephritis of pregnancy. J. Path. Bact. 37, 291 (1933). — 9. BASTIAANSE, M. A.: Ischaemia of the gravid uterus as probable factor in the causation of toxemia. In: Toxemias of pregnancy. Philadelphia: P. Blakiston Son & Co. 1950. — 10. BEECHGARD, P.: Der Spontanverlauf der benignen Hypertonie. In: Essentielle Hypertonie. Berlin-Göttingen-Heidelberg: Springer 1960. — 11. BELL, E. T.: Renal lesions in the toxemias of pregnancy. Amer. J. Path. 8, 1 (1932).— 12. BERGER, M.: Irreversible uterine and renal changes induced by placental ischemia. Amer. J. Obstet. Gynec. 98, 230 (1964). — 13. BRANDSTETTER, F., u. E. SCHÜLLER: Die Clearanceuntersuchung in der Gravidität. Ein Beitrag zur Physio-Pathologie der Niere und Leber in der Schwangerschaft. Basel u. New York: S. Karger 1956 (Bibl. gynaec. Nr 14). — 14. BUCHT, H., J. EK, and L. WERKÖ: Renal function studies in diabetic nephropathy. Scand. J. clin. Lab. Invest. 8, 309 (1956). — 15. BURT, R. L., and P. A. KEARN: Bilateral cortical necrosis of the kidneys. A case report with laboratory and necropsy findings. Obstet. and Gynec. 2, 284 (1953). — 16. BUTTERMANN, K.: Clearance-Untersuchungen in der normalen und pathologischen Schwangerschaft. Zugleich eine kritische Beurteilung des Verfahrens. Arch. Gynäk. 190, 448 (1958). — 17. BUTTERMANN, K.: Die Bedeutung der Clearanceuntersuchungen im Rahmen der nachgehenden Betreuung nach schweren Toxikosen. Arch. Gynäk. 190, 493 (1958). — 18. BROWNE, J. C. M., and N. VEALL: Maternal placental blood flow in normotensive and hypertensive women. J. Obstet. Gynaec. Brit. Emp. 60, 141 (1953).

19. CANDIANI, G. B.: Studio della soglia renale per il glucosio nella gravidanza. Clin. Obstet. Ginec. 10, 1 (1955). — 20. CATON, W. L., CH. C. ROBY, D. E. REID, R. CASWELL, C. J. MALTESKOS, R. G. FLUHARTY, and J. G. GIBSON: The circulating red cell volume and body hematocrit in normal pregnancy and the puerperium. Amer. J. Obstet. Gynec. 61, 1207 (1951). — 21. CHESLEY, L. C.: Kidney function in the normal and toxemic pregnant woman. Med. Clin. N. Amer. 35, 699 (1951). — 22. CHESLEY, L. C., E. J. CONNELL, E. R. CHESLEY, J. D. KATZ, and C. ST. GLISSEN: The diodrast clearance and renal blood flow in toxemias of pregnancy. J. clin. Invest. 19, 219 (1940). — 23. CHESLEY, L. C., C. VALENTI, and H. REIN: Excretion of sodium loads by nonpregnant and pregnant normal, hypertensive and preeclamptic women. Metabolism 7, 575 (1958). — 24. CHESLEY, L. C., and D. SLOAN: The effect of posture on renal function in late pregnancy. Amer. J. Obstet. Gynec. 89, 754 (1964). — 25. CHRISTENSEN, P. J.: Tubular reabsorption of glucose during pregnancy. Scand. J. clin. Lab. Invest. 10, 364 (1958). — 26. CHRISTENSEN, P. J.: Amino acids in blood plasma during pregnancy. Scand. J. clin. Lab. Invest. 9, 54 (1957). — 27. COPPITZ, A., e P. ZULLI: Studio bioptico e funzionale del rene in corso die gravidanza. Arch. De Vecchi Anat. pat. 25, 533 (1957).

28. DAVEY, D. A.: Total exchangeable sodium in normal pregnancy and pre-eclampsia. Lancet 1961 I, 519. — 29. DIECKMANN, W. J.: The toxemias of pregnancy, 2nd ed. St. Louis: C. V. Mosby Co. 1952. — 30. DIECKMANN, W. J., CH. P. MCCARTNEY, and J. P. HARROD jr.: Kidney biopsies in multiparous patient with vascular renal disease in pregnancy. Amer. J. Obstet. Gynec. 75, 634 (1958). — 31. DOKUMOV, S. T.: A study of glycosuria of pregnancy by means of ascending paper chromatography. Amer. J. Obstet. Gynec. 87, 854 (1963). — 32. DONATO, L., and G. TRUCHETTI: Renal glycosuria in pregnancy. Acta med. scand. 152, 223 (1955). — 33. DUFF, G. L., and R. H. MOORE: Symmetrical costical necrosis of the kidneys in pregnancy. Amer. J. med. Sci. 201, 428 (1941).

34. FAHR, TH.: Die pathologisch-anatomischen Veränderungen der Niere und Leber bei der Eklampsie. In: Die Eklampsie (Hrsg. H. HINSELMANN), S. 200. Bonn: Cohen 1924. — 35. FARQUHAR, M. G.: Review of normal and pathologic glomerular ultrastructure. In: Proceedings of the 10th Annual Conference of the Nephrotic Syndrome. New York: National Nephrosis Found. 1958. — 36. FREIDELL, R.: The nephrotic syndrome in pregnancy. Amer. J. Obstet. Gynec. 79, 154 (1960). — 37. FISHBERG, A. M.: Hypertension and nephritis. Philadelphia: Lea & Febiger 1954. — 38. FLYNN, F. V., C. HAPER, and P. DE MAYO: Lactosuria and glycosuria in pregnancy and the puerperium. Lancet 1953 II, 698. — 39. FRANKLIN, K. J.: Uterine influences upon intrarenal blood distribution. Lancet 1952 II, 1141. — 40. FRERICHS, F. TH. F.: Die Brightsche Nierenkrankheit und deren Behandlung. Braunschweig: Leopold 1851. — 41. FREY, J., u. K. HIERHOLZER: Nephropathien in der Schwangerschaft. Internist (Berl.) 4, 161 (1963). — 42. FREY, W.: Die hämatogenen Nierenerkrankungen. In: Handbuch der inneren Medizin, (Hrsg.: G. v. BERGMANN et al.), 4. Aufl., Bd. VIII. Berlin-Göttingen-Heidelberg: Springer 1951. — 43. FRIEDBERG, V.: Der Wasserhaushalt und die Nierenfunktion

in der normalen und pathologischen Schwangerschaft. Leipzig: Georg Thieme 1957. — **44.** FRIEDBERG, V.: Die Nierenfunktion in der normalen Schwangerschaft und bei Schwangerschaftstoxikosen. Geburtsh. u. Frauenheilk. **21**, 333 (1961). — **45.** FRIEDBERG, V., u. J. MARGALE: Über die Ätiologie der chronischen Hypertonie nach Schwangerschaftstoxikosen. Med. Klin. **53**, 1333 (1958). — **46.** FRIEDBERG, V.: Über das Verhalten der Nierenfunktion bei chronischen Nierenerkrankungen während der Schwangerschaft. Zbl. Gynäk. **80**, 1289 (1958). — **47.** FRIEDBERG, V.: Über die Entstehung der Glykosurie in der Schwangerschaft. Gynaecologia (Basel) **146**, 432 (1958). — **48.** FRIEDBERG, V.: Zur Ätiologie des Hochdrucks in der Schwangerschaft. Geburtsh. u. Frauenheilk. **2**, 94 (1964).

49. GÔMEZ, D. M.: Evaluation of renal resistances, with special reference to changes in essential hypertension. J. clin. Invest. **30**, 1143 (1951). — **50.** GOVAN, A. D. T.: The pathogenesis of eclamptic lesions. Path. et Microbiol. (Basel) **24**, 561 (1961). (Proceedings of the 7th Internat. Conf. of the Internat. Soc. of Geographical Pathology, London, June 28th—30th, 1960 [Ed. F. C. ROULET]. Basel and New York S. Karger 1961.) — **51.** GRAY, M. J., and A. A. PLENTL: The variations of the sodium space and the total exchangeable sodium during pregnancy. J. clin. Invest. **33**, 347 (1954).

52. HAMILTON, H. J.: Acute nephritis in pregnancy. J. Obstet. Gynaec. Brit. Emp. **59**, 25 (1952). — **53.** HAMILTON, H. F. H.: Cardiac output in hypertensive toxaemias of pregnancy. J. Obstet. Gynaec. Brit. Emp. **58**, 977 (1951). — **54.** HAYASHI, T. T.: Uric acid and endogenous creatinine clearance after normal and toxemic pregnancy. Amer. J. Obstet. Gynec. **73**, 23 (1957). — **55.** HENDRICKS, C. H., and A. C. BARNES: The effect of the supine position on urinary output in pregnancy. Amer. J. Obstet. Gynec. **80**, 92 (1960). — **56.** HERVÉ, R.: Zit. nach FREIDELL. — **57.** HEYNEMANN, TH.: Die Eklampsie- und Schwangerschaftsniere. In: Die Eklampsie (Hrsg. H. HINSELMANN), S. 88. Bonn: Cohen 1924. — **58.** HOCHULI, E.: Die Nierenfunktion nach Eklampsie. Zbl. Gynäk. **80**, 365 (1958). — **59.** HOCHULI, E., u. A. STÖCKLI: Schwangerschaftstoxikose. Ergebnisse und neue Gesichtspunkte aus 180 Nachkontrollen bei 153 Patientinnen mittels Nierenclearance. Schweiz. med. Wschr. **89**, 901 (1959). — **60.** HUNTER, G. A., and W. F. HOWARD: Etiology of hypertension in toxemia of pregnancy. Amer. J. Obstet. Gynec. **81**, 441 (1961).

61. ISHIKAWA, E.: The kidney in the toxemias of pregnancy. Path. et Microbiol. (Basel) **24**, 576 (1961). (Proceedings of the 7th Internat. Conf. of the Internat. Soc. of Geographical Pathology, London, June 28th—30th, 1960 [Ed. F. C. ROULET]. Basel and New York: S. Karger 1961.)

62. KAPLAN, A. L., J. P. SMITH, and A. B. TILLMANN: Healed acute and chronic nephritis in pregnancy. Amer. J. Obstet. Gynec. **83**, 1519 (1962). — **63.** KÄSER, O.: Die Bedeutung renaler Erkrankungen, namentlich der chronischen Pyelonephritis für die Schwangerschaftstoxikose. Geburtsh. u. Frauenheilk. **18**, 335 (1958). — **64.** KELLAR, R. J.: Studies in the circulation of normal and abnormal pregnancy. In: Toxaemias of pregnancy. Human and veterinary. A Ciba Foundation Symposium (Ed. J. HAMMOND et al.), p. 135. London: Churchill 1950. — **65.** KENNEY, R. A., R. F. LAWRENCE, and D. H. MILLER: Haemodynamic changes in the kidney. In: Toxaemia of late pregnancy. J. Obstet. Gynaec. Brit. Emp. **57**, 17 (1950). — **65a.** KOCZOREK, KH. R., H. P. WOLFF u. M. L. BEER: Über die Aldosteronausscheidung bei Schwangerschaften und bei Schwangerschaftstoxikosen. Klin. Wschr. **35**, 497 (1957).

66. LANDESMANN, R., and L. SCHERR: Congenital polycystic kidney disease in pregnancy. Obstet. and Gynec. 8, 673 (1956). — **67.** LANDESMANN, R.: Na_{24} uterine muscule clearance in late pregnancy. Amer. J. Obstet. Gynec. **80**, 92 (1960). — **68.** LANZ, R., u. E. HOCHULI: Über die Nierenclearance in der normalen Schwangerschaft und bei hypertensiven Spättoxikosen, ihre Beeinflussung durch hypotensive Medikamente. Schweiz. med. Wschr. **85**, 395, 423 (1955). — **69.** LEVITT, M. F., and H. ALTCHEK: Clinical conference on medical hazards of pregnancy. J. Mt Sinai Hosp. **24**, 479 (1957). — **70.** LÖHLEIN, M.: Zur Pathogenese der Nierenkrankheiten. II. Nephritis und Nephrose, mit besonderer Berücksichtigung der Nephropathia gravidarum. Dtsch. med. Wschr. **44**, 1187 (1918). — **71.** LOWENSTEIN, L., CH. A. PICK, and N. W. PHILPOTT: Correlation of blood loss with blood volume and other hematological studies before, during, and after childbirth. Amer. J. Obstet. Gynec. **60**, 1206 (1950). — **72.** LUBARSCH, A.: Zit. nach TH. FAHR. — **73.** LUTZ, J., u. V. FRIEDBERG: Schwundrate und totale Clearance von Evans-Blau während der normalen Schwangerschaft und bei Schwangerschaftstoxikosen (Untersuchungen zur Frage von Permeabilitätsveränderungen). Klin. Wschr. **39**, 801 (1961).

73a. MARTIN, J. D., and J. K. MILLS: Aldosterone excretion in normal and toxaemic pregnancies. Brit. med. J. **2**, 571 (1956). — **74.** MAUZY, CH. H., and J. F. DONNELLY: Oliguria and anuria in toxemias of pregnancy. Amer. J. Obstet. Gynec. **57**, 421 (1949). — **75.** MCCARTNEY, CH. P., and B. SPARGO: Renal physiopathology in preeclampsia-eclampsia. Med. Clin. N. Amer. **45**, 141 (1961). — **76.** MCKAY, D. G., S. J. MERRILL, A. E. WEINER, A. T. HERTIG, and D. E. REID: The pathologic anatomy of eclampsia, bilateral renal cortical necrosis, pituitary necrosis, and other acute fatal complications of pregnancy, and its possible relationship to the generalized Shwartzman phenomenon. Amer. J. Obstet. Gynec. **66**, 507 (1953). — **77.** MILLIEZ, P., D. FRITEL et A. BONIS: Les complications hypertensives et rénales de la grossesse. (D'après l'étude de 300 observations.) J. urol. méd. chir. **62**, 532 (1956). — **78.** MORRIS, N., S. B. OSBORN, and H. WRIGHT: Effective circulation of the uterine wall in late pregnancy. Lancet **1955 I**, 323. — **78a.** MORRIS, R. H., P. VASSALLI, F. K. BELLER, and R. T. MCCLUSKEY: Immunofluorescent studies of renal biopsies in the diagnosis of toxemia of pregnancy. Obstet. and Gynec. **24**, 32 (1964).

79. OBER, W. E., D. E. REID, S. L. ROMNEY, and J. P. MERRILL: Renal lesions and acute renal failure in pregnancy. Amer. J. Med. **21**, 781 (1965). — **80.** O'DONNELL, W. M.: Pathogenesis of oliguria in eclampsia, abortion and abruptio placentae. Amer. J. Obstet. Gynec. **61**, 641 (1951). — **81.** O'DWYER, E. M., and D. MONTGOMERY: Pregnancy and acute nephritis. J. Obstet. Gynec. Brit. Emp. **61**, 454 (1954). — **82.** OGDEN, E.: Rise of blood pressure during ischaemia of gravid uterus. Proc. Soc. exp. Biol. (N.Y.) **43** 49 (1940). — **83.** OLIVER, J.: Correlations of structure and function and mechanisms of recovery in acute tubular necrosis. Amer. J. Med. **15**, 535 (1953).

84. PAGE, E. W.: The increased urea clearance of normal pregnancy. J. clin. Invest. **14**, 575 (1935). — **85.** PAGE, E. W.: The hypertensive disorders of pregnancy. Springfield (Ill.): Ch. C. Thomas 1953. — **86.** PARKER, R. T., H. D. MELNTOSH, H. W. JOHNSON, and J. F. DONNELLY: The development and management of acute renal failure in the obstetric patient. Sth. med. J. (Bgham, Ala.) **52**, 251 (1959). — **87.** PAUL, J. T.: Glycosuria in pregnancy. Amer. J. Obstet. Gynec. **71**, 70 (1951). — **88.** PETERS, A.: Nephrosis during pregnancy. Report of a case. Obstet. and Gynec. **17**, 202 (1961). — **89.** PICKFORD, M.: The effect of distension of the uterus on the composition of urine on conscious dogs. J. Physiol. (Lond.) **141**, 527 (1958). — **90.** PIGEAUD, H., et H. DUMONT: Les néphropathies gravidiques. Paris: Masson & Cie. 1946. — **91.** PIRANI, C. L., V. E. POLLAK, R. LANNIGAN, J. B. NETTLES, and P. STEIN: Light and electromicroscopic studies of the renal lesions in toxemia of pregnancy with observations on some clinicopathologic relationships. Path. et Microbiol. (Basel) **24**, 586 (1961). (Proceedings of the 7th Internat. Conf. of the Internat. Soc. of Geographical Pathology, London, June 28th—30th, 1960 [Ed. F. C. ROULET].) Basel and New York: S. Karger 1961. — **92.** POLLAK, V. E., and R. M. KARK: The toxemias of pregnancy and the renal lesion of pre-eclampsia. Amer. J. Med. **30**, 181 (1961). — **93.** POLLAK, V. E., and J. B. NETTLES: Preliminary observations on the differential diagnosis of toxemias of pregnancy by means of renal biopsy. Amer. J. Obstet. Gynec. **79**, 866 (1960). — **94.** POSNER, A. CH., J. A. GOLDMAN, and G. V. FORESTER: Pregnancy complicated by nephrotic syndrome. A case report. Amer. J. Obstet. Gynec. **74**, 651 (1957). — **95.** POWERS, S. R.: Mechanism and prevention of distal tubular necrosis in dogs following experimental placental abruption. Surg. Gynec. Obstet. **107**, 469 (1958). — **96.** PRITCHARD, J. A., K. M. WIGGINS, and J. C. DICKEY: Blood volume changes in pregnancy and the puerperium. I. Does sequestration of red blood cells accompany parturition? Amer. J. Obstet. Gynec. **80**, 956 (1960). — **97.** PRITCHARD, J. A., A. C. BARNES, and R. BRIGHT: The effect of the supine position on renal function in the near-term pregnant women. J. clin. Invest. **34**, 777 (1955).

98. RAURAMO, L., A. KASANEN, O. CASTRÉN, and A. SAMI: Fertility, pregnancy and labour in women with a history of nephritis or pyelonephritis. Acta obstet. gynec. scand. **41**, 357 (1962). — **99.** REID, D. E., and H. M. TEEL: Nonconvulsive pregnancy toxemias. Their relationship to chronic vascular and renal disease. Amer. J. Obstet. Gynec. **37**, 886 (1939). — **100.** REUBI, F.: Nierenkrankheiten. Bern u. Stuttgart: Huber 1960. — **101.** ROSE, D. J., M. E. BADER, and E. BRAUNWALD: Catheterization of cardiac hemodynamics in normal pregnant women with reference to left ventricular work. Amer. J. Obstet. Gynec. **72**, 233 (1956). — **102.** RUSSELL, K. P.: Obstetrical aspects of lower nephron nephrosis. West. J. Surg. **62**, 66 (1954). — **103.** RUSSELL, K. P., J. F. MAHARRY, and J. W. STEHLY: Acute renal failure as an obstetric complication. J. Amer. med. Ass. **157**, 15 (1955). — **104.** RUST, TH.: Nephrotisches Syndrom und Schwangerschaft. Ein kasuistischer Beitrag. Gynaecologia (Basel) **147**, 492 (1959).

105. SABIN, M.: A ten-year review of renal diseases in precnancy. Canad. med. Ass. J. **83**, 372 (1960). — **106.** SARRE, H.: Nierenkrankheiten. Physiologie, Pathophysiologie, Klinik und Therapie, 2. Aufl. Stuttgart: Georg Thieme 1959. — **107.** SCHLEGEL, CH.: Ergebnisse und prognostische Bedeutung der Nierenclearance bei Spätschwangerschaftstoxikosen. Zbl. Gynäk. **81**, 896 (1959). — **108.** SCHEWITZ, L. J., and H. C. SEFTEL: The nephrotic syndrome in pregnancy. S. Afr. med. J. **35**, 341 (1961). — **109.** SCHMORL, G.: Pathologisch-anatomische Untersuchungen über Puerperal-Eklampsie. Leipzig: F. C. W. Vogel 1893. — **110.** SEFTEL, H. C., and L. J. SCHEWITZ: The nephrotic syndrome in pregnancy. J. Obstet. Gynaec. Brit. Emp. **64**, 862 (1957). — **111.** SHEEHAN, H. L.: Pathological lesions in the hypertensive toxaemias of pregnancy. In: Toxaemias of pregnancy. Human and veterinary. A Ciba Foundation Symposium (Ed. J. HAMMOND et al.), p. 16. London: Churchill 1950. — **112.** SHEEHAN, H. L., A. M. JOEKES, and K. J. FRANKLIN: Discussion on symmetrical cortical necrosis of the kidneys. Proc. roy. Soc. Med. **44**, 399 (1951). — **113.** SEITCHIK, J.: Metabolism of urate in pre-eclampsia. Amer. J. Obstet. Gynec. **72**, 40 (1956). — **114.** SIMS, E. A. H.: Renal function during pregnancy complicated by intercapillary glomerulo-sclerosis: Serial studies in a young diabetic. Ann. intern. Med. **52**, 693 (1960). — **115.** SIMS, E. A. H., and K. E. KRANTZ: Serial studies of renal function during pregnancy and the puerperium in normal women. J. clin. Invest. **37**, 1764 (1958). — **116.** SOHAR E., E. SCADRON, and M. F. LEVITT: Changes in renal hemodynamics during normal pregnancy. Clin. Res. Proc. **4**, 142 (1956) (Vortragsref.). — **117.** SOPHIAN, J.: Myometrial resistence to stretch the cause of pre-eclampsia. J. Obstet. Gynaec. Brit. Emp. **62**, 37 (1955). — **118.** SPARGO, B., CH. P. MC-CARTNEY, and R. WINEMILLER: Glomerular capillary endotheliosis in toxemia of pregnancy. Arch. Path. **68**, 593 (1959). — **119.** SPERL, J.: Über pathologisch-anatomische Veränderungen bei Eklampsie. (An Hand eines 11jährigen klinischen Krankengutes). Arch. Gynäk. **170**, 90 (1940). — **119a.** STARK, G.: Aldosteron und Schwangerschaft. In: 9. Symposion d. Dtsch. Ges. f. Endokrinologie, Mainz, 1962. Berlin-Göttingen-Heidelberg: Springer 1963. — **120.** STRONG, P. E., and R. B. FINKBEINER: Nephrotic syndrome during pregnancy. Obstet. and Gynec. **8**, 573 (1956).

121. TATUM, H. J., and E. A. WATERMAN: The prophylactic use of the thiazides in pregnancy. Gen. Pract. Clin. **24**, 101 (1961). — **122.** TILLMANN, A. J. B.: Toxemias of pregnancy. Their classification and management. Med. Clin. N. Amer. **35**, 677 (1951).

123. VOLHARD, F.: Nierenerkrankungen und Hochdruck, 2. Aufl. Leipzig: Johann Ambrosius Barth 1949.

124. WEGENER, C. R.: Nephrosis in pregnancy. Amer. J. Obstet. Gynec. **33**, 51 (1937). — **125.** WELLEN, I., C. A. WELSH, and H. C. TAYLOR jr.: Effect of pregnancy on renal function in women with pre-existing essential hypertension and with chronic glomerulonephritis. J. clin. Invest. **23**, 742 (1944). — **126.** WELSH, C. A., I. WELLEN, and H. C. TAYLOR jr.: The filtration rate, effective renal blood flow, tubular excretory and phenol red clearance in normal pregnancy. J. clin. Invest. **21**, 57 (1942). — **127.** WELSH, G. W., and E. A. SIMS: Renal tubular reabsorption of glucose and the mechanism of glycosuria in pregnancy. Clin. Res. Proc. **5**, 287 (1958). — **128.** WERKÖ, L., and H. BUCHT: Glomerular filtration rate and renal blood flow in patients with chronic diffuse glomerulonephritis during pregnancy. Acta med. scand. **153**, 177 (1956). — **129.** WETZEL, E.: Die doppelseitige Nierenrindennekrose. Dtsch. med. Wschr. **88**, 2073 (1963). — **130.** WIMHÖFER, H., u. P. PFAU: Die Praeeklampsie und Eklampsie. Neuere Anschauungen über ihre Entstehung, Verhütung und Behandlung. Dtsch. med. Wschr. **81**, 768 (1956). — **131.** WRÓBLOWA, W.: The problem of pregnancy in chronic nephritis. Pol. Arch. Med. wewnt. **26**, 1251 (1956). Ref. Ber. ges. Gynäk. Geburtsh. **60**, 323 (1957).

132. ZANGEMEISTER, W.: Die Lehre von der Eklampsie. Leipzig: S. Hirzel 1926.

Akute interstitielle Nephritis

Von

H. Nieth

Mit 2 Abbildungen

Die akute interstitielle Nephritis tritt als Komplikation bei bakteriellen Erkrankungen, insbesondere Streptokokkeninfekten, Leptospirosen, Rickettsiosen, Brucellosen und Viruserkrankungen auf. Sie wird ferner nach Sulfonamiden, Antibiotica (Colistinsulfat), Butazolidin, Anticoagulantien und Pockenschutzimpfung beobachtet.

Bereits 1860 beschrieb BIERMER eine nicht eitrige akute interstitielle Nephritis als Sonderform einer entzündlichen Nierenerkrankung.

Da die Diagnose einer akuten interstitiellen Nephritis klinisch nur selten gestellt wird (FISHBERG), haben sich vor allem Pathologen mit dem Krankheitsbild beschäftigt (COUNCILMAN; KLEIN; WAGNER; FRIEDLÄNDER; SÖRENSEN; NOBLE; LÖHLEIN; HUEBSCHMANN; ASCHOFF; FAHR; OBERLING; ZOLLINGER; MELNICK; KIMMELSTIEL).

COUNCILMAN hat die akute interstitielle Nephritis als eine akute Entzündung der Niere definiert, welche durch Flüssigkeitsexsudation und diffuse oder fokale, nicht eitrige celluläre Infiltrate charakterisiert wird. Ihr Prototyp stellt die Scharlach-Frühnephritis dar (LÖHLEIN).

Sicher ist das Krankheitsbild seit Einführung der Antibiotica seltener geworden. FISHBERG sah z.B. in mehreren Jahren keinen einzigen Fall. Es ist jedoch nach wie vor zu beobachten (MALLORY und KEEFER; EARLE u. JENNINGS; GLOGNER; GAYER u. NIETH; SPÜHLER u. ZOLLINGER).

ZOLLINGER definiert die interstitielle Nephritis als eine entzündliche, lokal abakterielle, nicht eitrige und nicht granulomatöse Veränderung des Interstitiums ohne entzündliche Veränderungen an Glomerula und Gefäßen einerseits und ohne wesentliche tubuläre Schäden andererseits.

Damit entspricht auch die akute interstitielle Nephritis zumindest pathologisch-anatomisch einer wohldefinierten Einheit.

Nicht zu diesem Formenkreis sind die interstitiellen Nephropathien (Néphropathies interstitielles) französischer Autoren (HAMBURGER u. Mitarb.) zu rechnen, welche z.B. auch die Pyelonephritis dazu zählen.

Von der echten akuten interstitiellen Nephritis abzugrenzen sind ferner jene Fälle von akutem Nierenversagen, bei denen zum Teil bakteriell bedingte Schockzustände den Einfluß der hämodynamischen Veränderungen nicht klar abgrenzen und die interstitielle Reaktion als sekundär erscheinen lassen. Dies ist bei einem Teil der von KIMMELSTIEL und MELNICK beschriebenen Krankheitsbildern der Fall.

Über die Häufigkeit der akuten interstitiellen Nephritis liegen im wesentlichen nur pathologisch-anatomische Untersuchungen vor. Die klinischen Veröffentlichungen beschränken sich mehr oder weniger auf kasuistische Mitteilungen.

KANNERSTEIN berichtet über interstitielle Infiltrate bei 77% seiner in den Jahren 1930—1938 untersuchten Scharlachfällen, von den im gleichen Zeitraum untersuchten Diphtherie- und Masernfällen wiesen 48 bzw. 19% interstitielle Infiltrate auf.

ZOLLINGER (1966) fand unter 10000 systematisch ausgewerteten Autopsien 108mal eine akute interstitielle Nephritis, letztere stellte in 0,8% der Fälle die Todesursache dar. Gegenüber früher (ZOLLINGER, 1956) scheint das Leiden etwas häufiger aufzutreten.

Im Gegensatz dazu beobachtete GLOOR unter 1858 Nierenfällen des Basler Pathologischen Institutes der Jahre 1938—1957 keine akute interstitielle Nephritis.

FABRE, JEANDET und CHATELANAT sahen von 1955—1960 fünf akute interstitielle Nephritiden, drei davon nach Arzneiüberempfindlichkeit, bei 303 Fällen akuter oder chronischer Pyelonephritis bzw. interstitieller Nephrits.

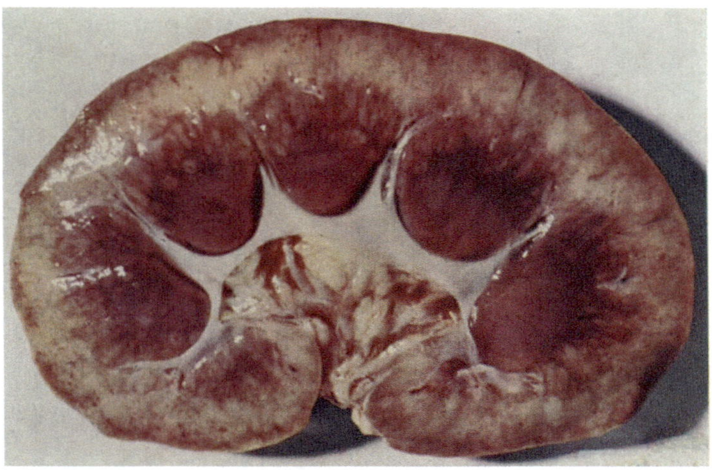

Abb. 1. Akute, nicht eitrige interstitielle Nephritis (nach ZOLLINGER)

Wir selbst beobachteten an der Medizinischen Klinik Tübingen in den Jahren 1962—1966 sechs akute interstitielle Nephritiden, von denen sich fünf Fälle bioptisch und ein Fall autoptisch sichern ließen. Hierbei handelt es sich jedoch nur um klinisch schwere Erkrankungen mit ausgeprägter Symptomatik. Leichte Krankheitsbilder im Verlaufe von Infektionen entgehen meist der Diagnose, da ihre Abgrenzung gegenüber einer „febrilen Albuminurie“ oder „fokalen Glomerulitis“ nicht möglich ist.

Pathologische Anatomie

Im makroskopischen Bild (ASCHOFF; KIMMELSTIEL; FAHR; ZOLLINGER; MASSHOFF u. HOLLMANN) imponiert eine deutlich vergrößerte Niere (Gesamtgewicht beider Nieren bis zu 700 g), wobei die Zunahme der Dicke und Breite ausgesprochener ist als die Längenzunahme. Die Oberfläche ist glänzend, glatt und feucht. Die Schnittfläche selbst erscheint blaß, gelblich-rosa gefärbt, wobei die Papillen deutlich dunkler hervortreten. Neben einer leichten Unschärfe der Rinden-Markgrenze sieht man feine, radiäre dunkelrot-braune Streifen im Markgewebe (ZOLLINGER, 1956) (Abb. 1).

Im mikroskopischen Bild besteht eine rein interstitielle Entzündung, wobei vor allem Lymphocyten und Plasmazellen vorherrschen, selten sieht man Histiocyten und Eosinophile. Polynucleäre Leukocyten fehlen meist. Das Interstitium selbst ist deutlich verbreitert, die entzündlichen Infiltrate sind vorwiegend an der Rinden-Markgrenze ausgeprägt.

Entzündliche Veränderungen an den Glomerula fehlen. Dagegen lassen sich nach ZOLLINGER als ischämisch zu deutende Veränderungen mit Verdickung der Basalmembran und Verquellung der Zellelemente konstatieren (Abb. 2, nach ZOLLINGER).

Die Tubuli selbst sind gut erhalten, sie zeigen im Rindengebiet eine Lumenausweitung, im Gebiet der Rinden-Markgrenze eine Kompression.

Histologisch lassen sich drei verschiedene Typen unterscheiden (ASCHOFF; ZOLLINGER; MASSHOFF u. HOLLMANN).

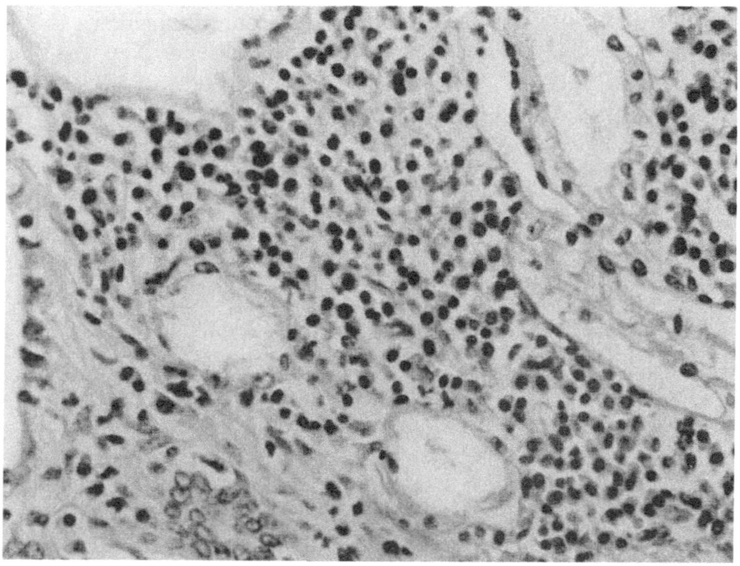

Abb. 2. Typisches Infiltrat bei hämatogener akuter interstitieller Nephritis: Lymphocyten, Histiocyten und Plasmazellen (nach ZOLLINGER)

1. Bei dem *serös-interstitiellen Typ* sind die Tubuli der Rinden-Markgrenze und der Rinde durch ein interstitielles Ödem weiter auseinandergedrängt. Es finden sich nur vereinzelt Plasmazellen und große Lymphocyten, am dichtesten in der Rinden-Markgrenze.

Solche Veränderungen treten vor allem nach Hämolyse, Myolyse und Verbrennungen auf, Erkrankungen, die von ZOLLINGER unter dem Begriff der Chromoproteinurie-Niere zusammengefaßt werden.

Die Vielfalt der ätiologischen Noxen läßt uns ihre klinische Einordnung zur akuten interstitiellen Nephritis fraglich erscheinen.

2. Der *perivasculär-celluläre Typ* entspricht dem der Scharlach-Frühnephritis. Hier sieht man in Anlehnung an die Gefäße ausgeprägte interstitielle Imfiltrate mit Plasmazellen, Lymphocyten, spärlich Histiocyten und Eosinophilen.

3. Eine *interstitielle Begleit- oder Fokalnephritis*, morphologisch charakterisiert durch kleine lympho-plasmacelluläre Infiltrate in der Umgebung von tuberkulösen Herden, Glomerulonephritiden oder Nierentumoren hat klinisch keine Bedeutung.

Wie bereits erwähnt ist die Scharlach-Frühnephritis als Prototyp der akuten interstitiellen Nephritis, ähnlich wie andere Scharlachkomplikationen, seltener geworden.

KOCH berichtet über drei Fälle von akuter interstitieller Nephritis bei Scharlach, wobei die in einem Fall anläßlich der Dekapsulation entnommene Biopsie das typisch morphologische Bild aufwies.

Im 9 Tage später gewonnenen autoptischen Befund war die Rundzelleninfiltration wesentlich geringer ausgeprägt und nur noch herdweise vorhanden.

Reichel hat einen ähnlichen Fall veröffentlicht.

Wahrscheinlich liegt den von Gautier sowie von Lorenz und Hinrichs beobachteten funktionellen Störungen der Niere bei Scharlach zumindest in einem Teil der Fälle eine leichte interstitielle Nephritis zugrunde. Daneben mögen Veränderungen eine Rolle spielen, welche als febrile Albuminurie oder fokale Herdnephritis zu deuten sind. Auch Hoen vertritt die Auffassung, daß es sich bei diesen Symptomen wohl um eine interstitielle Nephritis handeln könne, welche klinisch keine weiteren Erscheinungen mache und prognostisch günstig zu beurteilen sei.

Exakte Daten über diese Scharlachkomplikation liegen nur von pathologisch-anatomischer Seite vor. Brody und Smith sahen in 44% von 44 Scharlachfällen interstitielle Veränderungen, Kannerstein sogar in 77%.

Eine typische, bioptisch gesicherte akute interstitielle Nephritis kann auch bei gewöhnlichen, nicht unter dem Bild eines Scharlachs verlaufenden Streptokokkeninfektionen auftreten (Earle u. Jennings; Gayer u. Nieth).

Die Krankheitsbilder zweier Patienten von Earle u. Jennings wurden klinisch zunächst als akute Glomerulonephritiden gedeutet. Die Biopsie deckte jedoch normale Glomerula und ausgeprägte interstitielle Infiltrate auf.

Bei zwei eigenen Beobachtungen (Gayer u. Nieth) machte der erhöhte AST-0-Titer einen Streptokokkeninfekt als auslösende Ursache der akuten interstitiellen Nephritis wahrscheinlich:

Ein 35jähriger Patient erkrankte mit katarrhalischen Erscheinungen und cystitischen Beschwerden. Der Hausarzt dachte zunächst an eine akute Pyelonephritis, zumal im Urin massenhaft Leukocyten und vereinzelt Erythrocyten nachweisbar waren. Es bestand außerdem eine leichte Proteinurie bis maximal 3,2 g/24 Std. Die Blutdruckwerte schwankten zwischen 150/80 und 120/70 mm Hg. Kreatinin im Serum 3,0 mg-%, Harnstoff 216 mg-%, Kalium mit 6,5 mval/l deutlich erhöht.

Der Antistreptolysin-0-Titer lag zunächst bei 625 E, stieg dann auf 3250 E an.

Die kurz nach der Aufnahme durchgeführte Clearance sprach mit einer glomerulären Filtration von 25 ml/min und einer effektiven Plasmadurchströmung von 410 ml/min bei einer Filtrationsfraktion von 6,0 zunächst für eine akute Glomerulonephritis.

Die Nierenbiopsie dagegen, welche mit 26 getroffenen Glomerula für Rinde und Mark repräsentativ war, zeigte vollkommen unauffällige Glomerula. In der Rinde waren kräftige, rundzellig-histiocytäre und plasmacytäre Infiltrate zu sehen.

Interstitielle Infiltrate können auch bei *Diphtherie* vorkommen. Kannerstein fand sie in 48% seiner Fälle.

Randerath dagegen beschrieb im wesentlichen nur Gefäßwandschäden, welche von ihm als „toxisch bedingte Nephrose“ gedeutet wurden.

Sehr häufig tritt eine Nierenbeteiligung bei *Leptospirenerkrankungen* auf.

Ihre klinische Manifestation kann sich von einem pathologischen Sedimentbefund bis hin zur Anurie erstrecken (Gsell; van Thiele; Rimpau; Stilles u. Mitarb.; McCrump u. Mitarb.; Edwards u. Domm; Arean; Austoni u. Cora).

Ob es sich hierbei um echte interstitielle Nephritis handelt, wird neuerdings bezweifelt (Edwards u. Domm; Arean; Austoni u. Cora).

Van Thiele u. Rimpau lehnen eine entzündliche Nierenerkrankung ab und sehen die Nierenschäden bei Leptospirosen als rein degenerative Prozesse an.

Sicherlich spielen bei Leptospirosen hämodynamische Veränderungen und toxische Faktoren in der Pathogenese der Nierenschädigung eine wesentliche Rolle.

Bei innerhalb der ersten Krankheitswoche verstorbenen Patienten findet man Veränderungen im Sinne einer „hypoxischen Nephrose“, d.h. trübe Schwellung, isolierte tubuläre Nekrosen. Das interstitielle Ödem ist nur gering ausgeprägt.

Erst vom 12. Tage an imponieren deutlich ausgeprägte interstitielle Infiltrate (AREAN).

Nach AUSTONI und CORA entsprechen sowohl die funktionellen als auch die morphologischen Nierenveränderungen den bei akuten Nierenversagen anderer Genese (Schockniere, akute tubuläre Nekrose) erhobenen Befunden.

Diese Veränderungen sind besonders ausgeprägt bei der Weilschen Krankheit. Hierbei führt das Zusammenwirken von Schock, Hyperbilirubinämie und Hämoglobinämie zum akuten Nierenversagen.

In einer eigenen Beobachtung bestand klinisch das Bild eines akuten Nierenversagens. Bioptisch waren lediglich ganz vereinzelt kleine interstitielle Infiltrate vorhanden, welche sekundär entstanden waren.

Es ist jedoch darauf hinzuweisen, daß eine Nierenschädigung bei Weilscher Krankheit auch ohne manifesten Ikterus vorkommen kann (STILLES; LEREBOUILET u. Mitarb.; SIGUIER u. POULET).

Eine akute interstitielle Nephritis kann gelegentlich bei weiteren Infektionskrankheiten wie Rickettsiosen (MICHON u. Mitarb.) und Brucellosen auftreten. Da die klinischen Befunde vieldeutig sind und bioptische Befunde fehlen, lassen sich keine exakteren Angaben machen.

Der Verdacht auf eine akute interstitielle Nephritis in einem eigenen Falle von Q-Fieber, der mit einer Anurie einherging, ließ sich bioptisch ebenfalls nicht sichern. Es fiel lediglich eine deutliche Verdickung der Basalmembran auf, die Glomerula boten sonst ein unauffälliges Bild. Das Interstitium war andeutungsweise verbreitert, enthielt aber keine Infiltrate.

Retrospektiv ließ sich durch Nierenbiopsie das zunächst als interstitielle Nephritis gedeutete Krankheitsbild bei einer Patientin mit Enteritis Breslau ebenfalls als akutes Nierenversagen klären. Die Histologie deckte lediglich im Interstitium fleckförmige, ältere entzündliche Infiltrate zum Teil mit herdförmiger Fibrose auf.

Von den Viruserkrankungen, welche mit einer akuten interstitiellen Nephritis einhergehen können, seien die Virusgrippe und die akute Virushepatitis genannt.

Im Rahmen der Besprechung der akuten interstitiellen Nephritis bedürfen die renalen Komplikationen bei septischen Erkrankungen einer besonderen Erwähnung. Die Mehrzahl älterer Publikationen über dieses Thema lassen sich insofern nicht verwerten, als die funktionelle Niereninsuffizienz noch nicht bekannt und eine Differenzierung von direkten und indirekten Nierenschäden nicht möglich war.

Was die Häufigkeit von Nierenkomplikationen bei Staphylokokkensepsis betrifft, so sah DEBRAY bei 24 Kranken 15mal klinisch eine renale Beteiligung. Jedoch waren nur in zwei von acht untersuchten Fällen histologische Veränderungen nachzuweisen.

SMITH u. VICKERS fanden in 20 von 327 an Staphylokokkensepsis Verstorbenen schwere Veränderungen an den Nieren. Besonders ausgeprägt sind erhebliche Nierenschäden bei Pyocyaneussepsis; nach FORKNER u. Mitarb. waren sie in sechs von 22 Patienten zu verzeichnen.

Daneben können alle anderen bei Sepsis auftretenden Erreger zur Nierenschädigung führen.

Nur bei einer Minderzahl der Fälle handelt es sich aber um eine echte akute interstitielle Nephritis.

Wie aus den Untersuchungen von FUNCK-BRENTANO u. Mitarb. an 18 Fällen mit akutem Nierenversagen bei chronischer Cholangitis hervorgeht, handelte es sich in 15 Fällen um eine funktionelle Nephropathie, zweimal bestand eine organische (tubulo-interstitielle Nephropathie) und nur in einem Fall war eine schwere akute interstitielle Nephritis vorhanden.

Das Spektrum der histologischen Veränderungen bei Infektionskrankheiten erstreckt sich von Mikro-Makroabscessen der Niere über eine segmentale oder fokale Glomerulonephritis, akute interstitielle Nephritis bis zur akuten tubulären Nekrose (HAMBURGER u. Mitarb.).

Hinter einem klinisch unklaren septischen Krankheitsbild verbarg sich eine akute interstitielle Nephritis.

Ein 64jähriger Patient erkrankte akut mit katarrhalischen Erscheinungen und Fieber. Bei der Untersuchung fiel eine Tachykardie von 190/min auf, Blutdruck 120/80 mm Hg. Röntgenologisch fanden sich im linken Unterfeld der Lunge flaue Trübungen.

BSG 60/97—80/116 mm n.W.

Im Urin bei wiederholter Kontrolle Eiweiß negativ, im Sediment vereinzelt Erythrocyten, reichlich Leukoytcen und granulierte Cylinder. Spezifisches Gewicht bei der Aufnahme 1022.

Es entwickelte sich eine zunehmende Retention harnpflichtiger Substanzen. Bei der Aufnahme in unsere Klinik lag das Kreatinin bei 16,5 mg-%, der Harnstoff bei 246 mg-%, Harnsäure 12,9 mg-%. Natrium 132 mval/l, Kalium 4,2 mval/l, Calcium 4,5 mval/l, Chlorid 103 mval/l.

Die Harnausscheidung betrug 500—600 ml in 24 Std. Spezifisches Gewicht 1014, Eiweißopalescenz. Sediment zahlreiche Leukocyten und granulierte Cylinder.

Blutdruck 135/80 bis 120/75.

Hb 9,36 g-%, Erythrocyten 3,4 Mill., Hämatokrit 37%. Leukocyten 8100, Elektrophorese: Gesamteiweiß 7,2 g-%. Albumin 31, $alpha_1$ 8, $alpha_2$ 17, beta 15, gamma 30 rel.-%.

Röntgenologisch waren im Bereich beider Unterfelder große fleckförmige Verschattungen, die bronchopneumonischen Infiltrationen entsprachen, zu sehen. Die Nierenübersichtsaufnahme zeigte beidseits deutlich vergrößerte Nierenschatten.

Im Isotopennephrogramm manifestierte sich eine schwere Einschränkung der Nierenfunktion beidseits.

Das schwere Krankheitsbild ließ sich nicht beherrschen. Die Autopsie deckte eine akute interstitielle Nephritis als Grundleiden auf.

Häufiger geworden sind akute interstitielle Nephritiden allergischer Genese. Diese Form wurde nach Pockenschutzimpfung beschrieben (GARNUNG u. Mitarb.; PORGE; LECHAT; BERNHARD u. Mitarb.; ZOLLINGER). Pathologisch-anatomische Befunde wie bei akuter interstitieller Nephritis können auch nach Nierentransplantation bei Rejektion des Transplantates angetroffen werden (SIMONSEN; ZOLLINGER).

Das Auftreten einer akuten interstitiellen Nephritis nach Sulfonamiden ist einerseits seltener geworden (BAKKEN; ALLEN). Andererseits können Medikamente wie Butazolidin (BOLTON u. BARRIE; BERNING; STREICHER), Phenindion (BURNS; BARRIT; GALEA u. Mitarb.; DE BAKER u. Mitarb.; RAPIN u. Mitarb.) das Krankheitsbild auslösen. Eine histologisch gesicherte akute interstitielle Nephritis nach Sulfonylharnstoffpräparaten wurde von BLOOD, WORTH u. HARMINI beschrieben.

Auch hierbei handelt es sich nicht in allen Fällen um eine echte akute interstitielle Nephritis, wie aus einer Zusammenstellung der histologischen Befunde hervorgeht.

Tabelle 1 (histologische Befunde bei acht Fällen von Phenindion-Nierenschädigung).

Pathogenese

Die Ansicht, eine akute interstitielle Nephritis entstehe infolge Erregerinvasion der Niere bei septischen Prozessen, gilt heute nicht mehr als sehr glaubwürdig (ALLEN).

Als Stütze für diese Ansicht wird darauf verwiesen, daß sich Erreger nur selten im histologischen Bilde nachweisen lassen.

Tabelle 1. *Histologische Befunde bei acht Fällen von Phenindion-Nierenschädigung*

Autor	Entnahme	Interstitium	Glomerula	Tubuli	Gefäße
BURNS u. Mitarb.	Autopsie	Rundzelleninfiltration	?	?	?
BARRITT u. Mitarb.	Autopsie	entzündliche Infiltration	?	Akute tubuläre Nekrose	?
Post. Grad. Medical School, London	Biopsie, 12. Tag der Anurie	plasmacelluläre Infiltrate	?	Nekrosen	?
	Autopsie	plasmacelluläre Infiltrate, interstitielles Ödem	normal	frische Nekrosen	normal
GALEN u. Mitarb.	Autopsie	interstitielles Ödem, plasmacelluläre u. eosinophile Infiltrate	Endothelschwellung, Verdickung der Basalmembran, fibrinoide Nekrose	Schwellung u. Degeneration	normal
DE BAKER u. Mitarb.	Biopsie am 6. Tag der Anurie	interstitielles Ödem, plamacelluläre und eosinophile Infiltrate, vereinzelt Herde mit polynucleären Neutrophilen	diskrete Verschiebung der Basalmembran	Nekrosen	normal
	Biopsie nach Ausheilung	beträchtliche interstitielle Fibrose	normal	normal	normal
RAPIN u. Mitarb.	Autopsie	interstitielles Ödem, lymphoplasmacelluläre Infiltration, Eosinophile und einige Herde mit polynucleären Neutrophilen	normal	normal	normal

Für eine allergische Genese soll die Zusammensetzung der Infiltrate vorwiegend aus Lymphocyten, Plasmazellen und Eosinophilen sprechen (KIMMELSTIEL; MELNICK; ZOLLINGER).

Wahrscheinlich gemacht werden kann eine toxisch allergische Entstehung bei der akuten interstitiellen Nephritis nach Pockenschutzimpfung und Arzneimittelüberempfindlichkeit. HEINTZ hält es im Einzelfall für schwierig, Sicheres über die Pathogenese der medikamentösen Schäden auszusagen. Er hält sowohl eine allergische wie auch direkt toxische Pathogenese für möglich.

Klinisches Bild

Die klinische Diagnose der interstitiellen Nephritis wird dadurch erschwert, daß es ein für die Krankheit spezifisches Syndrom nicht gibt. VOLHARD hat auf das Fehlen von charakteristischen Symptomen hingewiesen. Blutdrucksteigerung und Ödembereitschaft fehlen in der Regel (VOLHARD; REUBI).

Tabelle 2

	Kr., Gottlieb	S. Guis.	Ba., Leopold	L., Gotthilf
Prodromi . . .	Pharyngitis	Conjunctivitis	Kopfschmerzen	Katarrhalische Erscheinungen
Oligurie	+	+	+	+
Proteinurie . .	18‰, flüchtig	3‰, flüchtig	(+)	flüchtig
Sediment . . .	Ery +	Ery +	Ery, Leuko + granulierte Cylinder	Ery +, Leuko ++ granulierte Cylinder
Hypertonie . .	gering, flüchtig	gering, flüchtig	mäßig, 165/100	normal
Ödeme	∅	∅	∅	∅
AST-0-Titer, serologisch .	normal	normal	normal	normal
Bakteriologische Untersuchung			Asia A_2 1:80 ++++	
Rachenabstrich	Rachenflora	Rachenflora	Rachenflora	Rachenflora
Mittelstrahlurin	steril	steril	steril	steril
Maximale Retentionswerte				
Harnstoff . .	344	345	334	330
Kreatinin . .	8,9	12,0	11,4	27
Clearance . .	6. Woche	5. Woche	6. Woche	—
C_{PAH}	473 ml/min	328	450	—
C_{Inulin} . . .	58 ml/min	73	121	—
FF	15,8%	22,2	26,8	—
Biopsie	Akute interstitielle Nephritis	Akute interstitielle Nephritis	Akute interstitielle Nephritis	Autopsie: Akute interstitielle Nephritis

Bei leichteren Formen kann eine Polyurie mit Hyposthenurie (WOLLHEIM), aber auch eine leichte Oligurie vorhanden sein. Im Urin finden sich lediglich eine geringe Proteinurie; Leukocyturie und Hämaturie sind ebenfalls gering ausgeprägt, Cylinder selten.

Schwere Verlaufsformen gehen mit einer Anurie einher. Häufig klagen die Kranken über Kreuzschmerzen (REUBI).

Die Proteinurie ist in der Regel gering ausgeprägt, bei systematischer Kontrolle des Urins können jedoch auch deutlich erhöhte Werte gefunden werden.

Nach ZOLLINGER weisen diese Fälle eine temporäre Hypertonie in der zweiten Krankheitswoche auf, ein Befund, den wir bestätigen können (GLOGNER; GAYER u. NIETH).

Hält die Anurie einige Tage an, so treten die charakteristischen Symptome der akuten Niereninsuffizienz mit Retention harnpflichtiger Stoffe, Acidose und Störungen des Elektrolythaushaltes auf.

Entsprechend der Grundkrankheit sind die Leukocyten erhöht und die BSG beschleunigt.

Schichtaufnahmen der Nieren lassen röntgenologisch das vergrößerte Organ erkennen.

Der Verlauf eines typischen bioptisch gesicherten Falles sei anhand einer Beobachtung von GLOGNER geschildert.

Der 41jährige Patient erkrankte am 28. 9. 63 mit Frösteln, Mattigkeit. Am folgenden Tag Fieber um 40°, Rötung des Rachens und Husten. Der Hausarzt stellte eine Proteinurie von 4‰ Esbach fest. 5 Tage nach Auftreten der ersten Symptome entwickelte sich eine Oligurie.

Bei der Aufnahme fanden wir eine Pharyngitis sowie eine leichte Conjunctivitis. Tonsillen unauffällig. Im Rachenabstrich keine hämolytischen Streptokokken. Herz und Lunge unauffällig. Blutdruck 130/90 mm Hg. Keine Ödeme. Nierenlager links gering klopfschmerzhaft.

Weitere Befunde: BSG 30/70 mm, Blutbild: Hb 13,68 g-%, Erythrocyten 3,88 Mill., Leukocyten 7200 (1 Stab, 77 Segment, 2 Baso, 12 Lympho, 8 Mono).

Harnstoff 344 mg-%, Kreatinin 8,9 mg-%, Kalium 4,3 mval/l, Natrium 164 mval/l. AST unauffällig.

Urin: Esbach 0,4‰ Eiweiß. Sediment: 0—5 Erythrocyten, 5—10 Leukocyten und ganz vereinzelt granulierte Cylinder.

Bereits am Tage nach der Aufnahme setzte eine überschießende Diurese ein, die Retentionswerte fielen zur Norm ab. Der pathologische Urinbefund normalisierte sich.

Die Nierenbiopsie ergab im Interstitium verstreut liegende Zellinfiltrate, meist aus Lymphocyten bestehend. Die Glomerula waren unauffällig. In Tubuli und Kapselräumen gelegentlich etwas Eiweiß.

Histologische Diagnose: Mäßig ausgeprägte interstitielle Nephritis.

Synoptisch klinische Befunde bei vier bioptisch gesicherten Fällen von akuter interstitieller Nephritis zeigt Tabelle 2.

Differentialdiagnose

Differentialdiagnostisch muß die selten auftretende akute interstitielle Nephritis — gleichgültig welcher Genese — gegen folgende Erkrankungen abgegrenzt werden:

1. Die akute diffuse Glomerulonephritis.

Die kurze Latenzzeit zwischen Infekt und Nierenerkrankung, das Fehlen einer ausgeprägten Proteinurie, von Ödemen und Blutdrucksteigerung sowie eine Vergrößerung der Nierenschatten im Röntgenbild sprechen für eine akute interstitielle Nephritis.

In Verdachtsfällen können nach REUBI Clearancebefunde weiterhelfen. Bei akuter interstitieller Nephritis sind Glomerulumfiltrat und effektive Plasmadurchströmung gleichmäßig herabgesetzt, die Filtrationsfraktion nicht reduziert. Im Gegensatz dazu ist zumindest die glomeruläre Filtration bei der akuten diffusen Glomerulonephritis reduziert und die Filtrationsfraktion erniedrigt.

2. Die „febrile Albuminurie“ oder fokale Glomerulonephritis (Herdnephritis).

Sowohl die „febrile Albuminurie“ als auch die fokale Glomerulonephritis gehen nicht mit einer Erhöhung der Retentionswerte im Blut einher. Beide Krankheitsbilder zeichnen sich durch normale oder kaum gestörte Nierenfunktionsproben, insbesondere Clearancewerte aus.

3. Das akute Nierenversagen verschiedener Ätiologie.

Schwere Durchfälle, Erbrechen und Blutdruckabfall bei Infektionskrankheiten mit den Auswirkungen eines Volumenmangels auf die Nieren („Nierenschock“) machen ein akutes Nierenversagen wahrscheinlicher.

Da die Krankheitsbilder meist nicht eindeutig sind, läßt sich die Verdachtsdiagnose nur durch eine Biopsie sichern. Hierbei soll aber beachtet werden, daß interstitielle Infiltrate und ein interstitielles Ödem als sekundäre Folge nach akutem Nierenversagen auftreten können.

Prognose

Die früher sehr ernste Prognose der akuten interstitiellen Nephritis hat sich seit Anwendung der Antibiotica erheblich gebessert. Sie ist seitdem zu einer „benignen" Affektion geworden (Reubi).

Bei schweren septischen Krankheitsbildern mit resistenten Erregern sowie bei allergisch-toxischen Nierenschäden kommen jedoch nach wie vor letale Verläufe vor.

Eine leichte akute interstitielle Nephritis ohne wesentliche Erhöhung der Retentionswerte ist prognostisch günstig zu beurteilen. Auch ausgeprägte Krankheitsbilder mit Oligurie-Anurie lassen sich heute dank extrakorporaler Hämodialyse oder Peritonealdialyse beherrschen. Dabei normalisiert sich die Nierenfunktion in der Regel vollkommen.

Therapie

Im Vordergrund der Behandlung steht die Bekämpfung des der akuten interstitiellen Nephritis zugrunde liegenden Infektes mit Antibiotica. Streptokokkeninfekte sprechen gut auf Penicillin, 1 Mill. täglich intramuskulär oder oral an. Andere Infektionskrankheiten erhalten dann entsprechende Antibioticum der Wahl.

Bei toxisch-allergischen akuten interstitiellen Nephritiden muß das ätiologisch in Frage kommende Medikament unbedingt abgesetzt werden.

Entwickelt sich eine Niereninsuffizienz, so ist das Rüstzeug der modernen Therapie einzusetzen.

Literatur

Allen, A.C.: The kidney: Medical and surgical diseases, II. edit. New York: Grune & Stratton 1962. — **Arean, V.M.:** The pathologic anatomy and pathogenesis of fatal human leptospirosis (Weil's disease). Amer. J. Path. **40**, 393 (1962). — **Aschoff, L.:** Pathologische Anatomie, 8. Aufl., Bd. 2. Jena: Gustav Fischer 1936. — **Austoni, M.,** and **D. Corâ:** The pathogenesis of kidney damage in human leptospirosis. Trop. geogr. Med. **13**, 20 (1961).

Baker, C. de, and **R.T. Williams:** Acute interstitial nephritis due to drug sensitivity. Brit. med.J. **1963 I**, 1655. — **Bakken, K.:** The allergic reaction of the kidney to sulphonamide medication. J. Path. Bact. **59**, 501 (1947). — **Bell, E.T.:** Renal diseases. Philadelphia: Lea & Febiger 1950. — **Biermer:** Ein ungewöhnlicher Fall von Scharlach. Virchows Arch. path. Anat. **19**, 537 (1860). — **Bloodworth, J.M.D.,** and **G.J. Hamini:** Histopathologic lesions associated with sulfonylurea administration. Diabetes **10**, 90 (1961).

Cora, D.: La funzionalità renal nel morbe die Weil. G. Clin. med. **37**, 1295 (1956). — **Councilman, W.:** Acute interstitial nephritis. J. exp. Med. **3**, 393 (1898). — **Crosnier, J., J. Dormont** et **H. Montera:** Les lésions du parenchyme rénal au cours septicémies. Rev. franç. Étud. clin. biol. 8, 863 (1963).

Earle, D. P., and **R. B. Jennings:** Poststreptococcal glomerulonephritis. In: CIBA Foundation Symposium on Renal Biopsy, edit. by G.E.W. Wolstenholme and M.P. Cameron. London: J. & A. Churchill, Ltd. 1961. — **Edwards, G.E.,** and **M. Domm:** Human leptospirosis. Medecine **39**, 117 (1960).

Fabre, J., J. Jeandet et **F. Chatelanat:** Pyélonéphrites et néphrites interstitielles. Bern: Hallwag 1964. — **Fahr, Th.:** Pathologische Anatomie des Morbus Brightii. In: Henke-Lubarsch, Handbuch der speziellen Pathologie, Bd. 6. Berlin: Springer 1925. — **Fishberg, A.M.:** Hypertension and nephritis. Philadelphia: Lea & Febiger 1954. — **Frey, W.:** Nieren und ableitende Harnwege. In: Handbuch der Inneren Medizin, Bd. 8. Berlin-Göttingen-

Heidelberg: Springer 1951. — **Friedländer, C.:** Fortschr. Med. 1, 81 (1883). Zit. nach W. Masshoff u. G. Hollmann. Internist (Berl.) 3, 629 (1962). — **Funck-Brentano, J.-L., J.-Ph. Méry, J. Vantelon** et **J. Watschi:** Les insuffissences rénales aigues de l'angiocholite urémique. Presse méd. 71, 1039 (1963).

Garnung, H., M. Ferrand et **M. Morel:** Les néphrites chroniques postvaccinales. Lyon méd. 183, 145 (1950). — **Gayer, J.,** u. **H. Nieth:** Interstitielle Nephritis. Verh. Südwestdtsch. Ges. Inn. Med. Freiburg 1965, S, 47. — **Glogner, P.:** Akute interstitielle Nephritis mit Urämie und Diabetes. Medizinische **1963**, 1040. — **Gloor, F.:** Die doppelseitige, chronische nicht obstruktive interstitielle Nephritis. Ergebn. allg. Path. path. Anat. 41, 64 (1961). — **Gsell, O.:** Klinik der Leptospirosen. Ergebn. inn. Med. Kinderheilk., N.F. 1, 1 (1949). ~ Die Leptospirosen. Bern: Huber 1951. ~ Leptospirosen. In: Handbuch der Inneren Medizin, Bd. 1, II, herausgeg. von G. v. Bergmann, W. Frey u. H. Schwiegk. Berlin-Göttingen-Heidelberg: Springer 1952.

Hamburger, J., G. Richet, J. Crosnier, J.-L. Funck-Brentano, B. Antoine, H. Ducrot, J.-P. Méry et **H. de Montera:** Néphrologie. Paris: Médicales Flammarion 1966. — **Heintz, R.:** Erkrankungen durch Arzneimittel. Stuttgart: Georg Thieme 1966. — **Herrman, W.P., F. Hopfeld** u. **H. Berning:** Nierenentzündungen nach Irgapyrin-Behandlung. Z. klin. Med. **154**, 302 (1956). — **Heuchel, G.:** Die akuten tubulären Nierensyndrome. Wiss. Z. Univ. Jena 4, 123 (1954/55).

Kannerstein, M.: Histologic kidney changes in the common acute infectious disease. Amer. J. med. Sci. **203**, 65 (1942). — **Keefer, Ch.S.:** Pyelonephritis, its natural history and course. Bull. Johns Hopk. Hosp. **100**, 107 (1957). — **Kimmelstiel, P.:** Acute hematogenous interstitial nephrites. Amer. J. Path. **14**, 737 (1938). — **Klein:** Die interstitielle Nephritis. Zit. nach H.V. Zollinger. Basel: S. Karger 1945. — **Koch, F.:** Klinische Beobachtungen bei Scharlachnephritis. Z. klin. Med. **102**, 182 (1925).

Lereboullet, J., B. Kolchine-Erber et **P. Lambert:** Forme rénale et anémique de la léptospirose à „Leptospira canicola". Bull. Soc. méd. Hôp. Paris **67**, 830 (1951). — **Löhlein, M.:** Über Nephritis nach dem heutigen Stand der pathologisch-anatomischen Forschung. Ergebn. inn. Med. Kinderheilk. **5**, 441 (1910).

Mallory, T. B.: Acute interstitial nephritis. Amer. J. clin. Path. **17**, 427 (1947). — **Masshoff, W.,** u. **G. Hollmann:** Die interstitielle Nephritis. Internist (Berl.) **3**, 629 (1962). — **McCrump, F.R., J.L. Stockard, C.R. Robinson, L.H. Turner, D.G. Levis, C.W. Maisey, M. F. Kelleher, C. H. Gleisher,** and **J. E. Smadel:** Leptospirosis in Malya. I. Sporadic cases among military and civilian personal. Amer. J. trop. Med. **6**, 238 (1957). — **Melnick, P.J.:** Acute interstitial nephritis. Arch. Path. **36**, 499 (1947). — **Michon, P., A. Larcan, F. Streif, C. Huriet** et **X. Berlhier:** Les néphrites virales. Presse méd. **68**, 309 (1960).

Noble, J.: Zit. nach W. Masshoff and G. Hollmann. Arch. Path. Lab. Med. **2**, 613 (1926).

Oberling, Ch.: Les grandes formes réactionelles du parenchyme rénal. Bull. méd. (Paris) **38**, 850 (1924). — **Opitz, H.,** u. **F. Schmid:** Handbuch der Kinderheilkunde, Bd. 7. Berlin-Heidelberg-New York: Springer 1966.

Randerath, E.: Zur Physiologie und Pathologie der akuten und chronischen Nierenentzündung. Z. Urol. Sonderbd. Hamburger Kongreßbericht Dtsch. Ges. Urol. 1955, S. 147. — **Rapin, M., Ph. Amstutz, F. Gorce, A. Barois** et **M. Goulon:** Anurie par néphropathie interstitielle aigue au cours d'un traitment prolongé par la phénindione. Presse méd. **72**, 2279 (1964). — **Reichel, H.:** Zit. nach W. Masshoff u. G. Hollmann. — **Reubi, F.:** Nierenkrankheiten. Bern u. Stuttgart: Hans Huber 1960. — **Rimpau, W.:** Das deutsche Feldfieber. Ergeb. inn. Med. Kinderheilk. **59**, 140 (1940). ~ Die Leptospirose. München: Urban & Schwarzenberg 1950.

Siguie, R.F., et **J. Poulet:** Forme rénale pure de leptospirose pomona chez un porcher. Bull. Soc. méd. Hôp. Paris **63**, 797 (1947). — **Smith, I.M.,** and **A.B. Vickers:** Natural history of 338 treated and untreated patients with septicemia. Lancet **1960 I**, 1318. — **Sörensen, S.:** Über Scharlachnephritis. Z. klin. Med. 18, 298 (1891). — **Spühler, O.:** Die interstitielle Nephritis und die Bedeutung Franz Volhards für deren Lehre. Medizinische **1954**, 1183. ~ Klinik und Behandlung der interstitiellen Nephritis. Regensburg. Jb. ärztl. Fortbild. **4** (1956). ~ Die interstitiellen Nephritiden. In: Wollheim, Glomeruläre und tubuläre Nierenerkrankungen. Stuttgart: Georg Thieme 1960. — **Stilles, W.W., J.D. Goldstein,** and **W.S. McCann:** Leptospiral nephritis. J. Amer. med. Ass. **131**, 1271 (1946).

Thiele, J.H. van: The leptospiroses. Leiden: University Press 1948.

Volhard, F.: Nieren und ableitende Harnwege. In: Handbuch der Inneren Medizin, Bd. 6/1. Berlin: Springer 1931.

Wagner, E.: Die interstitielle Nephritis. Zit. nach H.O. Zollinger. Basel: S. Karger 1945. — **Wolf, H.:** Interstitielle Nephritis und hypogenetische interstitielle Nephritis. In: Handbuch der Kinderheilkunde, Bd. 7, herausgeg. v. H. Opitz u. W. Schmid. Wien: Springer 1966. — **Wolstenholme, G.E.W., and M.P. Cameron:** Edit. Ciba Foundation Symposium on Renal Biopsy. London: J. & A. Churchill, Ltd. 1961.

Zollinger, H.U.: Die interstitielle Nephrits. Habil.-Schr. Basel: S. Karger 1945. ~ Die interstitielle nicht-eitrige Nephritis. Med. Welt **1**, 147 (1950). ~ Anurie bei Chromoprotein-urie (Hämolyseniere, Crush-Niere etc.). Stuttgart: Georg Thieme 1952. ~ Die hämatogenen interstitiellen Nephritiden. Ursache, Erscheinungsformen und Folgen. Verh. dtsch. Ges. inn. Med. **58**, 153 (1952). ~ Die Pathologie der interstitiellen Nephritis. Regensburg. Jb. ärztl. Fortbild. **4** (1956). ~ Die interstitielle Nephritis im Kindesalter. Mod. Probl. Pädiat. **6**, 263 (1960). ~ Pathogenetisches Spektrum des akuten Nierenversagens. In: Akutes Nierenversagen, herausgeg. v. H. Sarre u. Rother. Stuttgart: Georg Thieme 1962. ~ Niere und ableitende Harnwege. In: Spezielle pathologische Anatomie, herausgeg. v. W. Doerr u. E. Uehlinger. Berlin-Heidelberg-New York: Springer 1966.

Pyelonephritis und chronische interstitielle Nephritis

Von

H. Berning und K. G. Thiele

Mit 34 Abbildungen

Einleitung

Der Umfang der wissenschaftlichen Bearbeitung einer Krankheit, der sich im Schrifttum kundtut, beeinflußt die ärztliche Auffassung über die klinische Bedeutung und Frequenz dieser Erkrankung. Die Formung der Meinungsbildung erfolgt um so stärker, je gewichtiger die auf diesem Gebiet tätige wissenschaftliche Schule ist. Die dominierende Rolle VOLHARDs und seiner Schüler trat auf dem Gebiete der Nierenentzündungen besonders bei der Glomerulonephritis zutage, die damit im Mittelpunkt der entzündlichen Nierenerkrankungen stand. Die häufigste Form der Nierenentzündungen überhaupt, die Pyelonephritis, erfährt erst im letzten Jahrzehnt langsam zunehmend die klinische Wertung, die sie verdient.

Unter einer Pyelonephritis verstehen wir eine herdförmige Nierenentzündung bakteriellen Ursprungs, die Nierenbecken und Interstitium befällt, tubuläre, glomeruläre und vasculäre renale Anteile sekundär beteiligt und nach wiederholten Attacken durch streuherdige Narben bis zur extremsten Form der Nierenschrumpfung führen kann. Diese Benennung Pyelonephritis hat sich heute international zunehmend durchgesetzt. Sie wird den morphologischen und klinischen Charakteristika der Erkrankung am ehesten gerecht, obschon die Beteiligung des Pyelons keineswegs immer im Vordergrund steht oder sogar einmal völlig fehlen kann. Die Abtrennung von der früher mehr zur Bagatellisierung neigenden üblichen Bezeichnung „Pyelitis“ ist ein großer Fortschritt und muß unbedingt vertreten werden. Die im französischen Schrifttum häufig verwandte Bezeichnung ascendierende Nephritis kann angesichts der häufigen hämatogenen Pathogenese nur eine Teilkomponente der Erkrankung erfassen und erscheint uns darum nicht zweckmäßig. Auch die Bezeichnung interstitielle Nephritis auf Grund der vorwiegenden interstitiellen Lokalisation der entzündlichen Herde ist angesichts der Vielzahl interstitieller renaler Beteiligungen bei den verschiedensten Grundkrankheiten völlig unbefriedigend. Die Benennung chronische interstitielle Nephritis sollte für das besonders von SPÜHLER und ZOLLINGER (1953) herausgestellte Krankheitsbild reserviert bleiben, das im Laufe dieser Abhandlung näher besprochen wird und dessen Phenacetin-Pathogenese noch zur Diskussion steht. ZOLLINGER (1964) weist auf die morphologischen Charakteristika bei der Definition näher hin und versteht unter einer Pyelonephritis eine eitrige oder granulomatöse Entzündung der Nieren und Nierenbecken und grenzt sie von der interstitiellen Nephritis im engeren Sinne ab, da bei dieser eitrige und granulomatöse Vorgänge fehlen und das Nierenbecken nicht oder nur minimal beteiligt ist.

Historisches

Nach den Angaben von RAASCHOU (1948) hat E. WAGNER (1882) die pyelonephritische Schrumpfniere als erster als Krankheitseinheit herausgestellt. Er beschrieb fünf Beobachtungen auf der Basis einer Urethralstriktur, Cystitis und chronischer Pyelitis. ESCHERICH (1897) wies auf die bei Kindern vorkommende, durch das Bacterium coli hervorgerufene Cystitis und „Pyelitis" hin. GÖPPERT (1908) beschrieb den chronischen Charakter der eitrigen Erkrankungen der Harnwege, die bei Kindern über Jahre unter Pyurie und Bakteriurie mit intermittierenden Fieberattacken einhergehen und zum Erwachsenenalter hin fortdauern. Auf der Meraner Pathologentagung (1905) war für FRIEDRICH v. MÜLLER die Pathogenese der leitende Gesichtspunkt. Als Gruppe 1 seiner Einteilung finden wir die ascendierenden Nierenkrankheiten infektiöser Art, die als Pyelonephritiden mit Polyurie, dünnem Harn, mäßigem Eiweißgehalt, spärlichen Zylindern, Fehlen von Ödemen und Hypertonie charakterisiert werden. THIEMICH (1910) wies wohl als erster bei Säuglingen nach, daß die sog. „Pyelitis" mit erheblicher interstitieller Nierenentzündung einhergeht und betonte den hämatogenen Infektionsweg. In seiner Darstellung der Schrumpfnieren beschrieb LOEHLEIN (1917) drei Beobachtungen von chronischer Pyelonephritis bei Frauen, die an Urämie starben. Er vermutete, daß viele im Schrifttum beschriebene Fälle von chronischer Glomerulonephritis oder Nephrosklerose in Wirklichkeit als Pyelonephritis aufzufassen sind. Die morphologischen Grundlagen der pyelonephritischen Schrumpfniere wurden besonders durch HASSLINGER (1928), STAEMMLER und DOPHEIDE (1930) und FAHR (1938) erarbeitet, wobei FAHR die hypogenetische Form als Sonderform herausstellte.

Der Urologe BRAASCH wies schon 1922 auf die einseitige pyelonephritische Schrumpfniere als Endphase einer stummen oder symptomarmen Infektion der abführenden Harnwege hin. Im deutschsprachigen klinischen Schrifttum gab SCHOEN (1930) die erste ausführlichere Darstellung über die doppelseitige chronische „pyelogene Nephritis" und erkannte auch schon die häufige Kombination mit der Zuckerkrankheit. GÜNTHER beschrieb 1937 die Papillennekrose als Komplikation der Pyelonephritis beim Diabetes mellitus. Im amerikanischen Schrifttum erfolgte eine ausführliche Darstellung des klinischen Verlaufes durch LONGCOPE und WINKENWERDER (1933) und LONGCOPE (1937), wobei LONGCOPE schon die hohe Frequenz der Hypertension bei der pyelonephritischen Schrumpfniere herausstellte. WEISS und PARKER (1939) wiesen auf die renalen Gefäßveränderungen als sekundäre Folge der chronischen Entzündung und ihre Bedeutung für die Hypertonie hin. RAASCHOU (1948) berücksichtigte in seiner ausführlichen Studie über die chronische Pyelonephritis besonders die Störungen der Nierenfunktion. JIMÉNEZ DÎAZ (1950) beschrieb in seinem Buch Lecciones de patologia médica in einer ausgezeichneten Übersicht die pathologische Anatomie und Klinik dieses Krankheitsbildes. Im deutschsprachigen Schrifttum gaben BERNING und PRÉVÔT 1950/52 eine ausführliche Darstellung der klinischen Verlaufsformen der akuten und chronischen Pyelonephritis unter gleichzeitiger Berücksichtigung der röntgenologischen Veränderungen. BROD (1957) stellte an Hand der Erfahrungen in der Tschechoslowakei das klinische Krankheitsbild der chronischen Pyelonephritis monographisch dar. REUBI (1960) berichtete in seinem Lehrbuch „Nierenkrankheiten" ausführlich über die klinischen Probleme der Pyelonephritis an Hand der Schweizer Erfahrungen. In einem Internationalen Symposion (1959, publiziert 1960) wurde die Biologie der Pyelonephritis im Henry-Ford-Hospital Detroit durch Vertreter aller Disziplinen diskutiert. KLEEMAN, HEWITT und GUZE (1960) stellten den Stand unseres Wissens über Pathologie, Klinik und Therapie der Pyelonephritis unter besonderer Berücksichtigung der angloamerikanischen Erfahrungen dar. Historische Angaben über die Pyelonephritis im Kindesalter s. Beitrag LINNEWEH und JARAUSCH.

Frequenz

Die akute und chronische Pyelonephritis ist nach pathologisch-anatomischen Untersuchungen die häufigste Form der Nierenentzündung. Die klinischen Angaben sind nicht zuverlässig, da insbesondere die chronischen Verlaufsformen nur in einem beschränkten Prozentsatz diagnostiziert wurden. Es ist zur Beurteilung des Vorkommens besser, sich auf die pathologisch-anatomischen Zahlen zu beziehen. STAEMMLER und DOPHEIDE (1930), die als erste auf die hohe Frequenz der chronischen Pyelonephritis hinwiesen, sahen auch schon die überwiegende Bedeutung dieser Erkrankung für die Schrumpfnieren (ein Viertel bis ein Drittel aller Schrumpfnieren). Unter 9888 Sektionen des Universitäts-Krankenhauses Hamburg-Eppendorf fand HAGE (1939) unter FAHR 598 Pyelonephritiden (14%), darunter 69 pyelonephritische Schrumpfnieren (meist bei Frauen). Die Pyelonephritis war in 304 Fällen Todesursache. WEISS und PARKER (1939) sahen in 20% aller Autopsien pyelonephritische Narben. ZOLLINGER (1964) weist aber darauf hin, daß die Differentialdiagnose bei kleineren Narben oft nahezu unmöglich ist. RAASCHOU (1948) beobachtete unter 3600 Autopsien in 5 Jahren (1941—1946) im Kopenhagener Pathologischen Institut 202 (5,6%) chronische Pyelonephritiden; bei einem Drittel (66 der Beobachtungen) handelte es sich um eine primäre Pyelonephritis ohne obstruktive Erkrankung der abführenden Harnwege, bei denen wiederum bei einem Drittel (22) eine pyelonephritische Schrumpfniere vorlag. Unter den Urämieursachen stand die chronische Pyelonephritis an erster Stelle (57,8%). Die Frequenz der chronischen Pyelonephritis war bei beiden Geschlechtern nahezu gleich. Die einseitige Lokalisation fand sich häufiger bei Männern, die doppelseitige häufiger bei Frauen. HORÁK und KRATOCHVILOVÁ (1958) haben die Sektionsbefunde der Prosektur des Thomayer-Krankenhauses in Prag aus den Jahren 1952—1954 analysiert. Bei 1196 Autopsien fand sich bei 6,77% (81) eine Pyelonephritis, davon in 6,18% (74) eine chronische Pyelonephritis. Die klinische Diagnose erfolgte in 32,4%. Die primäre chronische Pyelonephritis ging in 65,3% mit einer Hypertonie einher, die sekundäre in 29,1%. Unter den Todesursachen der Urämien lag die Pyelonephritis mit 36,2% (25 Fälle) an der Spitze. JACKSON und GRIEBLE (1957) beobachteten bei 10% aller Autopsien eine Pyelonephritis, davon in einem Drittel als Todesursache. Nach SANJURJO und FORTUNO (1957) wird nur in 4,6% der Autopsien eine wesentliche Pyelonephritis gefunden. BELL (1946) sah unter 32360 Autopsien nur 64 Fälle reiner Pyelonephritis. Er ließ aber bei dieser Zählung alle Hydronephrosen (1229 Fälle, die zu 60% von einer Pyelonephritis begleitet sind) unberücksichtigt. ZOLLINGER (1964) hat mit Recht auf die schwere Vergleichbarkeit pathologisch-anatomischer Untersuchungsergebnisse hinsichtlich der Frequenz hingewiesen, wenn die Methodik der Auswertung nicht übereinstimmt. Er sah in seinem großen Autopsiegut eine Pyelonephritsfrequenz von 8,16%, wobei einzelne pyelonephritische Narben nicht berücksichtigt wurden. Aus seiner Statistik ließ sich auch die Harnstauung als wesentliches Moment der chronischen Pyelonephritis erkennen. ZOLLINGER (1964) betont auch das starke Überwiegen der Frauen unter den pathogenetisch schwer erklärbaren Fällen, was auch andere Autoren schon herausstellten [SCHOEN 1930, PUTSCHAR 1934, HAGE 1939, RAASCHOU 1948, BERNING und PRÉVÔT 1952, SARRE 1958).

In dem großen, morphologisch gesicherten Untersuchungsgut von GLOOR (1961) ist die chronische Pyelonephritis im letzten Dezennium in der Gesamtzahl signifikant angestiegen. Vor allem erkrankten Frauen häufiger als früher. Auch der Tod an Urämie als Folge einer nicht obstruktiven chronischen Pyelonephritis nahm in der Frequenz zu. Die Häufigkeit der reinen pyelonephritischen Schrumpfniere als Folge einer chronischen Pyelonephritis sahen HASSLINGER (1928) in 3,8%, STAEMMLER und DOPHEIDE (1930) in 1,1%, LINDER (1938) in 1%, RAASCHOU (1948) in 2,9%, DREYER (1951) in 1,66%. Unter 364 chronischen Pyelonephritiden auf 5000 Autopsien fand ZOLLINGER (1964) 77 Fälle von doppelseitigen Schrumpfnieren und 29 von einseitigen Schrumpfnieren.

Einteilung

Bei der Einteilung der Pyelonephritis haben wir zwischen der primären und sekundären Form zu unterscheiden. Die primäre Pyelonephritis, die auch als Pyelonephritis sui generis bezeichnet wird, weist in den Nieren oder abführenden Harnwegen keine lokalen, insbesondere den Abfluß behindernden Faktoren auf,

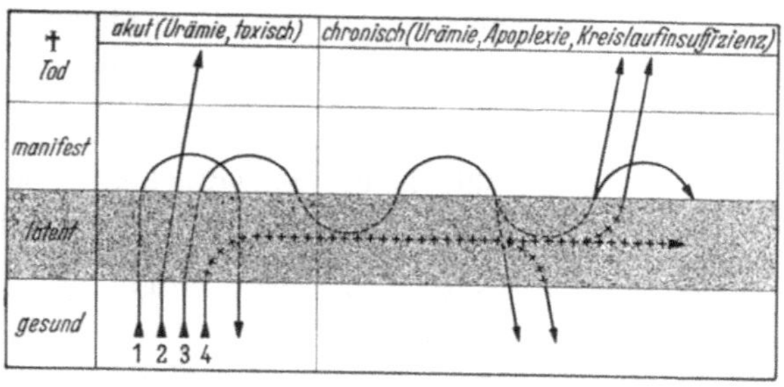

Abb. 1. Klinische Verlaufsformen der Pyelonephritis. 1. Akute Pyelonephritis, häufigster Verlauf. 2. Akute Pyelonephritis, sog. perakute Verlaufsform mit häufigem Übergang in Urämie. 3. Rekurrierende chronische Pyelonephritis mit akuten Schüben. 4. Primäre chronische symptomfreie oder symptomarme Pyelonephritis. Aus H. BERNING und J. WALTER, Z. klin. Med. 148, 544 (1951)

auf deren Grundlage diese Entzündung zustande kommt. Die sekundäre Pyelonephritis, auch obstruktiver bzw. ascendierender Typus benannt, stellt eigentlich eine Zweitkrankheit dar, bei der über eine urologische Erkrankung die Harnstauung mechanisch oder funktionell von der Harnröhrenöffnung bis zur Kelchnische irgendwo wirksam ist. Für die Klinik dürfte die Einteilung an Hand der klinischen Verlaufsformen am ehesten förderlich sein. Nur die bessere Kenntnis der klinischen Symptomatologie wird die noch unzureichende Diagnostik und Bewertung der Pyelonephritis verbessern. Darum besprechen wir das Krankheitsbild an Hand der verschiedenen klinischen Verlaufsformen, für die folgende Einteilung, zum Teil in Anlehnung an das Schrifttum (BIRCHALL und ALEXANDER 1950, BERNING und PRÉVÔT 1952, REUBI 1960) vorgeschlagen wird:

I. Perakute — akute — Pyelonephritis (einseitig oder doppelseitig)
   a) einfach
   b) septisch
   c) Papillitis necroticans

II. Chronische Pyelonephritis (einseitig oder doppelseitig)
   a) rezidivierende chronische Pyelonephritis mit akuten Schüben
   b) chronische symptomfreie oder symptomarme Pyelonephritis
   c) chronische Pyelonephritis mit Anämie
   d) chronische Pyelonephritis mit Hämaturie
   e) chronische Pyelonephritis mit Ödem
   f) chronische Pyelonephritis mit tubulärem Syndrom

g) chronische Pyelonephritis mit intermittierender oder fixierter Hypertonie
h) chronische Pyelonephritis mit enterorenalem Syndrom
i) chronische Pyelonephritis bei Hypogenese
k) chronische, tumorähnliche (xanthogranulomatöse) Pyelonephritis

III. Pyelonephritische Schrumpfniere

Die Verlaufsformen der akuten und chronischen Pyelonephritis lassen sich etwa folgendermaßen graphisch zur Darstellung bringen (Abb. 1).

Die Erreger der Pyelonephritis

Häufigkeit nachweisbarer Keime bei Pyelonephritis

Die Häufigkeit der Bakterien im Urin von Kranken mit Pyelonephritis hängt erstens davon ab, nach welchen Kriterien der Untersucher die akute oder chronische Pyelonephritis bzw. den Harnwegsinfekt diagnostiziert und zweitens, wie diese Befunde erhalten und eine akzidentelle Kontamination ausgeschlossen werden. Bei der akuten Pyelonephritis läßt sich fast regelmäßig eine Bakteriurie nachweisen (Kass 1960), falls nicht bei einseitiger Erkrankung eine Obstruktion vorliegt. Colby (1959) fand nur in 4,5% von 277 Fällen einen sterilen Harn. Sterile Urinkulturen nach Behandlung mit Antibiotica oder Sulfonamiden sind noch kein Beweis für einen keimfreien Urin. Es besteht die Möglichkeit, daß die durch die Medikamente in ihrer Vitalität geschädigten Erreger sich nicht mehr kultivieren lassen. Wesentlich häufiger sind bei der chronischen Pyelonephritis die Harnkulturen steril (Brod 1962 in 19%, Seneca 1962 in 40—60%).

In den letzten Jahren wurde versucht, aus dem durch percutane Nierenpunktion gewonnenen Gewebe Bakterien zu isolieren. Während Brun u. Raaschou (1960) Nährlösungen mit dem in der Punktionskanüle haftenden Blut und Gewebssaft impften und so in der Hälfte der Fälle positive Kulturen erhielten, ist es bakteriologisch wesentlich erfolgversprechender, ein für diesen Zweck gewonnenes Gewebsstück aufzuarbeiten. Gelang es der Arbeitsgruppe um G. G. Jackson in Chicago anfangs nur, aus zwei von 13 Nierenpunktaten Bakterien zu isolieren (Kipnis, Jackson, Dallenbach u. Schoenberger 1955), so konnte sie in den darauffolgenden Jahren bei 56% der Kranken mit histologisch nachgewiesener Pyelonephritis und positiver Harnkultur bzw. bei 30% aller Pyelonephritisfälle Keime aus dem Nierengewebe züchten (Jackson, Poirier u. Grieble 1957; Jackson, Arana-Sialer, Andersen, Grieble u. McCabe 1962). Andere Untersucher wie Yow, Monzon, Ory u. Brennan (1960), Maxwell (1960), Jacobson u. Newman (1962) fanden nur selten positive Kulturen. Pawlowski, Bloxdorf u. Kimmelstiel (1963), Kimmelstiel (1964) verglichen bei Verstorbenen den histologischen Nierenbefund mit den Ergebnissen der vom Nierengewebe und Urin gewonnenen Bakterienkulturen. In vier Fällen von akuter Pyelonephritis erhielten sie positive Nieren- und Harnkulturen, dagegen nur in 7% der 136 Fälle von chronischer Pyelonephritis.

Art der nachweisbaren Keime

Bei der Pyelonephritis oder allgemeiner bei Harnwegsinfektionen können in der Regel aus dem Urin zwei Gruppen von Erregern isoliert werden, gramnegative Bakterien und grampositive Kokken. Von den gramnegativen Bakterien sind es der Häufigkeit nach Escherichia coli, Aerobacter aerogenes, Pseudomonas aeruginosa und Proteus, von den grampositiven Bakterien Staphylokokken und Enterokokken. Es ist wichtig, primäre und sekundäre Pyelonephritiden zu unterscheiden,

Tabelle 1

Bakterien Familie — Gattung — Art	Carell 1953 insgesamt	Schreiner 1958 insgesamt	Sanjurjo 1959 insgesamt	Braude et al. 1960 insgesamt	Keefer 1957 akute PN	Colby 1959 akute PN	Neter 1960 akute PN	Neter 1960 chron. PN	Brod 1957 chron. PN
Enterobacteriaceae									
Escherichia	22%	22%			49,8%	63,5%	34,1%	36,6%	45,7%
E. coli			13,8%	30,5%					
E. freundii (Citrobacter)			0,5%	3,3%					
Aerobacter A. aerogenes	9%	18%	3,2%	16,3%	12,7%		12,2%	13,3%	
Klebsiella			11,0%	10,1%	0,2%				
Proteus P. vulgaris, mirabilis morgani, rettgeri	7%	11%	11,0%	18,4%	7,1%	3,2%	10,9%	16,6%	3,2%
Ballerup-Bethesda (Paracolon)	9%		4,2%	6,3%			7,3%	3,3%	3,2%
Pseudomonaceae Pseudomonas P. aeruginosa	18%	4%	8,8%	5,8%	14,8%		3,6%	6,6%	4,2%
Achromobacteriaceae Alcaligenes A. faecalis Achromobacter			3,0%	2,2%	1,3%		1,2%		1,0%
Micrococcaceae Mikrococcus Staphylococcus		46%	15,8%	3,1%	12,2%	6,1%	19,5%	13,3%	28,6%
Lactobacteriaceae Streptococcus						3,3%			
Enterokokken	7%	5%	17,2%	4,0%	1,8%		2,4%	3,3%	27,5%
übrige Streptokokken		14%	3,0%						
diverse		10%	8,5%						6,4%
sterile Harnkulturen						4,5%	8,5%	6,6%	12,7%
Anzahl der Fälle	150	307	2628	448	378	277	82	30	94

da diese ein unterschiedliches Keimspektrum aufweisen (COLEMAN u. TAYLOR 1949; BERNING u. WALTER 1951; ERLANSON u. JONSSON 1953; GROSSBERG, PETERSDORF, CURTIN u. BENNETT 1962). Die akute primäre Pyelonephritis wird nach allgemeiner Erfahrung überwiegend durch E. coli hervorgerufen (COLEMAN u. TAYLOR 1949 zu 80%, BERNING u. PRÉVÔT 1952 zu fast 100%, KEEFER 1957 zu 79%), dabei lassen sich nach GARROD, SHOOTER u. CURWEN (1954) in 90% der Fälle Reinkulturen züchten. Bei der sekundären Pyelonephritis mit einem Abflußhindernis an den unteren Harnwegen und nach instrumentellen Manipulationen (Katheter, Cystoskopie, Operationen) finden sich häufiger Proteus, Pseudomonas aeruginosa, Aerobacter aerogenes und auch Enterokokken und Staphylokokken (COLEMAN u. TAYLOR 1949, BERNING u. WALTER 1951, ERLANSON u. JONSSON 1953, BRAINERD u. CECIL 1956, DUTTON u. RALSTON 1957, KEEFER 1957, GROSSBERG, PETERSDORF, CUSTIN u. BENNETT 1962). Bei diesen Fällen lassen sich oft mehrere Keime isolieren (COLEMAN u. TAYLOR 1949 fanden in 80%, JACKSON u. GRIEBLE 1957 in 68% Mischkulturen). Ein Wechsel der Urinkeime kann auch nach Behandlung mit Antibiotica und Sulfonamiden auftreten (CARROLL 1955, JACKSON, DALLENBACH u. KIPNIS 1955, KEEFER 1957, COLBY 1959, LUBSEN 1962, DESBORDES u. NAU 1963). Bei der chronischen Pyelonephritis fand BROD (1962) E. coli in 45%, Staphylococcus aureus in 28,6%, Streptococcus faecalis in 27,5%, Pseudomonas aeruginosa in 4,2% und Proteus in 3,2% der Fälle. Der hohe Staphylokokkenanteil läßt an Verunreinigungen denken. Auch bei der chronischen Pyelonephritis sind Mischinfektionen häufig, so im Material COLBYs (1959) zu 80%. Einen Überblick über die Bakterienbefunde bei Harnwegsinfektionen gibt Tabelle 1.

Das Keimspektrum bei der Pyelonephritis unterscheidet sich also von dem anderer Organsysteme, z. B. der oberen Luftwege oder der Hirnhäute. So kommen Meningokokken oder Pneumokokken nicht als Erreger der Pyelonephritis in Betracht. Dies weist auf eine besondere Empfänglichkeit des Nierenparenchyms für bestimmte Bakterien hin (BEESON u. ROWLEY 1960).

Herkunft der Bakterien

Serologische Untersuchungen zeigen, daß die bei Harnwegsinfekten isolierten Keime (E. coli, Proteus) serologisch identisch mit den aus dem Darmtrakt gezüchteten sind (STORY 1954, UJVÁRY 1957, ANDERSEN, BERGSTRÖM, LINCOLN u. WINBERG 1964). Auch andere Krankheitsherde im Körper können die Quelle der Erreger sein, so Staphylodermien (bei Kindern), Sinusitis, Cholangitis, Diverticulitis, Prostatitis u.ä. (s. SCHREINER 1958, BOYCE u. EDWARDS 1960). Daneben spielen bei Krankenhauspatienten Nachbarschaftsinfektionen (BEESON 1958) und sog. Hospitalismus (KLEEMAN, HEWITT u. GUZE 1960) eine Rolle. Dies gilt nicht nur für Staphylokokken, sondern auch für zahlreiche gramnegative Bakterien (WIESMANN 1964). So beobachteten DUTTON u. RALSTON (1957), daß von 57 Patienten, die mit sterilem Urin auf eine urologische Station kamen, 35 bei der Entlassung positive Urinkulturen aufwiesen. Die isolierten Keime waren in erster Linie Staphylococcus pyogenes, Streptococcus faecalis, Providence, Proteus und Pseudomonas. Analoge Untersuchungen stammen von KIPPAX (1957), MCLEOD (1958), MILLER, GILLESPIE, LINTON, SLADE u. MITCHELL (1958, 1960), MILNER (1963). Pseudomonas aeruginosa und Staphylococcus aureus können sich über Monate im Zimmerstaub halten. ØRSKOV (1952) zeigte, daß jede chirurgische Männerstation einen oder mehrere charakteristische Stämme von Klebsiella pneumoniae aufweist.

Pathogenität der nachgewiesenen Mikroorganismen, Antikörpernachweis

Nach allgemeinen klinischen und bakteriologischen Erfahrungen gelten manche der im Urin nachgewiesenen Keime (z.B. E. coli) als pathogen, und andere, insbesondere die „Saprophyten" der Harnröhre (z.B. Staphylococcus albus, diphtheroide Stäbchen und Sarcinen) als apathogen. Bei Staphylokokken und Enterokokken fällt die Unterscheidung oft schwer; sicher gibt es auch fakultativ pathogene Keime (dies gilt besonders für die sog. „Halbsaprophyten" Proteus und Pseudomonas).

Möglicherweise spielen für die „Nephropathogenität" einzelner Bakterienstämme bestimmte biochemische Eigenschaften eine Rolle. So fand GRIEBLE (1960), daß bei initialem Harnwegsinfekt nur 30—40% der isolierten Bakterien Salicin oder Sucrose spalteten, während 90—100% der bei rezidivierenden Harnwegsinfekten isolierten Bakterien diese Eigenschaften aufwiesen. Über den Einfluß des Ureasegehaltes der Bakterien in der Ätiologie der Pyelonephritis berichteten BRAUDE, SIEMINSKI u. SHAPIRO (1960).

Wenn auch die entzündete Niere nur wenige Keime ausscheidet, so vermehren sich diese beim Aufenthalt in der Harnblase stark, so daß sie von einer urethralen Verunreinigung unterschieden werden können. KASS (1960) fand bei 335 poliklinisch untersuchten Frauen nach quantitativer Auswertung, daß von den üblichen „saprophytären" Keimen der Urethra (Sarcinen, diphtheroide Stäbchen, Staphylokokken und Enterokokken) in 95% der Fälle weniger als 10^5 Keime pro ml Urin vorlagen, von den gramnegativen Bakterien zu 90% über 10^5 Keime pro ml Urin. Zum Teil mag dieser Unterschied durch andere Wachstumsbedingungen bedingt sein. Werden die gleichen Keime wiederholt aus dem Urin gezüchtet, so spricht auch das für deren pathogene Bedeutung.

Wenn die im Urin nachgewiesenen Bakterien wirklich die Ursache der Nierenentzündung wären, müßten Antikörper im Serum nachweisbar sein. Nach FISCHER u. LICHT (1957) läßt sich bei Pseudomonas- und Proteusbakterien sowie Staphylokokken die Pathogenität relativ gut bestimmen. Mittels der Widal-Reaktion erhielt UJVÁRY (1957) bei chronischen Entzündungsprozessen der Harnwege einen hohen Serum-Agglutinationstiter. Nach NEEDEL, NETER, STAUBITZ u. BINGHAM (1955) sowie FISCHER u. LICHT (1957) ist zur Aufdeckung von Antikörpern gegen das 0-Antigen der Enterobacteriaceae der Hämagglutinationstest dem konventionellen Agglutinationstest überlegen. Schon beim Gesunden lassen sich nach dem zweiten Lebensjahr Antikörper gegen das 0-Antigen verschiedener Coli-Bakterien nachweisen (NETER, WESTPHAL, LÜDERITZ, GINO u. GORZYNSKI 1955; KUNIN 1962; ROBINET 1962). Ebenso wurden mittels des Hämagglutinationstestes im Serum Antikörper gegen das 0-Antigen der pathogenen Coli-Bakterien gefunden (NEEDEL, NETER, STAUBITZ u. BINGHAM 1955; FISCHER u. LICHT 1957; SLIFKIN, WARD, FISCHER u. CROMARTIE 1959; EHRENKRANZ u. CARTER 1962; ANDERSEN, BERGSTRÖM, LINCOLN u. WINBERG 1964; WILLIAMSON, BRAINERD, SCAPARONE u. CHUEH 1964). Bei der akuten Pyelonephritis liegen deutliche Titeranstiege vor, die gewöhnlich 1:320 überschreiten; ein hoher Antikörperspiegel bleibt 6 Monate und länger bestehen (NETER 1960). Bei der chronischen Pyelonephritis und bei einem Teil der Patienten mit echter Bakteriurie ist der Antikörpertiter nur mäßig erhöht (1:80—1:160). Nach WILLIAMSON, BRAINERD, SCAPARONE u. CHUEH (1964) ist bei der akuten Pyelonephritis der Antikörperanstieg aber relativ niedriger als bei gastrointestinalen Infekten. Die gleichen Autoren sowie ANDERSEN, BERGSTRÖM, LINCOLN u. WINBERG (1964) konnten im Gegensatz zu EHRENKRANZ u. CARTER (1962) bei Entzündungen der unteren Harnwege keine nennenswerten Titeranstiege feststellen. Bei einer signifikanten Bakteriurie spricht ein hoher homologer Antikörpertiter ebenfalls für eine Niereninfektion (Brumfitt u. Percival 1964).

Die bei Harnwegsinfekten nachgewiesenen Bakterien lassen sich nach einigen Besonderheiten gruppieren (s. Beitrag Kleinschmidt):

Coli und „coliforme“ Bakterien. Die Escherichiae, die als Erreger bei der Pyelonephritis in Frage kommen, kann man unter dieser Stammesbezeichnung zusammenfassen. Dazu gehören die Gattungen Escherichia, Aerobacter und Klebsiella. Aus der Gattung Escherichia sind es vorwiegend E. coli, seltener E. freundii. So fanden Whistley u. Muir (1961) bei 157 Kranken mit Harnwegsinfekt und Bakteriurie in 45% E. coli und in 12% E. freundii. Coliforme Bakterien sind die häufigsten Urinkeime bei der primären Pyelonephritis, falls keine instrumentellen Manipulationen an den Harnwegen vorausgegangen sind. Häufig wachsen sie als Reinkultur (Garrod, Shooter u. Curwen 1954). Bei quantitativen Urinuntersuchungen an 304 Personen mit über 100000 E. coli-Keimen pro ml Urin fand sich nur in neun Kulturen ein zweiter Keim in gleich hoher Zahl und in 48 Fällen ein zweiter Mikroorganismus mit einer Keimzahl unter 100000 pro ml Urin (Kleeman, Hewitt u. Guze 1960). Escherichia coli ist der häufigste Keim, der sich bei echter Bakteriurie schwangerer Frauen (Kass 1956 und 1959; Turner 1961; Chalmers 1963; Kincaid-Smith, Bullen, Mills, Fussell, Huston u. Goon 1964) sowie primärer akuter und chronischer Pyelonephritis isolieren läßt. Die anderen lactosespaltenden gramnegativen Bakterien kommen bei diesen Personengruppen wesentlich seltener vor. Sie finden sich fast ebenso häufig wie E. coli bei komplizierten Pyelonephritiden nach wiederholten instrumentellen Manipulationen (Coleman u. Taylor 1949; Kleeman, Hewitt u. Guze 1960). Vahlne (1945), Ujváry (1957) und Chalmers (1963) sahen bei Untersuchungen über die Antigenstruktur der E. coli keinen serologischen Typ, der exklusiv bei Harnwegsinfekten vorkam, doch überwogen Keime der Gruppe 04. Ewing u. David (1961), Jackson, Arana-Sialer, Andersen, Grieble u. McCabe (1962) sowie Turck, Fournier u. Petersdorf (1962) beobachteten hinsichtlich des spezifischen 0-Antigens zwischen den bei Pyelonephritis, Enteritis und gesunden Personen vorkommenden E. coli Unterschiede. Bei Patienten mit Pyelonephritis konnten sie aus dem Urin übereinstimmend bevorzugt die Gruppe 0 6 E. coli isolieren.

B. Proteus. Das Vorkommen von Proteus-Keimen im Urin bei Harnwegsinfekten steht in häufiger Beziehung zu den vorausgegangenen instrumentellen Untersuchungen und Eingriffen an den Harnwegen (s. auch Kippax 1957; Edebo u. Laurell 1958; Omland 1960). Das Verhältnis der einzelnen Proteus-Arten bei Harnwegsinfekten gibt die folgende Zusammenstellung von Kleeman, Hewitt u. Guze (1960) wieder.

Tabelle 2

	Hanson et al.	Potee et al.	Hewitt et al.
Proteus mirabilis	73	32	61
Proteus vulgaris	6	11	16
Proteus morgani	2	8	8
Proteus rettgeri	5	6	15
Gesamt	86	57	100

Während z.B. Brod (1956) Proteus nur bei 3,2% seiner unkomplizierten chronischen Pyelonephritiden beobachtete, isolierten Carroll (1953) bei einem unausgelesenen Patientengut in 7%, Sanjurjo (1949) in 10% und Braude, Sieminski u. Shapiro (1960) in 18,4% der Fälle diese Keime. Coleman u. Taylor

(1949) konnten Proteus nur in 5% der unkomplizierten, jedoch in 43% der komplizierten Pyelonephritiden züchten. Wir fanden bei Männern mit sekundärer Pyelonephritis in 32% Proteus, und zwar besonders bei Prostataerkrankungen mit Steinleiden. Dies weist auf eine Besonderheit der Proteusinfektion hin. Wegen der Fähigkeit, Harnstoff zu spalten und den Harn zu alkalisieren, werden hier Phosphatsteine häufig beobachtet (ALBRIGHT, SULKOWITCH u. CHUTE 1939).

Pseudomonas aeruginosa-Infektionen werden wie die Proteus-Keime in erster Linie bei sekundären obstruktiven Pyelonephritiden beobachtet (COLEMAN u. TAYLOR 1949; ERLANSON u. JONSSON 1953; BRAINERD u. CECIL 1956). Da man diese Keime von der Haut der Ano-Genitalregion züchten kann, ist die Infektion der Harnwege beim Katheterisieren verständlich. Nach WIESMANN (1964) werden sie sich aber auf der unveränderten Schleimhaut kaum einnisten.

Staphylokokken findet man mit unterschiedlicher Häufigkeit im Urin: CARROL (1953) 3%, COLBY (1956) 6,1%, KEEFER (1957) 10% (akute Pyelonephritis), BERNING u. WALTER (1951) 20% (obstruktive Pyelonephritis des Mannes), BROD (1956) 28,6% (chronische Pyelonephritis), SCHREINER (1958) 46%, und zwar 37% coagulasenegative sowie 4% coagulasepositive. In der Serie von GARROD, SHOOTER u. CURWEN (1954) fanden sich 25% der Staphylokokken in Mischkulturen. Es ist schwierig zu entscheiden, ob diese Staphylokokken sicher pathogen sind oder nicht. Keimzählungen ergeben meist weniger als 10000 Staphylokokken pro ml Urin (KASS 1956; KLEEMAN, HEWITT u. GUZE 1960; YOW, MONZON, ORY u. BRENNAN 1960). Wahrscheinlich handelt es sich also nur um eine Verunreinigung.

Während Staphylococcus aureus als potentieller Erreger anzusprechen ist, sind Harnwegsinfekte durch Staphylococcus albus (coagulasenegativ) ungewöhnlich, aber prinzipiell möglich (TORRES PEREIRA 1962; MITCHELL 1964). Staphylokokkeninfektionen der Niere können a) als hämatogene Nephritis bei allgemeiner Sepsis und b) als Harnwegsinfekt bei obstruktiver Uropathie auftreten. Operationen am Urogenitalapparat führen oft zu Bakteriämien (KOCH, LEPLEY, SCHRAEDER u. SMITH 1959). Die hämatogene Staphylokokkennephritis (Ausscheidungsnephritis) verläuft gewöhnlich akut und neigt zur Selbstheilung. DOWLING, LEPPER, CALDWELL u. SPIES (1952) fanden autoptisch bei 62 Fällen von Staphylokokkenendokarditis nur zweimal Nierenherde. Eine chronische Pyelonephritis durch Staphylokokken ohne Abflußhindernis an den Harnwegen gilt als extrem selten (KLEEMAN, HEWITT u. GUZE 1960). Der akuten Staphylokokkennephritis folgt aber oft eine Sekundärinfektion mit E. coli (KASS 1960; NESBIT 1960).

Enterokokken kommen in der Urethra gesunder Menschen vor. Die häufige Verunreinigung des Urins ist so verständlich (GARROD, SHOOTER u. CURWEN 1954; SHACKMAN u. MESSENT 1954; CLABOUGH u. RHOADS 1957). Die Bedeutung der Enterokokken für die Ätiologie der Pyelonephritis ist nicht leicht zu beurteilen. Sie werden oft zusammen mit anderen Bakterien gefunden. Keimzahlen über 100000 pro ml Urin sind bei reinen Enterokokkenkulturen selten. Die Häufigkeit des Vorkommens von Enterokokken im Urin bei Pyelonephritis wird unterschiedlich angegeben: BERNING u. WALTER (1951) 10%, CAROLL (1953) 7%, KEEFER (1957) 3%, BRAUDE, SIEMINSKI u. SHAPIRO (1960) 4%, BROD (1962) 28,6%. Viele Patienten mit Enterokokken im Urin haben keine weiteren Zeichen eines Harnwegsinfektes (RANTZ u. KIRBY 1943). Sie finden sich nach KEEFER (1957) häufig im Urin bei Frauen, die vorher katheterisiert wurden.

Verschiedene seltener vorkommende Bakterien. Von den übrigen Enterobacteriaceae kommen im Urin Salmonellen im Zusammenhang mit allgemeinen oder enteralen Infekten vor. PARMATA (1954) beschrieb eine durch Salmonella Oranienburg hervorgerufene Pyelonephritis. Über einen Fall von chronischer Pyelonephritis mit Steinbildung durch Paratyphus-Bakterien berichteten McLellan u. Brezing (1949). Serratia marcescens konnte Lancaster (1962) bei 20 Patienten isolieren, die an einer schweren Grundkrankheit mit Einbeziehung der Harnwege litten. Ihre kausale Bedeutung ist nicht bekannt. Achromobacteriaceae (meist Achromobacter, aber auch Alcaligenes faecalis) werden seltener beobachtet und gelten als wenig pathogen. Man kann sie bei alten Menschen mit obstruktiver Uropathie nach Katheterisierung aus dem Urin züchten (Kirby, Waddington u. Doornink 1954; Hewitt 1960). Albright, Sulkowitch u. Chute (1939) sahen zwei Fälle von subakuter Pyelonephritis mit diffuser Calcinose der Niere, aus deren stark alkalischem Urin sich Haemophilus influenzae isolieren ließ. Auch Brucellen können eine Pyelonephritis erzeugen (Bickel 1954; Abernathy u. Price 1955; Honey, Gelfand u. Myers 1957). Bakteriurien durch die übrigen Streptokokken sind sehr selten. Neisseria gonorrhoeae gilt als einziger pathogener gramnegativer Kokkus des Urogenitaltraktes, erzeugt aber keine Pyelonephritis (cf. Suter 1951).

Begünstigende Faktoren

Bei der Mehrzahl der Kranken mit einer Pyelonephritis finden sich vorausgehend oder gleichzeitig intra- und extrarenale krankhafte Veränderungen, die in einer möglichen ursächlichen Beziehung zu der Nierenerkrankung stehen. Zum Teil lassen die klinischen und autoptischen Angaben einen sicheren ätiologischen Zusammenhang erkennen, bei anderen erscheinen die Beziehungen fraglich.

1. Angeborene Nieren- und Harnwegsanomalien (s. Beiträge Arnoldt, Linneweh u. Jarausch und dieser Beitrag, S. 745).

2. Harnstauung. Nach klinischer Erfahrung begünstigt die Störung des Harnabflusses das Entstehen einer Pyelonephritis. Entleerungsstörungen können durch zahlreiche Faktoren und Krankheiten bedingt sein. Sie werden in diesem Handbuch von Matouschek im Kapitel über die Harnstauungsniere abgehandelt. Da grobe mechanische Hindernisse an den Harnwegen klinisch und autoptisch gut nachweisbar sind, ist deren Rolle für die Pathogenese der Pyelonephritis schon lange bekannt und hat zu der Einteilung in die obstruktive und die nicht obstruktive Form geführt (Cabot u. Crabtree 1916). Auch im Sektionsmaterial überwiegt die obstruktive Form. So beobachteten Kleeman, Hewitt u. Guze (1960) in 63,3% ihrer Fälle und Zollinger (1964) bei 227 Pyelonephritisfällen in 55,8% eine Obstruktion. Bell (1947) fand die Pyelonephritis mit Obstruktion zwölfmal häufiger als die nicht obstruktive.

Die Bedeutung funktioneller, dynamischer Entleerungsstörungen für die Pathogenese der Pyelonephritis wurde im letzten Jahrzehnt stärker berücksichtigt. Mechanische und dynamische Faktoren überschneiden sich in vielen Fällen (Kairis 1962), sollten aber für den klinischen Gebrauch getrennt werden. Eine Obstruktion kann an jeder Stelle entlang des Harntraktes vom proximalen Tubulus bis hinunter zum Meatus urethrae lokalisiert sein. Es ist angebracht, eine intrarenale von einer extrarenalen Form zu unterscheiden. Die Koinzidenz mit einer Pyelonephritis ist dabei von der Art und Lage der Obstruktion abhängig. Bei Hindernissen im Blasen-Urethra-Bereich fanden Bell (1947) autoptisch doppelt und Kleeman, Hewitt u. Guze (1960) $3^1/_2$mal so häufig Pyelonephritiden wie bei Ureterstenosen. Die Häufigkeit und Art der Obstruktion wechselt mit dem Lebensalter. Bei Säuglingen und Kindern stehen angeborene Anomalien im Vordergrund, bei jungen Frauen Blasenentleerungsstörungen und Schwangerschaften, bei älteren Menschen Tumoren.

a) Intrarenale Obstruktion. Eine Vielzahl von Bedingungen führt zu anatomischen Veränderungen des Nierenparenchyms, die das Haften und die Vermehrung in die Niere gelangter Bakterien begünstigen. Neben den angeborenen Anomalien sind dies a) durch Stoffwechselstörungen bedingte Nierenveränderungen (S. 698) und b) Nierenparenchymnarben nach vorausgegangenen Nierenerkrankungen, insbesondere Nierenentzündungen (MacKeith 1953). Es wird angenommen, daß bei rezidivierender Pyelonephritis mit freien Intervallen jeder Schub eine erneute, durch die Narben der vorausgegangenen Entzündung begünstigte Infektion bedeutet. Dafür sprechen die serologischen Untersuchungen bei jungen Mädchen mit rezidivierender Pyelonephritis von Kunin (1963), der bei diesen Attacken gewöhnlich verschiedene Stämme oder Serotypen von E. coli

Tabelle 3

	Males	Females	Bilateral	Unilateral	Per cent infected
Carcinoma of uterus		143	101	42	37.0
Pregnancy		60	30	30	23,0
Ureteral stricture	51	37	20	68	30.7
Urethral obstruction	37	3	34	6	72.0
Carcinoma of prostate	131		107	24	71.0
Hypertrophy of prostate	319		287	32	83.0
Carcinoma of bladder	76	16	69	23	82.0
Other obstructions of bladder	27	22	26	23	61.0
External ureteral obstructions	57	109	85	81	46.0
Paralytic, spinal cord	77	35	109	3	68.7
Paralytic, congenital	23	6	22	7	17.0
Total	798	431	890	339	60.0

Tabelle 4

	weiblich	männlich
Prostatitis, -hypertrophie, -carcinom, -absceß		156 (55,4%)
Genitaltumoren, Entzündungen im kleinen Becken, Descensus	66 (57,5%)	
Carcinom (Blase, Penis, Rectum, Ummauerung der Ureteren, Querschnittslähmung)		64 (22,7%)
Steinleiden (Niere, Blase, Ureter)	22 (19,1%)	42 (14,8%)
Mißbildung der Harnwege	9 (7,8%)	18 (6,4%)
Gravidität	9 (7,8%)	
Andere Nierenerkrankungen (Hydronephrose, Tuberkulose, Nephrosklerose, Glomerulosklerose, Tumor)	9 (7,8%)	2 (0,7%)
	115	282

nachwies. Als Beispiel dient auch die Staphylokokkenpyelonephritis mit spontaner Heilungstendenz und nachfolgender Infektion durch E. coli. Andererseits lassen sich diese Beobachtungen bei dem häufigen asymptomatischen schleichenden Verlauf der chronischen Pyelonephritis durch eine Exacerbation erklären. Experimentelle Untersuchungen (de Navasquez 1956) stützen die Hypothese der Reinfektion (S. 706).

b) Mechanische Entleerungsstörungen. Prinzipiell sind Störungen des Harnabflusses durch kongenitale, entzündliche, narbige, neoplastische und mechanische Veränderungen möglich. Eine eingehende Aufstellung findet sich bei Herbut (1952). Einen Überblick über das Vorkommen dieser Veränderungen bei der Pyelonephritis im Sektionsmaterial geben die Tabelle 3 von Bell (1947) und die Tabelle 4 von Berning u. Ruge (1959).

Genitalcarcinome bei der Frau und Prostataleiden beim Manne sowie Blasencarcinome bei beiden Geschlechtern stehen im Vordergrund. Zeman u. Němec

(1957) konnten bei der Hälfte ihrer Kranken mit Prostatahypertrophie Zeichen einer chronischen Pyelonephritis nachweisen. Bei einseitigem Abflußhindernis überwiegt die gleichseitige Pyelonephritis (Bell 1947). Auf die zahlreichen anderen Möglichkeiten, die durch eine mechanische Entleerungsstörung zu einer Hydronephrose führen können, sei hier nicht näher eingegangen. Erwähnt sei nur, daß Yates-Bell (1953) bei 200 Fällen von Hydronephrose 66mal eine Pyelonephritis fand. Die oft nur geringen Veränderungen am Blasenausgang (Klappenbildung der hinteren Harnröhre, essentielle und symptomatische Blasenhalsstarre, ausführliche Darstellungen finden sich bei de Gironcoli und bei Übelhör 1962), die sich nur bei gezielter röntgenologischer Untersuchung nachweisen lassen, sind gerade bei jungen Menschen von klinischer Bedeutung (Davis 1960). Blasenentleerungsstörungen verschiedener Genese erfordern oft einen Katheterismus, durch den die Harnwege infiziert werden. Fremdkörper im Lumen der Harnwege begünstigen durch direkte partielle oder komplette Obstruktion, mechanische Schleimhautreizung oder allein durch Störung des normalen Bewegungsablaufes das Entstehen einer pyelonephritischen Entzündung. Die Kombination Nephrolithiasis und Pyelonephritis ist recht häufig (Berning u. Ruge 1959 bei 14,8% der Männer und 19,1% der Frauen, Brod 1959 bei 35,7%, Kleeman, Hewitt u. Guze 1960 bei 21%, Spiess 1961 bei einem Drittel der Fälle, Zollinger 1964 bei 3%). Es läßt sich aber nicht immer feststellen, ob die Pyelonephritis oder die Nephrolithiasis als primäre Erkrankung anzusprechen ist.

c) Dynamische Entleerungsstörung. Bei den Störungen der Dynamik können wir atonische von hypertonischen (spastischen) Formen unterscheiden. Für die Pathogenese der Pyelonephritis ist die nervös bedingte symptomatische Blasenhalsstarre bei verschiedenen spinalen Grundleiden besonders wichtig. Im Vordergrund stehen beim Erwachsenen die traumatischen Rückenmarksläsionen (Literatur bei Paeslack 1962). Nach einer Zusammenstellung der Paraplegiker aus dem 2. Weltkrieg verstarben 13% innerhalb der ersten 9 Jahre. Bei 64,7% fand sich autoptisch eine Pyelonephritis (Dietrick u. Russie 1958, Morales u. Tsou 1962).

Entzündungen der Urethra mit Störung der Blasenentleerung (Urethra-Syndrom) sind bei jungen Frauen recht häufig (Fry, Dillane, Joiner u. Williams 1962, Hanley 1962, Loudon u. Greenhalgh 1962) und gehen gelegentlich mit einer Pyelonephritis einher. Brod (1964) erhielt bei 33,5% von 311 Kranken mit chronischer Pyelonephritis anamnestisch Angaben über Beschwerden einer Cystitis. Hanley (1962) zeigte, daß während der akuten Phasen einer Blasenentzündung ein vesico-ureteraler Reflux vorhanden sein kann. Die Irritation der neuromuskulären Elemente bei entzündlichen Wandveränderungen führt besonders an den Ureteren und Nierenbecken zu Dysfunktionen und Atonien (Talbot 1958). Ney u. Horrowitz (1950) beobachteten zwei Patienten mit einer Blasenlähmung, bei denen es unter der Behandlung mit einem den Parasympathicus stimulierenden Medikament zu einer akuten Pyelonephritis via vesicoureteralen Reflux unter gleichzeitiger Verminderung des Restharns kam.

3. Schwangerschaft (cf. Beitrag Friedberg). Während der Schwangerschaft erkranken 0,5—2,5% der Frauen an einer Pyelonephritis (1% Bell 1950; 1,8% Zinser 1955; 2% Beeson 1956 und Keefer 1957; 0,5% Kremling 1957; 2,5% Kass 1960; 1,1% Jäger und Münch 1963; 0,61% Rummel und Walch 1963; 1,49% Eger und Wildhack 1964). Erstgebärende erkranken häufiger als Mehrgebärende (Zinser 1955; Jäger u. Münch 1963; Kremling u. Winckler 1963). Die Erkrankung ist am häufigsten im 5.—8. Graviditätsmonat und seltener in der ersten Schwangerschaftshälfte (Zinser 1955; Rummel u. Walch 1963; Jäger u. Münch 1963). Erstgravide erkranken am häufigsten im 7., Mehrgravide im 9. Schwangerschaftsmonat (Rummel u. Walch 1963).

Die während der Schwangerschaft manifest gewordene Pyelonephritis rezidiviert oft in späteren Lebensabschnitten (25% JÄGER u. MÜNCH 1963; 80% PINKERTON, ROBERTS u. HURLY 1959). Der Hundertsatz der chronischen Pyelonephritis, die in der Gravidität beginnt, ist aber relativ klein (9,8% BERNING c. RUGE 1959).

Ein pathogenetischer Zusammenhang zwischen Schwangerschaft und Pyelonephritis wird schon lange angenommen, und zwar in dem Sinne, daß die Infektion sich auf die schwangerschaftsbedingten Veränderungen der Harnwege und Nieren aufpfropft (HELD 1962). Schon RAYER (1841) und CRUVEILHIER (1843) war es aufgefallen, daß bei während der Schwangerschaft verstorbenen Frauen die Harnleiter häufig erweitert sind. Anfangs erklärte man dies mechanisch durch den Druck der vergrößerten Gebärmutter. Bei der Mehrzahl der Patientinnen ist die

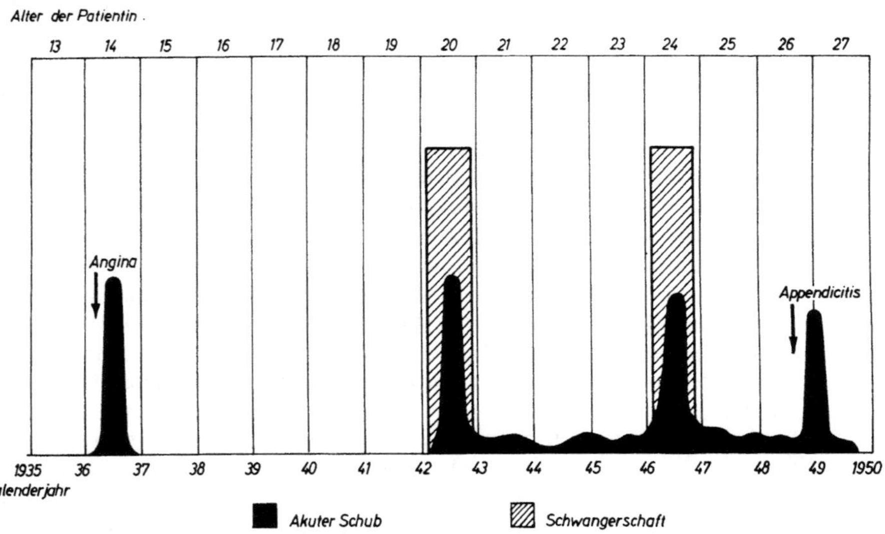

Abb. 2. ♀ 16469/1948, 26 Jahre. Latenter Diabetes mellitus. Chronische doppelseitige Pyelonephritis mit Coliinfektion. Beginn mit 14 Jahren postanginös als akute Pyelonephritis links. Akute Schübe durch Schwangerschaft und Appendicitis

Erweiterung der oberen Ureterenhälften nach dem 3. Schwangerschaftsmonat nachweisbar (TRAUT u. MCLAINE 1936; PAOLETTI u. GOLFIERI 1958). Die Hypotonie der Ureteren und Nierenbecken ist wahrscheinlich durch die Gestagene bedingt (STOECKEL 1924 u. SAITZ 1931). In den späteren Schwangerschaftsmonaten komprimiert der vergrößerte Uterus in Höhe der Linea terminalis des knöchernen Beckens zusätzlich die Ureteren. Dies zeigen auch urokymographische Bilder von WÜLLENWEBER (1937). Vorbestehende latente Harnwegsinfekte können die Veränderungen an den ableitenden Harnwegen verstärken (LEARY u. PETERS 1943). KREMLING (1957) nimmt sogar an, daß bei gesunden Schwangeren hormonal bedingte Atonien der Ureteren praktisch nicht vorkommen. Bei der Schwangerschaftspyelonephritis ist die rechte Niere bevorzugt erkrankt. Eine einseitige Entzündung ist rechts 3—4mal häufiger als links (ILLYÉS 1938, ZINSER 1955, HOCHHULI 1958, RUMMEL u. WALCH 1963). Die bevorzugte Alteration des rechten Ureters wird durch die Dextrorotation des Uterus und den Schutz des Sigmoids für den linken Ureter erklärt (BEESON 1955). Das Problem der Bakteriurie in der Schwangerschaft wurde, angeregt durch die Untersuchungen von KASS (1960), intensiv bearbeitet. Die Häufigkeit asymptomatischer Bakteriurien beträgt zwischen 6—8% (KASS 1960; KAITZ u. HODDER 1961; TURNER 1961; BOSHELL 1962;

HENDERSON, ENTWISLE u. TAYBACK 1962; CHALMERS 1963; KINCAID-SMITH 1963; MONTO 1963; WILLIAMS u. SIMMONS 1963; FORKMAN 1964; KINCAID-SMITH, BULLEN, MILLS, FUSSEK, HUSTON u. GOON 1964; SCHAMADAN 1964). Die Bakteriurie ist nach den Untersuchungen von TURCK, GOFFE u. PETERSDORF (1962) in den sozialen Gruppen verschieden häufig (2% bei Privatpatientinnen, 11,4% bei Mehrgebärenden der unteren sozialen Schichten).

Die Frequenz einer Pyelonephritis nach unbehandelter, asymptomatischer Bakteriurie in der Schwangerschaft schwankt nach Angaben dieser Autoren zwischen 24 und 60%. Die vorbestehende Bakteriurie weist darauf hin, daß die schwangerschaftsbedingten Veränderungen an den ableitenden Harnwegen bei der Manifestation der Pyelonephritis nur eine zusätzliche Rolle spielen. Ob die Bakteriurie nur der Ausdruck einer Urininfektion ist oder das Zeichen einer symptomarmen chronischen Pyelonephritis, läßt sich häufig nicht entscheiden. KAITZ (1961) beobachtete bei 20 schwangeren Frauen mit signifikanter Bakteriurie in neun Fällen ein deutlich herabgesetztes Konzentrationsvermögen. THRUPP, COTRAN u. KASS (1964) publizierten die Autopsiebefunde von drei Frauen, bei denen in der frühen Schwangerschaft eine Bakteriurie festgestellt worden war und die später an einer extrarenalen Krankheit verstarben. Zwei Fälle zeigten bei der Sektion das Bild einer chronischen Pyelonephritis. Die dritte Frau war eine wiederholt im Laufe des Lebens katheterisierte Diabetikerin. Bei der Sektion fanden sich an den Nieren keine pyelonephritischen Veränderungen. Schon OPITZ (1905) und KERMAUNER (1911) nahmen an, daß die Schwangerschaftspyelonephritis oft nur die Exacerbation einer schon in der Kindheit erworbenen und nie ganz ausgeheilten Krankheit ist. Die Beobachtungen von WOODRUFF u. EVERETT (1954), HOCHULI u. KÄSER (1958) sowie JÄGER u. MÜNCH (1963) bestätigen dies. Nicht jede vorbestehende Pyelonephritis muß zu einem Rückfall in der Schwangerschaft führen (BERNING 1961; RAURAMO 1962).

Nachuntersuchungen nach Schwangerschaftsgestosen ergaben, daß eine nicht kleine Zahl als Pfropfgestose bei vorbestehender Pyelonephritis aufzufassen ist (Käser 1958). Unter 104 nachuntersuchten Kranken fanden HOCHULI u. KÄSER (1958) 17mal eine sichere, zehnmal eine wahrscheinliche Pyelonephritis. Zu ähnlichen Ergebnissen kamen FINNERTY (1956), HOCHULI u. STOECKLI (1959), SABIN, PARLIAMENT u. STREAN (1960), MILLIEZ u. FRITEL (1960), SCHOLZ (1962), FRIEDBERG (1962).

4. Der vesico-ureterale Reflux. Beim gesunden Menschen hat das caudale, schräg durch die Harnblasenwand verlaufende Ureterende die Funktion einer uretero-vesicalen Klappe. Der Blaseninnendruck komprimiert den Ureter gegen die hintere Blasenwand. Bei der Leiche ist es nicht möglich, durch Druck auf die gefüllte Blase einen Reflux des Blaseninhaltes in den Ureter zu erreichen.

Die normale uretero-vesicale Klappe hat zwei Aufgaben:

1. die ungehinderte Passage des Urins aus dem Ureter in die Blase und
2. die Verhinderung eines Refluxes des Blaseninhaltes in die Ureteren.

Für das Funktionieren dieses Ventilverschlusses sind wichtig (HUTCH 1962):

1. die Länge des intra-vesicalen Uretersegmentes,
2. Veränderungen in der Umgebung des Ostiums und
3. Veränderungen im Bereich der uretero-vesicalen Verbindung.

Gezielte Röntgenuntersuchungen haben es ermöglicht, das Funktionieren oder Nichtfunktionieren dieses uretero-vesicalen Verschlusses festzustellen. Als Methoden dienen das Verzögerungscystogramm (STEWART 1953) und das Miktionscystogramm (EDWARDS 1957). Mit Hilfe der Röntgenkinematographie gelang es HUTCH (1962), den Nachweis erheblich zu erleichtern. Erfahrungen verschiedener Untersucher an mehreren 100 Fällen sprechen dafür, daß ein Reflux des Harnblaseninhaltes in die Ureteren beim normalen Menschen weder in Ruhe noch bei der Miktion auftritt (EISENDRATH, KATZ u. GLASSER 1925, CAMPBELL 1951, BUNGE 1954, STEWART 1955, KJELLBERG, ERICSSON u. RUDHE 1957, JONES u. HEADSTREAM 1958, McGOVERN, MARSHALL u. PAQUIN 1960, POLITANO 1960, LEADBETTER, DUXBURY u. DREYFUSS 1960, GROSS u. SANDERSON 1961, WILLIAMS, SCOTT u. TURNER-WARWICK 1961, HODSON 1962, TURNER-WARWICK 1962, ROSENHEIM 1963). Einschränkend sei aber bemerkt, daß größere Serien von Untersuchungen bei gesunden Erwachsenen aus begreiflichen Gründen noch nicht vorliegen. Andere Untersucher (KRETSCHMER 1916, LOWSLEY 1940, GIBSON 1949, JANNACCONE u. PANZIRONI 1954, WEISSMAN u. CHRISTIE 1961, GRÉGOIR 1962, CAMMENOS 1963) konnten bei einer bestimmten Zahl gesunder Personen das Eintreten des Kontrastmittels in die Ureteren aus der Blase beobachten. MC GOVERN, MARSHALL u. PAQUIN (1960) fanden bei 100 Normalpersonen nur zweimal einen Reflux. Zu beachten ist aber, daß bei krankhaften Zuständen ein Reflux intermittierend auftreten kann und deshalb eine einmalige negative Untersuchung noch nicht sein Bestehen ausschließt. Da der intramurale Ureterabschnitt bei Neugeborenen nur etwa 5 mm, bei Jugendlichen aber 13 mm lang ist (nach Schätzungen von HUTCH 1961), kommt es bei Kindern in den ersten Lebensjahren leichter zu einem vesico-ureteralen Reflux. Nach Eintritt in die Pubertät ist eine spontane Rückbildung möglich (WOELK u. ARNHOLDT 1964).

Der vesico-ureterale Reflux kann folgende Ursachen haben (EDWARDS 1961, ROSENHEIM 1963):

1. Anomalien des Ureterenostiums
   a) kongenital: z.B. ektopischer oder doppelter Ureter
   b) erworben: Infektion
      Tuberkulose
      Trauma—Steine
      —Operation
2. Infektion — Cystitis
3. Obstruktion der unteren Harnwege
4. Neurogene Blasenentleerungsstörungen; angeboren oder erworben
5. Megacystis — Megaureter — Syndrom
6. unbekannt (idiopathisch), verbunden mit chronischer Pyelonephritis.

Es ist anzunehmen, daß angeborene Anomalien der Harnwege mit einem vesico-ureteralen Reflux einhergehen können (BLUM 1907, DÉROT u. MARCEL 1952, AUVERT, ZMERLI, CASTELS u. MAGDER 1962, GREGOIR 1962, LENAGHAN 1962, HODSON 1962, ROSENHEIM 1963). KJELLBERG, ERICSSON u. RUDHE (1957) beobachteten bei 18 Kindern mit ein- oder beidseitigen hypoplastischen Nieren einen Reflux, FORSYTHE u. WHELAN (1958) bei 61 von 445 enuretischen Kindern. STEPHENS u. LENAGHAN (1962) führen einen Reflux bei primärer chronischer Pyelonephritis auf ein angeborenes Fehlen des submukösen Uretersegmentes und auf eine primäre Schwäche der Ureterenmuskulatur zurück.

In der ausgeprägtesten Form wird diese Insuffizienz des Ureterostiums bei Paraplegikern beobachtet (TALBOT u. BUNTS 1949, HUTCH 1958, BORS u. COMARR 1962). Nach HUTCH (1958) tritt bei Paraplegikern in den ersten 3 Jahren nur in 5% der Fälle ein Reflux auf, nach einer Beobachtungszeit von $7^1/_2$ Jahren in 17%. SAMPSON (1903) und KEHRER (1912) erwogen schon frühzeitig die Rolle des Refluxes bei der Entstehung der Pyelonephritis. BUMPUS (1924) zeigte, daß Entzündungen der Blase zu Wandverdickung und Starre des intramuralen Ureterabschnittes führen. Diese Veränderungen sind anfangs noch reversibel, wiederholte Cystitiden können aber die vesico-ureteralen Klappen permanent schwächen. Eine Harnwegsentzündung geht relativ häufig auch bei Fehlen einer Obstruktion (geringgradige Blasenhalsstenosen sind sehr schwer nachzweisen, DAVIS 1960) oder einer neurogenen Blasenentleerungsstörung mit einem vesico-ureteralen Reflux einher. Schon bei der einfachen unspezifischen Urethritis und Cystitis der Frau (Urethrasyndrom) konnte HANLEY (1962) gelegentlich einen Reflux nachweisen. KJELLBERG, ERICSSON u. RUDHE (1957) fanden diesen bei 34% von 290 Kindern mit Harnwegsinfektion ohne nachweisbare Obstruktion oder neurogenes Blasenleiden, EDWARDS (1961) bei 42 von 55 Kindern mit sog. primärer Pyelonephritis. HINMAN und HUTCH (1962) beschrieben acht Fälle von atrophischer Pyelonephritis mit Reflux ohne obstruktive Zeichen. ROSENHEIM (1963) sah bei 23 von 36 Patienten mit primär-chronischer Pyelonephritis einen vesico-ureteralen Reflux. In unserem Krankengut beobachteten wir unter 18 chronischen Pyelonephritiden dreimal einen ein- bzw. doppelseitigen vesico-ureteralen Reflux (BERNING und v. SETHE 1964), während sechs nierengesunde Patienten diesen nicht aufwiesen. Nach Abklingen der Entzündung der unteren Harnwege kann der Reflux verschwinden (CAMPBELL 1951, POLITANO u. LEADBETTER 1958, WILLIAMS 1959, HANLEY 1963). WILLIAMS (1962) und SCOTT (1963) berichteten über mehrere Fälle mit doppeltem Ureter, bei denen nur bei einem der zwei Ureterenostien ein Reflux vorlag. Dabei fand sich im entsprechenden Nierensegment eine Pyelonephritis. EDWARDS (1961) beobachtete nach traumatischer Schädigung des Ureterostiums eine atrophische Pyelonephritis. ROSENHEIM (1963) hält es für möglich, daß der Rückfluß von Urin aus der Blase in die Ureteren und Nierenbecken ohne gleichzeitige Harnwegsinfektion in den Nieren der Pyelonephritis ähnliche morphologische Veränderungen hervorruft.

Experimentell kann ein vesico-ureteraler Reflux durch operative Veränderungen an der Ureterenmündungsstelle hervorgerufen werden (GRUBER 1930). SCHOENBERGER, BEISSWANGER, HOWARD u. KLINGENMAIER (1964) erzeugten bei Hunden mittels submuköser Implantation von mit Proteus-Kulturen beladenem Agar eine Cystitis. Bei neun von 22 Tieren konnte in der Folgezeit ein vesicoureteraler Reflux beobachtet werden, ohne daß sich eine Blasenentleerungsstörung nachweisen ließ.

Zusammenfassend muß man heute als gesichert annehmen, daß ein vesicoureteraler Reflux, ganz gleich welcher Genese, die Entstehung einer Pyelonephritis begünstigt oder die Rezidivneigung erhöht.

5. Katheterisieren und andere instrumentelle Eingriffe an den Harnwegen. Nach instrumentellen Eingriffen an den Harnwegen und selbst nach einfachem Katheterisieren der Blase kann es zu Fieber und allgemeinen Krankheitserscheinungen kommen. Bei diesem catheter fever (CLARK 1883) bzw. Urethralfieber (SUTER 1951) wurden Bakteriämien beobachtet (BERTELSMANN u. MAI 1902, SCOTT 1920, BARRINGTON u. WRIGHT 1930, MITCHELL, SLADE u. LINTON 1962). Über Umgebungs- und Hospitalinfektionen liegen zahlreiche Untersuchungen vor (ØRSKOV 1952, PYRAH, GOLDIE, PARSONS u. RAPER 1955, KIRBY 1956, KIPPAX 1957, MCLEOD 1958, GILLESPIE, LINTON, MILLER u. SLADE 1960). Durch Beachtung aller aseptischen und antiseptischen Kautelen lassen sie sich prinzipiell verhindern. Da selbst beim gesunden Menschen die Harnröhre mit potentiell pathogenen Keimen besiedelt ist (HELMHOLZ 1950), werden beim Hochschieben eines Instrumentes durch die Harnröhre in die Blase Bakterien eingeschleppt. Durch percutane Harnblasenpunktion vor und nach dem Katheterismus ist dieses belegt worden. Die so in die Harnblase gebrachten Keime können sich dort beim Fehlen von Entleerungsstörungen oder anderen krankhaften Veränderungen im allgemeinen nicht halten (COX u. HINMAN 1961). MARPLE (1951) katheterisierte 100 Frauen mit strikt aseptischer Technik, vier von ihnen bekamen 1—3 Tage später einen Harnwegsinfekt. TURCK u. PETERSDORF (1962) katheterisierten ebenfalls

100 ambulante Patienten. Sie fanden bei einer Nachkontrolle nach mehreren Wochen nur einmal eine persistierende Bakteriurie. Andere Untersucher kamen zu ähnlichen günstigen Ergebnissen (KASS 1956, BEESON 1958, BRAUDE 1960, NESBIT 1960, PRATHER u. SEARS 1960, TALBOT 1960).

PLATTNER, PFENNIGER u. POSTERNAK (1960) katheterisierten 30 Frauen mehrere Male und stellten bei sauberer Technik fest, daß der ursprünglich sterile Harn auch weiterhin steril blieb. Nach wiederholtem Katheterisieren fanden JACKSON u. GRIEBLE (1957) bei etwa 3% der Patienten Harnwegsinfektionen. Bei älteren kranken Menschen ohne Harnwegsobstruktion läßt sich nach einem einfachen Katheterismus häufiger eine Bakteriurie nachweisen als bei gesunden jüngeren Menschen (TURCK, GOFFE u. PETERSDORF 1962). OSEASOHN, QUILLEGAN, PERSKY u. ROSENBLUM (1962) sowie BRUMFITT, DAVIS u. ROSSER (1961) beobachteten bei schwangeren Frauen, die ohne besondere Indikation einmal katheterisiert wurden, am Ende der Schwangerschaft häufiger Bakteriurien als bei nichtkatheterisierten Schwangeren. War die Geburt kompliziert oder schwierig, traten wesentlich häufiger post partum asymptomatische Bakteriurien und auch Harnwegsentzündungen auf. Das Risiko einer Harnwegsinfektion ist wesentlich höher bei Patienten mit einer Harnwegsobstruktion (JONSSON u. ERLANDSON 1957).

Hinsichtlich der Infektionsgefährdung besteht zwischen einfachem Katheterisieren und Einlegen eines Dauerkatheters ein großer Unterschied (BEESON 1956). KASS u. SCHNEIDERMAN (1960) beobachteten, daß alle Patienten mit Dauerkatheter innerhalb von 3—4 Tagen eine Harnwegsinfektion bekamen. Als Weg des Aufsteigens der Keime geben sie die Schleim-Eiterschicht zwischen Urethraschleimhaut und Außenfläche des Katheters an. Die Ergebnisse anderer Untersucher sprechen im gleichen Sinne (SHACKMAN u. MESSENT 1954, RILEY u. KNIGHT 1958, LIEDBERG 1959, TALBOT, MAHONEY u. JAFFEE 1959, CLARKE u. JORESS 1960, MULLA 1961, MARTIN u. BOOKRAJIAN 1962, TYLER u. OSEASOHN 1963, GILLESPIE, LENNON, LINTON u. SLADE 1964). Das Infektionsrisiko einer Cystoskopie wird nicht höher angegeben als das des einmaligen Katheterisierens (NESBIT 1960, LYTTON 1961, REHN 1962). Interessant sind die Verlaufsbeobachtungen von TYLER u. OSEASOHN (1963): Bei vaginal operierten Frauen war für mehrere Tage ein Dauerkatheter eingelegt worden. Drei Tage danach ließ sich bei 14 von 17 Frauen eine Bakteriurie nachweisen, 4—8 Wochen nach der Operation und anschließender Antibioticabehandlung nur noch in einem Fall. Zusammenfassend läßt sich sagen: Jedes Katheterisieren birgt die Gefahr einer Harnwegsinfektion in sich, welche durch sauberes und schonendes Arbeiten niedrig gehalten werden kann. „Der Katheter taugt nicht mehr als der, der ihn braucht" (PRATHER u. SEARS 1960, WILDBOLZ 1964). Das Einlegen eines Katheters, insbesondere eines Dauerkatheters, ist bei Harnblasenentleerungsstörungen als zusätzlicher Faktor in der Pathogenese der Pyelonephritis zu bewerten (BRAUDE, NESBITT, TALBOT 1960).

6. Diabetes mellitus. Die Pyelonephritis gehört zu den charakteristischen Komplikationen des Diabetes mellitus. Wir sahen unter 143 Frauen mit autoptisch gesicherter primärer Pyelonephritis 16% Zuckerkranke (BERNING u. PRÉVÔT 1952). In Berichten über das Sektionsgut finden sich folgende Verhältniszahlen über die Frequenz der Pyelonephritis bei Nichtdiabetikern und Diabetikern: JORON, DE VRIES, REID, MATHEWS u. MCKAY (1955) 3—4% gegenüber 22% (Diabetiker), YOUNG u. CLANCY (1955) 14% gegenüber 26% (Diabetiker), MUNZ (1960) 8,16% gegenüber 10,5% (Diabetiker). Wir (BERNING u. WILLENBERG 1964) beobachteten bei 666 Diabetikern autoptisch in 11,4% eine Pyelonephritis. GRIEBLE u. JACKSON (1960) sowie JEANDET, RUDHARDT u. FABRE (1963) sahen unter den Verstorbenen mit einer nicht-obstruktiven Pyelonephritis in ca. 12% Diabetiker. ROOT (1955) und EPSTEIN u. ZUPER (1956) nehmen an, daß Zuckerkranke mit diabetischer Glomerulosklerose häufiger an einer Pyelonephritis erkranken. JEANDET, RUDHARDT u. FABRE (1963) bestätigen diese Beziehung nicht: Bei 37 Diabetikern mit Glomerulosklerose bestand neunmal gleichzeitig eine Pyelonephritis, dagegen bei 40 Diabetikern ohne diese 18mal. SMITH, BOLTON u. TURNBULL (1955) sowie ZOLLINGER (1962) betonen, daß die chronische Pyelonephritis gegenüber der akuten autoptisch bei Diabetikern auffallend selten ist.

Die klinischen Angaben beziehen sich in erster Linie auf das Vorkommen einer Bakteriurie und zum Teil auch Leukocyturie, da die Differenzierung diabetischer, pyelonephritischer und arteriolosklerotischer Nierenkomplikation nur durch die histologische Untersuchung des Nierenpunktates exakt möglich ist (JAHNKE, IRMSCHER u. SOLBACH 1964). JORON, DE VRIES, REID, MATHEWS u. MCKAY (1955) beobachteten bei 61% der Diabetiker einen infizierten Urin, GRIGSBY, THOMAS, HENRY, HOFFLER, HEDGEPATH, RONES u. JOHNSON (1960) bei 45% (Diabetikerinnen), RENGARTS (1960) bei 40% der Frauen und 20% der Männer, HÖPKER u. POLLACK (1961) bei 40% der Kranken. KASS (1956) stellte mittels exakter Keimzählung eine signifikante Bakteriurie bei 18% der Diabetikerinnen und 5% der Diabetiker gegenüber 6% der nichtdiabetischen ambulant untersuchten Frauen und 4% der nichtdiabetischen ambulant untersuchten Männer fest. In den letzten Jahren werden die Beweise für eine Häufung der Pyelonephritis bei Diabetikern angezweifelt (OSEASOHN u. QUILLIGAN 1963). HUVOS u. ROCHA (1959) beobachteten in einem vergleichbaren Kollektiv von Diabetikern und Gesunden in 34 bzw. 28% positive Harnkulturen. Auch O'SULLIVAN, FITZGERALD, MEYNELL u. MALINS (1961) sowie SZÜCS, CSERHÁTH, CSAPÓ u. BALÁZS (1960) fanden eine signifikante Bakteriurie bei Diabetikern nicht häufiger als bei gesunden Kontrollpersonen.

Trotz dieser unterschiedlichen Angaben ist auf Grund autoptischer Erfahrungen an der erhöhten Pyelonephritisgefährdung der Diabetiker nicht zu zweifeln. Die Pyelonephritis verläuft beim Diabetiker überwiegend symptomarm, therapieresistenter, schwerer und nimmt häufiger einen fatalen Ausgang. Die akuten Formen stehen gegenüber den chronischen im Vordergrund. Bei Zuckerkranken treten als akute Komplikation die Papillennekrosen wesentlich häufiger auf als bei nichtdiabetischen Kranken (s. Abschnitt Papillennekrose S. 782). Die höhere Bereitschaft der Diabetiker zur Niereninfektion kann man auf folgende Faktoren zurückführen (zum Teil nach BEESON 1955): Erhöhte Infektionsbereitschaft durch reduzierte Blutbactericidie, Förderung des Bakterienwachstums durch die Glykosurie, häufigere Katheterisierung, Blasenatonie bei diabetischer Acidose (BERNING 1939), Blaseninnervationsstörungen durch diabetische Neuropathie (JORDAN u. CRABTREE 1935, GILL 1936, SPRING u. HYMES 1953, LEWITT 1954).

7. Metabolische Nierenveränderungen. Verschiedene biochemische und metabolische Störungen, die funktionelle und morphologische Schäden in der Niere hervorrufen können, gehen vermehrt mit einer Pyelonephritis einher.

a) Gicht (s. Beitrag ZÖLLNER). Den Uratablagerungen in der Niere, vorwiegend in den Sammelröhren und im benachbarten Interstitium, folgt sehr häufig eine bakterielle Nierenentzündung (gelegentlich zusätzlich Harnsäurekonkremente im Nierenbecken). So versteht man unter einer „Gichtnephritis" die Kombination von Uratablagerungen, chronischer Pyelonephritis und arteriosklerotischen Veränderungen (FINEBERG u. ALTSCHUL 1956, LICHTENSTEIN, SCOTT u. LEVIN 1956). ZOLLINGER (1962) fand autoptisch bei 22 Gichtfällen 10mal eine Pyelonephritis und in allen Fällen eine interstitielle nicht-eitrige Begleitnephritis.

b) Bei der *Nephrocalcinose* führen die Calciumsalzablagerungen zu einer intrarenalen Obstruktion (MORTENSEN u. EMMET 1954) und können so das Haften und die Vermehrung von Bakterien begünstigen (JACCOTET 1959). STENSTROM (1956) fand bei Poliomyelitisgelähmten, daß Kranke mit Nephrocalcinose häufiger eine Pyelonephritis bekamen.

c) Kaliummangel. PERKINS, PETERSEN u. RILEY (1950) haben die 21 Jahre vorher von JAFFÉ u. STEINBERG bei an Ruhr Verstorbenen beobachtete „vacuolige Nierendegeneration" auf einen Kaliummangel zurückgeführt. Die charakteristischen, in den letzten Jahren bekannter gewordenen morphologischen Veränderungen bestehen aus multiplen diskreten Vacuolen in den Epithelien der Tubuli contorti (RELMAN u. SCHWARTZ 1956 u. 1962). MUEHRCKE (1960) fand tierexperimentell bei anhaltendem Kaliummangel eine interstitielle Fibrose der zentralen Medullaabschnitte, der Papille oder beider Gebiete sowie bei 8% der Tiere eine unilaterale Hydronephrose. Da die chronische Pyelonephritis mit einer Hypokaliämie einhergehen kann (s. Abschnitt Funktionsanalyse, S. 754), ergibt sich die Frage, ob möglicherweise ein Kaliummangel extrarenaler Genese durch die damit verbundenen funktionellen und strukturellen Veränderungen in der Niere eine bakterielle Entzündung begünstigt (MILNE, MUEHRCKE u. HEARD 1957, KARK 1958). MUEHRCKE (1960) beobachtete bioptisch bei Kranken mit chronischem Kaliummangel verschiedener Genese (Durchfälle, primärer Hyperaldosteronismus, Lignac-Fanconi-Syndrom, Ureterosigmoidostomie etc.) der chronischen Pyelonephritis ähnliche morphologische Nierenveränderungen. 14 von 15 Kranken hatten einen oder mehrere Schübe einer akuten Pyelonephritis durchgemacht (MUEHRCKE u. MCMILLEN 1963). RELMAN u. SCHWARTZ (1962) bestätigen nach ihren Erfahrungen bei Kranken mit Kaliummangel diese erhöhte Bereitschaft zur Pyelonephritis nicht.

8. Medikamente. Sie können das gewohnte Bild der Pyelonephritis abwandeln bzw. diese Nierenentzündung stark fördern (ZOLLINGER 1964). In Großbritannien haben COMBES u. REISCH (1957) über drei Patienten berichtet, die während der Behandlung mit Dapsone (4,4'-Diaminodiphenyl-sulphone) einen Harnwegsinfekt bekamen. Eine kausale Bedeutung dieses Präparates wird von KLEEMAN, HEWITT u. GUZE (1960) abgelehnt. Infolge von Sulfonamidbehandlung auftretende Nierenveränderungen, insbesondere die Verstopfung der Tubuli durch Sulfonamidkristalle, scheinen eine Pyelonephritis nicht zu begünstigen (BAKKEN 1947, HEUCHEL 1950, GEISER 1957, zit. nach ZOLLINGER 1960 und 1964). Da eine Anzahl ihrer mit einer Pyelonephritis verstorbenen Patienten über längere Zeit vorher Opiate erhalten hatten, diskutierten JEANDET, RUDHARDT u. FABRE (1963) deren mögliche kausale Bedeutung etwa durch eine Paralyse der ableitenden Harnwege. Die gleichen Autoren geben auch an, daß 17% ihrer Patienten Glucocorticoide bekommen hatten. Man muß berücksichtigen, daß diese Hormone die lokale Abwehr der bakteriellen Invasion vermindern und zu einer besonderen mesenchymalen Reaktion Anlaß geben. Einen eindrucksvollen Fall beschrieb ZOLLINGER (1960), außerdem eine Pyelonephritis bei Cushingsyndrom.

Phenacetin: Wir müssen heute annehmen, daß phenacetinhaltige Analgetica bei einem Abusus über mehrere Jahre nicht nur für die Pathogenese der chronischen interstitiellen Nephritis eine entscheidende Rolle spielen, sondern auch den Ablauf einer bestehenden Pyelonephritis beeinflussen.

9. Gestörte Antikörperbildung. MARTIN, BRONSTEIN u. DRAY (1957) weisen auf die Häufigkeit einer Pyelonephritis bei Agammaglobulinämie hin. CONN (1957) und DOMZ u. DICKSON (1957) konnten dies nicht bestätigen. BARANDUN, STAMPFLI, SPENGLER u. RIVA (1959) fanden, daß Harnwegsinfekte sowohl beim angeborenen als auch beim erworbenen Antikörpermangelsyndrom gegenüber septischen Allgemeininfektionen eher selten beobachtet werden. Homologe und heterologe Antikörper gegen gramnegative Bakterien lassen sich im Serum nachweisen, jedoch scheint die Titerhöhe ohne Einfluß auf das Schicksal der Pyelonephritis zu sein (s. Abschnitt Bakteriologie S. 687). Auf die mögliche Bedeutung eines Properdinmangels weisen SCHREINER (1958) sowie BOYCE u. EDWARDS (1960) hin. In diesem Zusammenhang sei auch die mögliche Bedeutung der Lebercirrhose als Grundkrankheit bei der Pyelonephritis erwähnt (TISDALE u. KLATSKIN 1960). GRIEBLE u. JACKSON (1960) sahen autoptisch unter 124 Fällen mit nicht-obstruktiver Pyelonephritis 11mal (9%) eine Lebercirrhose, JEANDET, RUDHARDT u. FABRE (1963) unter 303 interstitiellen und Pyelonephritiden 24mal (8%). Die Häufigkeit der Lebercirrhose beträgt aber in den USA im allgemeinen Sektionsgut 1,6—9% (EDMONDSON u. ANDERSON 1961).

10. Extrarenale Entzündungsherde können neben allgemeiner Schwächung der Infektabwehr als Bakterien streuende Quelle bei der Entstehung einer Pyelonephritis eine Rolle spielen. Bei Staphylodermien (Literatur bei PUTSCHAR 1934) ist dies schon lange bekannt. Extrarenale Herde sollten bei einer Pyelonephritis möglichst saniert werden. Eine Zusammenstellung der klinisch und autoptisch beobachteten extrarenalen Entzündungsherde geben SCHREINER (1958) sowie BOYCE u. EDWARDS (1960): Sinusitis, Otitis, Tonsillitis, Endokarditis, Bronchiektasen, Lungenabscesse, Cholecystitis, Diverticulitis, Appendicitis, Prostatitis, Vaginitis, Cervicitis, Pyodermien, Furunkulose. Die Bedeutung intestinaler Erkrankungen für die Pathogenese wird ausführlich S. 742 behandelt.

11. Klimatische Einflüsse können sich auf die Entstehung und den Verlauf einer Pyelonephritis sicher auswirken. Während der Effekt einer Unterkühlung bekannt ist, liegen über die geomedizinischen Fragen der Pyelonephritis kaum Untersuchungen vor. BERNING konnte während eines nahezu dreijährigen Lehrauftrages (1951—1954) in Venezuela (tropisch bis subtropisch) bei der eingeborenen Bevölkerung keine primäre nicht obstruktive akute oder chronische Pyelonephritis unter dem stationären weiblichen Krankengut beobachten. Klimatische (Witterung, Durchschnittstemperatur, Erregervirulenz) und rassische Einflüsse spielen eine sichere, noch kaum erforschte Rolle.

Pathogenese

Infektionsweg

Eine bakterielle Infektion der Niere ist durch Eindringen der Erreger auf dem Blutweg, dem Lymphweg, ascendierend urinogen und per continuitatem möglich (ältere Literatur s. PUTSCHAR 1934).

Nachbarschaftsinfektion. Das Übergreifen einer Entzündung in der unmittelbaren Umgebung auf die Niere bedarf keiner weiteren Erörterung. In Anbetracht des Überwiegens der Colibacillen unter den Erregern der primären Pyelonephritis wurde diskutiert, ob die Mikroorganismen auf dem Lymphwege direkt vom Darm zu den Nieren gelangen. FRANKE (1910) konnte durch Einspritzen einer Farbstofflösung Lymphbahnen zwischen der rechten Niere und dem Colon ascendens und der Appendix darstellen, während der Nachweis auf der linken Körperseite mißlang (s. auch PRODLAHA u. BEDRNA 1933). Bakterien, die aus dem Darmlumen in die Lymphgefäße eindringen, werden wahrscheinlich den physiologischen Weg über die paraaortalen Lymphknoten und den Ductus thoracicus nehmen. Im Autopsiematerial ist die rechte Niere nicht häufiger als die linke befallen (BERNING u. WALTER 1951). Das Überwiegen der rechtsseitigen Pyelonephritis in der Schwangerschaft kann durch andere Faktoren erklärt werden. Experimentelle Untersuchungen (NECKER 1928, TÖRÖK 1933) brachten keinen Beweis für diesen Infektionsmodus, an dem FUCHS (1950) auf Grund seiner klinischen Beobachtungen und experimentellen Untersuchungen festhält. Im allgemeinen dürfte er die Ausnahme darstellen (KLEEMAN, HEWITT u. GUZE 1960). Der häufigere Weg geht wohl via Darm—Lymphe—Blut—Niere (GOHRBANDT 1926, BEESON 1955).

Hämatogene Infektionen. Für und gegen Vorkommen und Häufigkeit des hämatogenen (endogenen, descendierenden) Infektionsweges lassen sich folgende Argumente anführen: Bei einer Staphylokokkensepsis kommt es zu multiplen Nierenabscessen (BRADY 1932). Auch experimentell läßt sich durch Staphylokokken-Injektionen (intravenös) eine Pyelonephritis erzeugen (DE NAVASQUEZ 1950). Bakteriämien mit E. coli treten nach Eingriffen an der Urethra (SCOTT 1929, BARRINGTON u. WRIGHT 1930, MCHENRY, MARTIN u. WELLMAN 1962, TALBOT 1962) und bei Kranken mit Dauerkatheter (MARTIN u. BOOKRAJIAN 1962) auf. THIELE u. EMBLETON (1914) beobachteten bei Tieren, daß sich auf die Urethralschleimhaut gebrachte Bakterien bald danach im Blut nachweisen lassen.

Beim Menschen sind spontane Bakteriämien mit E. coli beim Fehlen von Darmentzündungen rar (BEESON 1955). Beim Tier haften nach intravenöser Gabe von gramnegativen Bakterien in den Nieren im Vergleich zu anderen Organen nur sehr wenig Keime (GUZE u. BEESON 1956). Dagegen läßt sich an der vorgeschädigten Niere experimentell leicht eine Pyelonephritis erzeugen. Bei direkter Injektion von weniger als 100 Bakterien in das Nierenmark kommt es hier zu einer eitrigen Entzündung, während in anderen Organen nach einer nur schwachen lokalen entzündlichen Reaktion die Bakterien nach kurzer Zeit aus dem Gewebe verschwinden (BEESON u. ROWLEY 1960). Im Nierengewebe gibt es einen Faktor, der der bactericiden Wirkung des Blutserums entgegenwirkt. Setzt man in vitro E. coli zu Humanserum, so gehen die Erreger rasch zugrunde. Durch Zugabe von Nierengewebe kann diese Wirkung abgeschwächt werden und die Colibacillen nehmen sogar zu. Dabei erfolgt eine Inaktivierung der 4. Komponente des Serumkomplements. Diese antikomplementäre Wirkung läßt sich mit dem Glutaminasegehalt in den Nieren in Beziehung setzen und hängt wahrscheinlich mit der Ammoniakbildung zusammen.

Eine hämatogene Entstehung muß man bei der primären Pyelonephritis annehmen, bei der der Harntrakt keine primären pathologischen Veränderungen aufweist (BROD 1964), sowie bei hoher Ureterobstruktion mit fehlender Entzündung in den unteren Harnwegen. Morphologisch läßt sich an der Niere bereits nach wenigen Stunden nicht entscheiden, ob die Entzündung hämatogen oder ascendierend entstanden ist (SCHIFFMANN u. SZAMEK 1925, GOHRBANDT 1926, KENNEDY 1932, MARION 1935, KLEEMAN, HEWITT u. GUZE 1960).

Ascendierende Infektion. Die ascendierende (exogene) Infektion setzt voraus, daß die Bakterien zuerst durch die Urethra in die Harnblase gelangen und sich hier vermehren. Im zweiten Abschnitt von der Blase zu den Nieren stehen neben dem hämatogenen drei Wege zur Verfügung: 1. intracanaliculär urinogen, 2. lymphogen und 3. per continuitatem via Ureterwand. Es ist unbekannt, wie häufig Bakterien spontan aus der Urethra in die Blase gelangen. Da bis zum Alter die Harnwegsentzündungen im allgemeinen und die primäre Pyelonephritis im besonderen beim weiblichen Geschlecht stark überwiegen, wurde der kurzen weiblichen Urethra für die Keimascension besondere Bedeutung zugemessen. Bei Säuglingen (Windeln) kommt eine fäkale Verunreinigung in Frage. Junge Frauen (verheiratete überwiegen) klagen häufig über durch eine einfache unspezifische Urethritis oder seltener Blasenentzündung ausgelöste Miktionsbeschwerden (HANLEY 1963). Der sexuelle Verkehr bringt bei der Frau sicherlich erhöhte Möglichkeiten der Keimaszension via Urethra—Blase mit sich, die von der Deflorationspyelonephritis bekannt sind. FORSYTHE u. WALLACE (1958) beobachteten bei jungen

Mädchen mit rezidivierenden oder anhaltenden Harnwegsinfekten eine abnorme Weite des Sphincter urethrae internus, die auch bei Paraplegikern mit Harnwegsinfekten gesehen wurde. Durch die vollständige Blasenentleerung bei der Miktion werden die Bakterien aber wieder hinausgespült, während Blasenentleerungsstörungen und Wandveränderungen jeder Genese eine dauernde Infektion des Blasenurins begünstigen. Normalerweise verhindert der vesico-ureterale Klappenmechanismus, daß bei Erhöhung des Blaseninnendruckes Urin aus der Blase in die Ureteren gelangt. Bei einer akuten Cystitis kann der Ventilverschluß undicht und ein Reflux röntgenologisch nachweisbar werden (HANLEY 1963). Auch an der Leiche lassen sich diese Zusammenhänge nachweisen (BRUMFITT u. PERCIVAL 1964). Neuere Untersuchungen (s. S. 694) haben gezeigt, daß ein z.T. temporärer Reflux doch häufiger vorkommt. Bei offener vesico-ureteraler Klappe reicht die Ureterperistaltik, die bei entzündlicher Beteiligung der Ureterwand gestört ist, nicht aus, um einen durch die Blasenkontraktion hervorgerufenen Reflux von Urin bis in das Nierenbecken zu verhindern (FORSYTHE u. WHELAN 1958). Eine Antiperistaltik der Ureteren begünstigt den retrograden Transport ins Nierenbecken (DIETLEN u. LICHTENBERG 1911, GRUBER 1930, PFLAUMER 1935).

Ein grobes Hindernis am Blasenausgang mit sekundärer Erweiterung der Ureteren und des Nierenbeckens demonstriert anschaulich die Verlangsamung des Harnflusses und veranlaßte schon KLEBS (1876), einen ascendierenden Infektionsmodus für die Pyelonephritis anzunehmen. WEYRAUCH u. BASSETT (1951) haben in Modellversuchen mit einem künstlichen Ureter gezeigt, daß sich Bakterien gegen den Strom bewegen können, wenn der Urin aus einem oberen in ein unteres Gefäß mit einer Strömungsgeschwindigkeit geringer als 25 ml pro Stunde fließt.

Die Ascension von Bakterien aus der Blase auf dem Lymphwege in die Nieren wurde beim Fehlen eines stärkeren mechanischen Abflußhindernisses mit Harnstauung diskutiert. GEROTA (1887), SAKATA (1903) und REISER (1944) hatten Verbindungen der Lymphgefäße zwischen Blase, Ureter und Nieren beschrieben. STAHR (1900), KUMITA (1909), SUGIMURA (1911), EISENDRATH u. KAHN (1911), BAUEREISEN (1919), CARSON (1933) glaubten histologisch nachgewiesen zu haben, daß die Entzündung aus der Blase entlang den ureteralen Lymphbahnen in die Niere aufsteigt. Die Anhänger dieses Infektionsmodus sahen sich durch die tierexperimentellen Untersuchungen von WINSBURY-WHITE (1933) bestätigt, der in die Blase eingebrachte Tusche und Tuberkelbakterien in den Lymphbahnen des Ureters und zum Teil auch in der Niere beobachtete. MACKENZIE u. WALLACE (1935) konnten diese Befunde nicht bestätigen. MURPHY u. SCHÖNBERG (1960) nehmen an, daß sich bei erhöhtem intravesicalen Druck zwischen den perivesicalen, periureteralen und renalen Lymphgefäßen Kommunikationen öffnen. Die entzündlichen Veränderungen in den äußeren Schichten der Ureterwand, die als Hauptbeweis für die auf dem Lymphwege verbreitete Infektion aus der Harnblase in die Nierenbecken angesehen wurden, sind am wahrscheinlichsten durch eine Ureteritis zu erklären (BELL 1950). RÉNYI-VÁMOS, HORVATH u. TOTH (1960) haben in Versuchen an Hunden gezeigt, daß die Entzündung der Ureterwand in der lymphgefäßfreien Tunica propria und Muskelschicht nur längs den Bindegewebs- bzw. Muskelfasern ascendieren kann. In der Adventitia sahen sie feine Lymphgefäße. Sie nehmen jedoch an, daß auch hier die Ausbreitung der Infektion in Analogie zur Cholecystitis, Salpingitis und Dünndarmentzündung außerhalb der Lymphgefäße erfolgt.

Da das lockere Bindegewebe der Blasenwand, des Ureters und des Nierenbeckens ineinander übergeht, kann sich die Entzündung der Blasenschleimhaut per continuitatem im Bindegewebe fortsetzen und von hier weiter auf das Niereninterstitium übergehen (NECKER 1938, BELL 1950, TALBOT 1958).

Ausbreitung der Entzündung in der Niere

Schon MÜLLER (1912) und GOHRBANDT (1926) wiesen auf Grund ihrer histologischen Untersuchungen darauf hin, wie schwierig es selbst bei Frühfällen ist, aus dem morphologischen Bild auf die ascendierende oder descendierende Genese der Nierenentzündung zu schließen. RUNEBERG (1922) nahm an, daß die im Blut kreisenden Bakterien durch die Glomeruli ausgeschieden werden. Sie können dann 1. eine herdförmige Glomerulitis hervorrufen, 2. in die Harnkanälchen gelangen, an Stellen der Stromverlangsamung haften bleiben und dort einen Entzündungsherd hervorrufen, 3. in das Nierenbecken ausgeschieden werden. Nach STOERK (1925) passieren die Bakterien die Glomerula mit dem Blut, werden in den intertubulären Capillaren retiniert und lösen hier eine entzündliche Gewebsreaktion, die sog. Nephritis papillaris mycotica, aus. Diese Vorstellung ist heute allgemein anerkannt (s. ZOLLINGER 1964). Bei ascendierender Infektion vom Nierenbecken aus haben MÜLLER (1912) und PUTSCHAR (1934) in den geringgradigsten Fällen von Pyelitis besonders in den Kelchnischen kleine subepitheliale Infiltrate beobachten können. Dort finden sich später die ausgeprägtesten Veränderungen. Unabhängig vom Infektionsmodus liegen die ersten Entzündungsherde im Nierenmark, und zwar in den seitlichen Papillenabschnitten nahe den Kelchen (MÜLLER 1912). Die Entzündung kann sich 1. durch Einbruch in die Tubuli canaliculär, 2. entlang den Lymphbahnen und 3. im interstitiellen Bindegewebe ausbreiten. Die intracanaliculäre Ausbreitung kommt sicher vor, wichtiger ist aber die lymphogene. Da früher angenommen wurde, daß die Lymphgefäße der Niere perivasculär liegen, haben viele Untersucher auf Grund ihrer histologischen Befunde eine intrarenale Ausbreitung der Entzündung auf dem Lymphweg angenommen (BAUEREISEN 1911, MÜLLER 1912, WEINER 1929, CARSON 1931, PUTSCHAR 1934, HART 1943). Aber KAISERLING (1940) sowie RÉNYI-VÁMOS, BALOGH u. SZENDRÖI (1949) zeigten, daß die perivasculären Räume in den Nieren nicht mit den Lymphgefäßen identisch sind. Nach Einbringung von E. coli ins Nierenbecken breiten sich die Erreger direkt im Niereninterstitium aus (BABICS u. RÉNYI-VÁMOS 1952). Dies deckt sich mit der Erfahrung des pathologischen Anatomen in der akuten Phase der Pyelonephritis. Wahrscheinlich kommen die drei Ausbreitungsformen nebeneinander vor (s. auch ZOLLINGER 1964).

Rezidivneigung und Chronizität der Pyelonephritis; pyelonephritische Schrumpfniere

Die akute Pyelonephritis heilt nur bei einem Teil (ca. 50%) der Kranken aus. Die häufigen Rezidive können teilweise durch das Fortbestehen der die Niereninfektion begünstigenden Faktoren bedingt sein. Verschiedene entzündungsbedingte Veränderungen in den Nieren und ableitenden Harnwegen begünstigen den Übergang zur chronischen Entzündung und zum Rezidiv: 1. die intrarenalen Narben erleichtern das Haften von Keimen aus der Blutbahn, 2. die entzündlichen und narbigen Nierenbecken- und Ureterveränderungen beeinträchtigen den Harnabfluß (BERNING u. WALTER 1951, TALBOT 1958, DAVID 1960) und bedingen nicht selten eine Insuffizienz des vesico-ureteralen Ventilverschlusses, 3. die Lymphgefäßobstruktion — vorwiegend im Hilusgebiet — stört den Säftestrom in der Niere (BABICS u. RÉNYI-VÁMOS 1952). Die Ursachen für die Chronizität der Entzündung sind schwer zu definieren. Verschiedene Autoren (STAEMMLER u. DOPHEIDE 1930, FAHR 1938, KINCAID-SMITH 1955, HOLLE 1959, HEPTINSTALL u. BRUMFITT 1960, ZOLLINGER 1964) haben in den Gefäßschäden einen unterstützenden Faktor gesehen. KIMMELSTIEL (1960) beobachtete in einem großen Autopsiematerial nur einmal bei einer akuten Pyelonephritis eine Arteriitis.

Bakterielle Untersuchungen von Nierenpunktaten bei Patienten mit chronischer Pyelonephritis ergaben in sehr vielen Fällen sterile Kulturen. Diese Tatsachen haben dazu veranlaßt, von einer abakteriellen chronischen Pyelonephritis zu sprechen (KLEEMAN u. FREEDMAN 1960, KIMMELSTIEL, KIM, BERES u. WELLMANN 1961, KIMMELSTIEL 1964).

SIMONSEN, BUEMAN, GAMMELTAFT, JENSEN u. JÖRGENSEN (1953) waren Ähnlichkeiten in den histologischen Bildern von chronischer Pyelonephritis und transplantierten Nieren aufgefallen. Ein Autoimmunmechanismus bei der chronischen Pyelonephritis wurde deshalb erwogen. Bisher gelang es aber nicht, im Serum von Patienten mit chronischer Pyelonephritis Antikörper gegen Nierengewebe nachzuweisen (MACKAY u. LARKIN 1958, KRAMER, WATT, HOWE u. PARRISH 1961, KALMANSON u. GUZE 1963).

Im morphologischen Bild bestehen fließende Übergänge von der chronischen Pyelonephritis zur pyelonephritischen Schrumpfniere (HASLINGER 1928, STAEMMLER u. DOPHEIDE 1930). Nach den experimentellen Untersuchungen von THELEN, ROTHER und SARRE (1956) kann sich bei Tieren nach einer akuten Pyelonephritis in relativ kurzer Zeit eine Schrumpfniere bilden. Die Gefäßveränderungen in den pyelonephritischen Schrumpfnieren wurden besonders von LINDER (1937) und FAHR (1938) untersucht. Während KINCAID-SMITH (1955) und HOLLE (1959) den Gefäßveränderungen auch für den Schrumpfungsprozeß eine entscheidende Rolle beimessen, halten andere Autoren diesen für vorwiegend entzündlich bedingt (ZOLLINGER 1962). Auch die mikroangiographischen Untersuchungen von LAGERGREN u. LJUNGQVIST (1962) weisen darauf hin. Bei röntgenologischen Verlaufskontrollen war es aufgefallen, daß Kranke mit Bakteriurie, Pyurie und deutlichen Deformierungen des Nierenhohlraums sehr selten zum typischen Bild der Schrumpfniere kamen (PENDERGRASS, CHAMBERLAIN u. BROOKS 1948, JUNKER 1950). THELEN, ROTHER u. SARRE (1956) nehmen deshalb an, daß es sich nach einer akuten Pyelonephritis relativ bald entscheidet, ob die Niere schrumpft oder nicht. HUDSON (1962) beobachtete bei einem Kind mit einseitiger Pyelonephritis bei radiologisch gleichgroßen Nieren, daß nach einigen Jahren die gesunde Niere deutlich gewachsen war, die erkrankte jedoch unverändert blieb. Das fehlende Wachstum des frühkindlich erkrankten Organs dürfte also neben der chronischen Entzündung für die pyelonephritische Schrumpfniere ein pathogenetischer Faktor von Belang sein.

Tierexperimentelle Pyelonephritis

Bei Tieren kann es spontan zu bakteriellen Nierenentzündungen kommen (z. B. bei Rindern durch das Corynebacterium renale). Experimentell gelingt es bei verschiedenen Laboratoriumstieren wie Ratten, Mäusen, Kaninchen und Hunden, eine Pyelonephritis zu erzeugen. Es gibt noch kein „ideales Modell" der menschlichen Pyelonephritis (GORRILL 1960). Obschon die Befunde beim Tier nur mit Vorsicht auf den Menschen angewandt werden können, haben diese viel zum Verständnis der Nierenerkrankung beigetragen. Eine übersichtliche Darstellung findet sich bei KLEEMAN, HEWITT u. GUZE (1960), BROD (1964) und ZOLLINGER (1964).

Die Tierversuche haben bestätigt, daß die Bakterien unterschiedlich „nierenpathogen" sind (s. auch LINNEWEH u. JARAUSCH in diesem Handbuch). Einige der in die Blutbahn gebrachten Mikroorganismen gehen in Leber, Milz, Herzmuskel und anderen Organen rasch zugrunde, während sie sich in der Niere vermehren. Durch intravenöse Injektion bestimmter nephrotoper Bakterienstämme läßt sich in der normalen Niere eine Pyelonephritis erzeugen, so mit

Staphylokokken (DYKE 1923, HÄMÄLÄINEN 1928, BOOK 1933, DE NAVASQUEZ 1950, GORRILL 1954, SMITH u. DUBOS 1956, GRAY, WILKINS, PRESTRUD u. NIKITAS 1957); Enterokokken (KUCZYNSKI u. WOLFF 1920, HIGHMAN, ATLAND u. EAGLE 1952, AMREN 1958, GUZE, GOLDNER, FINEGOLD u. HEWITT 1959, GUZE 1960); Pseudomonas pyocyanea (GORRILL 1952); Corynebacterium renale (LOVELL 1946). Mit E. coli, dem beim Menschen häufigsten Erreger gerade der nicht obstruktiven Pyelonephritis gelingt es beim Tier in normalen Nieren nur sehr selten, eine Entzündung hervorzurufen (HELMHOLZ u. BEELER 1918, WOODS 1960, FAVOUR 1961). Wodurch dieses unterschiedliche Verhalten der Mikroorganismen bedingt ist, läßt sich zur Zeit nicht sicher sagen. Zur Erklärung dienen bestimmte Bakterieneigenschaften, wie die Fähigkeit pathogener Staphylokokken, tierisches Plasma zu coagulieren (DE NAVASQUEZ 1950, GORRILL 1954, SMITH u. DUBOS 1956), der Ureasegehalt bei B. proteus (BRAUDE, SIEMINSKI u. SHAPIRO 1960) und Corynebacterium renale (LOVELL u. COLCHIN 1946) sowie Besonderheiten des Wirtsorgans, z.B. die antikomplementäre Wirkung des Nierengewebes (BEESON u. ROWLEY 1960). Bei den Tierversuchen ist es meistens erforderlich, extrem viele Bakterien in die Blutbahn zu geben. Die Häufigkeit einer Pyelonephritis in einer Versuchsserie geht mit der Zahl der injizierten Erreger etwa parallel (FREEDMAN u. BEESON 1958, GORRILL 1958). Die Nieren wirken dabei nicht als Bakterienfalle. Nach intravenöser Injektion haften in der Niere relativ wenige Erreger, die dort aber länger überleben, während sie in anderen Organen wie Leber und Milz rasch zugrunde gehen (GUZE u. BEESON 1956, GORRILL 1960, GUZE 1960, HÁTALA, PRÁT u. BENEŠOVÁ 1963). Bei direkter Injektion ins Nierenmark genügen etwa zehn Keime, um eine Entzündung hervorzurufen, während in der Rinde über 100000 Keime erforderlich sind (FREEDMAN u. BEESON 1958). Schwach nierenpathogene Keime rufen nach vorausgehender Sensibilisierung des Tieres mit diesem Erreger eine typische Pyelonephritis hervor (SAHEKI 1955, THELEN, ROTHER u. SARRE 1956).

Durch verschiedene Manipulationen läßt sich die Entzündungsbereitschaft der Nieren erhöhen. Auch mit E. coli kann man dann eine Pyelonephritis erzeugen. Die am häufigsten angewandte und effektvollste Maßnahme ist die Unterbindung des Ureters (SAMPSON 1903). Die Infektionsbereitschaft der Niere ist besonders groß bei akutem Ureterverschluß, während die chronisch gestaute Niere wesentlich seltener erkrankt (GUZE u. BEESON 1958). Bei einseitiger Unterbindung findet sich die Pyelonephritis nur auf dieser Seite. Während bei komplettem Ureterverschluß nach intravenöser Injektion von E. coli alle Tiere an einer Pyelonephritis erkranken (GUZE u. BEESON 1956), beträgt die Rate bei inkompletter Obstruktion nur etwa 20% (GUZE u. BEESON 1958). Da das infizierte Nierengewebe bei komplettem Ureterverschluß rasch zerstört wird, kann man den Verlauf der Pyelonephritis bei partieller Ureterobstruktion wesentlich besser verfolgen (MALLORY, CRANE u. EDWARDS 1940, THELEN, ROTHER u. SARRE 1956). HEIM, ISLER u. ZOLLINGER (1957) benutzten z.B. dazu eine muskuläre Schleife, GUZE u. O'SHEA (1958) Betastrahlen, PRÁT, PÁVKOVÁ, BENEŠOVÁ u. ČERVINKA (1958) die Unterbindung über einer ins Ureterlumen hochgeschobenen Sonde. LEPPER (1921) zeigte, daß eine temporäre, nur wenige Minuten anhaltende Ureterunterbindung ausreicht, um die Infektionsbereitschaft der Nieren deutlich zu erhöhen. Eine Störung der Ureterperistaltik allein, wie sie PRÁT, BENEŠOVÁ, DEJDAR u. ČERVINKA (1960) durch Denervation des Ureters erzielten, reicht nicht aus, um mit intravenöser E. coli-Gabe eine Pyelonephritis zu erzeugen. Die akute Obstruktion der Harnwege bewirkt kein verstärktes Haften der Bakterien aus dem Blut, bei einseitiger Stauung ist die Keimzahl in beiden Nieren gleich (GORRILL 1956, GUZE u. BEESON 1956, BRUMFITT u. HEPTINSTALL 1958). Die Bakterien vermehren sich aber rasch in der gestauten Niere. Löst man die Obstruktion, sinkt die Keimzahl nach einigen Stunden wieder. Die erhöhte Infektionsbereitschaft der gestauten Niere ist wahrscheinlich durch lokale Störungen des Blutkreislaufes bedingt (RÉNYI-VÁMOS, BALOGH u. SZENDRÖI 1952, THELEN, ROTHER u. SARRE 1956). Da nach dem Harnleiterverschluß die glomeruläre Filtration nicht unmittelbar aufhört, nehmen BABICS u. RÉNYI-VÁMOS (1955) sowie BROD (1964) an, daß Harn durch die Wand des Nierenbeckens und durch den pyelovenösen Reflux in das Interstitium sickert, hier eine gesteigerte Histaminausschüttung bewirkt (RÉNYI-VÁMOS, MAGASI u. MÁTYUS 1954) und zusammen mit der dadurch gestörten Capillarpermeabilität ein ausgeprägtes interstitielles Ödem hervorruft. Die Bakterien finden so zur Vermehrung ein günstiges Milieu vor. Ihre Wachstumsrate korreliert mit dem durch Flüssigkeitsretention ansteigenden Gewicht der Nieren (GORRILL 1960).

Narben nach einer Staphylokokkennephritis fördern eine Pyelonephritis durch gramnegative Bakterien (DE NAVASQUEZ 1956). Auch umschriebene Läsionen des Nierenmarkes mit einem feinen Elektrokauter erleichtern das Angehen einer bakteriellen Infektion, während Verletzungen der Nierenrinde effektlos sind (ROCHA, GUZE, FREEDMAN u. BEESON 1958). Außerdem wurden folgende Manipulationen an der Niere zur Erzeugung einer experimentellen Pyelonephritis angewandt: Nierenmassage (BRAUDE, SHAPIRO u. SIEMINSKI 1955, MCCABE u. JACKSON 1960), Nierenvenendrosselung (BRUMFITT u. HEPTINSTALL 1959, GUZE 1959), Aminonucleosid-Nephrose (ROSENAU, YAMAUCHI, BRAINERD u. HOPPER 1961), Immunnephrose (SHIRAI, ELLNER u. SIMS 1963), Pulsschlagdrosselung in der Arteria renalis (SAMELLAS u. SZYMBERS 1961).

Erzeugt man bei Ratten durch Einengung der Nierenarterie (SHAPIRO u. KOBERNICK 1961, HEPTINSTALL u. STRYKER 1962), 11-Desoxycorticosteron und Kochsalz (WOODS 1958, BRACKETT u. SMYTHE 1960, SHAPIRO 1960) oder Angiotensin II und Noradrenalin (JONES, SHAPIRO, BLANK u. SMALL 1962) eine Hypertonie, so sind die Nieren für eine bakterielle Infektion besonders anfällig.

Verschiedene metabolische Störungen, die beim Menschen als begünstigende Faktoren bekannt sind (s. S. 698), wurden beim Tier reproduziert. Bei kaliumfrei ernährten Ratten sahen WOODS, WELT, HOLLANDER u. NEWTON (1960) im akuten und MUEHRCKE (1960) im chronischen Mangelzustand nach intravenöser Coliinjektion vermehrt Pyelonephritiden. CARONE, KASHGARIAN u. EPSTEIN (1958) stellten bei kaliumfrei ernährten Tieren zwar eine gesteigerte allgemeine Infektanfälligkeit gegen Enterokokken aber ohne spezielle Bevorzugung der Nieren fest. ROCHA (1958) beobachtete bei Ratten nach Harnsäureverfütterung und anschließender intravenöser Injektion von E. coli nur gelegentlich eine Pyelonephritis. Natriumsulfathiazol soll die Niereninfektion begünstigen (ROCHA, GUZE, u. BEESON 1959). Über die Versuche mit langfristiger Verfütterung von Analgetica wird im Abschnitt über die chronische interstitielle Nephritis berichtet (s. S. 808). Tiere mit experimentellem Diabetes mellitus erkranken häufiger an einer Pyelonephritis (BEASER, SAK u. SOMMERS 1963, BOSHELL, HUNTER, WARREN u. LUPTON 1963, BROWDER u. PETERSDORF 1964).

Erzeugt man bei Ratten durch Verfütterung von Ammoniumchlorid eine Acidose und gibt gleichzeitig oder anschließend intravenös E. coli, so findet sich eine deutlich gesteigerte Entzündungsbereitschaft der Nieren ohne allgemeine Resistenzminderung. Durch Alkaliverfütterung kann diese stimulierende Wirkung wieder aufgehoben werden (FREEDMAN 1960). Da eine Acidose die Aktivität der Nierenglutaminase erhöht, bestätigen diese Versuche den Zusammenhang der von BEESON und ROWLEY (1960) in vitro nachgewiesenen antikomplementären Wirkung des Nierengewebes mit der Ammoniakbildung.

In den Tierversuchen wird meistens die Niereninfektion durch Injektion der Erreger in die Blutbahn erzeugt. Zum Vergleich mit den Verhältnissen beim Menschen sind Versuche mit ascendierendem Infektionsweg interessant. GUYON (1889) und ROVSING (1889) konnten bei Tieren die normale Harnblase durch Einbringen pathogener Keime nicht infizieren. VIVALDI, COTRAN, ZANGWILL und KASS (1960) erzeugten durch Instillation von B. proteus in die Harnblase weiblicher Ratten ohne nachweisbare Harnwegsobstruktion eine Pyelonephritis. Bei massiver Infektion der Blase erkrankte die Niere in 60% der Fälle. Wurde ein Ureter unterbunden, so erkrankte die betreffende Niere nur in 9% der Fälle. Neben der ascendierenden Infektion via Ureter spielt also auch dabei zusätzlich der hämatogene Infektionsweg eine Rolle. Bringt man einen Fremdkörper, z.B. eine Glasperle, in die Harnblase, so erkranken die Nieren auch bei schwacher Infektion wesentlich häufiger. HELMHOLZ u. BEELER (1918), McCABE u. JACKSON (1960), COTRAN, THRUPP, HAJJ, ZANGWILL, VIVALDI u. KASS (1963) sowie HEPTINSTALL (1964) gelang mit E. coli eine ascendierende Infektion der Nieren. Auch die Befunde HEPTINSTALLs (1964), der bei einseitiger Ureterunterbindung in der entsprechenden Niere niedrigere Keimzahlen und bei einem Teil der Tiere positive Blutkulturen erhielt, sprechen für den zusätzlichen hämatogenen Infektionsweg. GRUBER u. RABINOWITSCH (1930) beobachteten, daß nach Läsion einer Harnleitermündung und Einbringen von E. coli in die Harnblase auf der operierten Seite in allen Fällen Bakterien ins Nierenbecken eingewandert waren, jedoch auch auf der nicht operierten Seite bei 68% der Tiere. Die Bedeutung des vesico-ureteralen Refluxes ist im Tierversuch schlecht zu beurteilen, da er bei Ratten, Kaninchen und seltener auch bei Hunden schon normalerweise auftreten kann. Auch bei ascendierender Infektion erkranken die Nieren nach verschiedenen Manipulationen wesentlich häufiger an einer Pyelonephritis. So konnten BRAUDE, SHAPIRO u. SIEMINSKI (1955) sowie McCABE u. JACKSON (1960) bei Massage einer Niere nur in dieser E. coli nachweisen. Nach Verletzung der renalen Medulla durch einen Elektrokauter und Infektion der Harnblase mit E. coli finden sich in 50% der Fälle Entzündungsherde in der Niere (ROCHA, GUZE, FREEDMAN u. BEESON 1957). Durch direktes Einbringen der Bakterien ins Nierenbecken konnten KENNEDY (1932) sowie THELEN, ROTHER u. SARRE (1956) eine Pyelonephritis erzeugen.

Erreichen die Erreger auf dem Blutweg die Nieren, so können sie in den Glomerulumschlingen oder den Markcapillaren haften (v. BONSTORFF 1899, MALLORY, CRANE und EDWARDS 1940). Allgemein führen sehr virulente Erreger zu bakteriellen Metastasen in den Glomerula, weniger virulente Keime zu solchen in den Markcapillaren (HÄMÄLÄINEN 1928). Die zum Teil unterschiedlichen Anschauungen früherer Untersucher über die morphologischen Veränderungen bei der experimentellen Pyelonephritis haben KLEEMAN, HEWITT u. GUZE (1960) ausführlich dargestellt. Der Sitz der histologischen Frühveränderungen ist abhängig von der Erregerart und dem Infektionsweg. So beschreibt GORRILL (1960) bei der Staphylokokkenpyelonephritis der Maus als erste histologische Veränderungen kleine Rindenabscesse, die zum Teil in die Medulla ausstrahlen. GUZE (1960) beobachtete nach Enterokokkeninfektion bei Ratten nach 2 Tagen kleine herdförmige Leukocytenansammlungen im Interstitium des Nierenmarkes und der Papille, während Rindenabscesse am 4.—5. Tag histologisch nachweisbar waren. Im allgemeinen bevorzugt die Entzündung das Nierenmark (GUZE u. BEESON 1956, ROCHA, GUZE, FREEDMAN u. BEESON 1958, ZOLLINGER 1964). Verschiedene Autoren vor der Jahrhundertwende nahmen an, daß die Nieren als Bakterienfilter wirken, d.h. daß die Bakterien ohne nachweisbare Nierenläsion aus der Blutbahn in den Harn übertreten könnten (SCHWEITZER 1887, SITTMANN 1894, BIEDL u.

KRAUS 1896). Dies würde eine Infektion des Nierenparenchyms vom Nierenbecken aus bedeuten. PRÁT, PÁVKOVA, BENEŠOVÁ u. ČERVINKA (1958) fanden bei Kaninchen mit partieller Ureterobstruktion nach intravenöser E. coli-Infektion bei 63% der Tiere eine akute Pyelitis ohne gleichzeitige mikroskopische Merkmale eines Nierenbefalls. Dagegen beschrieb schon WYSSOKOWITSCH (1886), daß ohne Nierenläsion aus der Blutbahn keine Bakterien in den Urin übertreten und SHERRINGTON (1893) hielt das Intervall zwischen intravenöser Bakterieninjektion und positivem Bakteriennachweis im Urin für die Überwindung der „trennenden Membran" erforderlich. Zahlreichen Untersuchern war es nicht möglich, 48 Std nach E. coli-Injektion in die Blutbahn diese Keime im Urin nachzuweisen (LEPPER 1921, HELMHOLZ u. MILLIKAN 1925, BOOK 1933, ASHER u. SOKOL 1941, SAHEKI 1955, HÁTALA, PRÁT u. BENEŠOVÁ 1963). Bei der Ratte z.B. tritt nach intravenöser Enterokokkenzufuhr am 3. Tag eine Bakteriurie auf (GUZE 1960). Dieses Intervall von einigen Stunden bis Tagen entspricht der Zeit, die erforderlich ist, damit die Wand der Glomerulumcapillaren für die Bakterien durchgängig wird (BOOK 1933) bzw. kleine interstitielle Abscesse in die Tubuli durchbrechen (GUZE 1960, HÁTALA, PRÁT u. BENEŠOVÁ 1963).

Bei ascendierender Infektion der Nieren liegen die ersten entzündlichen Infiltrate unter der Schleimhaut des Nierenbeckens und der Kelche, besonders aber im Kelchwinkel und entwickeln sich von hier aus in das Nierenparenchym (HEPTINSTALL 1964). Unabhängig vom Infektionsweg breitet sich der entzündliche Prozeß vom Primärherd perivasculär (WEYRAUCH u. ROSENBERG 1954), direkt interstitiell (HEPTINSTALL 1964) und nur teilweise intratubulär aus. Während die Rindenherde rasch verschwinden, entwickeln sich die Markherde in radiären Streifen weiter. Dieses unterschiedliche Verhalten der Entzündung von Mark und Rinde läßt sich auch durch getrennte Bakterienzählungen in beiden Geweben belegen (GUZE 1960). HEPTINSTALL (1964) weist darauf hin, daß bei ascendierender Infektion die Entzündung die perihilären Anteile der Niere bevorzugt, während bei der hämatogenen Infektion die Herde über die ganze Niere verteilt sind.

Im Verlauf der experimentellen Pyelonephritis können die beim Menschen bekannten Stadien nachgeahmt werden. Die Staphylokokkenpyelonephritis neigt zu rascher Spontanheilung (DE NAVASQUEZ 1950). Immunologische Faktoren mögen beim Verlauf eine Rolle spielen (SANFORD, HUNTER u. SOUDA 1962). Bei der Ratte entwickelt sich nach i.v. Injektion von E. coli eine akute, spontan rasch heilende Pyelonephritis. Im Blut werden reichlich Agglutinine nachgewiesen. Es kommt zur Resistenz gegen diese Erreger. Nach Klebsiella-Infektion entsteht eine chronische Pyelonephritis ohne spezifische Agglutinine und ohne einwandfreie Resistenz gegen diese Erreger. Auch nach einer Proteus-Infektion kommt es trotz Vorhandensein von Agglutininen und einer Resistenz gegen eine Reinfektion zu einer chronischen Pyelonephritis. Diese ist wahrscheinlich die Folge der sich sekundär entwickelnden Urolithiasis. Beim Kaninchen läßt sich mittels vorübergehender Harnleiterunterbindung und hämatogener E. coli-Infektion eine pyelonephritische Schrumpfniere erzeugen (HEPTINSTALL u. GORRILL 1955, THELEN, ROTHER u. SARRE 1956, PRÁT, BENEŠOVÁ u. ČERVINKA 1959). Während bei der akuten Entzündung in jedem Fall Bakterien aus der Niere gezüchtet werden können, gelingt es bei der chronischen Pyelonephritis nur selten (16,7% nach PRÁT, BENEŠOVÁ u. ČERVINKA 1959). Es könnte sich dabei um eine abakterielle Pyelonephritis handeln, wie sie auch durch abgetötete Bakterien hervorgerufen werden kann (BRAINERD u. CECIL 1956, BRAUDE u. SIEMINSKI 1960). Wahrscheinlicher ist die Anwesenheit metabolisch defekter Bakterien, die nicht gut kultivierbar sind. GUZE u. KALMANSON (1963) nehmen an, daß die Bakterien nach Penicillinbehandlung im Nierenmark als sog. Protoplasten weiterleben können. Dies erklären sie mit der höheren Osmolarität in der Medulla, wodurch die Keime ohne oder mit beschädigter Zellwand (Protoplasten) am „Zerplatzen" gehindert werden. Die Protoplasten wachsen nicht in gewöhnlichen Nährmedien, lassen sich jedoch in hypertonen Nährlösungen gut züchten. Möglicherweise wird durch den Zerfall dieser Bakterien Endotoxin frei, das die entzündlichen Veränderungen hervorruft und bei fortgeschrittener Pyelonephritis der Ratten in der Niere gefunden werden kann (SANFORD, HUNTER u. WINDOM 1959). COTRAN (1963) konnte noch 20 Wochen nach Antibioticabehandlung der Proteus-Pyelonephritis der Ratte in der sterilen Niere mit der Fluorescenz-Antikörper-Methode Proteusantigen nachweisen.

Im histologischen Bild bestehen große Ähnlichkeiten zwischen der tierexperimentellen und der menschlichen Pyelonephritis (GORRILL u. DE NAVASQUEZ 1960). Nach ZOLLINGER (1964) haben diese Untersuchungen morphologisch nicht viel Neues ergeben.

Von den Funktionsstörungen bei der Pyelonephritis wurde besonders die Harnkonzentrierung untersucht. Bei der Staphylokokkenpyelonephritis der Ratte besteht eine starke Einschränkung der Konzentrationsfähigkeit der Niere, die sich mit den Heilungsvorgängen wieder erholt. Sie scheint also in erster Linie von den Entzündungsvorgängen abhängig zu sein, weniger von der effektiven Zerstörung der Nephren (BECK, FREEDMAN, LEVITIN, FERRIS u. EPSTEIN 1961, GONICK, FOOS, RUBINI u. GUZE 1963, SANTOS u. METCOFF 1963). Die Aussagen über die Entstehung einer Hypertonie infolge der Pyelonephritis sind unterschiedlich. Manche Autoren beobachteten bei ihren Tieren mit Pyelonephritis keine Blutdrucksteigerung (HEPTINSTALL u. GORRILL 1955, SHAPIRO, KOBERNICK u. BLAIR 1959, SHAPIRO, BRAUDE u. SIEMINSKI 1959, GUZE 1960, GUZE u. KALMANSON 1961). Andere Untersucher fanden bei der Ratte (SPITZNAGEL u. SCHROEDER 1951, VIVALDI, ZANGWILL, COTRAN u. KASS 1960) und beim Kaninchen (BRAINERD u. CECIL 1956) bei einem Teil der Tiere einen deutlich erhöhten Blutdruck.

Über den Einfluß der Behandlung mit Chemotherapeutica und Antibiotica auf den Verlauf der tierexperimentellen Pyelonephritis liegen verschiedene Untersuchungen vor (WEYRAUCH, ROSENBERG, AMAR u. REDOR 1957, FISHER, ERLANDSON, MCALPINE, GAGLIARDI u. ROLL 1960, HAGEMANN, DUTZ, BIENENGRÄBER, STEFFEN u. SCHULTZ 1962, KELENHEGYI, MAHÁCSI u. SZABO 1962, DUTZ 1963, GUZE, HUBERT u. KALMANSON 1963, GUZE, WOLFSON u. KALMANSON 1963).

Geschlechtsbedingte Unterschiede

Während die Häufigkeit der Pyelonephritis bei beiden Geschlechtern ziemlich gleich ist, finden sich hinsichtlich der primären und sekundären Pyelonephritis entscheidende Unterschiede, die auch aus der nachfolgenden Zusammenstellung unseres Krankengutes ersichtlich sind. Eine verbindliche Aussage ist nur möglich, wenn man das Krankengut aller Kliniken eines großen Krankenhauses untersuchen kann, da jedes Teilgebiet mit dieser Krankheit mehr oder weniger in Berührung kommt. Im Vordergrund stehen natürlich innere Medizin, Chirurgie, Gynäkologie und Pathologie. Durch das Entgegenkommen der Klinik- und Institutsdirektoren des Universitätskrankenhauses Hamburg-Eppendorf, denen wir dafür zu großem Dank verpflichtet sind, war es uns möglich, 565 pathologisch-anatomisch gesicherte Pyelonephritiden zu studieren. Das Krankengut (das weibliche kam 1933—1948 zur Sektion, das männliche 1935—1954) verteilt sich wie folgt: 272 Pyelonephritiden bei der Frau, 293 Pyelonephritiden beim Mann.

Tabelle 5

	weiblich	männlich
Primäre Pyelonephritis (sui generis, nicht obstruktive) (ohne mechanische oder andere lokale Faktoren) . .	143 (56,3%)	5 (1,7%) hämatogen, von Organeiterungen außerhalb der Harnwege ausgehend
Sekundäre Pyelonephritis (obstruktive) durch lokale, vorwiegend mechanisch wirkende Faktoren der Harnwege bedingt	129 (43,7%)	288 (98,3%)

Diese Geschlechtsunterschiede bestehen auch schon im Kindesalter. Bei weiblichen und männlichen Säuglingen verhält sich die Frequenz der Harnwegsinfektion wie 2,5:1. Jenseits des Säuglingsalters überwiegen die Mädchen aber mit 5,5:1 erheblich (LINNEWEH 1957), nach KLEEMAN, HEWITT und GUZE (1960) sogar mit 9:1, wenn die Krankheit nach dem ersten Lebensjahr beginnt. Bei der Frau ist die primäre Pyelonephritis ohne nachweisbare mechanische oder andere lokale Faktoren häufig. Diese Form kommt beim Mann viel seltener vor. Außerhalb des obigen Krankengutes sahen wir bei erwachsenen Männern in den letzten Jahren drei primäre chronische Pyelonephritiden, die wahrscheinlich (nach dem Umfang der Erkrankung zu urteilen) schon in der Kindheit begonnen hatten. Ein Patient von diesen wies einen einseitigen vesico-ureteralen Reflux auf. Auf die unterschiedliche Altersfrequenz der Todesfälle wird in der Besprechung der Prognose (S. 768) eingegangen.

Der großen ätiologischen Bedeutung der Prostataerkrankungen beim Mann entsprechen in etwa gleicher Häufigkeit Genitaltumoren, Entzündungen im kleinen Becken und Descensus bei der Frau. Steinleiden und Mißbildungen der Harnwege finden sich bei beiden Geschlechtern als Ursachen etwa gleich häufig. Überraschend selten ist die Gravidität die Ursache der zum Tode führenden autoptisch diagnostizierten Pyelonephritis. Im Lebensablauf wird man sicherlich öfter einer Schwangerschaft als pathogenetischem Faktor eines akuten pyelonephritischen Schubes begegnen. Es kann sich aber auch eine rezidivierende Pyelonephritis während der Schwangerschaft völlig ruhig verhalten. Hinsichtlich der Seitenlokalisation findet sich bei beiden Geschlechtern das Überwiegen des beiderseitigen Befalls. Bei insgesamt 243 weiblichen Pyelonephritiden waren bei unserem Krankengut 83 (34%) einseitig lokalisiert, während beim Mann unter 274 Pyelonephritiden nur 70 (25,5%) die Begrenzung der Erkrankung auf eine Niere aufwiesen. Mit der Dauer der Erkrankung erhöht sich die Tendenz zum Befall beider Nieren, und zwar beim Mann stärker als bei der Frau. Eine Bevorzugung einer Seite konnten wir nicht feststellen. Während also die akute ein- und doppelseitige Pyelonephritis bei der Frau primär häufig nicht durch mechanische Faktoren bedingt ist, tritt sie beim Mann überwiegend als Komplikation von entzündlichen, tumorösen oder Steinleiden der abführenden Harnwege auf (der vesico-ureterale Reflux wurde bei diesen Untersuchungen noch nicht berücksichtigt). Wir haben also bei beiden Geschlechtern, beim Mann mehr als bei der Frau, allen Grund, nach einer mechanischen oder neurogenen Beeinträchtigung der abführenden Harnwege zu suchen. Die primäre chronische Pyelonephritis (sui generis) findet sich viel häufiger beim weiblichen Geschlecht (nach RAASCHOU 1948 etwa zweimal so häufig wie beim Mann). In den Untersuchungen von KLEEMAN und FREEDMAN (1960) dokumentiert sich der Geschlechtsunterschied mit dem

Überwiegen der primären, nicht obstruktiven Verlaufsform bei der Frau allerdings nicht in dem Umfange wie bei unseren Befunden. Diese Autoren weisen besonders darauf hin, daß die histologischen Veränderungen, die denen der chronischen Pyelonephritis entsprechen, sehr wohl auf der Basis anderer Krankheiten als nur durch bakterielle Niereninfektionen zustande kommen können (Altersveränderungen, sterile Hydronephrose, Kaliummangel, Medikamentenabusus wie Phenacetin oder Sulfonamide, immunologische Reaktionen, kongenitale Dysplasie, maligne Hypertonie). Diese Veränderungen sind histologisch schwer von denen der chronischen Pyelonephritis als Folge einer bakteriellen Infektion zu unterscheiden. Es fehlen in der Mitteilung der Autoren Angaben über intra vitam vorgenommene medikamentöse Behandlungen bzw. den möglichen Abusus von Medikamenten. Nach allem, was wir heute über die Auswirkung des chronischen Phenacetinabusus auf die Nieren wissen, sind derartige Angaben entscheidend wichtig. Überhaupt werden in der Gegenwart mit der bemerkenswerten Zunahme der chronischen interstitiellen Nephritis, die von vielen Autoren (u. E. fälschlicherweise) zur Pyelonephritis gerechnet wird, die Angaben über geschlechtsbedingte Unterschiede immer stärker in den Hintergrund treten.

Wenn wir bei unseren Fällen von primärer Pyelonephritis ohne mechanisches Moment sprechen, so meinen wir damit den Ausschluß gröberer, morphologisch faßbarer, zur Stauung führender Faktoren. Bei den Männern betrug die Frequenz der chronischen Pyelonephritis (incl. pyelonephritischer Schrumpfniere) 14%. Die Häufigkeit der chronischen primären Pyelonephritis bei den Frauen fanden wir in 43,8% (53 Fälle auf 121). Auch hier liegt der prinzipielle Unterschied in der hohen Frequenz dieser chronischen Verlaufsform beim weiblichen Geschlecht. Die Häufigkeit der pyelonephritischen Schrumpfniere bei Frauen im Gegensatz zu der überwiegenden Zahl schwerer, akuter Pyelonephritiden bei Männern spricht dafür, daß die Pyelonephritis bei der Frau einen langsameren Verlauf nimmt. Beim Mann tritt infolge der harnstauenden Faktoren schon früher durch die Infektion oder eine Urämie der Tod ein. Wir können also auch in der Verlaufszeit der Krankheit einen wesentlichen Unterschied bei Mann und Frau finden. Hage (1939) beobachtete auf 45 weibliche nur 24 männliche pyelonephritische Schrumpfnieren. Eine wirklich einseitige chronische Pyelonephritis sahen wir nur bei drei (8,1%) von 37 Männern, während die chronische primäre Pyelonephritis bei der Frau noch in 25,5% einseitig verlief. Die harnstauenden Faktoren unterstützen beim Mann den Befall beider Nieren.

Generell kann man sagen, daß bei der primären chronischen Pyelonephritis der Frau die Neigung zum Atypischen, besonders zur Symptomarmut ohne subjektive Harnwegszeichen überwiegt. Die beim Mann dominierende sekundäre Pyelonephritis als Folge anderer Erkrankungen der Harnwege verläuft häufiger akut und in der klinischen Symptomatologie eindrucksvoller. Darum wird sie klinisch auch häufiger diagnostiziert.

Die akute Pyelonephritis

Pathologische Anatomie

Autoptisch finden sich bei der akuten Pyelonephritis vergrößerte, geschwollene Nieren mit leicht abziehbarer Kapsel, Blutungen an der Oberfläche und Verwischungen der Markrindengrenze. Auf der verschwollenen und brüchigen Schnittfläche sieht man kleine Absceßchen, die häufig in gelben Streifen vom Nierenbecken bis zur Rindenoberfläche angeordnet sind. Diese Absceßchen können diffus oder nur im Bereich einzelner Papillen vorliegen, konfluieren oder in das paranephritische Gewebe durchbrechen. Das Pyelon ist gerötet, gewöhnlich erweitert und mit entzündlichem Exsudat gefüllt. Die entzündlichen Veränderungen betreffen vor allen Dingen einzelne Kelche, Kelchhälse und Kelchnischen. Hier ist der Befall meist ausgeprägter als am eigentlichen Pyelon (PUTSCHAR 1934). Mikroskopisch liegen die entzündlichen Herde im interstitiellen Gewebe verstreut. In den akuten Phasen sind die Glomeruli nicht beteiligt. Im Zentrum von Einschmelzungsherden kann es zu sog. invasiver Glomerulitis (KIMMELSTIEL und WILSON 1936) kommen. Falls ein Einbruch in das Nephron erfolgt ist, enthalten die Tubuli Eiter und Bakterien. ZOLLINGER (1945) machte auf die interstitielle Begleitnephritis aufmerksam, die aus lymphocytären und plasmacellulären Infiltraten besteht und an den Einschmelzungsherden, aber auch in ziemlicher Distanz von diesen, auftritt. Degenerative Veränderungen liegen nicht vor, aber Fibrinanhäufungen in der Wand befallener Arteriolen und Venolen mit partieller oder kompletter Thrombose. Bei langer Dauer treten zu den eitrigen und nekrotisierenden Prozessen auch produktive Vorgänge. Die mit Granulationsgewebe bei der Abheilung gefüllten kleinen Abscesse führen schließlich zu scharf umschriebenen Narben. Ausführliche Darstellung cf. Beitrag ZOLLINGER.

Klinische Symptome

Die Pyelonephritis als akute Phase pflegt meistens auch am Beginn der chronischen Verlaufsform zu stehen, und zwar sowohl bei den primären als auch sekundären Formen, mit und ohne prädisponierende Faktoren. Das Ausmaß des Krankheitsbildes ist von der Virulenz des Erregers, der Ausdehnung des Prozesses, der Funktionsstörung der Nieren und der Abwehrkraft der Kranken abhängig. Bei den obstruktiven Formen (z.B. Stein) behält die Grundkrankheit in der klinischen Symptomatologie natürlich entscheidende Bedeutung, wird aber durch die zusätzliche pyelonephritische Komplikation in den Krankheitszeichen verändert. Die Erkrankung, die meist aus voller Gesundheit erfolgt, bevorzugt kalte Jahreszeiten oder Perioden mit starken Temperatur- bzw. Witterungsschwankungen. Hinsichtlich der klinischen Erscheinungen bestand in unserem Krankengut zwischen dem ein- und beiderseitigen Befall kein grundsätzlicher Unterschied, so daß sich eine getrennte Besprechung erübrigt. Die akute Pyelonephritis mit spontanem Auftreten ist eine häufige Nierenerkrankung. Es dürfte nahezu immer richtig sein, bei der akuten fieberhaften „Pyelitis" eine renale Beteiligung im Sinne der Pyelonephritis anzunehmen. Das bewiesen auch HUTT und WARDENER (1961) durch percutane Nierenbiopsie der „acute pyelitis". Diese Auffassung schützt vor der gefährlichen Bagatellisierung dieses Krankheitsbildes.

Nach geringen Prodromalerscheinungen mit Allgemeinsymptomen wie Kopfschmerzen, allgemeinem Unwohlsein, Müdigkeit, Rückenschmerzen, zeigt das klassische Bild der akuten Pyelonephritis die Symptome eines schweren fieberhaften Infektes, anfangs mit Frösteln, nicht selten mit Schüttelfrösten einhergehend. Meistens liegt hohes Fieber vor, oft bis zu 40° C. Die Schüttelfröste müssen an den Einbruch der Erreger in die Blutbahn denken lassen. Eine charakteristische Fieberkurve für die akute Pyelonephritis gibt es nicht. Hochfieberhafte Phasen, oft durch Schüttelfröste eingeleitet, können mit sub- oder sogar afebrilen Verläufen abwechseln. SUTER (1951) hat auf fieberlose Verlaufsformen besonders hingewiesen. Eine ausgedehnte Herpesbildung im Gesicht ist bei der akuten Colipyelonephritis nicht selten.

Die subjektiven Beschwerden der Kranken, bei denen die akute fieberhafte Erkrankung mit Schmerzen in der Nierengegend, Rücken- und Flankenschmerzen, entzündlichen Zeichen der abführenden Harnwege (Dysurie, Pollakisurie) einhergeht, weisen den untersuchenden Arzt schnell auf das erkrankte Organ hin. Oft finden sich in den Tagen vor dem akuten Ereignis Miktionsstörungen. Den Nierenschmerz, der auch bei akuten Fällen völlig fehlen kann, lokalisieren die Kranken häufig als Lendenschmerz oder allgemeinen Rückenschmerz. Gelegentlich wird er als ausgesprochene Nierenkolik empfunden, die an ein Steinleiden erinnert. Bei anderen Fällen sieht man eine uncharakteristische Lokalisation, die auf die Gallenblase, die basale Pleura, die Appendix hinweist. Wir haben gelegentlich das Bild des akuten Bauches gesehen. Das Harnlassen erhöht die Beschwerden. Der Nierenschmerz ist durch die Organschwellung und Kapselspannung, eine eventuelle Retention im Nierenbecken infolge der entzündlichen Schleimhautschwellung im Ureteranfang und durch eine eventuelle Mitbeteiligung des perirenalen Gewebes bedingt (SUTER 1951). Auf die häufigen Kopfschmerzen und die gelegentliche Ausstrahlung der Schmerzen entlang dem Nervus ischiadicus sei hingewiesen.

Während die Untersuchung von Herz und Lungen keine Besonderheiten ergibt, pflegt bei der Palpation eine Druckempfindlichkeit der Nierengegend typisch zu sein (nach v. NIEDERHÄUSERN und WILDBOLZ 1964 in ungefähr der Hälfte der Fälle). Die fehlende Druckdolenz spricht also nicht gegen eine akute Pyelonephritis. Neben der Palpation ist die Perkussion des Nierenlagers eine sehr wertvolle diagnostische Methode, denn manche palpatorisch unempfindliche Niere zeigt deutlichen Perkussionsschmerz. Wichtig ist die Asymmetrie bei beidseitigem Befall (v. NIEDERHÄUSERN und WILDBOLZ 1964). Bei heftigen akuten Pyelonephritiden fällt bei der Palpation des Bauches fast immer eine erhöhte Bauchdeckenspannung auf, die meist einseitig deutlicher hervortritt. Dazu kommt oft eine gewisse Auftreibung des Bauches durch den Meteorismus als Folge der reflektorischen Darmlähmung. Beobachtet man die Bauchwand bei tiefer Atmung, so pflegen die Bauchdecken aber nicht lokal geschont zu werden. Die peritonealen Reizerscheinungen können zusammen mit akuten Bauchsymptomen nicht unerhebliche diagnostische Schwierigkeiten verursachen und fälschlicherweise zur chirurgischen Intervention Veranlassung geben. Während die Genitalorgane bei der reinen Pyelonephritis keine krankhaften Veränderungen aufweisen, sollte rectal immer untersucht werden, um z.B. eine akute Prostatitis als Primärherd auszuschließen.

Für die Erkennung der Erkrankung hat der Urinbefund entscheidende Bedeutung. Die im fieberhaften Stadium meistens verminderte Urinmenge pflegt nach dem Abklingen zuzunehmen. Der frischgelassene Urin sieht makroskopisch oft trübe aus und bildet im Glase bei vorliegender Pyurie ein eitriges Sediment. Eine makroskopische Hämaturie, die den Urin, wenn auch nicht rot, so doch dunkel färbt, ist nach den Beobachtungen von v. NIEDERHÄUSERN und WILDBOLZ (1964) nicht so selten und kommt in 10—15% der Fälle vor.

Die Diagnose hat ihre Hauptstütze in dem Nachweis der Leukocyturie bzw. Pyurie und Bacillurie. Es ist entscheidend wichtig, sich hierbei nicht auf einen einzelnen Urin- bzw. kulturellen Befund zu verlassen. Der Harn kann während des Fieberanstieges völlig normal sein und die Pyurie erst unter dem Temperaturabfall auftreten. Auf den intermittierenden Charakter der Leukocyten- und Bacillenausscheidung muß besonders hingewiesen werden. Die häufigste Möglichkeit des Nachweises pathologischer Urinbefunde liegt in der Phase des Temperaturabfalls. Auch bei unserem Krankengut war die Leukocyturie (in von Fall zu Fall wechselnder Menge) ein konstantes und zuverlässiges Symptom. Es besteht aber keine obligate Beziehung zwischen Pyurie und Bacillurie (BIRCHALL und ALEXANDER 1950, BERNING und PRÉVÔT 1952). Bei Lokalisation des Prozesses im Interstitium ohne Zerstörung von Tubuli kann das Urinsediment trotz Bacillurie normal bleiben. Alle Autoren, die sich mit diesem Krankheitsbild beschäftigt haben, kommen zu der Überzeugung, daß nur wiederholte Urinsedimentuntersuchungen etwas aussagen. Das trifft sowohl für die akute wie für die chronische Pyelonephritis zu. Gerade das Denken an den intermittierenden Charakter krankhafter Urinbefunde kann uns zur richtigen Diagnose führen.

Die Urinuntersuchung

Bei der Urinuntersuchung als wichtigster diagnostischer Maßnahme sind zur Erzielung zuverlässiger Resultate die Grundregeln zu beachten. Es empfiehlt sich, immer nur frischgelassenen Harn zur Untersuchung zu benutzen. Vor Befunden des vor Stunden gelassenen und in mehr oder weniger sauberen Flaschen mitgebrachten Urins kann man nur warnen. Bei der Frau sollte Spontanurin nur nach einer Waschung der Genitalregion (unmittelbar vor dem Harnlassen) untersucht werden. Liegt dann ein normales Sediment vor, so hat dieses Ergebnis Bedeutung. Bei pathologisch verändertem Sediment ist man leider gezwungen, den durch Katheterismus bzw. Blasenpunktion gewonnenen Harn zu untersuchen. Gleichzeitig kann von diesem Harn auch das Sediment angesetzt werden. Unter stationären Bedingungen gehört zur täglichen Untersuchung die Gewinnung des 24 Std-Harnes und die Messung des spezifischen Gewichtes. Ebenso wie der Zuckergehalt wird der Eiweißgehalt im 24 Std-Harn berechnet und in g/24 Std angegeben. Das Aussehen des Urins gibt oft wertvolle Hinweise und sollte bei der täglichen Visite kontrolliert werden. Für die Untersuchung des Urinsedimentes und des Urin-pH darf nur frisch gelassener Harn verwendet werden.

Die Technik der Urinuntersuchung hinsichtlich der Zellelemente und Bakterien ist im letzten Jahrzehnt wesentlich entwickelt worden. Wir wissen heute, daß die eindrucksmäßige Schätzung der Leukocyturie im zentrifugierten Sediment ein ungenügendes Urteil ergibt. Die Methode von ADDIS (1952) zur Zählung von Formelementen im Urin hat sich wegen ihrer Umständlichkeit nicht eingebürgert. STANSFIELD und WEBB (1954) haben im unzentrifugierten Harn mit Hilfe der Neubauer-Zählkammer die Leukocytenzahl pro mm^3 ermittelt und auch für die 24 Std-Harnmenge errechnet. Die Untersuchungen bezogen sich auf Kinder und ergaben als normale Höchstwerte 10 Leukocyten/mm^3, das entspräche also 1 Leukocyten in jedem 10. Gesichtsfeld. 1 Leukocyt pro Gesichtsfeld bei starker Vergrößerung würde 250—500 Leukocyten/mm^3 bedeuten (STANSFELD 1954). Will man sich nicht der Mühe unterziehen, die Leukocyten in der Zählkammer auszuzählen, so halte man sich nach LINNEWEH (1957) an folgende Regel: Bei Untersuchung von nicht zentrifugiertem, frisch untersuchtem und vorsichtig aufgeschütteltem Harn sind mehr als 5 Leukocyten pro Gesichtsfeld sehr verdächtig. Eine ausführliche und kritische Analyse der quantitativen Bestimmung der Formelemente des Harns findet sich in den Beiträgen LINNEWEH und JARAUSCH sowie KLEINSCHMIDT.

Die Untersuchung des unzentrifugierten Harns hat den Vorteil der Vermeidung von Fehlern bei der Sedimentherstellung. Wir sind uns darüber klar, daß die Zählung der Leukocyten in der Praxis kaum generell gefordert werden kann. Aber die Betrachtung des unzentrifugierten Harns unter Berücksichtigung obiger Kautelen bedeutet keine zusätzliche Belastung. Man sollte nur darauf achten, daß der frischgelassene Harn benutzt wird, am besten der erste Morgenurin. Dies schließt zur Klärung weiterer Fragestellungen die Kontrolle des Sedimentes nach Belastung nicht aus. Die Vermehrung der Leukocyten im Harnsediment weist auf eine Infektion der Harnwege hin. Mit der Zunahme der Leukocyturie pflegen die Leukocyten sich auch zu kleinen Häufchen zusammenzuballen. Aber der Leukocytenaspekt als solcher erlaubt keinen Hinweis darauf, aus welchen Teilen der Harnwege sie stammen.

Von den vorgeschlagenen Vitalfärbungen hat sich die Methode der Färbung nach STERNHEIMER und MALBIN (1949) als am günstigsten erwiesen. Diese Sternheimer-Malbin-Zellen sind durch ihre Größe, die variable Form, die besondere Färbbarkeit und die Brownsche Molekularbewegung der Granula im Cytoplasma charakterisiert. Durch Untersuchungen von GOODGOLD und REUBI (1955), BERMAN und SCHREINER (1956), NIETH (1956), POIRIER und JACKSON (1957), FEUSTEL (1963) wurde die diagnostische Bedeutung dieser Zellen bestätigt. SCHMUZIGER (1960) hat durch seine Beobachtungen in vitro folgende, die Bildung von Sternheimer-Malbin-Zellen bedingende Faktoren ermittelt: Gesamtosmolarität des umgebenden Milieus, sein Gehalt an Harnstoff und Ammoniumbicarbonat, an weiteren NH_4- und an K-Verbindungen sowie sein pH. Die Hauptrolle kommt nach diesen Untersuchungen der als „wirksamer Osmolarität" bezeichneten Differenz von Gesamtosmolarität—Harnstoffosmolarität zu. Sternheimer-Malbin-Zellen traten immer dann in größerer Zahl auf, wenn die „wirksame Osmolarität" den Wert

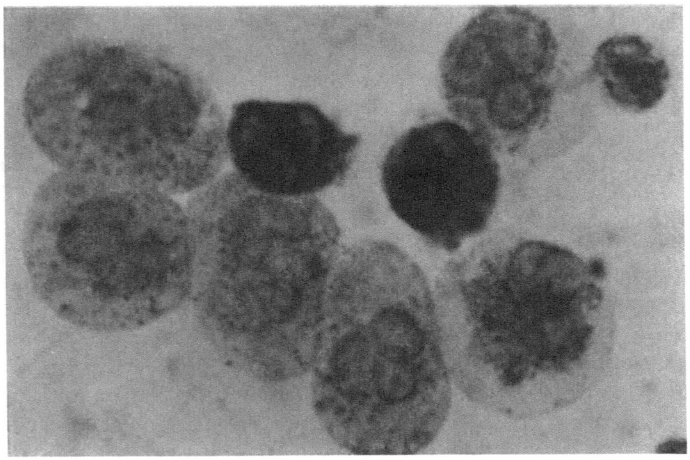

Abb. 3. Sternheimer-Malbin-Zellen im Urin bei chronischer Pyelonephritis

von 200 mosm/l unterschritt. Alle Untersucher stimmen darin überein, daß das Vorhandensein von Sternheimer-Malbin-Zellen nicht an die Pyelonephritis allein geknüpft ist, aber in großer Zahl (mehr als 10% aller Leukocyten = Sternheimer positiv) bedeutet ihr Auftreten im Urin ein Zeichen intrarenaler Eiterungen. Die Färbung nach dieser Methode ist relativ einfach (Technik s. LINNEWEH und JARAUSCH sowie KLEINSCHMIDT).

Man kann zwei Formen von Leukocyten beobachten. Die erste Form (normale Leukocyten) erscheint als normal große Zelle mit dunkelviolett gefärbtem Kern und einem Cytoplasma ohne Besonderheiten. Die zweite Form der Leukocyten („Sternheimer Zelle") ist durch eine Vergrößerung gegenüber den normalen Leukocyten gekennzeichnet. Der Kern zeigt eine blaßblaue oder blaßrosa Färbung; im Cytoplasma sind Vacuolen und Granula nachweisbar, die eine lebhafte Brownsche Bewegung zeigen (s. Abb. 3). 100 Leukocyten im Sediment werden ausgezählt und der Prozentsatz der Sternheimer-Zellen berechnet.

Eine mäßige Mikrohämaturie fanden wir in 75% der primären akuten Pyelonephritis. Eine stärkere Hämaturie kann vorkommen (KLEEMAN, HEWITT und GUZE 1960 schätzen sie auf 10—15%) und durch submuköse Hämorrhagien in den Kelchen, im Nierenbecken, in der Blase und eine begleitende Urämie bedingt sein. Man denke dann auch immer an eine entzündliche Arrosion der Papillen. Das Auftreten hyaliner und granulierter Zylinder darf keineswegs als obligates Zeichen des Beginns der Nierenparenchymbeteiligung gefordert werden. Selbst bei ausgedehnten Pyelonephritiden können Zylinder fehlen. Granulierte Zylinder sind aber immer renaler Herkunft.

Die nahezu bei allen Fällen vorliegende leichte Proteinurie ist zum Teil auf die Anwesenheit der Leukocyten und Epithelien zurückzuführen. Eine Filterung des Harns vor der Eiweißprobe wird nicht überall konsequent durchgeführt und muß unbedingt gefordert werden. Durchweg beträgt die Proteinurie nicht mehr als 1—2 g/24 Std. Höhere Proteinurien sollten immer daran denken lassen, daß eine Pyelonephritis in Kombination mit einem anderen Nierenleiden oder überhaupt keine akute Pyelonephritis vorliegt.

Wenn auch zwischen Leukocyturie und Bacillurie keine obligate Beziehung besteht, so hat doch die Suche nach dem Erreger diagnostisch und therapeutisch entscheidende Bedeutung. Die Bewertung einer positiven Urinkultur war immer ein schwieriges Problem. Durch quantitative Untersuchungen der Bakteriurie sind hier sichere Fortschritte erzielt worden. Bei der Pyelonephritis interessieren uns ja im wesentlichen die Bakterien, die aus den Nieren stammen. Das Ergebnis ist von der Methode abhängig, mit der der Urin für die Urinkultur gewonnen wurde. Die im distalen Teil der Urethra sich befindenden Erreger entsprechen ja gerade den Bakterienarten, die wir bei der Pyelonephritis häufig finden. Es ist also leicht möglich, durch die üblichen Urinentnahmemethoden den gewonnenen Harn durch in der Urethra ansässige Erreger zu verunreinigen. Dazu kommt die Gefahr der Infektion der abführenden Harnwege durch die Katheterisierung. Von allen Entnahmemethoden hat sich die Blasenpunktion bei stark gefüllter Blase als überlegene und nach Angabe der Autoren harmlose bewährt (Guze und Beeson 1956, Monzon, Ory, Dobson, Carter und Yow 1958, v. Niederhäusern und Wildbolz 1964). Clabaugh und Rhoads (1957) gaben für die Katheterisierung der Frau einen Doppelkatheter an, bei dem man den äußeren Teil nur 2 cm weit einführt, während der innere dünnere Teil dann vorgeschoben wird und den Urin entnimmt.

Zweifelsohne hat die quantitative bakteriologische Untersuchung durch die Zählung der Bakterien die Beurteilungsmöglichkeit der Bakteriurie wesentlich verbessert. Leider benötigt sie einen relativ großen Aufwand und läßt sich darum nicht als Routinemethode fordern. Diese von Marple (1941) zuerst angegebene Methode wurde in ihrer Auswirkung auf die klinische Bewertung der Bakteriurie insbesondere von Sanford, Favour, Mao und Harrison (1956), Sanford (1956), Kass (1957, 1960), Jackson, Grieble und Knudsen (1958), Monzon, Ory, Dobson, Carter und Yow (1958), Riley (1958), ausführlich studiert. Besonders wertvolle Beiträge zu diesem Problem verdanken wir Kass. Nach seinen Untersuchungen gestattet die Bakterienzählung eine Abtrennung der Urinverunreinigung von der echten Bakteriurie. Für die Zählung der Bakterien muß der erste Morgenharn verwandt werden. Diesen Urin entnimmt man aus der Mitte des Harnstrahles (mid-stream-method), um die bei der Passage der Urethra dem Urin beigemengten Bakterien möglichst niedrig zu halten. Zur Vermeidung einer Bakterienvermehrung muß die Kultur kurzfristig nach der Entnahme angelegt werden (innerhalb von 30 min). Die Gewinnung in einem sterilen Gefäß ist selbstverständlich. Stehenlassen der Gefäße und verzögerter Transport sind unbedingt zu vermeiden.

Methoden zur Bestimmung der Keimkonzentration s. Beiträge Linneweh und Jarausch sowie Kleinschmidt.

Während bei der akuten Pyelonephritis durchweg massive Infektionen vorliegen, die eine Keimzählung selten erforderlich machen, ist diese nach Abklingen der akuten Erscheinungen zur Beurteilung der noch vorliegenden entzündlichen

Aktivität oder der Abheilung von entscheidender Bedeutung. Man spricht heute von einer klinisch bedeutungsvollen Bakteriurie, wenn mehr als 100000 Bakterien/ml nachweisbar sind. Durch eine quantitative Urinuntersuchung ließen sich unausgewählte Patienten in zwei Gruppen unterteilen (KLEEMAN, HEWITT, GUZE 1960): Die erste Gruppe wies eine Bakteriurie bis 100000/ml oder weniger auf. Bei dieser Gruppe lagen keine vorherigen Erkrankungen des Harntraktes oder Katheterisierungen vor, auch fanden sich keine Zeichen, die für eine infektiöse Harnerkrankung sprachen. Die zweite Gruppe bot eine Bakteriurie von 100000/ml oder mehr. In dieser Gruppe fanden sich in ca. 50% anamnestische Hinweise einer Pyelonephritis, einer Harntraktinfektion, einer urologischen instrumentellen Behandlung oder einer Katheterisierung. Sie boten auch andere Anhaltspunkte für eine Infektion der Harnwege. Nach KASS u. Mitarb. (1957, 1960) zeigen nur 1—3% unausgesuchter Patienten Bakterienzahlen im Urin zwischen 10000 und 100000/ml. Bei einer Kontrolluntersuchung ließen sich diese in eine der beiden vorhergehenden Gruppen einordnen. Legt man 100000 Bakterien/ml als untere Grenze für die Bakteriurie fest, so beträgt die Irrtumsmöglichkeit nur 2—4%. Der Fortschritt, der tatsächlich durch die quantitative bakteriologische Urinuntersuchung erzielt wurde, erhält leider durch einen gewissen methodischen Aufwand seine Begrenzung. Summarisch kann man sagen, daß bei Kranken mit klinischen Zeichen, die zu der Diagnose einer akuten Pyelonephritis berechtigen, nahezu immer über 100000 Bakterien/ml im Urin gefunden werden. Auch bei der chronischen Pyelonephritis liegen ähnliche Verhältnisse vor (KLEEMAN, HEWITT und GUZE 1960). Die Bakteriurie kann schon Monate vor der klinischen Manifestation der Pyelonephritis vorhanden sein (KASS 1957). Der Nachweis gelingt also bei der akuten Pyelonephritis schon in den ersten Tagen der klinischen Manifestation, in denen das Harnsediment oft noch normal ist.

Klinische Masken der akuten Pyelonephritis

Leider hat die akute Pyelonephritis die Eigenschaft, häufig unter einem atypischen klinischen Bild zu verlaufen und sich dadurch der Diagnose zu entziehen (LONGCOPE 1937, RAASCHOU 1948, BIRCHALL und ALEXANDER 1950, BERNING und WALTER 1951, STANSFIELD 1954, JACKSON, DALLENBACH, KIBNIS 1955, JACKSON, POIRIER, GRIEBLE 1957, KEEFER 1957, SCHREINER 1958, KLEEMAN, HEWITT und GUZE 1960). Folgende klinische Masken, die zum Teil auch von KLEEMAN, HEWITT und GUZE (1960) angegeben werden, kommen vor:

1. Fieberhaftes Krankheitsbild ohne auf die Harnwege hinweisende Symptome.
2. Sepsis ohne subjektive auf die Harnwege hinweisende Symptome.
3. Cerebrales Bild (larvierte Urämie).
4. Paratyphöses Bild (larvierte Urämie).
5. Akute Bauchsymptome.
6. Fieberfreier Verlauf bei allgemeinen Krankheitszeichen mit oder ohne Symptome der abführenden Harnwege.
7. Überwiegen cystitischer Beschwerden.
8. Normale Urinsedimentbefunde.
9. Akuter Blutdruckanstieg bei vorheriger Hypertonieneigung.
10. Intermittierende Makro- oder Mikrohämaturie.
11. Papillennekrose.

Da der Prozentsatz der klinisch nicht diagnostizierten, bei der Autopsie sichergestellten Fälle von akuter Pyelonephritis — KLEEMAN, HEWITT und GUZE (1960) geben 78% an — sehr groß ist, kommt der Beachtung atypischer Verlaufsformen größte Bedeutung zu. Wir sehen diese sowohl bei dem ersten Schub einer akuten Pyelonephritis wie auch bei akuten Rezidiven chronischer Verlaufsformen.

1. Am häufigsten begegnet uns das atypische Krankheitsbild als fieberhafte Erkrankung ohne wesentliche anamnestische, auf die Harnwege hinweisende Symptome. Bei diesen Kranken dominieren Allgemeinsymptome und Beschwerden, wie sie bei fieberhaften Krankheiten verschiedenster Ätiologie zur Beobachtung kommen. Das trifft besonders für ältere Menschen und Diabetiker zu. Gerade beim ungeklärten Fieber sollte man diese häufige Nierenkrankheit ausschließen.

2. Bei septischen Krankheitsbildern mit Schüttelfrost, Einbruch der Erreger in die Blutbahn und unklarem Ausgangspunkt ist es besonders wichtig, an die akute Pyelonephritis zu denken. Auch hier kommt der Kombination mit dem

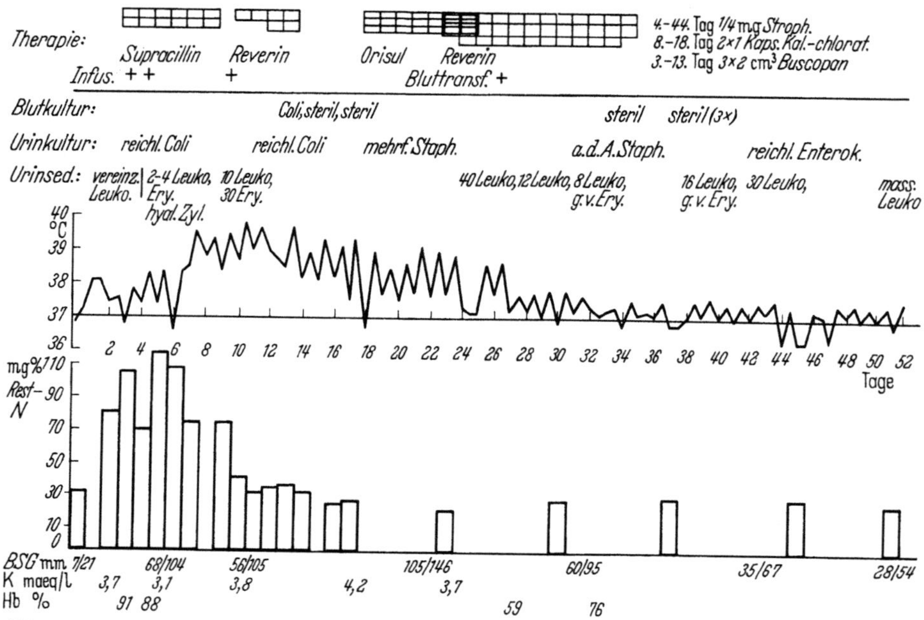

Abb. 4. P. B., 58 Jahre, ♂. Urogene Colisepsis mit begleitender Endokarditis bei akuter Coli-Pyelonephritis links ohne nachweisbare Obstruktion oder Prostataleiden. 6 Monate vorher tiefsitzender Ureterstein rechts, der durch Schlingenextraktion entfernt wurde. Heilung durch Reverin

Diabetes mellitus besondere Bedeutung zu. Die Colisepsis kann dabei ihren Primärherd in der pyelonephritischen Erkrankung haben. Bei anderen Fällen liegt der primäre Sepsisherd in einem anderen Organ (z. B. Gallenwege), und die multiplen pyelonephritischen hämatogenen Abscesse sind sekundäre Manifestationen der septischen Streuung (JIMÉNEZ DÍAZ 1950). Auf das Auftreten septischer Komplikationen nach retrograder Urographie wird im Schrifttum besonders hingewiesen (KLEEMAN, HEWITT und GUZE 1960). Retrograde diagnostische Maßnahmen bei aktiver Entzündung sind darum zu vermeiden. Auch bei schon länger zurückliegenden diagnostischen oder therapeutischen chirurgischen Maßnahmen an den abführenden Harnwegen können noch septische Komplikationen auftreten, wie wir in der nachstehend mitgeteilten Beobachtung sahen.

Paul B., 58 Jahre. April 1959 Aufnahme auf der II. Med. Abt. des Allgemeinen Krankenhauses Hamburg-Barmbek wegen eines rechtsseitigen tiefsitzenden Uretersteines. Schlingenextraktion. Rest-N normal. Im Urinsediment vereinzelt Leukocyten und Erythrocyten. Blutsenkung 32/59 mm. 6 Monate später erneute Aufnahme mit heftigen linksseitigen Nierenschmerzen und Erbrechen. Akute Pyelonephritis mit Leukocytose (11400), Linksverschiebung und septischen Temperaturen. Rest-N-Anstieg bis auf 118 mg-%. Prostata o. B. Im i. v. Pyelogramm und im späteren retrograden Pyelogramm (nach Abheilung) kein Steinnachweis. Auch bei ständigem Sieben des Harns wurde kein Konkrement gefunden. Klinischer Ablauf cf. Abb. 4. In der Urinkultur anfangs ausschließlich Colibacillen, später Mischinfektion mit Staphylokokken und Enterokokken. Am 15. Behandlungstag Nachweis von Colibacillen in der Blutkultur. Unter subjektiven Herzbeschwerden Auftreten eines deutlichen systolischen Geräusches über allen Ostien, besonders über der Mitralis, das anfangs nicht vorhanden war. Klinische Annahme einer Sepsis (Coli, möglicherweise Staphylokokken und Enterokokken) mit begleitender Endokarditis. Intensive Behandlung anfangs mit Supracillin, dann Reverin bis zu 3×250 mg i.v. täglich und Orisul, Strophanthin mit Euphyllin, Buscopan, vorübergehend wegen Hypokaliämie Kaliumchlorid. Klinische Ausheilung der Sepsis unter gleichzeitiger Rückbildung der Endokarditis und Pyelonephritis.

Spittel, Martin, Wellmann, Geraci (1954) berichteten über 65 Fälle von Colisepsis mit einer urogenen Genese von ca. 58,5% und einer Letalität von 26,6%.

3. Die Entwicklung einer Urämie kann bei schweren Verläufen das Bild beherrschen und die Diagnostik erheblich erschweren. Allgemeinsymptome wie Mattigkeit, Gleichgültigkeit, Kopfschmerzen, Dösigkeit, Schlafstörungen stehen

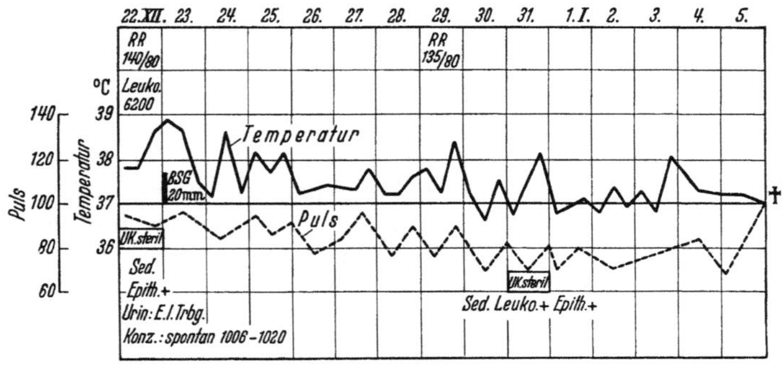

Abb. 5. 47jährige Patientin. Akute primäre doppelseitige Pyelonephritis mit „cerebraler" Symptomatik. Exitus durch Urämie. Autoptische Bestätigung

dann im Vordergrund und erwecken den Verdacht auf ein cerebrales Krankheitsbild. Unter dieser Diagnose wurden die Patienten in unserem Krankengut auf psychiatrische oder neurologische Abteilungen eingewiesen oder sogar von internistischer Seite verlegt. Es war das Bild einer larvierten Urämie, bei der die Progredienz und die Zeichen einer Acidose mit tiefer Atmung und urämischem Koma weniger im Vordergrund standen. Das „cerebral-toxische Bild" fand dann nicht selten durch eine akute Pyelonephritis seine überraschende autoptische Klärung, wie das nachstehende Beispiel demonstriert.

B. A., 47jährige Patientin. Aufnahme 22.12.1941 in der I. Med. Klinik des Universitätskrankenhauses Hamburg-Eppendorf mit der Diagnose: „Grippaler Infekt". Vor 10 Jahren „Nierenbeckenentzündung" beiderseits. Gynäkologisch o.B. Kein Partus. Seit 14 Tagen Kopfschmerzen. Temperatur bis 40,0° C, allgemeine Mattigkeit. Bei äußerer Untersuchung kein krankhafter Befund. Psychische Veränderung: Teilnahmslos, zögernde Beantwortung von Fragen. RR 140/80 mm Hg. BSG 20;45 mm. Im Blutbild keine Besonderheiten (Hb 97%, Erythrocyten 4,60 Mill. Leukocyten 6200). Urin: Eiweiß leichte Trübung. Sediment: Epithelien +. Urinkultur: steril. Nach 4 Tagen Temperatur subfebril. Am 8. Tage kann die Patientin nicht mehr spontan Wasser lassen. Kultur des Katheterurins steril. Im Harnsediment Leukocyten (+), Erythrocyten (+). Urinkonzentration zwischen 1006 und 1020. Da die psychische Veränderung im Vordergrund steht und organpathologisch kein krankhafter Befund festgestellt werden kann, Verlegung der Patientin in die Neurologische Universitätsklinik mit Verdacht auf einen cerebralen Gefäßprozeß. Hier zunehmende Somnolenz, zeitweilig motorische Unruhe. 14 Tage nach der Aufnahme in das Krankenhaus Exitus letalis. Verlauf der Fieberkurve cf. Abb. 5. Sektion (Auszug): Hochgradige Urocystitis. Beiderseitige Pyelitis. Zahlreiche pyelonephritische Herde in beiden Nieren. Urämischer Geruch der Organe.

Es handelte sich um eine akute Pyelonephritis, bei der die durch die Urämie bedingten cerebralen Symptome im Vordergrund standen, aber nicht richtig gedeutet wurden. Auf die Harnwege hinweisende Zeichen waren kaum vorhanden. Der Umfang der Untersuchung war durch kriegsbedingte Gründe beschränkt. Von Interesse ist die Dominanz der cerebralen Symptome, die sogar den Internisten veranlaßte, die Patientin auf die neurologische Abteilung zu verlegen. Unsere bessere Kenntnis des Krankheitsbildes und unsere Gewohnheit, bei den Kranken den Mundgeruch zu berücksichtigen, würde heute wohl zur richtigen Diagnose führen.

4. Bei der vierten Gruppe stehen die urämischen Magen-Darm-Symptome im Vordergrund. Ihre Deutung macht besondere Schwierigkeiten, wenn alle auf die Harnwege hinweisenden Beschwerden von seiten der Kranken fehlen. Diese klagen über wiederholtes Erbrechen, das die Nahrungsaufnahme erschwert, oft unmöglich macht und auf der Grundlage einer urämischen Gastritis zustande kommt. Dabei können als Zeichen einer urämischen Enteritis schwerste Durchfälle auftreten. Diese Kombination von Magen-Darm-Erscheinungen, Fieber und Dösigkeit führte wiederholt zur Annahme einer typhösen oder paratyphösen Erkrankung und zur Einweisung bzw. Verlegung auf eine Infektionsabteilung. Wenn dann bei einem solchen Fall in der ansteigenden Fieberphase der Urinbefund normal war, die Leukocytose noch fehlte und, wie häufig, keine Acidosezeichen mit Änderung der Atmung auftraten, machte die Diagnose wirklich große Schwierigkeiten. Bei diesen Fällen mit larvierter Urämie ergab dann auch die Blutuntersuchung eine erhebliche Erhöhung des Rest-N, der Bluthamsäure und des Xanthoproteins. Erstaunlich waren die mehrfach erheblich gesteigerten Rest-N-Werte (bis 188 mg-%) bei klinischen Verläufen mit Ausgang in Heilung und nur geringer Trübung des Sensoriums. Der Umfang der Retention harnpflichtiger Substanzen pflegte bei der akuten Pyelonephritis verhältnismäßig viel größer zu sein, als man gemäß der klinischen Ausprägung urämischer Symptome erwarten sollte. Fast alle autoptisch gesicherten Fälle akuter Pyelonephritiden unseres Krankengutes, bei denen entsprechende Blutanalysen vorlagen, wiesen zum Teil erhebliche Rest-N-Steigerungen auf. Es muß besonders darauf hingewiesen werden, daß auch bei einseitiger Pyelonephritis derartige Retentionen möglich sind. Wir fanden bei einer 65jährigen Frau mit einer autoptisch sichergestellten rechtsseitigen akuten Pyelonephritis eine Urämie (Rest-N 147 mg-%). Offensichtlich kann neben den extrarenalen Faktoren die toxische Schädigung der pyelonephritisch nicht beteiligten Niere beim älteren Menschen dann zur renalen Insuffizienz führen. Die Krankengeschichte eines Patienten, der uns wegen Typhusverdacht auf die Infektionsabteilung eingewiesen wurde, demonstriert sehr eindrucksvoll diese Verlaufsform.

R. S. 56jähriger Mann. Aufnahme am 3. 2. 1950 (I. Medizinische Klinik des Universitätskrankenhauses Hamburg-Eppendorf). Früher immer gesund gewesen. Am 28. 1. 50 Schüttelfrost, hohes Fieber, Zunahme der Kopfschmerzen, Übelkeit, Erbrechen, Durchfälle ohne Blut oder Schleim. Am 31. 1. 50 Einweisung in ein anderes Hamburger Krankenhaus wegen Sinusitis. Am 3. 2. 50 Verlegung auf die Infektionsabteiluug unseres Hauses wegen Typhusverdacht. Seit dem 31. 1. 50 grünlich aussehende Durchfälle, aashaft stinkend, 6—8mal täglich. In den letzten 3 Tagen Brennen in der Harnröhre nach der Miktion, Oligurie.

Somnolenter, hochfieberhafter Mann in elendem Zustand. Keine Ödeme. RR bei der Aufnahme 110/50 mm Hg. Puls relativ langsam. Lungen o. B. Leib etwas meteoristisch aufgetrieben. Kein Ascites. Leber und Milz nicht tastbar vergrößert. Prostata etwas vergrößert, von normaler Konstistenz, diffus druckempfindlich. Nierenlager frei. Genitale o.B. Deutlicher Druck- und Klopfschmerz im Bereich des Kreuzbeins. Äußerlich in diesem Gebiet eine etwa handtellergroße, teigige Schwellung. Puls und Temperaturverlauf, Blutbild, chemische Blutwerte, Harnbefund cf. Abb. 6.

Unter Penicillinbehandlung schnelle Entfieberung und Rückbildung der Durchfälle. Gleichzeitig intensive parenterale Wasser- und Elektrolytzufuhr. Nach Abklingen der entzündlichen Erscheinungen beim Wasserversuch normale Verdünnung. Konzentration bis 1020. Am 30. 3. 50: Rest-N, Harnstoff, Harnsäure im Blut normal, Augenhintergrund o. B. Senkung mit 10/26 mm noch etwas beschleunigt. Prostata jetzt ohne Druckschmerz. Keine Druckempfindlichkeit des Kreuzbeins mehr. Cystoskopie: Glatte Einführung des Cystoskops, kein Anhalt für ein Miktionshindernis. Blasenschleimhaut reizlos. Beide Ostien klaffen, keine Ulcerationen oder Beläge. Damals keine Prüfung auf vesico-ureteralen Reflux. Glatte

Einführung der Ureterenkatheter. Blauausscheidung rechts nach 5 min, links nach 7,5 min. Retrogrades Pyelogramm: Rechts abnorme Schleifenbildung im oberen Ureter, sonst keine gröberen Veränderungen; links zweigeteiltes Nierenbecken. Die untere Hälfte ist plumper und verzweigt mit etwas stumpfen Kelchenden. Die Kelchhälse des oberen Kelches sind verschwollen. Klinische und röntgenologische Untersuchung des Magen-Darmkanals, der Thoraxorgane und des Kreuzbeins o.B. Augenhintergrund o.B. Knochenmark o.B. Da die in der Urinkultur mehrfach nachgewiesenen Staphylokokken sehr streptomycinempfindlich waren, Behandlung mit 10×1 g Streptomycin. Danach Urin konstant im Sediment o.B. Der Eiweißbefund im Urin war schon seit dem 2. 3. 50 verschwunden. Bei der Kontrolle $^1/_2$ Jahr später völliges Wohlbefinden. Urin völlig o.B. Senkung 7/18 mm. Im Blut Rest-N und Xanthoprotein normal.

Es handelte sich um eine akute, wahrscheinlich hämatogene Staphylokokkenpyelonephritis bei einem 56jährigen Mann, die von einer akuten Prostatitis ausgegangen war. Alle auf die Harnwege hinweisenden Symptome, bis auf ein geringes Brennen in der Harnröhre in den letzten 3 Tagen vor der Aufnahme, fehlten.

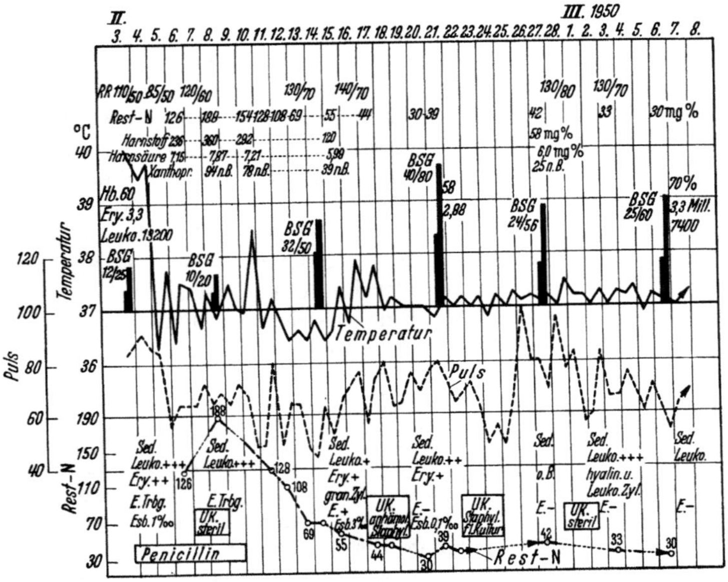

Abb. 6. 56jähriger Patient. Akute doppelseitige, von einer Prostatitis ausgehende Staphylokokken-Pyelonephritis. Frühzeitig auftretende Urämie mit Somnolenz und Durchfällen. Vortäuschung eines paratyphösen Krankheitsbildes

Klinisch imponierte das Krankheitsbild durch die urämische Somnolenz und die urämischen Durchfälle anfangs als „paratyphöse" Infektion.

5. Die akuten Bauchsymptome bei der akuten Pyelonephritis bzw. dem akuten Schub einer chronischen Pyelonephritis können dem behandelnden Arzt dadurch erhebliche diagnostische Schwierigkeiten machen, daß die klinische Symptomatologie das Bild des akuten Bauches demonstriert, das wir bei einer Appendicitis, Adnexitis, Cholecystitis, Pankreatitis etc. zu sehen gewohnt sind. Inappetenz, Nausea, Erbrechen und begleitender paralytischer Ileus lassen den Gedanken an eine primäre Erkrankung der abführenden Harnwege in den Hintergrund treten und führen nicht selten zur Einweisung in eine chirurgische Klinik. Im Schrifttum finden sich Hinweise auf diese Verwechslungsmöglichkeiten (Suter 1951, Berning und Ruge 1959, Sarre 1959, Reubi 1960, Kleeman, Hewitt und Guze 1960, Lampen 1964). Lampen spricht sogar von einer abdominellen Verlaufsform der Pyelonephritis. Die Kombination einer akuten Pyelonephritis mit einer diabetischen Acidose ist nicht selten und kann besonders fatal sein. Hierbei pflegt

das Nierenleiden die Stoffwechselerkrankung akut zu verschlechtern. JIMÉNEZ DÍAZ (1950) spricht von einer Pyelonephritis diabetica acuta. Die nicht seltenen akuten Bauchsymptome des diabetischen Komas (zusammenfassende Darstellung BERNING 1939) werden dann durch die Zeichen der renalen Infektion akzentuiert und überschattet.

6. Da der alte Mensch als hospitalisierter Kranker immer stärker in den Vordergrund tritt (auf der von mir geleiteten internen Abteilung sind z.B. 30% der Kranken über 70 Jahre alt), pflegen die akuten Reaktionen des Organismus auf schwere Erkrankungen häufig weniger eindrucksvoll zu sein. Wir erleben beim alten Patienten selbst schwerste akute Infektionen der abführenden Harnwege mit fieberfreien Verläufen, wobei die allgemeinen Krankheitszeichen den Arzt nicht auf die Harnwege hinlenken. Gerade beim alten Menschen und beim Diabetiker ist es entscheidend wichtig, an das Vorliegen der Pyelonephritis zu denken. Die exakte Untersuchung wird uns dann zur richtigen Diagnose führen.

7. Nicht selten stehen im Vordergrund der akuten Pyelonephritis die üblichen Klagen der Kranken über cystitische Beschwerden, so daß eine Beteiligung der Nieren weniger erwogen wird. Diese Beobachtung trifft besonders für die akuten obstruktiven Formen zu, bei denen der lokale Faktor in den unteren Abschnitten der abführenden Harnwege vorliegt (Prostata, Blasencarcinom, Urethralstriktur, Dauerkatheter). Man findet sie aber auch nicht selten bei den akuten, nicht obstruktiven, primären Pyelonephritiden der Frau. Auf keinen Fall darf man auf Grund der vordergründigen Lokalsymptome die renale Beteiligung ignorieren. Diese cystitischen Symptome werden auf die Reizung der Blasenschleimhaut durch die hohe Konzentration bakterieller Produkte zurückgeführt (KASS 1955, KLEEMAN, HEWITT und GUZE 1960). Eine ausreichende Flüssigkeitszufuhr mit guter Diurese wirkt sich auf diese Blasensymptome günstig aus und läßt dann auch die subjektiven renalen Beschwerden mehr hervortreten.

8. Das Vorliegen einzelner normaler Urinsedimentbefunde ist bei der akuten Pyelonephritis gar keine Seltenheit. Dasselbe trifft für die Proteinurie zu. Der Urin kann während des Fieberanstiegs völlig normal sein. Die häufigste Möglichkeit des Nachweises pathologischer Urinbefunde liegt in der Phase des Temperaturabfalls. Man muß dringend davor warnen, auf Grund einer einzelnen Urinuntersuchung gesunde Harnwege anzunehmen. Bei täglicher Kontrolle wird man sicher bei der akuten Pyelonephritis charakteristische Veränderungen nachweisen.

9. Die Hypertonie gehört ebensowenig wie das Ödem zur akuten Pyelonephritis. Geht die akute Erkrankung mit einer Blutdrucksteigerung einher, so handelt es sich wahrscheinlich um einen akuten Schub bei einer chronischen Pyelonephritis, der oft eine hypertonische Exacerbation verursacht, oder um eine schon vor der renalen Erkrankung bestehende Hypertonie. Außerdem besteht die Möglichkeit einer Kombination einer akuten Pyelonephritis mit einem anderen hypertonen Nierenleiden.

10. Während die Mikrohämaturie bei der primären nicht obstruktiven Pyelonephritis, wie wir sie besonders bei der Frau sehen, sehr häufig vorkommt (75% unseres Krankengutes), kann eine Makrohämaturie oder eine sehr ausgeprägte Mikrohämaturie gelegentlich das klinische Bild beherrschen (10—15% nach KLEEMAN, HEWITT und GUZE 1960). Die Ursache liegt in einer begleitenden hämorrhagischen Cystopyelitis mit submukösen Schleimhautblutungen, einer urämisch bedingten hämorrhagischen Diathese oder einer Papillennekrose. KLEEMAN, HEWITT und GUZE (1960) weisen noch auf die Nierenrindeninfarkte als Folge einer septischen Thrombose von Nierenarterien oder -venen hin.

11. Die an anderer Stelle ausführlicher besprochene Papillennekrose (S. 777) kann als akute Form das klinische Bild beherrschen und zur Makrohämaturie

führen. Besonders bei den obstruktiven Formen und den Diabetikern ist mit dieser Komplikation zu rechnen. Auf die Häufigkeit mehr chronisch verlaufender Papillennekrosen bei der chronischen interstitiellen Nephritis ist an anderer Stelle (S. 796) ausführlich eingegangen worden.

Diagnose

Aus der großen Zahl der klinischen Masken, unter denen die akute Pyelonephritis auftreten kann, sind die diagnostischen Schwierigkeiten ersichtlich. Das kommt auch in dem häufigen mangelhaften Übereinstimmen zwischen klinischer Diagnose und pathologisch-anatomischem Befund zum Ausdruck. Bei typischen Fällen mit ausgeprägter Symptomatologie ist die Diagnose leicht. Das akute fieberhafte Krankheitsbild mit Bakteriurie und Leukocyturie (Pyurie) und subjektiven bzw. objektiven Zeichen, die auf die abführenden Harnwege hinweisen, gestattet die richtige Deutung. Es ist wichtig, daran zu denken, daß bei manchen Fällen die Leukocyturie erst verspätet auftritt. Wiederholte Urinuntersuchungen sind darum immer von entscheidender Bedeutung. Beim alten Menschen und beim Diabetiker pflegen selbst schwere akute Pyelonephritiden nicht selten symptomarm zu verlaufen, doch sind auchbei diesen Fällen die Urinbefunde eindeutig.

Für die klinische Diagnostik ist es bedeutungsvoll, die primäre, nicht obstruktive, akute Pyelonephritis und die sekundäre, obstruktive, akute Pyelonephritis auseinanderzuhalten. Auf die geschlechtsbedingten Unterschiede wird an anderer Stelle (S. 709) näher eingegangen. Bei den obstruktiven Formen pflegt das klinische Bild durch die Grundkrankheit geprägt zu werden, als deren Komplikation die Pyelonephritis auftritt. Die obstruktive Ursache und die Geschlechtsverteilung der Pyelonephritis entsprechen dem jeweiligen Lebensalter. Es sei erneut darauf hingewiesen, daß beim erwachsenen Mann der sekundäre obstruktive Typ weitaus überwiegt, während dieser bei der Frau nach unseren Untersuchungen nur in rund der Hälfte der Fälle zu erwarten ist. Dieser primäre nicht obstruktive Typ ist generell das, was der Kliniker und praktizierende Arzt heute unter einer Pyelonephritis versteht. Dabei muß man aber festhalten, daß die sekundäre obstruktive Pyelonephritis im Sektionsmaterial nach den Untersuchungen von Bell (1947) etwa zwölfmal häufiger ist als der nicht obstruktive Typ. Wir können diese Beobachtung beim männlichen Geschlecht bestätigen. Auch nach den Untersuchungen Bells (1947) dominieren als Grundkrankheiten mit harnstauendem Effekt: Prostataerkrankungen, Blasencarcinom, Uteruscarcinom. Da beim Mann in der Pathogenese der obstruktive Faktor dominiert, während er bei der Frau immerhin in rund 50% der Fälle unseres Krankengutes ätiologische Bedeutung hat, kommt dem Nachweis dieser zur Obstruktion führenden Erkrankung mindestens ebenso große Bedeutung zu wie der Erkennung der Pyelonephritis. Für die klinische Beurteilung ist es wichtig, uns über die Nierenfunktion und die Abflußhindernisse zu orientieren. Die Feststellung der üblichen Blutwerte (Rest-N, Harnstoff, Harnsäure, Xanthoprotein, Elektrolyte, Alkalireserve etc.), der Clearancewerte, des Urinvolumens und seines spezifischen Gewichtes gestattet auch bei akuten hochfieberhaften Erkrankungen einen ausreichenden Hinweis auf den Umfang der Beeinträchtigung der renalen Funktion (Methodik s. Beitrag Linneweh und Jarausch).

Bei jedem Fall einer akuten Pyelonephritis ist eine Röntgenuntersuchung indiziert. Eine Leeraufnahme in Rückenlage kann man auch einem Schwerkranken zumuten. Sie gibt uns bei vorliegenden kontrastgebenden Steinen wertvolle Hinweise. Generell wird es sich empfehlen, mit der intravenösen Pyelographie bis zum Abklingen der akuten Entzündung zu warten. Bei stärker erhöhtem Rest-N wird das i.v. Pyelogramm für kontraindiziert gehalten. Infolgedessen liegen röntgenologische Untersuchungsbefunde in der akuten fieberhaften Phase bisher so gut wie nicht vor. Das mag einerseits darauf zurückzuführen sein, daß ein Teil der Erkrankungen klinisch nicht rechtzeitig erkannt wird, andererseits wohl eine berechtigte Scheu besteht, den geschädigten Nieren die Belastung des intravenösen Pyelogramms zuzumuten. Von einer retrograden urologischen Untersuchung ist in der akuten fieberhaften Phase sowieso abzuraten. Wir sahen gemeinsam mit PRÉVÔT (1952) manchmal bei der intravenösen Darstellung im akuten fieberhaften Stadium eine verzögerte Ausscheidung mit mangelhafter Konzentration, bzw. eine Kontraktion und Retraktion des Nierenbeckens gegen den Nierenhilus auf der befallenen Seite. Das intravenöse Pyelogramm kann uns also auch bei der Seitenlokalisation nützlich sein. Nach Abklingen aller akuten Erscheinungen ist der Ausschluß eines obstruktiven Faktors für die Diagnose und Therapie von größter Bedeutung. Hier ist die Zusammenarbeit mit einem urologisch interessierten Internisten oder einem Urologen anzustreben. Eine retrograde urologische Diagnostik wird sich in dieser Phase meistens kaum vermeiden lassen. Man sollte aber mit diesem Vorgehen lange genug warten, um keine Rezidive zu riskieren. Da beim jüngeren Menschen kongenitale Abnormitäten häufig und als Ursache der akuten Pyelonephritis von Bedeutung sind, kommt bei diesen Fällen dem exakten urologischen und röntgenologischen Studium besonders große Bedeutung zu. Zum Ausschluß des vesico-ureteralen Refluxes empfiehlt sich auch, das Miktionscystogramm durchzuführen.

Unsere heute verbesserten Behandlungsmöglichkeiten hängen entscheidend von dem Nachweis des Erregers ab. Bei den akuten hämatogenen Formen können für die Diagnose Blutkulturen sehr nützlich sein, insbesondere bei Vorliegen von Schüttelfrösten. Dazu gehört auch der Nachweis streuender Primärherde, von denen aus hämatogen die Niere beteiligt wurde. Wir fanden an primären Organeiterungen z.B. nekrotische Hirngeschwulst, metastasierendes Schilddrüsencarcinom mit Fettgewebsnekrose des Mesocolons und Bronchopneumonie, Diabetes mellitus mit cholangitischer Sepsis, Diabetes mellitus mit Beinphlegmone. Die Patienten waren durch die schwere Grundkrankheit in ihrer Abwehrlage geschwächt. BELL (1947) erwähnt bei Erwachsenen über 40 Jahre als Grundkrankheiten: Pyämie, Rectumcarcinom, Zungencarcinom, perniziöse Anämie, Prostataabsceß, eitrige Arthritis, Lebercirrhose, primäre Hypertension und chronische Glomerulonephritis. Neben den Grundkrankheiten, von denen die hämatogene Streuung ausgehen kann, ist für die Diagnose der Nachweis der prädisponierenden Faktoren ebenso wichtig. An den Diabetes mellitus sei hier besonders erinnert.

Differentialdiagnose

Das klassische Krankheitsbild der akuten Pyelonephritis dürfte keine diagnostischen Schwierigkeiten machen. Da aber das Atypische überwiegt, werden wir nicht selten zu differentialdiagnostischen Überlegungen gezwungen. Hier kommen die üblichen akuten, fieberhaften, abdominalen Erkrankungen wie Appendicitis, Cholecystitis, Pankreatitis, Adnexitis, Diverticulitis, Ileus in Frage. Auch an die Pneumonie mit basaler Pleuritis und den Herzinfarkt mit abdominaler Ausstrahlung ist zu denken. Immer bewährt sich der alte ärztliche Grundsatz, bei unklaren akuten Bauchsymptomen die sorgfältige Urinuntersuchung vorzunehmen. Man denke daran, daß bei der akuten Pyelonephritis die Leukocyturie bzw. Pyurie gegenüber den klinischen Erscheinungen nachhinken kann. Dies ist besonders dann der Fall, wenn ein Stein auf der befallenen Seite den Harnfluß verlegt. Bei klassischer Ausprägung des Krankheitsbildes sollte die Abtrennung von der akuten Glomerulonephritis möglich sein. Auf die Schwierigkeit der Differentialdiagnose zwischen Cystitis und Pyelonephritis hat SUTER (1951) hingewiesen. Es empfiehlt sich, bei Infektionen der abführenden Harnwege an das Vorliegen der Beteiligung des Nierenparenchyms zu denken. Durch ausreichende morphologische Untersuchungen wurde gesichert, daß die Pyelitis fast immer mit einer Pyelonephritis einhergeht. Die retrograde Beweisführung der Pyelonephritis bei nachgewiesener Cystitis verbietet sich. Für den Kranken ist es sicher besser, bei vorliegender Cystitis einmal zuviel eine Pyelonephritis diagnostiziert zu haben als zuwenig. KLEEMAN, HEWITT und GUZE (1960) hielten in ihrem Krankengut die Diagnose der Pyelonephritis in 70% der Fälle für möglich, während sie nur bei 20% tatsächlich gestellt wurde. Häufige Krankheiten soll man häufig diagnostizieren. Die Pyelonephritis ist die häufigste Form der Nierenentzündung. Es empfiehlt sich, sie bei unklaren, fieberhaften Krankheitsbildern differentialdiagnostisch mit entsprechender Frequenz zu berücksichtigen.

Verlauf

Angesichts der Häufigkeit autoptisch nachweisbarer pyelonephritischer Narben — WEISS und PARKER (1939) sahen in 20% aller Autopsien pyelonephritische Narben, MALLORY und ELLIS (1943) in 15% — muß die akute Pyelonephritis relativ gutartig sein. Sicher ist diese wesentlich häufiger als die chronische und heilt darum entsprechend häufig aus. Dafür sprechen auch die klinischen Beobachtungen. Die primäre akute Pyelonephritis pflegt unter den heutigen günstigen therapeutischen Möglichkeiten innerhalb weniger Tage zu entfiebern und sich zurückzubilden. Ist dieses nicht der Fall, so muß man unbedingt einen harnstauenden oder anderen prädisponierenden (z.B. Diabetes mellitus) Faktor vermuten, dessen Beseitigung die Voraussetzung der Heilung ist. Die tödlichen Verläufe der perakuten Formen sind heute im Zeitalter einer gezielten antibiotischen Therapie selten geworden. Wir beobachteten sie nur noch, wenn prädisponierende oder obstruktive Faktoren oder der streuende Herd nicht zu beseitigen sind oder der alte Mensch mit der Infektion nicht mehr fertig wird. COLBY (1959) beschreibt in seinem Krankengut (277 Fälle der Jahre 1948—1956) noch 2,5% Todesfälle. Unter den tödlichen Verläufen dürfte die Urämie an erster Stelle stehen. Eine andere Krankengruppe (insbesondere alte Menschen und Diabetiker) mit akuter hämatogener Pyelonephritis erliegt der septischen Allgemeininfektion. v. NIEDERHÄUSERN und WILDBOLZ (1964) weisen auf die chirurgischen Komplikationen (Nierenabscesse, Nierenkarbunkel, Pyonephrose, Peri- und Paranephritis) besonders hin. Da die chronische Pyelonephritis die wichtigste Komplikation der akuten ist, empfiehlt es sich, in jeder akuten Pyelonephritis den fakultativen Beginn einer chronischen entzündlichen Nierenerkrankung zu fürchten, wie wir das bei der diffusen hämatogenen Glomerulonephritis als Selbstverständlichkeit anzunehmen gewohnt sind. Die Tatsache, daß die pyelonephritische Schrumpfniere die häufigste Form der Schrumpfnieren ist, weist auf die hohe Frequenz des Übergangs in die chronische Verlaufsform hin.

Prognose

Die Prognose der akuten Pyelonephritis ist bei den primären nicht obstruktiven Formen und den sekundären obstruktiven Formen verschieden zu bewerten. Da bei den obstruktiven Formen die Pyelonephritis eigentlich nur die Komplikation des Grundleidens ist, steht und fällt die Heilung der Nierenkomplikation mit der Beseitigung des Grundleidens. Bei einer vorliegenden Nephrolithiasis kann z.B. die Pyelonephritis ohne Beseitigung des Steinleidens nicht ausheilen. Läßt sich die Grundkrankheit nicht beseitigen, ist die Prognose für die akute Pyelonephritis quoad sanationem ungünstig. Das trifft für alle mit Harnstauung einhergehenden Erkrankungen der Harnwege zu. Mit der Dauer der Harnstauung vermindert sich zwangsläufig die Rückbildungsfähigkeit der akuten Pyelonephritis und erhöht sich die Tendenz zum Übergang in die chronische Verlaufsform. Auch für die hämatogenen perakuten Pyelonephritiden, die klinisch unter dem Bilde einer Sepsis verlaufen können, und die als Folge von Organeiterungen außerhalb der Harnwege auftreten, hängt die Prognose der Nierenkomplikation entscheidend von der extrarenalen Grundkrankheit ab. Heute kann es gelingen, durch gezielte Therapie bei zeitgerechter Diagnose doch noch eine Heilung zu erzielen. Auch die prädisponierenden Faktoren haben für die Prognose analoge Bedeutung. So läßt sich z.B. eine akute Pyelonephritis bei einem Diabetes mellitus nur beherrschen, wenn es gelingt, den Stoffwechsel zu normalisieren.

Wir nehmen an, daß die primäre akute nicht obstruktive Pyelonephritis, die besonders beim weiblichen Geschlecht vorkommt, in einem bestimmten Prozentsatz der Vorläufer der chronischen Verlaufsform ist. Insbesondere durch die Untersuchungen von Kass (1956) wissen wir, daß die symptomlose Bakteriurie bei Erwachsenen nicht selten ist und daß zwischen der Bakteriurie und dem Vorliegen einer Pyelonephritis bei der Autopsie eine Korrelation besteht (MacDonald, Levitin, Mallory, Kass 1957). Es gibt bei Erwachsenen nur wenige Langzeitbeobachtungen von akuten Pyelonephritiden nach klinischer Heilung. Nach den Beobachtungen von Jackson, Poirier und Grieble (1956) muß mit 50% Rezidiven gerechnet werden. Dock und Guze (1959) kontrollierten 30 weibliche Kranke (21 Weiße, 9 Negerinnen) im Lebensalter zwischen 17 und 38 Jahren, die während der Jahre 1952—1957 eine akute primäre nicht obstruktive Pyelonephritis gehabt hatten, 2—5 Jahre nach klinischer Heilung. Der Befund von 100000/ml oder mehr Bakterien wurde als Anzeichen der persistierenden Harntraktinfektion betrachtet. Unter Zugrundelegung dieser Kriterien hatten von den 30 Patientinnen acht eine nicht ausgeheilte akute Pyelonephritis, von denen nur drei subjektive Krankheitszeichen boten. Wahrscheinlich kann man auf diesem Gebiet erst exaktere Aussagen machen, wenn Langzeitbeobachtungen über Jahrzehnte vorliegen. Bislang müssen wir aber annehmen, daß bei der primären akuten Pyelonephritis auch in der Antibiotica-Ära in 25—50% mit Rezidiven bzw. mit dem Übergang in eine chronische Pyelonephritis zu rechnen ist. Diese Resultate sind eigentlich sehr deprimierend, zumal wir heute mit den klinischen Zeichen der akuten Infektion relativ schnell fertig werden. Die medikamentösen Fortschritte verleiten den behandelnden Arzt, die Krankheit nicht ernst genug zu nehmen und sich mit der Beseitigung der akuten Erscheinungen und der subjektiven Beschwerden zufrieden zu geben. Davor kann nicht genug gewarnt werden.

Therapie

Die Behandlung der akuten Pyelonephritis hat die Art und Lokalisation der Erkrankung, die bakterielle Infektion der Harnwege, die prädisponierenden Faktoren, die allgemeinen Rückwirkungen auf den Organismus und die Nierenleistung zu berücksichtigen. Man sollte sich gleich zu Beginn die Frage vorlegen, ob es sich um eine primäre nicht obstruktive oder um eine sekundäre obstruktive akute Pyelonephritis handelt, ob irgendwo im Verlaufe der Harnwege eine anatomische oder funktionelle Abflußstörung vorliegt und ob außerhalb der Harnwege vorliegende prädisponierende Faktoren wirksam sind. Die Beseitigung einer eventuell vorliegenden Harnstauung ist die Voraussetzung einer erfolgreichen Therapie.

Auch in der Antibiotica-Ära muß die Allgemeinbehandlung der infektiösen Erkrankung im Vordergrunde stehen. Die akute Pyelonephritis gehört nach wie vor ins Bett und das ausreichend lange. Die immer wieder erlebte Beschränkung auf eine medikamentöse Therapie ohne Bettruhe ist streng zu verurteilen. Da zwischen der Nierendurchblutung und Hautdurchblutung Beziehungen bestehen, ist die konstante Bettwärme, die noch durch lokale Wärmefaktoren (Heizkissen) unterstützt werden kann, von größtem Nutzen. Liegt eine renale Insuffizienz vor, so kann eine leicht verdauliche normale Kost gegeben werden. Da die akute Pyelonephritis durchweg ohne Ödem und Hochdruck einhergeht, ist meistens eine salzarme Ernährung nicht notwendig. In Fällen stärkerer Beeinträchtigung der Nierenfunktion muß die Eiweißzufuhr beschränkt werden. Eine ausreichende Flüssigkeitszufuhr ist von großer Bedeutung. Das subjektive Durstgefühl des Kranken, die Beschaffenheit der Zunge geben uns Hinweise. Teeinfuse, Mineralwässer und Obstsäfte sind sehr geeignet. Bei schweren Fällen kann die hydrominerale Störung zu Elektrolytinfusionen zwingen. Auf eine genügende Darmentleerung der bettlägerigen Kranken ist besonders zu achten. Wir bevorzugen peroral 15%iges Magnesiumsulfat. Gegen die Spasmen empfehlen sich Kombinationen von Papaverin und Belladonna in Form von Suppositorien, eventuell zusammen mit Analgetica (cave Phenacetin über längere Zeit).

Unter diesen allgemeinen Maßnahmen pflegten auch vor der Sulfonamid- und Antibiotica-Ära die meisten akuten Pyelonephritiden zu entfiebern und sich zurückzubilden, allerdings langsamer als heute. Die moderne medikamentöse Therapie läßt uns leicht vergessen, wie sehr es vom Organismus selbst abhängt, mit der Infektion fertig zu werden. Bei diesen Abwehrmaßnahmen können wir ihm durch die chemotherapeutische bzw. antibiotische Behandlung eine entscheidende Unterstützung geben. Die Vielzahl der empfohlenen Präparate bietet für jeden Erreger wirksame Substanzen, macht aber eine erfolgreiche Behandlung immer schwieriger und komplizierter. Es sei darauf hingewiesen, daß der Wirksamkeit im Antibiogramm nicht immer der Behandlungseffekt beim Patienten entspricht (Reubi 1960). Fehlender Therapieerfolg trotz Wirksamkeit in vitro, Unverträglichkeit eines Medikamentes, erworbene Erregerresistenz unter der Therapie, Auftreten neuer Erreger unter der Behandlung erschweren unsere an sich günstigen Therapiemöglichkeiten. Auch bei der Behandlung der Pyelonephritis ist es für den Arzt besser, wenige Medikamente gut zu kennen, als viele schlecht. Vor Beginn der Therapie empfiehlt es sich, eine Urinkultur anzulegen, möglichst auch eine Blutkultur, insbesondere bei Schüttelfrösten in der Anamnese. Alle älteren antibakteriellen Medikamente haben gegenüber der modernen Chemo- und Antibioticatherapie kaum noch Bedeutung (Sarre 1959). Die Sulfonamide stehen bei der akuten Pyelonephritis nach wie vor an erster Stelle. Ihre Verabreichung sollte nur erfolgen, wenn keine Niereninsuffizienz vorliegt, da sich die Sulfonamidzwischenfälle besonders bei Kranken mit renaler Insuffizienz ereigneten. Über den Beginn der Chemotherapie bestehen verschiedene Ansichten. v. Niederhäusern und Wildbolz (1964) empfehlen, die Sulfonamide nicht schon am ersten Tag der Erkrankung zu verabreichen. Sie glauben, es sei besser, dem Körper zur Mobilisierung der Abwehrmechanismen Zeit zu lassen, damit die Infektion nicht in einer durch vorzeitige Chemotherapie abgeschwächten „saprophytischen“ Form weiterschwelt und in die chronische übergeht. Diese Autoren verabfolgen 2—4 Tage eine Mischung von Pyramidon und Urotropin und führen anschließend eine Sulfonamidkur bis zur völligen Heilung durch, nicht nur 10 Tage. Die Begründung eines solchen Vorgehens, hergeleitet von dem therapeutischen Verhalten gegenüber Infektionskrankheiten (z.B. Scharlach), klingt ganz überzeugend. Andererseits wird man sich schwer entschließen können, einige Tage ohne den Einsatz eines erfolgreichen Medikamentes verstreichen zu lassen. Es ist auch noch nicht erwiesen, ob durch den späteren Beginn der Chemotherapie der Übergang zur chronischen Form seltener wird. Das Wirkungsspektrum der Sulfonamide umfaßt die wichtigsten bei der akuten Pyelonephritis vorkommenden Mikroorganismen. Die erforderliche Dosis sollte 10 Tage verabreicht werden. Tritt nach 3—4 Tagen keine Entfieberung auf, so liegt entweder ein Abflußhindernis vor, oder die Infektion spricht wahrscheinlich auf das gewählte Medikament nicht an. Bei positivem Erfolg müssen nach Absetzen des Medikamentes weitere Urinkontrollen die tatsächliche Ausheilung des Prozesses erbringen. KASS (1955) stellte die Erfolge von 13 Autoren zusammen, die mit verschiedenen Sulfonamiden behandelt hatten. Eine Sterilisation des Urins gelang in 63—93%. Pyelonephritiden mit einer Coli-Infektion zeigten Heilungsraten von 78—93%. Bei Mischinfektionen war das bakteriologische Ergebnis wesentlich ungünstiger und lag zwischen 17—58%. Trotz guten klinischen Effektes war der Erfolg der Urinsterilisation bei Infektionen mit Aerobacter, Alcaligenes, Proteus und Pseudomonas ungünstig. DUTZ (1962) konnte den guten Sulfonamiderfolg bei der tierexperimentellen Colipyelonephritis der Ratte nicht bestätigen.

Die modernen Langzeitsulfonamide mit günstigen pharmakodynamischen Eigenschaften bei niedriger Dosierung bilden die letzte Stufe der Entwicklung. Durch die hohe Eiweißbindung kommt wahrscheinlich die erhöhte Verweildauer im Organismus und die langsame Ausscheidung durch die Nieren zustande. Ihr Einsatz hat besonders für die Langzeitbehandlung Bedeutung, die bei der chronischen Pyelonephritis näher besprochen wird. Aber auch bei akuten Prozessen wurden klinische Behandlungserfolge erzielt (z.B. JACKSON und GRIEBLE 1957, FRISK 1961 in 65—80% mit Sulfamethoxypyridiazin). WALTZ (1958), NAHNSEN (1958), WEBER (1959) beschrieben gute Ergebnisse bei akuten Prozessen mit Sulfaphenazol (Orisul). BÜNGER (1962) erzielte mit Sulfamethoxypyrimidin (Durenat) in 42% der Fälle gute Behandlungsergebnisse, wobei nur die sterile Urinkultur als Erfolg gewertet wurde. Auch FRIEDRICHS und WIRTZ (1962) empfehlen das gleiche Langzeitsulfonamid bei der akuten Pyelonephritis.

Die an sich gegen E. coli, Enterokokken, Staphylokokken und zum Teil auch gegen Proteus vulgaris wirksamen Nitrofuranderivate (z.B. Furadantin) haben den Nachteil, daß therapeutische Dosen nur im Urin, nicht aber im Blut, zu einer wirksamen Konzentration führen. Ihre Bedeutung liegt also mehr bei der Behandlung der Hohlwegsinfektionen und weniger der Nierenparenchymerkrankungen. Die empfohlene Tagesdosis beträgt bei Erwachsenen 4×100 mg täglich peroral. Positive Berichte liegen vor von NORFLEET, BEAMER, CARPENTER (1953), MINTZNER, KADISON, SCHLAS, FELSENFELD (1953), HASEN und MOORE (1954), RICHARDS, RISS, KASS, FINLAND (1955), NESBITT und YOUNG (1957), HUGHES, COPPRIDGE, ROBERTS (1957), NAUMANN (1958), RECKENDORF, CASTRINGIUS, SPINGLER (1963). Bei akuten Harnwegsinfektionen wurde in 65—85% (bei Infektionen mit E. coli, A. aerogenes oder K. pneumoniae) ein steriler Harn erzielt. Gegen Proteusinfektionen war der Effekt wesentlich geringer. Man muß damit rechnen, daß als neuer Erreger während oder nach der Behandlung mit diesem Präparat öfter Proteus auftritt (KLEEMAN, HEWITT, GUZE 1960).

Bei sehr schweren akuten Pyelonephritiden, insbesondere bei den mit Schüttelfrösten einhergehenden, pflegen wir von vornherein mit einer Antibioticatherapie zu beginnen. Auf das Ergebnis der Urinkultur und der Resistenzprüfung kann nicht gewartet werden. Natürlich wird das hierzu erforderliche Material vor Therapiebeginn entnommen. Die früher stärker verbreitete kombinierte Penicillin-Streptomycinbehandlung ist mehr in den Hintergrund getreten, da Penicillin gegen sehr häufige Erreger wie E. coli, A. aerogenes, Klebsiella und Proteus vulgaris unwirksam ist. Auch die Wirksamkeit des Streptomycins liegt nur während beschränkter Zeit vor. Es entwickelt sich relativ schnell eine bakterielle Resistenz.

Dazu kommen die bekannten toxischen Wirkungen des Streptomycins auf Innenohr und Labyrinth. Mit den Tetracyclinen pflegt man dank ihres breiten Spektrums (E. coli, A. aerogenes, B. aeroginosa, Enterokokken, manche Stämme der Staphylokokken) auch in schwierigen Fällen Erfolg zu haben. Als Tagesdosis empfiehlt sich etwa 1 g für 10 Tage. Bei Schwerstkranken und besonders bei der urogenen Sepsis hat sich uns das Pyrrolidino-Methyl-Tetracyclin (Reverin) und das Chloramphenicol (Paraxin, Leukomycin, Chloromycetin) ausgezeichnet bewährt. RAABE und ALBRECHT (1955) fanden das Chloramphenicol gegenüber den drei häufigsten Erregern (Enterokokken, Coli und Proteus), die über 80% aller urologischen Infektionen ihres Krankengutes ausmachten, eindeutig überlegen. Mit resistenten Stämmen muß aber auch bei diesem Medikament bei Pseudomonas aeruginosa und Proteus (20—60%) sowie E. coli gerechnet werden (WALTER 1954). Besonders gute Erfolge bei schweren unspezifischen Infektionen sahen RAABE und ALBRECHT (1955) mit der Kombination von Chloramphenicol und Gantrisin (Sulfioxazol). Bei Proteusinfektionen empfiehlt sich die Kombination von Chloramphenicol und Furadantin (REUBI 1960). Neuerdings hat sich für die Behandlung der Proteus- und Enterokokkeninfektionen das neue Penicillin Ampicillin sehr bewährt (NAUMANN 1964). Es ist sehr gut verträglich und erfaßt nach den Angaben dieses Autors über 65% aller Proteusstämme und praktisch 100% der Enterokokken. Gerade die Wirksamkeit gegen B. proteus schließt eine empfindliche Lücke im Spektrum der Breitbandantibiotica. Ampicillin ist in Deutschland als Amblosin, Binotal und Penbrock bekannt. Die erforderliche Dosis beträgt allerdings 4 × 1000 mg pro die, da nur dann die notwendige antibakterielle Wirkstoffkonzentration im Serum und Gewebe erreicht wird. Die nicht selten unter einem schweren septischen Bild verlaufenden Pyelonephritiden durch B. pyocyaneum (7,3% des Krankengutes von NAUMANN 1964) reagieren weder auf Breitbandantibiotica noch auf Ampicillin. Da Colistin über 80% der Pyocyaneus-Stämme erfaßt, liegt hier eine eindeutige Indikation für dieses Medikament vor. NAUMANN (1964) hat Colistin bei Fällen von Urosepsis bis zu einer Tagesdosierung von 180000 E/pro kg mit gutem Erfolg intravenös angewandt. Auf neuro- und nephrotoxische Nebenwirkungen muß geachtet werden. Die in Deutschland als Nogram bekannte Nalidixinsäure (gegen E. coli mit 89,6% und gegen B. proteus mit über 90% antibakteriell aktiv, NAUMANN 1964) hat auf Grund der hohen Hohlwegskonzentration im Urin als eigentliches Indikationsgebiet die akuten Infektionen der Blase. Wegen der starken Eiweißbindung ist eine gute antibakterielle Aktivität im Gewebe zweifelhaft.

Die moderne Therapie der akuten Pyelonephritis muß immer wieder dem Erreger und seiner therapeutischen Empfindlichkeit Rechnung tragen. Die folgende Zusammenstellung (s. Tabelle 6) von NAUMANN (1964) gibt uns eine Übersicht über die häufigsten Erreger und ihre chemotherapeutische Empfindlichkeit (in %).

Die Behandlung der akuten Pyelonephritis soll nicht nur einen sterilen Urin erzielen, sondern auch die chronisch entzündliche Destruktion des Nierengewebes vermeiden. Der Prozeß mag als abgeklungen betrachtet werden, wenn bei konstant normalem Urinbefund, normalen Blutwerten, fehlenden Beschwerden und beseitigter Druck- bzw. Klopfempfindlichkeit der Nieren die Kontrolle in den folgenden 6 Monaten keine pathologischen Befunde aufweist. Am exaktesten ist die quantitative Feststellung der nach klinischer Abheilung vorliegenden Bakteriurie. Bei geheilten Fällen sollten nach den Untersuchungen von KASS nicht mehr als 100000 Bakterien/ml nachweisbar sein. Die strenge Bettruhe bis zur völligen Ausheilung halten wir bei der akuten Pyelonephritis für dringend erforderlich. Meistens sind einige Wochen, manchmal mehrere Monate notwendig. Über die Dauer der Behandlung herrschen oft völlig falsche Vorstellungen. Man darf nie

Tabelle 6. *Die häufigsten Erreger bei Cystitis, Pyelitis, Pyelonephritis (Mono- und Mischflora) und ihre chemotherapeutische Empfindlichkeit (in %) nach* NAUMANN *1964*

In 1004 Urinproben mit Leukocytenbefund	Antibiotica mit sicheren Blut- und Gewebsspiegeln								Blut und Gewebsspiegel, jedoch hohe Eiweißbindung		nur „Hohlwegs"-konzentrationen im Urin	
	Tetracyclin		Chloramphenicol		Ampicillin		Colistin		Nalidixinsäure		Nitrofurantoin	
	S	R	S	R	S	R	S	R	S	R	S	R
667 = 66,4% E. coli und Coliforme	53,4	46,6	64,5	35,5	10,0	90,0	80,0	20,0	89,6	10,4	92,8	7,2
	doppelt resistent gegen Tetracyclin u. Chloramphenicol = 28,8%											
362 = 36,0% B. proteus	1,1	98,9	25,4	74,6	65,5	34,5	—	—	94,3	5,7	71,8	28,2
	doppelt resistent gegen Tetracyclin u. Chloramphenicol = 74,0%											
283 = 28,1% Enterokokken	25,4	74,6	59,7	40,3	100	0	—	—	0	100	99,3	0,7
	doppelt resistent gegen Tetracyclin u. Chloramphenicol = 39,6%											
103 = 7,3% B. pyocyaneum	—	—	—	—	—	—	83,0	17,0	0	100	—	—

vergessen, daß mit der erfolgreichen Behandlung des ersten akuten Schubes bei der überwiegenden Zahl der Kranken die Prognose steht und fällt. Ist unter Berücksichtigung auch der obstruktiven und dynamischen Faktoren, die den Harnfluß beeinträchtigen können, die akute Erkrankung nicht abgeheilt, so hat die weitere medikamentöse Behandlung unter den Kriterien zu erfolgen, die wir unter der chronischen Pyelonephritis abhandeln.

Bei Verzögerung der Heilung oder negativem Therapieerfolg ist man doppelt verpflichtet, das Vorliegen prädisponierender Faktoren in Erwägung zu ziehen. Alle Faktoren, die den freien Harnfluß an irgendeiner Stelle vom Nierenbecken bis zur Urethra beeinflussen, beeinträchtigen den Therapieerfolg bei der akuten Pyelonephritis. Die Bedeutung urologischer Abnormitäten haben die Untersuchungen von PARROD, SHOOTER und CURWEN (1954) deutlich demonstriert. Bei diesen Kranken wurde eine unmittelbare Normalisierung des Urinkeimgehaltes bei 34% der Männer und 58% der Frauen erzielt gegenüber 80% der Männer und 88% der Frauen ohne Abnormitäten. In der Untersuchungsserie von RHOADS, BILLINGS, O'CONNOR (1952), die monatelang nach abgeschlossener Behandlung die Urinkulturen kontrollierten und nur bakteriologisch negative Kulturen als Zeichen der Dauerheilung gelten ließen, wurden von 119 Kranken mit obstruktiver Pyelonephritis nur neun (7,6%) nach Beseitigung des obstruktiven Faktors geheilt. Wichtig ist auch die Beobachtung, daß Kranke mit obstruktiven Faktoren oder mit vorherigen urologischen Untersuchungen häufiger Mischinfektionen aufweisen. Das Persistieren des pyelonephritischen Prozesses trotz konsequenter Therapie sollte uns folgende Ursachen bedenken lassen:

1. Unzureichende Allgemeinbehandlung (Bettruhe etc.) oder Dosierung hinsichtlich Höhe, Dauer oder Art des Medikamentes,
2. erworbene medikamentöse Erregerresistenz,
3. Auftreten neuer Erreger unter der Behandlung,
4. Unerreichbarkeit des entzündlichen Prozesses für das Medikament (Durchblutung),

5. Vorliegen einer obstruktiven oder paralytischen Urinstase oder eines vesicoureteralen Refluxes,

6. kongenitale Veränderungen (Hypogenese),

7. narbige Veränderungen als Folge der Entzündung mit Alteration der Dynamik,

8. Darniederliegen der Abwehr (z.B. Eiweißmangel, Diabetes mellitus, Alter, chronischer Medikamentenabusus),

9. Fortschreiten des entzündlichen Prozesses, unabhängig von der Anwesenheit von Erregern.

Leider sind manche prädisponierende Faktoren der Therapie nicht zugänglich. Es ist selbstverständlich, daß bei einem Diabetiker mit einer akuten Pyelonephritis der Stoffwechsel optimal eingestellt sein muß. Neurologische Entleerungsstörungen sind in ihrem Grundleiden meistens schwer zu beeinflussen. Harnretentionen müssen aber auf alle Weise vermieden werden. Für die Behandlung obstruktiver Faktoren ist eine optimale Zusammenarbeit zwischen Internisten und Urologen anzustreben.

Chronische Pyelonephritis

Aus der großen Häufigkeit der chronischen Pyelonephritis sowohl unter den Nierenentzündungen wie generell unter den Nierenerkrankungen geht ihre klinische Bedeutung hervor. Diese chronische Verlaufsform kann sich in direktem zeitlichem Zusammenhang aus der akuten Pyelonephritis entwickeln, das Resultat wiederholter Rezidive sein oder klinisch stumm in der fortgeschrittenen Phase sich durch Nierenversagen oder Kreislaufkomplikationen manifestieren.

Pathologische Anatomie

Die üblichen Formen der chronischen Glomerulonephritis führen zu einem gleichmäßigen Befall beider Nieren. Die chronische Pyelonephritis ist durch das ungleichmäßige Verhalten beider Nieren sowohl hinsichtlich der Ausdehnung der Prozesse wie auch des Krankheitsstadiums charakterisiert. Die eine Niere kann schon narbige Veränderungen aufweisen, während die andere noch eine akute oder subakute Entzündung zeigt. Die Entwicklung zu den morphologischen, chronischen, pyelonephritischen Veränderungen, sei es über wiederholte akute Schübe oder über eine langjährige, chronisch schleichende Entzündung führt immer zu einer unregelmäßigen Destruktion des Nierengewebes. Mit der Dauer der Erkrankung nimmt die Häufigkeit einer doppelseitigen Affektion zu, so daß in unserem Krankengut (Berning und Prévôt 1952) nur noch 25% der pathologisch-anatomisch sichergestellten chronischen Pyelonephritiden einseitig lokalisiert waren. Beim Fehlen eines Abflußhindernisses wird die Niere durch die chronisch entzündlichen, oft nicht eitrigen Prozesse ungleichmäßig verkleinert. Die Oberfläche bekommt ein narbiges und grobhöckeriges Aussehen. In den narbigen Bezirken ist die Rinde stark verdünnt und bindegewebig verändert. Im Mark sieht man stellenweise Schrumpfungs- und Verödungserscheinungen an den Pyramiden. Auch bei der chronischen Verlaufsform ist es wichtig, zwischen der primären nicht obstruktiven und der sekundären obstruktiven Form zu unterscheiden. Die Beobachtung (Raaschou 1948, Reubi 1960), daß die obstruktive Form bei Männern häufiger vorkommt als bei Frauen, können wir bestätigen.

Die starke Beteiligung des Pyelons, auch im Bereich der Kelche und Kelchhälse, ist besonders wichtig. Es kommt hier zu Verdickungen und Verschwellungen der Schleimhaut an den Wandungen. Gelegentlich führen diese chronisch entzündlichen Prozesse zur Bildung lymphatischer Knötchen (Pyelitis follicularis) oder zu epithelialen Cysten- und Drüsenbildungen (Pyelitis cystica et glandularis). ZOLLINGER (1964) weist darauf hin, daß bei Fehlen einer Verdickung der Nierenbeckenschleimhaut an eine chronische interstitielle Nephritis gedacht werden muß. Oft ist das Nierenbecken auch deutlich ausgeweitet (STAEMMLER 1957, ZOLLINGER 1964). JIMÉNEZ DÍAZ (1947) beschreibt bei den von ihm beobachteten Fällen die histologisch nachweisbare chronische Entzündung in der verdickten Nierenbeckenschleimhaut. Die Peripyelitis ist sehr häufig, aber makroskopisch oft wenig erkennbar (PUTSCHAR 1934). ZOLLINGER (1964) weist auf diese narbige Durchsetzung des hilären Fettgewebes besonders hin. LEBBIN (1942) beobachtete, daß diese Veränderungen gelegentlich zu einem Pseudotumor mit Stenosierung des Nierenbeckens führen. Auf der Basis der Vacatfettwucherung als Folge der Parenchymatrophie kommt sogar die Entwicklung eines Lipoms vor (ZOLLINGER 1964). Es ist verständlich, daß bei schwereren chronischen Prozessen durch entzündliches Ödem, Zerstörung der Muskulatur, Neubildung von Bindegewebe die Verdickung der Nierenbeckenwand sehr stark sein kann. Sie führt dann zu einer mehr oder weniger irreparablen Funktionsbeeinträchtigung und Peristaltikhemmung dieser Nierenabschnitte und leistet durch Störung des Harntransportes der Unterhaltung bzw. Reaktivierung der chronischen Pyelonephritis Vorschub.

Auch die Nierenkapsel pflegt häufig mitbeteiligt zu sein. Sie ist über den narbigen Partien mit der Nierenoberfläche verwachsen und oft stark verdickt. Nicht selten kommt es zu einer fibrösen oder fibrolipomatösen Perinephritis, die bis zu einer mehrere Zentimeter dicken weißen Schwarte und damit zur Kompression der Niere führen kann. Gelegentlich entwickelt sich bei der abscedierenden chronischen Pyelonephritis auch ein paranephritischer Absceß. Die häufigen ascendierenden Formen zeigen oft eine chronische Periureteritis mit periureteraler Bindegewebswucherung und Verdickung des Harnleiters. Die Bedeutung all dieser chronisch entzündlichen Prozesse in und um die Niere liegt in ihrer Einwirkung auf die motorische Funktion. Wir können auf diese Weise verstehen, daß viele Fälle der chronischen Pyelonephritis auch ohne primäre Harnstauung in späteren Phasen mit einer Weitstellung des Nierenbeckens und des Ureters einhergehen und Peristaltikstörungen zeigen.

Von der chronischen Pyelonephritis besteht ein fließender Übergang zur pyelonephritischen Schrumpfniere. Die Tendenz zur Verkleinerung ist bei dieser Form besonders ausgesprochen und kann sogar Hühnereigröße erreichen (HASLINGER 1928). Das makroskopische Bild mit der groben, buchtigen, ungleichmäßigen Nierenschrumpfung, dem stellenweise erhaltenen Nierenparenchym, der Erweiterung des Nierenbeckens, der Kelche und des Ureters läßt diese Form von den vasculären und glomerulären nephritischen Schrumpfungen durchweg abgrenzen. Auf die mikroskopischen Veränderungen wird in dem Beitrag ZOLLINGERs ausführlich eingegangen.

Klinische Symptome und Verlaufsformen

Die chronische Pyelonephritis hat wie kaum eine andere Nierenkrankheit die Tendenz zum Atypischen. Es ist darum schwer, allgemein Gültiges über die Anamnese, die subjektiven Beschwerden und die klinischen Symptome zu sagen. Einzelheiten werden wir unter den verschiedenen Verlaufsformen besprechen.

Die rezidivierende chronische Pyelonephritis mit akuten Schüben

Die Entwicklung dieser Verlaufsform erfolgt meist im Anschluß an eine frühere erste „Pyelitis", eine „Pyurie" im Kindesalter, entzündliche Genitalaffektionen der Frau, Operationen (insbesondere gynäkologische), Fehlgeburten, Graviditäten,

Pyelonephritis, Katheterisierung, urologische Eingriffe. Die erste Attacke führt entweder zur chronischen Entzündung, oder es kommt trotz scheinbarer „Heilung" zum Rezidiv. Diese episodisch immer wieder auftretenden akuten Schübe bedingen eine zunehmende Zerstörung des renalen Gewebes. Die Gefahr der Unheilbarkeit und der renalen Insuffizienz nimmt mit jeder Attacke zu. Die klinischen Symptome des akuten Schubes entsprechen den Zeichen, die bei der akuten Pyelonephritis beschrieben wurden. Bohn (1955) betont das oft anfallsartige Unterbrechen der stillen Phase, so daß zwischen Erstinfektion und Rezidiv schwer zu unterscheiden ist. Andererseits kann der akute Schub einem allgemeinen „septischen" Zustand ohne besonderen Hinweis auf die Harnwege ähnlich sehen (Heusser 1957). In der Praxis herrscht noch die irrige Tendenz vor, diese Kranken als chronische Nierenbeckenentzündung aufzufassen und zu behandeln.

Im Intervall bietet sich meistens wenig Veranlassung, eine chronische Nierenerkrankung zu vermuten. Vertiefen wir aber die Anamnese, so bemerken wir doch Allgemeinsymptome, die unseren Verdacht erwecken müssen. Wir fanden (Berning und Prévôt 1952) Angaben über Klagen wie herabgesetzte Leistungsfähigkeit, leichte Ermüdbarkeit, Blässe, Gewichtsverlust oder ungeklärte Magerkeit, Inappetenz, stark wechselndes Aussehen (sog. Ränder unter den Augen). Diese unbestimmten Beschwerden, die schon Longcope (1937) in seiner klassischen Publikation beschrieben hat, sollten gerade bei Frauen immer an die Möglichkeit einer chronischen Pyelonephritis denken lassen. Brod (1956) hat auch auf diese unspezifischen Allgemeinsymptome hingewiesen. Man hört oft die Angabe, „ich habe mich in den letzten Jahren nicht gut gefühlt" (Kleeman, Hewitt und Guze 1960). Bei genauerem Befragen ergeben sich meistens frühere Fieberschübe mit Frieren oder „Schüttelfrost", cystopyelitischen Erscheinungen und Empfindlichkeit der Blase, sog. „Grippen" oder „Erkältungen", die auf die richtige Fährte lenken. Man berücksichtige bei der Anamnese besonders die Kindheit, die Flitterwochen („Deflorationspyelonephritis"), die Graviditäten und die Zeitabschnitte nach Operationen inklusive Fehlgeburten, die vorhergegangenen urologischen Eingriffe bzw. Katheterisierungen. Die Blasenbeschwerden sind aber nicht häufig. Kleeman, Hewitt und Guze (1960) sahen bei primärer chronischer Pyelonephritis nur in 25% zu Lebzeiten auf die Harnwege hinweisende Beschwerden, bei sekundärer Pyelonephritis in 60—70%. Durst, Nykturie und Polyurie machen auf die beginnende Niereninsuffizienz aufmerksam.

Es sei besonders betont, daß der Beginn der chronischen Pyelonephritis nur bei einem kleinen Teil unserer Patientinnen während der Gravidität erfolgte. Ein wichtiges Symptom im Intervall ist der Rückenschmerz, der auf der Seite der pyelonephritisch erkrankten Niere lokalisiert zu sein pflegt, bei doppelseitiger Pyelonephritis auf beiden Seiten. Dieser pyelonephritische Rückenschmerz spielt u.E. unter dieser vieldeutigen Beschwerde der Frau eine bedeutende Rolle (im Krankengut von Brod 1957 in 64,4%). Eine unserer Patientinnen begab sich schließlich wegen ihres unerträglichen Rückenschmerzes, für den keine organische Grundlage bei ihrem Arzt gefunden wurde, in längere psychosomatische Behandlung, die verständlicherweise auch ohne Erfolg blieb. Diese Beschwerden, an die sich viele Kranke im Laufe der Jahre gewöhnen mußten, werden gerne verschwiegen, da die Patientinnen nicht als neurotische Persönlichkeiten gelten möchten (v. Niederhäusern und Wildbolz 1964). Besonders charakteristisch pflegt auch die Klopfempfindlichkeit des Nierenlagers auf der befallenen Seite beim Schlag mit dem Perkussionshammer zu sein. Reubi (1960) sah bei dieser Verlaufsform, die er die exsudative oder cystopyelitische nennt, gelegentlich eine Hepatosplenomegalie, auf die Weiss und Parker (1939) und Kleeman und Epstein (1957) schon hingewiesen hatten. Kleeman, Hewitt und Guze (1960) fanden unter 69 Fällen bei 19 ein Milzgewicht über 250 g. Histologisch lag der Vergrößerung eine reticuloendotheliale Hyperplasie und eine Hämosiderose zugrunde.

Die chronische symptomfreie oder symptomarme Pyelonephritis

Bei diesen Kranken pflegt das chronische Nierenleiden mehr oder weniger unbekannt zu sein und zufällig anläßlich einer Untersuchung aus anderer Krankheitsursache entdeckt zu werden. Bei anderen führt eine Komplikation des renalen Leidens (z. B. Hochdruck, renale Insuffizienz) zur Untersuchung und Behandlung. Auch Pyelonephritiden bei Diabetikern gehören häufig in diese Gruppe. Manchmal findet man eine „Pyelitis“ oder „Pyurie“ in der Kindheit ohne wesentliche oder nur geringfügige Brückensymptome bis zur Komplikation. Im Krankengut von BROD (1957) wurden 40% der Patienten wegen einer zufällig entdeckten Proteinurie zum Arzt geschickt. Vertieft man die Vorgeschichte bei diesen Kranken, so lassen sich häufig gewisse Allgemeinbeschwerden finden. Die subjektive Bewertung solcher Empfindungen hängt ja jeweils von der Sensibilität des einzelnen Kranken ab. Vielleicht gehören zu dieser Gruppe mehr die hyposensiblen Menschen. Für die ärztliche Beurteilung ist entscheidend, daß diese nicht kleine Gruppe der Kranken erst durch den Zufall einer aus anderen Gründen erfolgten ärztlichen Untersuchung oder durch die Komplikation entdeckt wird und darum spät zur Behandlung kommt.

Chronische Pyelonephritis mit Anämie

Auf die Anämie als führendes Symptom haben LONGCOPE (1937) und BIRCHALL und ALEXANDER (1950) hingewiesen. REUBI (1960) stellt sie als Verlaufsform der chronischen Pyelonephritis besonders heraus und beschreibt in seinem Lehrbuch ausführlich einen Fall mit histologischem Befund ohne Hypertonie und manifeste Niereninsuffizienz. Allerdings lag bei seiner Beobachtung ein Saridon-Abusus seit 1940 mit einer Anämie von 1900000 Erythrocyten und 41% Hämoglobin vor. REUBI negiert ja die Existenz der chronischen interstitiellen Nephritis als selbständige Form und rechnet diese Nierenentzündungen zu den primär chronischen Pyelonephritiden. Auch wir haben bei der Kombination einer chronischen Pyelonephritis mit chronischem Abusus phenacetinhaltiger Analgetica schwere Anämien gesehen. Ohne Analgeticamißbrauch und ohne renale Insuffizienz war die Anämie bei unseren Beobachtungen mäßig ausgeprägt. Die Blutarmut ohne Nierenversagen und ohne Hämaturie kann bei der chronischen Pyelonephritis ein führendes Symptom sein. Sie sollte aber immer veranlassen, nach einem Analgeticamißbrauch zu fahnden.

Chronische Pyelonephritis mit Hämaturie

Während eine intermittierende Mikrohämaturie bei der primären chronischen Pyelonephritis der Frau in rund 40% vorliegt (BERNING und PRÉVÔT 1952), sieht man Makrohämaturien mit Neigung zu Rückfällen besonders bei langer Dauer der Erkrankung. BRAASCH (1938) fand derartige Blutungen bei 67 von 527 Patienten. Die Blutung ist gewöhnlich einseitig und läßt an eine Papillenlokalisation des pyelonephritischen Prozesses denken. Auch JUNKER (1938) hat einen solchen Fall beschrieben. REUBI (1960) stellte die hämaturische Form der chronischen Pyelonephritis besonders heraus und beobachtete sie vor allen Dingen bei den oligosymptomatischen Formen mit periodischem Auftreten. Er vermutet, daß die hämaturische Pyelonephritis ohne Papillennekrose sehr wahrscheinlich das anatomische Substrat sog. „essentieller Hämaturien“ oder „neuropathischer Nieren-

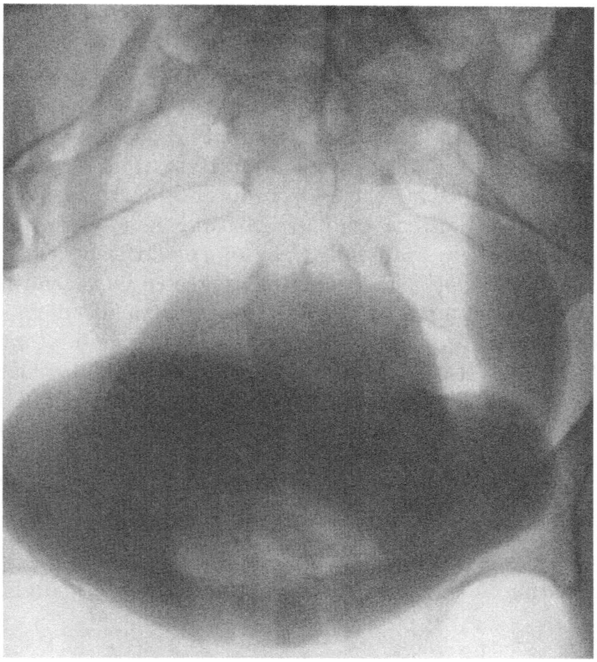

Abb. 7

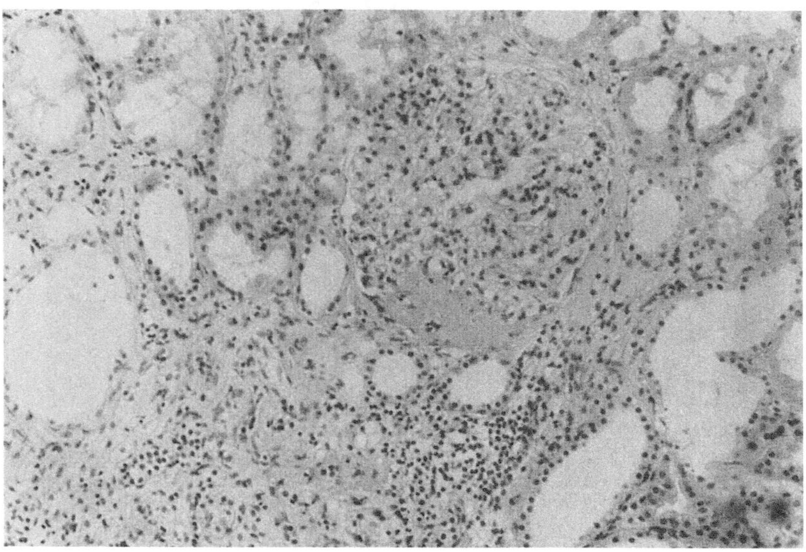

Abb. 8

Abb. 7 u. 8. 27jährige Patientin. Seit 1962 postpartale Proteinurie bis 2‰ Esbach, intermittierende Leukocyturie. Bis 50% Sternheimer-Malbin-Zellen. Mäßiges Gesichts- und Beinödem. Keine Hypertonie. Doppelseitiger vesicoureteraler Reflux mit Erweiterung der Ureteren. Kein Abflußhindernis. Histologie der Probeexcision (Prof. SELBERG): Große pyelonephritische Narben, chronische Pyelonephritis, invasive Glomerulitis

blutungen" früherer Autoren darstellt. Als weitere Blutungsquellen kommen erodierte Bezirke, Schleimhautnarben oder Granulome im Nierenbecken oder Ureter in Frage (BRAASCH 1938). Gelegentlich macht der Umfang der Blutung eine Nephrektomie erforderlich.

Chronische Pyelonephritis mit Ödem

Wie RAASCHOU (1948), BIRCHALL und ALEXANDER (1950) haben wir (BERNING und WALTER 1951) die Auffassung vertreten, daß sowohl bei der akuten wie der chronischen Pyelonephritis keine renal bedingten Ödeme vorkommen. JIMÉNEZ DÍAZ (1950), ENTINCKNAP und JOINER (1953), BERTRAND FONTAINE,, SCHNEIDER und NENNA (1954) und REUBI (1960) beobachteten unzweifelhafte Fälle von Ödemen, die nicht als kardial bedingt anzusprechen waren. Auch wir haben kürzlich bei einer jungen Frau mit einer morphologisch gesicherten primären Pyelonephritis mit histologisch gesicherter invasiver Glomerulitis das Auftreten von Ödemen im Gesicht und an den Beinen gesehen, die nicht kardial bedingt waren. Bei der Patientin lag ein doppelseitiger vesico-ureteraler Reflux vor (s. Abb. 7—8). Es gibt also seltene Fälle chronischer Pyelonephritis mit Ödemen, wie wir sie bei der Glomerulonephritis zu sehen gewohnt sind. Ob diese Ödeme mit der invasiven Glomerulitis in ursächlichem Zusammenhang stehen, konnten wir noch nicht exakt klären.

Chronische Pyelonephritis mit tubulärem Syndrom

Bei der chronischen Pyelonephritis kann als Folge der erheblichen tubulären Funktionsminderung ein chronischer Natriumverlust, ein Pseudodiabetes insipidus,

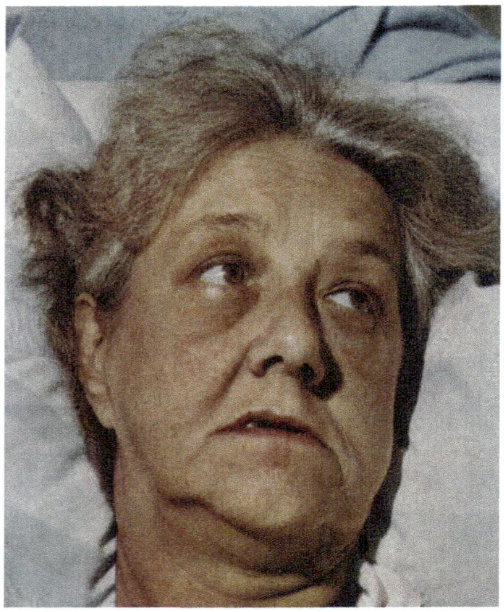

Abb. 9. 61jährige Patientin, chronische Pyelonephritis mit tubulärem Syndrom und Pseudo-Addison. Vorgeschichte: Deflorationspyelonephritis, chronisch rezidivierende Pyelonephritis nach Cholecystektomie, chronischer Phenacetinabusus, renale Insuffizienz, wiederholter Abgang nekrotischer Papillen

eine hyperchlorämische Acidose, ein chronischer Kaliummangel mit Hypokaliämie, ein chronischer Calciummangel mit sekundärem Hyperparathyreoidismus im Vordergrunde stehen. Diese Störungen des Wasser- und Elektrolythaushaltes prägen dann die klinische Symptomatologie. Die hydrominerale tubuläre Insuffizienz kommt als frühestes klinisches Zeichen in der Polyurie zum Ausdruck. Das Urinvolumen kann von 2—8 Liter je nach dem Umfang des Defektes und dem Rest des erhaltenen Nierengewebes variieren (KLEEMAN, HEWITT und GUZE 1960). Die Kranken leiden unter der nächtlichen Diurese. Trotz der tubulären Insuffizienz bleibt die hydrominerale Bilanz über lange Zeit einigermaßen aufrechterhalten, solange die dem Bedarf angepaßte Zufuhr nicht gestört wird (Inappetenz, Erbrechen, iatrogene Einflüsse). Angesichts des geringen Urinsedimentbefundes und der nicht selten vorliegenden Veränderung der Haut mit einer an Morbus Addison erinnernden Pigmentierung (s. Abb. 9) denkt der untersuchende Arzt bei diesen Kranken oft an einen Diabetes insipidus oder eine Nebenniereninsuffizienz (THORN, KOEPF, CLINTON 1944, ENTINCKNAP 1952, PETERSEN 1956, KNOWLES, LEVITAN, BIDGES 1957, REUBI 1960, KLEEMAN, HEWITT, GUZE 1960). Auf Einzelheiten der hydromineralen Störungen wird unter den Laboratoriumsbefunden (S. 751) näher eingegangen.

Chronische Pyelonephritis mit intermittierender oder fixierter Hypertonie

LONGCOPE (1937) und WEISS und PARKER (1939) haben als erste auf die relative Häufigkeit der Hypertonie bei der chronischen Pyelonephritis hingewiesen. Im Schrifttum besteht aber noch keine völlige Übereinstimmung darüber, ob diese als Ursache der Hypertonie aufzufassen ist. BELL (1947) nimmt an, daß ein ernster, lang anhaltender Hochdruck mit Herzhypertrophie bei der chronischen doppelseitigen Pyelonephritis ein seltenes Ereignis ist und gewöhnlich auf eine komplizierende chronische Glomerulonephritis oder renale Arteriolosklerose zurückgeführt werden muß.

Über die Frequenz des Hochdrucks bei chronischer Pyelonephritis liegen im Schrifttum differierende Angaben vor: LONGCOPE (1933) 60%, BRAASCH, WALTERS und HAMMER (1940) 46,5%, SHURE (1942) 44,4%, RAASCHOU (1948) 15%, PLATT und DOVSON (1950) 50%, BERNING und WALTER (1951) 50%, EMMETT, ALVAREZ-JERENA und MCDONALD (1952) 37%, KINCAID-SMITH (1955) 66,6%, BROD (1956) 58%, COLBY (1959) 28,7%, SARRE (1959) 43,9%, KLEEMAN, HEWITT und GUZE (1960) 32%. Die Unterschiede in den Frequenzangaben beruhen darauf, daß es sich zum Teil um ein klinisches, zum Teil um ein pathologisch-anatomisches Untersuchungsgut handelt. Außerdem beziehen sich die Angaben zum Teil auf pyelonephritische Schrumpfnieren oder auf alle Formen der chronischen Pyelonephritis.

KIMMELSTIEL (1960) fand unter strenger Auslegung der histologischen Kriterien bei sechs Fällen von einseitiger, vorwiegend fokaler, chronischer Pyelonephritis mit Gefäßveränderungen in der befallenen Niere nur einen Fall mit erhöhtem Herzgewicht. Die anderen 5 Fälle hatten entweder einen normalen Blutdruck oder ein normales Herzgewicht oder beides. Auch am bioptischen Material (PIRANI 1960) war es für den Pathologen schwierig zu entscheiden, ob es sich um eine chronische Pyelonephritis mit sekundärer Arteriosklerose oder um eine primäre Nephrosklerose mit komplizierender Pyelonephritis handelt. GLOOR (1961) vertritt auf Grund seiner statistischen Ergebnisse die Auffassung, daß ein kausaler Zusammenhang zwischen chronischer doppelseitiger Pyelonephritis und Hypertonie bisher keineswegs bewiesen ist. Er bezieht sich dabei auf die geringen histologischen Veränderungen an Gefäßen und Glomerula. Insbesondere fand er bei chronischer Pyelonephritis mit starker Nierenschrumpfung keine höheren Herzgewichte als bei einer unausgewählten Kontrollgruppe.

Eine weitaus überwiegende Zahl anderer Autoren glaubt aber, daß das Vorkommen von Hypertonie bei chronischer doppelseitiger Pyelonephritis signifikant häufiger ist als bei einer Vergleichsgruppe ohne diese Erkrankung. In unserem autoptisch gesicherten Krankengut (1951) ergaben sich hinsichtlich der Hypertoniehäufigkeit bei der primären chronischen Pyelonephritis bzw. pyelonephritischen Schrumpfniere der Frau folgende Verhältnisse: Bei 15 doppelseitigen chronischen primären Pyelonephritiden bestand eine Hypertoniehäufigkeit in 53%

(acht Fälle, Blutdruckwerte zwischen 180/120 bis 240/120 mm Hg). 13 einseitige primäre pyelonephritische Schrumpfnieren hatten eine Hypertoniehäufigkeit von 54% (7 Fälle, Blutdruckwerte zwischen 160/100 bis 275/130 mm Hg). Bei 11 doppelseitigen primären pyelonephritischen Schrumpfnieren lag eine Hypertoniehäufigkeit in 63% vor (7 Fälle mit Blutdruckwerten von 170/110 bis 260/120 mm Hg). Die primäre doppelseitige pyelonephritische Schrumpfniere zeigte also am häufigsten einen Hochdruck. Brod (1957) hat das pyelonephritische Krankengut mit einer gleichalterigen Krankengruppe mit chronischer Cholecystitis verglichen. Während bei 132 chronischen Pyelonephritiden eine Hypertension in 59,7% vorlag, betrug bei einer analogen Krankengruppe mit chronischer Cholecystitis die Hochdruckfrequenz nur 15%.

Sehr sorgfältige klinische und pathologisch-anatomische Vergleichsuntersuchungen über die Beziehungen zwischen chronischer Pyelonephritis und Hypertonie liegen von Grieble und Jackson (1960) vor. Unter 124 nicht obstruktiven chronischen Pyelonephritiden bestand bei 35 Kranken eine Hypertonie. Bei 59 Kranken mit obstruktiver chronischer Pyelonephritis betrug die Hypertoniefrequenz 29%. Auch beim Vergleich eines klinischen Krankengutes mit nicht obstruktiver chronischer Pyelonephritis mit einem entsprechenden klinischen Krankengut mit chronischen Erkrankungen der Atemwege überwog die Häufigkeit der Hypertonie bei den Nierenkranken mit 25% gegenüber 7%. Diese Befunde sprechen für eine signifikante Beziehung zwischen Pyelonephritis und Hypertonie sowohl in klinischer wie auch pathologisch-anatomischer Hinsicht. Bemerkenswert sind die Beobachtungen, daß die einseitige Nierenerkrankung in dem Krankengut der Autoren keinen Hinweis auf die besondere Intensität der Hypertonie bot. Sie vermuten auf Grund ihrer Befunde, daß die erhebliche Destruktion des Parenchyms in beiden Nieren bei der chronischen Pyelonephritis besonders für die Hypertonie verantwortlich zu machen ist.

Die im Schrifttum vorliegenden Befunde berechtigen zu der Auffassung, daß das Zusammentreffen von Hochdruck und chronischer Pyelonephritis nicht ohne weiteres als altersbedingt oder zufälliges Zusammentreffen erklärt werden kann. Man muß sich fragen, warum Gloor (1961) bei seinem sorgfältig untersuchten Krankengut hinsichtlich der Herzgewichte keine dementsprechenden Befunde nachweisen konnte. Wahrscheinlich spielt die Tatsache eine Rolle, daß die Hypertonie bei der chronischen Pyelonephritis zu ungewöhnlichen Schwankungen neigt (Longcope 1937, Berning und Prévôt 1952). Die relative Gutartigkeit der Hypertonie, ihre Neigung zu Schwankungen und Exacerbationen mit jedem neuen akuten Schub, zum Absinken nach Abklingen des akuten Schubes sind Charakteristika der Blutdrucksteigerung bei der chronischen doppelseitigen Pyelonephritis. Sie erklären auch die geringere Ausprägung der Herzhypertrophie. Man muß solche Fälle über Jahre beobachtet haben, um das Blutdruckverhalten beurteilen zu können. Die Abb. 10 demonstriert eindrucksvoll den Blutdruckanstieg mit jedem akuten Schub und den Abfall im Intervall. Die Rückwirkung auf den Kreislauf bildet sich erst in den späteren Stadien der Erkrankung aus. Während die akute Pyelonephritis und die frühen Stadien der chronischen Pyelonephritis ein normales Blutdruckverhalten aufweisen, nimmt mit der Ausdehnung des renalen Prozesses zur pyelonephritischen Schrumpfniere (atrophic pyelonephritis der Amerikaner) die Tendenz zur Blutdruckerhöhung zu. In der Blutdrucksteigerung bei der chronischen Pyelonephritis und pyelonephritischen Schrumpfniere ist ein häufiges, spätes aber nicht gesetzmäßiges Symptom zu sehen, dessen Frequenz mit der Dauer der Erkrankung zunimmt. Zwischen dem Umfang der pyelonephritischen Verkleinerung und dem Anstieg des Blutdrucks bestand in unserem Krankengut keine Parallelität. Kleeman, Hewitt und Guze (1960) konnten aber nachweisen, daß die Hypertoniehäufigkeit bei beiderseitiger pyelonephritischer Schrumpfniere signifikant höher lag als bei der Pyelonephritis ohne Schrumpfung. Im gleichen Sinne sprechen die Beobachtungen von GRIEBLE und JACKSON (1960).

Besonders die Beobachtungen an Kindern, bei denen nach Exstirpation der erkrankten Niere der Blutdruck konstant normalisiert wurde, beweisen, daß zwischen chronischer Pyelonephritis und Hypertonie sichere pathogenetische Beziehungen bestehen. Die beiden ersten Fälle wurden von BUTLER (1937) beschrieben. ZOLLINGER (1957) wies darauf hin, daß besonders die frühinfantile pyelonephritische Zwergniere diese ausgesprochene Neigung zur Hypertonie aufweist.

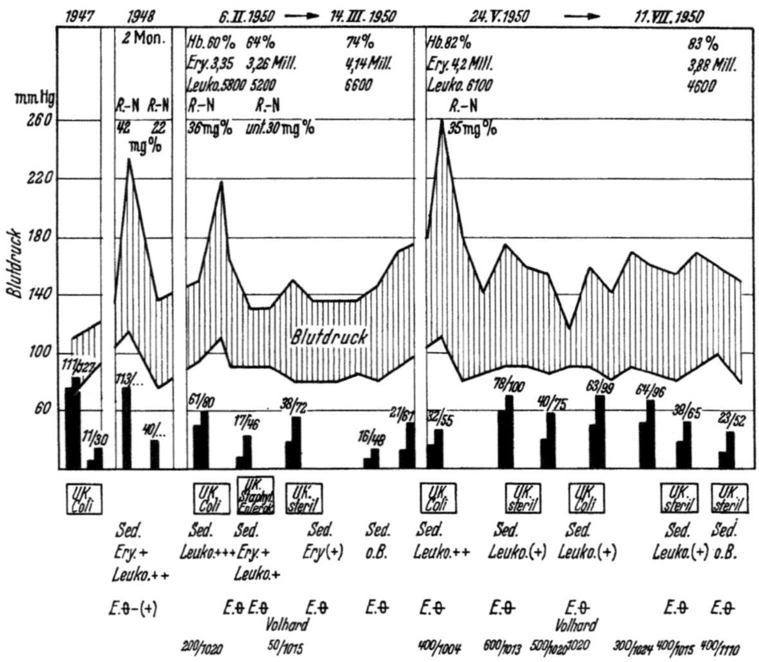

Abb. 10. 70jährige Patientin. Doppelseitige primäre pyelonephritische Schrumpfniere mit Krankheitsbeginn 1919. Intermittierender Hochdruck mit hypertonischer Attacke bei jedem akuten pyelonephritischen Schub. Fundus hypertonicus, dessen Übergang in eine Retinitis angiospastica klinisch beobachtet wurde

Unter seinen 113 Fällen von einseitiger chronischer Pyelonephritis zeigten 38 (33,6%) eine Hypertonie.

Die klinische Bedeutung des pyelonephritischen Hochdrucks geht auch aus den Beobachtungen von JACKSON und GRIEBLE (1957) hervor, die unter den untersuchten Hypertonikern in 15% Pyelonephritiden und unter ihren einseitig nephrektomierten Hochdruckkranken in 58% Pyelonephritiden fanden. Auch die Mitteilungen von MERRIAM, SOMMERS und SMITHWICK (1958), die unter 1882 renalen Biopsien anläßlich einer Sympathektomie bei Hochdruckkranken in 13,5% eine chronische Pyelonephritis nachwiesen, und von SARRE (1959), der unter 115 „essentiellen Hypertonien" autoptisch in 6,1% Pyelonephritiden fand, sprechen im gleichen Sinne. Liegt bei einer akuten Pyelonephritis eine Hypertonie vor, so handelt es sich mit Wahrscheinlichkeit um einen akuten Schub bei einer chronischen Pyelonephritis oder um ein schon vor der renalen Erkrankung bestehendes Hochdruckleiden. Der Hinweis von BROD (1956), daß die Hypertonie bei den Pyelonephritiskranken signifikant häufiger war, in deren familiärer Aszendenz eine Hypertonieneigung vorlag, ist klinisch wichtig. Die genetischen Untersuchungen von Wollheim (1962) und Ferneding (1962) zeigen, daß bei dem Zusammentreffen von Pyelonephritis und Hochdruck mindestens in 30% der Fälle ein echter pyelonephritischer Hochdruck vorliegt.

In rund 20% der Hochdruckfälle bei chronischer Pyelonephritis bzw. pyelonephritischer Schrumpfniere muß man mit einer malignen Hypertonie rechnen (Brod 1957, 1962; Kleeman, Hewitt, Guze 1960). Demgegenüber kann man im allgemeinen bei Hypertonikern nur in 2% einen malignen Hochdruck erwarten (Pickering 1955, Smirk 1957, Kincaid-Smith, McMichael, Murphy 1958). Saphir und Taylor (1962) vertraten sogar die Auffassung, daß die überwiegende Mehrzahl maligner Hypertonien auf einer bilateralen, chronischen, schrumpfenden Pyelonephritis („chronische Pyelonephritis lenta") beruhe. Diese hohe Frequenz

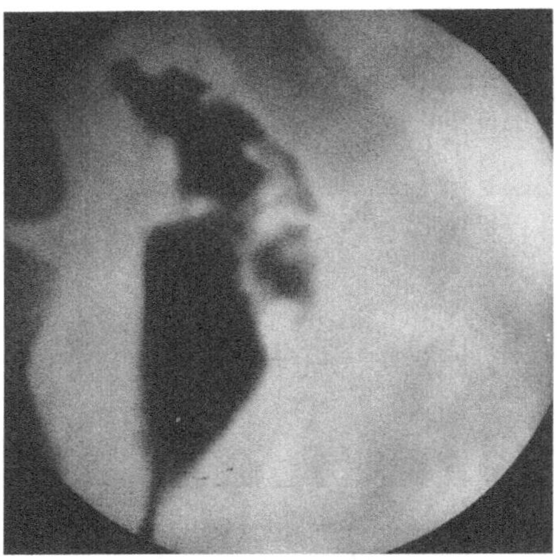

Abb. 11

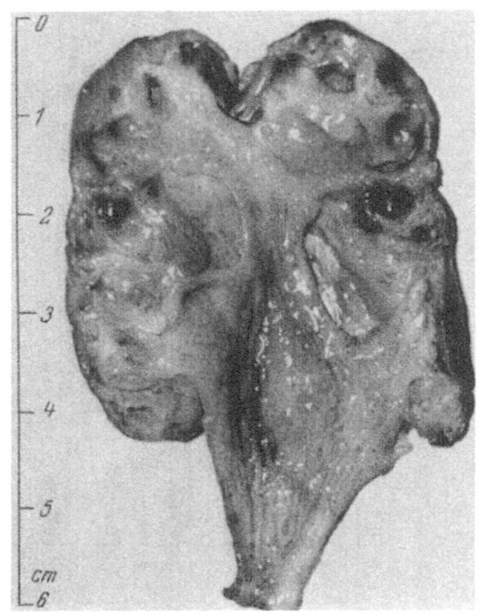

Abb. 12

Abb. 11—14. Einseitige (links) pyelonephritische Schrumpfniere (Coli) bei 15jährigem Mädchen. Hypogenese? Frühkindliche Polynephritis. Fixierte Hypertonie bis 190/110 mm Hg. Heilung der Hypertonie trotz Nephrektomie nicht mehr möglich. Zu späte Operation. Abb. 11 retrogrades Pyelogramm. Abb. 12 Präparat nach linksseitiger Nephrektomie.

wird aber im Schrifttum nicht widerspruchslos hingenommen (Kleeman, Hewitt, Guze 1960).

Die eigentliche Ursache des Hochdrucks bei der chronischen Pyelonephritis bzw. beim akuten Schub im Verlauf der chronischen Pyelonephritis ist noch nicht exakt geklärt. Da dieser im Verlaufe der Erkrankung relativ spät auftritt, liegt ein ursächlicher Zusammenhang mit der chronischen Entzündung der Niere nahe. Auch kann die Entstehung nur als spätere Folge der Entzündung aufgefaßt werden, es sei denn, daß eine Pyelonephritis auf eine andere mit einem Hochdruckleiden einhergehende Nierenerkrankung aufgepfropft wird. Die Gefäßveränderungen stehen im Mittelpunkt der Pathogenese. Sie treten in jedem chronisch entzündlichen Gebiet auf. Schon aus der Lokalisation und dem oft einseitigen Auftreten bei einseitiger chronischer Pyelonephritis können wir den Schluß ziehen, daß sie Folgen der chronischen Entzündung sind. Ist nur ein kleiner pyelonephritischer Bezirk befallen, sind sie bedeutungslos. Dank des primär herdförmigen Charakters der Pyelonephritis sind die ersten Phasen auch ohne Kreislaufrückwirkung. Infolge des Befalls immer neuer Bezirke wächst mit der Zunahme der Nierenverödung auch der Umfang der Gefäßbeteiligung. Trotz der histologischen Ähnlichkeit mit der malignen Nephrosklerose ist die Gefäßbeteiligung aber im Gegensatz zu dieser Erkrankung auf die Nieren beschränkt. Bei schwerer Hypertonie auf pyelonephritischer Grundlage fehlen die Gefäßalterationen in anderen Organen oder sind milder ausgeprägt. Die chronische Entzündung mit und ohne

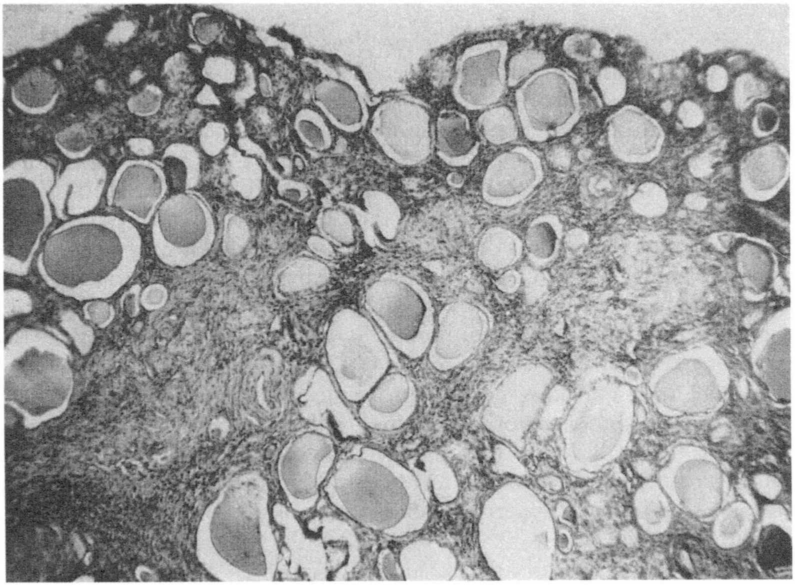

Abb. 13. Typische Strumastruktur bei pyelonephritischer Schrumpfniere

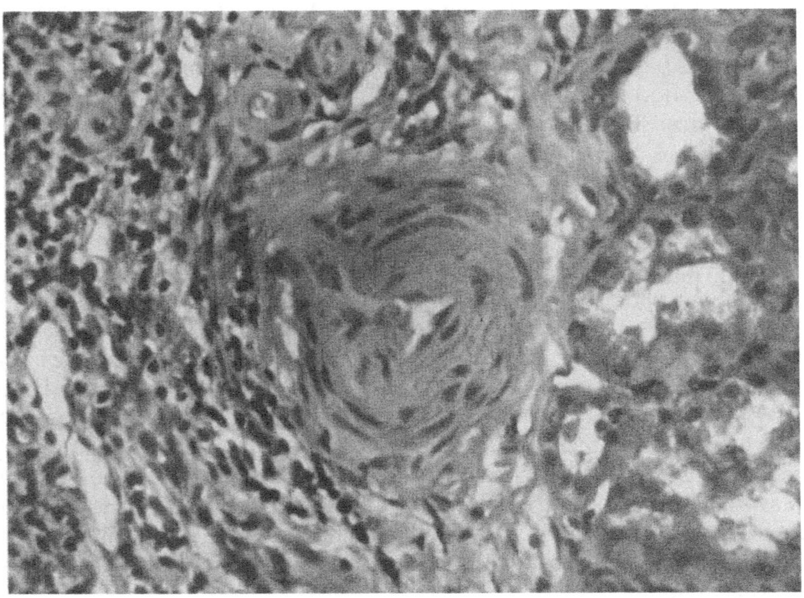

Abb. 14. Stenosierender Gefäßwandprozeß in der linken Niere mit fast völligem Verschluß (pathogenetischer Faktor der Hypertonie)

Erreger ist bei der Pyelonephritis die Ursache der Gefäßveränderung, was bei der malignen Sklerose nicht zutrifft. Gelegentliche Kombinationen von chronischer Pyelonephritis und maligner Sklerose kommen vor (Berning und Prévôt 1952).

Zollinger (1950, 1957) sieht die Grundlage der renalen pyelonephritischen Hypertonie in der Durchblutungsdrosselung, die entweder zur Reizung der juxtaglomerulären Granulazellen oder zu einer reaktiven Proliferation der Mittelstücksprosse führt.

Auch die interstitiellen entzündlichen Prozesse dürften neben der Gefäßbeteiligung für den Hochdruck pathogenetische Bedeutung haben (Weiss und Parker 1939, Zollinger 1957), worauf auch der Rückgang der Blutdruckerhöhung unter geeigneter antibiotischer Behandlung hinweist (Bohn und Koch 1959). Es ist noch ein ungelöstes Problem, warum ein Teil chronischer Pyelonephritiden und pyelonephritischer Schrumpfnieren ohne Hochdrucksteigerung verläuft. Zollinger (1949, 1964) vermutet, daß es sich bei einem Teil dieser Fälle um „ausgebrannte renale Hypertonien" handelt. Jedenfalls macht die Erklärung dieser fehlenden Blutdrucksteigerung anhand der morphologischen Befunde Schwierigkeiten. Im Gegensatz zu anderen hypertonischen Nierenleiden kann sich eine Hypertonie bei einer pyelonephritischen Schrumpfniere auch spontan zurückbilden (Berning und Walter 1951).

Morphologische und klinische Beobachtungen sprechen dafür, daß der Hochdruck sich um so maligner verhält, je jünger das befallene Individuum ist (Zollinger 1951, 1957; Kincaid-Smith 1955, Linneweh 1957). Offensichtlich sind beim Jugendlichen die Gefäße gegenüber dem Hochdruck erhöht empfindlich, wie es bei der chronischen Glomerulonephritis von Zollinger (1951, 1959) nachgewiesen wurde.

Unter den Nierenerkrankungen, auf die sich eine Schwangerschaftsnephropathie aufpfropfen kann, spielt die chronische Pyelonephritis eine nicht geringe Rolle. Die zusätzliche Belastung der Gravidität kann bis dahin anhypertone Verlaufsformen mit Hypertonie reagieren lassen. Im Schrifttum liegen verschiedene Mitteilungen vor, die auf das häufige Vorkommen alter Pyelonephritiden bei Schwangerschaftstoxikosen hinweisen (Peters, Laviets, Zimmermann 1936, Weiss und Parker 1939, Finnerty 1956, Käser 1958, Hochuli und Käser 1958, Zollinger 1964).

Bei längerem Bestehen des pyelonephritisch bedingten Hochdrucks kann es im Gegensatz zu früheren Auffassungen zu nachweisbaren Alterationen der Arterien am Augenhintergrund kommen. Wir sahen hier Befunde (Berning und Prévôt 1952), wie sie unter dem Begriff des Fundus hypertonicus geläufig sind. Man gewann auch hier den Eindruck, daß die Augenveränderungen von der Hypertonie und nicht von der renalen Insuffizienz abhängig sind. Bemerkenswert ist die Tendenz zu Netzhautblutungen. Longcope (1937) hat bei 11 von 12 Fällen von chronischer Pyelonephritis mit Hypertonie an den Augen pathologische Veränderungen der Arterien und Arteriolen gesehen. 8 Fälle wiesen dabei Blutungen auf, 4 Blutungen und Exsudate. Bei pathologisch-anatomisch sichergestellten Fällen von chronisch-pyelonephritischen Schrumpfnieren unseres Krankengutes, die gleichzeitig mit Hypertonie einhergingen, fanden sich erhebliche Augenhintergrundsveränderungen bis zur Retinitis angiospastica. Wollheim und Möller (1960) beobachteten bei 14 Pyelonephritiden unter anderem 5mal Kreuzungsphänomene, 3mal Kaliberschwankungen, 2mal Blutungen, 3mal Degenerationsherde, 1mal Papillenödem.

Chronische Pyelonephritis mit entero-renalem Syndrom

Die Bedeutung akuter und chronischer Erkrankungen des Magen-Darmkanals für die Pathogenese und Therapie der Pyelonephritis wird heute häufig unterschätzt. Im älteren Schrifttum finden sich gelegentliche Hinweise. Man bezeichnete sogar die Lymphwege zwischen Dickdarm und Niere als „Bakterienlandstraße". Bei der akuten Pyelonephritis waren es besonders in der Pädiatrie die akuten Enterocolitiden, die angeschuldigt wurden. HEITZ-BOYER (1922) sprach von dem entero-renalen Syndrom. Unter den chronischen Darmstörungen sah man in der Obstipation einen ätiologischen Faktor. Bei der heutigen hohen Frequenz der habituellen Obstipation (50% unseres stationären weiblichen, nicht ausgelesenen Krankengutes leiden daran unter regelmäßigem Gebrauch von Laxantien) wird die Annahme ursächlicher Zusammenhänge zwischen chronischer Verstopfung und Pyelonephritis keine überzeugende Berechtigung haben. Für die Annahme entero-renaler Zusammenhänge kann hauptsächlich die primäre chronisch-rezidivierende Pyelonephritis (sui generis) Bedeutung haben, bei der kein obstruierender mechanischer oder anderer lokaler Faktor vorliegt. Diese Form, bei der fast immer die Coliinfektion dominiert, überwiegt ja beim weiblichen Geschlecht (56,3% unseres Krankengutes). Die Beweisführung für die entero-renale Pathogenese dieser pyelonephritischen Verläufe ist nicht leicht. Die Annahme ist an folgende Voraussetzungen gebunden:

1. Der primäre Beginn oder ein therapieresistentes Rezidiv der Pyelonephritis koinzidiert mit einer Erkrankung des Verdauungskanals.

2. Die Heilung bzw. operative Beseitigung des gastroenterologischen Leidens wirkt sich entscheidend auf den Ablauf der Pyelonephritis aus.

Die bekannte Therapieresistenz der chronisch-rezidivierenden primären Colipyelonephritis der Frau bietet günstige Möglichkeiten für die Beweisführung kausaler entero-renaler Zusammenhänge. Die Schwierigkeit der Dauerheilung bei diesem Leiden zwingt uns, alle denkbaren diagnostischen und therapeutischen Wege zu gehen. Auf Grund unserer klinischen Erfahrungen suchen wir bei jeder primären chronisch-rezidivierenden Pyelonephritis der Frau den gesamten Magen-Darmkanal auf Erkrankungen hin ab. Folgende gastroenterologische Erkrankungen können nach unserer Erfahrung eine pathogenetische Rolle spielen: Anacidität, chronische Pankreatitis, Cholelithiasis, chronische Cholecystitis, chronische Cholangitis, Postcholecystektomie-Syndrom, Duodenaldivertikel, Dickdarmcarcinom, chronische Appendicitis.

Die Erreger der Pyelonephritis stimmen ja durchweg mit der Darmflora überein. Bei diesen gastroenterologischen Erkrankungen dominiert ebenfalls die Coliinfektion. Im klinischen Bild überwiegt nach unseren Erfahrungen bei diesen entero-renal bedingten, chronisch-rezidivierenden Pyelonephritiden die pyelonephritische Erkrankung, während objektiv das Leiden des Verdauungskanals die ätiologisch größere Bedeutung hat. Wir fanden ein Mißverhältnis zwischen der Intensität des klinischen pyelonephritischen Bildes und der Geringfügigkeit der objektiven renalen Befunde, wie sie sich besonders röntgenologisch dokumentieren. Man ist als untersuchender Arzt durch den Nachweis der Pyelonephritis zufriedengestellt und sucht nicht weiter nach der Erkrankung des Magen-Darmkanals. Das pyelonephritische Leiden pflegt sich therapieresistent zu verhalten, sofern die Erkrankung des Verdauungskanals nicht heilbar ist. Die Sanierung der Harnwegserkrankung setzt also eine Heilung der gastroenterologischen Erkrankung voraus. Eine Bevorzugung der rechten Seite scheint zu bestehen. In der Vorgeschichte dieser Kranken pflegt eine zurückliegende Pyelonephritis vorzuliegen, die inzwischen inaktiv geworden ist und durch die hinzugekommene gastroenterologische Erkrankung neu aktiviert wird. Diese gastroenterologischen Zusammenhänge wurden uns besonders bei der Untersuchung von Ärztinnen bzw. Arzteheфrauen evident, die nach mehrfachen vorherigen Untersuchungen in anderen Krankenhäusern auf unserer Klinik zur Diagnostik und Behandlung kamen.

Wegen der klinischen Bedeutung dieser Zusammenhänge werden zwei Krankengeschichten auszugsweise wiedergegeben.

25jährige Patientin. 1954 nach dem Baden erster Schub einer akuten Pyelonephritis. Seitdem wiederholte Exacerbationen mit Makrohämaturie. 1955 Behandlung als Nierentuberkulose ohne Bacillennachweis. 1956 operative Erkennung als chronische Pyelonephritis (Prof. Junker). Seitdem traten in sechswöchigen Abständen periodische Fieberschübe mit cystopyelitischen Beschwerden auf. Im Dezember 1957 erfolgte die Untersuchung in unserer Klinik. Wir fanden eine chronisch-rezidivierende Coli-Pyelonephritis mit charakteristischen Befunden und besonderer Beteiligung der rechten oberen Kelchgruppe. Da ein Mißverhältnis zwischen dem relativ mäßig ausgeprägten Krankheitsbild, der Therapieresistenz und der Vielzahl von Rezidiven vorlag, erfolgte eine genaue Untersuchung des Verdauungskanals. Wir fanden trotz bestehender Hyperacidität im Magen- und Gallensaft kulturell Colibacillen. Die Röntgenuntersuchung ergab als pathologischen Befund am unteren Pol des absteigenden Duodenums ein lateral gelegenes Duodenaldivertikel mit nachweisbarer Retention. In der Annahme, daß hierdurch die völlig therapieresistente Coli-Pyelonephritis beeinflußt oder unterhalten würde, erfolgte 1958 die operative Abtragung des Divertikels (Prof. Junker). Die Patientin, die wegen ihrer renalen Erkrankung sich vorher Kinder versagt hatte, bekam 1958 und 1959 ein gesundes Kind. Schwangerschaft, Partus und Wochenbett verliefen ohne Komplikationen. Eine Befragung 1961 ergab gutes Allgemeinbefinden mit gelegentlichen leichten Blasenbeschwerden. Keine Dauertherapie. Manchmal kamen Temperatursteigerungen bis 37,8° C zur Beobachtung.

Wir sind nicht überzeugt, daß die chronische Pyelonephritis völlig ausgeheilt ist. Das Krankheitsbild wurde aber durch die operative Beseitigung des Divertikels entscheidend beeinflußt.

50jährige Patientin. 1930 mit 22 Jahren rechtsseitige Coli-Pyelonephritis. Die Untersuchung ergab eine Doppelniere links. 1937 kurzes Rezidiv. Anschließend 21 Jahre völlige Beschwerdefreiheit. Im März 1958 trat nach dem Skilaufen eine doppelseitige rezidivierende Coli-Pyelonephritis auf, die sich unter ambulanter antibiotischer Therapie resistent verhielt. Unter dieser Behandlung vorübergehend etwas Diarrhoe. Im Juni 1958 Untersuchung in unserer Klinik. Wegen zeitlicher Begrenzung und aus Strahlenfurcht konnte die Patientin nur zu einem intravenösen Pyelogramm überredet werden. Stuhl auf Sanguis negativ. Kein pathologischer abdominaler Palpationsbefund. Im Oktober 1958 Auftreten akuter Bauchsymptome mit Ileus. Bei der erforderlichen Operation wurde ein Coecumcarcinom nachgewiesen. Der Exitus erfolgte infolge postoperativer Komplikationen. Es muß angenommen werden, daß bei der Patientin das Coecumcarcinom die Ursache für das therapieresistente pyelonephritische Rezidiv war. Dabei standen die pyelonephritischen Symptome ganz im Vordergrund, die Zeichen des Coecumcarcinoms im Hintergrund.

Analoge pathogenetische Zusammenhänge und eine klinisch günstige Beeinflussung der Pyelonephritis sahen wir bei zwei Ärztinnen mit einer chronischen Pankreatitis bzw. einer Anacidität und chronischer Appendicitis. Fabre, Jeandet, Chatelanat (1964) fanden bei 303 morphologisch sichergestellten Pyelonephritiden in über einem Drittel organische Erkrankungen des Verdauungskanals (38 bösartige Tumoren, 35 Cholecystopathien, 13 Dickdarmdivertikel, 8 Peritonitiden, 9 gastroduodenale Ulcera). Man muß annehmen, daß häufige gastrointestinale Erkrankungen auch häufig mit einer Pyelonephritis koinzidieren müssen, so daß man daraus keine generellen pathogenetischen Schlüsse ziehen darf.

Die pyelonephritische Beteiligung bei den Erkrankungen des Verdauungskanals kann theoretisch lymphogen, hämatogen oder durch nachbarlichen Organkontakt erfolgen. Weder durch ältere (Francke 1911) noch neuere Untersucher (Babics und Rényi-Vamos 1957, Goldenberg 1959) konnte einwandfrei bewiesen werden, daß die vom Darm ausgehende pyelonephritische Infektion durch die Lymphbahnen möglich ist. Die Infektion der Niere durch direkte Kontaktinfektion liegt bei den von uns beobachteten Fällen offensichtlich nicht vor. Sie scheint uns auch für diese Fragestellung von untergeordneter Bedeutung zu sein. Heitz-Boyer (1922), der sich der entero-renalen Infektion besonders gewidmet hat, ist der Ansicht, daß die Infektion aus dem Darm auf dem hämatogenen Wege in die Niere gelangt. Angesichts der Bedeutung des hämatogenen Infektionsweges für die primäre Pyelonephritis möchten wir auch für den Infektionsweg pyelonephritischer Komplikationen bei Erkrankungen des Verdauungskanals den hämatogenen in den Vordergrund stellen, obschon diese Auffassung nicht bewiesen ist. Wir haben es uns jedenfalls zum Prinzip gemacht, bei allen nicht obstruktiven Formen therapieresistenter, chronisch rezidivierender Pyelonephritiden den gesamten Magen-Darmkanal hinsichtlich organischer Erkrankungen oder pathologischer Colibesiedelungen nachzusehen, die als Reaktivator alter inaktiver Pyelonephritiden Bedeutung haben können. Gelingt ihre Beseitigung, so ist auch für die Behandlung des Nierenleidens viel gewonnen.

Chronische Pyelonephritis bei Hypogenese

Morphologische Untersuchungen sprechen dafür, daß Entwicklungsstörungen der Niere eine besondere Disposition für Nierenerkrankungen schaffen. FAHR (1938) stellte die hypogenetische Pyelonephritis pathologisch-anatomisch besonders heraus und betonte die Neigung unterentwickelter bzw. mißbildeter Nieren für die Entwicklung einer aufsteigenden Pyelonephritis. Angeborene Anomalien der Harnwege sind sehr häufig. Man nimmt an, daß etwa 40% aller Anomalien des menschlichen Körpers in und um die Niere lokalisiert sind, bei Einbeziehung der unteren Harnwege sogar noch ein höherer Hundertsatz (KLEEMAN, HEWITT, GUZE 1960). Unter 303 Pyelonephritiden fanden FABRE, JEANDET, CHATELANAT (1964) 19 Mißbildungen der Harnwege. Die pathogenetische Bedeutung aller Strukturanomalien des Harntraktes beruht auf der Möglichkeit der Störung des Harnflusses. Neben den gröberen, leichter erkennbaren, kongenitalen Veränderungen (Cystenniere, Hufeisenniere, Agenesie, Aplasie, Ureterdoppelung) kommt der partiellen bzw. fokalen Hypoplasie, die als renale Dysplasie beschrieben wird, für die chronische Pyelonephritis besondere Bedeutung zu. Zusammen mit dieser Veränderung findet sich häufig ein gedoppelter Ureter. Die Unterscheidung zwischen primärer Hypoplasie und sekundären entzündlichen Veränderungen kann klinisch und morphologisch erhebliche Schwierigkeiten machen (RITTER und KRAMER 1950, EMMETT, ALVAREZ-JERENA und MCDONALD 1952).

EKSTRÖM (1955) hat der renalen Hypoplasie eine besondere umfangreiche Studie an Hand von 179 Fällen gewidmet. Er fand als häufigen und typischen Befund der hypoplastischen Niere die Deformation von einem oder weniger Kelche, die als dysplastische Kelche bezeichnet werden. Sie sind besonders im kranialen Teil der Niere lokalisiert. Das Parenchym über einem dysplastischen Kelch ist dünn. Makroskopische und mikroskopische Befunde sprechen nach seiner Ansicht dafür, daß das Parenchym in diesen Bezirken zum großen Teil aplastisch oder hypoplastisch ist. Derartige Befunde können auch bei normaler Nierengröße vorliegen. Diese renale Dysplasie als inkomplette Entwicklungsstörung der Niere geht fast immer mit einer Infektion einher und muß als wichtige Ursache einer rekurrierenden Pyelonephritis angesehen werden. Bei der Serie von 31 kindlichen renalen Dysplasien, die ERICSSON und IVEMARK (1958) untersuchten, war die Infektion auf das kongenitale dysplastische Gebiet beschränkt. Ihre Feststellung, daß die pyelonephritischen Veränderungen morphologisch auch bei den Kranken vorlagen, die keine klinischen Zeichen in dieser Hinsicht aufwiesen, ist besonders wichtig.

Nierensteine sind eine andere wichtige und häufige Komplikation renaler Hypoplasie und damit eine weitere Ursache der Pyelonephritis (EKSTRÖM 1955). Nach den Untersuchungen des gleichen Autors begünstigt die renale Hypoplasie die Entstehung einer juvenilen malignen Hypertonie. Pädiatrische Untersuchungen haben ergeben, daß die Pyelonephritis viel häufiger im ersten Lebensjahr bzw. im frühen Lebensalter beginnt als in irgendeinem anderen Lebensabschnitt (Stansfield 1954, Ekström 1955). Die pyelonephritische Komplikation dysplastischer Nieren erfolgt also meistens schon im frühen Kindesalter (weitere Einzelheiten cf. Beitr. Linneweh u. Jarausch). Die Pyelonephritis des Erwachsenen auf der Grundlage einer lokalen renalen Dysplasie hat also mit Wahrscheinlichkeit schon in der frühen Kindheit begonnen. Zollinger (1957) anerkennt die Anfälligkeit von Nieren mit Parenchymfehlbildungen oder Mißbildungen der ableitenden Harnwege für sekundäre Entzündungen im Sinne eines lokalisierenden Faktors. Auf Grund der Untersuchung einseitiger Zwergnieren bei Jugendlichen (überwiegend weiblichen Geschlechts), die meistens mit Hypertonie einhergingen, hält er aber die pyelonephritische Natur auch ohne lokale Hypogenese an Hand morphologischer Kriterien für wahrscheinlicher. Auch Marshall (1953) betont, daß die Pyelonephritis bei kongenitalen Anomalien überwiegend mit einer Hypertonie kombiniert ist.

Wir haben früher versucht (Berning und Prévôt 1952), klinische Kriterien für eine hypogenetische Pyelonephritis herauszustellen. Es ergaben sich für uns aber in den letzten 10 Jahren keine neuen Gesichtspunkte, die es gestatten, die hypogenetische Pyelonephritis als Sonderform zu definieren. Der Hinweis Zollingers (1957) auf die frühkindliche Infektion scheint uns einleuchtend. Unsere anfängliche Vermutung, daß die Pyelonephritis bei Kindern vorwiegend auf hypogenetischer Grundlage zustande kommt, konnten wir nicht beweisen. Unter 15 pathologisch-anatomisch bestätigten Fällen der Hamburger Universitäts-Kinderklinik (auch hier starkes Überwiegen des weiblichen Geschlechts mit 14 Fällen) hatte nur ein Patient eine Pyelonephritis bei beginnender Hydronephrose, die eventuell als Entwicklungsstörung aufgefaßt werden könnte. Sonst fanden sich unter den histologischen Befunden keine hypogenetischen Veränderungen. 10 von den 14 Mädchen waren an einer akuten Pyelonephritis gestorben, die restlichen 4 an einer chronischen Pyelonephritis (1) bzw. pyelonephritischen Schrumpfniere (3). Im Krankengut von Ekström (1955) waren rekurrierende akute pyelonephritische Attacken charakteristisch. Die Infektion verursachte oft jahrelang Symptome. In einigen Fällen lag nur eine Bakteriurie ohne subjektive Symptome vor.

Chronische tumorähnliche (xanthogranulomatöse) Pyelonephritis

Die xanthogranulomatöse Pyelonephritis hat ihre Benennung durch den breiten, das Nierenbecken umgebenden, goldgelben Streifen erhalten. Die erste Beschreibung dürfte auf Schlagenhaufer (1916) zurückgehen, der wegen der vorliegenden Staphylokokkenhaufen auch von Staphylomykose sprach. Putschar (1934) wies auf die fett- und lipoidhaltigen Phagocyten im Granulationsgewebe hin, die das gelbe, butterähnliche Aussehen bedingen. Auf Grund mehrerer kasuistischer Berichte (Rosenberger 1947, Ghosh 1955, Selzer 1957, Friedenberg und Spjut 1962, Hooper, Kempson und Schlegel 1962, Saeed und Fine 1963, Smout, McAminch und Wyatt 1963, Avnet, Roberts und Goldberg 1963) läßt sich das klinische Bild andeuten.

Die xanthogranulomatöse Pyelonephritis ist eine seltene Krankheit. Bis 1963 wurden 31 Fälle publiziert (Avnet, Roberts und Goldberg 1963). Diese Autoren beschrieben den ersten Fall bei einem $9^1/_2$jährigen Kinde. Die Altersverteilung im Krankengut von Friedenberg und Spjut (1963) lag bei ihren zwölf Patienten zwischen 13 und 82 Jahren. Klinisch bestehen in der Regel über lange Zeit Symptome einer Infektion der Harnwege. Am häufigsten findet sich beim intravenösen Pyelogramm eine fehlende Funktion der befallenen Niere (Hooper, Kempson und Schlegel 1962). Röntgenologisch sind die betroffenen Nieren vergrößert. Häufig liegt eine Steinbildung am Nierenbeckenausgang vor (8mal bei 12 Patienten von FRIEDENBERG und SPJUT 1963). Im allgemeinen macht das klinische Bild den Eindruck einer Pyonephrose bei obstruktiver Nephrolithiasis. Als Erreger überwiegt B. proteus. Das klinische und röntgenologische Bild legt häufig den Verdacht auf ein Neoplasma der Niere oder des oberen Ureters nahe, so daß im Schrifttum von tumorbildender xanthogranulomatöser Pyelonephritis gesprochen wird. Bei den beschriebenen Fällen erfolgte meistens die Nephrektomie. Eine bessere Kenntnis des Krankheitsbildes könnte ein konservativeres chirurgisches Vorgehen (Teilresektion) ermöglichen.

Pyelonephritische Schrumpfniere

Die Übergänge von der chronischen Pyelonephritis zur pyelonephritischen Schrumpfniere sind fließend. Um eine Grenze zu ziehen, haben wir, abgesehen

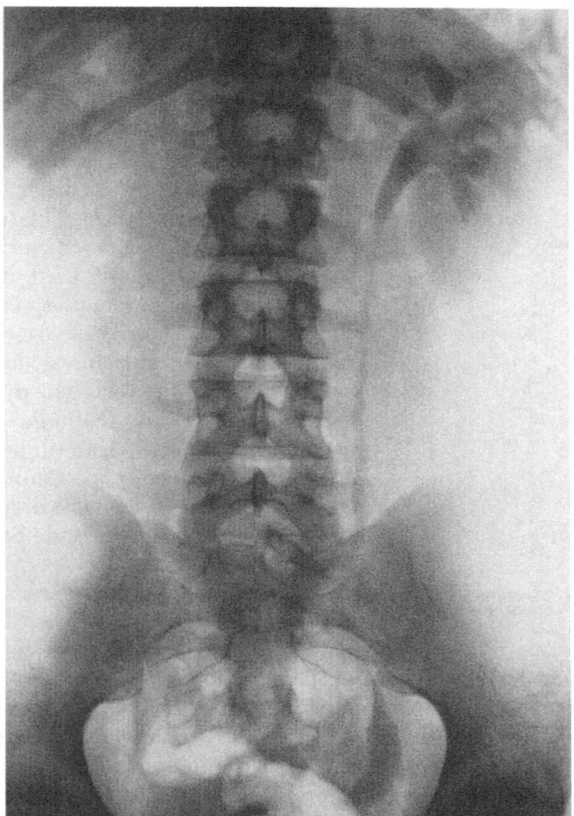

Abb. 15. 21jähriger Mann. I. v. Pyelogramm: Pyelonephritische Schrumpfniere rechts (stumme Niere). Chronische Pyelonephritis links. Plumpes Nierenbecken mit abgeflachten Papillenimpressionen und beginnenden Papillennekrosen am unteren und oberen Kelch. Erweiterung des linken Ureters besonders im unteren Drittel ohne urologisch nachweisbare Stenose

von den pathologisch-anatomischen Kriterien, eine Gewichtsreduktion der befallenen Nieren auf unter 100 g für die pyelonephritische Schrumpfniere angenommen (BERNING und PRÉVÔT 1952). RAASCHOU (1948) spricht dann von einer pyelonephritic contracted kidney, wenn das Organ kleiner als $10 \times 4 \times 2$ cm ist.

Er fand Gewichtsverminderungen bis auf 10—20 g. Das Gewicht der von ZOLLINGER (1957) beschriebenen einseitigen Zwergnieren lag meist zwischen 15 und 40 g mit extremen Werten von 5—60 g. Bei bilateralem pyelonephritischem Befall bestehen gewöhnlich hinsichtlich des Umfangs, des Stadiums der Entzündung und der eventuellen Organverkleinerung erhebliche Seitenunterschiede. Das Vorliegen einer einseitigen pyelonephritischen Schrumpfniere ist klinisch besonders wichtig und sowohl bei der primären wie auch bei der sekundären Pyelonephritis keineswegs ungewöhnlich. Dank des irregulären entzündlichen Befalls zeigt die pyelonephritsche Schrumpfniere eine grobknotige Oberfläche mit tiefen U-förmigen Narben. Mit zunehmender Schrumpfung des Organs und Zerstörung des renalen Parenchyms kommt es zu einer mehr uniform- und feingranulierten Oberfläche (RAASCHOU 1948), so daß die differentielle Diagnose von anderen Nierenaffektionen schwierig wird. Das Nierenbecken pflegt bei den meisten primären pyelonephritischen Schrumpfnieren mäßig dilatiert zu sein, besonders ausgesprochen in den Kelchen. Zwischen der Dilatation von Nierenbecken und Kelchen und der ausgesprochenen Parenchymatrophie besteht ein deutliches Mißverhältnis (RAASCHOU 1948). Diese Dilatation liegt auch ohne obstruktiven Faktor vor. Als Folge der chronischen Entzündung wird die Nierenbeckenschleimhaut meistens mäßig verdickt gefunden. Wir (BERNING und PRÉVÔT 1952) sahen 14 pathologisch-anatomisch sichergestellte Fälle von primärer doppelseitiger pyelonephritischer Schrumpfniere und 13 Fälle von einseitiger pyelonephritischer Schrumpfniere bei der Frau. Die Verlaufsformen und Befunde entsprachen der chronischen Pyelonephritis mit und ohne auf die Harnwege hinweisende Symptome. Es ist bekannt, daß die einseitige pyelonephritische Schrumpfniere besonders gern symptomlos verläuft und sich der klinischen Diagnostik entzieht. ZOLLINGER (1957) weist mit Recht auf die große Bedeutung der frühinfantilen Pyelonephritis hin und sieht darin die wesentliche Ursache der Zwergniere bei Jugendlichen, die sich überwiegend beim weiblichen Geschlecht findet. In dem Krankengut von BECK (1956) war bei 29 von 152 pyelonephritischen Schrumpfnieren ein Zusammenhang mit einer in der Kindheit durchgemachten Pyelonephritis wahrscheinlich. Unter unseren 13 einseitigen Fällen von primärer pyelonephritischer Schrumpfniere war nur bei fünf Fällen die andere Niere morphologisch unverändert. In den anderen acht Fällen zeigte sie geringe pathologische Veränderungen.

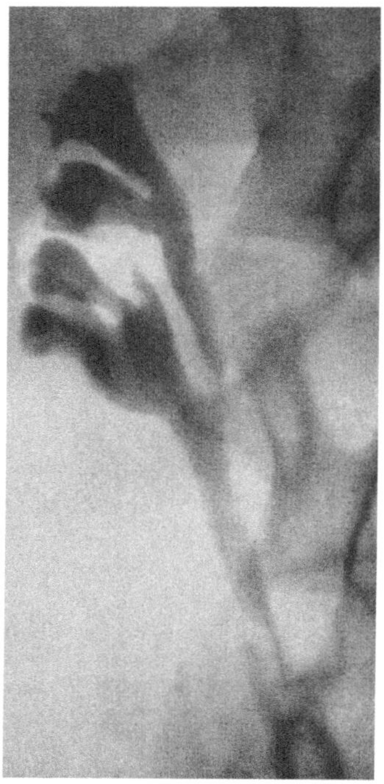

Abb. 16. Retrogrades Pyelogramm rechts: Pyelonephritische Schrumpfniere vom Typ der frühkindlichen Erkrankung

Da keine prinzipiellen Unterschiede bestehen, kann die ein- und doppelseitige pyelonephritische Schrumpfniere gemeinsam abgehandelt werden. Grundsätzliche Unterschiede zum klinischen Verhalten der chronischen Pyelonephritis bestehen nicht. Das Nierenleiden ist aber schon fortgeschritten, das klinische Bild wird durch die Kreislaufbeteiligung oder die renale Insuffizienz beherrscht. Da rund 50% unserer Fälle mit zum Teil erheblichen Hypertonien einhergingen, wird uns der häufige Befund kardialer Störungen oder Hirnblutungen verständlich. Unter unseren 27 primären weiblichen ein- bzw. doppelseitigen pyelonephritischen Schrumpfnieren zeigten 8 Hirnblutungen bzw. Encephalomalacien. Die zweite Gefahr liegt in der renalen Insuffizienz. Charakteristisch ist die ungewöhnliche Häufigkeit einer deutlichen Funktionsbeeinträchtigung zu einer Zeit, in der die Kranken sich noch ganz wohlfühlen. Monate, ja Jahre vor der letalen Urämie kann der Rest-N schon erhöht und die Konzentrationsfähigkeit des Urins konstant herabgesetzt sein, ohne daß eine wesentliche Störung des Allgemeinbefindens vorliegt. LONGCOPE (1937) hat darauf besonders hingewiesen. Diese langsam sich entwickelnde, symptomarme, larvierte Urämie ist für die pyelonephritische Schrumpf-

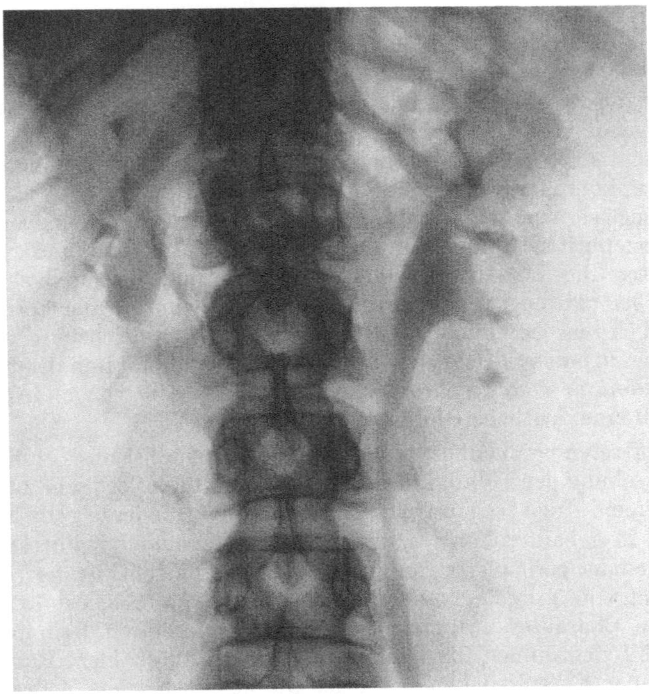

Abb. 17. 41jährige Patientin. Doppelseitige chronisch rezidivierende Pyelonephritis mit akuten Schüben seit 8 Jahren (Pyocyaneus). Pyelonephritische Schrumpfniere rechts bei wahrscheinlicher Hypogenese. Path.-anat. Befund (Prof. TERBRÜGGEN): 40 g. Pflaumengroßer, gut erhaltener Parenchymanteil mit normaler Struktur. Zweiter kleinerer Parenchymabschnitt, fast nur aus Bindegewebe bestehend, mit Resten von Nierenkanälchen ohne Glomerula (kongenital hypoplastische Abschnitte). Entzündliche Infiltrate in der Nierenbeckenschleimhaut. Nephrektomie rechts wegen therapieresistenter akuter Schübe, klinische Besserung

niere charakteristisch. Auch bei eingetretener Urämie kann die Beeinträchtigung des Sensoriums erstaunlich gering sein. Wir erlebten bei einer 47jährigen Patientin mit schwerer pyelonephritischer Schrumpfniere und einseitigem paranephritischem Absceß bei akutem pyelonephritischem Schub mit einem Rest-N von 214 mg-% und einem Xanthoprotein im Blut von 109 E nach BECHER ein völlig klares Bewußtsein, so daß die Patientin noch die Zeitung las. Unklare Urämien oder Hypertonien sollten immer an die Möglichkeit einer symptomarmen pyelonephritischen Schrumpfniere denken lassen.

Die einseitige pyelonephritische Schrumpfniere hat erhebliche klinische Bedeutung. Die rechte Seite ist etwas häufiger befallen als die linke (PUTSCHAR 1934, DREYER 1951, ZOLLINGER 1957). Sie pflegt meistens wegen der renalen Hypertonie zur Untersuchung bzw. zur operativen Behandlung zu kommen. Fast immer handelt es sich um Frauen. In der Serie von 29 Fällen ZOLLINGERs (1957) waren nur 5 anhyperton.

Die Urinuntersuchung

Bei der Urinuntersuchung der chronischen Pyelonephritis sind zur Erzielung zuverlässiger Resultate ebenfalls die Grundregeln zu beachten, die wir bei der akuten Pyelonephritis besprochen haben. Die Urinbefunde beim akuten Schub im Verlauf einer chronischen Pyelonephritis sind oben auch ausführlich beschrieben worden. Im Intervall zeigt der Urinbefund häufig wenig Imponierendes und wird darum meistens nicht ernst genommen. Die Proteinurie ist sehr gering oder kann sogar völlig fehlen (nach JACKSON und GRIEBLE — 1958 — in 35 % der Fälle). Mit der akuten Exacerbation nimmt die Proteinurie zu. In anderen Fällen schwankt das Ausmaß der Albuminurie zwischen Spuren von Eiweiß bis 9 g/Liter (REUBI 1960). BROD (1964) hält einen Eiweißverlust mit dem Urin über 5 g in 24 Std für ganz ungewöhnlich. FABRE, JEANDET, CHATELANAT (1964), die die Pyelonephritis und interstitielle Nephritis gemeinsam besprechen, fanden folgende Werte: Proteinurie negativ in 14 %, Spuren bis 2,9 g/Liter in 79 %, 3 g/Liter und mehr in 7 %. Nach unseren Erfahrungen ist eine höhere Albuminurie bei einer unkomplizierten chronischen Pyelonephritis im Intervall kaum anzutreffen. Liegt sie vor, sollte man immer an eine andere Nierenkrankheit bzw. an eine pyelonephritische Begleitinfektion denken. MOELLER und STEGER (1955) untersuchten die Eiweißausscheidung im Urin und Serum elektrophoretisch. Während bei akuten Pyelonephritiden eine Proteinurie vom Serumtyp vorlag, kam es bei chronischen Pyelonephritiden als Folge der gleichzeitigen glomerulären Schädigung zu einem Mischtyp der Proteinurie (Kombination des Serumtyps mit einer Proteinurie vom Nephrosetyp glomerulären Ursprungs). Auch TIDSTROM (1963) fand eine deutliche Globulinkomponente.

Das Auftreten von Leukocyten im Urinsediment weist uns auf die Entzündung in der Umgebung der Tubuli hin. Diese Leukocyturie pflegt sehr zu wechseln. Sie kann an einem Tage in geringer Menge, an einem anderen sehr ausgesprochen, manchmal in geballter Form bzw. als Leukocytencylinder auftreten. Die intermittierende oder permanente Leukocyturie ist ein entscheidender Urinbefund (im Krankengut von JACKSON, GRIEBLE und KNUDSEN, 1958, bei 78 %). Der intermittierende Charakter zwingt uns aber zu wiederholten Urinuntersuchungen. Es empfiehlt sich immer, die Leukocyten pro mm^3 zu zählen. BROD (1964) fand in 75 % seiner Fälle eine Leukocyturie. Die ausgeschiedene Zellzahl pro 24 Std betrug 100000—500000, niemals mehr als 2 Millionen. FABRE, JEANDET, CHATELANAT (1964) sahen bei 58 % der untersuchten Pyelonephritiden eine Leukocyturie. Bei gramnegativen Erregern war diese stärker als bei grampositiven, besonders stark aber bei Mischinfektionen. Leukocytencylinder ließen sich in 29 % der chronischen Pyelonephritiden nachweisen, nach den Untersuchungen von LAMPEN (1963) mittels der Peroxydasefärbung des Harnsedimentes sogar in 82 %. Der Nachweis von Sternheimer-Malbin-Zellen hat auch bei der chronischen Pyelonephritis die gleiche diagnostische Bedeutung wie bei der akuten.

Wir fanden im Verlauf der primären chronischen Pyelonephritis eine konstante oder intermittierende Mikrohämaturie in etwa 40 % (BERNING und PRÉVÔT 1952), FABRE, JEANDET, CHATELANAT (1964) in 49 %. Die letzteren Autoren sahen in 85 % eine andere Nierenerkrankung außer der Pyelonephritis als Ursache der Mikrohämaturie an. Gelegentlich sieht man auch Makrohämaturien mit Neigung zu Rückfällen. Sie sind besonders suspekt auf eine Papillendestruktion. BRAASCH (1938) beobachtete derartige, meist einseitige Blutungen bei 67 von 527 Patienten. Hyaline und besonders granulierte Cylinder finden sich selten.

Auch bei der chronischen Pyelonephritis ist der bakterielle Nachweis für die Diagnose und Therapie von entscheidender Bedeutung. Dieser gelingt in der chronischen Phase wesentlich schwieriger als in der akuten. Manchmal sind wiederholte Kulturen erforderlich. Die bakterielle Untersuchung zeigt oft einen Wechsel des Erregers wie auch seiner medikamentösen Empfindlichkeit. Diese Beobachtung trifft besonders dann zu, wenn vorher eine Behandlung insbesondere mit Antibiotica erfolgte. Die pH-Messung im Urin kann uns frühzeitig auf die häufige Unfähigkeit zur Säureausscheidung hinweisen. Ein alkalischer Harn ist bei nicht vorliegender vegetarischer Ernährung verdächtig.

Funktionsanalyse und Laboratoriumsbefunde

Bei der funktionellen Untersuchung der chronischen Pyelonephritis gewinnen wir Eindrücke über die vorhandene Nierenleistung. Die modernen Methoden können uns auch diagnostische Hinweise geben. Es ist zweckmäßig, folgende Untersuchungsverfahren zu benutzen: Verdünnungs- und Konzentrationsversuch, endogene Kreatinin-Clearance, Phenol-Sulfon-Phthalein-Test (Phenolrot-Test), Bestimmung des Glomerulumfiltrates und der renalen Plasmadurchströmung, Zu- und Ausfuhr, im Blut Rest-N, Harnsäure, Kreatinin, Xanthoprotein, Ionogramm (Na, K, Ca, Alkalireserve, Cl, Gesamteiweiß), Hämoglobin, Erythrocyten, Hämatokrit, bei vorliegenden Elektrolytstörungen Bestimmung der Ausscheidung im Urin von Na, Cl, Ca, K. Wir stimmen mit Moeller (1960) überein, daß neben der Bestimmung der üblichen Blutwerte der Konzentrationsversuch, die endogene Kreatinin-Clearance und die Phenolrotausscheidung eine semiquantitative Beurteilung der renalen Funktionseinbuße erlauben und darum einen gebührenden Platz in der Reihe der Routineuntersuchungen einnehmen.

Die ersten gründlichen Funktionsanalysen mit modernen Verfahren bei der chronischen Pyelonephritis verdanken wir Raaschou (1948). Seine Untersuchungen ergaben, daß bei der chronischen Pyelonephritis die effektive Plasmadurchströmung stärker beeinträchtigt wird als die glomeruläre Filtration. Auch Bradley, Bradey, Tyson, Curry und Blake (1952) stellten ein Dominieren der tubulären Schädigung fest. Mitchie und Mitchie (1957), Reubi (1960) und Kleinschmidt (1962) fanden häufig eine annähernd gleichmäßige Einschränkung aller renalen Partialfunktionen (Durchblutungsgröße, Filtration, tubuläre Aktivität). Die Ursache dafür liegt in dem progressiven Untergang ganzer funktioneller Einheiten bzw. in der Funktionsbeschränkung noch erhaltener Nephrone durch die interstitielle Entzündung. Bleiben im entzündeten Gebiet intakte Glomerula weiter in Funktion, tritt die Beeinträchtigung der tubulären Aktivität stärker in den Vordergrund (Reubi 1960). Mitchie und Mitchie (1957) bestimmten bei ihren Kranken auch die getrennten Clearancegrößen der Einzelnieren mit Hilfe von Ureterkathetern, Sie nehmen an, daß als Folge der interstitiellen Entzündung die befallenen Nephren entweder fast völlig ausfallen oder eine mehr oder weniger normale Funktion aufweisen, so daß das Verhältnis der Partialfunktionen zueinander erhalten bleibt. Kleinschmidt (1962) schließt sich dieser Auffassung an. Edvall (1957, 1958) und Kleeman, Hewitt und Guze (1960), die bei schwerer chronischer Pyelonephritis auf Grund der Clearanceergebnisse ebenfalls eine bessere Erhaltung der glomerulären gegenüber der tubulären Funktion sahen, beobachteten aber in der terminalen Phase bei einigen Fällen das umgekehrte Verhalten. Sie führen diese Befunde auf eine morphologisch nachgewiesene, auf die Pyelonephritis aufgepfropfte Glomerulitis zurück. Die Clearanceuntersuchungen eignen sich auch sehr gut zur differenzierten Kontrolle der Funktionsabnahme. Kleinschmidt (1961) konnte nachweisen, daß die Stickstoffretention (Rest-N) in Abhängigkeit von der Minderung der Filtratgröße fortschreitet. Die in den frühen Phasen der chronischen Pyelonephritis und bei der Verlaufskontrolle wertvollen Clearanceuntersuchungen sind nicht charakteristisch genug, um uns bei den Spätzuständen, in denen die klinische Diagnostik sowieso große Schwierigkeiten bietet, wesentlich vorwärtszuhelfen.

Während bei der chronischen Pyelonephritis die Verdünnungsfähigkeit des Urins meistens erhalten ist, kommt es fast stets zu einem Absinken der Konzentrationsfähigkeit. Beim Auftreten einer Isosthenurie ist eine schwere, doppelseitige Erkrankung anzunehmen. Da die glomeruläre Funktion im Vergleich zur tubulären meistens besser erhalten bleibt, ist die Konzentrationsfähigkeit stärker beeinträchtigt, als der glomerulären Filtration entspricht. BROD (1956, 1962) hat auf diese Funktionsdissoziation besonders hingewiesen. Es wird also bei chronischer Pyelonephritis das spezifische Gewicht bei stark befallenen Nieren nicht auf einen Wert fixiert, der dem spezifischen Gewicht des Glomerulusfiltrates entspricht, sondern auf niedrigere Werte. Die sich daraus ergebende Polyurie ist bei der chronischen Pyelonephritis stärker ausgesprochen als bei anderen Nierenentzündungen und gefährdet durch eine dadurch bedingte Dehydratation den Kranken. Trotz deutlicher Konzentrationseinschränkung können diese Kranken aber noch ausreichend verdünnen, so daß man die Tubuli bei diesen Fällen nicht als funktionslos bezeichnen kann. Bei schweren Fällen kann der Urin trotz Pitressinzufuhr hypoton bleiben (KLEEMAN, HEWITT und GUZE 1960). Dieser Effekt, der von ROUSSAK und OLEESKY (1954) als erworbener nephrogener Diabetes insipidus bezeichnet wurde, beruht auf dem Versagen der distalen gewundenen Harnkanälchen, auf das antidiuretische Hormon zu reagieren. Der ungleichmäßige Befall der chronischen Pyelonephritis tritt besonders dann zutage, wenn man die Funktion beider Nieren mit Hilfe von Harnleiterkathetern getrennt untersucht (PRÁT, BROD 1962). Eine Untersuchung der isolierten Konzentrationsindices des endogenen Kreatinins (Verhältnis zwischen der Harn- und Plasmakonzentration) ergab bei der chronischen Pyelonephritis eine Differenz von 78,3% (Normalwerte um 6%). Bei klinisch nachweisbarer einseitiger chronischer Pyelonephritis stieg die Differenz sogar bis 123,6%.

Bei fortgeschrittener chronischer doppelseitiger Pyelonephritis kann die funktionelle tubuläre Schädigung zur Beeinträchtigung der Salzbilanz führen. Der Natriumverlust pflegt bei diesen an sich seltenen Fällen in der klinischen Symptomatologie im Vordergrunde zu stehen (THORN, KOEPF, CLINTON 1944, ENTICKNAP 1952, PETERSEN 1956, KNOWLES, LEVITAN, BRIDGES 1957, KLEEMAN, HEWITT, GUZE 1960, FALSETTI, KUNIN 1963). Meistens sind diese Fälle nur mäßig ausgeprägt. Vergleichende Untersuchungen von KLEEMAN, HEWITT und GUZE (1960) zeigen, daß die Salzverlustniere wesentlich häufiger bei der chronischen Pyelonephritis als bei der chronischen Glomerulonephritis anzutreffen ist. Bei den Kranken mit ausgesprochener Polyurie und Nykturie und dem Unvermögen, die Salzbilanz auszugleichen, kommt es zu einer Verminderung des extracellulären Flüssigkeitsvolumens und einer ausgesprochenen extrarenalen Azotämie, die auf die renale Insuffizienz aufgepfropft wird. Diese Kranken benötigen täglich 150—300 mäq Natrium zur Aufrechterhaltung einer ausgeglichenen Bilanz. Wir verabfolgten bei einem solchen Fall zur Erzielung einer ausreichenden Bilanz eine tägliche Zufuhr bis zu 50 g Kochsalz/die. Erst bei Gaben von mindestens 20 g/die war die NaCl-Bilanz positiv. Während der Na-Wert im Blut noch normal war, lag eine ausgesprochene Hypochlorämie vor. Durch die intensive Therapie des Wasser- und Mineralhaushaltes gelang es, innerhalb von 17 Tagen den Rest-N von 288mg-% auf 116 mg-% zu reduzieren. Diese restierende chronische Azotämie war durch die doppelseitige schwere interstitielle Nephritis bedingt, während die Erhöhung des Rest-N bis auf 288 mg-% durch die zusätzliche hydrominerale Störung hervorgerufen worden war. Erst bei einem Rest-N von 116 mg-% war auch der Blutchlorwert normal. Das Krankheitsbild wird durch eine salzarme Ernährung natürlich fatal beeinflußt.

Als Folge des durch den Na-Verlust bedingten chronischen Blutvolumenmangels kann es zu erhöhten Blutaldosteronwerten kommen (HERNANDO, CRABBÉ, ROSS, REDDY, RENOLD, NELSON, THORN 1957, STANBURRY, GOWENLOCK, MAHLER 1958). Durch zusätzliche gastroenterale Na-Verluste (Erbrechen, Durchfälle) wird die Salzverarmung noch verstärkt. Manchmal kann die langdauernde, schwere, „salzverlierende Nephropathie" durch chronische Stimulierung der Nebennierenrinde zur Ausbildung einer knotigen Hyperplasie führen, so daß sich der sekundäre Aldosteronismus durch Ausgleich der hydromineralen Verluste nicht mehr beseitigen läßt, und das aufgepfropfte Kaliummangelsyndrom zu einem Symptomenwandel des renalen Grundleidens führt (STANBURY, GOWENLOCK und MAHLER 1958, WOLFF 1959, CONN, KNOPF und NESBIT 1963, SCHWAB, SCHRÖDER, SCHATTENFROH und SCHÜTZ 1963). Unter den beschriebenen Fällen mit schwerem Salzverlustsyndrom („saltwasting syndrome") überwiegt als Ursache bei weitem die schwere chronische Pyelonephritis. ENTICKNAP (1952) fand im Schrifttum unter acht Fällen sechs chronische Pyelonephritiden, eine Cystenniere und eine fragliche chronische Pyelonephritis. Mit Ausnahme der Cystenniere wiesen alle Fälle schwere Schrumpfnieren auf (unter 100 g). In dem Krankengut von KLEEMAN, HEWITT und GUZE (1960) mit 16 Fällen handelte es sich ebenfalls um schwere chronische Pyelonephritiden oder um ausgesprochene Hydronephrosen mit nur geringem restierendem Nierenparenchym. Die „glomerulo-tubular imbalance" hat ihr anatomisches Substrat in der auch morphologisch nachweisbaren überwiegenden Schädigung des tubulären Apparates durch die interstitielle Fibrose und chronische Entzündung.

Bei der chronischen Pyelonephritis kommt es häufig zu Störungen des Säure-Basenstoffwechsels. Die chronische Retention von Wasserstoffionen führt zur chronischen Acidose. Diese tritt dann auf, sobald das Konzentrationsvermögen des Urins auf unter 1020 herabgesetzt ist (BROD 1962). Eine hyperchlorämische Acidose ist relativ häufig. Bei diesen Fällen kompensiert die Hyperchlorämie die Verminderung der Anionen HCO_3^- (BROD 1957, LATHEM 1958, KLEEMAN, HEWITT und GUZE 1960, HODLER und SCHWARZENBACH 1963). In unserem Krankengut fanden sich unter 43 chronischen Pyelonephritiden sechs Fälle mit absolutem oder relativem Anstieg der Chloridkonzentration im Serum (KREYSEL 1958). KLEEMAN, HEWITT und GUZE (1960) sahen unter ihren acidotischen pyelonephritischen Patienten eine Hyperchlorämie in nahezu einem Drittel der Kranken, FABRE, JEANDET, CHATELANAT (1964) bei chronischen Pyelonephritiden als Folge eines urologischen Leidens in 32%. Man kann die hyperchlorämische Acidose als charakteristische metabolische Störung der zur Schrumpfung neigenden chronischen Pyelonephritis auffassen. Sie weist uns darauf hin, daß im Verhältnis zum Ausmaß der Acidose noch eine gute Glomerulumfiltration vorliegt-(HODLER 1964). Dieser Autor konnte durch Untersuchung der Säureausscheidung im Urin nachweisen, daß die stärkere Neigung chronischer Pyelonephritiker zur Acidose nicht auf extrarenalen Ursachen, sondern auf einer echten Unfähigkeit der pyelonephritisch erkrankten Niere zur Säureausscheidung beruht. Nach seinen Befunden scheiden die Patienten mit Pyelonephritis auch im Vergleich zu denjenigen mit einer glomerulären Erkrankung gleichen Stadiums im Verhältnis zum Grade ihrer Blutacidose durchschnittlich deutlich weniger Säure aus. Die Kranken mit hyperchlorämischer Acidose neigen stärker zur Hyperkaliämie, als dem Grad ihrer Acidose bzw. Azotämie entsprechen würde (SCRIBNER, BURNELL 1956, LATHEM 1958, KLEEMAN, HEWITT und GUZE 1960). FABRE, JEANDET, CHATELANAT (1964) bestreiten einen solchen Zusammenhang. Wie bei allen renalen Insuffizienzen ist auch bei der chronischen Pyelonephritis in den terminalen Phasen eine Hyperkaliämie zu erwarten.

Im Schrifttum liegen einzelne Beobachtungen einer Kaliumverlustniere auf der Basis einer chronischen Pyelonephritis vor (BROWN, CURRENS, MARCHAND 1944, DAVIDSEN, KJERULF-JENSEN, KRARUP 1951, EASTHAM und McELLIGOTT 1956, MAHLER und STANBURY 1955, EALES und LINDER 1959). Bei dem Fall von MAHLER und STANBURY (1955) finden sich besonders ausführliche metabolische und renale Untersuchungen. Als primäre Nierenerkrankung konnte bioptisch eine chronische Pyelonephritis sichergestellt werden. Biochemisch standen im Plasma ein niedriger Kaliumspiegel und eine Hypophosphatämie ohne metabolische Acidose im Vordergrund. Die biochemischen Abnormitäten und die klinischen Symptome ließen sich, abgesehen von der Nykturie, durch Zufuhr von Kaliumbicarbonat und eine natriumarme Diät korrigieren. Die Beobachtung (EALES und LINDER 1959) an einer Frau mit chronischer Pyelonephritis, maligner Hypertonie und adenomatöser Nebennierenrindenhyperplasie demonstriert, wie schwierig die Entscheidung sein kann, ob die Pyelonephritis oder die adrenale Hyperplasie das primäre Leiden ist. MUEHRCKE und McMILLAN (1963) haben der Beziehung der chronischen Pyelonephritis zum chronischen Kaliummangel besondere Untersuchungen gewidmet. Sie vertreten und belegen auch tierexperimentell die Auffassung, daß ein längerer renaler oder gastrointestinal bedingter Kaliummangel irreversible morphologische renale Veränderungen verursacht, die mit denen der chronischen Pyelonephritis übereinstimmen. 14 von 15 Kranken mit chronischem Kaliummagel hatten einen oder mehrere Schübe akuter Pyelonephritis. Aus ihren Untersuchungen geht aber hervor, daß die morphologischen Befunde der chronischen Pyelonephritis bei Kranken mit einem über längere Zeit bestehenden Kaliummangel durch eine andere Ursache bedingt sein können als durch eine bakterielle Infektion der Nieren. Wir müßten uns also bei einer Kaliumverlustniere mit dem morphologischen Substrat einer Pyelonephritis immer fragen, ob der Kaliummangel oder die chronische Pyelonephritis die primäre Veränderung war.

In Ergänzung der Serum-Ionogramme hat KREYSEL (1958) an unserem Krankengut die Elektrolytausscheidung im Urin näher analysiert. Bei 11 von 43 Kranken mit chronischer Pyelonephritis ohne Erhöhung der Stoffwechselendprodukte im Blut wurde im Vergleich zu Gesunden bei gleicher Ernährung eine vermehrte Kaliumausscheidung im Urin nachgewiesen. Im Serum fand sich bei diesen Fällen eine deutliche Hypokaliämie von 3—4 mäq/l. FABRE, JEANDET, CHATELANAT (1964) sahen unter 188 Beobachtungen bei 19 Fällen eine Hypokaliämie unter 3 mäq/l.

Die Acidose bei der chronischen Pyelonephritis führt selten über Störungen des Calcium- und Phosphatstoffwechsels zu klinisch nachweisbaren Bildern von renaler Osteodystrophie. Charakteristische Veränderungen von Calcium, Phosphaten und alkalischer Phosphatase erfolgen erst sehr spät im Laufe der Erkrankung. Dann kommt es auch zum Anstieg der Phosphate im Plasma, zum Abfall des Calciums und zur Erhöhung der alkalischen Phosphatase. VERBANCK, KRAYTMAN, SIBILLE, HEYMAN (1958) beschrieben einen Fall von doppelseitiger obstruktiver Pyelonephritis bei bilateraler, vorwiegend rechtsseitiger Hydronephrose und rechtsseitiger Pyonephrose (in der Vorgeschichte Hysterektomie und Magenresektion). Es bestand eine negative Bilanz für Phosphor, Calcium und Magnesium. Die wegen der rechtsseitigen Pyonephrose erfolgte Nephrektomie normalisierte die humorale Störung völlig unter bemerkenswerter klinischer und röntgenologischer Verbesserung der Osteomalacie. Die verantwortliche renale Störung war also nur in einer Niere gelegen. STANBURY (1958, 1963) und REUTTER

(1964) haben auf die Osteomalacie bei der chronischen Pyelonephritis hingewiesen. Durch sorgfältige Bilanzstudien (DENT, HARPER und PHILPOT 1961, STANBURY 1962) wissen wir, daß bei glomerulotubulärer Insuffizienz mit Osteopathie weniger eine Hypercalciurie als eine Störung der intestinalen Calciumresorption im Vordergrund steht. Sehr hohe Dosen von Vitamin D führten bei den beobachteten Kranken zur Steigerung der enteralen Calcium- und Phosphatresorption, einer positiven Calciumbilanz und Besserung der Knochenveränderungen.

Von den Blutuntersuchungen hat die Blutsenkungsgeschwindigkeit besondere Bedeutung. Sie ist meistens erhöht, bei akuten Schüben sogar wesentlich erhöht. Unklare Blutsenkungsbeschleunigungen ohne sonstige organische Grundlagen sollten uns immer an das Vorliegen einer symptomarmen chronischen Pyelonephritis denken lassen.

Die Blutkultur läßt nur bei akuten Schüben im Verlaufe chronischer Pyelonephritiden einen positiven Erregernachweis erwarten, insbesondere bei obstruktiven Formen mit Schüttelfrösten.

Wie bei allen chronischen Infektionskrankheiten pflegt das Serumeisen häufig erniedrigt zu sein (v. NIEDERHÄUSERN und WILDBOLZ 1964).

Nierenbiopsie

Die Biopsie, sei es durch eine percutane Nadelbiopsie (KIPNIS, JACKSON, DALLENBACH, SCHÖNBERGER 1955, JACKSON, POIRIER, GRIEBLE 1957, SCHREINER 1958, BRUN und RAASCHOU 1960, KLEEMAN, HEWITT und GUZE 1960, PIRANI und MUEHRCKE 1960, REUBI 1960, ALMEIDA, TAUNNAY, CRUZ, PENA, BRITO, CINTRA 1961, HUTT und WARDENER 1961, KLEINSCHMIDT 1961, THOMSEN 1961, JACOBSEN und NEWMAN 1962, ZÜLLIG und ZOLLINGER 1963) oder als offene Biopsie (MERRIAN, SOMMERS, SMITHWICK 1958, SOMMERS, REKMAN, SMITHWICK 1958) kann wesentlich zur diagnostischen Sicherung, zum Verständnis des klinischen Bildes und zum Vergleich mit der gestörten Funktion beitragen. Infolge des herdförmigen Charakters besteht bei der chronischen Pyelonephritis sowohl für die percutane wie offene Nierenbiopsie sehr wohl die Möglichkeit, daß Herde in anderen Teilen der Niere übersehen werden. Die Divergenz zwischen klinischer und bioptischer pathologisch-anatomischer Diagnose ist bei der chronischen Pyelonephritis ausgesprochen groß. ZÜLLIG und ZOLLINGER (1963) fanden bei 55 durch Biopsie morphologisch sichergestellten Pyelonephritiden folgende klinischen Vermutungsdiagnosen: 17 chronische Pyelonephritis, 17 chronische interstitielle Nephritis, 5 chronische Glomerulonephritis, 7 Varia, 6 essentielle Hypertonie ?, 3 vasculäre Nierenaffektion. Besonders bei der stummen Form der chronischen Pyelonephritis mit und ohne Hypertension ist die Biopsie eine große Hilfe. Wir selbst sind in den letzten 2 Jahren nach mehrjähriger Erfahrung mit der percutanen Nierenbiopsie wegen gelegentlicher, trotz aller Vorsichtsmaßnahmen nicht vermeidbarer erheblicher perirenaler Blutungen, zur offenen Nierenbiopsie übergegangen. Diese Methode hat den Vorteil einer größeren Materialgewinnung und der Vermeidung schwerer, eventuell tödlicher Komplikationen im Rahmen des ärztlich Möglichen. PIRANI (1960) schätzt den Wert der percutanen Nierenbiopsie bei der Pyelonephritis wegen des nicht spezifischen Charakters der pyelonephritischen Veränderungen und der beschränkten Gewebsmenge geringer ein als bei den anderen Nierenerkrankungen. BRUN und RAASCHOU (1960, 1961) fanden bei der klinisch sichergestellten Diagnose einer Pyelonephritis mit beeinträchtigter Nierenfunktion in allen Fällen entsprechende histologische Veränderungen. Man kann also sagen, daß die morphologische Diagnose bei den fortgeschrittenen Fällen die klinische bestätigte.

Urologische und Röntgenuntersuchung

Für die Beurteilung von Nierenfunktion, Seitenlokalisation, Ausdehnung des Befalls, Veränderungen des Nierenbeckens, Nierengröße, mechanische oder funktionelle Störungen des Harnflusses in den abführenden Harnwegen kommt der Urographie grundlegende Bedeutung zu. Man wird zuerst immer eine intravenöse Darstellung anstreben, sofern stärkere Grade von Retention oder eine Überempfindlichkeit uns nicht beeinträchtigen. Bei unzureichendem Ergebnis bleibt die retrograde Darstellung (möglichst zur gleichen Zeit nur eine Seite), die auch eine Cystographie mit Miktionscystogramm zum Ausschluß eines vesico-ureteralen Refluxes ermöglicht. Die wichtigste Komplikation der ascendierenden Pyelographie besteht in der Aufwärtsverschleppung von Infektionen. Man sollte deshalb derartige Untersuchungen immer unter Antibioticaschutz durchführen und diese im akuten entzündlichen Schub möglichst vermeiden. Andererseits muß man bei trotz gezielter antibiotischer Therapie anhaltendem Fieber immer nach dem Vorliegen einer komplizierenden Abflußstörung fahnden, was notfalls dann auch retrograd vorzunehmen ist. Die urologische Untersuchung ergibt bei der chronischen Pyelonephritis in der Blase überwiegend geringe pathologische Befunde. Die Schleimhaut zeigt oft mäßige cystitische Veränderungen mit Herabsetzung der Kapazität. Aber überwiegend ist der Blasenbefund unbedeutend (abgesehen von organischen Erkrankungen, die sekundär zur Pyelonephritis führen). Lediglich die Ureterenostien weisen meistens auf der befallenen Seite ein Klaffen und eine gewisse ödematöse Schwellung auf. Die Blauausscheidung ist für die Beurteilung der Nierenfunktion wenig zuverlässig. Wir sind immer wieder erstaunt, daß selbst röntgenologisch nachweisbare, erhebliche chronische Pyelonephritiden noch immer eine normale Farbprobe ergeben. Am frühesten scheint die Intensität der Blauausscheidung zu leiden und bewertet werden zu können.

Bei der Inkonstanz des Urinbefundes im Intervall macht es große Schwierigkeiten, über die völlige Intaktheit einer Seite Bindendes auszusagen. Hier hilft uns im gewissen Umfange die Röntgenuntersuchung weiter, die natürlich auch noch keine morphologische Aussage erlaubt. Das Pyelogramm als Clearancemethode gibt gewisse Hinweise auf die Nierenfunktion, allerdings erst bei stärkerer Beeinträchtigung. Sonst gestattet das intravenöse bzw. retrograde Vorgehen nur Aussagen über Nierenbecken, Kelchhälse und Kelche, Papillenimpressionen und abführende Harnwege. Die Nierengröße ist meistens zu beurteilen. Aber über das Interstitium, in dem der eigentliche chronische pyelonephritische Prozeß lokalisiert ist, sagt das Pyelogramm wenig aus. Ein normales Pyelogramm schließt also das Vorliegen einer aktiven chronischen Pyelonephritis keineswegs aus. Wir teilen die Auffassung von v. NIEDERHÄUSERN und WILDBOLZ (1964), daß die chronische Pyelonephritis am Anfang ihrer Entwicklung röntgenologisch nicht diagnostiziert werden kann. In Übereinstimmung mit der Unspezifität der Morphologie können auch die röntgenologischen Veränderungen für die chronische Pyelonephritis nicht als spezifisch bezeichnet werden. Übersichten finden sich bei PRÉVÔT und BERNING (1950), BRAASCH und EMMETT (1951), BERNING und PRÉVÔT (1952), FREY (1957), DEJDAR und PRAT (1958, 1959), KNAACK und NATUSCH (1961), HORNYKIEWYTSCH (1962). Bei der Bewertung von Pyelogrammen hat man sich darüber klar zu sein, daß der Krankheitsprozeß ungleichmäßig eine oder beide Nieren befällt, und zwar sowohl hinsichtlich der Ausdehnung des Prozesses als auch des Krankheitsstadiums. Typisch ist die unregelmäßige Destruktion des Nierengewebes. Die eine Niere kann schon narbige Veränderungen aufweisen, während die andere noch akute oder subakute entzündliche Erscheinungen zeigt. Bei der primären chronischen Pyelonephritis (meistens Frauen) ist nur noch in 25% eine Einseitigkeit zu erwarten. Besteht beim Fehlen eines Abflußhindernisses eine Verkleinerung, so bietet auch röntgenologisch die Oberfläche ein narbiges und grobhöckeriges Aussehen.

Es liegt auf der Hand, daß man zum Zeitpunkt eines akuten entzündlichen Schubes andere Befunde erheben kann als im symptomarmen Intervall. Außerdem muß die primäre chronische Pyelonephritis ohne nachweisbare mechanische Abflußstörung andere Veränderungen bieten als die sekundäre chronische Pyelonephritis auf obstruktiver Basis mit hydronephrotischer Komponente als Folge der Rückstauung (Vandendorp, Lemaitre, Remy 1962). Diese Faktoren sind auseinanderzuhalten. Typisch für das Leiden ist u.E. die primäre chronische Pyelonephritis auf nicht obstruktiver Basis. Wir (Prévôt und Berning 1950,

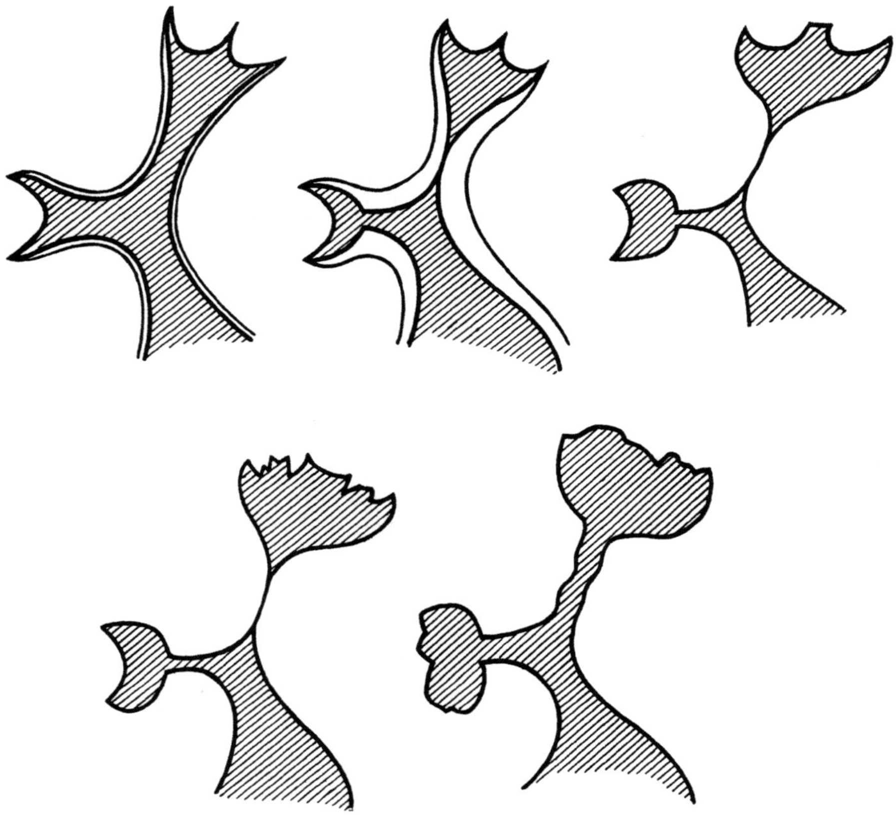

Abb. 18. Schematische Darstellung der Auswirkung des akuten Schubes bei der akuten und chronischen Pyelonephritis

Berning und Prévôt 1952) haben die Auswirkung des akuten Schubes bei der primären chronischen Pyelonephritis der Frau röntgenologisch vor und nach Abklingen beobachtet. Die von uns beim Aufflackern entzündlicher Schübe im Pyelogramm nachgewiesene Enge am Abgang der Kelchhälse imponierte als Ursache der Kelchdilatation. Diese Enge schien uns im Gegensatz zu Frey (1952, 1957) nicht allein spastisch, sondern durch eine ödematöse entzündliche Schleimhautschwellung des Nierenbeckens bedingt zu sein. Es ist sehr wohl möglich, daß sich entzündliches Ödem und andauernde Kontraktion kombinieren. Auch die entzündliche Durchsetzung des hilären Fettgewebes kann dazukommen. Morphologische Befunde darüber sind schwer beizubringen, da der akute Schub bei diesen Kranken erfreulicherweise überwunden wird. Die Engstellung des oder der befallenen Kelchhälse war zuweilen so ausgesprochen, daß sich die gegenüberliegenden Wände geradezu berührten. Das Kontrastmittel konnte bei retrograder Füllung diese Enge nur unter Anwendung eines etwas stärkeren Druckes überwinden. Jedenfalls handelte es sich hierbei nicht um kurzfristige passagere Füllungs-

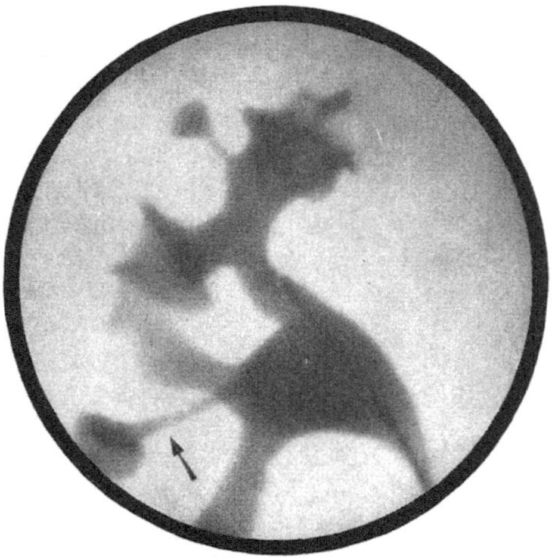

Abb. 19. 42jährige Frau. Chronische doppelseitige Pyelonephritis (Coli) mit akuten Schüben. Röhrenförmig eingeengter, unregelmäßig wellig begrenzter Kelchhals rechts unten mit erweitertem Kelchende. Kleine Dilatation mit engem Hals am oberen Kelch.

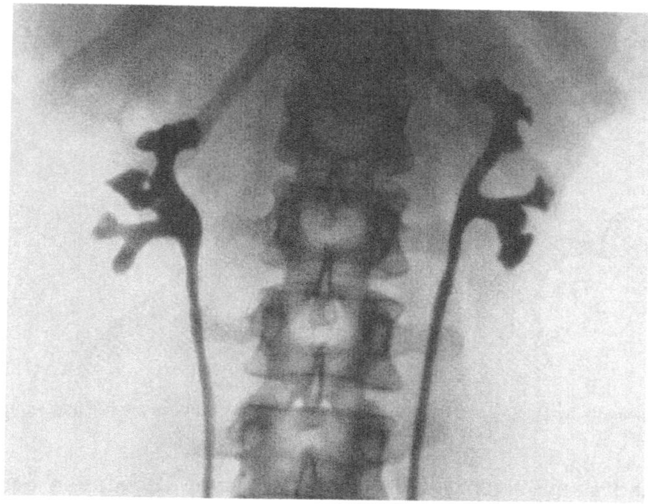

Abb. 20. 38jährige Patientin. Seit 4 Jahren Dysurie, Mattigkeit, Leistungsabfall. Retrogrades Pyelogramm (i.v. unzureichend): Doppelseitige chronische Pyelonephritis (rechts mehr als links) mit pyelonephritischer Schrumpfniere rechts im Stadium der kompensierten Retention (Rest-N 45 mg-%, Konzentration bis 1012, Phenolrot 4%/15 min, endogene Kreatinin-Clearance 16 cm³/min). Mäßige Anämie. Plumpes Nierenbecken beiderseits mit erweiterten Kelchen und Kelchhälsen und abgeflachten Papillenimpressionen

phasen. Bestanden diese Kelchhalsstenosen über längere Zeit, so kam es zur Ausbildung einer prästenotischen Dilatation der zugehörigen Kelchenden, die jedoch nach Abklingen der entzündlichen Erscheinungen auch röntgenologisch wieder verschwand. In einigen Fällen waren sie nur auf einen oder wenige Kelche beschränkt. Gelegentlich dehnte sich die Schwellung diffus auf das ganze Nieren-

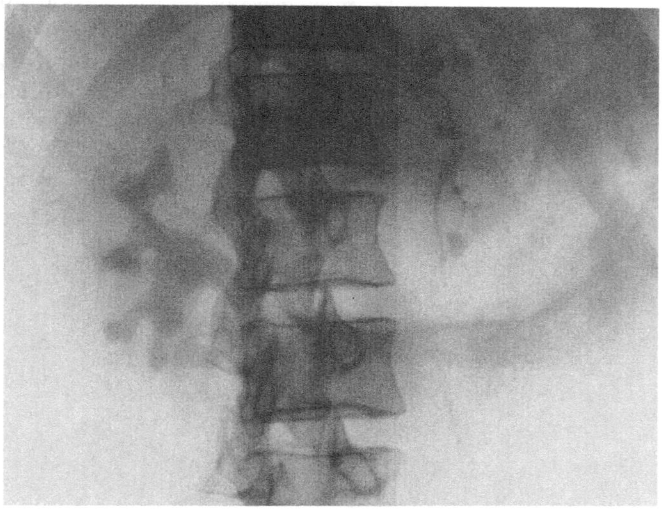

Abb. 21. 36jährige Frau. Chronische doppelseitige Pyelonephritis (Coli). Beschwerdeperiode seit 6 Jahren. Phenacetinabusus seit 4 Jahren. Reduktion der Clearance auf 40%. Senkungsbeschleunigung, Leukocyturie, Bakteriurie. Sternheimer-Malbin-Zellen 55%. Eiweiß negativ. Konzentration bis 1020. I.v. Pyelogramm rechts: Weitstellung des rechten Nierenbeckens in allen Anteilen, Papillenabflachung, zum Teil Kelchdilatation. Links: Deutliche Schrumpfungszeichen, Engstellung aller Kelchhälse, Papillennekrose am mittleren Kelch, kugelige Dilatation der Kelchenden am oberen und unteren Kelch

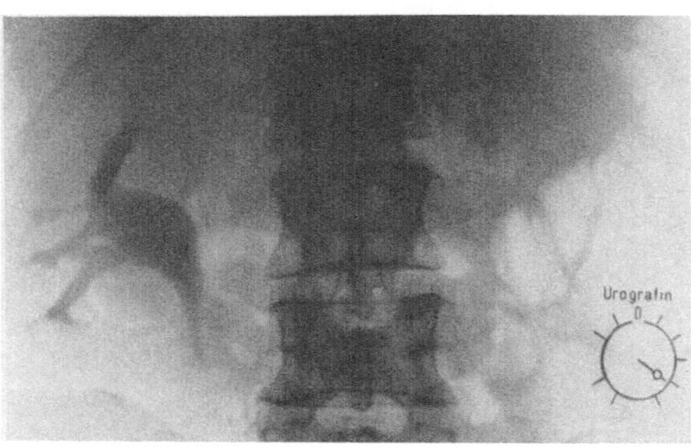

a

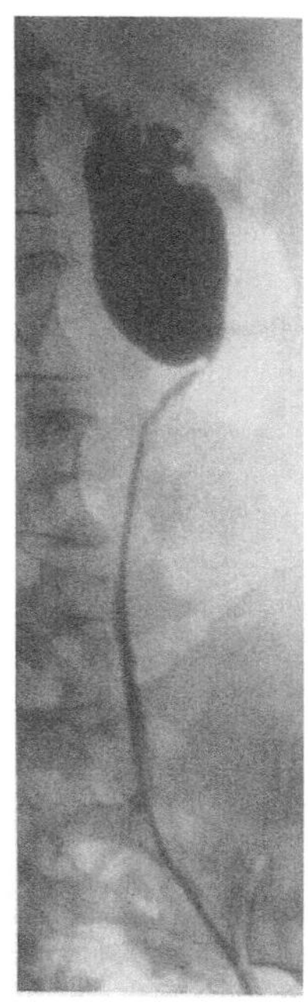

b

Abb. 22a u. b. 63jährige Frau. Chronische rezidivierende Pyelonephritis (Coli, Enterokokken) mit akuten Schüben und vorübergehender kompensierter Retention. a I.v. Pyelogramm, stumme Niere links. b Retrogrades Pyelogramm: Pyelonephritische Zwergniere vom Typ der frühkindlichen Infektion. Enggestellter Ureterabgang. Nephrektomie (Chefarzt Dr. BRACHMANN). Gewicht 12 g, Länge 5 cm. Histologie (Prof. Dr. SELBERG): Kastaniengroße Zwergniere mit relativ weitem hypertrophischem Nierenbecken. Strumigene Umwandlung, Hypoplasie mit herdförmig vernarbter Pyelonephritis. Gefäße innerhalb der Narben verdickt und zum Teil obliteriert (normaler Blutdruck)

becken ohne auffällige Bevorzugung der Kelchhälse aus. Bei chronischen Formen blieben auch nach Abklingen der entzündlichen Schübe röntgenologisch dauernde Veränderungen an den Kelchhälsen bestehen, die sich in einer Starre, in röhrenförmigen relativen Engen und Konturunebenheiten bemerkbar machten. HEIDENBLUT (1960) kam ebenfalls zu der Feststellung, daß es im Verlaufe einer chronischen

Pyelonephritis durch entzündliche bindegewebige Proliferation zu organischen Einengungen und Verlegungen des Kelchsystems kommen kann. Eine länger anhaltende Urinstauung vor den eingeengten Kelchhälsen führte zu einer Abstumpfung und Dilatation der Kelchenden, eine hinzutretende Infektion zu einer mehr oder weniger starken Arrosion bzw. Destruktion der Papillenspitzen, die schließlich mit Fistel- oder Höhlenbildung enden konnte. Die Auffassung von

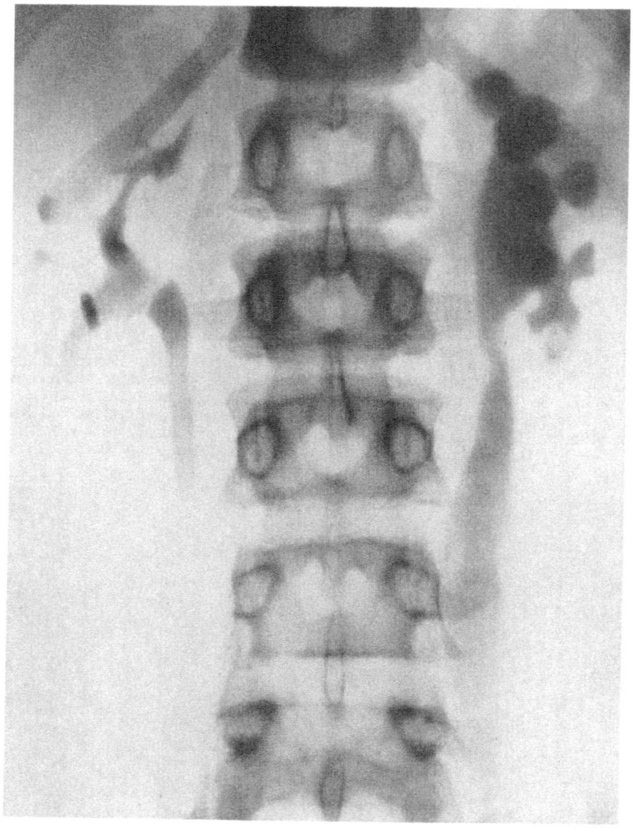

Abb. 23. 14jähriges Mädchen. Doppelseitige chronische Pyelonephritis (Coli) mit Überwiegen der linken Seite, völlig leerer Anamnese und Beschwerdefreiheit. Wahrscheinlich frühkindliche Infektion. Leukocyturie, Bakteriurie, Blutsenkungsbeschleunigung. Plumpes linkes Nierenbecken mit kugeliger Erweiterung der Kelchenden und Dilatation des linken Ureters. Stumpfe Kelchenden rechts und sichelförmige Deformierung des rechten oberen Kelches. Keine Nephrektomie wegen Beteiligung der rechten Niere

Dejdar (1960), daß nur die eitrigen, geschwürigen, chronischen Pyelonephritiden zur Bildung von organischen Strikturen und Stenosen der Kelche neigen, können wir nicht teilen. Das Schema (Abb. 18) soll die Auswirkung des akuten Schubes in den verschiedenen Stadien der chronischen Pyelonephritis wiedergeben, wie wir sie auf Grund unserer Röntgenuntersuchung zu sehen bekamen. Die Einteilung von Hornykiewytsch (1962) in den Schleimhaut- und Parenchymtyp der Pyelonephritis mag für die praktische Deutung von Röntgenbildern brauchbar sein, in sachlicher muß ihr widersprochen werden, da der Parenchymbefall praktisch immer vorliegt. Eine solche Unterscheidung könnte zu leicht dazu verführen, bei fehlenden röntgenologischen Parenchymzeichen auch ein morphologisch intaktes renales Parenchym zu vermuten.

DEJDAR und PRAT (1958) und DEJDAR (1959) haben an Hand von 153 Kranken mit chronischer Pyelonephritis (klinisch diagnostiziert) die röntgenologische Diagnose dieser Erkrankung überprüft und ergänzt. Nach ihren Erfahrungen sind die Ergebnisse dieses diagnostischen Verfahrens in den einzelnen Fällen erst dann als wirklich zuverlässig zu betrachten, wenn sie sich auf mindestens drei der häufigsten röntgenologischen Kennzeichen stützen können. Sie geben folgende Charakteristika (KNAACK und NATUSCH 1961, beschrieben ähnliche Befunde) und Häufigkeit ihres Auftretens an (cf. Tabelle 7).

Tabelle 7

Merkmal	Vorkommen in % der beobachteten Fälle
1. Herabgesetzte oder unleserliche Dichte des Nierenschattens auf der Leeraufnahme	46,4
2. Unscharfe oder unregelmäßige Konturen des Nierenschattens	42,4
3. Abweichungen in der Größe des Nierenschattens	59,3
4. Veränderungen in der Breite der Nierenparenchymschicht (Verbreiterung oder Verengung)	76,3
5. Dilatation des pyelo-ureteralen Systems	85,4
6. Deformationen des Hohlsystems (Papillenverflachung und Fornicesabrundung)	95,9
7. Funktionelle Veränderungen der ausführenden Harnwege:	
a) Hypertonie	7,8
b) Hypotonie-Atonie (Hypodynamie-Akinese)	68,6
c) Vergesellschaftete Veränderungen	16,3
d) Normotonie (normale Motilität)	7,1
8. Verspätete oder unleserliche Ausscheidung des Kontrastmittels	37,8
9. Herabgesetzte Konzentration des Kontrastmittels	94,1
10. Asymmetrische Ausbildung der oben angeführten Veränderungen	27,5—70,5
11. Sonstige begleitende Abweichungen:	
a) Konkremente in den ausführenden Harnwegen	23,5
b) Unscharfe oder unleserliche Umrisse des Musculus psoas	34,6
c) Strikturen und andere Hindernisse in den Harnleitern	6,5
d) Entwicklungsanomalien	3,2

Die Angabe von DEJDAR (1959) über die Herabsetzung der Nierendichte auf der Leeraufnahme wird von OLSSON (1962) nicht bestätigt. Er sah diese nur bei wenigen Fällen mit schweren Veränderungen, bei denen das Parenchym zum großen Teil durch Fettgewebe ersetzt war. OLSSON (1962) demonstriert den Nutzen der renalen Angiographie für die Beurteilung der Gefäßversorgung und des funktionierenden Nierenparenchyms bei der chronischen Pyelonephritis. Die im Schrifttum bisher vorliegenden Befunde sind noch gering, systematische Untersuchungen an einem größeren Krankengut fehlen. Die renale Angiographie wird sicherlich auch bei der chronischen Pyelonephritis für die Diagnose und die operative Indikation Bedeutung haben. Erlauben die üblichen Methoden keine genaue Darstellung der Nierengröße, so läßt eine Tomographie oder das Pneumoretroperitoneum den Nierenschatten erkennen.

Bei der chronischen Pyelonephritis kann das zerstörte Nierenparenchym durch fibröses bzw. lipomatöses Gewebe ersetzt werden. Diese Nierenlipomatose (replacement lipomatosis) kommt in ausgedehnterer Form selten vor. OLSSON (1962) weist auf den Nutzen der röntgenologischen Untersuchung in Kombination mit der renalen Angiographie hin. Die Niere erscheint dann nur gering verkleinert oder sogar vergrößert, obschon das Nierenparenchym stark reduziert ist. Beim Pyelogramm wird der Befund gern als Tumor mißdeutet, zumal die Veränderungen gewöhnlich einseitig sind. Die Gefäßdarstellung gestattet das Fehlen pathologischer Gefäße, das Nephrogramm zeigt den erweiterten Sinus, den weiten Hilus und die sehr dünne Rinde.

Die pyelonephritische Schrumpfniere, die auch bei doppelseitiger chronischer Pyelonephritis meist auf einer Seite in stärkerer Ausprägung vorkommt, bietet röntgenologisch folgende Charakteristika: Verkleinerung des Nierenschattens mit unscharfen Konturen und verstreuten, den U-förmigen Narben entsprechenden Oberflächeneinziehungen als Folge des Parenchymschwundes. Auch gegenüber der arteriosklerotischen und glomerulonephritischen Schrumpfniere erscheinen bei der pyelonephritischen die Nierenoberflächen unregelmäßiger und gröber konturiert (THURN und BÜCHLER 1964). MUNK und HAHN (1962) fanden keine Unterschiede in der Form und Größe der pyelonephritischen Schrumpfniere mit und ohne Hypertension. Ausgeprägte Schrumpfnieren imponieren schon beim intravenösen Pyelogramm durch verzögerte bzw. reduzierte Ausscheidung und verminderte Kontrastdichte. Die Nierentomographie erhöht die Aussagemöglichkeiten über Form und Größe der Schrumpfniere. PYTEL (1962) ist renovasographisch den verschiedenen Stadien der Gefäßveränderungen bei der Entwicklung der pyelonephritischen Schrumpfniere nachgegangen. Nierenverkleinerungen geringeren Grades zeigten eine Verkürzung und zahlenmäßige Verminderung der kleinen Segmentarterien bei normalem Hauptstamm der Arteria renalis. Bei Zunahme der Schrumpfung entwickelte sich eine diffuse Lumeneinengung des ganzen arteriellen Systems. Im Endstadium der pyelonephritischen Schrumpfniere lag sowohl eine ausgedehnte Gefäßrarefizierung der intrarenalen Arterien wie auch eine Kaliberverminderung der extrarenalen Arterien vor, so daß auch das Lumen der Arteria renalis bis zu 50% reduziert sein konnte.

Die Isotopennephrographie ist ein sicherer Fortschritt für die Funktionsdiagnostik und wurde von ZUM WINKEL, BECKER und SCHEER (1961) für die chronische Pyelonephritis als häufigste Nierenkrankheit besonders empfohlen. Die Domäne liegt in der Aufdeckung unilateraler Nierenerkrankungen. Die Methode erlaubt früher, schneller, einfacher und mit größerer Feinheit eine Aussage über die Funktionsverhältnisse jeder einzelnen Niere als die übrigen klinischen Tests (ROTH, MONTANDON, SCHERER, STROUN, WENGER 1963). Die gleichen Autoren haben ihre Ergebnisse mit anderen Nierenfunktionsproben verglichen und stellten eine Übereinstimmung mit der Phenolrotausscheidung in 69% (35 Patienten) und mit der Konzentration in 75% (32 Patienten) fest. Nach den Erfahrungen von SCHÜTTERLE und ZUM WINKEL (1963) lassen sich renale Funktionsausfälle in höherem Ausmaße erfassen als mit der Phenolrotprobe und dem Konzentrationsversuch. Bei der einseitigen chronischen Pyelonephritis bzw. Schrumpfniere hat sich die Methode besonders bewährt (SCHOLZ, HAUG, OEFF 1964). Es kommt mit Zunahme der Funktionseinschränkung der betroffenen Niere zu einem immer mehr reduzierten Aktivitätsanstieg in der Sekretionsphase, bis schließlich im Endstadium der Befund wie bei einer hochgradig funktionsgeminderten und funktionslosen Niere zu erheben ist.

DORE, TAPLIN, JOHNSON (1962) studierten die Isotopennephrographie auch unter veränderten Flüssigkeitsverhältnissen. Die für die chronische Pyelonephritis charakteristischen Veränderungen (Verminderung des sekretorischen Kurvenanstieges, verspätetes Einsetzen der Exkretionsphase mit flacherem exkretorischem Kurvenabfall, häufige Asymmetrie der Veränderungen als Zeichen unterschiedlicher Krankheitsausprägung) verstärkten sich nach Flüssigkeitseinschränkung (8—12 Std vor dem Test). Bei fast allen Kranken konnte nach Behandlung ein teilweiser oder kompletter Rückgang der pathologischen Veränderungen nachgewiesen werden. Beim Vergleich mit der intravenösen Urographie bestätigte sich die Methode als weitaus empfindlichere, zuverlässigere und schonendere zur renalen Funktionsprüfung.

Diagnose

Da bei der chronischen Pyelonephritis die Tendenz zum Atypischen dominiert, sind die diagnostischen Schwierigkeiten besonders groß. Häufige Krankheiten — die Pyelonephritis dürfte heute die häufigste Nierenkrankheit sein — sollte man häufig diagnostizieren. Es ist wichtig, bei unklaren Krankheitsbildern immer an die Möglichkeit einer chronischen Pyelonephritis zu denken, zumal die klinischen Masken im Beschwerdekomplex oft gar nicht auf die Harnwege hinweisen. Am leichtesten fällt die Diagnose bei der chronisch rezidivierenden Form mit akuten Schüben. Diese klinische Verlaufsform, die immer wieder unter der Diagnose „Cystopyelitis" läuft, ist nach WILDBOLZ (1959) ein „Kehrichtkübel, in den von unachtsamen Kollegen alles hineingeworfen wird, was einen infizierten Urin ohne heftige subjektive Symptome aufweist, von der Coli-Bacillose zur destruierenden Nierentuberkulose und zum Korallenstein". Unter Beachtung der beschriebenen klinischen Symptome, der Laboratoriumsuntersuchungen, der röntgenologischen, bioptischen und morphologischen Methoden sollte es heute meistens möglich sein, die Diagnose einer chronischen Pyelonephritis intra vitam zu stellen. Bei chronischen Infektionen der abführenden Harnwege kann man nicht früh genug eine entzündliche Beteiligung des Nierenparenchyms vermuten. Hat man eine Pyelonephritis angenommen, so ist auch bei der chronischen Verlaufsform die primäre nicht obstruktive von der sekundären obstruktiven Form zu trennen. Im Vordergrund der Diagnostik muß dann der Ausschluß einer organischen oder neurogenen, den Harnabfluß behindernden Störung stehen. „Es gibt kaum eine Veränderung der Harnorgane, die nicht eine chronische Infektion unterhalten könnte" (WILDBOLZ 1959). Die Komplikation der häufigsten urologischen Erkrankungen durch eine Pyelonephritis ist ungewöhnlich groß. Da in der Beseitigung der Urinstase die wichtigste Voraussetzung einer therapeutischen Beeinflussung liegt, hat die exakte urologische Klärung größte Bedeutung. Man erinnere sich der geschlechtsbedingten Unterschiede, die darin bestehen, daß beim erwachsenen Mann die sekundäre obstruktive Form weitaus überwiegt, während diese bei der Frau nach unseren Untersuchungen nur in rund der Hälfte der Fälle zu erwarten ist. Auf die symptomarmen Verläufe beim alten Menschen und beim Diabetiker sei besonders hingewiesen. Die beschriebenen Untersuchungsmethoden erlauben auch ein ausreichendes Urteil über den Umfang der Beeinträchtigung der renalen Funktion und die Seitenlokalisation.

Unter den groborientierenden klinischen Zeichen hat sich uns die Trias: Blutsenkungsbeschleunigung, Bakteriurie, konstante oder intermittierende Leukocyturie (BERNING und WALTER 1951) als nützlicher Führer zur Diagnose erwiesen. Es gibt keine bei allen chronischen Pyelonephritiden zu jeder Zeit vorliegenden klinischen Zeichen. Das intermittierende Auftreten pathologischer Befunde ist typisch und bedarf der diagnostischen Berücksichtigung. Wir stimmen mit REUBI (1960) in der Empfehlung überein, folgende mögliche Symptome und Laboratoriumsuntersuchungen bei der Diagnose einer chronischen Pyelonephritis zu berücksichtigen:

1. Urinsymptome: Leukocyturie, Anwesenheit von Sternheimer-Malbin-Zellen, Hämaturie, Proteinurie, Cylindrurie, Bakteriurie.
2. Blasensymptome: Dysurie, Pollakisurie.
3. Renale Symptome: Lendenschmerzen, Polyurie, Azotämie, Acidose, Ödeme, pathologische Clearance-, Pyelographie-, Isotopennephrographie-, Miktionscystographie- und Biopsiebefunde.

4. Kardio-vasculäre Symptome: Hypertonie, Ödeme, Fundusveränderungen, Kopfschmerzen.

5. Allgemeine Symptome: Fieber, Leukocytose, Anämie, beschleunigte Blutsenkungsgeschwindigkeit, Anorexie, Erbrechen, Abmagerung, Müdigkeit, Dehydratation, Hautpigmentierung und Hepatosplenomegalie.

Die wichtigsten Grundkrankheiten mit harnstauendem Effekt, die auch für die chronische Pyelonephritis pathogenetische Bedeutung haben, sind bei der akuten Pyelonephritis behandelt worden.

Bei der chronischen Pyelonephritis ist mit einer überwiegenden Doppelseitigkeit der Affektion zu rechnen. Die primäre chronische Pyelonephritis der Frau war in unserem pathologisch-anatomisch sichergestellten Krankengut nur noch in 25,5% einseitig lokalisiert (Berning und Prévôt 1952), beim Mann lag eine Einseitigkeit nur in 8,1% vor (vorwiegend obstruktive Formen). Die Feststellung, welche Niere schwerer beteiligt ist, dürfte selten diagnostische Schwierigkeiten machen. Der Nachweis der völligen Unversehrtheit einer der beiden Nieren ist intra vitam kaum zuverlässig möglich. Die Beantwortung dieser Frage hat andererseits bei vorliegender Indikation zur Nephrektomie (Hypertonie, einseitige pyelonephritische Schrumpfniere) große praktische Bedeutung. Folgende Kriterien sind für die wahrscheinliche Unversehrtheit einer Niere zugrunde zu legen (Reubi 1960): Normales intravenöses Pyelogramm, normale Blauausscheidung auf der nicht befallenen Seite mit kräftigem Strahl und in normalem Zeitintervall, steriler Katheterharn ohne Leukocyten oder Sternheimer-Malbin-Zellen, normale Clearance im Separaturin (nicht leicht zu realisieren), Clearancewerte der vermutlich gesunden Niere = 50% der normalen Globalfunktion. Eine Ergänzung dieser diagnostischen Methoden durch das Isotopennephrogramm ist ratsam. Als einfachste und am frühesten verwertbare diagnostische Methode empfehlen v. Niederhäusern und Wildbolz (1964) den Howard-Test. Dieser bewährte sich besonders bei einseitigen Nierenerkrankungen mit Hochdruck. Howard u. Mitarb. (1957) fanden bei Kranken, die durch einseitige Nephrektomie gebessert oder geheilt wurden, auf der kranken Seite eine verminderte Urinproduktion und Natriumausscheidung. Bei Bewertung des beiderseitigen Katheterharns wird der Test dann als positiv beurteilt, wenn die Reduktion des Urinvolumens mindestens 40% und die Verminderung der Natriumkonzentration mindestens 20% beträgt. Die Technik des Testes, die nach den Vorschriften von Conner, Berthrong, Thomas und Howard (1957) sehr sorgfältig durchgeführt werden muß, wird der Darstellung von v. Niederhäusern und Wildbolz (1964) entnommen.

Beim Ureterkatheterismus kann es leicht geschehen, daß eine Niere bis zu 15 min anurisch wird; da die Urinportionen unbedingt von beiden Seiten gleichzeitig aufgefangen werden müssen, kann das Auffangen des Urins erst beginnen, wenn die Urinproduktion auf beiden Seiten gleichmäßig eingesetzt hat. Früher aufgefangene Portionen sind wegzuschütten.

Die Hauptschwierigkeit des Testes besteht aber im Vorbeifließen des Urins neben dem Ureterkatheter. Hat man diesen Eindruck, müssen die Katheter verschoben werden, bis die ganze produzierte Urinmenge aufgefangen werden kann. Besser, als den Test ungenau durchzuführen, ist, ihn abzubrechen und ein anderes Mal neu zu versuchen. Ist der aufgefangene Urin blutig, muß der dadurch vermehrte Elektrolytgehalt durch die Bestimmung des Hämatokrit korrigiert werden. Kleine, stark blutige Urinmengen sind mit Mißtrauen zu betrachten; der Test ist besser zu wiederholen. Beim Vorliegen einer Hydronephrose muß diese selbstverständlich vor Beginn des Testes entleert werden. Die Ureterenkatheter werden vor dem Einführen mit destilliertem Wasser durchgespült. Die deutlichsten Resultate erhalten wir, wenn vor dem Test der zu Untersuchende so viel trinkt, daß eine

Urinmenge von 1—3 ml^3 pro Minute für jede Niere produziert wird (120—360 ml^3 Urin pro Stunde).

Die Diagnose der chronischen Pyelonephritis als Begleiterkrankung anderer Nierenerkrankungen stellt besonders große diagnostische Anforderungen und dürfte am ehesten noch durch die Biopsie gelingen.

Zur Erweiterung der Diagnostik wurde von PEARS und HOUGHTON (1958, 1959) der Pyrexal-Provokationstest angegeben. Er beruht auf der Tatsache, daß sich nach intravenöser Gabe von Pyrexal die Leukocytenausscheidung im Harn um 100% bei Kranken mit chronischer Pyelonephritis erhöht, aber nicht oder nur gering bei Gesunden oder anderen Nierenkranken. HUTT, CHALMERS, MAC DONALD und DE WARDENER (1961) bezeichneten diesen Test dann als positiv, wenn der Anstieg der Leukocytenausscheidung 100% des Ausgangswertes betrug und dabei die absolute Leukocytenausscheidung größer als 6600/min (400000/Std) war. SCHIRMEISTER, KARACHONSITI, WILLMANN und KIEFER (1963) haben diese Methode einer kritischen Prüfung unterzogen und betrachten sie als praktisch brauchbaren Test zur Aufdeckung einer noch aktiven Entzündung in den Nieren und ableitenden Harnwegen, die aber zur Differentialdiagnose zwischen einer chronischen Pyelonephritis und Glomerulonephritis nur unter Vorbehalt herangezogen werden kann. Negative Ergebnisse sollten zurückhaltend beurteilt werden. Diese Untersucher verwandten nur ein Drittel (0,002 γ/kg Pyrexal intravenös) der von HUTT u. Mitarb. angegebenen Dosis und sahen trotzdem als Nachteil der Methode noch bei 60% ihrer 90 Patienten pyrogene Nebenwirkungen. Um diese zu vermeiden, empfahlen KATZ, VELASQUEZ und BOURDO (1962) den Provokationstest mit Prednisolon (intravenöse Injektion von 40 mg Prednisolonphosphat in 10 ml physiol. Kochsalzlösung innerhalb von 3—5 min). Sie kamen bei 13 von 15 Patienten mit chronischer Pyelonephritis hinsichtlich des Anstiegs der Leukocytenausscheidung im Urin zu ähnlichen Resultaten.

Differentialdiagnose

Die Differentialdiagnose der chronischen Pyelonephritis kann nach wie vor erhebliche Schwierigkeiten bereiten. Am häufigsten werden wir vor die Aufgabe gestellt, zwischen einer chronischen Glomerulonephritis, Nephrosklerose, diabetischen Glomerulosklerose und chronischen Pyelonephritis zu unterscheiden. Übersichten finden sich bei RAASCHOU (1948), REUBI (1960), v. NIEDERHÄUSERN und WILDBOLZ (1964). Während die häufigen doppelseitigen Nierenerkrankungen mehr oder weniger symmetrisch beide Nieren befallen, ist die chronische Pyelonephritis durch das ungleichmäßige Verhalten der Nieren sowohl hinsichtlich der Ausdehnung des Prozesses als auch des Krankheitsstadiums charakterisiert, aus dem eine unregelmäßige Destruktion des Nierengewebes resultiert. Das klinische Bild zeigt entweder wiederholte akute Schübe oder eine langjährige, chronisch-schleichende Entzündung mit dem Endstadium der pyelonephritischen Schrumpfniere. Die chronische Pyelonephritis ist also eine asymmetrische Erkrankung mit ausgesprochener Neigung zum unregelmäßigen Verlauf, zu atypischen Symptomen und zu sprunghaftem Wechsel der Laboratoriumsbefunde. Demgegenüber weisen die anderen doppelseitigen, häufigen Nierenerkrankungen in der subjektiven Beschwerde, dem klinischen Bild, den objektiven Befunden und dem doppelseitigen Befall eine erhebliche Konstanz auf. Man kann sich bei diesen Krankheiten als untersuchender Arzt auf die Symptomatologie sozusagen besser verlassen.

Häufig hilft uns die Anamnese weiter. Eine typische postanginöse Glomerulonephritis mit Ödem in der Vorgeschichte oder die Entwicklung einer Glomerulosklerose bei einem Langzeit-Diabetes wird auf den richtigen Weg weisen. Auch die chronisch rezidivierenden Fälle der Pyelonephritis mit cystopyelitischer Symptomatologie lassen sich an Hand der Vorgeschichte leicht erkennen. Aber die oligosymptomatischen Formen mit ihren subklinischen oder für den Patienten sogar stummen Verläufen können die differentialdiagnostische Abtrennung sehr erschweren. Während dysurische Beschwerden bei der Pyelonephritis häufig sind, pflegen sie bei den anderen erwähnten, doppelseitigen Nierenkrankheiten selten zu sein oder zu fehlen. Fieberschübe kommen bei der chronischen Pyelonephritis im Gegensatz zu den anderen Nierenerkrankungen häufig vor, ebenfalls die Kombination mit einem Diabetes mellitus. Das Ödem spricht für eine Glomerulonephritis bzw. eine diabetische Glomerulosklerose. Bei der chronischen Pyelonephritis gehören Ödemzustände zu den großen Seltenheiten. Die Hypertonie als führendes Symptom bei der Glomerulonephritis, Nephrosklerose und diabetischer Glomerulosklerose (terminal) ist bei der chronischen Pyelonephritis eine späte aber nicht seltene (ca. 50%) Komplikation, bei typischen Fällen mit intermittierendem Charakter. Die frühinfantilen pyelonephritischen Schrumpfnieren neigen besonders zu einem Dauerhochdruck. Dementsprechend sind auch die Augenhintergrundsveränderungen bei der chronischen Pyelonephritis seltener, benigner und mehr terminal.

Die Diagnose einer einseitigen renalen Hypertonie erfordert den Nachweis einer einseitigen renalen Erkrankung. Der Umfang der sekundären renalen Gefäßbeteiligung auf der gesunden Seite ist immer schwer abzuschätzen. Bei einem Dauerhochdruck über 2 Jahre sollte man diese vermuten. Besonders die Urinbefunde geben uns wichtige differentialdiagnostische Hinweise. Die Proteinurie bei einer chronischen Pyelonephritis ist gering und übersteigt selten 2 g/24 Std. Ähnliche Verhältnisse liegen bei der Nephrosklerose vor. Die diabetische Glomerulosklerose und die chronische Glomerulonephritis weisen meistens eine stärkere Proteinurie auf. Man kann im allgemeinen bei stärkerer Proteinurie das Vorliegen einer chronischen Pyelonephritis ablehnen, es sei denn, es handelt sich um eine Kombination mit einer anderen Nierenerkrankung, die als solche zu stärkerer Eiweißausscheidung im Urin führt. Das Harnsediment, der übrige Urinbefund mit der typischen Leukocyturie, dem Vorliegen von Sternheimer-Malbin-Zellen und Leukocytenzylindern, der im allgemeinen positiven Urinkultur weisen zusammen mit der Intermittenz dieser Zeichen auf die chronische Pyelonephritis hin. Eine Mikrohämaturie und Cylindrurie spricht mehr für die chronische Glomerulonephritis. Entzündliche Vorgänge an den Papillen können bei der chronischen Pyelonephritis zur Makrohämaturie (intermittierend) führen, während wir diese bei der Glomerulonephritis nur in der akuten Phase sehen. Makrohämaturien sollten uns auch immer veranlassen, andere Erkrankungen (Tumor, Tuberkulose, Steinleiden) auszuschließen. Auch die Funktionsanalyse der Nieren kann uns differentialdiagnostische Hinweise geben. Bei der chronischen Pyelonephritis bleibt die glomeruläre Funktion im Vergleich zur tubulären meistens besser erhalten. Es kann aber auch zu gleichmäßiger Einschränkung aller renalen Partialfunktionen kommen. Die Salzverlustniere findet sich wesentlich häufiger bei der chronischen Pyelonephritis als bei der chronischen Glomerulonephritis. Die hyperchlorämische Acidose ist eine charakteristische metabolische Störung der zur Schrumpfung neigenden chronischen Pyelonephritis, während bei der Glomerulonephritis eher eine hypochlorämische Acidose vorliegt (HAMBURGER, RICHET, CROSMIER, FUNCK-BRENTANO 1962). Auch bei der Kaliumverlustniere sollte man zuerst an eine chronische Pyelonephritis denken.

Die bei der chronischen Pyelonephritis vorliegende Polyurie reagiert im Gegensatz zum echten Diabetes insipidus nicht auf Pitressin und geht außerdem mit einer renalen Insuffizienz einher. Das multiple Myelom, die Paraproteinämien und die Nephrocalcinose, die eine Polyurie, hyperchlorämische Acidose und renale Insuffizienz aufweisen können, werden gern mit einer chronischen Pyelonephritis verwechselt (KLEEMAN, HEWITT und GUZE 1960). Die Abtrennung der Pseudo-Addison-Form der chronischen Pyelonephritis von einer echten primären Nebenniereninsuffizienz ist durch folgende Merkmale möglich (REUBI 1960): Normaler ACTH-Test und normale Blutzuckerbelastungskurve bei der Pyelonephritis, flache Blutzuckerbelastungskurve beim Morbus Addison, niedrigeres spezifisches Uringewicht bei der Pyelonephritis als bei der Nebenniereninsuffizienz.

Tabelle 8

	Chronische Pyelonephritis	Chronische Glomerulonephritis	Vasculäre Nephrosklerose
Pyurie	+	(+)	(+)
Sternheimer-Zellen	+	0	0
Hämaturie	(+) bis ++	+	(+)
Albuminurie, Cylindrurie	(+)	++	(+)
Bakteriurie	+	0	0
Polyurie	+	+	(+)
Azotämie, Acidose	0 bis ++	0 bis ++	0 bis +
Ödeme*	(+)	+	0
Blutdrucksteigerung, Fundusveränderungen, Herzdekompensation	(+)	+	++
Lendenschmerzen	+	0	0
Dysurie, Pollakisurie	+	0	0
Fieber, Leukocytose, erhöhte BKS**	+	0	0
Anämie	+	(+)	0
Inappetenz, Abmagerung, Erbrechen***	+	0	0
Müdigkeit	+	(+)	0
Kopfschmerzen	+	(+)	+
Trockene und pigmentierte Haut	+	0	0
(Hepato)-Splenomegalie	+	0	0
Clearances †			
Thiosulfat	↓	↓↓	↓
PAH	↓	↓	↓↓
Filtrierter Plasmaanteil	0 bis ↑	↓ bis 0	0 bis ↑

Symbole: * = kardiale Ödeme ausgeschlossen
** = nephrotisches Syndrom ausgeschlossen
*** = bei fehlender Azotämie
† = ↓ vermindert
0 unverändert
↑ vermehrt

Dem Röntgenbefund kommt für die Differentialdiagnose besonders große Bedeutung zu. Die chronische Pyelonephritis führt in den meisten Fällen zu Veränderungen im Bereich des Nierenbeckens, der Kelchhälse und Kelche, während die Glomerulonephritis, die diabetische Glomerulosklerose und die Nephrosklerose durchweg ein normales Nierenbecken aufweisen. Das trifft auch für die abführenden Harnwege zu.

Erfolgt die Untersuchung erst im terminalen urämischen Stadium, so ist ohne Kenntnis früherer Befunde eine klinische differentielle Diagnose zwischen diesen häufigen Nierenerkrankungen nur schwer möglich.

Die Kombination einer chronischen Pyelonephritis mit einer anderen Nierenkrankheit ist nicht selten. An erster Stelle muß hier die Nierentuberkulose erwähnt werden, bei der man in über 50% außer den Tuberkelbacillen unspezifische Eitererreger findet (JENNI 1958). Wir haben uns zum Prinzip gemacht, bei jeder chronischen Pyelonephritis die Nierentuberkulose diagnostisch auszuschließen, da es sonst zu erheblichen therapeutischen Unterlassungssünden kommen kann. Die Röntgenbefunde haben ja bei beiden Krankheiten viel Ähnlichkeit.

Angesichts der Häufigkeit der diabetischen Glomerulosklerose und der chronischen Pyelonephritis bei Langzeit-Diabetes ist auch die Kombination dieser beiden Nierenerkrankungen nicht selten zu sehen. Bakteriurie und Leukocyturie bei vorliegenden Zeichen der diabetischen Glomerulosklerose sprechen immer dafür. Auch die Kombination einer Glomerulonephritis mit einer chronischen Pyelonephritis kommt vor (Reubi 1960). Unter 45 akuten Glomerulonephritiden fanden Kushner, Armstrong, Dubin, Szanto, Markowitz, Maduros, Levine, River, Gynn, Pendras (1961) fünf histologisch bewiesene Fälle mit aufgepfropfter Pyelonephritis.

Abschließend geben wir die Tabelle 8 von Reubi (1960) wieder, die in vereinfachter schematischer Darstellung die differentialdiagnostischen Kriterien zwischen chronischer Pyelonephritis, chronischer Glomerulonephritis und vasculärer Nephrosklerose ohne Berücksichtigung atypischer Fälle aufzeigt.

Verlauf und Prognose

Da die atypischen bzw. stummen Verläufe bei der Pyelonephritis besonders häufig sind, ist es schwer, den Beginn der Erkrankung exakt festzulegen. Wir vermuten heute, daß ein nicht kleiner Prozentsatz der primären chronischen Pyelonephritiden in der Kindheit beginnt. Bei 29 von 152 pyelonephritischen Schrumpfnieren war ein Zusammenhang mit einer in der Kindheit durchgemachten Pyelonephritis wahrscheinlich (Beck 1956). Die obstruktive Form bietet schon eher zeitliche Anhaltspunkte für den Beginn der Erkrankung. Die ungenügende Zahl intra vitam morphologisch gesicherter Diagnosen zwingt uns, vom pathologisch-anatomisch bewiesenen Krankengut auszugehen. Die Angaben im Schrifttum beziehen sich daher häufig auf autoptische Befunde und deren retrospektive klinische Deutung. Zahlenmäßige prognostische Angaben werden dadurch zwar in mancher Hinsicht erschwert, Spekulationen jedoch vermieden. Einen wichtigen Hinweis für die Prognose gibt die Altersfrequenz der Todesfälle (Abb. 24a und b), bei denen die Pyelonephritis Todesursache oder wesentlicher letaler Faktor war. Der Tod als Folge dieser Erkrankung trat in unserem Krankengut (akute und chronische Pyelonephritiden) bei Frauen am häufigsten zwischen dem 50. und 80. Lebensjahr, bei Männern zwischen dem 60.—80. Lebensjahr ein, also etwa ein Jahrzehnt später.

Die Prognose der chronischen obstruktiven Pyelonephritis (beim Mann dominierend, bei der Frau seltener vorkommend) ist von der Grundkrankheit abhängig. Falls diese nicht zu beseitigen ist, kommt der Pyelonephritis die Bedeutung einer Acceleration des letalen Ausgangs zu. Als selbständiges Krankheitsbild darf sie dann nicht aufgefaßt und prognostisch beurteilt werden. Wenn eine akute Pyelonephritis nach 3 Monaten nicht ausgeheilt ist oder öfter als einmal rezidiviert, sollte man von chronischer Pyelonephritis sprechen (Jiménez Díaz). Das überaus spärliche Schrifttum über die Prognose beschäftigt sich vorwiegend mit der chronischen Form und der pyelonephritischen Schrumpfniere. 1927 haben sich Braasch und Cathcart über die Prognose der chronischen Pyelonephritis an Hand von 145 Patienten geäußert, die 10 Jahre und länger behandelt wurden. Davon lebten noch 101 Patienten, 44 waren gestorben. Von den Lebenden waren 41% geheilt, 28% merklich gebessert und 32% wenig gebessert. Bei den verstorbenen Patienten war in 34% (16 Patienten) die chronische Pyelonephritis Todesursache. Die Angaben beruhten auf Mitteilungen der Kranken und Angehörigen. Neuere Langzeitbeobachtungen und Biopsien bestätigen die Auffassung, daß die meisten Patienten mit rezidivierenden Harnwegsinfektionen an einer chronischen Pyelonephritis leiden (JACKSON, POIRIER, GRIEBLE 1957). Bei 70% der Biopsien wiesen die schmalen renalen Randzonen pyelonephritische Veränderungen auf. Wie überall im klinischen Bild bestand auch hier ein ausgesprochenes Mißverhältnis zwischen den erheblichen morphologischen Veränderungen und der geringen Ausprägung der klinischen Symptome. Wir können daraus den Schluß ziehen, daß die klinischen Symptome, insbesondere die Beschwerden, für die Beurteilung der Prognose nur beschränkten Wert haben. Generell muß man die

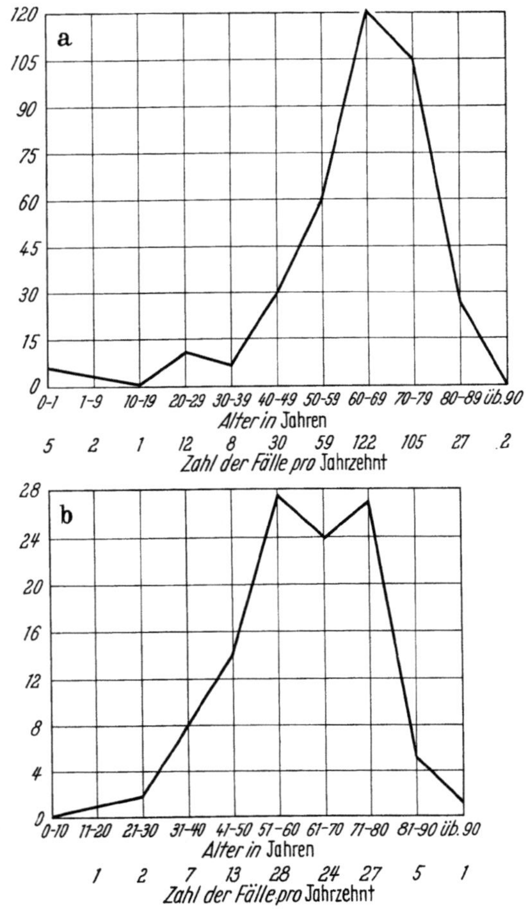

Abb. 24a u. b. a) Altersfrequenz von 374 Todesfällen infolge einer Pyelonephritis beim männlichen Geschlecht. b) Altersfrequenz von 108 Todesfällen infolge einer primären Pyelonephritis beim weiblichen Geschlecht

Auffassung vertreten, daß die chronische Pyelonephritis einen progressiven Charakter aufweist. Ihre Verlaufsart ist langsamer als die der Glomerulonephritis. BROD (1957) hat bei 91 Patienten mit chronischer Pyelonephritis die Glomerulusfiltration nach 5 und 10 Jahren bestimmt. Er fand lediglich bei der Pyelonephritis auf der Basis einer Nephrolithiasis einen gutartigen Verlauf. Nach 5 Jahren sah er hier bei keinem Fall eine Urämie, nach 10 Jahren nur bei zwei von 23 Patienten (8,69%). Bei Kranken mit chronischer Pyelonephritis und „cystopyelitischer" Symptomatologie trat dagegen innerhalb von 5 Jahren von Beginn der ersten Symptome an gerechnet in 15,4% (6 von 39 Patienten) eine Niereninsuffizienz auf, innerhalb von 10 Jahren in 20,5% und nach mehr als 10 Jahren in 23,1%. Einen noch weit ernsteren Verlauf bot die symptomarme Untergruppe „ohne spezifische Anamnese“. 34,5% (10 von 29 Patienten) wurden in den ersten 5 Jahren urämisch, 41,6% in 10 Jahren und 51,6% nach mehr als 10 Jahren. Von allen 91 Patienten mit chronischer Pyelonephritis wurden in den ersten 5 Jahren 17,6% urämisch, in 10 Jahren 23,1% und nach mehr als 10 Jahren 28,6% gegenüber 47% der Patienten mit Glomerulonephritis.

Auch Raaschou (1948) wies schon auf die große Bedeutung der chronischen Pyelonephritis als Ursache der Urämie hin. Er fand unter 147 Todesfällen durch Urämie bei 85 (57,8%) als Ursache eine chronische Pyelonephritis mit Hydronephrose. Zollinger (1958) bestätigte in seinem Sektionsgut ebenfalls die relativ hohe Frequenz der Urämie auf der Basis einer Pyelonephritis. Unter 212 Fällen von Pyelonephritis (102 Männer, 110 Frauen) fand er 69 Urämien. Bei 44 von uns erfaßten, autoptisch gesicherten primären chronischen Pyelonephritiden und pyelonephritischen Schrumpfnieren (sui generis der Frau) sahen wir eine Urämie in 25,9% (Berning 1960). In der folgenden Tabelle 9 sind die Endzustände dieser Patientinnen dargestellt.

Tabelle 9

	Zahl weibl. Pat.	Urämie	Hypertonie	Apoplexie Kreislauf-insuffizienz Herz-insuffizienz	Alter Jahre	Durchschnitt Jahre
Doppelseitige chronische primäre Pyelonephritis	17	2	8	8	31—88	64,4
Doppelseitige primäre pyelonephritische Schrumpfniere . . .	14	8	7	9	43—85	64,3
Einseitige primäre pyelonephritische Schrumpfniere	13	3	7	8	41—76	58,0
	44	13 (25,9%)	22 (50%)	25 (56,8%)		62,5

Wir müssen also damit rechnen, daß die chronische Pyelonephritis und pyelonephritische Schrumpfniere in rund einem Drittel der Fälle zur Urämie führt. Das klinische Bild dieser Urämien unterscheidet sich aber doch wesentlich von dem bei chronischer Glomerulonephritis. Ihre Entwicklung erfolgt langsamer und weniger progredient und kann über lange Zeit ohne stärkere subjektive Beeinträchtigung der Kranken verlaufen. Bei einem Fall Longcopes (1933) betrug der Rest-N 3 Jahre vor dem Tode schon 74 mg-%, ein Junge war sogar mit einem Rest-N von 130 mg-% noch sportlich tätig. Auch der akute Schub bei einer chronischen Pyelonephritis kann zur akuten Urämie führen. Nach Überwindung dieses akuten Schubes ist die Prognose keineswegs absolut ungünstig. In ernsten Situationen kann sogar die künstliche Niere die Urämie beseitigen und die dekompensierte Retention wieder in die Phase der kompensierten Retention zurückbringen. Bei 28 Urämien als Folge einer chronischen Pyelonephritis, die mit der Hämodialyse behandelt wurden, ergab sich eine mittlere Überlebensdauer von 7 Monaten (Reubi und Cottier 1958). 7 von diesen 28 Patienten hatten bis zum Abschluß der Beobachtung eine mittlere Überlebensdauer von 20 Monaten.

Die Hypertonie bei der chronischen Pyelonephritis oder pyelonephritischen Schrumpfniere nimmt als späte aber nicht gesetzmäßige Komplikation mit der Dauer der Erkrankung zu. Die Spätprognose hängt also wesentlich davon ab. Trotz der relativen Gutartigkeit beschleunigt die Blutdrucksteigerung den Krankheitsablauf und gibt ihr oft das Gesicht einer primären Kreislauferkrankung. Die fixierte Hypertonie ist besonders ernst zu bewerten. Auch bei unseren Patienten trat der Tod in einem hohen Hundertsatz als Folge von Herz- und Gefäßkomplikationen ein, wobei die Symptome der Pyelonephritis im Hintergrund standen (56,8%). Infolge des relativ hohen Durchschnittsalters der Patientinnen (62,5 Jahre) ist allerdings sowieso mit einem nicht kleinen Prozentsatz von letalen Kreislauferkrankungen zu rechnen. Nachuntersuchungen bei Erwachsenen, die in der Kindheit eine Pyelonephritis durchmachten, haben besonderes klinisches Interesse. WOODRUFF und EVERETT (1954) untersuchten 76 junge Frauen, die 5—23 Jahre zuvor an einer Pyelonephritis litten. 49% hatten nur einen pyelonephritischen Schub und waren gesund. 29% machten in der Zwischenzeit wiederholte pyelonephritische Schübe durch und 22% zeigten bei der Nachuntersuchung entweder den Befund einer Pyelonephritis oder morphologische Anomalien der Harnwege. Der Hundertsatz von 51% chronisch Nierenkranken gegenüber 49% Gesunden ist erschreckend hoch.

Im Krankengut von MACAULAY und SUTTON (1957) waren von 32 Patienten, die vor 6—3 Jahren in der Kindheit eine „urinary infection" durchgemacht hatten, 5 gestorben, 13 gesund, 13 litten an einer chronischen Erkrankung der Harnwege.

STEELE, LEADBETTER, CRAWFORD (1963) kontrollierten 133 Patienten (Überwiegen der Frauen 3:1), die als Kinder 1940—1950 wegen einer „urinary-tract infection" behandelt wurden. 11—27 Jahre nach Beginn der Infektion waren 52% lebend und gesund, 18% gestorben, 22% lebend mit persistierender Infektion und 8% lebend mit progredienter Niereninsuffizienz. 35% wiesen morphologische Anomalien der abführenden Harnwege auf.

KIENITZ und LANDWÜST berichteten auf der 1. Arbeitstagung über Probleme der Pyelonephritis (31. 10. 65, im Druck, Thieme-Verlag), über die Erfolge bei der stationären Behandlung der kindlichen Pyelonephritis (267 Fälle, Mädchen: Knaben = 3:1, akute Pyelonephritis 64,4%, chronische Pyelonephritis 35,6%). Von den 267 stationär behandelten Kindern wurden 61,4% als „geheilt", d.h. völlig symptomfrei entlassen. Etwa $^1/_3$ der Patienten verließ die Klinik „ungeheilt", wobei nur bei 26,6% aller Fälle eine Restbakteriurie vorlag. Die Heilungstendenz der akuten Pyelonephritis betrug 71,3%, die der chronischen 43,7%.

MILDENBERGER, FENDEL und MARGET berichteten ebenfalls auf der 1. Arbeitstagung über Probleme der Pyelonephritis (31. 10. 65, im Druck, Thieme-Verlag) über Nachuntersuchungen an 969 Pyuriepatienten (Knaben-:Mädchen-Relation 1:3,86), die zwischen 1932 und 1962 in der Univ.-Kinderklinik Tübingen behandelt wurden. Es wurden nur die primären nicht obstruktiven Formen berücksichtigt. Die Ergebnisse gehen aus der Tabelle 19 hervor.

Gesamtzahl	824—100,0%
Verstorbene	112—13,6%
ohne pathologischen Befund . . .	449—54,5%
floride Pyelonephritis	114—13,8%
Restzustände	149—18,1%

Es darf angenommen werden, daß nur bei 55% die Erkrankung ohne faßbaren pathologischen Befund ausgeheilt ist. Gegenüber den alten, unspezifischen Behandlungsverfahren haben die Sulfonamide, Antibiotica und Nitrofurane die Zahl der chronischen, fortschreitenden Pyelonephritiden nach kindlicher Pyurie nicht vermindern können. Es bleibt nach der Meinung dieser Autoren abzuwarten, ob die jetzt üblichen diagnostischen und therapeutischen Maßnahmen, eine konsequente, gezielte Langzeitbehandlung, eine frühzeitige Auswahl chirurgisch zu behandelnder Erkrankungsfälle, die Spätprognose der kindlichen Pyelonephritis verbessern.

Die Ursachen für die ungünstige Spätprognose der Pyelonephritis sind komplexer Natur. Die Erkenntnisse über diese Erkrankung insbesondere auf dem klinischen Gebiet wurden noch nicht Allgemeingut der Ärzte. Die weitverbreitete Benennung „Pyelitis" oder „Cystopyelitis" verleitet zur Bagatellisierung und Unterschätzung der renalen Parenchymbeteiligung. Es ist sicher besser, einmal zuviel Pyelonephritis gesagt zu haben als zuwenig. Eine weitere Schwierigkeit liegt wohl in der Tatsache begründet, daß die Pyelonephritis im Laufe des Lebens von verschiedenen Disziplinen der Medizin behandelt wird (Pädiater, Gynäkologe, praktischer Arzt, Urologe, Internist), wobei dem Internisten besonders die undankbare Behandlung der renalen Dekompensation zukommt. Wichtig ist außerdem die Tatsache, daß bei der Pyelonephritis in allen Phasen das Atypische überwiegt, die Diagnose deshalb ungewöhnlich häufig nicht rechtzeitig gestellt und die Spätprognose dadurch ungünstig beeinflußt wird. Wenn wir die Prognose verbessern wollen, wird dieses nur durch frühzeitige Diagnostik und energische, ausreichend lange Sofortbehandlung möglich sein. Vor allem den Hausärzten fällt in Zusammenarbeit mit Pädiatern, Internisten, Urologen und Gynäkologen die entscheidende Aufgabe zu, dem chronischen Verlauf vorzubeugen. Wenn auch der ungünstige Ausgang meistens im höheren Lebensalter erfolgt, muß auf den Beginn schon im Säuglings- und Kindesalter geachtet werden.

Behandlung

„Es gibt nur eine Nephritis, die heilbar ist, und das ist die erste". Diesen wohl auf die Glomerulonephritis bezogenen Satz VOLHARDs kann man mit gutem Recht auch auf die Pyelonephritis anwenden. Die besten Chancen der Heilung der chronischen Pyelonephritis bestehen in der ersten akuten Phase. Das therapeutische Vorgehen wurde an dieser Stelle ausführlich besprochen. Mangelhafte Kenntnis und Bewertung der frühen Phasen der Pyelonephritis (Kindheit, Defloration, Gravidität, Puerperium, urologische Erkrankungen, urologische Eingriffe, Katheterisierung, abdominale Operationen etc.) ließen die Kontinuität in der Behandlung dieser Krankheit vermissen und führten dazu, daß diese durch Vertreter verschiedener Disziplinen erfolgte.

Kritische Bemerkungen und Therapievorschläge verdanken wir WILDBOLZ (1962). „Die Pyelonephritiker sind arme Leute; ihre Erkrankung stellt sie in ein Randgebiet der inneren Medizin und der urologischen Chirurgie. Die Patienten mit einer sekundären Pyelonephritis werden nach dem grundlegenden operativen Eingriff nach Haus entlassen; der Stein ist entfernt, das Nierenbecken plastisch umgeformt worden, die kleine Restpyurie „wird schon verschwinden". Groß ist das Bedauern, wenn einige Jahre später, trotz gelungener Operation, die Niere sekundär entfernt werden muß. Die Patientinnen mit einer primär-chronischen Pyelonephritis bevölkern die medizinischen Polikliniken und die Sprechstunde der Internisten. Sie werden mit Antibiotica gefüttert; die Erfolge sind nicht besser als in der ersten Gruppe. Die Urologen interessieren sich nicht für diese „langweiligen Fälle". In der akuten Phase ist angesichts des meist fieberhaften Krankheitsbildes mit starken subjektiven Beschwerden die Gefahr geringer, über dem Medikament die Bedeutung der Allgemeinbehandlung zu vergessen. Aber bei der chronischen Erkrankung, sei es in Form des rezidivierenden Schubes, sei es mit primär-chronischem subklinischen Verlauf, ist die Bereitschaft von Arzt und Patient, die Allgemeintherapie intensiv zum Einsatz zu bringen, selten vorhanden. Man sucht und findet den Erreger, testet ihn und schwört auf das vom Bakteriologen empfohlene Antibioticum. „Heute, mehr als 10 Jahre nach der Einführung der Breitspektrum-Antibiotica in die Behandlung der Pyelonephritis, müssen wir ihren sozusagen vollständigen Mißerfolg in der Behandlung der chronischen Pyelonephritis zugeben. Die Anzahl der chronischen Niereninfektionen ist im ständigen Anstieg begriffen, einem Anstieg, der parallel dem Zunehmen der antibioticaresistenten Keime geht. Eine der Ursachen dieses bedauerlichen Umstandes ist die Art, besser Unart, wie diese Medikamente bei jeder möglichen und unmöglichen Gelegenheit gebraucht, eher mißbraucht wurden" (WILDBOLZ 1962). Die mahnenden Worte dieses erfahrenen Urologen sind jedem Kliniker, der sich mit dieser Krankheit beschäftigt hat, aus dem Herzen gesprochen.

Am schwierigsten ist es, den Kranken von der Notwendigkeit einer langdauernden Therapie zu überzeugen. Diese sollte wenigstens in den ersten Wochen oder Monaten am besten in einem Krankenhaus durchgeführt werden, da die umfangreichen klinischen und Laboratoriumskontrollen unter häuslichen Verhältnissen schwer möglich sind. Bei vorliegender renaler Insuffizienz mit hydromineralen Störungen ist die Klinikeinweisung unbedingt notwendig. Die Bereitschaft zu einer langzeitigen Behandlung, die sich über etliche Wochen bzw. Monate erstreckt, wird mit der Besserung des subjektiven Befindens täglich geringer. Eine chronische Krankheit benötigt eine langgehende Führung des Kranken durch den Arzt. Die Patienten müssen darüber aufgeklärt werden, daß nur jahrelange Konsequenz in der Lebensweise und Therapie die Tendenz der Krankheit zum Fortschreiten verhindern kann. Während wir bei der chronischen Glomerulonephritis mehr oder weniger vor einem schicksalsmäßigen Ablauf stehen, haben wir bei der chronischen Pyelonephritis doch günstigere Möglichkeiten.

Die Behandlung hat die Aufgabe, im Rahmen des Möglichen die disponierenden Faktoren zu beseitigen, die bakterielle Entzündung zu bekämpfen und die Rückwirkungen des chronischen Nierenleidens auszugleichen. Die wichtigsten Maßnahmen sind: Bettruhe, Diät, Allgemeintherapie zur Erhöhung der Abwehr, adäquate Wasser- und Salzzufuhr, antibakterielle Therapie, urologische bzw. chirurgische Behandlung zur Beseitigung obstruktiver Faktoren bzw. Folgen der chronischen Pyelonephritis.

Es ist kein Zweifel, daß in der Antibiotica-Ära die entscheidende Bedeutung der Allgemeinbehandlung immer mehr in den Hintergrund trat, die ja früher als wichtigste therapeutische Maßnahme angewandt wurde. Man kann WILDBOLZ (1964) in seiner Mahnung nur recht geben, das therapeutische Problem der chronischen Pyelonephritis nicht nur in der Desinfektion des Urins zu sehen und über der Chemotherapie nicht die allgemeine Resistenz des Organismus gegen die Bakterien zu vergessen. Auch die chronische Pyelonephritis gehört ins Bett und das genügend lange (wenigstens 2—3 Monate). Fieberfreie Patienten kann man am Tage etwas aufstehen und herumgehen lassen. Die Ernährung muß sich der renalen Leistung anpassen. Bei normalem Rest-N beträgt die Eiweißzufuhr 1 g/kg Körpergewicht, bei Retention von Rest-N-Substanzen 1/2 g/kg Körpergewicht pro Tag. Es genügt, für Krankenhauszwecke eine Diät mit 30 g oder mit 60 g Eiweiß pro Tag zur Verfügung zu haben (THÖLEN 1962). Bei der Berechnung wird das tierische und pflanzliche Eiweiß berücksichtigt. Die Kohlenhydrate spielen in der Nierendiät als Calorienspender wie auch wegen ihrer eiweißsparenden Wirkung eine große Rolle. Die Zufuhr der Fette als Calorienspender begrenzt sich beim urämischen Kranken durch den mangelhaften Appetit. Generell benötigt die chronische Pyelonephritis ohne renale Insuffizienz und Elektrolytstörungen und ohne Ödem keine besondere diätetische Behandlung. Die Gewohnheit, bei jeder Nierenerkrankung eine salz- und eiweißarme Kost zu geben, ist bei der Pyelonephritis meistens nicht gerechtfertigt. Bei der Salzverlustniere kann eine salzarme Kost sogar zu erheblicher Verschlechterung führen. Wir müssen also die Salzzufuhr der jeweiligen hydromineralen Situation anpassen. Die Tendenz zur Elektrolytverarmung bezieht sich besonders auf das Natrium und Kalium. Eine systematische Kontrolle des Serumgehaltes und der Urinausfuhr gibt uns Hinweise für die entsprechende Therapie. In den fortgeschrittenen Phasen bedingt die mangelhafte renale Konzentrationsfähigkeit eine erhöhte Flüssigkeitszufuhr. Tägliche Gewichtskontrollen und eine Flüssigkeitsbilanz setzen uns zusammen mit dem Durstgefühl des Kranken in die Lage, die erforderliche Flüssigkeitsmenge zu finden.

Der Regelung der Verdauung kommt große Bedeutung zu. Der Neigung zur Obstipation beim liegenden Kranken sollte durch cellulosereiche Ernährung (Gemüse, Salate, Obst, Schwarzbrot) Rechnung getragen werden. Gegen eine vorliegende Obstipation kommt man fast immer mit Mineralwässern aus. Wir benutzen dazu 15%iges Natrium- oder Magnesiumsulfat und lassen dieses morgens nüchtern in Wasser in der jeweils erforderlichen Dosis trinken. Es schmeckt nicht gut, ist aber nahezu immer effektiv und sicher wesentlich physiologischer als die Unzahl heute gebräuchlicher laxierender Tabletten, die in der Dosis immer weiter gesteigert werden müssen und zu erheblichen chronischen Elektrolytverlusten (insbesondere Kalium) führen können. Wir sind bestrebt, eine stärkere Anämie durch Transfusionen auszugleichen. Bei manifester Niereninsuffizienz infundieren wir notfalls eine Erythrocytenaufschwemmung. Eine Behandlung mit Eisenpräparaten ist nur bei tatsächlich vorhandenen Eisenmangelzuständen mit Hyposiderämie indiziert. Öfter sehen wir Hypersiderämien. Der Beendigung des häufigen Analgeticaabusus kommt besondere Bedeutung zu. Bei willensschwachen Menschen verwenden wir ein Placebo-Präparat in abfallender Dosis, das in unserem Hause dem Patienten als sehr wirksames, modernes „amerikanisches" Präparat („Nosocomialis C") gepriesen wird. Mit der allgemeinen Besserung pflegen die Kopfschmerzen meistens zu verschwinden oder sich zu verbessern. In seltenen Fällen sind auch wir gezwungen, zu phenacetinfreien Analgetica zu greifen.

Eine leichtere Hypertonie benötigt keine besondere Behandlung. Drastische Blutdrucksenkungen bei stärkerer Hypertonie sind auf alle Weise zu vermeiden, besonders bei vorliegender renaler Insuffizienz. Wir streben höchstens die Senkung auf mittlere Hochdruckwerte an, um die Nierendurchblutung nicht zu stark zu beeinträchtigen. Saluretica als blutdrucksenkende Substanzen sind nicht indiziert.

Eine Kurzwellendiathermie auf beide Nieren (bis 45 min täglich) zur Verbesserung der Durchblutung der Nierenlogen und der chronischen Peripyelitis und Periureteritis wird von v. NIEDERHÄUSERN und WILDBOLZ (1964) empfohlen.

Die antibakterielle Therapie ist bei der chronischen Pyelonephritis schwieriger und weniger erfolgreich als bei der akuten. Folgende Tatsachen sind zu berücksichtigen: Überwiegen der Mischinfektion, häufige Vorbehandlung mit Sulfonamiden und Antibiotica, Resistenz- und Erregerwechsel unter der Therapie, erhöhte Retentionsneigung der Medikamente und ihrer Metaboliten bei eingeschränkter Nierenfunktion, lange Dauer der Behandlung. Auch unter Berücksichtigung dieser Schwierigkeiten ist die antibakterielle Behandlung in keiner Weise zu entbehren. Trotz aller Einwände gegen das Antibiogramm und des häufigen verschiedenen Verhaltens in vivo und in vitro muß an der gezielten Therapie nach vorheriger Resistenzprüfung festgehalten werden. Die lange Dauer der Behandlung zwingt uns, das Antibiogramm mehrfach zu kontrollieren und die Wahl der Medikamente dem Ergebnis anzupassen.

Neuerlich wird die in der Vorantibiotica-Ära angewandte Methode wieder empfohlen, durch starke Veränderungen des pH im Urin die pathogenen Mikroorganismen zu beeinflussen (v. NIEDERHÄUSERN und WILDBOLZ 1964). Sie beginnen, falls keine Acidose besteht, mit einer Säureperiode von 10 Tagen in Kombination mit Urotropin und einer ansäuernden Diät; eventuell kann durch Verabfolgung von Methionin in einer Dosis bis maximal 12 g täglich (KASS, ZIAI und NORTON 1958) die Säuerung des Urins erzielt werden. Eine anschließende gleichlange Periode der Alkalisierung (8 g Kaliumcitrat täglich) wird von einer zweiten Säureperiode abgelöst. Ob diese Säurealkalikur als einleitende therapeutische Maßnahme Vorteile gegenüber der sofortigen Antibioticatherapie aufweist, läßt sich schwer beurteilen. Da es sich aber bei diesen chronischen Kranken fast immer um außerhalb des Krankenhauses vorbehandelte Patienten handelt, ist es sicher zweckmäßig, vor Beginn der antibakteriellen Behandlung die körpereigenen Abwehrmechanismen zu fördern.

Die Wahl der nunmehr eingesetzten Medikamente erfolgt in Übereinstimmung mit der Erregerempfindlichkeit. Das Chloramphenicol hat sich heute als das wertvollste Antibioticum bei der Behandlung der chronischen Pyelonephritis erwiesen, da es auch sogar beim anurischen Patienten normal dosiert werden kann. Besonders bewährt hat sich die gleichzeitige Kombination mit Furadantin (0,1—0,2 g täglich). Diese Kombination wird in voller Dosis über 2—3 Wochen eingesetzt. Meistens ist es in dieser Zeit zu einer Besserung des klinischen Bildes gekommen, die am subjektiven Befinden, der Körpertemperatur, den Blut- und Urinbefunden abgelesen werden kann. Bei Therapieversagern denke man an die neuen Penicilline (Ampicillin). Eine erneute Resistenzprüfung orientiert uns über die noch vorliegenden Erreger, ihre medikamentöse Empfindlichkeit, eine eventuell aufgetretene Resistenz bzw. einen Erregerwechsel. Zahl und Dauer der Antibioticakuren hängen vom jeweiligen Therapieerfolg ab. Jedenfalls sollte vor dem Übergang auf die Langzeittherapie eine Stabilisierung des Prozesses erreicht sein.

Diese langdauernde Behandlung wurde wohl zuerst von HASCHEK (1957—1963) inauguriert und von HOHENFELLNER (1959), KASANEN und IISALO (1961), ÖRSTEN, BUCHT, HOLMGÅRD, JOSEPHSON (1962), HRADCOVA (1963) als wirkungsvoll beurteilt. Wenn auch die Besonderheiten des einzelnen Falles kein Therapieschema ermöglichen, so gibt uns doch die ziemlich einheitliche Bakterienflora der chronischen Harnwegsinfektionen (B. coli com., B. proteus, B. pyocyaneum, Enterokokken) ausreichende Hinweise. Für die klinische Praxis hat sich am besten die Kombination von Chloramphenicol oder eines Tetracyclin-Präparates (0,25 g täglich) mit Furadantin (0,1 g täglich) oder einem Langzeit-Sulfonamid (0,5 g täglich) bewährt. Es empfiehlt sich, die Harnbefunde in monatlichen Abständen zu kontrollieren (möglichst nicht katheterisieren) und durch Resistenzbestimmungen die Erregerempfindlichkeit zu testen, da eventuell ein Wechsel der Medikamente nötig ist. Über den Erfolg entscheiden Hartnäckigkeit und Dauer wie auch die kooperative Einstellung des Kranken. Die Therapie muß mindestens 3—4 Monate nach Abklingen der akuten Erscheinungen andauern. Bei der Durchführung ist der renale Funktionszustand zu berücksichtigen. In dieser niedrigen Dosierung werden die Medikamente durchweg gut vertragen. Bei unserem eigenen Krankengut konnten wir die im Schrifttum vorliegenden Beobachtungen hinsichtlich der Erfolge der langdauernden Therapie zum Teil bestätigen. Bei günstigem Entlassungsbefund ist die Wahrscheinlichkeit groß, das gute Ergebnis unter dieser Behandlung leidlich zu stabilisieren. Die Verhinderung neuer akuter Schübe bei anhaltender Besserung scheint auf diese Weise bei einem Teil der Kranken möglich zu sein. Betrachten wir jedoch den Erfolg unter Kontrolle von Urinsediment, Bakteriurie, Blutsenkung und Nierenfunktion, so können wir bei den so behandelten Kranken in keiner Weise von Heilung sprechen. Man sollte mit der Annahme einer wirklichen „Heilung“ bei einer chronischen Pyelonephritis äußerst vorsichtig sein. Nach unserer Erfahrung ist dies ein seltenes Ereignis. Bei ungünstigem Entlassungsbefund nach stationärer Behandlung war nach unseren Beobachtungen auch ein Therapieerfolg der Langzeittherapie unwahrscheinlich. Bei diesen Kranken kamen trotz dieser Behandlung neue akute Schübe vor. Da wir bislang nichts Besseres haben, müssen auch wir die langdauernde Behandlung als derzeitig beste Methode empfehlen. Thölen (1962) setzt sich bei renaler Insuffizienz zwecks Verbesserung der Stickstoffbilanz für eine Verabreichung anaboler Stoffe wie Methandrostenolon ein. Alken (1955) schlägt zur Reaktivierung der chronischen Entzündung eine unspezifische Reizkörpertherapie vor, um erst dann mit Antibiotica einzusetzen. Auch die alte Autovaccinebehandlung wird wieder empfohlen (Weyrauch, Rosenberg, Amar und Redor 1957).

Wildbolz (1964) setzt sich neben langdauernden Liegekuren in der Höhe zur Umstimmung des Organismus sehr für Trinkkuren in geeigneten Badeorten ein und hat mit Bad Wildungen, La Prest und Vittel gute Erfahrungen gemacht. Diese balneotherapeutischen Maßnahmen kommen nur im Intervall nach erfolgreicher stationärer Behandlung in Frage und haben am ehesten eine Einwirkung auf die Abwehrlage des Organismus. Der Therapieeffekt dürfte mit den Trinkkuren bei chronisch entzündlichen Erkrankungen der Gallenwege zu vergleichen sein. Übersieht man das umfangreiche Schrifttum über die Therapie der chronischen Pyelonephritis, so wird u.E. die Frage der Bekleidung der Kranken überhaupt nicht berücksichtigt. Bei Erhebung der Vorgeschichte stoßen wir immer wieder auf Angaben, daß die erste akute Erkrankung oder das akute Rezidiv in zeitlichem Zusammenhang mit einer echten Erkältung erfolgte. Wir meinen damit nicht den katarrhalischen Infekt, sondern die Erkältung als Folge ungenügender Bekleidung im Verhältnis zur Witterung bzw. Jahreszeit (plötzliche Witterungsumschläge, Durchnässung, nasse Füße, Sturz in kaltes Wasser, Eiseinbrüche im Winter). Wir glauben, daß der unzureichenden Bekleidung für die chronisch rezidivierende Pyelonephritis der Frau mindestens so große Bedeutung zukommt wie der Kürze der Harnröhre. Die Mode hat sich mit dem Überwiegen ästhetischer Gesichtspunkte, dem Vordringen von Kunststoffen, dem Zurücktreten von Wolle und Baumwolle immer mehr von der eigentlichen Aufgabe der Konservierung der Körperwärme entfernt. Dieses Problem ist nur durch die Kombination von Vernunft und Wolle zu lösen und nicht durch Antibiotica. Beim männlichen Geschlecht bestehen auf diesem Gebiete in der Beratung und Durchführung selten Schwierigkeiten. Wir müssen jede an einer chronischen Pyelonephritis erkrankte Patientin auffordern, eher zu warm angezogen zu sein, aber nie zu kalt. Das bezieht sich auch auf die Beine und die Schuhe.

Angesichts der Bedeutung, die die Urinstase für die Unterhaltung chronischer Infektionen der Harnwege hat, muß auch bei der chronischen Pyelonephritis die Beseitigung obstruktiver oder paralytischer Faktoren der Harnwege auf alle Weise angestrebt werden. Die erforderlichen Maßnahmen und eventuellen chirurgischen Korrekturen lassen sich nur durch einen Urologen bzw. urologisch interessierten Chirurgen durchführen. Dabei sind die Heilungsaussichten der sekundären chronischen Pyelonephritis auf der Basis eines obstruktiven Faktors (z.B. Stein) besser als der primären (Colby 1959). Die Indikationsstellung zur einseitigen Nephrektomie kann sehr schwierig sein. Liegt eine einseitige stumme Niere vor (pyelonephritische Schrumpfniere) oder eine Pyonephrose, so wird man sich zu diesem Eingriff, falls keine anderen Kontraindikationen bestehen, leicht entschließen. Man kann erleben, daß von solchen nicht funktionierenden Nieren die Infektion immer wieder neu aufflackert und die andere Niere durch pyelonephritische Schübe weiter schädigt. Da bei der chronischen Pyelonephritis mit der Dauer des Leidens die Tendenz zum doppelseitigen Befall zunimmt, empfiehlt es sich, mit der einseitigen Nephrektomie im allgemeinen zurückhaltend zu sein. Im Laufe dieses langen Leidens wird alles restierende Nierengewebe unbedingt benötigt. Auch unter dem Vorwand einer Hypertoniebehandlung ist es unbedingt falsch, die schlechtere von zwei pyelonephritischen Nieren zu opfern (v. NIEDERHÄUSERN und WILDBOLZ 1964). Die einseitige frühkindliche Pyelonephritis, die relativ rasch zu einer Schrumpfniere führt, kann am ehesten noch als chirurgisch zu behandelnde Hypertonie aufgefaßt werden. Es handelt sich um junge Menschen, deren Lebensalter unter 30 Jahren liegt. Der Entschluß zur Nephrektomie wird bei einer schlecht funktionierenden, infizierten Niere, die durch eine Hypertonie kompliziert ist, erleichtert. Der Behandlungserfolg ist um so besser, je früher bei gesicherter Diagnose die Operation vorgenommen wird. Man hüte sich vor einer optimistischen Voraussage. Eine rasche Normalisierung der Hypertonie nach der Operation ist ein günstiges Zeichen. Eine endgültige Beurteilung sollte erst 5 Jahre nach der Nephrektomie erfolgen. In der Zusammenstellung von HOMER SMITH (1956) wurden von 575 wegen Hypertonie nephrektomierten Patienten 149 anscheinend geheilt (kontrolliert während mindestens eines Jahres). Darunter befanden sich 62 chronische einseitige Pyelonephritiden (41%). GIFFORD (1958) erwartet bei einseitiger pyelonephritischer Schrumpfniere in etwa 50% einen Erfolg von der Nephrektomie. Bei negativem Erfolg bestehen folgende Möglichkeiten (REUBI 1960):

1. Bilateraler Prozeß mit einseitigem Überwiegen,
2. Primär einseitige Nierenaffektion mit Hypertonie und sekundären arteriellen Gefäßveränderungen in der Restniere,
3. Kombination einer essentiellen Hypertonie mit einer hypertensiven Nephropathie.

Von der früher empfohlenen Dekapsulation mit Nephrostomie (v. LICHTENBERG) ist man abgekommen. Auch nach unseren Erfahrungen können wir zur operativen Entfernung der Nierenkapsel bei chronischer Pyelonephritis nicht raten. Wir sahen bei einer Patientin, der wir diese Maßnahme wegen starker Rückenschmerzen schließlich empfahlen, trotz aller Antibiotica eine schwere, eitrige, postoperative Pyonephrose, die schließlich zum Verlust der ganzen Niere führte.

Kommt es bei einer doppelseitigen chronischen Pyelonephritis durch einen akuten Schub zur Urämie, so kann in dieser Phase der Einsatz der künstlichen Niere oder der Peritonealdialyse indiziert sein und helfen, die akute Lebensgefahr zu überwinden.

Die Pyelonephritis in der Schwangerschaft stellt an sich keine Indikation zur Schwangerschaftsunterbrechung dar (MIKULICZ-RADECKI 1960, SCHNEIDER 1961, HELD 1962, JACOBI 1963, PIPPIG 1963). Die Angaben über die Indikation zur Interruptio schwanken zwischen 1,8% (ZINSER 1955), 3% (JÄGER und MÜNCH 1963) und 1,84% (EGER und WILDHACK 1964).

Nierenpapillennekrosen

Die Pyelonephritis und die chronische interstitielle Nephritis gehen sehr häufig mit Nierenpapillennekrosen einher. Darum verdient dieses Krankheitsbild in diesem Rahmen eine ausführliche Darstellung.

Unter Papillennekrose versteht man die herdförmige oder totale infarktartige Nekrose der Papille und angrenzender Bezirke des Nierenmarkes. Diese Veränderungen können an einzelnen oder allen Markkegeln einer oder beider Nieren auftreten. Das nekrotische Gewebe wird demarkiert und meist abgestoßen. Synonyma sind Nierenmarknekrose, nekrotisierende Papillitis, Papillitis necroticans. Die eitrige Einschmelzung der Papille im Verlauf einer ulcerös-nekrotisierenden Pyelitis und Pyelonephritis ist von der Infarktnekrose zu unterscheiden, die von Praetorius (1937) und Schneider (1938) eingeführte Bezeichnung Papillitis necroticans deshalb besser zu meiden. Zu Papillennekrosen kommt es als konkomittierendes Phänomen bei Pyelonephritis, chronischer interstitieller Nephritis, Obstruktion der Harnwege, Diabetes mellitus und gelegentlich bei anderen Erkrankungen. Sie treten selten als selbständige Krankheit auf.

Geschichtliches

N. Friedreich berichtete 1877 über „höchst seltsame Veränderungen an den unteren (papillären) Abschnitten der Pyramiden beider Nieren“, die sich bei der Sektion eines 70jährigen Mannes mit Prostatahypertrophie, Balkenblase und mäßiger Hydronephrose fanden. „Es schien sich um eine einfache, unabhängig von Entzündung vor sich gehende nekrotische Ablösung zu handeln“ und „dies gäbe die Möglichkeit der Erkennung des Vorganges bei Lebzeiten durch den Nachweis nekrotischer Partikelchen im Harn“. Zur Genese vermutete Friedreich, „daß der erhöhte intrapelvine Druck zur Abknickung und Drosselung der Papillengefäße führt und schließlich der schwache Herzdruck (der Kranke war in sehr schlechtem Allgemeinzustand in die Klinik gekommen) die Knickstelle nicht mehr überwinden kann“.

In den folgenden Jahren berichteten Turner (1884—1888), Chiari (1889) und Stoudensky (1889) über weitere Beobachtungen, fast immer in Kombination mit Harnstauungsnieren. Artusi beschrieb 1926 Papillennekrosen bei eitrig-embolischer Herdnephritis und Schömer (1931) capillarmetastatische Marknekrosen der Nieren. 1937 wiesen Froboese und, dessen Anregung aufgreifend, Günther auf den Zusammenhang von Diabetes mellitus, Infektion und Papillennekrose hin. Diese Auffassung prägte die weitere Krankheitsgeschichte. Im gleichen Jahr konnte Alken (1938 veröffentlicht) durch den Nachweis eines Gewebssequesters im Urin die Papillennekrose erstmals klinisch diagnostizieren. In den letzten 10 Jahren haben sich die Vorstellungen über dieses Krankheitsbild durch die immer zahlreicher werdenden Beobachtungen blander Papillennekrosen, besonders bei Kranken mit chronischer interstitieller Nephritis nach langjährigem Analgeticaabusus, erneut gewandelt. Röntgenuntersuchungen konnten durch frühzeitige Diagnostik und Verlaufskontrollen viel zum besseren klinischen Verständnis beitragen (siehe besonders Günther 1948, Lindvall 1960).

Bis heute wurden in ca. 170 klinischen und pathologisch-anatomischen Arbeiten über mehr als 1000 Fälle von Papillennekrosen berichtet. Zur näheren Information sind besonders zu empfehlen die Veröffentlichungen von Günther (1937 und 1948), Jornod (1958), Lauler, Schreiner und David (1960, eingehende Literaturübersicht), Ulla Bengtsson (1960, Funktionsanalyse), Lindvall (1960, Röntgenologie), sowie die Kasuistiken von Hultengren (1961, 103 Patienten) und Harvald (1963, 66 Patienten).

Häufigkeit, Verteilung nach Alter und Geschlecht

Über das Vorkommen von Papillennekrosen im Autopsiematerial liegen folgende Angaben vor: Robbins, Mallory u. Kinney (1946) fanden bei 10000 Sektionen 26mal Papillennekrosen (0,26%), Edmondson, Martin u. Evans (1947) unter 32000 Sektionen 50mal (0,15%), Spühler und Zollinger (1953) unter 4700 Sektionen 34mal (0,7%), Schourup (1957) unter 5005 Sektionen 53mal (1,06%), Munz (1960) unter 5000 Sektionen 27mal (0,54%) und Gloor (1961) unter 23159 Sektionen 254mal Papillennekrosen (1,09%).

Nach diesen pathologisch-anatomischen Statistiken muß eine Zunahme angenommen werden. GLOOR fand von 1938—1947 unter 10383 Sektionen 83 (0,76%) Papillennekrosen, dagegen von 1948—1957 unter 12776 Sektionen 172 (1,35%). In der klinischen Literatur ist diese Zunahme der Häufigkeit noch eindrucksvoller, aber im wesentlichen durch die verbesserte Diagnostik bedingt.

Die Papillennekrose galt als Erkrankung des höheren Lebensalters. LAULER, SCHREINER u. DAVID (1960) fanden bei einer Zusammenstellung von 250 Fällen aus der Literatur, daß 54% der Kranken über 60 Jahre und 89% über 40 Jahre alt waren. Fast immer wurde die Läsion erst bei der Autopsie diagnostiziert. Dagegen betrug das Durchschnittsalter der 155 Patienten LINDVALLs (1960), bei denen die Diagnose hauptsächlich durch die Röntgenuntersuchung gestellt worden war, 44 Jahre. LINDENEG (1959) gab für seine 42 Patienten ein mittleres Alter von 52 Jahren an und HULTENGREN (1961) errechnete einen Altersdurchschnitt von 42,4 Jahren für Frauen und von 49,4 Jahren für Männer. Papillennekrosen wurden auch bei Kindern (SWARTZ 1954, SWARTZ u. HOOGSTRATEN 1959, MOGG 1957, STIRLING 1958), Säuglingen (TAMAKI u. WHITMAN 1952, GARDIOL 1955, NICOD u. GARDIOL 1956) und Neugeborenen (MORISON 1954, GARDIOL 1955, MORARD 1955, MARKS 1960) beschrieben. LAULER, SCHREINER u. DAVID geben den Anteil der Geschlechter mit 65% Frauen und 35% Männern, TUBA (1962) mit 83% Frauen und 17% Männern an. Die skandinavischen Autoren LINDENEG, FISCHER, PEDERSEN u. NISSEN (1959), LINDVALL (1960), HULTENGREN (1961) und HARVALD (1963) haben in den letzten Jahren über insgesamt 366 Beobachtungen berichtet, bei denen sich ein Zahlenverhältnis Frau:Mann von 6:1 errechnen läßt. Die Verminderung des durchschnittlichen Lebensalters und der stärkere Befall des weiblichen Geschlechts im letzten Jahrzehnt beruhen auf der Zunahme der chronischen interstitiellen Nephritis als Grundleiden.

Pathologische Anatomie

Das makroskopische und mikroskopische Bild dieser Nierenläsion ist bemerkenswert konstant, variierend nur in dem Grad, der dem beobachteten Stadium entspricht (ROBBINS, MALLORY u. KINNEY 1947). Die frische Papillennekrose ist trüb, graugelb, leicht erhaben, die Markkegelspitze flächenhaft als Ganzes einnehmend oder herdförmig sich im Markkegel ausbreitend (siehe STAEMMLER 1957). Diskrete Herde können mit dem bloßen Auge übersehen werden. Auf Grund der wechselnden Lokalisation des nekrotischen Prozesses im Markkegel hat zuerst GÜNTHER (1948) Mark- und Papillennekrosen unterschieden. Diese Aufgliederung läßt sich auch röntgenologisch durchführen (LAGERGREN u. LINDVALL 1958, LINDVALL 1960, RUTNER u. SMITH 1961, HEIDENBLUT 1962, HARROW, SLOANE u. LIEBMAN 1963), doch ergeben sich keine prinzipiellen Unterschiede (LINDVALL 1960, SPÜHLER 1964). Die Nekrose ist stets auf den Markkegel beschränkt und greift nie auf die Rinde über. Gewöhnlich wird das nekrotische Gewebe durch eine 1—2 mm breite dunkelrote Randzone deutlich vom durchbluteten Parenchym abgesetzt. Später verfärben sich die nekrotischen Bezirke bräunlich-grünlich und werden in dieser Phase nicht selten abgestoßen. Bei chronischen Nierenprozessen fehlt häufig die Demarkationszone, und auch die akute Papillennekrose kann nur an ihrer schmutzigbraunen Verfärbung erkannt werden. Die Sequestrierung geschieht fortschreitend von der Seite der Basis der Papille zum Zentrum. Ist das nekrotische Gewebe abgestoßen, bleibt ein breiter, kurzer Markkegelstumpf, dessen unregelmäßiger Rand manchmal wie von Ratten angenagt erscheint. Nicht abgestoßene Marknekrosen werden von einem Granulationsgewebe umgeben und weitgehend resorbiert. Sie sind ausgesprochene Kalkfänger und können sogar verknöchern (LUSTED, STEINBACH u. KLATTE 1957). Meist sind mehrere Markkegel befallen, die unterschiedliche Phasen des Geschehens zeigen können (ROBBINS, MALLORY u. KINNEY 1947, SCHOURUP 1957, ZOLLINGER 1960). Der Prozeß war bei den 250 von LAULER, SCHREINER u. DAVID (1960) aus der Literatur zusammengestellten Fällen in ca. 25% auf eine Niere beschränkt und in ca. 75% in beiden Nieren zu finden. Es ergab sich keine Bevorzugung einer Seite. SIMON, BENNETT u. EMMETT (1957) fanden Papillennekrosen bei 12 von 42 Fällen nur in einer Niere, zehnmal bestand eine gleichzeitige Ureterobstruktion. HULTENGREN (1961) konnte bei 103 Patienten die Nierenmarkläsion 68mal bilateral nachweisen und LINDVALL (1960) sah röntgenologisch bei 155 Kranken Papillennekrosen 132mal in beiden Nieren.

Das histologische Bild wird durch die Begleitumstände (Infekt, Harnstauung) modifiziert (siehe auch RUTNER u. SMITH 1961). Es ist angebracht, nach morphologischen Gesichtspunkten eitrige Papillennekrosen, d.h. eitrig-demarkierte Papillennekrosen, wie sie besonders charakteristisch bei Diabetikern auftreten, von sog. blanden Papillennekrosen (siehe auch GLOOR 1961) zu unterscheiden. Diese blanden Nekrosen ohne ausgeprägteren leukocytären Demarkationswall werden bei akut-subakuten Prozessen beobachtet, bei denen ursächlich vasculäre, toxische oder mechanische Faktoren im Vordergrund stehen (nach GLOOR 1961, siehe auch EDMONDSON, MARTIN u. EVANS 1947, MANDEL 1952, RUTISHAUSER u. MORARD 1954, SIMON, BENNETT u. EMMETT 1957). Blande Papillennekrosen sind besonders charakteristisch für chronische Nierenerkrankungen, bei denen es zu einer starken Faserbildung im Interstitium kommt. Neben vasculären oder glomerulonephritischen Schrumpfnieren gilt dies für die chronische herdförmige Pyelonephritis und besonders für die chronische interstitielle Nephritis (FAHR 1924, DAVSON u. LANGLEY 1944, SPÜHLER u. ZOLLINGER 1953, JORNOD 1958, ZOLLINGER 1960).

SCHOURUP (1958) beschreibt an Operationspräparaten als erste Veränderungen eine Hyperämie kleinerer oder größerer, oft zentral gelegener Pyramidenabschnitte und ein interstitielles Ödem. Dann kommt es zur Leukocytenemigration und schließlich zur Nekrose. ROBBINS, MALLORY u. KINNEY (1946) sahen in den Anfangsstadien kleine fleckförmige Abscesse bandförmig parallel zur Rinde am Übergang vom rindennahen zum mittleren Pyramidendrittel liegend. Nach ZOLLINGER (1960) findet man bei der akuten Papillennekrose eine starke Verfettung der Zellen und insbesondere der Basalmembranen der Tubuli. NORDENFELDT u. RINGERTZ (1961) sahen Calciumablagerungen interstitiell und in den Tubulusepithelien. Die Struktur der Papille bleibt noch lange schemenhaft erkennbar. Eine Zone von reaktiver Hyperämie und akuter oder chronischer Zellinfiltration umgibt das nekrotische Gewebe. In ihr kann man mit Bakterienfärbung häufig Kokken nachweisen (STAEMMLER 1957, ZOLLINGER 1960). Thrombosierte Capillaren, wie sie zuerst TURNER (1884) als pathogenetisch bedeutsam beschrieb, konnte ZOLLINGER nur im Bereich der voll ausgebildeten Nekrosen finden. Auch ROBBINS, MALLORY u. KINNEY 1947, ALLEN 1951, RUTISHAUSER u. MORARD 1954 und SCHOURUP sahen diese nicht regelmäßig. Bei der akuten Papillennekrose kommt es nach GLOOR (1961) regelmäßig zu einer Ausweitung der Rindentubuli. Der gleiche Autor fand bei der chronischen interstitiellen Nephritis, selbst wenn die Markkegelspitzen bereits abgestoßen waren, auf Serienschnitten noch Sammelrohre, deren Verbindung mit dem Nierenbecken erhalten war. In späteren Stadien entwickelt sich in der Randzone ein Granulationsgewebe. Nach Abstoßung des nekrotischen Gewebes kann der Markkegelstumpf von den Epithelien der Calices und der Sammelröhren ausgehend epithelisieren (OVERZIER 1942, ROBBINS, MALLORY u. KINNEY 1947, WALL 1954, FERNEX 1957). In den Endstadien, die aber selten erreicht werden, liegt eine bindegewebige Narbenplatte vor. Die abgestoßenen Papillensequester bleiben als braunschwarze Masse von gummiartiger Konsistenz in den Nierenkelchen oder Nierenbecken liegen oder werden mit dem Urin ausgeschwemmt. Histologisch lassen sie noch schemenhaft ihre Herkunft erkennen. Sie können den Kristallisationskern für Nierensteine bilden, doch ist für diesen Prozeß wohl die zusätzliche bakterielle Besiedlung entscheidend. LINDVALL (1960) sah röntgenologisch abgestoßene Papillen im Nierenbecken über längere Zeit ohne Veränderung der Größe und ohne deutliche Inkrustation liegenbleiben. In einem Fall betrug die Beobachtungszeit 58 Monate.

Veränderungen der übrigen Niere: LAULER, SCHREINER u. DAVID fanden bis 1959 bei 54 Sektionsberichten aus der Literatur überwiegend Nierengewichte von zusammen über 400 g (32 Fälle), und sogar über 600 g (15 Fälle). Dagegen wurden in den letzten Jahren diese Markkegelläsionen vorwiegend bei Schrumpfnieren beobachtet (RUTISHAUSER u. MORARD 1954, SCHOURUP 1957, SIMON, BENNETT u. EMMETT 1957, JORNOD 1958, LAGERGREN u. LINDVALL 1958, HULTENGREN 1960, GLOOR 1961, SPÜHLER 1964). Prinzipiell können diese Veränderungen bei allen Schrumpfnierenformen auftreten. Der nekrotische Prozeß greift nie auf die Rinde oder die Bertinschen Säulen über. Das übrige Nierenparenchym zeigt meistens Veränderungen im Sinne einer akuten oder chronischen Pyelonephritis. Es bestehen aber oft große Diskrepanzen und die entzündlichen Veränderungen können sehr diskret sein. Das Charakteristische der Nierenpapillennekrosen bei der chronischen interstitiellen Nephritis wird in diesem Beitrag (S. 796) ausführlich besprochen.

Ätiologie

Aus den klinischen und autoptischen Befunden von Kranken und Verstorbenen mit Papillennekrosen ergeben sich bestimmte Bedingungen, die ursächlich von Bedeutung sein müssen.

1. Pyelonephritis. In sehr vielen Nieren mit Papillennekrosen finden wir Veränderungen im Sinne einer akuten oder chronischen Pyelonephritis. Von fast allen Autoren werden die Papillennekrosen deshalb als Sonderform der Pyelonephritis angesehen (ROBBINS, MALLORY u. KINNEY 1947, ULLA BENGTSSON 1960, LAULER, SCHREINER u. DAVID 1960, LINDVALL 1960, HULTENGREN 1961). Bei Begrenzung dieser Veränderungen auf den Markkegel, insbesondere auf den Demarkationsbezirk, muß angenommen werden, daß die Entzündung erst Folge der Gewebsnekrose ist. Nach ZOLLINGER (1964) sind Papillennekrosen bei der primären chronischen Pyelonephritis (sui generis) eher die Ausnahme, während sie bei der chronischen interstitiellen Nephritis nahezu regelmäßig vorliegen. Zum Zustandekommen in pyelonephritisch veränderten Nieren sind wohl noch andere Faktoren (z.B. Obstruktion, Diabetes mellitus) notwendig.

2. Obstruktion der ableitenden Harnwege. Bei einem länger bestehenden Abflußhindernis mit Harnstauung kommt es zu einer Atrophie und Abflachung der Papillen und zu einer lokalen Minderdurchblutung. Andererseits begünstigt eine Harnstauung das Entstehen einer Pyelonephritis, ist sie doch bei 63,5% (KLEEMAN, HEWITT u. GUZE 1960) bzw. 55,8% (ZOLLINGER 1964) der autoptisch festgestellten Pyelonephritiden das kausale Leiden. Eine obstruktive Uropathie fanden LAULER, SCHREINER u. DAVID (1960) bei 31% der bis 1959 aus dem Schrifttum zusammengestellten 250 Fälle. Dagegen lag nur bei 5,8% der Fälle HULTENGRENs (1961) eine chronische Harnwegsobstruktion vor. Die Unterschiede erklären sich aus dem jeweiligen Anteil an chronischen interstitiellen Nephritiden im Krankengut der Autoren. Bei einseitigen Ureterstenosen wurden wiederholt gleichseitige Nekrosen beschrieben (AYE 1954, WHITEHOUSE 1956, SCHOURUP

1957, Simon, Bennett u. Emmett 1957). Angesichts der Häufigkeit einer Harnwegsobstruktion ist die Koinzidenz mit Papillennekrosen eher gering.

3. Diabetes mellitus. Nachdem Froboese 1937 auf den Zusammenhang von Diabetes mellitus und Papillennekrose aufmerksam gemacht hatte, beherrschte diese Auffassung die ätiologischen Vorstellungen (siehe Günther 1937, Edmondson, Martin u. Evans 1947, Stevens, Westhammer u. Pearson 1948, Gaustad u. Herzberg 1950, Allen 1951, Knutsen 1952). Lauler, Schreiner u. David (1960) ermittelten 57% Diabetiker unter den Kranken mit Papillennekrosen. Jornod (1958) stellte diese Koinzidenz in Frage und Hultengren (1961) gibt den Prozentsatz der Diabetiker mit nur 3,8% an (siehe auch Thomsen-Pedersen u. Schwartz 1956, Simon, Bennett u. Emmet 1957, Lindvall 1960). Auch Zollinger (1960) hat in seinem Sektionsgut (Munz 1960) Papillennekrosen bei Diabetikern in den letzten Jahren eher seltener beobachtet. Schon Günther (1948) hatte darauf hingewiesen, daß man die Zerstörung der Papille bei einer ulcerös-nekrotisierenden Pyelitis von der Papillennekrose unterscheiden muß (siehe auch Jornod 1958). Diabetiker mit Pyelonephritis haben nach Edmondson, Martin u. Evans (1947) in 27,1%, nach Robbins u. Angrist (1949) in 25%, nach Berning und Walter (1951) in 26%, nach Mandel (1952) in 27% und nach Zollinger (1960) in 35% der Fälle Papillennekrosen, während nicht-diabetische Pyelonephritiskranke diese Komplikation nur in 4,4% der Fälle zeigen (Zollinger 1960). Dieses häufige Vorkommen beim Diabetiker wird durch gesteigerte Infektionsanfälligkeit, diabetische Gefäßveränderungen und stoffwechselbedingte „Milieustörungen" im Nierenmark erklärt.

4. Medikamente, besonders Phenacetin. Spühler u. Zollinger (1953) haben darauf aufmerksam gemacht, daß die chronische interstitielle Nephritis nach chronischem Phenacetinabusus ganz exquisit zu Papillennekrosen neigt. Gloor (1961) fand im Sektionsgut in Basel in den Jahren 1948—1957 gegenüber 1938—1947 eine deutliche Zunahme der Papillennekrosen von 0,76% auf 1,36%, und zwar waren nur die Nekrosen bei chronischer interstitieller Nephritis häufiger geworden, nicht aber bei Diabetikern und Kranken mit Harnstauungsnieren (siehe Abschnitt chronische interstitielle Nephritis). Auch eine länger dauernde Einnahme anderer Medikamente wurde für das Entstehen von Papillennekrosen verantwortlich gemacht, z.B. Schlafmittel (Kalbfleisch 1937, Morard 1955), Sulfonamide (Morard 1955, Andersen u. Christoffersen 1956), Acetyl-Salicylsäure (Clausen 1962), Paraaminosalicylsäure (Hultengren 1961).

5. Migräneartige Kopfschmerzen. Sehr viele Kranke mit chronischer Pyelonephritis klagen über Kopfschmerzen, so die Hälfte der Patienten Reubis (1954) und 35% der Patienten Brods (1957). Für den im Abschnitt chronische interstitielle Nephritis (S. 807) beschriebenen Analgeticamißbrauch wird deshalb oft das vorher bestehende chronische Nierenleiden angeschuldigt. Hultengren (1961) fand bei 67 von 103 Kranken Angaben über typische migräneartige Kopfschmerzen (nach den Charakteristika Heycks 1959), während neun andere Patienten über uncharakteristischen Kopfschmerz klagten und ein Teil der ersten Patientengruppe einen Wandel des Schmerzcharakters in der Anamnese angab. Hultengren stellt nun die Hypothese auf, daß die anfallsweise auftretende abnorme Gefäßreaktion des Migränekranken nicht nur cerebrale, sondern auch renale Erscheinungen hervorruft, die sich besonders an den Markkegeln auswirken. Er stützt sich dabei auf die Beobachtungen von Schottstaedt und Wolff (1955), die während der Migräneattacke eine verminderte Nierenausscheidung von Wasser, Natrium, Kalium und Kreatin fanden. Heyck (1956 u. 1959) beobachtete bei Migränekranken und auch bei Personen mit Phenacetinabusus eine abnorme

Reduktion der arteriovenösen Sauerstoffdifferenz. Beide Wirkungen könnten sich also addieren, sind aber als ätiologische Faktoren noch nicht bewiesen.

6. Andere, insbesondere vasculäre Faktoren. In der Zusammenstellung LAULERS (1960) hatten 24% der Kranken weder einen Diabetes mellitus noch eine Obstruktion der Harnwege, sondern „fast regelmäßig schwere vasculäre Nierenveränderungen" als mögliche Ursache der Papillennekrosen. Lassen wir die sekundären Gefäßveränderungen bei der Pyelonephritis und beim Diabetes mellitus unberücksichtigt, so finden wir in der Literatur verschiedene Beobachtungen, bei denen vasculäre Veränderungen ursächlich entscheidende Bedeutung haben. Bei allen Formen von Schrumpfnieren, also auch vasculären und glomerulonephritischen, sind Papillennekrosen beobachtet worden (OBERLING 1924, FAHR 1925, DAVSON u. LANGLEY 1944, SCHOURUP 1957, JORNOD 1958, ZOLLINGER 1960, GLOOR 1961). Sie wurden auch bei folgenden Zuständen beschrieben: Thrombose der Arteria arciformis (SCHOURUP 1957, ZOLLINGER 1960); Arteriitis (HEPPLESTON 1955); intrarenalen Gefäßthrombosen (SCHÖMER 1931, SHEEHAN 1937, ROBBINS, MALLORY u. KINNEY 1947, KNUTSEN 1952, MANDEL 1952); Nierenvenenthrombose (MORISON 1945, STIRLING 1958) und kleinen Nierenvenenthrombosen (BITTAR u. MIRANIK 1963); Erythroblastosis fetalis (TAMAKI u. WHITMAN 1952, GARDIOL 1955, MORARD 1955, SIMON, BENNETT u. EMMETT 1957). Akut auftretende Nekrosen an allen Markkegeln lassen daran denken, daß ein allgemeiner Kreislaufkollaps bedeutsam sein kann (GÜNTHER 1948, GLUSHIEN, REITER u. FISCHER 1952, NIETH 1958, PYTEL 1961). So sahen WHITEHOUSE u. ROOT (1956) Papillennekrosen bei vier nach Herzinfarkt Verstorbenen. EDMONDSON, MARTIN u. EVANS (1947) halten die protrahierte Hypotonie beim Coma diabeticum für bedeutsam. Diese Nierenläsion wurde ferner bei einem Nierentrauma mit schwerem Schock beobachtet (SWARTZ u. HOOGSTRATEN 1959, PYTEL 1961), außerdem bei mit Schock einhergehenden tödlichen Fällen von epidemischem hämorrhagischem Fieber (STEER u. HULLINGHORST 1951), nach größerem Blutverlust post partum (SHEEHAN 1937), nach Ausblutung beim Neugeborenen (MARKS 1960). Auch bei akuten interstitiellen Nephritiden, der Chromoproteinniere (ZOLLINGER 1964) und der Sulfonamidnephrose (MORARD 1955) kamen Papillennekrosen zur Beobachtung.

Pathogenese

Die besondere Art der Blutversorgung des Nierenmarkes und der Papille (v. MÖLLENDORF 1930, FUCHS u. POPPER 1931, TRUETA, BARCLEY, DANIEL, FRANKLIN u. PRICHARD 1948) bildet die Grundlage für das Zustandekommen der Papillennekrose.

Die Markssubstanz erhält ihr Blut a) durch die Arteriolae rectae medullares spuriae, die aus den Arteriolae efferentes der juxtamedullären Glomerula entspringen, in Bündeln gerade zur Papille laufen, eine Schleife bilden, als Venolen wieder gerade zurück verlaufen und in die Venae arciformes münden; b) durch die Arteriolae rectae medullares verae, die direkt, unter Umgehung der Glomerulumpassage, aus den Arteriae arcuatae entspringen. FUCHS u. POPPER (1931) haben die Bedeutung dieser unter höherem Druck stehenden Gefäße für die Blutversorgung des Markes besonders betont. Nach MACCALLUM (1939) und TRUETA, BARCLEY, DANIEL, FRANKLIN u. PRICHARD (1947) sind die aglomerulären Gefäße Folge einer unterschiedlich ausgeprägten Glomerulumdegeneration, die sich als normales Vorkommen in sonst gesunden Nieren findet. Nach SPANNER (1938) und DE BAKER (1959) erhalten die Papillen zusätzlich Blut aus Spiralgefäßen, die aus den Interlobärarterien nahe dem Calix entspringen und mit den Spiralgefäßen der Gegenseite einen Plexus bilden.

Die Vasa recta sind die längsten Capillargefäße des Körpers. Durch den postglomerulären Blutdruckabfall und ihre — besonders in den Innenzonen des Markes — große Weite, ergibt sich eine sehr langsame Blutströmung. Interstitielle Veränderungen, wie Ödem oder Fibrose, können durch Kompression der Gefäße leicht die Blutversorgung stören. Lagergren u. Ljungquist (1962) haben durch mikro-angiographische und histologische Studien bei frischen Papillennekrosen Füllungsausfälle der postglomerulären Gefäße im Bereich der juxtamedullären Glomerula gefunden. Ursächlich nehmen sie eine periglomeruläre Fibrose an, die zu narbiger Constriction der efferenten Arteriolen und nachfolgend der Arteriolae rectae spuriae führt. Sekundär können sich im Sinne eines Anpassungsmechanismus einzelne Bündel der Arteriolae rectae spuriae in echte Arteriolae rectae umwandeln. Bei Ausfall dieses Anpassungsmechanismus kommt es zu Papillennekrosen.

Verschiedenartige pathogene Mechanismen führen durch Störung der empfindlichen Blutversorgung zum gleichen morphologischen Substrat. Unter Berück-

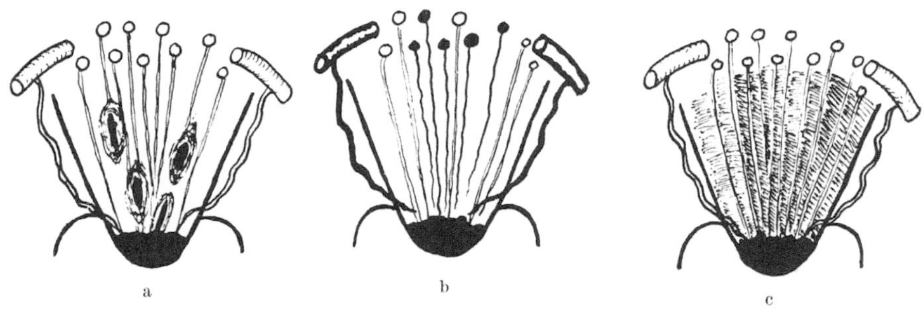

Abb. 25. Die drei grundsätzlichen Typen der Papillennekrosen: a der infektiöse Typ, b der arteriopathische Typ, c der vasokompressive Typ. Eingezeichnet sind die Aa. arcuatae und die davon ausgehenden Spiralgefäße sowie die juxtapapillären Glomerula, welche die Vasa recta spuria abgeben (nach Zollinger 1960)

sichtigung der ätiologischen Faktoren und Unterschiede im histologischen Bild lassen sich verschiedene Typen der Papillennekrose abgrenzen. So unterscheidet Günther (1948) vasculäre, toxische und bakterielle Papillennekrosen und Schourup (1957 u. 1958) einen infektiösen Typ bei akuter Pyelonephritis mit leukocytärem Demarkationswall und einen sklerotischen Typ ohne akut entzündliche Veränderungen mit Fibrose des Interstitiums, sowie einen Kombinationstyp.

Zollinger (1960, 1964) schlägt eine Einteilung in folgende Formen vor: 1. infektiöse, 2. arteriopathische, 3. kompressive.

1. Der infektiöse Typ. Es findet sich dabei immer eine akute oder rezidivierende Pyelonephritis als Grundleiden. Die besondere Empfänglichkeit des Nierenmarkes für hämatogene oder ascendierende Infektionen ist bekannt. Zusätzlich liegt häufig ein Diabetes mellitus oder eine Obstruktion der unteren Harnwege vor. Zur Papillenzerstörung bei ulcerös-nekrotisierender Pyelitis und Pyelonephritis bestehen Übergänge, deshalb auch die Bezeichnung Papillitis necroticans (Praetorius 1937, Schneider 1938, Alken 1939, Allen 1951 u. 1962). Die sehr seltenen Papillennekrosen als Folge einer embolisch-eitrigen Herdnephritis (Artusi 1926, Kovacs 1927, Schömer 1931) sind wohl mit zu dieser Gruppe zu rechnen. Auch bei der Aktinomykose der Niere (Edmondson, Martin u. Evans 1947, Jutzler, Leppla u. Brunck 1961) wurden Papillennekrosen beobachtet.

2. Der vasculäre (angiopathische) Typ. In seiner reinen Form ohne komplizierende Pyelonephritis kommt er nur selten vor (Zollinger 1960) und entspricht einem blanden Infarkt. Häufig sind die Veränderungen von Typ I und II kombiniert, besonders beim Diabetiker. Der von de Baker (1959) beschriebene Spiralplexus ist durch seinen submukösen Verlauf bei chronischer Pyelonephritis oft schwer verändert, so daß relativ geringe Schädigungen der Vasa recta zum Zustandekommen der Nekrosen genügen. Auch die in einem Teil der Präparate histologisch nachgewiesenen Thrombosen in kleinen Nierenvenen können eine Rolle spielen(Bittar u. Misanik 1963). Die abnorme Gefäßreaktion der Migränekranken ist in ihrer pathogenetischen Bedeutung noch umstritten (Hultengren 1961). Goldberg, Shrifter u. Saphir (1954) weisen auf die Vasoparalyse beim diabetischen Koma als pathogenetischen Faktor hin.

3. Vasokompressiver Typ. Bei einer Volumenzunahme des Interstitiums kommt es leicht zur Kompression der weitlumigen dünnwandigen geraden Markgefäße. Ohne primäre Gefäßwandveränderungen geschieht dies bei der akuten interstitiellen Nephritis durch das Papillenödem (Zollinger 1945 u. 1953), bei der chronischen interstitiellen Nephritis durch Sklerose und Fibrose des Interstitiums. Nach Robbins und Angrist (1949) sowie Holle (1959) sollen Spasmen der Markgefäße eine Rolle spielen. In praxi kann dieser Typ in reiner Form selten demonstriert werden.

Experimentelle Papillennekrosen

Auf verschiedenen Wegen gelingt es, bei Tieren Papillennekrosen zu erzeugen.

1. Toxische Substanzen. Nach Injektion verschiedener toxischer Substanzen hat man bei Tieren (Ratten, Mäusen, Kaninchen, Meerschweinchen, Hunden) Papillennekrosen beobachtet, die denen beim Menschen überraschend ähnlich sind. Levaditi (1901), Oka (1913), Ricker (1924) sowie Mandel u. Popper (1951) benutzten Vinylamin, Rehns (1901) Tetrahydrochinolin und verschiedene Derivate, Günther (1941) Diphtherietoxin, White u. Mori-Clavez (1952) Mono-N-Methylanilin. Nach Mandel u. Popper (1951) wirkt das Vinylamin über hämodynamische Veränderungen. Im ersten Stadium findet sich eine Hyperämie des Nierenmarkes und Ischämie der Rinde, im zweiten kommt es nach starker Hyperämie, Vasoparalyse und multipler Thrombenbildung zur ischämischen Papillennekrose. Im dritten, sehr selten erreichten Stadium findet sich nach Abstoßung des nekrotischen Gewebes eine erhebliche Markfibrose. Ein direkter nephrotoxischer Effekt kann nicht ausgeschlossen werden. Vergleichsweise sah Schourup (1958) beim Menschen an Operationspräparaten als Frühveränderungen ebenfalls eine Hyperämie in einer wechselnd ausgedehnten Markzone. Abrahams, Rubenstein u. Levin (1963) haben bei Ratten nach monatelanger Fütterung mit Phenacetin (1000—14000 mg) und einem Phenacetin, Aspirin und Coffein enthaltenden Mischpräparat neben einer interstitiellen Fibrose der Nieren bei 20% der Tiere schwere Blutungen in den Nierenpapillen und bei zwei Tieren nach 8 bzw. 14 Monaten Papillennekrosen beobachtet (bei der ersten Ratte totale Papillennekrose mit einer geringen zelligen Infiltration; bei der zweiten Ratte Nekrose mit stärkerer Zellinfiltration und herdförmig gramnegativen Bacillen).

2. Ureterunterbindung. Muirhead, Vanatta u. Grollman (1950) erzeugten durch Ureterunterbindung bei Hunden eine Hydronephrose. Bei 18 von 28 fanden sich Blutungen in der Papille, bei 10 Tieren kam es zur Papillennekrose. Durch Tuscheinjektion konnten sie dabei eine schlechte Füllung der Markgefäße demonstrieren (s. auch Habedank 1956). Bei Ureterunterbindung und induzierter Bakteriämie (zuerst Albarran u. Halle 1888), einer vielgenutzten Methode zur experimentellen Pyelonephritiserzeugung, wurden neben den dominierenden pyelonephritischen Veränderungen auch Nekrosen in den Markkegeln beobachtet. Zum Beispiel beschrieben Gorill u. de Navasquez massive Papillennekrosen bei der experimentellen Staphylokokkenpyelonephritis der Maus. Rényi-Vámos, Balogh und Szendrös (1952) konnten zeigen, daß es beim Kaninchen nach Verschluß des Nierenbeckens und gleichzeitiger Infektion zu einer Störung des Blutumlaufes der Niere mit Rindenischämie und Hyperämie der Medulla kommt. Neben dieser reflektorischen Kreislaufumschaltung entsteht bei Ureterunterbindung durch Druckerhöhung im Nierenbecken (die doppelt so hoch wie der zu erwartende Filtrationsdruck ist) eine direkte mechanische Kompression der Markgefäße (s. auch Thelen, Rother u. Sarre 1956).

3. Nierenvenenligatur. Beswick u. Schatzki (1960) und Murphy u. Campbell (1961) haben bei Ratten nach Ligatur der Nierenvenen schwere venöse Stauungen in den Markkegeln und rote Infarkte beobachtet, die sich bei komplettem Venenverschluß bis auf die Rinde ausdehnten, bei partieller Verlegung aber herdförmig oder flächenhaft auf die Medulla beschränkt blieben. Mann (1960) konnte die Befunde nicht bestätigen.

4. Fettfreie Ernährung. Borland u. Jackson (1931, 1950) fanden bei fettfrei ernährten Ratten atypische Nierenmarknekrosen mit Kalkeinlagerungen (zit. nach Robbins u. Angrist 1949).

5. Heterologe Seruminjektion. Klavius, Patrick u. Kroe (1963) und Patrick, Kroe u. Klavius (1964) konnten bei Ratten durch intravenöse Injektion menschlichen Serums Papillennekrosen erzeugen. Nach Adsorption mit Ratten-Erythrocyten waren die Humanserum-Injektionen wirkungslos. Nach Gaben von Kaninchen- oder Rinderserum traten diese Nierenveränderungen nicht auf. Der genaue Wirkungsmechanismus bei diesen Experimenten ist nicht klar.

Klinik

Symptome

Die Beschwerden der Kranken mit Nierenpapillennekrosen sind häufig uncharakteristisch und entsprechen weitgehend der Symptomatologie der begleitenden akuten oder chronischen Pyelonephritis. Der Abgang von nekrotischem Nierengewebe ist das einzige pathognomonische Zeichen. Schüttelfrost und Fieber, dumpfe Schmerzen in einem oder beiden Nierenlagern und bei etwa zwei Fünftel der Kranken kolikartige Nieren- oder Ureterkoliken entsprechende Schmerzen sind die häufigsten Symptome. Dysurie und Strangurie gaben ein Drittel der Kranken Hultengrens (1961) an. Kranke mit Urämie oder dekompensiertem Diabetes mellitus sind somnolent. Katamnese und röntgenologisch entdeckte Fälle zeigen, daß viele Patienten oft lange Zeit keine Beschwerden empfinden oder nur uncharakteristische Leistungsschwäche, Abgeschlagenheit usw. bemerken.

Harvald (1963) fand bei seinen Patienten den Blutdruck immer normal. Lauler, Schreiner u. David (1960) verzeichneten bei 25% der von ihnen aus der Weltliteratur gesammelten Fälle (autoptische Diagnose) eine Hypertonie. Ulla Bengtsson (1960) beobachtete eine Blutdrucksteigerung zwar häufiger als bei der Durchschnittsbevölkerung, jedoch seltener als bei den nicht komplizierten chronischen Pyelonephritiden, Hultengren (1961) bei 37% der Kranken (26% der unter 40jährigen und 44% der über 40jährigen). Eine normochrome Anämie mit einem Hämoglobinwert unter 70% sah Hultengren (1961) bei 68 von 107 Kranken. Der Grad der Anämie stand dabei in direkter Beziehung zur Niereninsuffizienz. Es fanden sich aber keine Unterschiede zwischen Kranken mit und ohne Phenacetinabusus. Bei den meisten lag als Zeichen eines (primären oder sekundären) Harnweginfektes eine Bakteriurie und Leukocyturie (in 83% der Fälle Hultengrens 1961) vor. In den Harnkulturen wuchsen nach Lauler, Schreiner u. David (1960) am häufigsten E. coli und Staphylokokken. Hulten-

GREN (1961) fand überwiegend E. coli, seltener B. proteus und nur vereinzelt andere Keime. Auch wir sahen ein Überwiegen der Coli-Infektion (BERNING u. PRÉVÔT 1952). ULLA BENGTSSON (1960) bemerkte keine ständige Parallelität zwischen Leukocyten- und Bakterienausscheidung. Eine Hämaturie ist häufiger als bei der unkomplizierten Pyelonephritis (PEARMAN u. BEACH 1962, CIBERT u. SALAHEDDINE 1963). ULLA BENGTSSON (1960) fand sie bei 30 von 94 Fällen. Sie kann als Makrohämaturie im Vordergrund des klinischen Bildes stehen, wenn die demarkierte nekrotische Papille abgestoßen wird.

Die Nierenfunktion ist oft herabgesetzt, das Konzentrationsvermögen frühzeitig gestört (SPÜHLER 1964). Eine hyposthenurische Polyurie kann als Folge auftreten (MANDEL u. POPPER 1951, HARVALD 1963). ULLA BENGTSSON (1960) verglich die glomeruläre Filtration (gemessen als 24 Std-Kreatinin-Clearance) mit der Konzentrationsleistung (Gefrierpunktserniedrigung nach HHL-Hormon). Während sich bei Kranken mit chronischer Pyelonephritis eine Parallelität ergab, war bei vorliegenden Papillennekrosen die Konzentrationsfähigkeit stärker herabgesetzt, was mit der Zerstörung von für die Konzentrierung wichtigen Markkegeln erklärt wird. Auch HULTENGREN (1961) fand das Konzentrationsvermögen stärker als das Glomerulumfiltrat herabgesetzt. Dagegen beobachtete EDVALL (1958) bei Papillennekrosen eine annähernd parallel verlaufende Einschränkung der C_{In} und C_{PAH} gegenüber einem erhöhten C_{In}/C_{PAH} bei chronischer Pyelonephritis (s. auch VERNET u. CONSTANTIN 1962). Außerdem fand HULTENGREN (1961) eine stärkere Erniedrigung der Alkalireserve im Vergleich zum Konzentrationsvermögen. Diese Tatsache spricht dafür, daß bei Papillennekrosen die Tubulusfunktion stärker gestört ist als bei der chronischen Pyelonephritis. In chronischen Fällen findet sich ein schweres distal-tubuläres Syndrom mit Konzentrationsverlust und hyposthenurischer Polyurie.

Verlaufsformen

Das klinische Bild der Papillennekrosen ist wechselnd und wird durch die im Vordergrund stehenden Symptome bestimmt. Verschiedene Verlaufsformen lassen sich unterscheiden.

1. Akute schwere Nierenerkrankung. Bei über der Hälfte der von LAULER, SCHREINER u. DAVID bis 1959 aus der Literatur zusammengestellten Krankenberichte erfolgte der Krankheitsbeginn akut mit Oligurie und Urämie. Klinisch boten die Kranken das Bild eines schweren Harnwegsinfektes. Der Ausgang war meist fatal und die Papillennekrosen wurden in der Regel erst bei der Autopsie erkannt (ROBBINS, MALLORY u. KINNEY 1947, EDMONDSON, MARTIN u. EVANS 1947, GÜNTHER 1948, ROBBINS u. ANGRIST 1949, KNUTSEN, JENNINGS, BRINES u. AXELROD 1952, MANDEL 1952, GARRETT, NORRIS u. VELLIOS 1954). In den letzten Jahren scheint diese Krankheitsgruppe durch das häufigere Auftreten der chronischen interstitiellen Nephritis kleiner geworden zu sein. Nur etwa ein Zehntel der Kranken HULTENGRENS (1961) bot dieses fulminante klinische Bild, 3 von 12 Kranken hatten eine lange Nierenanamnese. Ein weiteres Drittel der von LAULER, SCHREINER u. DAVID (1960) ausgewerteten Fälle zeigte einen „subakuten Verlauf“ mit Nierenkoliken, Hämaturie und zum Teil septischen Temperaturen.

2. Chronisch-rezidivierende Nierenerkrankung. In den letzten Jahren wird am häufigsten eine chronische Verlaufsform beobachtet, die durch wiederholte Episoden von Nierenkoliken mit anschließender Hämaturie charakterisiert ist (HULTENGREN 1961, HARVALD 1963, SPÜHLER 1964). Wenn man die Kranken zum Sieben des Harns anhält, gelingt gelegentlich der Nachweis von Papillensequestern. In den übrigen Symptomen und Zeichen gleicht dieses Krankheitsbild der chronischen Pyelonephritis („walking type“ nach KLEEMAN, HEWITT u. GUZE 1960).

Die Obstruktion des Ureters durch abgestoßene Gewebssequester stellt die wichtigste Komplikation dar (O'Malley Chute, u. Houghton 1961, Harvald 1963).

3. Progressive Urämie und Anämie ohne urologische Symptome kennzeichnen den schleichenden Verlauf bei Kranken, deren Grundleiden häufig eine chronischen interstitiellen Nephritis ist (s. Abschnitt chronische interstitielle Nephritis, S. 797). Die Nekrose und Sequestrierung von Nierenpapillen kann klinisch auch weitgehend symptomarm verlaufen und, sofern keine exakten Harnuntersuchungen erfolgen, bei der Autopsie einen Zufallsbefund darstellen.

Diagnose

Nach Lauler, Schreiner u. David (1960) wurde bei 250 im Schrifttum berichteten Papillennekrosen nur in 13% der Fälle die Diagnose intra vitam gestellt. Aus dem klinischen Bild kann man das Vorliegen nur vermuten. Eine sichere Diagnose ist durch den Nachweis von Papillensequestern im Harn oder in den ableitenden Harnwegen möglich. Die Röntgenuntersuchung spielt deshalb eine entscheidende Rolle in der Diagnostik.

Klinische Verdachtsdiagnose. Papillennekrosen können wir vermuten, wenn Diabetiker oder Kranke mit bekanntem Hindernis in den Harnwegen an einer Pyelonephritis erkranken und eine rapide Verschlechterung der Nierenfunktion zeigen. Kolikartige Schmerzen in einem Nierenlager und eine nachfolgende Hämaturie verstärken unseren Verdacht. Dagegen glauben Penson u. Krupa (1964) nach ihren Erfahrungen bei 5 Kranken, daß es möglich sei, die akuten Papillennekrosen nach rein klinischen Gesichtspunkten zu diagnostizieren. Sie beobachteten das klinische Bild bei älteren Patienten mit Zeichen der akuten Niereninsuffizienz ohne Oligurie und mit Septicämie. Das Fehlen der Oligurie scheint nach ihrer Meinung das differentialdiagnostische Zeichen gegenüber der akuten Tubulusnekrose zu sein. Bei einer anderen Patientengruppe mit chronischer interstitieller Nephritis ergibt die Anamnese (mehrjähriger Abusus phenacetinhaltiger Analgetica) einen wichtigen Hinweis.

Nachweis von Papillensequestern. Friedreich hatte 1877 schon auf diese diagnostische Möglichkeit hingewiesen. Froboese (1937) — ein Blasenfremdkörper entpuppte sich histologisch als Papillenfragment — und Alken (1938) konnten als erste intra vitam die Diagnose stellen. Bis 1960 sind nach Lindholm (1960) 44 Beobachtungen veröffentlicht worden (Günther 1948, Johnston 1952, Garret, Norris u. Vellios 1954, Knutsen, Jennings, Brines u. Axelrod 1952, Cates u. Hewer 1956, Christoffersen u. Andersen 1956, Thomsen-Pedersen u. Schwartz 1956, Simon, Bennett u. Emmett 1957, Nieth 1958, Lindeneg, Fischer, Pedersen u. Nissen 1959, Bergnes 1963). Am Karolinska-Institut in Stockholm wurden achtmal bei 103 Patienten Gewebssequester nachgewiesen (Hultengren 1961), während Lindholm (1960) zwölfmal bei 75 Patienten der Nachweis gelang. Er hatte alle auf Papillennekrosen verdächtigen Kranken, besonders Diabetiker mit Harnwegsinfekten, Pyelonephritiker mit hohem Phenacetinkonsum und Kranke mit Nierenkoliken und Hämaturie angehalten, den Urin regelmäßig zu sieben und auf verdächtige Gebilde zu achten. Sein Vorgehen ist zu empfehlen. In der Mehrzahl der Fälle können wir aber nicht auf dic Chance eines direkten Nachweises einer stattgehabten Papillensequestration warten. Der Röntgenuntersuchung kommt deshalb eine besondere Bedeutung zu.

Brun und Raaschou (1961) konnten bei 5 von 23 Patienten mit Papillennekrosen durch eine percutane Nierenbiopsie die Diagnose erhärten. Thomsen (1961) sah bei einem Patienten mit recht charakteristischem, auf Papillennekrosen hinweisendem Krankheitsbild, im Nierenpunktat nur eine schwere chronische Pyelonephritis. Die percutane Nierenbiopsie spielt also bei der Diagnose der Papillennekrose nur eine untergeordnete Rolle, kann aber bei akutem Nierenversagen durch den Nachweis einer bakteriellen destruierenden interstitiellen Nephritis für die Indikation zur Hämodialyse von Nutzen sein.

Röntgenuntersuchung. Auf der Nierenleeraufnahme erscheinen nach OLSSON (1962) die Nieren häufig vergrößert. Es wurden aber in den letzten Jahren autoptisch Papillennekrosen vorwiegend bei verkleinerten Nieren (Schrumpfnieren) gesehen (GLOOR 1961). In den Nierenbecken, Ureteren oder der Harnblase werden — nach LINDVALL (1960) in einem Drittel der Fälle, nach HULTENGREN (1961) in 27 von 103 Fällen — schattengebende Konkremente — calcifizierte

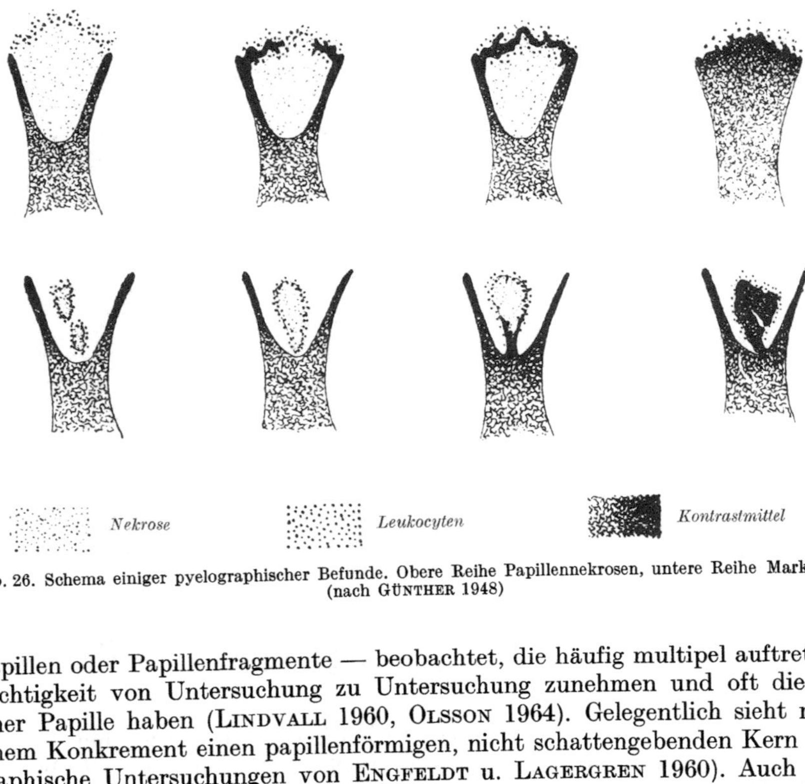

Abb. 26. Schema einiger pyelographischer Befunde. Obere Reihe Papillennekrosen, untere Reihe Marknekrosen (nach GÜNTHER 1948)

Papillen oder Papillenfragmente — beobachtet, die häufig multipel auftreten, an Dichtigkeit von Untersuchung zu Untersuchung zunehmen und oft die Form einer Papille haben (LINDVALL 1960, OLSSON 1964). Gelegentlich sieht man in einem Konkrement einen papillenförmigen, nicht schattengebenden Kern (radiographische Untersuchungen von ENGFELDT u. LAGERGREN 1960). Auch in den nicht sequestrierten Markkegeln werden runde, ovale, sichel- oder fleckförmige Verkalkungen beobachtet (LUSTED, STEINBACH u. KLATTE 1957, LAGERGREN u. LINDVALL 1958, LINDVALL 1960, OLSSON 1964, s. auch UNGAR 1950). Als Rarität sei berichtet, daß OLSSON 1939 bei einem Diabetiker mit Pyelonephritis durch gasbildende Coli-Bacillen in einem spontanen Gaspyelogramm einen Papillensequester nachwies. Erst wenn die fortschreitende Demarkierung des nekrotischen Gewebes ein Eindringen des Kontrastmittels erlaubt, können die Papillennekrosen röntgenologisch diagnostiziert werden. Durch retrograde Füllung des Nierenbeckens gelang dies zuerst GÜNTHER (1937) und ALKEN (1938), durch intravenöse Kontrastmittelgabe OLSSON (1939). Die Wahl der Methode ist von der Nierenfunktion abhängig. Bei den heute zur Verfügung stehenden Kontrastmitteln dürfte die Ausscheidungsurographie in der Mehrzahl der Fälle möglich sein. Erst bei zu „flauer" intravenöser Kontrastdarstellung wird die retrograde Pyelographie notwendig. FOULON (1934) und ESKELUND (1945) haben als Komplikation dieser Maßnahme Papillennekrosen beschrieben. Bei sorgfältiger Ausführung und strenger Indikation ist aber die retrograde Pyelographie nicht zu entbehren.

LINDVALL (1960) beschrieb vier Arten von Initialveränderungen, die, obwohl noch nicht typisch für Papillennekrosen, einen wichtigen Hinweis auf das Bestehen eines krankhaften Prozesses im Nierenparenchym geben: Umschriebene Funktionsminderung, Erweiterung des Kelchbechers, Irregularität der Papillenoberfläche (s. auch OTTOMAN, WOODRUFF, WILK u. ISAAC 1956), sowie die beginnende Loslösung. Die ersten Röntgenzeichen bestehen in leichten Schatten, die sich auf die Papille setzen. Manchmal haben diese eine bürstenförmige Struktur („Bürstenphänomen"), die dem Eindringen des Kontrastmittels in die Pyramiden bzw. einem pyelotubulären Reflux entspricht (HINKEL 1957, TESCHENDORF 1964).

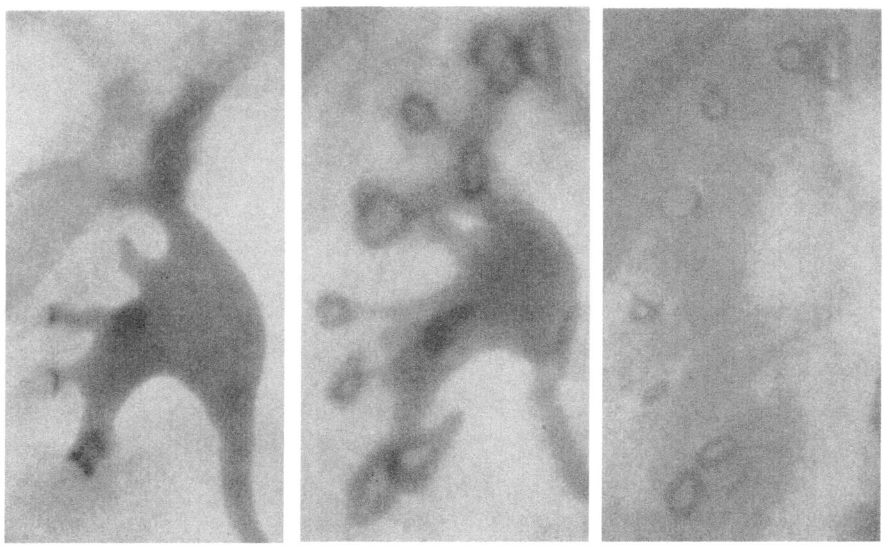

a b c

Abb. 27. a Normales intravenöses Pyelogramm eines Mannes mit langjährigem Phenacetinabusus wegen Migräne und Ménière-Syndrom. Seit Jahren rezidivierende Blasenpapillome. E. coli-Infektion. b Urographie 5 Monate später. Kavernen in allen Papillen. Papillensequester in den Kelchen. c Die Leeraufnahme zeigt Verkalkungen der Papillensequester (nach LINDVALL 1960)

„Wolkige Spornschatten", die der Achse des Markkegels zustreben, sind charakteristische Frühveränderungen (GÜNTHER 1948/49, HEIDENBLUT 1962). Eine Höhlenbildung im Bereich des Markkegels konnte LINDVALL während der Beobachtungszeit in 154 von 155 Fällen nachweisen. Bei vollentwickelten Höhlen lassen sich nach GÜNTHER (1948), LAGERGREN u. LINDVALL (1959), LINDVALL (1960), RUTNER u. SMITH (1961) medulläre und papilläre Formen unterscheiden. Die Marknekrosen treten im Innern der Markkegel auf (Markkaverne nach LINDVALL 1960). Sie zeigen eine rundliche oder ovale Form und stehen durch einen schmalen „Sinustrakt" mit dem Kelch in Verbindung. Die papillären Höhlen sind mehr dreieckig geformt, ihre Basis ist kelchwärts gerichtet. Prinzipielle Unterschiede zwischen beiden Formen bestehen nicht. Eine Größenzunahme dieser Höhlen wurde von LINDVALL (1960) in einem Viertel der Fälle beobachtet. Nach der vom seitlichen Rand ausgehenden Sequestrierung der nekrotischen Papille umspült das Kontrastmittel die Papille ringförmig. In etwa der Hälfte der Fälle (LINDVALL 1960) findet sich dann ein charakteristischer Ringschatten (MELLGREN

u. REDELL 1941); GÜNTHER (1948) spricht von Papillenschlingen. Diese Papillenschlinge ist das stärkste auf eine Papillennekrose hinweisende Zeichen (GÜNTHER 1948, HEIDENBLUT 1962). LINDVALL (1960) fand es bei etwa der Hälfte seiner Patienten.

Nach Abstoßung der nekrotischen Papille läßt sich am Markkegelstumpf eine „Kleinkaverne" (GÜNTHER 1948) nachweisen. Die zuvor zarten schüsselförmigen Kelche erscheinen jetzt kolbig aufgetrieben. OTTOMAN, WOODRUFF u. ISAAC (1956), LINDVALL (1960), OLSSON (1962) vermuten, daß in vielen, wenn nicht allen Fällen von chronischer Pyelonephritis die röntgenologisch keulenförmig deformierten Kelche durchgemachten Papillennekrosen entsprechen.

Die Röntgenbilder bei sequestrierten Papillennekrosen sind gewöhnlich sehr charakteristisch. Schwieriger ist die Diagnose bei deutlicher Nierenschrumpfung

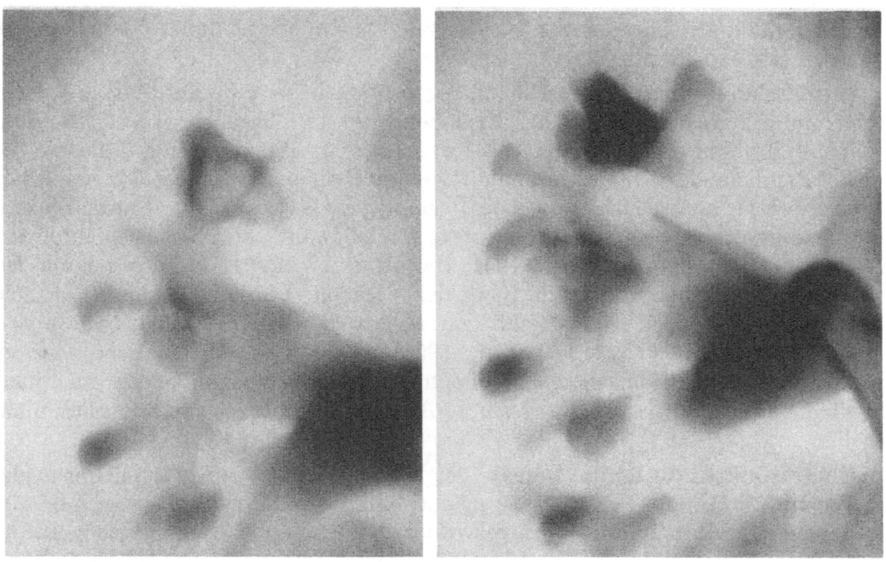

a b

Abb. 28 a u. b. 48jährige Frau, taubstumm; doppelseitige chronische rezidivierende Coli-Pyelonephritis mit Analgeticaabusus. Histologisch gesicherter Abgang von Papillennekrosen rechts. a Pyelogramm vor Abgang. Typischer „Ringschatten" im oberen Kelch (22. 4. 1965). Ältere Papillennekrosen am mittleren und unteren Kelch. b Pyelogramm nach Abgang der Papille (14. 9. 1965), die im Urin gefunden wurde

oder Hydronephrose. HARVALD (1962) fand bei 19 von 34 Patienten trotz späterer morphologisch bewiesener Papillennekrose keine hinweisenden Röntgenveränderungen. Ein negativer Röntgenbefund schließt also eine Papillennekrose nicht aus.

Differentialdiagnose

Da der histologische Nachweis nekrotischen Papillengewebes relativ selten und häufig erst spät im Krankheitsverlauf möglich ist, kommt bei dem oft uncharakteristischen klinischen Bild für die Abgrenzung der Papillennekrosen von anderen krankhaften Nierenveränderungen der Röntgenuntersuchung besondere Bedeutung zu.

Nierentuberkulose. Die ulcerös-kavernösen Papillenveränderungen im Anfangsstadium der Nierentuberkulose sind schwer von unspezifischen Papillennekrosen zu unterscheiden (ALKEN 1938, SCHNEIDER 1938, JUNKER 1938, SCHRÖDER 1943, GÜNTHER 1948, LINDVALL 1960, HEIDENBLUT 1962, OLSSON 1964). Anamnese und bakteriologische Untersuchung des Urins geben den Ausschlag. Nach LINDVALL (1960) zeigt der weitere Krankheitsverlauf dann Unterschiede, da die tuberkulösen Veränderungen nicht auf die Pyramiden beschränkt bleiben und sich außerdem Ulcerationen und Strikturen am Kelchhals und Nierenbecken nachweisen lassen. Multiple Markkegelkavernen sprechen gegen Tuberkulose (TESCHENDORF 1964).

Hydronephrose. Nach Wirksamwerden einer Harnwegsobstruktion flacht der erhöhte intrapelvine Druck zuerst die Papillen ab und führt anschließend zur Erweiterung der Kelchhälse und des Nierenbeckens, während bei der Papillennekrose die Veränderungen auf den Kelch beschränkt sind. Bei noch nicht zu lange bestehender Hydronephrose wird nach Beseitigung des Abflußhindernisses (z.B. Entfernung eines Uretersteines) die Form des Nierenbeckens wieder normal, während die plumpen Kelche der Papillennekrose bestehen bleiben (LINDVALL 1960). Die Veränderungen durch Harnstauung sind generalisiert und beteiligen alle Pyramiden gleichartig im Gegensatz zur Pyelonephritis und zu den Papillennekrosen (HODSON 1962).

Chronische Pyelonephritis. Die häufig erforderliche differentialdiagnostische Abtrennung zwischen chronischer Pyelonephritis und Papillennekrosen (s. auch v. NIEDERHÄUSERN u. WILDBOLZ 1964) ist schwierig. In den meisten Fällen finden wir bei Papillennekrosen eine konkomittierende Pyelonephritis. Es läßt sich schon klinisch schwer entscheiden, ob diese primär oder sekundär ist. Chronisch entzündliche und narbige Veränderungen der Schleimhaut und Muskelschichten der Kelchhälse (BRAASCH u. EMMETT 1951, BERNING u. PRÉVÔT 1952) führen zur Erweiterung der Kelche und Abflachung der Papillen. Die keulenförmigen Kelchveränderungen können dann nicht von abgestoßenen Papillennekrosen unterschieden werden (PRÉVÔT u. BERNING 1951). Deshalb nehmen manche Autoren an, daß bei der chronischen Pyelonephritis keulenförmige Kelche nur nach Papillennekrosen auftreten. Eine sichere Aussage darüber ist zur Zeit noch nicht möglich.

Kontrastmittelinflux. Alle Defekte der Nierenpapillen können zu einem pyelorenalen Influx führen. Der typische pyelotubuläre Reflux zeigt das sog. Bürstenphänomen (HINKEL 1957). Der pyelovenöse und der pyelolymphatische Influx verursachen Schatten in der Umgebung des Nierenbeckens. Während beim Übertritt in die Venen gewöhnlich nur ein kurzer Schattenweg zu bemerken ist, lassen sich die Wege beim pyelolymphatischen Influx weiterverfolgen (TESCHENDORF 1964, dort auch ausführliche Literaturangaben). Normalerweise werden diese Erscheinungen bei der retrograden Pyelographie bei einem gewissen Überdruck beobachtet. Übertritte des Kontrasmittels vom Nierenbecken in die Venen oder Lymphwege bei der Ausscheidungsurographie und gleichzeitiger Ureterenkompression erfolgen in erster Linie bei entzündlichen Nierenveränderungen. Kleine streifenförmige Sinusinfluxe können mit einer keilförmigen Marknekrose oder einem feinen Sinusdivertikel verwechselt werden (GÜNTHER 1948, HEIDENBLUT 1962). Das Büschelphänomen des pyelotubulären Refluxes wird bei Papillennekrosen gewöhnlich an mehreren Papillen beobachtet (HEIDENBLUT 1962). Der gleiche Autor gibt auch an, daß der bei Sinusinfluxen häufige lymphatische Influx bei Markkegelnekrosen vermißt wird.

Seltenere umschriebene Nierenveränderungen, bei denen andere Kriterien diagnostisch den Ausschlag geben (OLSSON 1962), können röntgenologisch mit Papillennekrosen verwechselt werden: Kelchdivertikel (HEIDENBLUT 1956, GÖTZE 1962, ausführliche Literatur bei TESCHENDORF 1964), entzündlich entstandene Cysten (ALKEN 1938, GÜNTHER 1948, DANNERMANN 1951, FENNA 1961), die Markschwammniere (CACCHI u. RICCI 1949, EKSTRÖM, ENGFELDT, LAGERGREN und Lindvall 1959, Abeshouse u. Abeshouse 1960, Palubinskas 1961, Harrow, Sloane u. Liebman 1963), Nierenhypoplasien (Ekström 1955) und Nierentumoren (Swartz 1954).

Prognose

Die Prognose der Papillennekrosen war früher schlecht (Alken 1938, Simon, Bennett u. Emmett 1957). Aus der Literaturübersicht von Lauler, Schreiner und David (1960) ist zu entnehmen, daß in der Hälfte der Fälle die akute Erkrankung rasch zum Tode führte und bei subakut verlaufenden Fällen mit schubweise zunehmender Verschlechterung die Lebenserwartung wenige Monate betrug. Nur bei einem Sechstel der Kranken mit chronischem und beschwerdearmem Verlauf, bei denen Papillennekrosen röntgenologisch oder durch Gewebsabgang diagnostiziert wurden, war diese Nierenläsion nicht für das Lebensschicksal unmittelbar bedeutsam. Eine Defektheilung ist selten, doch prinzipiell möglich (Overzier 1942, Edmondson, Martin u. Evans 1947, Robbins u. Angrist 1949, Simon, Bennet u. Emmett 1957). Die häufigste Todesursache besteht in der septischen Exacerbation der bakteriellen Pyelonephritis, weniger häufig in einer progressiven Urämie oder in generalisierten Papillennekrosen bei schweren extrarenalen Krankheiten.

Die Prognose ist heute günstiger als früher. Die akute Attacke kann besser behandelt werden (Antibiotica!). Die Diagnose wird röntgenologisch frühzeitiger gestellt. Ferner treten Papillennekrosen ohne Diabetes mellitus und ohne Harnwegsobstruktion mit schleichendem, beschwerdearmen Verlauf immer häufiger auf (Spühler u. Zollinger 1953, Hultengren 1961, Gloor 1961, Harvald 1963, Spühler 1964, Zollinger 1964). Die Beobachtungen Hultengrens (1961) (nur 12 von 103 Kranken starben) sind ermutigend, obwohl die kurze Beobachtunszeit keine genauen Aussagen über die Prognose erlaubt. Er fand keine Zusammenhänge zwischen der vermutlichen Krankheitsdauer, der Nierenfunktion und den röntgenologischen Veränderungen. Die Prognose schien besser bei Kranken mit sterilem Urin und — erstaunlicherweise — mit schneller Ausstoßung der nekrotischen Papillen zu sein. Letzten Endes wird das Schicksal der Kranken, bei denen die Papillennekrosen durch eine chronische interstitielle Nephritis bedingt sind, vom Verlauf der Grundkrankheit abhängen.

Behandlung

Bei der symptomatischen Behandlung der Pyelonephritis mit Papillennekrose können wir heute durch die Antibiotica die akute lebensbedrohende Attacke häufig überwinden. Die Kausalfaktoren sind nach Möglichkeit zu eliminieren. Ein Diabetes mellitus ist optimal einzustellen, eine nachweisbare Harnstauung durch aktives Vorgehen zu beseitigen und ein Analgeticamißbrauch (Phenacetin) zu beenden.

Antibiotica und Chemotherapeutica sind im akuten fieberhaften Schub sehr wirksam, während im chronischen Stadium die Langzeitbehandlung empfohlen werden kann. Diese dient weniger der Beeinflussung der chronischen Entzündungsprozesse als der Vorbeugung eines neuen entzündlichen Rezidivs. Wall (1954) und Morard (1955) sehen in der langfristigen Sulfonamidbehandlung einen ursächlichen Faktor beim Entstehen der Papillennekrosen, doch konnte Hultengren (1961) bei 12 so mehrere Monate lang behandelten Kranken keine Papillenveränderungen oder Nierenschädigungen beobachten, die von einer nicht so behandelten Vergleichsgruppe abwichen. Ein hydromineraler Ausgleich ist ebenfalls von Bedeutung. Bei der oft ausgeprägten Anämie soll versucht werden, durch Bluttransfusionen einen Hämoglobinwert von über 10 g-% zu erreichen (Harvald 1963). Im akuten Schub ist bei akuter Niereninsuffizienz in einzelnen Fällen eine Hämodialyse angezeigt (Lindholm 1960).

Die Behandlung der Papillennekrosen bei der chronischen interstitiellen Nephritis wird in diesem Abschnitt (S. 811) besprochen. Hultengren beobachtete bei seinen Patienten, daß die ständige Verschlechterung der Nierenfunktion durch Hydergin (Dihydroverbindungen der drei Ergotoxinalkaloide) zeitweilig aufgehalten werden konnte.

Liegt ein mechanisches Abflußhindernis vor, so ist ein chirurgisches Eingreifen indiziert (O'Malley, Chute u. Houghton 1961, Christoffersen u. Zacharias 1961). Bei 6 von 66 Patienten Harvalds (1963) und 3 Patienten Hultengrens (1961) erfolgte eine Ureterotomie wegen Papillenincarceration. Opit, Proudman u. Bonnin (1963) empfehlen Nierenbeckenspülungen. Früher wurde bei einseitigem Nierenbefall die Nephrektomie durchgeführt (Günther 1948, Robbins u. Angrist 1949, Gaustad u. Hertzberg 1950, Sargent u. Sargent 1955, Starklint 1954), von Andersen u. Christoffersen (1956) auch die Heminephrektomie. Abgesehen von den Fällen mit einseitiger Harnwegsobstruktion treten Papillennekrosen im allgemeinen in beiden Nieren auf oder sie sind bei einseitigem Befall nach gewisser Zeit auch in der anderen Niere zu erwarten. Dies zeigen die röntgenologischen Verlaufskontrollen von Lindvall (1960). Hultengren (1961) sah unter 5 Kranken mit einseitigen Papillennekrosen, die einseitig nephrektomiert wurden, bei 2 spätere Papillennekrosen in der Restniere und bei 2 weiteren eine Pyelonephritis mit Nierenkoliken. Ein radikales chirurgisches Vorgehen ist deshalb zu vermeiden (Mellgren u. Redell 1941, Pedersen 1954, Hultengren 1961, Gloor 1961).

Die chronische interstitielle Nephritis

Wenn wir im Rahmen dieser Abhandlung die chronische interstitielle Nephritis gesondert herausstellen, so meinen wir damit die chronische interstitielle, nicht eitrige, aber destruierende Nephritis, über die Spühler (1949, 1953) und Zollinger (1945, 1953) ausführlich berichteten. Da diese Form von Klinikern und Pathologen vielfach bestätigt wurde, sollte man dafür die Bezeichnung chronische interstitielle Nephritis reservieren, zumal sich bei der Pyelonephritis als auch vorwiegend interstitiell lokalisierter Nierenerkrankung der Name Pyelonephritis international durchgesetzt hat. Diese chronische interstitielle Nephritis als selbständiges Krankheitsbild ist im letzten Jahrzehnt in den Mittelpunkt der nephrologischen Diskussion getreten. Die enge Zusammenarbeit zwischen Zollinger (1953) als dem hauptsächlichen histopathologischen Beschreiber und Spühler (1953) als dem untersuchenden Kliniker hat uns diese Form der Nierenentzündung näher kennenlernen lassen. Gloor (1961) schlägt in seiner Monographie über die doppelseitige chronische, nicht obstruktive, interstitielle Nephritis für diese Sonderform die Bezeichnung chronische, diffus sklerosierende, interstitielle Nephritis vor und führt sie als zweite Gruppe gegenüber der ersten Gruppe der chronischen, herdförmig-destruktiven, interstitiellen Nephritis, der Pyelonephritis im bisherigen Sinne. Wir glauben, daß die Bezeichnung chronische interstitielle Nephritis den klinischen und morphologischen Gegebenheiten am ehesten gerecht wird.

Pathologische Anatomie

Die pathologisch-anatomischen Befunde dieser chronischen interstitiellen Nephritis sind von Zollinger (1953) und später von Scheidegger (1958),

UEHLINGER (1958) und GLOOR (1961) in der Schweiz ausführlich beschrieben worden. Makroskopisch sind die Nieren meist verkleinert und zeigen im Gesamtgewicht so starke Veränderungen, daß man von Schrumpfnieren sprechen kann. Besonders die jüngeren Patienten weisen eine stärkere Schrumpfung auf als die älteren. Die Konsistenz des Nierengewebes ist deutlich erhöht, bei starker Schrumpfung von fast lederartigem Charakter. Die fibröse Nierenkapsel läßt sich schwer abziehen, Substanzdefekte der Rinde entstehen dabei aber nicht. Die Nierenoberfläche zeigt eine auffallende Blässe, sie ist glatt, grob gewellt oder fein gehöckert, läßt aber die für die Arteriosklerose und chronische Pyelonephritis typischen, stark eingezogenen, scharf begrenzten Narben vermissen. Bei starker Schrumpfung bestehen an der Oberfläche manchmal gelbliche, durch tubuläre Regenerate bedingte Höckerbildungen. In der Regel sind beide Nieren gleich stark geschrumpft. Auf der blassen Schnittfläche sieht man eine Verwischung der Trennung zwischen Rinde und Mark. Die Nierenparenchymschicht ist diffus verschmälert. Die Markkegel lassen eine grauweißliche Farbe erkennen und sind auffallend fest. Auf den Übersichtsschnitten bestehen häufig fleckige, trübe, gelbliche Bezirke in einzelnen Papillen. GLOOR (1961) fand in der Regel alle Markkegelspitzen mehr oder weniger stark betroffen. Bei fortgeschrittenen Fällen weisen die verfärbten Papillen eine grünliche, gummiartige Beschaffenheit auf und demarkieren sich, so daß in den Endstadien zahlreiche abgestoßene Papillen frei in den Nierenbeckenkelchen liegen. Sie imponieren dann wie weiche, braunschwarze Konkremente. Die Nierenbecken selbst und die Nierenkelche sind nicht wesentlich ausgeweitet und auch makroskopisch nicht verändert. Auch in den Kelchnischen und im perihilären Fettgewebe sind keine Entzündungsprozesse nachweisbar (GLOOR 1961), die Nierenbeckenwand nicht verdickt. Kleine submuköse Blutungen in der Nierenbeckenschleimhaut kommen vor. Die übrigen ableitenden Harnwege lassen pathologische Veränderungen vermissen.

Histologisch steht die entzündliche Infiltration und Verbreiterung des Stromas im Vordergrund, die besonders die Markrindenzone (sog. Außenzone des Markes) befällt. Die im Papillenbereich mehr herdförmige Infiltration hat in der Markrindengrenze und in der Rinde mehr diffusen Charakter. Die aus Lymphocyten und Plasmazellen zusammengesetzten Infiltrate weisen spärlich eosinophile Leukocyten und Histiocyten auf. Mit dem Auftreten der Fibroblasten läßt sich eine Vermehrung feinster Gitterfasern nachweisen, wobei die dünnwandigen Markgefäße immer stärker komprimiert werden (GLOOR 1961). Die interstitielle Sklerose mit Membranverbreiterung ist in der Markrindenzone und in der äußeren Papillarzone am stärksten ausgebildet, in der Rinde am schwächsten (ZOLLINGER 1953). Die Glomerula sind in der überwiegenden Zahl blutarm, ohne Zeichen durchgemachter glomerulärer Entzündungsprozesse, die Bindegewebskapsel hyalin umgewandelter Glomerula stark verdickt. Aber auch bei starker Rindenschrumpfung bleiben die meisten Glomerula gut erhalten und zeigen einen zarten Schlingenapparat. Erst in den Endstadien kommt es zur Verödung der Glomerula. Die für die chronisch eintracapilläre Glomerulonephritis typischen Veränderungen fehlen. Halbmondbildungen an der Bowmanschen Kapsel kommen nicht vor. Alles weist auf die sekundäre Beteiligung der Glomerula hin.

Das Verhalten der Lumina der Tubuli ist wechselnd. ZOLLINGER (1953) fand konstant eine hochgradige Lumeneinengung bei gleichzeitiger Reduktion des Außendurchmessers im Gebiet der Markrindengrenze. Bei stärkerem Rindenbefall sind auch die Tubuli der Rindenabschnitte im Außen- und Innendurchmesser stark reduziert. Eine cystoide Erweiterung der Tubuli im Rindenbereich ist aber meistens die Regel, oft unter starker Epithelatrophie. In den distalen Tubuli sah GLOOR (1961) bei 15 von 36 Fällen stark doppelbrechende, radiär gestreifte

Kristalle, die gewöhnlich im Lumen, selten auch im Interstitium, vorkommen. Eine eingehende kristallographische und mikrochemische Untersuchung (Dr. H. WALDMANN, Hoffmann-La Roche AG., Basel) ergab, daß die vorliegenden doppelbrechenden Kristalle aus Calciumoxalat-Monohydrat bestanden. Auf die Calciumoxalatnephritis und die Calciumoxalatschrumpfniere hatten ZOLLINGER und ROSENMUND (1952) hingewiesen. Außer diesen Kristallen liegen in den Tubuli relativ oft Chromoproteincylinder und farblose hyaline Cylinder. Die Sammelrohre sind meistens nur wenig verändert. Auch hier kommen Chromoproteincylinder und doppelbrechende Kristalle häufig vor. Degenerative Veränderungen mit Verfettung und Nekrosen der Epithelzellen sah GLOOR (1961) nur bei Papillennekrosen.

Die chronische Form des kompressiven Typs der Papillennekrose wird besonders bei der chronischen interstitiellen Nephritis beobachtet (SPÜHLER und ZOLLINGER 1953, ZOLLINGER 1957, UEHLINGER 1958, SCHEIDEGGER 1958, GLOOR 1961). Meistens sind die Papillen so umfangreich betroffen, daß man kaum noch intakte Markkegel findet. Eine blande Form der Papillennekrose ohne den für die eitrige Papillennekrose der Diabetiker charakteristischen hyperämisch-leukocytären Randwall ist ebenso charakteristisch wie der Kontrast zwischen der Ausdehnung des Papillenbefalls und der Geringfügigkeit der Rindenveränderungen. Es wird vermutet, daß diese Papillennekrosen schon relativ frühzeitig im Ablauf der chronischen interstitiellen Nephritis auftreten (ZOLLINGER und SPÜHLER 1953, UEHLINGER 1958, GLOOR 1961). Da sich durch die allmählich zunehmende Drosselung der Durchblutung die Nekrosen nur langsam entwickeln, tritt die Demarkation der nekrotischen Papillen erst spät auf. In den Endstadien, die bei der chronischen interstitiellen Nephritis selten erreicht werden, kann es zu bindegewebiger Vernarbung an der nekrotischen Randzone mit Einlagerung von Kalksalzen und Knochenmetaplasien kommen. GLOOR (1961), der eine statistisch signifikante Zunahme der chronischen interstitiellen Nephritis nachgewiesen hat, konnte ebenfalls beobachten, daß ausschließlich die Papillennekrosen bei dieser Erkrankung im letzten Dezennium häufiger geworden sind. Die Anzahl der Papillennekrosen bei den übrigen Nierenleiden hatte sich nach seinen Beobachtungen im untersuchten Zeitraum (1938—1957) nicht verändert.

Mit dem Wandel der Frequenz geht auch eine Veränderung der Grundkrankheit einher. Diabetes mellitus und obstruktive Harnwegserkrankungen stehen ätiologisch nicht mehr wie früher allein im Vordergrund. Die Zunahme betrifft nach der Statistik von GLOOR (1961) im wesentlichen die Fälle ohne Grundleiden, während die absolute Zahl der Papillennekrosen mit Diabetes mellitus oder Obstruktion, bezogen auf die Gesamtzahl der Autopsien, konstant blieb. Die Zunahme der Papillennekrosen ist also eine Begleiterscheinung der gleichzeitigen Zunahme der chronischen interstitiellen Nephritis (SPÜHLER und ZOLLINGER 1953, SCHEIDEGGER 1955—1958, UEHLINGER 1958, HULTENGREN 1958, GLOOR 1961, BENGTSSON 1962).

Pathogenetisch handelt es sich bei der chronischen interstitiellen Nephritis um die chronische Form des rein vasokompressiven Typs der Papillennekrose (SPÜHLER und ZOLLINGER 1953, ZOLLINGER 1957, GLOOR 1961), also um ischämische Nekrosen. KALBFLEISCH wies schon 1937 in der Diskussion zur Demonstration von FROBOESE (1937) über Papillennekrosen darauf hin, daß er diese nach chronischem Schlafmittelabusus gesehen habe. Die Untersuchungen von SPÜHLER und ZOLLINGER (1953) fanden im letzten Jahrzehnt in zahlreichen, auch klinischen Arbeiten ihre Bestätigung, wobei die Schweizer Autoren im Vordergrund stehen: SCHAUB, BÜHLMANN, MAIER 1953), SCHWEINGRUBER (1955), HENSLER (1956), THOELEN, VOEGTLI, RENSCHLER, SCHAEFFER (1956), MOESCHLIN (1957), GSELL,

RECHENBERG, MIESCHER (1957), HORISBERGER, GRANDJEAN, LANZ (1958), MIESCHER, SCHNYDER, KRECH (1958), JASINSKI und WUHRMANN (1958), ROSSI und MÜHLETHALER (1958), DORET und JUNOT (1959), GLOOR (1961).

Neben diesen Schweizer Beobachtungen liegen einzelne zustimmende Mitteilungen aus europäischen und außereuropäischen Ländern vor: NISSEN und PEDERSEN (1957), HULTENGREN (1958), HEILMEYER (1958), MOHR (1958), MEYER (1958), ÜBELHÖR und ULLRICH (1958), MÖLLER und HEIDLAND (1959), ENGLERT (1959), LARSEN und MOELLER (1959), MOOLTEN und SMITH (1960), PENSE, FIEHRING, PANZRAM, LORENZ (1960), ASK-UPMARK (1960), LAKEY (1961), LARCAN, RAUBER, HURIET (1961), MEYLER (1961), NORDENFELT und RINGERTZ (1961), ROSS (1962), JACOBS und MORRIS (1962), HENGSTMANN (1962), RAPOPORT, WHITE, RANKING (1962), ECKEY (1962), MASSHOFF und HOLLMANN (1962), SALOMON und SUPPAN (1962), BENGTSSON (1962), GRIMLUND (1963), HARROW, SLOANE und LIEBMAN (1963), NACHTWEY und RIMPAU (1963), REYNOLDS und EDMONDSON (1963), HARVALD (1963), BERNING (1964), SANERKIN und WEAWER (1964), SANDRITTER (1964), SOLISCH (1964), BROWN und PELL-ILDERTON (1964).

Klinik

Das klinische Bild ist in den grundlegenden Untersuchungen von SPÜHLER und ZOLLINGER (1953) schon ausführlich beschrieben, so daß spätere Publikationen anderer Autoren nur wenig Neues hinzufügen konnten. Bei der frühzeitigen Erkennung dieses heimtückischen Nierenleidens läßt uns die Anamnese nahezu völlig im Stich. Der Beginn und Verlauf pflegen mehr oder weniger symptomlos zu sein, bis schließlich die renale Insuffizienz oder die renale Anämie zum Arzt führt. Die schleichende Entwicklung ohne faßbaren Beginn kann also als charakteristisch angesehen werden. Die an sich unspezifischen Allgemeinbeschwerden wie Kopfschmerzen, Ermüdbarkeit, allgemeine Leistungsschwäche, mangelhaftes Konzentrationsvermögen, verminderte Initiative, Inappetenz, Gewichtsabnahme, erhöhter Durst, Neigung zum Erbrechen, Blässe, ungesunde, schmutziggraue Verfärbung der Haut sollten immer an dieses Nierenleiden denken lassen. Die intensive Befragung nach eingenommenen Medikamenten muß ja heute routinemäßig bei jeder Erhebung der Vorgeschichte erfolgen. Bei den Beobachtungen von GSELL, RECHENBERG und MIESCHER (1957) standen bei 13 von 20 Kranken an erster Stelle abnorme Ermüdbarkeit und Schwächegefühl. Weitere Patienten wurden wegen Blutarmut, abnormem Durst, Dyspnoe, seltener wegen Nierenschmerzen, Polyurie oder Strangurie zugewiesen. Frauen erkranken wesentlich häufiger als Männer.

Die Befunde bei der äußeren Untersuchung sind relativ spärlich, intensivieren sich aber in den fortgeschrittenen Stadien. Dann fällt meistens die schmutziggrau-bräunliche Verfärbung der Haut auf, die stärker ausgeprägt zu sein pflegt, als man sie sonst bei Urämikern findet. Dazu kommen fleckige Pigmentierungen. An sich gehören stärkere Ödeme nicht zum Krankheitsbild. Leichtere Ödeme mit pastösem Gesicht kommen vor. In den späten Stadien beherrschen die Symptome der Exsiccose mit trockener Haut und Zunge und schlechtem Hautturgor bzw. die Urämiezeichen das klinische Bild. Generell läßt sich sagen, daß die klinische Symptomatologie beim voll ausgeprägten, fortgeschrittenen Krankheitsbild typisch ist.

Die relativ frühzeitig und nahezu regelmäßig auftretende Anämie kann am ehesten noch als Frühsymptom aufgefaßt werden. Sie ist meist normochrom, gelegentlich auch hypo- oder hyperchrom mit erhöhten Reticulocytenwerten. SPÜHLER und ZOLLINGER (1953) fanden die osmotische Hämolyse in allen daraufhin untersuchten Fällen normal, während die osmotische Resistenz nach 24stündiger Bebrütung vermindert und die Fragilität der Zellen erhöht war. Neben der toxischen Knochenmarkshemmung, wie sie bei allen Formen der renalen Anämie eine Rolle spielt, weisen aber die erhöhte Erythrocytenfragilität, die Verminderung der osmotischen Resistenz wie das Vorhandensein von Target-Zellen darauf hin, daß die ausgereiften Erythrocyten intravasal geschädigt wurden und nicht nur eine Erythrocytenbildungsstörung vorliegt. Für einen erhöhten Erythrocytenzerfall spricht auch die morphologisch belegte Hämosiderose in Milz und Leber, während man sonst bei der Niereninsuffizienz infolge chronischer Glomerulonephritis dort kein Hämosiderin findet (Spühler und Zollinger 1953). Gegenüber der üblichen Parallelität zwischen Anämieausprägung und Urämiegrad kann bei der chronischen interstitiellen Nephritis schon bei geringgradiger renaler Insuffizienz eine schwere Anämie vorliegen.

Moeschlin (1957) konnte bei schweren Fällen in den Erythrocyten regelmäßig Heinzsche Innenkörperchen nachweisen. Diese sind aber sehr feinkörnig und nur bei sorgfältiger, 10—15 min langer Färbung mit Brilliantkresylblau zu erkennen. Nach seinen Beobachtungen gelingt ihr Nachweis am besten im ungefärbten Präparat im Phasenmikroskop, wo die Innenkörperchen als dunkle Konstrastflecke sich abheben. Durch den vermehrten Abbau der geschädigten Erythrocyten bei dieser toxischen hämolytischen Anämie liegen auch regelmäßig erhöhte Reticulocytenwerte als Zeichen der kompensatorisch vermehrten Erythropoese vor. Dadurch werden die Heinzschen Innenkörperchen in den Erythrocyten gern als punktierte Reticulocyten gezählt und falsch gedeutet. Moeschlin (1957) hat die Symptome der hämolytischen Innenkörperanämie in folgender Tabelle zusammengefaßt:

Tabelle 10. *Symptome der hämolytischen Innenkörperanämie*

Hb.: 5,5—10 g (35 = 65%)
FI: nicht erniedrigt (normal bis leicht erhöht, 1,0—1,2)
Erythrocyten: 1,8—3 Mill.
Reticulocyten: 30—70‰
Innenkörper: 30—140‰
Polychromasie der Erythrocyten
Chemisch: eventuell Nachweis von Verdoglobin (Absorptionsstreifen 619 mμ), Serumeisen, 140—180 γ, Bilirubin 1,2—2,0 mg-%
Knochenmark: Erythropoese +, Fe-Speicherzellen +
Klinischer Aspekt: eventuell graubläuliche Verfärbung, eventuell Hämosiderose

Im Knochenmark findet sich neben gesteigerter Erythropoese — diese kann in den Spätstadien der renalen Insuffizienz fehlen — die für hämolytische Anämien typische Vermehrung der Eisenspeicherzellen. Unter 48 ausgeprägten Fällen sah Moeschlin (1957) auch dreimal eine mäßige Milzvergrößerung als Folge der jahrelang fortgesetzten gesteigerten Hämolyse. Leukocyten- und Thrombocytenwerte lagen im Bereich der Norm.

Die Bedeutung der chronischen Einnahme phenacetinhaltiger Analgetica beim Zustandekommen dieses Nierenleidens wird später ausführlich dargestellt. Es sei aber bei der Besprechung der Anämie schon darauf hingewiesen, daß die Einnahme größerer Dosen von Phenacetin zu Blutschäden führen kann, und zwar zur Met- und Sulfhämoglobinämie mit Bildung von Innenkörpern. Vor allem die Sulfhämoglobinbildung wird als gefährlich angesehen, da diese nicht rückbildungsfähig ist und erst mit dem Untergang der befallenen Erythrocyten verschwindet. Gsell, Rechenberg und Miescher (1957) haben als Test zur Beurteilung eines erythrocytären Schadens die Erythrocytenlebensdauer autologer und homologer gruppengleicher, mit Cr^{51} markierter Erythrocyten bestimmt und feststellen können, daß sie damit am besten auch schon einen leichten Schaden erkennen konnten. Sie fanden bei 9 Patienten ohne Anhaltspunkte für eine chronische, anhypertone, acidotische Niereninsuffizienz bei einer durchschnittlichen täglichen Einnahme von 9,2 Tabletten phenacetinhaltiger Analgetica (total 35500 Tabletten) eine eindeutige Verkürzung der Erythrocytenlebensdauer (Halbwertzeit von 20 Tagen). Die toxischen medikamentösen Blutschäden scheinen am exaktesten und wohl auch am frühesten mit Hilfe dieser Methode erfaßt werden zu können. Die Verkürzung der Erythrocytenlebensdauer bei schon manifester acidotischer Niereninsuffizienz auf der Basis dieses Nierenleidens kann nicht allein medikamentös bedingt sein, da ja alle Nierenerkrankungen mit Retention harnpflichtiger Substanzen mit erhöhtem Erythrocytenuntergang einherzugehen pflegen. Wir müssen also die Anämie, die uns äußerlich in Form einer schmutziggrauen Cyanose entgegentritt, als leichte hämolytische Anämie auffassen, die durch eine organische Blutschädigung als Folge der Met- und Sulfhämoglobinbildung bedingt ist. Nach SCHAUB, BÜHLMANN und MAIER (1953) liegt eine Vermehrung des inaktiven Hämoglobins durch Sulfhämoglobin und Verdoglobin S und eine Sauerstoffuntersättigung des arteriellen Blutes vor. Ein schon vorher bestehender Eisenmangel begünstigt diese toxische Blutschädigung (JASINSKI und MÜLLER 1950).

Entsprechend der klinischen Symptomatologie sind auch die Urinbefunde chemisch und morphologisch außerordentlich gering oder sogar völlig fehlend. Die Proteinurie kann entweder völlig fehlen oder nur sehr mäßig sein. Meistens finden wir Spuren oder eine Eiweißausscheidung bis $1^0/_{00}$. Der Sedimentbefund ist davon abhängig, ob eine gleichzeitige pyelonephritische Komplikation besteht oder nicht. Da primäre entzündliche glomeruläre Veränderungen fehlen, kommen völlig normale Urinsedimente vor. Meistens besteht eine Mikrohämaturie, die aber — falls vorhanden — äußerst gering ist. Ganz vereinzelt kommt es zur Makrohämaturie (GSELL, RECHENBERG, MIESCHER 1957). Die Leukocyten im Urin sind meistens vermehrt, eine echte Pyurie ist selten. Bakteriologisch findet man in einzelnen Fällen Colibacillen oder andere Erreger. Meistens ist der Urin steril. Andere Autoren fanden die begleitende pyelonephritische Infektion wesentlich häufiger (ROSSI und MÜHLETHALER 1958 und NORDENFELT und RINGERTZ 1961 in je einem Drittel der Kranken). Ein scheinbar normaler Urin ohne Albuminurie und ohne pathologischen Sedimentbefund spricht also in keiner Weise gegen das Vorliegen einer chronischen interstitiellen Nephritis. Erst die Prüfung der Nierenfunktion läßt schon frühzeitig die tiefgreifende Störung erkennen. Die Verminderung der 4-Std-Ausscheidung im Volhardschen Versuch und die Herabsetzung des Konzentrationsvermögens, oft mit einer Polyurie einhergehend, sind frühzeitig nachweisbar. GSELL, RECHENBERG und MIESCHER (1957) sahen bei eindeutigen Fällen nur eine Konzentrationsfähigkeit bis 1016. Zur Beurteilung der Nierenleistung bewährt sich die Harnstoffclearance, wobei trotz relativ guter Werte bereits schwere Verminderungen des Konzentrationsvermögens vorliegen, die auf eine deutliche Bevorzugung der tubulären Störung hinweisen. Der Phenolrot-Test ist in der Regel früher und schwerer gestört als die Harnstoffclearance (SPÜHLER und ZOLLINGER 1953). Auch die Inulin- und PAH-Clearance deutet auf die überwiegende Einschränkung der tubulären Funktkon hin, angesichts der überwiegenden Lokalisation des Prozesses im Interstitium gut verständlich. Der interstitiellen Durchblutungsstörung entspricht schon relativ früh eine funktionelle tubuläre Insuffizienz. WOLLHEIM (1952), MOELLER (1952) haben ja den Begriff der tubulären Insuffizienz als Sammelbegriff für Nierenfunktionsstörungen verschiedener Pathogenese eingeführt. Die Störung des Elektrolyt- und Säurebasenhaushaltes wurde schon von SPÜHLER und ZOLLINGER (1953) genau studiert. Sie fanden bei dieser Erkrankung in fortgeschrittenen Fällen eine deutliche Verminderung der titrierbaren Säure und des Ammoniaks im Urin und als Folge dieser eingeschränkten Säureausscheidung eine Blutacidose. Unter den vermehrt im Harn ausgeschiedenen Basen stehen Na, K und Ca im Vordergrund. Die erhöhte Sekretion von K und Ca anstelle der H-Ionen durch die geschädigten Tubuli kompliziert die Stoffwechselstörung. Bei noch ausreichender glomerulärer Filtration ohne vermehrten Anfall von Säuren kann dieser Basenverlust in Form von K oder Ca das wesentliche Symptom einer chronischen interstitiellen Nephritis darstellen. Auch bei den Kranken von GSELL, RECHENBERG und MIESCHER (1957)

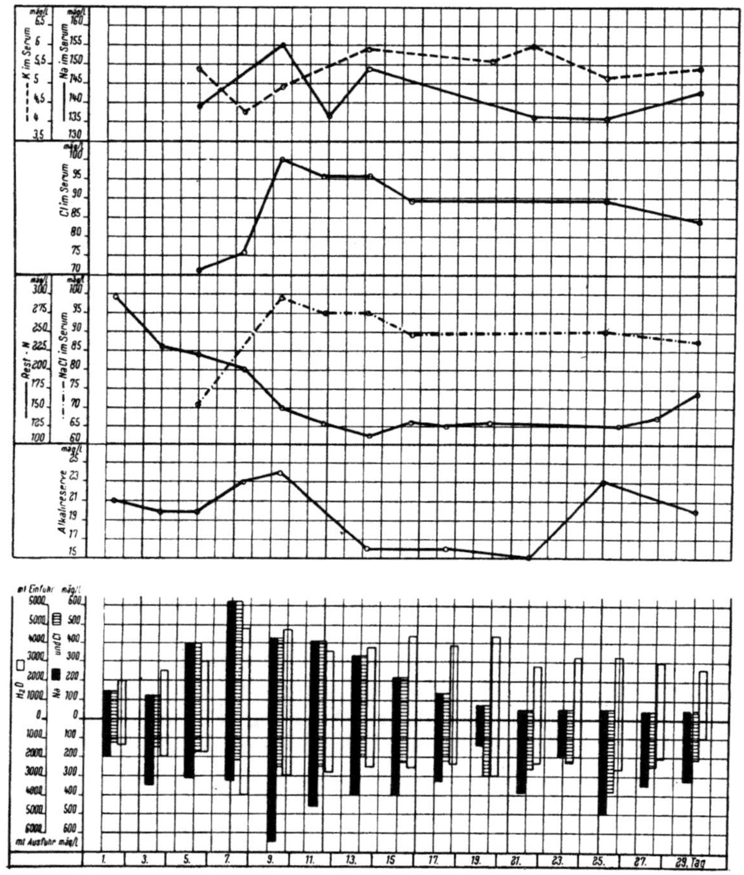

Abb. 29. W. C., 51 Jahre, männlich. Chronische interstitielle Nephritis mit larvierter Urämie, Exsiccose, Diabetes salinus renalis. Elektrolytbilanz unter der Therapie. Unter Anstieg des NaCl (besonders des Cl) Abfall des Rest-N. Bei peroralen Gaben unter 20 g NaCl täglich negative Bilanz für Na und Cl

überwog die Hypocalcämie und Hyperphosphatämie bei erheblicher Verminderung der Alkalireserve. Neben einer Tendenz zur Hyperkaliämie kommen auch einzelne Fälle mit hypokaliämischer und hypochlorämischer Blutalkalose vor. Die defekten Tubuli können in manchen Fällen auf Steroidhormone nicht mehr ansprechen, so daß eine Hyponatriämie und Hypochlorämie mit Exsiccose wie beim Morbus Addison resultiert. Die Störung der Wasserrückresorption drückt sich schon sehr früh in einer Hypo- und Isosthenurie unter schwerer Beeinträchtigung des Konzentrationsvermögens aus, während die Fähigkeit zur Verdünnung noch länger erhalten bleibt. Bei zunehmender Organschrumpfung tritt zur tubulären Insuffizienz auch eine glomeruläre Insuffizienz, die durch eine Erhöhung der harnpflichtigen Eiweißabbauprodukte im Blut gekennzeichnet ist. Es kommt zu besonders schweren Acidosezuständen, so daß ungewöhnlich tiefe Blut-pH-Werte bis zu 7,1 gefunden wurden (SPÜHLER und ZOLLINGER 1953). Die gleichen Autoren sahen auch bei ihren Kranken als Folge der schweren Störung des Säurebasengleichgewichtes und der Elektrolytausscheidung erhebliche renale Osteopathien, ja sogar gelegentlich eine schwere Osteomalacie mit Spontanfrakturen und Knochenumbauzonen. Pathogenetisch spielt hierbei der sekundäre Hyperparathyreoidismus eine besondere Rolle. Die Nephrocalcinose stellt angesichts der relativen Häufigkeit der chronischen interstitiellen Nephritis ein seltenes Ereignis dar. Dasselbe trifft für die Nephrolithiasis zu.

Die chronische interstitielle Nephritis pflegt in der Regel anhyperton zu verlaufen. Erst wenn das Leiden die ganze Niere befallen hat, kann eine mäßige Blutdrucksteigerung auftreten. Meistens bewegt sich der Blutdruck aber auch bei den schweren Formen mit Niereninsuffizienz zwischen 130 und 170 mm Hg systolisch bei nur wenig erhöhtem diastolischem Druck. Als Ursache dieser Drucksteigerung dürfte die Gefäßkompression durch den schrumpfenden interstitiellen Entzündungsprozeß entscheidend sein, während die Veränderungen der Glomerula ja im Hintergrunde stehen. Angesichts der Ausdehnung der chronischen interstitiellen Entzündung und Sklerose kann man sich über die Seltenheit maligner Hypertonien nur wundern. Auch eine stärkere Ödembildung gehört nicht zum Krankheitsbild. Die erheblich anämischen Patienten können ein pastöses Gesicht zeigen und auch bei fortgeschrittenen Fällen zirkulatorisch bedingte venöse Stauungen aufweisen.

Diagnose

In Anbetracht des stummen Verlaufes der Erkrankung in der therapeutisch günstigen Phase wird die Frühdiagnose immer eine Vermutungsdiagnose sein müssen. Es ist wohl am wichtigsten, heute bei jedem Kranken eine intensive Befragung über den Abusus von Medikamenten durchzuführen, in diesem Zusammenhang unter besonderer Berücksichtigung der Analgetica mit Phenacetingehalt. Vielleicht werden uns dann morphologische Zufallsbefunde oder Nierenbiopsien bei längergehendem Mißbrauch über die Frühstadien Aufklärung geben. In der klinisch manifesten Phase der Erkrankung sind die toxischen Erscheinungen im Blut, in den Nieren und auch im Nervensystem Wegweiser für die Diagnose. Die typische, schmutzig-graue Verfärbung des Gesichtes sollte bei entsprechender Anamnese immer den Verdacht erwecken. Dazu kommt die Einschränkung der Nierenleistung mit eventuell schon vorliegender Retention harnpflichtiger Substanzen, meistens kombiniert mit normalem Blutdruck oder nur mäßiger Hypertonie in der Endphase, ohne wesentliches Ödem. Die frühzeitig auftretende, schwere funktionelle tubuläre Störung mit starker hydromineraler Beeinträchtigung ist charakteristisch und schon zu einer Zeit vorliegend, in der der Urin kaum pathologische chemische oder morphologische Bestandteile aufweist (SPÜHLER und ZOLLINGER 1953). In den fortgeschrittenen Phasen ist die Anämie das führende Symptom, das überwiegend erst zur Erkennung der Erkrankung geführt hat. In den meisten beobachteten Fällen entzogen sich die frühen und mittelschweren Verlaufsformen der Diagnostik.

Verläufe

Nach allem, was wir heute wissen, spielt sich der Krankheitsverlauf in drei Phasen ab (SPÜHLER und ZOLLINGER 1953, GSELL, RECHENBERG und MIESCHER 1957). Das erste Stadium der Latenz ist klinisch praktisch stumm. Eine manifeste renale Schädigung liegt noch nicht vor. Die Nierenfunktion reicht noch völlig aus, und nur bei sehr subtiler Prüfung durch die Clearanceuntersuchungen lassen sich Einschränkungen nachweisen. In dieser Phase fand Zollinger (1953) pathologisch-anatomisch eine interstitielle herdförmige Nephritis, die wir bestätigen können (Berning 1964) und an Hand der folgenden klinischen Beobachtung näher erläutern.

35jährige Frau. Seit der Jungmädchenzeit Kopfschmerzen. Nimmt deswegen bis zu zehn Spalttabletten täglich. In den letzten 13 Jahren würde sich eine Summe von etwa 47000 Spalttabletten (etwa 12 kg Phenacetin) ergeben. Seit 1962 Auftreten von Knöchel- und Tibiakantenödem. Feststellung einer Anämie. In den letzten $2^1/_2$ Jahren Abfall der Leistungsfähigkeit, Mattigkeit, verstärkte Beinödeme. In der Anamnese keine Blasen- oder Nierenbeckenentzündung. Auffällig gedunsenes Gesicht mit schmutziggrauer Färbung (Abb. 30). Deutliche Fußrückenödeme, beiderseits geringe Schienbeinkantenödeme. Blutdruck 160/100 mm Hg bei

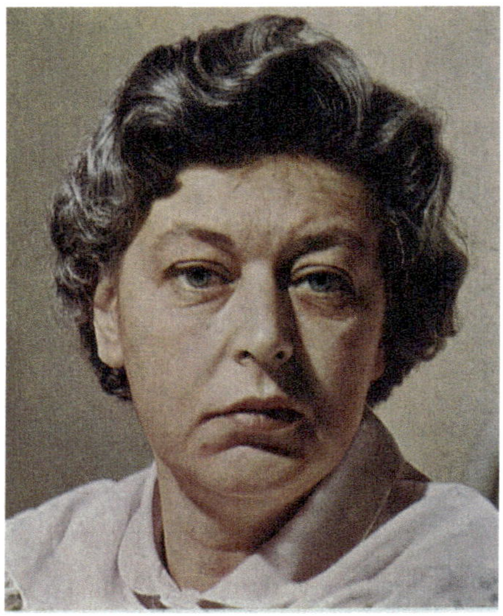

Abb. 30

der Aufnahme, dann Werte um 120/80 mm Hg. Übrige Organbefunde regelrecht. Hb 13,3 g-%. Erythrocyten 3880000. Weißes Blutbild o.B. Heinzsche Innenkörper negativ. Blutungs- und Gerinnungszeit normal. Thrombocyten 152000. Methämoglobin und Sulfhämoglobin im Blut nicht nachweisbar. Rest-N 23 mg-%. Serumeisen 95 γ-%. Alkalireserve 50,1 Vol.-%. Übrige Blutwerte ohne Besonderheiten. Endogene Kreatinin-Clearance 80 ml/min. Phenolrot-Clearance 26%/15 min. Konzentration des Urins am Trockentag bis 1012. Urin: Eiweiß, Zucker negativ, Reaktion neutral, Bilirubin negativ; im Urinsediment ganz vereinzelt Erythrocyten, vereinzelt Leukocyten. Urinkultur steril. Offene Biopsie (Dr. Brachmann), histologischer Befund (Prof. Selberg): Starke, trübe Schwellung der Harnkanälchenepithelien, die zum Teil auch nekrotisch sind. Ungleichmäßige Erweiterung der Übergangsstücke, die vereinzelt Eiweißcylinder enthalten. Im Interstitium herdförmige Lympho- und Leukocyteninfiltrate geringer Ausprägung (Abb. 31).

Die Patientin wurde über die Gefahr der chronischen Intoxikation durch die phenacetinhaltigen Analgetica aufgeklärt. Bei der Kontrolle nach Fortlassen des Medikamentes nach 3 Monaten Rückgang der Ödeme, die kaum noch nachweisbar sind, erhebliche subjektive Besserung, gesunde Gesichtsfarbe.

Das zweite Stadium ist durch die tubuläre Insuffizienz und das Bild der Salzverlustniere charakterisiert. Die Störung der Tubulusfunktion tritt besonders im hydromineralen Haushalt zutage. Der Blutdruck ist noch normal, Ödeme liegen nicht vor. Die Retention von harnpflichtigen Substanzen weist schon auf die glomeruläre Beteiligung hin. Die Anämie mit der schmutzig-grauen Verfärbung des Gesichtes ist in dieser Phase schon ein führendes Symptom und sollte unbedingt an das Vorliegen einer chronischen interstitiellen Nephritis denken lassen (s. folgende klinische Beobachtung).

45jährige Frau. Beide Kinder der Patientin im Alter von 12 und 18 Jahren leiden unter Kopfschmerzen und werden laufend mit Analgetica behandelt. Die Patientin selbst leidet seit der Kindheit unter Kopfschmerzen von wechselnder Lokalisation und nimmt deswegen seit mindestens 25 Jahren täglich etwa 3 Tabletten ein (Spalt-, Treupel-, Gelonida-, Quadronal-Tabletten). Nach großzügiger Berechnung hat sie bis jetzt etwa 9—10 kg reines Phenacetin eingenommen, auch bei sehr vorsichtiger Berechnung kommt man auf 3750 g. Allgemeinsymptome: Abfall der Leistungsfähigkeit, Mattigkeit, Kopfschmerzen, Durst. Nykturie. Strangurie. Keine Ödeme, angedeutet schmutzig-graue Gesichtsfarbe. Guter Allgemeinzustand. RR 140/80 mm Hg. Hgb. 11,7 g-%. Erythrocyten 3000000. Hb_E 39 $\gamma\gamma$. Leukocyten 9800. 1 Baso, 2 Eos, 48 Segm, 43 Lympho, 6 Mono, Anisocytose, Poikilocytose. Rest-N

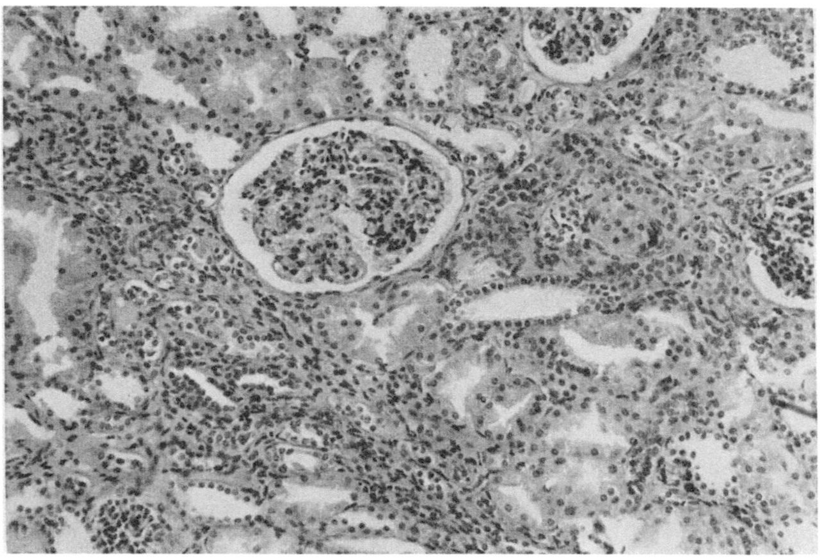

Abb. 31

43 mg-%. Alkalische Phosphatase 21,9 KAE. Methämoglobin, Sulfhämoglobin, Heinzsche Innenkörper nicht nachweisbar. Reticulocyten 6‰. Serumeisen 115 γ-%. Na 144 mäq/l, K 5,4 mäq/l, Ca 4,6 mäq/l, Cl 103 mäq/l, anorgan. Phosphor 2,3 mäq/l. Alkalireserve 50,9 Vol.-%. Gesamtcholesterin 269 mg-%. Serumkreatinin 3,4 mg-%. Endogene Kreatinin-Clearance 16 ml/min. Phenolrot-Clearance 5%/15 min. Konzentration (Trockentag) bis 1014. Blutsenkung 32/67 mm. Urin: Eiweiß leichte Trübung, später negativ. Urinsediment: Leukoc. +, vereinzelt Ery. 25/3 Zellen (Leukocyten). Sternheimer-Malbin-Zellen anfangs 45% später negativ. Urinkultur: Staphylococcus aureus aus der Anreicherung.

Offene Biopsie (Dr. Brachmann), histologischer Befund (Prof. Selberg): In der Rinde streifenförmige Narbenfelder mit diffusen Rundzellinfiltraten, verödeten Glomerula und kollabierten Tubuli. In den meisten erweiterten Tubuli grobscholliges und fädiges Eiweiß. Tubulusepithelien in den Hauptstücken abgeflacht, in den Übergangsstücken geschwollen. Kapselfibrosen und Schlingenverklebungen in den Glomerula in der Nähe der Narben. Ungleichmäßige Hyalinose in den Arteriolen. Herdförmige, nicht eitrige, chronische interstitielle Nephritis mit sekundärer glomerulärer Beteiligung und Sklerosierung, Tubulonephrose und ungleichmäßige Arteriolenhyalinose (Abb. 32).

Im dritten Stadium der Schrumpfniere als Folge dieses Nierenleidens besteht eine globale Niereninsuffizienz mit Beteiligung des tubulären und glomerulären Systems. Die Urämie, oft mit Blutdruckerhöhung, beherrscht das Krankheitsbild. Eine klinische Diagnose der Ursache der Schrumpfniere macht in dieser Phase große Schwierigkeiten und ist kaum noch möglich, es sei denn, daß man den Kranken von früheren Untersuchungen her kennt (s. folgende klinische Beobachtung).

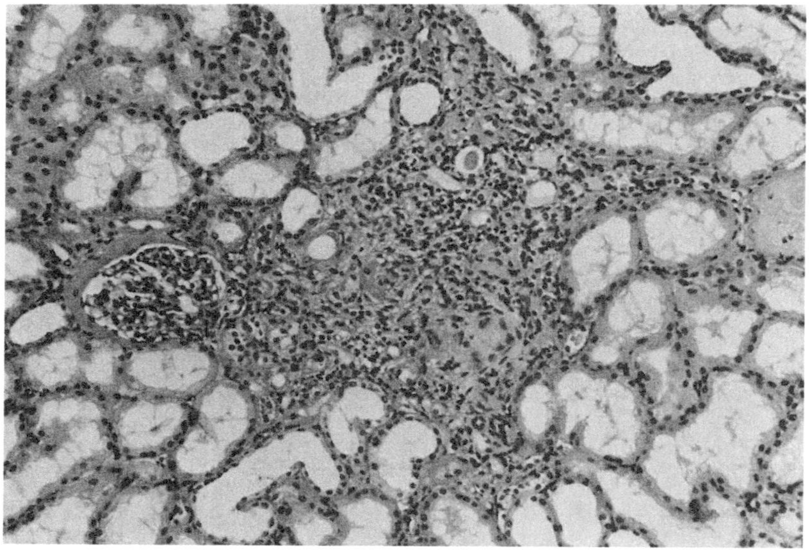

Abb. 32

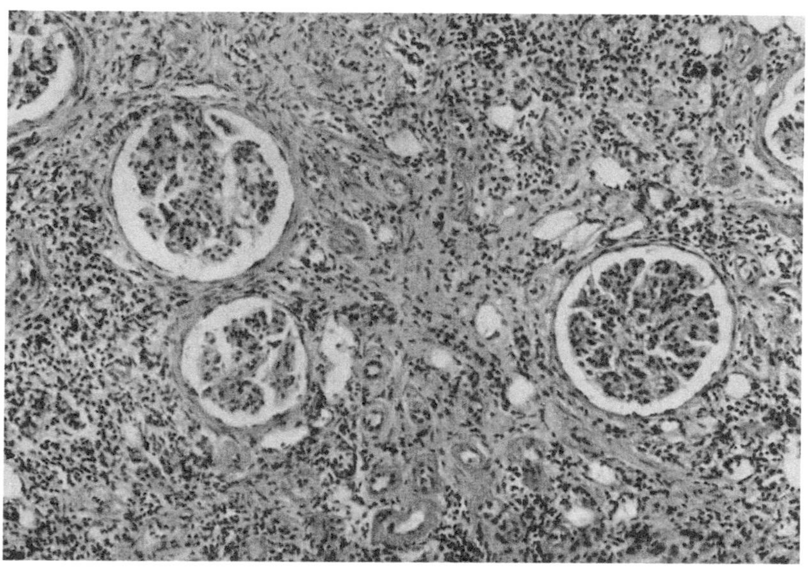

Abb. 33

46jähriger Mann mit akademischem Beruf. Seit 12 Jahren 20—30 Spalttabletten wöchentlich (etwa 12000 Tabletten, etwa 4,0 kg Phenacetin) wegen Kopfdruck bei geistiger Arbeit Keine vorherigen renalen oder urologischen Erkrankungen. Frühjahr 1963 Auftreten von Schwäche, Kopfschmerzen, Polyurie, Polydipsie. Hämoglobin 10,2 g-%, Ery 2,68 Mill., Rest-N 68 mg-%. Isosthenurie. Endogene Kreatinin-Clearance $^1/_{10}$ der Norm. Phenolrot-

Clearance unter 1%/15 min, geringe Albuminurie. Urinsediment meist normal oder vereinzelt Erythrocyten. Neigung zur Hypertonie bis 190/120 mm Hg. Offene Biopsie (Dr. BRACHMANN), Histologie (Prof. SELBERG): Massive, chronische, diffuse, interstitielle Nephritis mit sekundärer glomerulärer Beteiligung und Sklerosierung (Abb. 33). Auch nach Fortlassen des Phenacetins bei ambulanter Kontrolle langsam zunehmende Verschlechterung der Urämie.

Die bakterielle Superinfektion mit Keimen, die wir von der Pyelonephritis gewohnt sind, hat für den klinischen Ablauf und die Therapie der Erkrankung sicher erhebliche Bedeutung. Eine erhöhte Anfälligkeit von Fehlbildungen des Nierengewebes und entzündlichen und narbigen Herden für bakterielle Infektionen der Nieren ist ja bekannt. So haben neuerlich BEESON (1957) und ROCHA, GUZE,

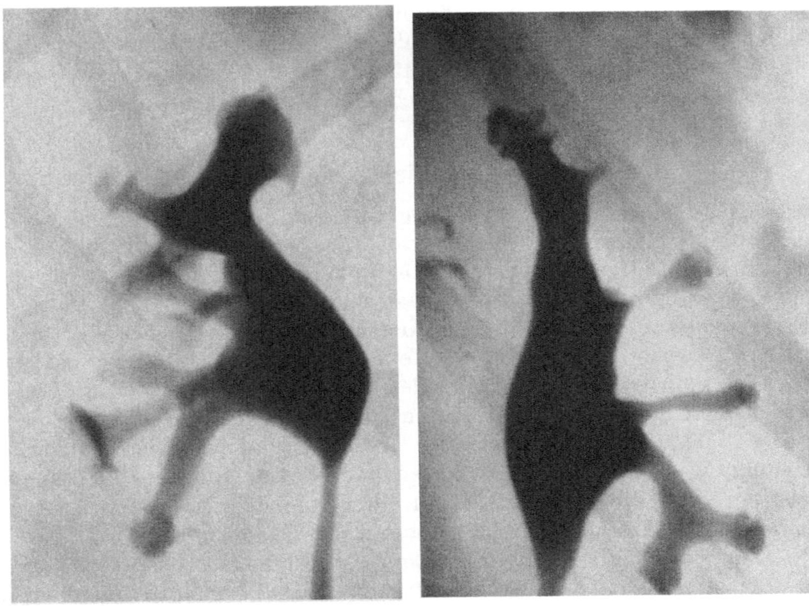

Abb. 34. 68jährige Patientin. Seit Kindheit Analgeticaabusus wegen Migräne (ca. 25000—30000 Tabletten, vorwiegend Thomapyrin und Gelonida ant.). Seit 1943 chronische doppelseitige Pyelonephritis (Coli) mit intermittierender Makrohämaturie und akuten Schüben. Clearance auf ein Drittel der Norm vermindert, Hypokaliämie (3,7 mäq/l). Retrogrades Pyelogramm. Nekrosen an fast allen Papillen. Anamnestisch primär Analgeticaabusus, chronische interstitielle Nephritis mit sekundärer Coliinfektion und Papillennekrosen

FREEDMAN und BEESON (1958) mit dem Thermokauter umschriebene Nekrosen in verschiedenen Teilen der Niere erzeugt. Nach intravenöser Injektion von Bakterien einige Tage später kam es zur Keimansiedlung in den Nekrosen und Narbenbezirken und zu einer generalisierten Pyelonephritis, während bei den Kontrolltieren ohne vorherige Nierenbehandlung keine Infektion auftrat. SPÜHLER und ZOLLINGER (1953) betrachten die pyelonephritische Entzündung überwiegend als Sekundärinfekte, schließen allerdings die ätiologische Möglichkeit einer primär chronischen Pyelonephritis nicht völlig aus. Auch GLOOR (1961) spricht sich für die Auffassung aus, daß die Pyelonephritis die Komplikation des schon vorbestehenden chronischen Nierenleidens ist. Sorgfältige morphologische Untersuchungen dieser Autoren weisen uns darauf hin, wie unsicher es ist, auf Grund der typischen klinischen pyelonephritischen Symptome den Beginn der Erkrankung festzulegen. Bei den Kranken von SPÜHLER und ZOLLINGER (1953) war sowohl bei den Männern wie den Frauen der Urin in der Regel steril. Die Infektion der abführenden Harnwege scheint aber häufiger zur klinischen Manifestation der

Erkrankung zu führen. Im Krankengut von GSELL, RECHENBERG und MIESCHER (1957) wurde die toxische renale Erkrankung bei 60% ihrer Kranken durch Hinzutreten von zusätzlichen Infekten der Harnwege bemerkt bzw. bemerkbar. Auch hier dominierte die Coliinfektion.

Hinsichtlich der Geschlechtsverteilung überwog bei dem Krankengut der Schweizer Autoren ausgesprochen der Befall des weiblichen Geschlechts. In der Mitteilung von NORDENFELT und RINGERTZ (1961) wird über ein Krankengut von 27 Männern und drei Frauen berichtet, die in ausgeprägter Form an dieser Nierenerkrankung litten und als Industriearbeiter über 10—20 Jahre einen schweren Phenacetinabusus getrieben hatten. Auch GRIMLUND (1963) beobachtete in einer schwedischen Metallfabrik den bevorzugten Befall der Männer. Wir kennen ja sonst von der nicht obstruktiven Form der Pyelonephritis den weitaus überwiegenden Befall des weiblichen Geschlechts. Wenn heute eine Zunahme interstitieller, nicht obstruktiver Nierenerkrankungen beim männlichen Geschlecht diskutiert wird, ist ätiologisch der medikamentöse Faktor immer zu berücksichtigen.

Differentialdiagnose

Die Schwierigkeiten der Abtrennung von anderen Nierenerkrankungen sind in den einzelnen Phasen verschieden groß. Begegnet uns die Krankheit in der Endphase mit vorliegender Nierenschrumpfung und Azotämie, so ist die Abtrennung ohne morphologische Unterlage und ohne exakte Kenntnis der Vorgeschichte von anderen chronischen Nierenerkrankungen mit Hypertonie und Insuffizienz schwer möglich. Die starke Ausprägung der Acidose und Anämie sollte aber bei vorliegendem langgehenden Tablettenabusus immer an diese Möglichkeit denken lassen. In den früheren Phasen der Erkrankung sind die diagnostischen Möglichkeiten besser. Die Verminderung der Nierenfunktion mit herabgesetztem Konzentrationsvermögen und Verringerung der Clearancewerte ohne vorliegende Hypertonie macht ein glomerulonephritisches oder vasculäres Nierenleiden unwahrscheinlich. Ein nephrotisches Syndrom kann bei dem Fehlen von Ödemen, stärkerer Proteinurie, Hypercholesterinämie, Hypoproteinämie bzw. Dysproteinämie ebenfalls ausgeschlossen werden. Durch eine Röntgenübersichtsaufnahme bzw. Tomographie der Nieren und eine intravenöse Pyelographie erhalten wir Anhaltspunkte über Größe der Nieren und Form des Nierenbeckens. Eventuell muß ein retrogrades Pyelogramm (einseitig) vorgenommen werden, falls die Ausscheidungsinsuffizienz der Nieren eine intravenöse Darstellung nicht zuläßt. Auf diese Weise lassen sich anderweitige organische Nierenerkrankungen wie Cystennieren, Hydronephrosen, kongenitale Mißbildungen ausschließen. Damit engt sich die differentielle Diagnose im wesentlichen auf die chronische interstitielle Nephritis und die chronische Pyelonephritis ein. Die Angaben über einen langjährigen Analgeticaabusus können bei beiden Erkrankungen vorliegen. Beim erwachsenen Mann ist ja die Pyelonephritis vorwiegend eine Komplikation mit Abflußbehinderung einhergehender Leiden der abführenden Harnwege. Bei der Frau sehen wir diese chronische, oft völlig stumm verlaufende Pyelonephritis sehr häufig. Die Geringfügigkeit des Urinsedimentbefundes zusammen mit sterilem Harn bei leerer Anamnese erhöht bei vorliegendem langgehendem und intensivem Analgeticaabusus den Verdacht auf eine chronische interstitielle Nephritis. Je weiter die Erkrankung fortgeschritten ist, desto häufiger werden wir sekundären pyelonephritischen Superinfekten begegnen. Insbesondere die im Vordergrund stehende Anämie muß unseren Verdacht erhöhen. Letzten Endes wird uns bei solchen Fällen nur die offene Biopsie, die ja eine zumutbare und nicht wesentlich gefährdende Maßnahme ist, die Diagnose sichern und damit für die Therapie entscheidenden Einfluß geben. Zu diesem diagnostischen Eingriff kann heute geraten werden. Wir pflegen ihn der blinden Punktion vorzuziehen, da auch das dabei gewonnene bioptische Material wesentlich umfangreicher ist und bessere Aussagen erlaubt.

COLOMBI (1961) hat an Hand von 33 morphologisch gesicherten Fällen zur Differentialdiagnose der chronischen interstitiellen Nephritis und der chronischen Pyelonephritis nähere klinische Angaben gemacht. Er bejaht die Auffassung, daß es sich bei beiden Krankheiten um zwei verschiedene Erkrankungen handelt. In seinem Krankengut fehlten anamnestisch meistens rezidivierende Cystitiden und Pyelitiden bei Kranken mit chronischer interstitieller Nephritis, während in fast allen Fällen von chronischer Pyelonephritis rezidivierende Infekte der ableitenden Harnwege angegeben wurden. Die letztere Gruppe zeigte auch häufiger Rückenschmerzen. Die Niereninsuffizienz war bei den Kranken mit chronischer interstitieller Nephritis schwerer, die Anämie wesentlich stärker, die Harnstoffwerte waren im Blut signifikant höher, die Phenolrotausscheidung und die Kreatinin-Clearance niedriger im Vergleich zur chronischen Pyelonephritis. Auch kamen die Kranken erst mit schwerer renaler Dekompensation zur Krankenhausbehandlung. Bakterien im Urin wurden bei chronischer Pyelonephritis häufiger festgestellt als bei chronischer interstitieller Nephritis, die als primär abakteriell aufgefaßt wird. Als Folgen der Urininfektion bei chronischer Pyelonephritis fanden sich größere Sedimentmengen und häufiger eine Proteinurie. Die Zahl der Leukocyten im Urin war bei beiden Affektionen gleich groß. Blutsenkungsreaktion und weißes Blutbild ließen sich differentialdiagnostisch nicht verwerten. Eine Hepatomegalie, auf die bereits REUBI (1954) hingewiesen hat, wurde besonders bei der chronischen Pyelonephritis gefunden. Diese Kranken zeigten auch oft eine pathologische Thymoltrübungsreaktion im Gegensatz zur anderen Gruppe. Die graubraune Hautverfärbung sah COLOMBI (1961) bei beiden Gruppen.

Pathogenese

Die auch in unserem Krankengut ständig zunehmende Zahl chronischer interstitieller Nephritiden legt es nahe, eine spezifische Ätiologie zu vermuten. Schon in ihrer ausführlichen Beschreibung dieses Krankheitsbildes konnten SPÜHLER und ZOLLINGER (1953) zwölf Fälle erwähnen, bei denen Saridon (0,05 Coffein, 0,05 Persedon, 0,25 Phenacetin, 0,15 Isopropylantipyrin) in enormer Menge genossen worden war. In einem weiteren Fall handelte es sich um Sedormid. THOELEN (1954) beschrieb zwei weitere Fälle bei schwerem Saridonabusus und betrachtete einen pathogenetischen Zusammenhang schon damals zum mindesten als möglich. Für eine pathogenetische Beziehung des Phenacetinmißbrauches zur chronischen interstitiellen Nephritis haben sich ferner ausgesprochen: SCHWEINGRUBER (1955), THOELEN, VOEGTLI, RENSCHLER, SCHAEFFLER (1956), NISSEN und PEDERSEN (1957), MOESCHLIN (1957), GSELL, RECHENBERG, MIESCHER (1957), MOHR (1958), MEYER (1958), UEBELHÖR und ULLRICH (1958), SCHEIDEGGER (1958), MIESCHER, SCHNYDER, KRECH (1958), UEHLINGER (1958), HEILMEYER (1958), LARSEN und MOELLER (1959), MOELLER und HEIDLAND (1959), ENGLERT (1959), PENSE, FIEHRING, PANZRAM, LORENZ (1960), LARCAN, RAUBER, HURIET (1961), MEYLER (1961), NORDENFELT und RINGERTZ (1961), ROSS (1962), HENGSTMANN (1962), RAPOPORT, WHITE, RANKING (1962), MASSHOFF und HOLLMANN (1962), BENGTSSON (1962), SALOMON und SUPPAN (1962), NACHTWEY und RIMPAU (1963), HARROW, SLOANE und LIEBMAN (1963), REYNOLDS und EDMONDSON (1963), GRIMLUND (1963), BERNING (1964), KESSEL (1964).

In Deutschland war dieses Krankheitsbild, obwohl nach Erscheinen der Arbeit von SPÜHLER und ZOLLINGER (1953) vielfach danach gesucht wurde, äußerst selten. Auf einem Symposion in Freiburg (1958) wurde das Problem Phenacetinabusus und Nierenschädigung ausführlich diskutiert. SARRE (1958) hatte bei 258 größeren inneren Krankenabteilungen in West- und Mitteldeutschland eine Umfrage durchgeführt, die etwa 4800000 Patientenbeobachtungen umfassen dürfte. 145 Kliniker hatten keinen Phenacetinabusus mit oder ohne Folgen beobachtet, während 55 Kliniker die Anfrage nach dem Vorkommen von Abusus bejahten. Ein chronischer Abusus ohne Folgen wurde in 17 Fällen angegeben, mit Folgen in 41 Fällen. Davon waren 31 Bluterkrankungen und nur 8 Niereninsuffizienzen (mit wahrscheinlich primärem Abusus) und 4 primäre Niereninsuffizienzen (mit sicher sekundärem Abusus) zur Beobachtung gekommen. Es spricht alles dafür, daß zum mindesten bis zu diesem Zeitpunkt der schwere chronische Phenacetinmißbrauch in Deutschland sehr viel seltener war als in der Schweiz. Unter den 8 in dieser Zusammenstellung näher erwähnten Beobachtungen lag nur 1 Fall (Pathologisches Institut Hamburg-Barmbek, Prof. SELBERG) mit autoptischem Befund vor, der als doppelseitige pyelonephritische Schrumpfniere mit weichen Konkrementen in beiden Nierenbecken und Ureteren diagnostiziert worden war, histologisch aber durchaus mit den Fällen von SPÜHLER und ZOLLINGER (1953) vergleichbar ist. Hier war über 20—30 Jahre eine Gesamtphenacetinmenge von ca. 5000 g eingenommen worden. In den folgenden Jahren hat sich diese Kasuistik auch im deutschen und internationalen Schrifttum vermehrt. Eine erneute Umfrage von SARRE und ROGAL (1964) ergab 15mal soviel Nierenerkrankungen, die mit einem Phenacetinmißbrauch in Zusammenhang gebracht wurden, wie 1958. Das Problem, ob der chronische Phenacetinabusus für die Pathogenese der chronischen interstitiellen Nephritis ursächliche Bedeutung hat, ist noch nicht endgültig gelöst. Offenbar liegt der jährliche Phenacetinverbrauch in der Schweiz ungewöhnlich hoch (Uhrenindustrie). So stieg er von 28000 kg im Jahre 1950 auf 45000 kg im Jahre 1956 (MOESCHLIN 1958). GLOOR konnte für den gleichen Zeitraum eine statistisch gesicherte Zunahme dieser Form der Nierenerkrankung nachweisen. REUBI (1958), dem auch JASINSKI und WUHRMANN (1958) beipflichten, hält den ursächlichen Zusammenhang noch in keiner Weise für nachgewiesen. Er betont, daß die sog. „Saridon-Nephritis" sich weder pathologisch-anatomisch noch klinisch von gewissen chronischen hämatogenen Pyelonephritiden ohne Analgeticamißbrauch unterscheidet. Bei seinen Beobachtungen konnte der Pathologe bei Unkenntnis der Anamnese auf Grund der Morphologie nicht darüber befinden, ob ein Analgeticamißbrauch vorlag oder nicht. Er erinnert an den häufig stummen Verlauf der chronischen Pyelonephritis, deren exakter Beginn dann kaum festzulegen ist. Es gelang REUBI bei keiner seiner klinischen Beobachtungen der eindeutige Nachweis, daß der Schmerzmittelabusus dem Beginn der Nierenerkrankung vorausging. Er weist auf sichere Beobachtungen hin, bei denen renal bedingte Kopfschmerzen erst zum Analgeticamißbrauch führten. Am entscheidendsten dürfte sein Einwand sein, daß sich bislang durch Saridon keine eindeutige Nierenschädigung erzeugen ließ, die dem beschriebenen morphologischen Bild der chronischen interstitiellen Nephritis entspricht. REUBI verabreichte an Kaninchen täglich 1—2 g Saridon mit der Magensonde während 15—18 Monaten, ohne Nierenläsionen oder hämatologische Störungen zu erzielen. Tatsächlich ist es bislang in zahlreichen langdauernden Versuchen an Mäusen, Ratten, Kaninchen und Meerschweinchen nicht gelungen, eine chronische interstitielle Nephritis zu erzeugen (STUDER, ZBINDEN, FUST, SCHÄRER 1955, 1958, THOELEN, VOEGTLI, RENSCHLER, SCHAEFFER 1956, GSELL, RECHENBERG, MIESCHLER 1957, REUBI 1958, GLOOR 1961, ANGERVALL, LEHMANN, LINCOLN 1962). Vielleicht beruht das negative Ergebnis auf der Tatsache, daß bislang als Versuchstiere nur Nagetiere verwandt wurden (GLOOR 1961). Wir kennen ja auch andere Krankheiten, die im Tierversuch nicht reproduzierbar sind. Es würde sich empfehlen, zukünftig für Tierversuche Katzen oder Hunde zu verwenden. Tierversuche von MIESCHER, SCHNYDER, KRECH (1958) und von STUDER, SCHÄRER, FUST (1958) sprechen dafür, daß eine chronische Phenacetinbelastung das Auftreten einer bakteriellen interstitiellen Nierenentzündung als Zusatzfaktor begünstigt. EBBA CLAUSEN (1962, 1964) konnte an Kaninchen nachweisen, daß Phenacetin oder Acetylsalicylsäure einen direkten nephrotoxischen Effekt auf das Nierenparenchym, unabhängig von der bakteriellen Infektion, hat, der sogar bis zu Papillenveränderungen führt. Bei den Fällen von MASSHOFF und HOLLMANN (1962) hat REMMER in den sequestrierten oder breit abgetragenen Papillen unbekannte Phenole bzw. phenolartige Körper nachgewiesen. Es handelte sich allerdings nicht um p-Aminophenol, das als toxisch erwiesene Abbauprodukt des Phenacetins.

SOLISCH (1964) teilte eine sehr interessante Beobachtung mit, die die pathogenetische Bedeutung des Phenacetins unterstreicht. Er fand bei einem 62jährigen Mann nach Analgeticaabusus (ca. 15 kg Phenacetin in 35 Jahren) eine fortgeschrittene interstitielle Nephritis mit mehreren bis kleinerbsgroßen Konkrementen in beiden Nierenbecken und Ureteren. Die chemisch-toxikologische Prüfung der Konkremente ergab eindeutig das Vorliegen von 14 mg reinem Phenacetin neben Abbauprodukten und Verunreinigungen. Diese erstmals gefundenen Phenacetinkonkremente hafteten auch als Grieß den Schleimhäuten der Nierenbecken und besonders der Kelche teilweise fest an. Der Befund begründet die Auffassung, daß eine temporäre Ausscheidung des Phenacetins und seiner Abbauprodukte bei chronischem Abusus wahrscheinlich ist.

Es wird auch immer wieder eingewandt, daß nur eine geringe Zahl der Schmerzmittelsüchtigen an diesem Nierenleiden erkrankt. GLOOR (1961) betont mit Recht, daß die alkoholische Lebercirrhose, verglichen mit der Verbreitung des chronischen Alkoholismus, ebenfalls relativ selten ist, ohne daß an dem kausalen Zusammenhang gezweifelt wird. Generell kann man sagen, daß das gleichzeitige Vorkommen von chronischem Phenacetinabusus und chronischer interstitieller Nephritis über eine zufällige Koinzidenz hinausgeht, so daß ein ursächlicher Zusammenhang zum mindesten im Sinne eines Zusatzfaktors vermutet werden muß. Den wichtigsten Cofaktor sieht UEHLINGER (1958) in der Coliinfektion.

Aus der klinischen Beobachtung sprechen folgende Gesichtspunkte für einen kausalen Zusammenhang des Phenacetinmißbrauches mit der interstitiellen Nephritis (MOESCHLIN 1958): Die renalen Insuffizienzerscheinungen können sich nach rücksichtslosem Absetzen des Phenacetins in Frühfällen bessern. Es kommt auch bei Kranken zur Entstehung einer chronischen interstitiellen Nephritis, die das phenacetinhaltige Präparat nicht wegen Kopfschmerzen, sondern auf Grund anderer Erkrankungen (chronische Polyarthritis, Knochenschmerzen etc.) eingenommen haben. Es besteht eine Störung der Nierenfunktion in Frühfällen ohne subjektive Symptome. Nach unserer Beobachtung (BERNING 1964) kann der Phenacetinabusus sowohl bei schon vorliegender chronischer Nierenerkrankung (z.B. Pyelonephritis) die Niere weiter schädigen, wie auch ohne vorliegendes Nierenleiden zur chronischen interstitiellen Nephritis führen. Es ist also sowohl die Reihenfolge Kopfschmerzen—Analgeticum—Nierenerkrankung wie Nierenerkrankung—Kopfschmerzen—Analgeticum möglich.

HORISBERGER, GRANDJEAN und LANZ (1958) untersuchten in einem Großbetrieb der schweizerischen Uhrenindustrie den Medikamentenmißbrauch der Belegschaft. Die tablettenkonsumierenden Frauen (32%) zeigten gegenüber Nichtkonsumentinnen eine signifikante Erniedrigung der Urinkonzentration. Zu ähnlichen Ergebnissen kamen in Dänemark LARSEN und MOELLER (1959). Allerdings konnte Sorensen (1961) durch Messung der endogenen Kreatinin-Clearance bei Rheumatikern mit langjährigem Phenacetinabusus diese Tatsache nicht bestätigen. Besonders überzeugend und eindrucksvoll sind die Beobachtungen von Grimlund (1963) in Schweden. Sie werden wegen ihrer Bedeutung ausführlich wiedergegeben. In der schwedischen Stadt Huskvarna (13000 Einwohner) arbeiten etwa 3000 Personen (vorwiegend Männer) in einer metallverarbeitenden Fabrik. Seit der Grippeepidemie 1918/19 ist der Gebrauch von Pulver mit 0,5 g Phenacetin und 0,15 g Coffein verbreitet. Dieses nicht rezeptpflichtige Mittel wird von etwa zwei Drittel der meist männlichen Pulverkonsumenten wegen seiner stimulierenden Wirkung genommen, ja sogar bei Krankenbesuchen statt Blumen mitgebracht. In Huskvarna betrug der Verbrauch von Phenacetin pro Kopf der Bevölkerung 54 g, in der benachbarten Stadt Jörnköping — hier kaufen auch viele Huskvarner ihre Pulver — 23,6 g und in vier anderen vergleichbaren schwedischen Städten 5,3—8,5 g. Der Phenacetinabusus dauert, abgesehen von einer kurzen Verknappung während des zweiten Weltkrieges, etwa vier Jahrzehnte an. In Huskvarna beobachtete man im letzten Jahrzehnt einen erheblichen Anstieg der Todesrate an Urämie (akute Nephritis, Harnwegsobstruktion, Fälle mit Diabetes mellitus unberücksichtigt). 80% der verstorbenen Männer arbeiteten in der Fabrik und 65% aller Todesfälle hatten regelmäßig Phenacetin eingenommen (durchschnittlich ca. 10,0 kg/Person). In Huskvarna war die Urämiemortalität sechsmal größer als in dem 7 km entfernten Jörnköping. Beim Vergleich mit der etwa gleichgroßen Stadt Fagersta fanden sich ähnliche Verhältnisse. Eine Fragebogenaktion (936 Personen) ermittelte, daß das Pulver fast immer als Stimulans genommen wurde. Von 189 Personen mit zugegebenem Abusus waren 34% nierenkrank, von den anderen 747 Befragten nur 2,4%. Bei einem Serumkreatininspiegel über 3,5 mg-% war die Prognose ungünstig. Lag das Serumkreatinin unter 2,5 mg-%, so bestand bei völligem Stopp des Phenacetinabusus Aussicht auf Wiederherstellung. Grimlund (1963) anerkennt andere Faktoren (Heredität, Klimaeinflüsse), vertritt aber die Auffassung, daß ein Nierenschaden nach langjährigem Phenacetinabusus auch ohne Infektion der Harnwege entstehen kann.

Gsell, Rechenberg und Miescher (1957), die sich sehr für die pathogenetische Bedeutung des Phenacetinabusus einsetzen, kommen hinsichtlich der klinischen und tierexperimentellen Studien zu folgenden Feststellungen: Es entstehen als Folge regelmäßiger Einnahme größerer Phenacetingaben toxische Blutschäden. Diese sind am exaktesten und am frühesten mit Hilfe der Bestimmung der Erythrocytenlebensdauer zu erfassen. Wahrscheinlich beruht die Toxicität des Phenacetins auf metabolischen Nebenprodukten wie Paraphenetidin, das tierexperimentell die Erythrocyten besonders stark schädigt. Die renale Schädigung durch den Phenacetinabusus, durch die direkte toxische Einwirkung von Stoffen auf die Niere oder durch die chronische Ausscheidung von pathologischem Hämoglobin durch die Niere ist denkbar. Auf Grund der negativen Tierversuche sind wahrscheinlich phenacetinhaltige Analgetica allein nicht für das Zustandekommen der chronischen interstitiellen Nephritis verantwortlich. Die erforderlichen Realisationsfaktoren (Bakterien, bakterielle Toxine) sind noch nicht abgeklärt, aber wohl von entscheidender Bedeutung. Auch konstitutionelle Faktoren haben Einfluß, wie von Ask-Upmark (1960) an einem Familienstammbaum mit 4 Fällen nachgewiesen wurde (fatale Nierenschädigung nach schwerem Phenacetinmißbrauch wegen Migräne).

Prognose

Die Prognose ist im ersten und wohl auch im frühzeitig erfaßten zweiten Stadium noch relativ günstig. In dieser Phase kann wahrscheinlich bei völliger

Phenacetinabstinenz und entsprechender Behandlung, die am besten eine Zeitlang klinisch durchgeführt werden sollte, das Nierenleiden ausheilen oder zum mindesten über lange Zeit stationär bleiben. Es fehlen darüber aber noch exakte klinisch-morphologische Kontrollen. Im dritten Stadium muß man die Prognose als überaus ernst bezeichnen. Bei zweckmäßiger Therapie, die in dieser Phase über längere Zeit an das Krankenhaus gebunden ist, können die Kranken aber auch jetzt noch unter dem Bilde der kompensierten renalen Retention bis zu mehreren Jahren überleben (GSELL, RECHENBERG, MIESCHER 1957).

Behandlung

Die Behandlung ausgeprägter Grade dieses Nierenleidens läßt sich ambulant kaum durchführen, so daß zu periodischer Hospitalisation geraten werden muß. Die erforderlichen therapeutischen Maßnahmen orientieren sich an dem Grad der Blutacidose, der Retention harnpflichtiger Substanzen, den Elektrolytwerten und dem Umfang der Anämie. Folgende therapeutische Maßnahmen sind in der Phase der renalen Dekompensation erforderlich (zum Teil nach Angaben von GSELL, RECHENBERG, MIESCHER 1957, MOESCHLIN 1958): Sofortiges Verbot phenacetinhaltiger Präparate. Eiweißarme Ernährung mit ausreichendem Caloriengehalt. Infusionsbehandlung (Kombination von 5%iger Glucose- und 1,75%iger Natrium-Lactat-Lösung, entsprechend der Alkalireserve), so daß die Urinmenge nicht unter 2000 ml/die fällt. Elektrolytausgleich je nach dem Befund (Na, K, Ca, P). Aluminiumhydroxyd per os (Alucol, Gelusil) bei Hyperphosphatämie. Kleine Bluttransfusionen (200 ml/die, normale Blutwerte nicht erzwingen), in schweren Fällen Dialyse. Antibiotische Therapie der Harnwegsinfektion in Übereinstimmung mit der Empfindlichkeit der Erreger. Bei Schlaflosigkeit Barbiturate, bei Durchfällen Opiate.

Die Bekämpfung der Acidose ist therapeutisch noch am dankbarsten. Neben Infusionen empfiehlt sich die Albrightsche Mischung (Acid. citric. 140,0; Natrii citric. 98,0; Aqua ad 1000,0) d.s. 50—100 cm³ täglich eßlöffelweise in Citronenwasser zur Geschmackskorrektur. Bei leichten Acidosen gibt man ein alkalisches Mineralwasser. Bei nicht nachweisbarer Wasserretention soll die aufgenommene Flüssigkeitsmenge pro Tag mindestens 2000 ml betragen. Eine Wasser- und Natriumeinschränkung ist bei dieser Nierenerkrankung sicher falsch. Bei vorliegender Hyponatriämie muß bis zur Erreichung normaler Blutwerte zusätzlich Kochsalz gegeben werden. Zum Ausgleich der toxischen Anämie bleibt nur die Bluttransfusion oder die Infusion gewaschener Erythrocyten. Der Einsatz der künstlichen Niere oder der Peritonealdialyse sollte nicht unversucht bleiben, da es gelingen kann, Schwerkranke auf diese Weise ins Intervall zu bringen.

Der von uns allen erstrebte Wohlstand geht leider in verschiedenen Ländern mit einem „Tablettenwohlstand" einher. Von allen Schweizer Autoren wird die dringende Forderung erhoben, daß von den zuständigen Stellen gegen die Ausbreitung der Phenacetinsucht Maßnahmen ergriffen werden. Dem Vorschlag, alle phenacetinhaltigen Präparate unter Rezepturpflicht zu stellen, kann jeder einsichtige Arzt nur beipflichten. In USA muß heute auf den Packungen der Hinweis auf eine eventuelle nierenschädigende Wirkung vorliegen.

Auch in Deutschland erleben wir die Propagierung solcher Präparate als sog. Vorbeugungsmittel, um auf diese Weise den freien Verkauf außerhalb der Apotheken zu ermöglichen. So empfiehlt man z.B., phenacetinhaltige Präparate vor Beginn der Autofahrt zu nehmen. Wir Ärzte haben die Pflicht, nicht nur unsere Kranken zu behandeln, sondern auch durch frühzeitige Aufklärung größerer Volkskreise vor dem Mißbrauch dieser Mittel zu warnen. Von seiten der Gesundheitsbehörden sind dringende Maßnahmen notwendig, die die Häufung solcher möglicherweise tödlich verlaufenden Schädigungen verhüten helfen.

Die Abbildungen 5, 6, 10, 18, 19 und 23 wurden der Arbeit Berning u. Prévôt, Ergebnisse innere Medizin NF 3, 320 (1952) entnommen; die Abbildungen 24a und b der Arbeit Berning in „Die Prognose chronischer Erkrankungen" F. Linneweh, Springer-Verlag, Berlin-Göttingen-Heidelberg 1960; die Abbildung 31 der Arbeit Berning, Münch. med. Wschr. **98**, 181, 234 (1956).

Literatur

(abgeschlossen November 1964)

Aarseth, S.: Cardiovascular disease in diabetes mellitus. A clinical study. Acta med. scand. **146**, Suppl. 281 (1953). — **Abernathy, R.,** and **W. Price:** Chronic brucellar pyelonephritis simulating tuberculosis. Amer. J. med. Ass. **159**, 1534 (1955). — **Abeshouse, B. S.:** Hypertension and unilateral renal disease. Surgery **9**, 942 (1941). — **Abeshouse, B. S.,** and **G. A. Abeshouse:** Sponge kidney: a review of the literature and a report of five cases. J. Urol. (Baltimore) **84**, 252 (1960). — **Abeshouse, B. S.,** and **J. O. Salik:** Pyelographic diagnosis of lesions of the renal papillae and calyces in cases of hematuria. Amer. J. Roentgenol. **80**, 569 (1958). — **Abrahams, C., A. H. Rubenstein,** and **N. W. Levin:** Phenacetin-induced papillary damage in experimental animals. Nature (Lond.) **200**, 695 (1963). — **Addis, T.:** Glomerular nephritis. New York: McWilken 1948. — **Albright, F., H. W. Sulkowitch,** and **R. Chute:** Nonsurgical aspects of the kidney stone problem. J. Amer. med. Ass. **113**, 204 (1939). — **Alexander, S.,** and **H. R. Vickers:** Dermatitis caused by recurrent urinary infection. Brit. J. Derm. **74**, 307 (1962). — **Alken, C.:** Die Papillennekrose. Z. Urol. **32**, 433 (1938). ~ Zur Frage der „Papillits necroticans". Z. Urol. **33**, 254 (1939). ~ Die entzündlichen Erkrankungen der abführenden Harnwege. In: Klinik der Gegenwart, Bd. 2, S. 103. München u. Berlin: Urban & Schwarzenberg 1956. ~ Bilateral necrotising papillitis of the kidneys. Brit. J. Urol. **29**, 25 (1957). ~ Die unspezifische Entzündung in der Urologie. Urologe 1, 2 (1962). — **Alken, C.,** u. **R. Hasche-Klünder:** Zur Diagnostik und Therapie der „unklaren Nierenblutung". Z. Urol. **45**, 665 (1952). — **Alken, C.,** u. **B. Weber:** Die Chemotherapie unspezifischer Infektionen des Urogenitalsystems. Dtsch. med. Wschr. **80**, 1833 (1955). — **Allen, A.:** The kidney. Medical and surgical diseases, 2nd edit. New York: Grune & Stratton 1962. — **Alwall, N.:** Aspiration biopsy of the kidney. Acta med. scand. **143**, 430 (1952). — **Amar, A. D.:** Comparison of furadantin and tetracycline in prevention of experimental pyelonephritis. J. Urol. (Baltimore) **85**, 89 (1961). ~ Vesicoureteral reflux demonstration without radiation exposure. J. Urol. (Baltimore) **92**, 286 (1964). — **Ambrose, S. S.,** and **W. M. P. Nicholson:** The cause of vesicoureteral reflux in children. J. Urol. (Baltimore) **87**, 688 (1962). ~ Vesicoureteral reflux secondary to anomalies of the ureterovesical junction: Management and results. J. Urol. (Baltimore) **87**, 695 (1962). — **Amren, J. P.:** Endocarditis and pyelonephritis; a study of the ability of different strains of streptococci to produce these lesions in rats under varying barometric conditions. M. D. Thesis, Yale University 1958. — **Anders, G.:** Zum Krankheitsbild der renalen Glukosurie und renalen Hyperaminoacidurie bei chronischer Pyelonephritis. Dtsch. Gesundh.-Wes. **15**, 860 (1960). — **Andersen, B. R.,** and **G. G. Jackson:** Pyelitis, an important factor in the pathogenesis of retrograde pyelonephritis. J. exp. Med. **114**, 375 (1961). ~ Persistent pyelitis and pyelonephritis from retrograde urinary tract infection with a strain of Klebsiella in rats. J. Lab. clin. Med. **60**, 457 (1962). — **Andersen, H. J., T. Bergström, K. Lincoln,** and **J. Winberg:** Coli-antibody titre rise in diagnosis of pyelonephritis with negative urinary culture. In: Proc. 2nd intern. Congr. Nephrology, Prague 1963, p. 255. — **Andersen, K.:** Röntgendiagnosen of papillits necroticans renalis. Nord. Med. **62**, 1754 (1959). — **Andersen, K.,** and **J. C. Christofferson:** Diagnosis and treatment of renal papillary necrosis. Urol. int. (Basel) **2**, 137 (1956). — **Angervall, L., L. Lehmann,** and **K. Lincoln:** Induction of interstitial nephritis in rats fed phenacetin and Napa (N-acetyl-p-aminophenol). Acta path. microbiol. scand. **54**, 274 (1962). ~ On action of Napa (N-acetyl-p-aminophenol) on the induction of interstitial nephritis in rats. Acta path. microbiol. scand. **54**, 283 (1962). ~ On the effect of phenacetin and Napa (N-acetyl-p-aminophenol) on the development of bacterial interstitial nephritis in the rat. Acta path. microbiol. scand., Suppl. **154**, 61 (1962). — **Ansell, J.:** Some observations on catheter care. J. chron. Dis. **15**, 675 (1962). — **Anthonisen, P.:** Papillits necroticans renalis. Ugeskr. Læg. **115**, 1971 (1953). — **Arnholdt, F.:** Die lokal umschriebene Pyelonephritis bei Steinerkrankungen. Sonderband Z. Urol. 231 (1957). — **Artusi, C.:** Über einen Fall von postanginöser Pyämie mit nekrotisierender Nephritis papillaris embolica. Beitr. path. Anat. **75**, 1 (1926). — **Asher, L. M.,** and **J. K. Sokol:** Bacterial localization in kidneys. Amer. J. Path. **17**, 273 (1941). — **Ask-Upmark, E.:** Über juvenile maligne Nephrosklerose und ihr Verhältnis zu Störungen in der Nierenentwicklung. Acta path. microbiol. scand. **6**, 383 (1929). ~ Migraine as a deadly disease. Brit. med. J. **1960 II**,

828. — **Assmann, H.:** Seröse interstitielle Nephritis und Neuro-Enzephalomyelitis nach Ausräumung dentaler Infektionsherde. Dtsch. med. Wschr. **75**, 1611 (1950). — **Auvert, J., S. Zmerli, J.B. Castels** et **E. Magder:** Reflux vésico-urétéral congénital pur. Douze cas opérés et contrôlés. Acta urol. belg. **30**, 548 (1962). — **Avnet, N.L., T.W. Roberts,** and **H.R. Goldberg:** Tumefactive xanthogranulomatous pyelonephritis. Amer. J. Roentgenol. **90**, 89 (1963). — **Axelsson, U.:** Papillits necroticans renalis och hemolytisk anemi hos fenazonmissbrukare. Nord. Med. **59**, 903 (1958). — **Aye, R.C.:** Renal papillary necrosis. Diabetes **3**, 124 (1954).

Babes, V.: Sem. méd. (Paris) **6** (1905). Zit. nach Ask-Upmark 1929. — **Babics, A.:** Neue Beiträge zur operativen Therapie der chronischen Pyelonephritis. Sonderband Z. Urol. 222 1957). ~ Über die Gefahren des Ureterkatheterismus. Urologia (Treviso) **29**, 304 (1962). — **Babics, A.,** u. **F. Renyi-Vámos:** Die ascendierende Pyelonephritis. Acta med. (Budapest) **3**, 15 (1952). ~ Über den Lymphkreislauf der Niere und dessen Bedeutung für einzelne pathologische Prozesse der Niere. Z. Urol. **48**, 618 (1955). ~ Das Lymphgefäßsystem der Niere und seine Bedeutung in der Nierenpathologie und Chirurgie. Budapest: Verlag der Ungarischen Akademie der Wissenschaften 1957. — **Baggenstoss, A.H.:** Congenital anomalies of the kidney (Symposium on diseases of the kidney). Med. Clin. N. Amer. **35**, 987 (1951). — **Baggenstoss, A.H.,** and **N. Barker:** Unilateral renal atrophy associated with hypertension. Arch. Path. **32**, 966 (1941). — **Baggoll, J.B.:** Diagnosis of latent pyelonephritis. Med. J. Aust. **50** (II), 97 (1963). — **Baird, D.:** The upper urinary tract in pregnancy and puerperium with special reference to pyelitis of pregnancy. Brit. J. Obstet. Gynec. **43**, 435 (1936). — **Baker, R.,** and **G.H. Miller jr.:** The physiology of the uretero-intestinal anastomosis. I. Ureteral reflux. J. Urol. (Baltimore) **67**, 638 (1952). — **Baker, S.B. de C.:** The blood supply of the renal papilla. Brit. J. Urol. **31**, 53 (1959). — **Bakken, K.:** The allergic reaction of the kidney to sulphoamide medication. J. Path. Bact. **59**, 501 (1947). — **Baldwin, A.D.,** and **H.F. Root:** Infection of the urinary tract in diabetic patient. New Engl. J. Med. **223**, 244 (1940). — **Bansi, H.W., T. Abbas,** u. **F. Fretwurst:** Zur Problematik der renalen Azidose, zugleich ein Beitrag zur pyelonephritischen Schrumpfniere. Dtsch. med. Wschr. 88, 190 (1956). — **Barandun, S., K. Stampfli, G. A. Spengler** u. **G. Riva:** Die Klinik des Antikörpermangelsyndroms. Helv. med. Acta **26**, 163—367 (1959). — **Barker, N.,** and **W. Walters:** Hypertension and chronic atrophic pyelonephritis. J. Amer. med. Ass. **115**, 912 (1940). — **Barksdale, E.H.:** Ureteral reflux in pregnant dogs. J. Urol. (Baltimore) **26**, 131 (1931). — **Barrington, F.J.,** and **H.D. Wright:** Bacteriemia following operations on the urethra. J. Path. Bact. **33**, 871 (1930). — **Bauereisen, A.:** Beitrag zur Frage der aszendierenden Nierentuberkulose. Z. gyn. Urol. **2**, 132 (1911). — **Bauman, J.,** and **H.K. Russell:** Pyelonephritis in a chronic disease hospital. Geriatrics **14**, 25 (1959). — **Baumbusch, F.:** Die Pyelonephritis als Wehrdienstbeschädigung. Sonderband Z. Urol. 232 (1957). — **Beaser, S.B., M.F. Sak,** and **S.C. Sommers:** Influence of insulin therapy and pyelonephritis upon diabetes glomerulosclerosis in hamsters. Metabolism **12**, 704 (1963). — **Beck, D., L.R. Freedman, H. Levitin, T.F. Ferris,** and **F.H. Epstein:** Effect of experimental pyelonephritis on the renal concentrating ability of the rat. Yale J. Biol. Med. **34**, 52 (1961). — **Beck, R.:** Über die pyelonephritische Schrumpfniere beim Erwachsenen nach Pyelitis im Kindesalter. Inaug.-Diss. Hamburg 1956. — **Beeler, Myrton F.,** and **G.M. Carrera:** Pyelonephritis: a clinicopathologic correlation of postmortem material. Sth. med. J. (Bgham, Ala.) **54**, 510 (1961). — **Beeson, P.B.:** Factors in the pathogenesis of pyelonephritis. Yale J. Biol. Med. **28**, 81 (1955). ~ The case against the catheter (Editorial). Amer. J. Med. **24**, 1 (1958). — **Beeson. P.B., H. Rocha,** and **L.B Guze:** Experimental pyelonephritis. Influence of localized injury in different parts of the kidney on susceptibility to hematogenous infection. Trans. Ass. Amer. Phycns **70**, 120 (1959). — **Beeson, P.B.,** and **D. Rowley:** The anticomplementary effect of kidney tissue. Its association with ammonia production. J. exp. Med. **110**, 685 (1959). ~ The role of natural inhibitors in the mechanisms of localization of bacteria in the kidney. In: Henry Ford Hosp. Internat. Sympos., Biology of pyelonephritis, p. 427. Boston: Little, Brown & Co. 1960. — **Bell, E.T.:** Exsudative interstitial nephritis (pyelonephritis). Surgery **11**, 261 (1942). ~ Renal diseases, 2nd edit. Philadelphia: Lea & Febiger 1950. — **Bengtsson, U.:** Primäre chronische Pyelonephritis. Ein klinisches 5-Jahrematerial. Svenska Läk.-Tidn. **56**, 497 (1959). ~ A comparative study of chronic non-obstructive pyelonephritis and renal papillary necrosis. Acta med. scand. **172**, Suppl. 388, 5 (1962). — **Bergnes, M.A.:** Recovery of papillae in renal papillary necrosis. Report of two cases. Arch. Path. **75**, 501 (1963). — **Berman, L.B.,** and **E.H. Chappelle:** A definition of pyuria. Amer. J. clin. Path. **40**, 276 (1963). — **Berman, L.B., G.E. Schreiner,** and **J.O. Feys:** Observations on the glittercell phenomenon. New. Engl. J. Med. **255**, 989 (1956). — **Bernays, L.:** Zum Problem der Schmerzmittelsucht. Schweiz. med. Wschr. **87**, 985, 1022 (1957). — **Berndt, R.:** Die Pyelonephritis, ein diagnostisches und therapeutisches Problem. Internist (Berl.) **3**, 678 (1962). — **Berndt, R., A.A. Kollwitz** u. **F. Stein:** Zur Diagnose der Pyelonephritis. Berl. Med. **11**, 311 (1960). — **Bernier, L.,** et **A. Bedard:** Pyelonèphrite lithiasique tuberculoide. Canad. J. Surg. **6**, 348 (1963). — **Berning, H.:** Die Bauchsymptomatologie des diabetischen Komas. Ergebn. inn. Med. **57**, 582 (1939). ~ Ursachen, Wesen und Behandlung der Pyelonephritis. Dtsch. med.

Wschr. **76**, 1517 (1951). ~ Estudio clínico, radiológico y terapéutico sobre la pieolonefritis. Rev. Policlín. Caracas **19**, 517 (1951). ~ Die Diagnose und Behandlung der Pyelonephritis. Ther. d. Gegenw. **92**, 5 (1953). ~ Über herdförmige Nierenentzündungen. Münch. med. Wschr. **98**, 181, 234 (1956). ~ Pyelonephritis. In: Prognose chronischer Erkrankungen (F. Linneweh), S. 111. Berlin-Göttingen-Heidelberg: Springer 1960. ~ Pyelonephritis. Pathogenese, klinische Symptome, Therapie. Tägl. Prax. **2**, 347 (1961). ~ Die Bedeutung gastrointestinaler Erkrankungen für die Pathogenese und Therapie der Pyelonephritis. In: Das nephrotische Syndrom (F. Reubi u. H.G. Pauli), S. 225. Stuttgart: Georg Thieme 1963. ~ Investigations concerning the pathogenesis and prognosis of pyelonephritis. Proc. internat. Congr. Nephrol., Prague 1963, p. 315. ~ Zur Schrumpfniere nach Mißbrauch von Kopfschmerzmitteln. Vortrag 62. Tagg N.W. Ges. inn. Med., Hamburg, 31. 1. 1964. ~ Zur Klinik und Therapie der Pyelonephritis. Dtsch. med. J. **15**, 629 (1964). — **Berning, H.**, u. **R. Fischer:** Über den chronischen Laxantienmißbrauch und seine Auswirkungen auf den Mineralhaushalt. Münch. med. Wschr. **86**, 2153 (1961). — **Berning, H.**, u. **R. Prévôt:** Die klinischen Verlaufsformen der Pyelonephritis. Ergebn. inn. Med. Kinderheilk., N.F. **3**, 320 (1952). — **Berning, H.**, u. **U.W. Ruge:** Geschlechtsbedingte Unterschiede bei der Pyelonephritis. Münch. med. Wschr. **101**, 2139 (1959). — **Berning, H.**, u. **Chr. v. Sethe:** Unveröffentlichte Untersuchungen. — **Berning, H.**, u. **H. Walter:** Pyelonephritis und Hypertonie. Ärztl. Wschr. **6**, 673 (1951). ~ Klinische Untersuchungen über die Pyelonephritis. Z. klin. Med. **148**, 542 (1951). — **Berning, H.**, u. **H. Willenberg:** Unveröffentlichte Untersuchungen. — **Bertelsmann, R.**, u. **A. Mau:** Das Eindringen von Bakterien in die Blutbahn als eine Ursache des Urethralfiebers. Münch. med. Wschr. **49**, 521 (1902). — **Bertrand-Fontaine, Th., J. Schneider** et **A. Nenna:** Étude clinique des néphrites ascendantes. J. Urol. Néphrol. **60**, 729 (1954). ~ Étude cliniques des néphrites ascendantes. Monographie Soc. Path. rènale. Paris: Masson & Cie. 1955. — **Beswick, J.P.**, and **P.F. Schatzki:** Experimental renal paillary necrosis. Arch. Path. **69**, 733 (1960). — **Biava, C.G., I. Dyrda, J. Genest**, and **A. Bencosme:** Kaliopenic nephropathy. A correlated light and electron microscopic study. Lab. Invest. **12**, 443 (1963). — **Bickel, A.:** Pyélonéphrite à Brucella abortus. Schweiz. med. Wschr. **84**, 54 (1954). — **Bickel, G.:** Pyélonéphrite chronique, insuffisance rénale et hypertension arterielle progressive. Rev. méd. Suisse rom. **76**, 397 (1953). ~ La colibacillose. In: Handbuch der Urologie, Bd. IX/1, S. 302. Berlin-Göttingen-Heidelberg: Springer 1964. — **Biedl, A.**, u. **R. Kraus:** Über die Ausscheidung der Mikroorganismen durch die Niere. Naunyn-Schmiedebergs Arch. exp. Path. Pharmak. **37**, 1 (1896). — **Bigalli, A., M. Della Santa** e **A. Zampieri:** Sintomatologia clinica e funzionale dell nefropatic interstiziali croniche con particolare riguardo alle pielonefriti. Minerva nefrol. **7**, 102 (1960). — **Birchall, R.:** The responsibility of an internist in the treatment of pyelonephritis. J. Urol. (Baltimore) **68**, 798 (1952). ~ Pyelonephritis, an enigma. Amer. J. Med. **28**, 501 (1960). — **Birchall, R.**, and **J.E. Alexander:** Medical aspects of pyelonephritis. Medicine (Baltimore) **29**, 1 (1950). — **Bischoff, P.:** Zur Indikation und Technik der plastischen Eingriffe an Harnstauungsnieren. Urol. int. (Basel) **5**, 21 (1957). — **Bitker, M.P.**, et **J. Paynot:** L'exploration radio-manométrique de la vessie dans l'étude du reflux vésico-uréteral. Classification des reflux et indications thérapeutiques. J. Urol. Nèphrol. **70**, 485 (1964). — **Bittar, E.**, and **L. Misanik:** Renal necrotizing papillitis. Amer. J. Med. **34**, 82 (1963). — **Bjerre, B.:** Pyelonephritis analgetica. Ugeskr. Læg. **119**, 1668 (1957). — **Black, D.A.K.:** Renal disease, 1st edit. Oxford: Blackwell Sci. Publ. 1962/63. — **Blanco, Q., M. Pardo** y **M. Perez:** Necroses de las papilas renales y litasis pancreatica en una diabetes, reporte de un caso. Arch. Hosp. univ. (Habana) **3**, 69 (1951). — **Bloch, H.R.:** Essentielle Hämaturie. Helv. chir. Acta **24**, 195 (1957). — **Bloch, K.:** Nil nocere! Vorsicht bei therapeutischer Anwendung hexamethylentetraminhaltiger Präparate mit Sulfonamiden zusammen. Münch. med. Wschr. **104**, 2279 (1962). — **Blum:** Zur Kenntnis der Harnretention im Kindesalter und zur Frage der Pyocyaneussepsis. Verh. dtsch. Ges. Urol. (1. Kongr.) **1907**, 380. — **Bodel, P.T., R. Cotran**, and **E.H. Kass:** Cranberry juice and the antibacterial action of hippuric acid. J. Lab. clin. Med. **54**, 881 (1959). — **Boeminghaus, H.:** Nierenhypoplasie und Hochdruck. Z. Urol. **51**, 323 (1958). — **Bohn, H.:** Über die Pyelonephritis. Med. Klin. **50**, 624 (1955). — **Bohn, H.**, u. **E. Koch:** Die Wirkung der intravenösen Tetracyclinbehandlung auf die mit Hochdruck einhergehende Pyelonephritis. Dtsch. med. Wschr. **84**, 1724 (1959). — **Bohne, A.W., R.D. Urwiller**, and **D.F. Armento:** Vesicoureteral reflux. J. Urol. (Baltimore) **86**, 548 (1961). — **Boijsen, E.**, u. **T. Lindholm:** Avgang av nekrotisk papill vid pyelonefrit. Nord. Med. **61**, 77 (1959). — **Boissonnat, P.:** What to call hypoplastic kidney? Arch. Dis. Childh. **37**, 142 (1962). — **Bonnin, N.:** Papillary necrosis: Pathology and management of acute attack. Med. J. Aust. **50** (II), 400 (1963). — **Bonomini, V.:** Emodinamica e funzionalità renale nelle pielonefriti rapporti con l'ipertensione arteriosa. G. Clin. med. **39**, 1494 (1958). ~ Renal hemodynamics, function and biopsy in pyelonephritis: their relation to arterial hypertension. Urol. int. (Basel) 8, 177 (1959). — **Bonomini, V.**, e **P. Zucchelli:** La biopsia renale nelle pielonefriti. G. Clin. med. **42**, 713 (1961). ~ Valore della nefrobiopsia per la diagnosi delle pielonefriti asintomatiche „sovrapporte“ ad altre nefropatie. Considerazioni su 372 biopsie renali. Minerva med. **52**, 4267 (1961). — **Bonomini, V., P. Zucchelli, G. Biancani** e **G. Dalmastri:** Possibilità e limiti dell'indàgine funzionale renale per differenziare le pielonefriti dalle glomerulonefriti e dall' ipertensione "essentiale". G. Clin. med. 40, 694 (1959). — **Bonsdorff, A. v.:** Experimentelle Untersuchungen über die Ausscheidung der Streptococcen durch die Nieren. Beitr. path. Anat. 25, 188 (1899). — **Book, M.H.:** The permeability of the kidney to bacteria. Amer. J. Path. 9, 569 (1933). — **Borgard, W.:** Röntgennachweis flüchtiger Nierenbecken-Entleerungsstörungen. Med. Klin. 42, 359 (1947). — **Borland, V. G., and C. M. Jackson:** Effects of fat-free diet on structure of kidneys of rats. Arch. Path. 11, 687 (1931). ~ Effects of fat-free diet on structure of kidney; clinical and experimental correlation. J. Amer. med. Ass. 142, 627 (1950). — **Bors, E., and A.E. Comarr:** Vesico-ureteral reflux in paraplegic patients. J. Urol. (Baltimore) 68, 691 (1952). — **Boshamer, K.:** Lehrbuch der Urologie, 6. Aufl. Stuttgart: Gustav Fischer 1963. — **Boshell, B.R., E.O. Hunter jr., T.L. Warren, and Ch.H. Lupton:** Experimental pyelonephritis in the alloxan diabetic animal. Diabetes 12, 56 (1963). — **Boshell, B.R., and J. Metcalf:** Asymptomatic bacteriuria in pregnancy. Surg. Gynec. Obstet. 114, 583 (1962). — **Boshell, B.R., and J.P. Sanford:** A screening method for the evaluation of urinary tract infections in female patients without catheterization. Ann. intern. Med. 48, 1040 (1958). — **Bourgeois, M.C.:** Intérêt de la Péniciline dans le traitement des infections urinaires. Sem. Hôp. Paris 39, 1914 (1963). — **Boyce, W.H., and C.N. Edwards:** Factors relevant to chronic and recurrent infections of the urinary system. J. Urol. (Baltimore) 83, 749 (1960). — **Boyce, W.H., and J.S. King jr.:** Total nondialyzable solids in human urine. VI. Pyelonephritis of bacterial origin. In: Henry Ford Hosp. Internat. Sympos., Biology of pyelonephritis, p. 551. Boston: Little, Brown & Co. 1960. — **Braasch, W.F.:** Atrophic pyelonephritis. J. Urol. (Baltimore) 7, 247 (1922). ~ Clinical data concerning chronic pyelonephritis. J. Urol. (Baltimore) 39, 1 (1938). ~ The surgical kidney as an etiological factor in hypertension. Canad. med. Ass. J. 46, 9 (1942). — **Braasch, W.F., and E.P. Cathcart:** Clinical data and prognosis in cases of chronic pyelonephritis. J. Amer. med. Ass. 88, 1630 (1927). — **Braasch, W.F., and J.L. Emmett:** Clinical urography. Philadelphia and London: W.B. Saunders Co. 1951. — **Braasch, W.F., and C.E. Jacobsen:** Chronic bilateral pyelonephritis and hypertension. J. Urol. (Baltimore) 44, 571 (1940). — **Braasch, W.F., and C.E. Jacobsen:** Chronic bilateral pyelonephritis and hypertension. J. Urol. (Baltimore) 44, 571 (1940). — **Braasch, W.F., W. Walters, and H.J. Hammer:** Hypertension and the surgical kidney. J. Amer. med. Ass. 115, 1837 (1940). — **Bracket jr., N.C., and Ch. McC. Smythe:** The influence of hypertension on susceptibility of the rat kidney to infection. J. Lab. clin. Med. 55, 530 (1960). — **Bradley, S.E., G.P. Bradley, C.J. Tyson, J.J. Curry, and W.D. Blake:** Renal function in renal diseases. Amer. J. Med. 9, 766 (1950). — **Brady, L.:** Carbuncle of the kidney (metastatic staphylococcus abscess of the kidney cortex). J. Urol. (Baltimore) 27, 295 (1932). — **Brainerd, H.J., and L.M. Cecil:** Observations on the pathogenesis, course and treatment of nonobstructive pyelonephritis. Ann. intern. Med. 45, 232 (1956). — **Braude, A.J.:** General discussion. In: Henry Ford Hosp. Internat. Sympos., Biology of pyelonephritis, p. 55, 99, 440, 475. Boston: Little, Brown & Co. 1960. — **Braude, A.J., A.P. Shapiro, and J. Siemienski:** Hematogenous pyelonephritis in rats. I. Its pathogenesis when produced by a simple new method. J. clin. Invest. 34, 1489 (1955). — **Braude, A.J., and J. Siemienski:** Role of bacterial urease in experimental pyelonephritis. J. Bact. 80, 171 (1960). — **Braude, A.J., J. Siemienski, and R. Cade:** The immunologic behavior of Escherichia coli endotoxin. Clin. Res. Proc. 5, 137 (1957). — **Braude, A.J., J. Siemienski, and J. Jacobs:** Protoplast formation in human urine. Trans. Ass. Amer. Phycns 74, 234 (1961). — **Braude, A.J. J. Siemienski, and A.P. Shapiro:** The role of bacterial urease in the pathogenesis of pyelonephritis. In: Henry Ford Hosp. Internat. Sympos., Biology of pyelonephritis, p. 69. Boston: Little, Brown & Co. 1960. — **Bretschger, E.:** Die absolute und relative Häufigkeit der renalen Hypertonie und die ihr zugrunde liegenden Nierenerkrankungen. Cardiologia (Basel) 19, 182 (1951). — **Brewer, G.E.:** The present state of our knowledge of acute renal infections.J. Amer. med. Ass. 57, 179 (1911). — **Bricker, N.S., S.W. Kime jr., and P.A.F. Morrin:** The functional integrity of the pyelonephritic kidney. In: Henry Ford Hosp. Internat. Sympos., Biology of pyelonephritis, p. 331. Boston: Little, Brown & Co. 1960. — **Brod, J.:** Chronic pyelonephritis. Lancet **1956 I**, 973. ~ Chronic pyelonephritis and hypertension. Acta med. scand. 154, 312 (1956). ~ Chronische Pyelonephritis. Berlin: Volk und Gesundheit 1957. ~ Chronic pyelonephritis. In: Renal disease (D.A.K. Black). Oxford: Blackwell Sci. Publ. 1963. ~ Die Nieren. Berlin: Volk und Gesundheit 1964. — **Brod, J., V. Prát, and R. Dejdar:** Early functional diagnosis of chronic pyelonephritis with some remarks on the pathogenesis of the pyelonephritic contracted kidney. In: Henry Ford Hosp. Internat. Sympos., Biology of pyelonephritis, p. 311. Boston: Little, Brown and Co. 1960. — **Browder, A.A., and R.G. Petersdorf:** Experimental pyelonephritis in rats with alloxan diabetes. Proc. Soc. exp. Biol. (N.Y.) 115, 328 (1964). — **Brown, A.K., and R. Pell-Ilderton:** Phenacetin and the kidney. Lancet **1964 II**, 121. — **Brown, M.R., J.H. Currens, and J.F. Marchand:** Muscular paralysis and electrocardiographic abnormalities. J. Amer. med. Ass. 124, 545 (1944). — **Brucauff, O.:** Über die Heilungsvorgänge bei disseminierten infektiösen Nephritiden, insbesondere bei der Pyelonephritis ascendens. Virchows Arch. path. Anat. 166, 317 (1901). — **Brühl, P., u. U. Steinmetz:** Zur Frage der quantitativ-kulturellen Keimdiagnostik im Urin bei unspezifischer Harnwegentzündung. Med. Klin. 59, 299 (1964). —

Brumfitt, W.P., P.J. Davis, and **E.J. Rosser:** Urethral catheter as a cause of urinary-tract infection in pregnancy and puerperium. Lancet **1961 II**, 1059. — **Brumfitt, W.,** and **R.H. Heptinstall:** Experimental pyelonephritis. The influence of temporary and permanemt ureteric obstruction on the localization of bacteria. Brit. J. exp. Path. **39**, 610 (1958). ~ Experimental pyelonephritis. The effect of renal vein constriction on bacterial localization and multiplication in the rat kidney. Brit. J. exp. Path. **40**, 145 (1959). ~ Experimental pyelonephritis: The relationship of bacterial virulence to the establishment of the renal lesion. Brit. J. exp. Path. **41**, 552 (1960). — **Brumfitt, W.,** and **A. Percival:** Specific antibody response of patients with significant bacteriuria. Proc. 2nd intern. Congr. Nephrol., Prague 1963, p. 260. ~ Pathogenesis and laboratory diagnosis of non-tuberculous urinary tract infection: A review. J. clin. Path. **17**, 482 (1964). — **Brun, C.,** and **F. Raaschou:** Kidney biopsies. Amer. J. Med. **24**, 676 (1958). ~ Recognition of pyelonephritis in percutaneous renal biopsies. In: Henry Ford Hosp. Internat. Sympos., Biology of pyelonephritis, p. 225. Boston: Little, Brown & Co. 1960. ~ Percutaneous renal biopsy in pyelonephritis. CIBA-Foundation Symposium on renal biopsy, p. 245. London: Churchill 1961. — **Brust, A.A.,** and **E.B. Ferris:** The diagnostic approach to hypertension due to unilateral kidney disease. Ann. intern. Med. **47**, 1049 (1957). — **Bube, F.-W.:** Autovakzine-Furadantin-Langzeitbehandlung bei chronischer Pyelonephritis. Med. Welt **1963**, 480. — **Buchanan, J.G.:** Phenacetin induced chronic interstitial nephritis. N.Z. med. J. **60**, 207 (1961). — **Buchborn, E.:** Klinische Pathophysiologie der Harnkonzentrierung. Schweiz. med. Wschr. **94**, 1273 (1964). — **Bucht, H., B. Josephson, A. Holmgard,** and **P.A. Örsten:** Long-term treatment of pyelonephritis and urinary-tract infections with a new combination of sulfonamides. Nord. Med. **68**, 1123 (1962). — **Bünger, P.:** Praktische Erfahrungen mit der Anwendung neuer Langzeitsulfonamide. Regensburg. Jb. ärztl. Fortbild. **10**, **34** (1962). — **Bulger, R.J.,** and **W.M.M. Kirby:** Simple tests for significant bacteriuria. Arch. intern. Med. **112**, 742 (1963). — **Bumpus jr., H.C.:** Urinary reflux. J. Urol. (Baltimore) **12**, 341 (1924). — **Bunge, R.G.:** Further observations with delayed cystograms. J. Urol. (Baltimore) **71**, 427 (1954). — **Burns, E.:** Unilateral renal disease and hypertension. Calif. Med. **79**, 415 (1953). — **Burr, J.L., H. Weinberger,** and **L. Dienes:** Acute hemorrhagic cystitis. Amer. J. Med. **22**, 848 (1957). — **Busse-Grawitz, P.:** Bemerkungen zu den Arbeiten von W. Rupp zur Kritik der cytologischen Harndiagnostik. Ärztl. Wschr. **14**, 779 (1959). — **Butler, A.M.:** Chronic pyelonephritis and arterial hypertension. J. clin. Invest. **16**, 889 (1937).— **Byrom, F.B.,** and **L.F. Dodson:** The mechanism of the vicious circle in chronic hypertension. Clin. Sci. 8, 1 (1949).

Cabot, H., and **E.G. Crabtree:** Non-tuberculous renal infection. Surg. Gynec. Obstet. **23**, 495 (1916). — **Cacchi, R.,** e **V. Ricci:** Sur une rare maladie kystique multiple des pyramides rénales le «rein en éponge». J. Urol. mèd. chir. **55**, 497 (1949). — **Cammenos, A.:** Le reflux vésico-urétéral chez l'enfant normal. Acta urol. belg. **31**, 316 (1963). — **Campanacci, D.,** e **V. Bonomini:** Significato e limiti delle varie metodiche per la diagnosi delle pielonefriti. Minerva nefrol. **10**, 67 (1963). — **Campanacci, D., V. Bonomini,** and **P. Zucchelli:** Chemotherapy in acute and chronic pyelonephritis. A two-year clinical, bacteriological, and funtional follow-up. Lancet **1963 II**, 601. — **Campbell, J.H., C.M. Pasquier jr.,** and **E.C. St. Martin:** Ureteral ectopia in adult male patients. Trans. s.-east. Sect. Amer. urol. Ass. **22**, 61 (1958). — **Campbell, M.:** Clinical pediatric urology, p. 1113. Philadelphia: W.B. Saunders Co. 1951. — **Cargill, W.H.:** The measurement of glomerular and tubular plasma flow in the normal and diseased human kidney. J. clin. Invest. **28**, 533 (1949). — **Carone, F.A., M. Kashgarian,** and **F.H. Epstein:** Failure of potassium deficiency to induce susceptibility to renal infection: An experimental and autopsy study. Clin. Res. **6**, 286 (1958). ~ Effect of acute potassium deficiency on susceptibility to infection with particular reference to the kidney. Yale J. Biol. Med. **32**, 100 (1959). — **Carroll, G.:** Treatment of urinary infections. Choice of drug. Tex. St. J. Med. **49**, 761 (1953). ~ The changing flora in urinary infections in this antibiotic age. J. Urol. (Baltimore) **73**, 609 (1955). — **Carroll, G., H.N. Allen,** and **H. Flynn:** Gantrisin in the treatment of urinary infection. J. Amer. med. Ass. **142**, 85 (1950). — **Carroll, G.,** and **R.V. Brennan:** Furadantin. J. Urol. (Baltimore) **71**, 650 (1954). — **Carroll, G., R.V. Brennan,** and **R. Jacques:** Furadantin: human blood level and urinary concentration. Sth. med. J. (Bgham, Ala.) 48, 149 (1955). — **Carson, W.J.:** Ascending infection of the kidney. II. An experimental study. J. Urol. (Baltimore) **26**, 697 (1931). — **Carver, J.H.:** Chronic pyelonephritis. Brit. J. Urol. **19**, 223 (1947). — **Cates, J.E.,** and **T.F. Hewer:** Renal papillary necrosis. Brit. med. J. **1956 I**, 1005. — **Catlow, C.E.:** Intravenous furadantin sodium. A clinical evaluation. J. Urol. (Baltimore) **86**, 351 (1961). — **Cattell, W.R., M.P. Curwen, R.A. Shooter,** and **D.K. Williams:** Catheter-induced urinary infection: follow-up study. Brit. med. J. **1963 I**, 923. — **Cecil, L.M., H. Brainerd, R. Clark,** and **M. Scaparone:** Experimental pyelonephritis of the rabbit. I. Method of production and natural course of acute "non-obstructive" pyelonephritis. Stanf. med. Bull. **13**, 544 (1955). — **Chalmers, G.C.:** Bacilluria in pregnancy. Proc. 2nd Intern. Congr. Nephrol., Prague 1963, p. 242. — **Chappell, J.A.,** and **W.M. Kelsey:** Hereditary nephritis. J. Dis. Child. **99**, 401 (1960). — **Chard, T.,** and **P.G. Cole:** Diagnosis of significant bacteriuria in pregnancy. Lancet **1963 II**, 326. — **Chiari, H.:** Über den anatomischen Befund einer zwanzig Tage alten, inter partum entstandenen, in Heilung begriffenen, kompletten Uterusruptur. Prag. med. Wschr. **24**, 283 (1899). — **Chiltenden, G.E., E.A. Sharp, E.C.D. Heide, A.C. Bratton**, and **A.J. Glaszko:** The treatment of bacillary urinary infections with chloro-mycetin. J. Urol. (Baltimore) **62**, 771 (1949). — **Chrisholm, G.D.:** Bilateral renal clearance studies in experimental obstructive uropathy. Proc. roy. Soc. Med. **57**, 571 (1964). — **Christ, W.:** Untersuchungen über experimentell erzeugte hämatogene Staphylokokkennephritiden an Kaninchen. Beitr. path. Anat. **85**, 291 (1930). — **Christoffersen, J.C.**, and **K. Andersen:** Renal papillary necrosis. Acta radiol. (Stockh.) **45**, 27 (1956). — **Christoffersen, J.C.**, and **F. Zachariae:** Renal medullary necrosis. Anuria due to sloughed papilla. Acta chir. scand., Suppl. **283**, 294 (1961). — **Cibert, J.**, et **N. Salaheddine:** Hématurie rénale par nécrose papillaire. Néphrectomie partielle. J. Urol. Nèphrol **69**, 169 (1963). — **Clabaugh, J.G.**, and **P.S. Rhoads:** Efficacy of ureteral catheterization for determination of urinary tract infection: Results with a new technique. J. Amer. med. Ass. **165**, 815 (1957). — **Claireaux, A.E.**, and **M.G. Pearson:** Chronic nephritis in a newborn infant. Arch. Dis. Childh. **30**,-366 (1955). — **Clapp, M.P.**, and **A. Grossman:** The quantitative evaluation of bacteriuria and pyuria. Amer. J. med. Sci. **248**, 158 (1964). — **Clapper, W.E.**, and **C. Sun:** The in vitro effect of combinations of antibiotics on resistent strains of bacteria commonly found in urinary tract infections. Antibiot. and Chemother. **7**, 75 (1957). — **Clark, A.:** Catheter fever. Lancet **1883 II**, 1075. — **Clarke, B.G.**, and **S. Joress:** Quantitative bacteriuria after use of indwelling catheters. J. Amer. med. Ass. **174**, 1593 (1960). — **Clarke, S.H.C.:** Investigation into methods of cellection of urine for culture from men and women. Brit. med. J. **1960 II**, 1491. — **Claus, H.G.:** Die Schwammniere. Fortschr. Röntgenstr. **99**, 298 (1963). — **Clausen, E.:** Nephrotoxic effect of phenacetin and acetylsalicylic acid in animal experiments. Acta med. scand. **172**, 419 (1962). ~ Histological changes in rabbit kidneys induced by phenacetin and acetylsalicylic acid. Lancet **1964 II**, 123. — **Clausen, E.**, and **B. Harvald:** Nephrotoxicity of different analgetics. Acta med. scand. **170**, 469 (1961). — **Clausen, E.**, and **J. Pedersen:** Necrosis of the renal papillae in rheumatoid arthritis. Acta med. scand. **170**, 631 (1961). — **Clifford, N.J.**, and **J. Katz:** Subcutaneous emphysema complicating renal infection by gas-forming coliform bacteria. A report of two cases in diabetic patients. New Engl. J. Med. **266**, 437 (1962). — **Colby, F.H.:** Pyelonephritis. Baltimore: Williams & Wilkins 1959. — **Coleman, P.N.**, and **S. Taylor:** Coliform infections of the urinary tract. J. clin. Path. **2**, 134 (1949). — **Coliez, R.T.:** La nécrose papillaire du rein. J. Radiol. Électrol. **43**, 361 (1962). — **Colombi, A.:** Differentialdiagnose der chronisch-interstitiellen Nephritis und der primär-chronischen Pyelonephritis. Schweiz. med. Wschr. **91**, 1099 (1961). — **Combes, F.C.**, and **M. Reisch:** Urinary infection due to 4,4′-diaminodiphenyl sulfone therapy: Report of 3 cases. Brit. J. Derm. **69**, 25 (1957). — **Conn, H.O.:** Agammaglobulinemia and abnormal globulins. Conn. med. J. **21**, 233 (1957). — **Conn, J.W., R.F. Knopf**, and **R.M. Nesbit:** In: Internat. Symposium Aldosteron 1963, p. 327. London: Blackwell 1964. — **Connor, Th.B., M. Berthrong, W.C. Thomas jr.**, and **J.E. Howard:** Hypertension due to unilateral renal disease: with report on functional test helpful in diagnosis. Bull. Johns Hopk. Hosp. **100**, 241 (1957). — **Cook, E.N.:** Symptoms, diagnosis and treatment of infections of the urinary tract. Med. Clin. N. Amer. **33**, 1071 (1949). — **Corcoran, A.C., R.D. Taylor**, and **I.H. Page:** Functional patterns in renal disease. Ann. intern. Med. **28**, 560 (1948). — **Cotran, R.S.:** Retrograde proteus pyelonephritis in rats. Localisation of antigen and antibody in treated sterile pyelonephritic kidneys. J. exp. Med. **117**, 813 (1963). ~ The distribution of bacteria and bacterial antigen in pyelonephritis—an experimental study. Proc. 2nd Intern. Congr. Nephrol., Prague 1963, p. 270. — **Cotran, R.S., L.D. Thrupp, S.N. Hajj, D.P. Zangwill, E. Vivaldi**, and **E.H. Kass:** Retrograde E. coli pyelonephritis in the rat: A bacteriologic, pathologic, and fluorescent antibody study. J. Lab. clin. Med. **61**, 987 (1963). — **Cottet, J.**, et **J. Hamburger:** Les néphrites ascendentes. Paris: Masson & Cie. 1955. — **Cottier, P.:** Zur Kochsalzbehandlung der chronischen, azotämischen Nephropathie. Helv. med. Acta **25**, 524 (1958). ~ Allgemeine Bedeutung der Clearancemethode. Schweiz. med. Wschr. **93**, 1759 (1963). — **Cottier, P., A. Strausack** u. **P. Hiltbold:** Diagnose und Therapie der chronischen Pyelonephritis. Schweiz. med. Wschr. 88, 463 (1958). — **Couvelaire, R.:** L'urologue devant les néphrites ascendantes. J. Urol. Nèphrol. **60**, 753 (1954). — **Cox, C.E.**, and **F. Hinman jr.:** Experiments with induced bacteriuria, vesical emptying and bacterial growth on the mechanism of bladder defense to infection. J. Urol. (Baltimore) **86**, 739 (1961). — **Cox jr., R.S., W.A. Soanes**, and **E.C. Lowry:** Treatment of pyeloureterocystitis cystica with neomycin. J. Amer. med. Ass. **158**, 1430 (1955). — **Crabtree, E.G.**, and **E.L. Prien:** The nature of renal injury in acute and chronic colon bacillus pyelonephritis in relation to hypertension: A combined clinical and pathological study. J. Urol. (Baltimore) **42**, 982 (1939). — **Cruveilhier, J.:** Traité d'anatomie descriptive. Paris 1843. — **Cruz-Coke, R.:** Étude génétique tensionnelle de la pyélonéphrite chronique. J. Urol. Néphrol. **67**, 50 (1961). — **Csokonay, L., M. Kirchknopf** u. **K. Kardos:** Die frühzeitige Laboratoriumsdiagnostik der Pyelonephritis. Z. ges. inn. Med. **19**, 529 (1964).

Dahlmann, H.: Schubweise entstandene Mark- und Papillennekrosen der Niere. Z. Urol. **40**, 188 (1947). — **Dahme, E.:** Morphologische Studien zur formalen Genese der Schrumpfniere des Hundes (chronische interstitielle Nephritis). Mh. Tierheilk. **7**, 17 (1955). — **Dalgaard, O.Z.:**

Bilateral polycystic disease of the kidneys. Acta med. scand. 158, 1 (1957). — **Damanski, M.,** and **M. Gibbon:** The upper urinary tract in paraplegic: A long-term survey. Brit. J. Urol. 28, 24 (1956). — **Danieli, G.,** e **V. Bonomini:** L'anemia nelle pielonephriti. G. Clin. med. 43, 1197 (1962). — **Danker, P. J.:** De blaas — ureterreflux. Ned. T. Geneesk. 108, 1697 (1964). — **Dannermann, H. J.:** Markcystenniere unter dem Bild einer Solitärcyste. Z. Urol. 44, 230 (1951). — **Davidsen, H. G., K. Kjerulf-Jensen,** and **N. B. Krarup:** Treatment of chronic renal potassium deficiency. Lancet **1951 I**, 375. — **Davis, D. M.:** Urinary tract obstruction. J. Urol. (Baltimore) 80, 93 (1958). ~ Obstruction in the etiology of pyelonephritis. In: Henry Ford Hosp. Internat. Sympos., Biology of pyelonephritis, p. 445. Boston: Little, Brown & Co. 1960. — **Davson, J.,** and **F. A. Langley:** Papillitis renis necroticans. J. Path. Bact. 56, 327 (1944). — **Dedman, R. E., J. H. West,** and **T. B. Schwartz:** The adult Fanconi syndrome. Report of two cases, one with multiple myeloma. Med. Clin. N. Amer. 47, 191 (1963). — **Dejdar, R.:** Die chronische Pyelonephritis in röntgenographischer Darstellung. Fortschr. Röntgenstr. 90, 196 (1959). ~ Zur Frage der Stenosen und Strikturen an den Kelchhälsen bei der chronischen Pyelonephritis. Zugleich eine Stellungnahme zu den vorausstehenden Ausführungen von Dr. A. Heidenblut. Fortschr. Röntgenstr. 92, 187 (1960). — **Dejdar, R.,** u. **V. Prát:** Das Röntgenbild der Nieren und der Harnwege bei der chronischen Pyelonephritis. Z. Urol. 51, 1 (1958). — **Dent, C. E., C. M. Harper,** and **G. R. Philpot:** Treatment of renal-glomerular osteodystrophy. Quart. J. Med. 30, 1 (1961). — **Derow, H. A.:** Management of pyelonephritis. New Engl. J. Med. 255, 337, 379 (1956). — **Desautels, R. E.,** and **J. H. Harrison:** The mismanagement of the ureteral catheter. Med. Clin. N. Amer. 43, 1573 (1959). — **Desbordes, J.,** et **P. Nau:** Retentissement de l'antibiotica thérapie sur la flore retrouvèe au cours et au décours des infections urinaires. Symp. Chemotherapie (Basel) 6, 75 (1963). — **Deutch, M.,** and **H. G. Jespersen:** The detection of significant bacteriuria. Acta med. scand. 175, 191 (1964). — **Dieckmann, W. J., Ch. P. McCartney,** and **J. P. Harrod jr.:** Kidney biopsies in multiparous patients with vascular renal disease in pregnancy. Amer. J. Obstet. Gynec. 75, 634 (1958). — **Dietrichs, R. B.,** and **S. Russi:** Tabulation and review of autopsy findings in 55 paraplegics. J. Amer. med. Ass. 166, 41 (1958). — **Dittrich, P. v.,** u. **H. Scharfelter:** Papillitis necroticans renalis. Med. Klin. 55, 2100 (1960). — **Dock, D. S.,** and **L. B. Guze:** Acute non-obstructive pyelonephritis: Occurrence of bacteriuria after apparent recovery. Ann. intern. Med. 50, 936 (1959). — **Dodge, E. A.:** Vesicoureteric reflux. Diagnosis with iodine-131 sodium ortho-iodohippurate. Lancet **1963 I**, 303. — **Domz, C. A.,** and **D. R. Dickson:** The agammaglobulinemias. Amer. J. Med. 23, 917 (1957). — **Doolittle, K. H.,** and **J. N. Taylor:** Renal abscess in the differential diagnosis of mass in kidney. J. Urol. (Baltimore) 89, 649 (1963). — **Dore, E. K., G. V. Taplin,** and **D. E. Johnson:** The radiorenocystogram in chronic pyelonephritis. Radiology 79, 923 (1962). — **Doret, J. P.,** et **J. P. Junod:** Néphrite interstitielle chronique et abus de phénacétine. J. Urol. Néphrol. 65, 279 (1959). — **Doroshow, L. W.,** and **B. S. Abeshouse:** Criteria for the evaluation of therapeutic agents in the treatment of urinary tract infections. I. 6-dimethylchlortetracycline. Sinai Hosp. J. (Baltimore) 9, 31 (1960). — **Dowling, H. F., H. H. Lepper, E. R. Caldwell,** and **H. W. Spies:** Staphylococci endocarditis. An analysis of 25 cases treated with antibiotics together with a review of recent literature. Medicine (Baltimore) 31, 155 (1952). — **Drescher, H.:** Beitrag zur Therapie von Harnwegsinfekten während der Schwangerschaft und im Wochenbett. Med. Welt **1964**, 1661. — **Dreyer, L.:** Zur Klinik und Pathogenese der einseitigen pyelonephritischen Schrumpfniere mit Hochdruck. Inaug.-Diss. Freiburg i. Br. 1951. — **Dubo, A. H.:** Kanamycin in treatment of chronic urinary tract infection. Ann. N. Y. Acad. Sci. 76, 265 (1958). — **Dubos, R. J.,** and **R. W. Schaedler:** Effect of dietary proteins and amino acids on the susceptibility of mice to bacterial infections. J. exp. Med. 108, 69 (1958). — **Dubs, B.:** Die quantitative Ausscheidung geformter Harnbesttandteile bei Nierengesunden und Nierenkranken. Praxis 51, 258 (1962). — **Düx, A., P. Thurn** u. **B. Kisseler:** Der physiologische Entleerungsmechanismus der ableitenden Harnwege im Röntgenkinematogramm. Fortschr. Röntgenstr. 97, 687 (1962). — **Dunn, P. M., L. C. Hine,** and **M. E. Mac Gregor:** Search by clinical methods for persistent urinary infections in children. Brit. med. J. **1960 I**, 1081. — **Dutton, A. A.,** and **M. Ralston:** Urinary tract infection in a male urological ward. Lancet **1957 I**, 115. — **Dutz, H.:** Experimentelle Ergebnisse bei Pyelonephritis der Ratte unter Behandlung mit Sulfonamiden. In: Glomeruläre und tubuläre Niereninsuffizienz, S. 87. Stuttgart: Georg Thieme 1962. ~ Therapy of experimental pyelonephritis with sulfonamides and oxytetracycline. Proc. 2nd Intern. Congr. Nephrol., Prague 1963, p. 341. — **Dyk, T.,** and **J. Uselis:** Diagnostic difficulties in severe hypertension due to pyelonephritis. Fatal hypotension during treatment with pentolinium tartrate. Kardiol. pol. 4, 103 (1961). — **Dyke, S. C.:** On the passage of the Staphylococcus aureus through the kidney of the rabbit. J. Path. Bact. 26, 164 (1923).

Eales, L., and **G. C. Lindner:** Potassium-losing pyelonephritis and malignant hypertension: a case report with balance studies. Metabolism 8, 445 (1959). — **Eastham, R. D.,** and **M. McElligott:** Potassium-losing pyelonephritis. Brit. med. J. **1956**, No 4972, 898. — **Eckey, P.:** Nierenschädigung nach Phenacetinabusus. Z. Ges. inn. Med. 17, 1046 (1962). — **Edebo, L.,**

and **G. Laurell:** Hospital infection of the urinary tract with proteus; a clinical-bacteriologic study with special reference to modes of infection. Acta path. microbiol. scand. **43**, 93 (1958). — **Eder, H.:** Chronic toxicity studies on phenacetin, N-acetyl-p-aminophenol (NAPA) and acetylsalicylic acid on cats. Acta pharmacol. (Kbh.) **21**, 197 (1964). — **Edmondson, H.A.,** and **W.H.D. Anderson:** Liver. In: W.A.D. Anderson, Pathology, 4th edit., p. 819. St. Louis: Mosby 1961. — **Edmondson, H.A., H.E. Martin,** and **N. Evans:** Necrosis of renal papillae and acute pyelonephritis in diabetes mellitus. Arch. intern. Med. **79**, 148 (1947). — **Edvall, C.A.:** Determination of unilateral renal function in urology. Unilateral selective clearances and the extraction ratio of PAH determined by renal vein catheterization. Acta chir. scand. **114**, 303 (1957). ~ Unilateral renal function in chronic pyelonephritis and renal papillary necrosis. A study on the function of the separate kidneys with the aid of selective renal clearance and renal vein catheterization. Acta chir. scand. **115**, 11 (1958). — **Edwards, D.:** Cine-radiology of congenital bladder-neck obstruction and the megaureter. Brit. J. Urol. **29**, 410 (1957). ~ The lower urinary tract. Proc. roy. Soc. Med. **54**, 1096 (1961). — **Effersoe, P.:** Relationship between endogenous 24 hour creatinine clearance and serum creatinine concentration in patients with chronic renal disease. Acta med. scand. **156**, 429 (1957). — **Effersoe, P.,** and **E. Jensen:** Urinary tract infection versus bacterial contamination. Lancet **1963 I**, 1342. — **Eger, W.,** u. **R. Wildhack:** Zur Frage der Schwangerschaftsunterbrechung bei schwerer Pyelonephritis. (Unveröffentlichte Untersuchungen.) — **Ehrenkranz, N.J.,** and **M.J. Carter:** Immunological study of cystitis and pyelonephritis. Clin. Res. **10**, 214 (1962). — **Ehrström, M.C.:** Mixed forms of pyelonephritis and diffuse glomerulonephritis. Nord. Med. **16**, 3116 (1942). ~ On mixed forms of pyelonephritis and diffuse glomerulonephritis. Acta med. scand. **119**, 122 (1944). — **Eichenberger, H.:** Nierenhypogenese und renale Hypertonie. Inaug.-Diss. Zürich 1950. — **Eisalo, A.,** and **S. Talanti:** Observations on the effect of phenacetin and N-acetyl-p-aminophenol on rat kidneys. Acta med. scand. **169**, 655 (1961). — **Eisalo, A., M. Viranko, M. Turunen,** and **Y. Vuorinen:** Effects of intravenous infusion of valine-5-angiotensin on urinary sodium and chlorides in chronic pyelonephritis. Ann. Med. intern. Fenn. **52**, 101 (1963). — **Eisele, H.:** Neuere Ergebnisse der Coli-Schnellbestimmung mit dem Grießschen Reagens. Med. Welt **1962**, 1775. — **Eisendrath, D.N.,** and **J.V. Kahn:** Role of the lymphatics in ascending renal infection. J. Amer. med. Ass. **66**, 561 (1916). — **Eisendrath, D.N., H. Katz,** and **J.M. Glasser:** Bladder reflux. J. Amer. med. Ass. **85**, 1121 (1925). — **Eisendrath, D.N.,** and **O.T. Schultz:** The path of involvement in ascending infection of the urinary tract. J. med. Res. **35**, 295 (1916). — **Ekström, T.:** Renal hypoplasia, a clinical study of 179 cases. Acta chir. scand., Suppl. **203**, 1 (1955). — **Ekström, T., B. Engfeldt, C. Lagergren,** and **N. Lindvall:** Medullary sponge kidney. A roentgenologic, clinical, histopathologic and biophysical study. Stockholm: Almqvist & Wiksell 1959. — **Elkin, M., S. Boyarsky, J. Martinez,** and **N. Kaplan:** Physiology of ureteral obstruction as determined by roentgenologic studies. Amer. J. Roentgenol. **92**, 291 (1964). — **Elovainio, E.:** Experimentelle Untersuchungen über die Streptokokkenausscheidung in den Nieren. Arb. path. Inst. Helsingfors **10**, 237 (1938). — **Emmett, J.L., J.J. Alvarez-Jerena,** and **J.R. McDonald:** Atrophic pyelonephritis versus congenital renal hyperplasia. J. Amer. med. Ass. **148**, 1470 (1952). — **Engel, W.J.:** Nephrocalcinosis. J. Amer. med. Ass. **145**, 288 (1951). — **Engfeldt, B.,** u. **C. Lagergren:** Zit. nach Lindvall 1960. — **Englert, R.:** Über einen Fall von Arteriitis nodosa und intrakapillärer Glomerulonephritis nach langjährigem Phenacetinabusus. Zbl. allg. Path. path. Anat. **99**, 289 (1959). — **Enticknap, J.B.:** The condition of the kidneys in salt losing nephritis. Lancet **1952 II**, 458. — **Enticknap, J.B.,** and **C.L. Joiner:** Bright's disease. An attempt at a statistical assessment of the classification proposed by Ellis. Brit. med. J. **1953 I**, 1016. — **Epstein, F.H.,** and **V.J. Zupa:** Clinical correlates of the Kimmelstiel-Wilson lesion. New Engl. J. Med. **254**, 896 (1956). — **Ericsson, N.O.,** and **B.I. Ivemark:** Renal dysplasia and pyelonephritis in infants and children, Part I. Arch. Path. **66**, 255 (1958). ~ Renal dysplasia and pyelonephritis in infants and children. Part II. Primitive ductules and abnormal glomeruli. Arch. Path. **66**, 264 (1958). ~ Renal dysplasia and urinary tract infection. Acta chir. scand. **115**, 58 (1958). — **Erlanson, P.,** and **G. Jonsson:** Bacterial aspects of chemotherapy of surgical urinary infections. Occurrence of resistance to chemotherapeutic agents. Acta chir. scand. **106**, 399 (1953). — **Ernst, W.:** Über Pyelonephritis diphtherica bovis und die Pyelonephritis-Bazillen. Zbl. Bakt., I. Abt. Orig. **40**, 79 (1953). — **Escherich:** Über Cystitis bei Kindern, hervorgerufen durch das Bact. coli commune. Jb. Kinderheilk. **44**, 268 (1897). — **Eskelund, V.:** Necrosis of the renal papillae following retrograde pyelography. Acta radiol. (Stockh.) **26**, 548 (1945). — **Esquival, C.H.,** and **K. Ambrosius:** Necrosis aguda de las papilas renales. Rev. Invest. clín. **4**, 223 (1952). — **Evans, J.A.,** and **W.D. Ross:** Renal papillary necrosis. Radiology **66**, 502 (1956). — **Evans, W.E.D.,** and **H.I. Winner:** The histogenesis of the lesion in experimental moniliasis in rabbits. J. Path. Bact. **67**, 531 (1954). — **Ewing, W.H.,** and **B.R. David:** The 0-antigen groups of Escherichia coli cultures from various sources. U.S. Department of Health, Education and Welfare, Communicable Disease Center, July 1961, p. 1.

Fabre, J.: Les pyélonéphrites. Schweiz. med. Wschr. **94**, 96 (1964). — **Fabre, J., L. Bernstein, J. Jeandet** et **M. Rudhardt:** Étude anatomo-clinique des pyélonéphrites et néphrites interstitielles. Praxis (Bern) 52, 1320 ,1557 (1963). — **Fabre, J.,** et **J. Jeandet:** Étude anatomo-clinique des néphrites interstitielles et pyèlonèphrites. VIII. Diagnostic et traitement. Praxis (Bern) 53, 462 (1964). — **Fabre, J., J. Jeandet** et **F. Chatelanat:** Étude anatomo-clinique des pyélonéphrites et néphrites interstitielles. Bern: Hallwag Editeurs 1964. — **Fabre, J., J. Jeandet** et **M. Rudhardt:** La splénomégalie des pyélonéphrites. Praxis (Bern) 51, 414 (1962). — **Fahr, Th.:** Pathologische Anatomie des Morbus Brightii. In: Handbuch der speziellen Pathologie von Henke-Lubarsch, Bd. 6/I, S. 156. Berlin: Springer 1925. ~ Über pyelonephritische Schrumpfniere und hypogenetische Nephritis. Virchows Arch. path. Anat. 301, 140 (1938). ~ Weitere Beiträge zur Frage der serösen Nephritis. Frankfurt. Z. path. 58, 371 (1944). — **Fairweather, M. J., L. M. Fuller, H. S. Gallagher,** and **C. D. Howe:** Radiation nephritis. Report of a case. J. Amer. med. Wom. Ass. 15, 482 (1960). — **Falsetti, H.,** and **A. S. Kunin:** Bacteriuria in sodium-losing nephritis. J. Med. 268, 598 (1963). — **Fanconi, G., E. Hanhart, A. v. Albertini, E. Uehlinger, G. Dolivo** u. **A. Prader:** Die familiäre juvenile Nephronophthise. Die idiopathische parenchymatöse Schrumpfniere. Helv. paediat. Acta 6, 1 (1951). — **Fanconi, G., J. Ruegg** u. **E. Dieterle:** Die „benigne" pyelonephritische und postpyelonephritische Hypertension. Helv. paediat. Acta 6, 281 (1951). — **Farrow, F. C., J. B. Cross, S. Tannhauser,** and **I. T. Andrews:** Renal lipomatosis. N. Y. med. J. 49, 2924 (1949). — **Favour, C. B.:** Response of the connective tissue and the local immune reaction in the kidney as related to pyelonephritis. Sth med. J. (Bgham, Ala.) 54, 839 (1961). — **Feenstra, E. F., F. Thorp jr.,** and **C. F. Clarke:** Two distinct diphtheroids isolated from cases of infectious bovine pyelonephritis. J. Bact. 49, 202 (1945). — **Fenna, L. R.:** Cystic disease of the renal pyramids. Brit. J. Urol. 33, 34 (1961). — **Fergus, E. B.:** Infection as a cause and complication of renal disease. J. chron. Dis. 15, 647 (1962). — **Fernending, B.:** Erblichkeit bei essentieller Hypertonie. Inauguraldisserattion. Würzburg 1962. — **Fernex, C.:** Papillonécrose guérie et pseudocalculose rénale. J. d'Urol. 63, 626 (1957). — **Fetter, Th. R.:** The management of urinary infections. Med. Clin. N. Amer. 33, 1465 (1949). — Chronic infections of the urinary tract. Med. Clin. N. Amer. 43, 1611 (1959). — **Fetter, Th. R.,** and **K. C. Warren:** Congenital urinary tract obstructions in children. J. Urol. (Baltimore) 75, 173 (1956). — **Feustel, A.:** Die Bedeutung der Sternheimer-Zellen bei der Diagnostik der akuten und chronischen Pyelonephritis. Münch. med. Wschr. 105, 1301 (1963). — **Fineberg, S. K.,** and **A. Altschul:** The nephropathy of gout. Ann. intern. Med. 44, 1182 (1956). **Finland, M.:** The present status of the chemotherapy of pyelonephritis. Henry Ford Hosp. Internat. Sympos., Biology of pyelonephritis, p. 673. Boston: Little, Brown & Co. 1960. — **Finland, M., F. Jones jr., M. Ziai,** and **G. R. Chirrick:** Sulfamethoxypyridazine: Concentrations in blood and urine during oral administration of various dosages. Amer. J. med. Sci. 234, 505 (1957). — **Finnerty jr., F. A.:** Toxemia of pregnancy as seen by an internist, Ann.intern. Med. 44, 358 (1956). ~ Pyelonephritis masquerading as toxemia of pregnancy. J. Amer. med. Ass. 161, 210 (1956). — **Firstater, M.:** Contribución al conocimiento de la patogenia en la pielonefrites. Rev. clín. esp. 87, 98 (1962). — **Fischer, G. W.,** u. **W. Licht:** Über die Beurteilung der Pathogenität von Urinkeimen. Dtsch. med. Wschr. 82, 346 (1957). — **Fisher, M. W., A. L. Erlandson, R. J. Mc Alpine, L. A. Gagliardi,** and **D. E. Roll:** Studies on the pathology and therapy of experimental enterococcal pyelonephritis in mice. Henry Ford Hosp. Internat. Sympos., Biology of pyelonephritis, p. 647. Boston: Little Brown & Co. 1960. — **Fisher, P.:** Severe pyelonephritis due to Friedländer's bacillus treated successfully with streptomycin. Ann. intern. Med. 35, 1117 (1951). — **Fleischer, F. G., S. Bellman,** and **E. M. Henken:** Papillary opacification in excretory urography. Radiology 74, 567 (1960). — **Földi, M.,** u. **G. Romhanyi:** Untersuchungen über den Lymphstrom der Niere. Acta med. Acad. Sci. hung. 4, 323 (1953). — **Forkman, A.:** Bacteriuria in pregnancy: Its frequency and relation to overt urinary infection. Acta obstet. gynec. scand. 43, 35 (1964). — **Forsythe, W. I.,** and **L. I. Wallace:** The investigation and significance of persistent and recurrent urinary infection in children. Brit. J. Urol. 30, 297 (1958). — **Forsythe, W. I.,** and **R. F. Whelan:** The occurrence and significance of vesico-ureteral reflux in children. Brit. J. Urol. 30, 189 (1958). — **Foulon, P.,** et **F. A. Busser:** A propos des lesions rénales secondaires à la pyelographie retrograde. Ann. Anat. path. 11, 416 (1934). — **Fourman, P., R. A. McCane,** and **R. A. Parker:** Chronic renal disease in rats following a temporary deficiency of potassium. Brit. J. exp. Path. 37, 40 (1956). — **François, B.,** et **J. Traeger:** Le capital sodique en cours des pyélonéphrites chroniques. Rev. franç. Étud. clin. biol. 9, 316 (1964). — **Franke, C.:** Ätiologisches zur Coliinfektion der Harnwege. Mitt. Grenzgeb. Med. Chir. 22, 627 (1911). — **Franklin, S. S.,** and **J. P. Merill:** Editorial: The kidney in health, the nephron in disease. Amer. J. Med. 28, 1 (1960). — **Freedman, L. R.:** Prolonged observations on a group of patients with acute urinary tract infections. In: Henry Ford Hosp. Internat. Sympos., Biology of pyelonephritis, p. 345. Boston: Little, Brown & Co. 1960. ~ The effect of an acidifying salt on the susceptibility of the kidney to infection. In Henry Ford Hosp. Internat. Sympos., Biology of pyelonephritis, p. 433. Boston: Little, Brown & Co. 1960. ~ Experimental pyelonephritis. VI. Observations on susceptibility of the rabbit kidney to infection by a virulent strain of Stapyhlococcus aureus. Yale J. Biol. Med. 32, 272 (1960). — **Freedman, L. R.,** and **P. B. Beeson:** Experimental pyelonephritis.

IV. Observations on infections resulting from direct inoculation of bacteria in different zones of the kidney. Yale J. Biol. Med. **30**, 406 (1958). ~ Experimental pyelonephritis. VIII. The effect of acidifying agents on susceptibility to infection. Yale J. Biol. Med. **33**, 318 (1961). — **Freedman, L.R., E. Kaminskas,** and **P.B. Beeson:** Experimental pyelonephritis. VII. Evidence on the mechanism by which obstruction of urine flow enhances susceptibility to pyelonephritis. Yale J. Biol. **33**, 65 (1960). — **Freedman, L.R., A.S. Werner, D. Beck,** and **S. Paplanus:** Experimental pyelonephritis. IX. The bacteriological course and morphological consequences of staphylococcal pyelonephritis in the rat, with consideration of the specificity of the pathological changes observed. Yale J. Biol. Med. **34**, 40 (1961). — **Frei, A.:** Zur Röntgendiagnostik der Pyelonephritis. Fortschr. Röntgenstr. **75**, 452 (1951). ~ Zur Röntgendiagnose der chronischen Pyelonephritis. Sonderband Z. Urol. 201 (1957). — **Frey, W.:** Die hämatogenen Nierenerkrankungen. In: Handbuch der inneren Medizin von v. Bergmann u. Frey, Bd. 8. Berlin-Göttingen-Heidelberg: Springer 1951. — **Friedenberg, M.J.,** and **J.J. Spjut:** Xanthogranulomatous pyelonephritis. Amer. J. Roentgenol. **90**, 97 (1963). — **Friedgood, C.E.:** Intravenous nitrofurantoin (Furadantin) in the treatment of systemic infections caused by antibiotic-resistent bacteria. N. Y. St. J. Med. **58**, 2044 (1958). — **Friedreich, N.:** Über Nekrose der Nierenpapillen bei Hydronephrose. Virchows Arch. path. Anat. **69**, 308 (1877). — **Friedrichs, P.,** u. **S. Wirtz:** Klinische und experimentelle Ergebnisse mit dem Langzeitsulfonamid Durenat bei urologischen Infektionen. Med. Klin. **57**, 1783 (1962). — **Frischknecht, W.:** Maligne Hypertension im Kindesalter bei einseitiger Nierenerkrankung. Helv. paediat. Acta **6**, 414 (1951). — **Frisk, A.:** 25 Jahre Chemotherapie mit Antibiotices und Sulfonamiden. Antibiot. et Chemother. (Basel) **9**, 1 (1961). — **Froboese, C.:** Über sequestrierende Marknekrosen der Nieren bei Diabetes mellitus. Verh. dtsch. path. Ges. **30**, 431 (1937. ~ Großzelige interstitielle Nephritis. Resorption nephrogenen Eiweißes durch „Thesaurocyten". Virchows Arch. path. Anat. **322**, 359 (1952). — **Fry, J., J.B. Dillane, C.L. Joiner,** and **J.D. Williams:** Acute urinary infections. Lancet **1962 I**, 1318. — **Fuchs, H.K.:** Infektion der Harnwege bei Stagnationsprozessen am Dickdarm. Langenbecks Arch. klin. Chir. **260**, 656 (1949). ~ Harninfektion durch mechanische und dynamische Stagnation im Dickdarm. Sonderband Z. Urol. 385 (1950). — **Fuchs, F.,** u. **H. Popper:** Blut- und Saftströmung in der Niere. Ergebn. inn. Med. **54**, 1 (1938). — **Fuller, A.T.:** Nature of bactericidal substance in urine of patients receiving ketogenic diet. Biochem. J. **27**, 1976 (1933).

Gainsborough, H.: Renal disease. Practioner **153**, 272 (1943). — **Gall, E.A.:** Pyelonephritis. Bull. N.Y. Acad. Med. **37**, 367 (1961). — **Ganz, K.:** Die Einschränkung des Urinkonzentrationsvermögens als Frühsymptom der chronischen interstitiellen destruktiven Nephritiden. Med. Klin. **58**, 871 (1963). — **Garcia, A.E., J. Casal** e **A. Rocchi:** Incrusted papillo-necrosis; penicillin therapy. Rev. argent. Urol. **17**, 527 (1948). — **Gardiol, D.:** La nécrose de la papille rénale chez le nouveau né et le nourisson. Étude anatomoclinique de 4 cas. Schweiz. Z. Path. **18**, 1211 (1955). — **Garrett, R.A., M.S. Norris,** and **F. Vellios:** Renal papillary necrosis: a clinicopathologic study. J. Urol. (Baltimore) **72**, 609 (1954). — **Garrett, R.A., R.K. Rhamy,** and **J.R. Carr:** Non-obstructive vesicoureteral regurgitation. Trans. Amer. Ass. gen.-urin. Surg. **53**, 120 (1961). — **Garrod, I.P., R.A. Shooter,** and **M.P. Curwen:** Results of chemotherapy in urinary infections. Brit. Med. **2**, 1003 (1954). — **Gaustadt, V.,** and **J. Hertzberg:** Acute necrosis of the renal papillae pyelonephritis; particularly in diabetes. Acta med. scand. **136**, 331 (1950). — **Gawellek, Fr.:** Über die Phenacetinintoxication. Z. ges. inn. Med. **13**, 41 (1958). — **Geiser, W.:** Experimentell erzeugte chronisch-interstitielle Nephritis. Virchows Arch. path. Anat. **330**, 463 (1957). — **Gershoff, S.N., S. B. Andrus, D.M. Hegsted,** and **E.A. Lentini:** Vitamin A deficiency in cats. Lab. Invest. **6**, 227 (1957). — **Ghosh, H.:** Chronic pyelonephritis with xanthogranulomatous change. Amer. J. clin. Path. **25**, 1943 (1955). — **Gibson, A.G.:** Bradshaw lecture on pyelitis and pyelonephritis. Lancet **1928 II**, 903. — **Gibson, H.M.:** Ureteral reflux in the normal child. J. Urol. (Baltimore) **62**, 40 (1949). — **Giertz, G.:** Enterococci in urinary tract infections. Acta chir. scand., Suppl. **44**, 109 (1946). — **Gifford, R.W.:** Curable hypertension. J.-Lancet (Minneap.) **78**, 472 (1958). — **Gill, R.D.:** The diabetic (cord) bladder. J. Urol. (Baltimore) **36**, 730 (1936). — **Gillespie, W.A., G.G. Lennon, K.B. Linton,** and **N. Slade:** Prevention of urinary infection in gynecology. Brit. med. J. **1964 II**, 423. — **Gillespie, W.A., K.B. Linton, A. Miller,** and **N. Slade:** The diagnosis, epidemiology and control of urinary infection in urology and gynaecology. J. clin. Path. **13**, 187 (1960). — **Ginsburg, I.W., J.R. Durant,** and **L. Mendez:** Percutaneous renal biopsy under direct radiologic direction. J. Amer. med. Ass. **181**, 211 (1962). — **Girgensohn, H.:** Die Bedeutung der Lymphgefäße in der Nierenpathologie. Z. Kreisl.-Forsch. **41**, 111 (1952). — **Gironcoli, F. de:** Entleerungsstörungen der Harnröhre. In: Handbuch der Urologie, Bd. VIII, S. 580. Berlin-Göttingen-Heidelberg: Springer 1962. — **Girrtz, G.,** and **B. Bullbring:** Comparisons between chemical results and bacterial sensivity tests in the treatment of urinary tract infections with chemotherapy. Acta chir. scand. **102**, 121 (1951). — **Gjørup, S.:** Salt-losing nephritis. Dan. med. Bull. **1**, 203 (1954). — **Glaser, R.R.,** and **D.E. Smith:** Diabetes, fever of unknown origin and coma. Amer. J. Med. **5**, 898 (1948). — **Glenn, J.F.,** and **B.M. Harvard:** The injured kidney. J. Amer. med. Ass. **173**, 1189 (1960). — **Gloor,**

F.: Die doppelseitige nicht-obstruktive interstitielle Nephritis. Ergebn. allg. Path. path. Anat. 41, 64 (1961). ~ Phenacetinabusus und Nierenschädigung. Schweiz. med. Wschr. **92**, 61 (1962). — **Gloor, F.**, et **M. Jenny:** Nécrose papillaire et néphrite interstitielle chronique. Étude expérimentale. Helv. med. Acta **27**, 218 (1960). — **Glushien, A. S., M. D. Reiter**, and **H. Fischer:** Coronary embolism (intra vitam diagnosis) and necrotizing renal papillitis. Case report. Ann. intern. Med. **36**, 679 (1952). — **Gömöri, P.**, and **A. Szendei:** Chronic pyelonephritis. Acta med. Acad. Sci. hung. **12**, 329 (1958). — **Göppert, E.:** Über die eitrigen Erkrankungen der Harnwege; Pyelitis, Pyelocystitis und Cystitis. Ergebn. inn. Med. **2**, 30 (1908). — **Götzen, F. J.:** Kelchdivertikel. Z. Urol. **55**, 543 (1962). — **Götzen, F. J.:** Über den Ersatz des Nierengewebes durch Fettgewebe. Z. Urol. **54**, 369 (1961). — **Gohrbandt, P.:** Histologische Untersuchungen über die Beteiligung des Nierenbeckens bei Erkrankungen der Niere. Virchows Arch. path. Anat. **259**, 269 (1926). — **Goldberg, E. E., H. B. Shrifter**, and **W. Saphir:** Papillary necrosis, report of a case. J. Amer. med. Ass. **156**, 709 (1954). — **Goldblatt, H.:** Editorial: Pathogenesis of malignant hypertension. Circulation **16**, 697 (1957). — **Goldboom, R. B., F. C. Fraser, D. Waugh**, and **M. Aronovich:** Hereditary renal disease associated with nerve deafness and ocular lesions. Pediatrics **20**, 241 (1957). — **Goldenberg, S.:** Lymphatic connections between the ascending and descending colon and the corresponding kidneys. Acta anat. (Basel) **39**, 264 (1959). — **Goldman, R.:** Creatinine excretion in renal failure. Proc. Soc. exp. Biol. (N. Y.) **85**, 446 (1954). — **Goldring, W.:** Glomerulonephritis und Pyelonephritis. Bull. N. Y. Acad. Med. **36**, 662 (1960). — **Gondos, B.:** Ureteral manifestations in chronic pyelonephritis. Amer. J. Roentgenol. **92**, 229 (1964). — **Gonick, H. C., R. Y. Foos, M. E. Rubini**, and **L. B. Guze:** Correlation between pathology and function in experimental pyelonephritis: studies of concentrating ability. Proc. 2nd Intern. Congr. Nephrol., Prague 1963, p. 287. — **Goodgold, A. L.**, and **F. Reubi:** Appraisal of the Sternheimer-Malbin urinary sediment stain in the diagnosis of pyelonephritis. Urol. int. (Basel) **1**, 225 (1955). — **Goodwin, W. E.**, and **J. J. Kaufman:** Renal lymphatics. II. Preliminary experiments. J. Urol. (Baltimore) **76**, 702 (1956). — **Gorrill, R. H.:** Experimental staphylococcal infection in mice. Brit. J. exp. Path. **32**, 151 (1951). ~ Bacterial localization in the kidneys with particular reference to Pseudomonas pyocyaneus. J. Path. Bact. **64**, 857 (1952). ~ The effect of obstruction of the ureter on the renal localization of bacteria. J. Path. Bact. **72**, 59 (1956). ~ The establishment of staphylococcal abscesses in the mouse kidney. Brit. J. exp. Path. **39**, 203 (1958). ~ Bacteriological conditions leading to destruction of the kidney. Guy's Hosp. Rep. **107**, 405 (1958). ~ Bacteriology and pathogenesis of experimental pyelonephritis. Henry Ford Hosp. Internat. Sympos., Biology of pyelonephritis, p. 3. Boston: Little, Brown & Co. 1960. ~ A study of bacillary pyelonephritis in mice. Proc. 2nd Intern. Congr. Nephrol., Prague 1963, p. 265. — **Gorrill, R. H.**, and **S. de Navasquez:** The pathogenesis and evolution of experimental pyelonephritis in the mouse with special reference to comparable conditions in man. J. Path. Bact. **80**, 239 (1960). — **Goslings, W. R., T. L. Hien**, and **A. W. Bots:** Infections with antibiotic-resistant in staphylococci of various origins. Acta med. scand. **152**, 439 (1955). — **Goss, L. B., R. Franklin, R. Hunter**, and **C. Skogland:** Asymptomatic bacteriuria of pregnancy and detection by a simple stain. Amer. J. Obstet. Gynec. **87**, 493 (1963). — **Grauhan, M.:** Über die Entstehung von Pyonephrosen und entzündlichen Nierennekrosen. Z. Urol. **28**, 462 (1934). — **Graves, R. C.**, and **L. M. Davidoff:** Studies on the bladder and ureters with special reference to regurgitation of contents. J. Urol. (Baltimore) **14**, 1 (1925). — **Gray, J. E., J. R. Wilkins, M. C. Prestrud**, and **C. J. Nikitas:** Further characterization of an experimental staphylococcal infection in mice. J. infect. Dis. **101**, 137 (1957). — **Greene, H. M.**, and **E. Mellanby:** Vitamin A as an anti-infective agent. Brit. med. J. **1928 II**, 691. — **Grégoir, I.:** L'urokymographie. Paris: Masson & Cie. 1953. — **Grégoir, W.:** Le reflux vésico-urétéral conégnital. Acta urol. belg. **30**, 286 (1962). — **Grieble, H. G.**, and **G. G. Jackson:** Bacteriuria, pyelonephritis and hypertension: a clinical and pathological study. In: Henry Ford Hosp. Internat. Sympos., Biology of pyelonephritis, p. 485. Boston: Little & Brown 1960. — **Griffin, M. A.:** Pyelonephritis in infancy and childhood: its bacteriology and pathology. Arch. Dis. Childh. **9**, 105 (1934). — **Grigsby, M. E., R. F. Thomas jr., W. L. Henry jr., W. Hoffler, L. E. Hedgepath, E. E. Rones**, and **J. B. Johnson:** The incidence and significance of bacteriuria in female diabetics. Med. Ann. D. C. **29**, 538 (1960). — **Grimlund, K.:** Phenacetin and renal damage at a Swedish factory. Acta med. scand., Suppl. 405 accomp. Vol. 174, Stockholm 1963. — **Gross, K. E.**, and **S. S. Sanderson:** Cine-urethrography and voiding cinecystography, with special attention to vesico-ureteral reflux. Radiology **77**, 573 (1961). — **Grossberg, S. E., R. G. Petersdorf, J. A. Curtin**, and **I. L. Bennett jr.:** Factors affecting drug resistance of urinary pathogens. Clin. Res. **7**, 160 (1959). ~ Factors influencing the species and antimicrobial resistance of urinary pathogens. Amer. J. Med. **32**, 44 (1962). — **Grothnesmann, H. G.:** Die antibiotische Behandlung bei Infektionen des Urogenitalsystems. Med. Welt, 2618 (1962). — **Gruber, C. M.:** A comparative study of the intra-vesical ureters (uretero-vesical valves) in man and experimental animals. J. Urol. (Baltimore) **21**, 567 (1929). ~ The function of the uretero-vesical valve and the experimental production of hydroureters without obstruction. J. Urol. (Baltimore) **23**, 161 (1930). — **Gruber, C. M.**, and

J. Rabinowitch: Ascending infection of the kidney and kidney pelvis. J. Urol. (Baltimore) **24**, 233 (1930). — **Gsell, O.:** Diskussion in: H. Sarre, A. Moench, R. Kluthe, Phenacetinabusus und Nierenschädigung, S. 85. Stuttgart: Georg Thieme 1958. — **Gsell, O., H. K. v. Rechenberg** u. **P. Miescher:** Die primär chronische interstitielle Nephritis. Dtsch. med. Wschr. **82**, 1673, 1718 (1957). — **Günther, G.W.:** Die Papillennekrosen der Niere bei Diabetes. Münch. med. Wschr. **84**, 1695 (1937). ~ Die unter dem Bilde des akuten bis protrahierten Kollaps verlaufende intravenöse Diphtherietoxinvergiftung des Kaninchens. Beitr. path. Anat. **105**, 256 (1941). ~ Die Mark- und Papillennekrosen der Niere, Pyelonephritis und Diabetes. Z. Urol. **41**, 310 (1948). ~ Pyelographische Differentialdiagnose der Mark- und Papillennekrosen der Niere. Sonderheft Z. Urol. 268 (1949). — **Gütgemann, A.,** u. **W. Vahlensieck:** Über den einseitig renal bedingten Bluthochdruck. Med. Welt, 653 (1964). — **Guillemont, L.,** et **Y. Guerbet:** Contribution à l'étude des infections de l'arbre urinaire. Path. e Biol. **10**, 275 (1962). — **Gukelberger, M.:** Zur Physiopathologie der Nephritis. Helv. med. Acta **18**, 286 (1951). — **Guyon, F.:** Note sur les conditions de réceptivité de l'appareil urinaire à l'invasion microbienne. Ann. Mal. Org. gén.-urin. **7**, 257 (1889). — **Guze, L.B.:** Experimental pyelonephritis: Observations on the course of enterococcal infection in the kidney of the rat. In: Henry Ford Hosp., Internat. Sympos., Biology of pyelonephritis, p. 11. Boston: Little, Brown & Co. 1960. ~ Consideration of certain host factors in the pathogenesis of pyelonephritis. Bull. N. Y. Acad. Med. **37**, 468 (1961). — **Guze, L.B.,** and **P.B. Beeson:** Experimental pyelonephritis. I. Effect of ureteral ligation on the course of bacterial infection in the kidney of the rat. J. exp. Med. **104**, 803 (1956). ~ Observations on the reliability and safety of bladder catheterization for bacteriologic study of the urine. New Engl. J. Med. **255**, 474 (1956). ~ The effect of cortisone on experimental hydronephrosis following ureteral ligation. J. Urol. (Baltimore) **78**, 337 (1957). ~ Experimental pyelonephritis. II. Effect of partial ureteral obstruction on the course of bacterial infection in the kidney of the rat and the rabbitt. Yale J. Biol. Med. **30**, 315 (1958). — **Guze, L.B., B. Goldner, S. Finegold,** and **W. Hewitt:** Observations on the course of chronic nonobstructive pyelonephritis in the rat. (Abstract.) Proc. Amer. Soc. clin. Invest. **38**, 1009 (1959). — **Guze, L.B., E. G. Hubert,** and **G.M. Kalmanson:** Pyelonephritis. II. Observations on the treatment of enterococcal infection in the nonobstructed kidney of the rat. J. Lab. clin. Med. **62**, 90 (1963). — **Guze, L.B.,** and **G.M. Kalmanson:** Pyelonephritis. III. Observations on the association between chronic pyelonephritis and hypertension in the rat. Proc. Soc. exp. Biol. (N.Y.) **108**, 496 (1961). ~ Observations on the triphenyl tetrazolium chloride test to determine significant bacteriuria. Amer. J. med. Sci. **246**, 691 (1963). ~ Persistance of bacteria in "protoplast" form after apparent cure of enterococcal pyelonephritis in the rat. Proc. 2nd Internat. Congr. Nephrol., Prague 1963, p. 342. — **Guze, L.B.,** and **W. O'Shea:** Experimental hydronephrosis produced by beta irradiation of the ureter. J. Urol. (Baltimore) **79**, 801 (1958). — **Guze, L.B., S. A. Wolfson,** and **G.M. Kalmanson:** Observations on the treatment of enterococcal pyelonephritis in the rat. Proc. 2nd Internat. Congr. Nephrol., Prague 1963, p. 339.

Haarstadt, J.: Papillitis necroticans renalis. Nord. Med. **58**, 1759 (1957). — **Haas, H. G.:** Schmerzmittelmißbrauch. Schweiz. med. Wschr. **86**, 401 (1956). — **Habedank, M.:** Untersuchungen über die Veränderungen der Nieren bei experimenteller Hydronephrose. Diss. Bonn 1956. — **Hämäläinen, M.:** Experimentelle Untersuchungen über die Pathogenese der hämatogenen Staphylokokkennephritiden. Arb. path. Inst. Helsingfors (Jena) **5**, 271 (1928). — **Hage, W.:** Pathologisch-anatomische Statistik der Pyelonephritis und pyelonephritischen Schrumpfniere. Z. urol. Chir. **44**, 172 (1939). — **Hagemann, J., H. Dutz, A. Bienengräber, W. Steffen** u. **L.M. Schultz:** Der Verlauf der experimentellen Rattenpyelonephritis unter Behandlung mit Sulfonamiden. Z. ges. exp. Med. **135**, 317 (1962). — **Hagenfeldt, L., P. O. Wester, A. Lithander,** and **H. Eliash:** The incidence of urinary tract infection in hospitalized patients. Scand. J. clin. Lab. Invest. **14**, Suppl. 64, 77 (1962). — **Halkier, E., E. Hasner,** and **B. Sorenson:** The importance of antibiotics in the treatment of urinary infections. Acta chir. scand. **104**, 468 (1952). — **Hall, M.R.:** Traumatic rupture of the kidney. Radiology **63**, 230 (1954). — **Hamburger, J., G. Mathé** et **J. de Verbizier:** Note sur une méthode de numération des éléments figurés de l'urine. Ann. Biol. clin. 8, 627 (1950). — **Hamburger, J., G. Richet, J. Crosnier** et **J.L. Funck-Brentano:** L'insuffisance rénale. In: Handbuch der Urologie, Bd. IV. Berlin-Göttingen-Heidelberg: Springer 1962. — **Hámori, H.:** Treatment of nephritis, pyelonephritis and nephrosis. Acta med. Acad. Sci. (hung.) **19**, 37 (1963). — **Hamperl, H.,** u. **K. Wallis:** Über „renale Rachitis" und „renalen Zwergwuchs". Virchows Arch. path. Anat. **288**, 119 (1933). — **Hanley, H. G.:** Pyelonephritis and lower urinary-tract inflammation. Lancet **1963 I**, 22. ~ Pyelonephritis and ascending infection from the lower urinary tract. J. Urol. (Baltimore) **91**, 1 (1964). — **Harrison, J. H.,** and **O.T. Bailey:** The significance of necrotizing pyelonephritis in diabetes mellitus. J. Amer. med. Ass. **118**, 15 (1942). — **Harrow, B.R., J.A. Sloane,** and **N.C. Liebman:** Renal papillary necrosis and analgesics. Roentgen differentiation from sponge kidney and other diseases. J. Amer. med. Ass. **184**, 445 (1963). ~ Roentgenologic demonstration of renal papillary necrosis in sickle-cell trait. New Engl. J. Med. **268**, 969 (1963). — **Hart, A.:**

Über die lymphogen aufsteigende Niereninfektion in ihrer Bedeutung für Harnwege-Darm-Verbindung. Z. urol. Chir. **46**, 512 (1943). — **Harvald, B.:** Abuse of phenacetin containing remedies in its relation to chronic pyelonephritis. Ugeskr. Læg. **119**, 1640 (1957). ~ Renal papillary necrosis. Nord. Med. **67**, 274 (1962). ~ Renal papillary necrosis. A clinical survey of sixty-six cases. Amer. J. Med. **35**, 481 (1963). — **Harvald, B., and E. Clausen:** Nephrotoxicity of acetylsalicylic acid. Lancet **1960 II**, 767. — **Harvald, B., and J. Pedersen:** Shock som arsag til nekrose af alle nyrepapillen hos patienter med langvarigt analgeticamisbrug. Nord. Med. **65**, 181 (1961). — **Harvard, B. M., and J. F. Glenn:** The contamination facter in multiple urethral instrumentation in women: a bacteriologic study. J. Urol. (Baltimore) **86**, 412 (1961). — **Haschek, H.:** Zur Langzeittherapie der chronischen Pyelonephritis mit Minimaldosen. Z. Urol. **51**, 542 (1958). ~ Langzeitbehandlung der chronischen Pyelonephritis. Urol. int. (Basel) **8**, 289 (1959). ~ Erfahrungen mit der Langzeitbehandlung der chronischen Pyelonephritis (Spätergebnisse). Wien. klin. Wschr. **73**, 929 (1961). ~ Die Langzeittherapie bei chronischen Entzündungen des Urogenitalsystems. Urologe **2**, 20 (1963). ~ Zur klinischen Bewertung von bakteriologischen Befunden und Testergebnissen in der Urologie. Wien. klin. Wschr. **75**, 707 (1963). — **Hasche-Klünder, R.:** Über Pyelitis follicularis. Z. Urol. **47**, 714 (1954). — **Hasen, H. B., and T. D. Moore:** Nitrofurantoin: Study in vitro and in vivo in 100 cases of urinary infections. J. Amer. med. Ass. **155**, 1470 (1954). — **Haskim, S. A.:** Necrotizing renal papillitis. J. Amer. diet. Ass. **7**, 114 (1958). — **Haslinger, K.:** Die pyelonephritische Schrumpfniere. Z. urol. Chir. Gynäk. **24**, 1 (1928). — **Hatala, M., V. Prát, and D. Benešová:** Bacteriuria and inflammatory renal changes in rabbits with both kidneys intact and after unilateral nephrectomy in E. coli bacteraemia. Zbl. Bakt., I. Abt. Orig. **189**, 61 (1963). — **Hayman jr., J. M.:** Chronic pyelonephritis. Bull. Tufts-New Engl. med. Cent. **1**, 65 (1955). — **Hazard, J., et M. Gentilini:** Septicémies et bactériémies à colibacille. Presse méd. **72**, 2089 (1964). — **Heidenblut, A.:** Das Kelchdivertikel der Niere. Fortschr. Röntgenstr. **84**, 230 (1956). ~ Obliterierende Pyelonephritis. Bemerkung zur Arbeit von R. Dejdar. Fortschr. Röntgenstr. **90**, 196 (1959); **92**, 183 (1960). ~ Beitrag zur Röntgendiagnostik entzündlicher Schleimhauterkrankungen von Nierenbecken und Ureter. Fortschr. Röntgenstr. **92**, 658 (1960). ~ Die Mark- und Papillennekrosen der Niere. Fortschr. Röntgenstr. **97**, 331 (1962). — **Heidland, A., K. Klütsch u. G. Beck:** Effektiver Nierenplasmastrom und Phenolrotexkretion bei Pyelonephritis und renalisierter Hypertonie. Med. Welt **18**, 1037 (1962). — **Heidland, A., u. F. Zuzuki:** Pyelonephritis und Hochdruck. Münch. med. Wschr. **106**, 712 (1964). — **Heilmeyer, L.:** Diskussion in: H. Sarre, A. Moench, R. Kluthe, Phenacetinabusus und Nierenschädigung, S. 89. Stuttgart: Georg Thieme 1958. — **Heim, U., U. Isler u. H. U. Zollinger:** Experimentelle einseitige Hydronephrose und Pyelographie bei der Ratte. Z. ges. exp. Med. **129**, 145 (1957). — **Heino, A.:** Munuaisen papillan nekroosita. Duodecim (Helsinki) **72**, 182 (1956). — **Heintz, R.:** Diskussion in: H. Sarre, A. Moench u. R. Kluthe, Phenacetinabusus und Nierenschädigung, S. 91. Stuttgart: Georg Thieme 1958. — **Heitz-Boyer, J.:** Le syndrome entéro-rénal (néphrites, pyélitis et cystites d'origine intestinale). M. med. Franç. **11**, 178 (1922). — **Held, E.:** Pyelitis gravidarum. Praxis (Bern) **51**, 102 (1962). — **Helmholz, H. F.:** Determination of the bacterial content of the urethra: A new method with results in a study of 82 men. J. Urol. (Baltimore) **64**, 158 (1950). — **Helmholz, H. F., and C. Beeler:** Experimental pyelitis in the rabbit. J. Urol. (Baltimore) **2**, 395 (1918). — **Helmholz, H. F., and R. S. Field:** The kidney: A filter for bacteria. III. The role of technic on the apparent excretion of bacteria by the kidney. Amer. J. Dis. Child. **29**, 641 (1925). ~ The acute changes in the rabbits kidney, particularly the pelvis, produced by ligation of the ureter. J. Urol. (Baltimore) **15**, 409 (1926). — **Helmholz, H. F., and F. Milikin:** The kidney. A filter for bacteria. I. The presence of bacteria in the blood, kidney and urine after varying intervalls following intravenous injection. Amer. J. Dis. Child. **29**, 497 (1925). — **Helpap, K.:** Über aufsteigende Schrumpfniere durch Sklerose des Nierenmarks. Virchows Arch. path. Anat. **288**, 383 (1933). — **Henderson, D. A.:** The aetiology of chronic nephritis in Queensland. Med. J. Aust. **1**, 377 (1958). — **Henderson, M., G. Entwisle, and M. Taybeck:** Bacteriuria and pregnancy outcome: Preliminary findings. Amer. J. publ. Hlth **52**, 1887 (1962). — **Henderson, M., M. Taybeck, and G. Entwisle:** Prevalence of significant asymptomatic bacteriuria and its association with prematurity in negro and white women. Clin. Res. **9**, 202 (1961). — **Hengstmann, H.:** Mißbrauch phenacetinhaltiger Schmerzmittel und Nierenschädigung. Med. Welt, 529 (1962). — **Henneman, P. H, P. H. Benedict, A. P. Forles, and H. R. Dudley:** Idiopathic hypercalcuria. New Engl. J. Med. **259**, 802 (1958). — **Hensler, L.:** Elektrokardiogrammveränderungen bei chronisch interstitieller Nephritis. Z. Kreisl.-Forsch. **45**, 577 (1956). ~ Die chronische interstitielle Nephritis. Dtsch. med. Wschr. **82**, 202, 213 (1957). — **Heppelston, A. G.:** Renal papillary necrosis associated with necrotising angitis and tubular necrosis. J. Path. Bact. **70**, 401 (1955). — **Heptinstall, R. H.:** Experimental pyelonephritis. The effect of chronic infection on the blood pressure in the rat. Brit. J. exp. Path. **43**, 333 (1962). ~ Experimental pyelonephritis. Bacteriological and morphological studies on the ascending route of infection in the rat. Nephron **1**, 73 (1964). — **Heptinstall, R. H.. and W. Brumfitt:** Experimental pyelonephritis: Reactivation of the healing lesion by ureteric occlusion. Brit. J. exp. Path. 41, 381 (1960) **Heptinstall, R.H.**, and **R.H. Gorrill:** Experimental pyelonephritis and its effect on the blood pressure. J. Path. Bact. 69, 191 (1955). — **Heptinstall, R.H., J.M. Kissane**, and **W.J.S. Still:** Experimental pyelonephritis. Morphology and quantitative histochemistry of glomeruli in pyelonephritic scars in the rat. Bull. Johns Hopk. Hosp. 112, 299 (1963). — **Heptinstall, R.H., L. Michaels**, and **W. Brumfitt:** The evolution of experimentally produced pyelonephritic lesion. Henry Ford Hosp. Internat. Sympos., Biology of pyelonephritis, p. 249. Boston: Little, Brown & Co. 1960. ~ Experimental pyelonephritis. The role of arterial narrowing in the production of the kidney of chronic pyelonephritis. J. Path. Bact. 80, 249 (1960). — **Heptinstall, R.H.**, and **M. Stryker:** Experimental pyelonephritis. A study of the susceptibility of the hypertensive kidney to infection in the rat. Bull. Johns Hopk. Hosp. 111, 292 (1962). — **Herbut, P.A.:** Urological pathology. Philadelphia: Lea & Febiger 1952. — **Hernandez-Esquivel, C.**, et **K. Ambrosius:** Necrosis aguda de las papilas renales. Rev. Invest. clín. 4, 223 (1952). — **Herrmann, W.P., G. Hopfeld** u. **H. Berning:** Über Nierenentzündungen nach Irgapyrinbehandlung. Z. klin. Med. 154, 302 (1956). — **Herrold, R.D.**, and **N. Karabatsos:** Clinical and laboratory observations of sulfamethoxypyridazine (Kynex) in urinary infections. J. Urol. (Baltimore) 79, 1014 (1958). — **Heuchel, G.:** Über die Pathogenese des Sulfonamid-Nierensyndroms. Ärztl. Forsch. 4, 629 (1950). ~ Klinische Statistik der diabetischen Nephropathie. Jena: Gustav Fischer 1961. ~ Niere und Schwangerschaft. Zbl. Gynäk. 86, 1145 (1964). — **Heusser, H.:** Die Klinik der chronischen Pyelonephritis. Z. Urol., Sonderband Dtsch. Ges. Urol. Wien 1957, 181. — **Hewitt, W.L., C.B. Stone**, and **S.M. Finegold:** In vitro susceptibility of proteus to antibiotic agents. Amer. J. Med. 19, 297 (1955). — **Heyck, H.:** Neue Beiträge zur Klinik und Pathogenese der Migräne. Stuttgart: Georg Thieme 1956. ~ Der Kopfschmerz. Stuttgart: Georg Thieme 1959. — **Higgins, T., D.J. Williams**, and **D.F. Nash:** The urology of childhood. London: Butterworth 1951. — **Highman, B., P.D. Atland**, and **H. Eagle:** Experimental bacterial endocarditis in altitude rats. III. Effect of age of infection on response to penicillin. Proc. Soc. exp. Biol. (N.Y.) 81, 135 (1952). — **Hillenbrand, H.J.:** Einseitige Nierenerkrankungen und Hochdruck. Z. Urol. 49, 65 (1956). — **Hillenbrand, H.J.**, u. **H. Forst:** Renovasographie der chronischen Pyelonephritis. Z. Urol., Sonderband Dtsch. Ges. Urol., Wien 1957, 207. — **Hinkel, C.L.:** Opacification of the renal pyramids in intravenous urography. Amer. J. Roentgenol. 78, 317 (1957). — **Hinman, F.**, and **J.A. Hutch:** Atrophic pyelonephritis from ureteral reflux without obstructive signs ("reflux pyelonephritis"). J. Urol. (Baltimore) 87, 230 (1962). — **Hinman jr., F., J.A. Hutch**, and **E.R. Miller:** Role of reflux in pathogenesis of chronic pyelonephritis. Proc. 2nd Internat. Congr. Nephrol., Prague 1963, p. 305. — **Hinman, jr., F., E.R. Miller, J.A. Hutch, M.D. Gainey, C.E. Cox, R.B. Goodfriend**, and **S. Marshall:** Low pressure reflux: Relation of vesicoureteral reflux to intravesical pressure. J. Urol. (Baltimore) 88, 758 (1962). — **Hirsch, J.G.:** Biochemical factors which may influence the fate of tubercle bacilli in tissues. Ciba foundation Symposium on Exp. Tuberc. 1955, p. 115. — **Hirshfeld, J.W., D.C. Leary**, and **W.R. Foote:** The bacteria and the formed elements in the urine in normal pregnancy. Yale J. Biol. Med. 14, 297 (1941/42). — **Hjort, E.F.:** Histological changes of the renal medulla in hydronephrosis. Acta chir. scand. 105, 132 (1953). — **Hochuli, E.**, u. **O. Käser:** Chronische Pyelonephritis und Praeeklampsie. Geburtsh. u. Frauenheilk. 18, 1133 (1958). — **Hochuli, E.**, u. **A. Stöckli:** Schwangerschaftstoxikose. Ergebnisse und neue Gesichtspunkte aus 180 Nachkontrollen bei 153 Patienten mittels Nierenclearance. Schweiz. med. Wschr. 89, 908 (1934). — **Hocken, A.G.:** Urinary white-cell excretion under T.A.B.-vaccine provocation. Lancet **1963 II**, 759. — **Hodler, J.:** Untersuchungsmöglichkeiten bei renalen Acidosen und ihr Beitrag zur klinischen Differentialdiagnose der Schrumpfnieren. Schweiz. med. Wschr. 94, 79 (1964). — **Hodler, J.**, u. **F.H. Schwarzenbach:** Über die Intensität der metabolischen Blutacidose in fortgeschrittenen Stadien der menschlichen Pyelonephritis. Schweiz. med. Wschr. 93, 1075 (1963). — **Hodson, C.J.:** The radiological diagnosis of pyelonephritis. Proc. roy. Soc. Med. 52, 669 (1959). ~ Radiological changes in the kidney (in hypertension in childhood). Proc. roy. Soc. Med. 54, 1093 (1961). ~ Radiology of the kidney. In: Renal disease, ed. D.A.K. Black, p. 407. Oxford: Blackwell Sci. Publ. 1962. — **Hodson, C.J.**, and **D. Edwards:** Chronic pyelonephritis and vesico-ureteric reflux. Clin. Radiol. 11, 219 (1960). — **Hodson, D.:** Chronic bacterial carriage in survivors of experimental mouse typhoid. J. Path. Bact. 73, 399 (1957). — **Höffler, D.**, u. **F. Scheler:** Klinische Erfahrungen in der Behandlung von Harnwegserkrankungen mit Ampicillin. Med. Welt **1963**, 1126. — **Höpker, W.**, u. **H.W. Pollack:** Untersuchungen über die Pyelonephritis beim Diabetes mellitus. Kongr.-Ber., Nordwestdtsch. Ges. inn. Med., Hansisches Verlagskontor, Lübeck 1861, S. 28. — **Hofbauer, J.:** Contribution to the etiology of pyelitis of pregnancy. Bull. Johns Hopk. Hosp. 42, 118 (1928). — **Hofmann, P.:** Spontane Nierentamponade durch Exsudat. Schweiz. med. Wschr. 89, 743 (1959). — **Hogman, C.**, and **P.A. Tillegard:** Bacterial sensitivity compared with results of chemotherapy of urinary tract infections. Acta chir. scand. 107, 282 (1954). — **Hohenfellner, R.:** Über die Behandlung der chronischen Pyelonephritis mittels der sogenannten Langzeittherapie. Urol. int. (Basel) 8, 20 (1959). — **Hoigné, R., J. Hodler**, u. **Th. Struller:**

Bakteriurie und Pyurie bei chronischen Harnwegsinfektionen. Praxis (Bern) 53, 406 (1964). — **Holland, N.H.,** and **C.D. West:** Prevention of recurrent urinary tract infections in girls. Amer. J. Dis. Child. 105, 560 (1963). — **Holle, G.:** Die Bedeutung der Nierengefäße für den Ablauf der chronischen Pyelonephritis und Steinpyonephrose. Virchows Arch. path. Anat. 332, 494 (1959). — **Hollmann, W.:** Zur Symptomatologie der chronischen Pyelonephritis mit besonderer Berücksichtigung der doppelseitigen Stenosierung der Ureteren. Z. ärztl. Fortbild. 53, 226 (1959). — **Holmes, J.:** Necrotizing renal papillitis. Alex. Blain Hosp. Bull. 8, 89 (1949). — **Honey, R.M., M. Gelfand,** and **N.H. Myers:** Chronic brucella pyelonephritis with calcification. Cent. Afr. J. Med. 3, 465 (1957). — **Hood, B., U. Bengtsson, B. Isaksson, S. Kollberg,** and **C. Radberg:** Intensive treatment of chronic pyelonephritis, including some observations on prolonged intraarterial infusion of antibiotics. Acta med. scand. 166, 205 (1960). — **Hooper, R.G., R.L. Kempson,** and **J.U. Schlegel:** Xanthogranulomatous pyelonephritis. J. Urol. (Baltimore) 88, 585 (1962). — **Horák, O.,** u. **J. Kratochvilová:** Vorl. Int. Ges. Verein tschech. Ärzte. J.E. Purkynje 19. 9. 1955. ~ The incidence of chronic pyelonephritis in the autopsy material. Vnitřní. Lék. 4, 31 (1958). — **Hornykiewytsch, Th.:** Röntgenologische Symptomatologie der Pyelonephritis. Radiol. austriaca 13, 215 (1962). — **Horrisberger, B.:** Diskussion in: H. Sarre, A. Moench, R. Kluthe, Phenacetinabusus und Nierenschädigung, S. 100. Stuttgart: Georg Thieme 1958. — **Horrisberger, B., E. Grandjean** u. **F. Lanz:** Untersuchungen über den Medikamentenmißbrauch in den Großbetrieben der schweizerischen Uhrenindustrie. Schweiz. med. Wschr. 88, 920 (1958). — **Horváth, Cs., R. Davida** u. **J. Kincses:** Eine einfache Prüfung der Nierentätigkeit bei Pyelonephritis chronica. Z. Urol. 50, 120 (1957). — **Houghton, B.J.,** and **M.A. Pears:** Cell excretion in normal urine. Brit. med. J. 1957 I, 622. — **Howard, J.E., M. Berthrong, R.D. Sloan,** and **E.R. Yendt:** Relief of malignant hypertension by nephrectomy in four patients with unilateral renal vascular disease. Trans. Ass. Amer. Phycns 66, 164 (1957). — **Hradcova, L.:** Long-term treatment of chronic pyelonephritis in children. Brit. med. J. 1963 I, 1707. — **Hradec, E.D.,** et **L. Hradcová:** Signification du reflux vesico-renal dans la pyelonephrite chronique des enfants. Proc. 2nd Intern. Congr. Nephrol., Prague 1963, p. 307. — **Huber, J.:** Experimentelle Untersuchungen zur Frage der kontralateral-renalen Fixierung bei einseitigem Nierendrosselungs-Hochdruck. Z. ges. exp. Med. 133, 285 (1960). — **Hubmann, R.:** Beurteilung und Behandlung der Harnwegsinfektionen beim älteren Menschen. Internist (Berl.) 3, 198 (1962). ~ Antibioticatherapie in der Urologie. Urologe 2, 13 (1963). ~ Neue Sulfonamide, therapeutische Wirkung und Indikation. Urologe 1, 17 (1963). ~ Chemotherapie unspezifischer Entzündungen des Urogenitalsystems. Übersichtsreferat über die wichtigsten Veröffentlichungen der letzten Jahre in Fortsetzung der Referate des 1. und 2. Jahrganges. Urologe 3, 27 (1964). ~ Pathogenese und Klinik der Pyelonephritis. Fortschr. Med. 82, 43 (1964). — **Hughes, J., W.M. Coppridge,** and **L.C. Roberts:** Furadantin in urinary tract infections. Sth. med. J. (Bgham, Ala.) 50, 1115 (1957). — **Hullinghorst, R.L.,** and **A. Steer:** Pathology of epidemic hemorrhagic fever. Ann. intern. Med. 38, 77 (1953). — **Hultengren, N.:** Renal papillary necrosis. Clinical study of 34 cases. Acta chir. scand. 115, 89 (1958). ~ Renal papillary necrosis. A clinical study of 103 cases. Acta chir. scand., Suppl. 277 (1961). — **Humphrey, D.C.:** Chronic pyelonephritis: An imposant cause of hypertension. Postgrad. Med. 12, 288 (1957). — **Hunter, B.W., L.L. Souda,** and **J.P. Sanford:** Acquired resistance to reinfection in experimental ascending pyelonephritis. Proc. Centr. Soc. Clin. Res. 34, 39 (1961). ~ Immunity versus obstruction in the genesis of experimental hematogenous chronic pyelonephritis. Clin. Res. 9, 172 (1961). — **Hutch, J.A.:** Vesicoureteral reflux in paraplegics. J. Urol. (Baltimore) 68, 457 (1952). ~ The ureterovesical junction. Berkeley and Los Angeles: Univ. of California Press 1958. ~ Theory of maturation of the intravesical ureter. J. Urol. (Baltimore) 86, 534 (1961). ~ The role of the ureterovesical junction in the natural history of pyelonephritis. J. Urol. (Baltimore) 88, 354 (1962). — **Hutch, J.A., R.D. Ayres,** and **G.S. Loquvam:** The bladder musculature with special reference to the ureterovesical junction. J. Urol. (Baltimore) 85, 531 (1961). — **Hutch, J.A., R.D. Ayres,** and **L.E. Noll:** Vesicoureteral reflux as cause of pyelonephritis of pregnancy. Amer. J. Obstet. Gynec. 87, 478 (1963). — **Hutch, J.A., F. Hinman jr.,** and **E.R. Miller:** Reflux as a cause of hydronephrosis and chronic pyelonephritis. J. Urol. (Baltimore) 88, 169 (1962). — **Hutch, J.A., E.R. Miller,** and **F. Hinman jr.:** Vesicoureteral reflux. Role in pyelonephritis. Amer. J. Med. 34, 338 (1963). — **Hutt, M.S.R., J.A. Chalmers, J.S. MacDonald,** and **H.E. de Wardener:** Pyelonephritis. Observations on the relation between various diagnostic procedures. Lancet 1961 I, 351. — **Hutt, M.S.R.,** and **H.E. de Wardener:** Correlation between renal biopsy and other diagnostic procedures in pyelonephritis. CIBA Foundation Symposium on Renal Biopsy, p. 262. London: Churchill 1961. — **Huvos, A.,** and **H. Rocha:** Frequency of bacteriuria in patients with diabetes mellitus. A controlled study. New Engl. J. Med. 261, 1213 (1959). — **Hyams, J.A.,** and **H.R. Kenyon:** Localized obliterating pyelonephritis. J. Urol. (Baltimore) 46, 380 (1941).

Ibrahim, M., A. Sorour, and **A. Sherif:** The role of urinary bilharziasis in the production of hypertension and cardiac decompensation. Gaz. Fac. Med. (Cairo) 15, 3 (1948). — **Illyés, G.:** Über die schweren Fälle von Graviditätspyelitis. Z. Urol. 33, 158 (1939). — **Isaacson, C.,** and

P. **Kincaid-Smith:** Study of the kidney in the Bantu with hypertension. Brit. Heart J. **24**, 372 (1962).

Jaccotet, M. A.: Zur Histologie und Pathogenese der Nierenverkalkung-(Nephrocalcinose und dystrophische Kalknephrose). Virchows Arch. path. Anat. **332**, 245 (1959). — **Jackson, G. G., J. A. Arana-Sialer, B. R. Andersen, H. G. Grieble,** and **W. R. McCabe:** Profiles of pyelonephritis. Arch. intern. Med. **110**, 663 (1962). — **Jackson, G. G., F. D. Dallenbach,** and **G. P. Kipnis:** Pyelonephritis. Correlation of clinical and pathologic observations in the antibiotic era. Med. Clin. N. Amer. **39**, 297 (1955). — **Jackson, G. G.,** and **H. G. Grieble:** Pathogenesis of renal infection. Arch. intern. Med. **100**, 692 (1957). ~ Sulfamethoxypyridazine. Pharmacological observations and clinical use in the treatment of urinary tract infections. Ann. N. Y. Acad. Sci. **69**, 493 (1957). — **Jackson, G. G., H. G. Grieble,** and **K. B. Knudson:** Urinary findings diagnostic of pyelonephritis. J. Amer. med. Ass. **166**, 14 (1958). — **Jackson, G. G., K. P. Poirier,** and **H. G. Grieble:** Concepts of pyelonephritis: Experience with renal biopsies and longterm clinical observations. Ann. intern. Med. **47**, 1165 (1957). — **Jacobs, L. A.,** and **J. G. Morris:** Renal papillary necrosis and the abuse of phenacetin. Med. J. Aust. **49**, II, 531 (1962). — **Jacobson, M. H.,** and **W. Newman:** Study of pyelonephritis using renal biopsy material. Arch. intern. Med. **110**, 211 (1962). — **Jäger, G.,** u. **H. Münch:** Die Pyelitis als Komplikation in der Schwangerschaft. Zbl. Gynäk. **86**, 1564 (1963). — **Jaenike, J. R.,** and **G. A. Bray:** Effects of acute transitory urinary obstruction in the dog. Amer. J. Physiol. **199**, 1219 (1960). — **Jaffé, R. H.,** and **H. Steinberg:** Über die vakuoläre Nierendegeneration bei chronischer Ruhr. Virchows Arch. path. Anat. **227**, 313 (1919). — **Jahn, E.:** Über die Ausscheidung von Bakterien durch den Harn und die bakterizide Wirkung desselben. Zbl. Bakt., I. Abt. **55**, 276 (1910). — **Jahnke, K., K. Irmscher** u. **H. G. Solbach:** Zur klinischen und morphologischen Differenzierung der renalen Komplikationen bei Diabetes mellitus. Klin. Wschr. **42**, 259 (1964). — **James, U.:** Urinary infection in the newborn. Lancet **1959 II**, 1001. — **Jannaccone, G.,** and **P. F. Panzironi:** Ureteral reflux in normal infants. Acta radiol. (Stockh.) **44**, 451 (1955). — **Jasinski, B.:** Über zwei Fälle von toxischer, haemolytischer Anaemie nach Phenacetin resp. Sulfonamiden. Schweiz. med. Wschr. **78**, 681 (1948). — **Jasinski, B.,** u. **D. Müller:** Zur Pathogenese der toxisch-haemolytischen Anaemie nach chronischem Phenacetinabusus. Schweiz. med. Wschr. **80**, 681 (1950). — **Jasinski, B.,** u. **F. Wuhrmann:** Zur Frage der Schäden infolge Phenacetinabusus. Schweiz. med. Wschr. **88**, 1290 (1958). — **Jeandet, J., M. Rudhardt** et **J. Fabre:** Étude anatomo-clinique des pyélonéphrites et néphrites interstitielles. II. Facteurs locaux favorisant l'infection rénale. Praxis (Bern) **52**, 698 (1963). ~ Étude anatomo-clinique des pyélonéphrites et néphrites interstitielles. III. Facteurs généraux favorisant l'infection rénale. Praxis (Bern) **52**, 730 (1963). — **Jeffs, R. D.,** and **M. S. Allen:** The relationship between ureterovesical reflux and infection. J. Urol. (Baltimore) **88**, 691 (1962). — **Jenni, M.:** Gleichzeitiges Vorkommen von Nierentuberkulose und unspezifischer Pyelonephritis. Urol. int. (Basel) **6**, 174 (1958). — **Jiménez-Díaz, C.:** El origen ascendente de las nefritis sobre todo en la infancia. Rev. clín. esp. **19**, 232 (1945). ~ Algunas consideraciones heterodoxas sobre la patogenesis de las nefritis. Rev. clín. esp. **26**, 315 (1947). ~ Lecciones de patología médica. Editorial Científico-médica. Bd. VII. Madrid-Barcelona 1950. ~ La función del riñon enfermo. Rev. clín. esp. **61**, 211 (1956). — **Jiménez-Díaz, C., M. Morales Pleguezuelo, E. López Garcia** y **T. Antón Garrido:** Las nefritis intersticiales. Rev. clín. esp. **49**, 17 (1953). — **Joest, E.:** Handbuch der speziellen pathologischen Anatomie der Haustiere. Hrsg. Dobberstein, Pallaske u. Stünzi, Bd. IV: Urogenitalapparat (H. Stünzi), 1. Aufl. Berlin: Parey 1919—1929. — **Johnson III, S. H.,** and **M. Marshall jr.:** Use of nitrofurantion in chronic and recurrent urinary tract infection in chrildren. J. Amer. med. Ass. **169**, 919 (1959). — **Johnson, S. H.,** and **M. Marshall jr.:** Prophylactic treatment of chronic urinary tract infection with nitrofurantoin: one to five year follow up studies. J. Urol. (Baltimore) **82**, 162 (1959). — **Johnston, D. H.:** Repeated bouts of renal papillary necrosis diagnosted by examination of voided tissue. Arch. intern. Med. **90**, 711 (1952). — **Johnston, J. H.:** The anatomical mechanism of vesico-ureteric reflux. Acta urol. belg. **31**, 519 (1963). — **Jones, B. W.,** and **J. W. Headstream:** Vesicoureteral reflux in children. J. Urol. (Baltimore) **80**, 114 (1958). — **Jones, N. F.,** and **J. H. Mills:** Reversible renal potassium loss with urinary tract infection. Amer. J. Med. **37**, 305 (1964). — **Jones, R. K.,** and **A. P. Shapiro:** Increased susceptibility to pyelonephritis during acute hypertension by angiotensin II and norepinephrine. J. clin. Invest. **42**, 179 (1963). — **Jonsson, G.,** and **P. Erlanson:** Effect of chemotherapy and evaluation of sensitivity test in vitro in surgical urinary infections. Acta chir. scand. **107**, 1 (1954). — **Jordan, W. R.,** and **H. H. Crabtree:** Paralysis of the bladder in diabetic patients. Arch. intern. Med. **55**, 26 (1935). — **Jornod, J.:** La nécrose des papilles rénales. Étude clinique de 14 cas. Helv. med. Acta **25**, 577, 669 (1958). — **Joron, G. E., J. de Vries, G. Reid, W. H. Mathews,** and **J. W. McKay:** The diagnosis and treatment of pyelonephritis in diabetes mellitus. Diabetes **4**, 99 (1955). — **Joron, G. E.. J. de Vries, Reid, W. H. Mathews,** and **J. W. Mc Kay:** The diagnosis and treament of pyelonephritis in diabetes mellitus. Diabetes **4**, 99 (1955). — **Junker, H.:** Nierenkarbunkel. Z. Urol. **37**, 143 (1943). ~ Pyelitis im Röntgenbild. Sonderheft Z. Urol. 218 (1950), Verhandlungsber. Dtsch. Ges. Urologie, München 1949. — **Junod, J.P.,** et **J.P. Doret:** L'intoxication chronique par la phénacétine. Path. et Biol. 8, 2113 (1960). — **Jutzler, G.A., W. Leppla** u. **H.J. Brunck:** Primäre doppelseitige Nierenaktinomykose mit Papillennekrose als Ursache eines Nierenversagens. Ärztl. Forsch. **15**, I, 340 (1961).

Kaarsalo, E., A. Kasanen, B. Laurent, O. Piiroinen, and **V. Raunio:** Occurrence of E. coli agglutinins in the sera of patients with coli pyelonephritis. Ann. Med. intern. Fenn. **51**, 31 (1962). — **Kähler, H.J., G. Mössner, K.Th. Frank** u. **E. Wegner:** Zur Behandlung des chronischen Harninfektes mit langwirkenden Sufonamiden. Münch. med. Wschr. **102**, 1617 (1960). — **Käser, O.:** Die Bedeutung renaler Erkrankungen für die Schwangerschafts-Spättoxikose. Geburtsh. u. Frauenheilk. **18**, 335 (1958). — **Käser, O.,** u. **F.A. Iklé:** Urologische Komplikationen bei der Behandlung des Kollumkarzinoms. Dtsch. med. Wschr. **86**, 2465 (1961). — **Kairis, Z.:** Die Entleerungsstörungen der oberen Harnwege. In: Handbuch der Urologie, Bd. VIII. Berlin-Göttingen-Heidelberg: Springer 1962. — **Kaiserling, H.:** Lymphgefäße und Lymphangitis der Niere. (Experimentelle und morphologische Untersuchungen.) Virchows Arch. path. Anat. **306**, 322 (1940). ~ Die Ausbreitungsformen der Nierenlymphbahninfekte und die lymphogene Nephrose. Experimentelle, chemisch-physiologische und morphologische Untersuchungen. Virchows Arch. path. Anat. **309**, 561 (1942). — **Kaitz, A.L.:** Urinary concentrating ability in pregnant women with asymptomatic bacteriuria. J. clin. Invest. **40**, 1331 (1961). — **Kaitz, A.L.,** and **E.W. Hodder:** Bacteriuria and pyelonephritis of pregnancy. New Engl. J. Med. **265**, 667 (1961). — **Kaitz, A.L.,** and **A.M. London:** Osmolar urinary concentrating ability and pyelonephritis in hospitalized patients. Amer. J. med. Sci. **248**, 7 (1964). — **Kaitz, A.L.,** and **E.J. Williams:** Bacteriuria and urinary-tract infections in hospitalized patients. New Engl. J. Med. **262**, 425 (1960). — **Kalbfleisch:** Diskussion zu Froboese. Verh. dtsch. Ges. Path. **30**, 443 (1937). — **Kalmanson, G.M.,** and **L.B. Guze:** Pyelonephritis. An attempt to demonstrate antikidney antibody in the sera of patients with chronic bacteriuria. Amer. J. med. Sci. **246**, 532 (1963). — **Kalmanson, G.M., E.G. Hubert,** and **L.B. Guze:** Pyelonephritis IV. Role of serum bactericidal activity and antibody in chronic enterococcal pyelonephritis in the rat. Proc. Soc. exp. Biol. (N.Y.) **113**, 918 (1963). — **Kalmanson, G.M., E.G. Hubert,** and **L.B. Guze:** Pyelonephritis. V. Role of serum bactericidal activity and antibody in acute pyelonephritis in the rabbit. Proc. Soc. exp. Biol. (N.Y.) **113**, 921 (1963). ~ Serum bactericidal activity in patients with pyelonephritis. Amer. J. med. Sci. **248**, 285 (1964). — **Kaltenbach, R.:** Über Albuminurie und Erkrankungen der Harnorgane in der Fortpflanzungsperiode. Arch. Gynäk. **3**, 1 (1872). — **Karcher, G.:** Diagnose und Behandlung der einseitigen ascendierenden anurischen Pyelonephritis nach instrumentellen Harnwegsuntersuchungen. Langenbecks Arch. klin. Chir. **291**, 35 (1959). — **Karcher, G.,** u. **W. Vahlensieck:** Zur „iatrogenen, ascendierenden, anurischen Pyelonephritis". Urologe **3**, 22 (1964). — **Kark, R.M.:** Some aspects of nutrition and the kidney. Amer. J. Med. **25**, 298 (1958). — **Kark, R.M., R.C. Muehrcke, C.L. Pirani,** and **V.E. Pollak:** The clinical value of renal biopsy. Ann. intern. Med. **43**, 807 (1955). — **Kasanen, A.:** Anaemie bei urämischen Patienten mit und ohne Phenacetinmißbrauch. Ann. Med. intern. Fenn. **52**, 97 (1963). — **Kasanen, A.,** and **E. Jisalo:** Effect of long-term therapy with sulfonamides and furadantin on recurrent pyelonephritis. Ann. med. intern. Fenn. **50**, 15 (1961). — **Kasanen, A., M. Kulonen,** and **E. Jisalo:** Effect of intramuscular cobalt of the anemia of patients with pyelonephritis. Acta med. scand. **171**, 379 (1962). — **Kasanen, A., H. Salmi,** and **A.M. Salmi:** Recurrence of pyelonephritis after hospital treatment. Ann. Med. intern. Fenn. **50**, 185 (1961). — **Kasanen, A., P. Vuorinen, H. Salmi,** and **A. Kauppila:** Nephro-somatic index and renal-cortical index in pyelonephritis. Ann. Med. intern. Fenn. **50**, 23 (1961). — **Kass, E.H.:** Chemotherapeutic and antibiotic drugs in the management of infections of the urinary tract. Amer. J. Med. **18**, 764 (1955). ~ Asymptomatic infections of the urinary tract. Trans. Ass. Amer. Phycns **69**, 56 (1956). ~ Bacteriuria and the diagnosis of infections of the urinary tract, with observations on the use of methionine as a urinary antiseptic. Arch. intern. Med. **100**, 709 (1957). ~ The role of asymptomatic bacteriuria in the pathogenesis of pyelonephritis. In: Henry Ford Hosp. Internat. Sympos., Biology of pyelonephritis, p. 399. Boston: Little, Brown & Co. 1960. ~ Bacteriuria and the pathogenesis of pyelonephritis. Lab. Invest. **9**, 110 (1960). ~ Bacteriuria and pyelonephritis of pregnancy. Arch. intern. Med. **105**, 194 (1960). ~ Hormones and host resistance to infection. Bact. Rev. **24**, 177 (1960). ~ Pyelonephritis and bacteriuria. A major problem in preventive medicine. Ann. intern. Med. **56**, 46 (1962). ~ Prevention of apparently non-infectious diesease by detection and treatment of infections of the urinary tract. J. chron. Dis. **15**, 665 (1962). — **Kass, E.H.,** and **L.H. Schneiderman:** Entry of bacteria into the urinary tract of patients with inlying catheters. New Engl. J. Med. **256**, 556 (1957). — **Kass, E.H.,** and **H.S. Sossen:** Prevention of urinary infection in presence of indwelling catheter. J. Amer. med. Ass. **169**, 1181 (1959). — **Kass, E.H.,** and **D.P. Zangwill:** Principles in the long-term management of chronic infection of the urinary tract. Henry Ford Hosp. Internat. Sympos., Biology of pyelonephritis, p.663. Boston: Little, Brown & Co. 1960. — **Kass, E.H., M. Ziai,** and **I.C. Norton:** Methionine as a urinary tract antiseptic. In: Antibiotic annual 1957/58, p. 80. New York: Med. Encyclopedia

1958. — **Katz, Y. J.,** and **St. R. Bourdo:** Chronic pyelonephritis. Ann. Rev. Med. **13**, 481 (1962). — **Katz, Y. J., St. R. Bourdo,** and **R. S. Moore:** Effect of pyrogen and adrenal steroids in pyelonephritis. Lancet **1962 I**, 1140. — **Katz, Y. J.,** and **F. Garbach:** Some factors affecting renal pressure. Circulat. Res. **6**, 452 (1958). — **Katz, Y. J., A. Velasquez,** and **St. R. Bourdo:** The prednisolone provocative test for pyelonephritis. Lancet **1962 I**, 1140. — **Kaye, M.:** The peroxydase-staining procedure for the identification of polymorphonuclear leukocytes and leukocyte casts in the urinary sediment. New. Engl. J. Med. **258**, 1301 (1958). — **Keefer, Ch. S.:** Pyelonephritis—its natural history and course. Bull. Johns Hopk. Hosp. **100**, 107 (1957). — **Keerberghen, J. v.,** et **J. Lederer:** Le nécrose papillaire d'évolution chronique chez le diabétique. Presse méd. **60**, 1745 (1952). — **Kehrer, E.:** Über die Pyelonephritis gravidarum. Z. gynäk. Urol. **3**, 1 (1911). — **Kelalis, P. P., L. F. Greene,** and **L. A. Weed:** Brucellosis of the urogenital tract: a mimic of tuberculosis. J. Urol. (Baltimore) **88**, 347 (1962). — **Kelenhegyi, M., L. Mahácsi** u. **E. Szabó:** Die Behandlung der experimentellen Pyelonephritis mit intravenös verabreichtem Novocain. Z. Urol. **55**, 435 (1962). — **Kelenhegyi, M., E. Szabó** u. **L. Mohácsi:** Über den diagnostischen Wert der Sternheimer-Malbinschen Zellen. Z. Urol. **55**, 425 (1962). — **Keller, H. M., H. Cottier** u. **F. Reubi:** Fehlen von Nierenveränderungen nach Colibazilleninjektionen bei mit Phenacetin chronisch behandelten Kaninchen. Schweiz. med. Wschr. **91**, 1021 (1961). — **Kemp, J. A., W. E. Farrar jr.,** and **T. Findley:** Renal tubular acidosis and hypokalemic muscular paralysis: report of a case with chronic pyelonephritis, asymmetrical adrenal hyperplasia and presumptive primary hyperaldosteronism. Metabolism **10**, 204 (1961). — **Kennedy, R. L.:** The pathologic changes in pyelitis of children interpreted on the basis of experimental lesions. J. Urol. (Baltimore) **27**, 371 (1932). — **Kerényi, N.:** Glomeruläre und Gefäßveränderungen infolge von Pyelonephritis. Acta morph. Acad. Sci. hung. **4**, 161 (1954). — **Kermauner, F.:** Die latente Pyelonephritis der Frau und ihre Beurteilung. Wien. klin. Wschr. **24**, 699 (1911). — **Kessel, M.:** Zur Diagnose der chronischen Phenacetin-Nephritis. Vortrag 62. Tagg Nordwestdeutsch. Ges. inn. Med., Hamburg 31. 1. 1964. — **Kessler, W. H.:** Gross anatomic features found in 27 autopsies of epidemic hemorrhagic fever. Ann. intern. Med. **38**, 73 (1953). — **Keuhuelian, J. G., F. Bartone,** and **V. F. Marshall:** Practical considerations from autopsies on azotemic patients. J. Urol. (Baltimore) **91**, 467 (1964). — **Kiil, F.:** The function of the ureter and renal pelvis. Oslo: Oslo University Press 1957. — **Kime jr., S. W., J. J. McNamara, S. Luse, St. Farmer, C. Silbert,** and **N. S. Bricker:** Experimental polycystic renal disease in rats: Electron microscopy, function, and susceptibility to pyelonephritis. J. Lab. clin. Med. **60**, 64 (1962). — **Kimmel. G. C.:** Hypertension and pyelonephritis of children. Amer. J. Dis. Child. **63**, 60 (1942). — **Kimmelstiel, P.:** Significance of chronic pyelonephritis. In: Henry Ford Hosp. Internat. Sympos., Biology of pyelonephritis, p. 215. Boston: Little, Brown & Co. 1960. ~ The nature of chronic pyelonephritis. Geriatrics **19**, 145 (1964). — **Kimmelstiel, P., O. J. Kim, J. A. Beres,** and **K. Wellmann:** Chronic pyelonephritis. Amer. J. Med. **30**, 589 (1961). — **Kimmelstiel, P.,** and **C. Wilson:** Inflammatory lesions in the glomeruli in pyelonephritis in relation to hypertension and renal insufficiency. Amer. J. Path. **12**, 99 (1936). — **Kincaid-Smith, P.:** Vascular obstruction in chronic pyelonephritic kidneys and its relation to hypertension. Lancet **1955 II**, 1263. ~ Bacteriuria in pregnancy. Proc. 2nd Internat. Congr. Nephrol., Prague 1963, p. 246. — **Kincaid-Smith, P., M. Bullen, J. Mills, U. Fussell, N. Huston,** and **F. Goon:** The reliability of screening tests for bacteriuria in pregnancy. Lancet **1964 II**, 61. — **Kincaid-Smith, P., J. McMichael,** and **E. A. Murphy:** The clinical source and pathology of hypertension with papilledema (malignant hypertension). Quart. J. Med. **27**, 117 (1958). — **Kipnis, G. P., G. G. Jackson, F. D. Dallenbach,** and **J. A. Schoenberger:** Renal biopsy in pyelonephritis. Correlative study of kidney morphology, bacteriology and function in patients with chronic urinary infections. Arch. intern. Med. **95**, 445 (1955). — **Kippax, P. W.:** A study of proteus infections in a male urological ward. J. clin. Path. **10**, 211 (1957). — **Kirby, W. M., D. O. Corpron,** and **D. C. Tauner:** Urinary tract infections caused by antibiotic resistant coliform bacilli. J. Amer. med. Ass. **162**, 1 (1956). — **Kirby, W. M., W. S. Waddington,** and **G. M. Dornnink:** Occurrence of antibiotic resistant gram negative bacilli in urinary tract infections. In: Antibiotics Annual 1953/54, p. 285. New York: Medical Encyclopedia Inc. 1954. — **Kjellberg, S. R., N. O. Ericsson,** and **U. Rudhe:** The lower urinary tract in childhood. Chicago: Year Book Publ. 1957. — **Klavins, J. V., R. L. Patrick,** and **D. J. Kroc:** Experimental renal papillary necrosis. Fed. Proc. **22**, 549 (1963). — **Klebs, E.:** Handbuch der pathologischen Anatomie, II. Aufl., Teil I. Berlin: A. Hirschwald 1876. — **Kleeman, C. R.,** and **F. H. Epstein:** An illustrative case of chronic pyelonephritis with persistently hypotonic urine. Amer. J. Med. **23**, 488 (1957). — **Kleeman, C. R., W. L. Hewitt,** and **L. B. Guze:** Pyelonephritis. Medicine (Baltimore) **39**, 1 (1960). — **Kleeman, S. E. T.,** and **L. R. Freedman:** The finding of chronic pyelonephritis in males and females at autopsy. New Engl. J. Med. **263**, 988 (1960). — **Kleinschmidt, A.:** Über Wesen, Leistungen und Grenzen der Clearancemethode. Med. Klin. **52**, 1016 (1957). ~ Funktionsspektrum und histologischer Befund (Nadelbiopsie) in der Klinik der Pyelonephritis. Med. Welt 2288 (1961). ~ Pathogenetische Bedeutung und Therapie der Pyelonephritis. Ärztl. Fortbild. **11**, 695 (1961). ~ Funktionsanalyse und Funktionsdiagnostik bei Nierenkrankheiten. In: E. Wollheim, Glomeruläre und tubuläre Nierenerkrankungen, S. 79. Stuttgart: Georg Thieme 1962. — **Klümpel, K.:** Diskussionsbeitrag. Sonderband Z. Urol. 238 (1957). — **Kluge, E.:** Neue Beiträge zur Kenntnis des renalen Zwergwuchses und der renalen Rachitis. Virchows Arch. path. Anat. **298**, 406 (1937). — **Kluthe, R.:** Die Bestimmung verschiedener „acute phase reactants" bei akuten und chronischen Nierenerkrankungen in Klinik und Tierexperiment. Verh. dtsch. Ges. inn. Med. **68**, 561 (1962). — **Knaack, H. J.,** u. **R. Natusch:** Röntgenologische Veränderungen bei der Pyelonephritis. Radiol. diagn. (Berl.) **2**, 431 (1961). — **Kneise, O.,** u. **U. Schneider:** Die Röntgenuntersuchung der Harnorgane. Leipzig: VEB Georg Thieme 1958. — **Knowles jr., H. C., H. Levitan,** and **A. Bridges:** Salt losing nephritis with fixed urinary composition. Amer. J. Med. **22**, 158 (1957). — **Knutsen, A., E. R. Jennings, O. A. Brines,** and **A. Axelrod:** Renal papillary necrosis. Amer. J. clin. Path. **22**, 327 (1952). — **Koch, M. L., D. Lepley, C. M. Schraeder,** and **M. B. Smith:** Study of staphylococcic infection occurring on a surgical surface. J. Amer. med. Ass. **169**, 99 (1959). — **Kocvara, S.,** u. **F. Cevinka:** Kvantitationi baktériologické vysetrováni moci .(Quantitative bakteriologische Untersuchung des Urins). Rozhl. chir. gynaek. (Praha) **35**, 457 (1956). — **Koller, F.,** u. **H. U. Zollinger:** Gichtische Glomerulonephrose. Schweiz. med. Wschr. **75**, 97 (1954). — **Kollwitz, A. A.:** Die Bedeutung der percutanen Nierenbiopsie in der Urologie. Verh. dtsch. Ges. Urol. **1962**, 163. ~ Wert und Grenzen der percutanen Nierenbiopsie in der Urologie. Urologe **1**, 5 (1962). — **Komo, K.,** and **S. Abe:** Histopathological researches of the kidneys obtained at necropsy for pulmonary tuberculosis and particularly of papillary and calycal lesions. Tohoku Ig. Z. **47**, 1 (1952). — **Kovács, A.:** Über die Nephritis papillaris. Frankfurt. Z. Path. **35**, 457 (1927). — **Kramer, N. C., M. Watt, J. H. Howe,** and **A. E. Parrish:** Circulating antihuman kidney antibodies in human renal disease. Amer. J. Med. **30**, 39 (1961). — **Kreeke, H. J.,** u. **G. Schütterle:** Quantitative Untersuchungen zur Frage der Ausscheidung von Erythrozyten und Leukozyten im normalen Urin. Dtsch. Arch. klin. Med. **207**, 118 (1961). — **Kremling, H.:** Betrachtungen zur Therapie der Pyelitis gravidarum. Münch. med. Wschr. **99**, 105 (1957). ~ Die Pyelonephritis in gynäkologisch-geburtshilflicher Sicht. Med. Klin. **59**, 761 (1964). — **Kremling, H.,** u. **H. Winckler:** Nachuntersuchungen bei Pyelitis gravidarum. Zbl. Gynäk. 84, 1028 (1963). — **Kretchmar, L. H.,** and **D. F. McDonald:** The urine sediment in acute appendicitis. Arch. Surg. 87, 209 (1963). — **Kretschmer, H. J.:** Cystography. Surg. Gynec. Obstet. **23**, 709 (1916). — **Kreysel, H. W.:** Untersuchungen über die Nierenfunktion und Elektrolytstoffwechsel bei der Pyelonephritis. Inaug.-Diss. Univ. Hamburg 1958. — **Krivec, O.,** and **I. Reiner:** Papilarna nekroza bubrega. Liječn. Vjesn. **79**, 119 (1957). — **Kubik, M. M.,** and **K. Datta:** Cycloserine in the treatment of urinary infection. Brit. J. Urol. **33**, 267 (1961). — **Kuczynski, M.,** u. **E. Wolff:** Untersuchungen über die experimentelle Streptokokkeninfektion der Maus. Berl. klin. Wschr. **33**, 777 (1920). — **Kumita, K.:** Über die Lymphgefäße der Nieren und Nebennierenkapsel. Über die Lymphbahnen des Nierenparenchyms. Arch. Anat. Physiol., Anat. Abt. **49**, 99 (1909). — **Kunin, C. M.:** Analysis of the restrictions imposed by renal failure on antibiotic therapy of pyelonephritis. Henry Ford Hosp. Internat. Sympos., Biology of pyelonephritis, p. 613. Boston: Little, Brown & Co. 1960. ~ The quantitative significance of bacteria visualized in the unstained urinary sediment. New Engl. J. Med. **265**, 589 (1961). ~ Antibody distribution against nonenteropathic E. coli. Arch. intern. Med. **110**, 676 (1962). ~ The nature of recurrent urinary tract infections in school girls. Proc. 2nd Int. Congr. Nephrol., Prague 1963, p. 247. — **Kunin, C. M.,** and **M. Finland:** Restrictions imposed on antibiotic therapy by renal failure. Arch. intern. Med. **104**, 1030 (1959). — **Kuschinsky, G.:** Phenacetin und Nierenschädigung. In: Phenacetinabusus und Nierenschädigung von Sarre-Moench-Kluthe, S. 30. Stuttgart: Georg Thieme 1958. — **Kusner, D. S., S. H. Armstrong, A. Dubin, P. B. Szanto, A. Markowitz, B. P. Maduros, J. M. Levine, G. L. River, T. N. Gynn,** and **J. P. Pendras:** Acute Glomerulonephritis in the adult. Medicine (Baltimore) **40**, 203 (1961).

Lachnit, V., u. **L. Peschl:** Zur Zytologie des Harnsedimentes. Wien. klin. Wschr. **71**, 86 (1959). — **Lachnit, W.,** u. **G. Sutterlütti:** Prognose und Therapie der chronischen Pyelonephritis. Wien. Z. inn. Med. **41**, 41 (1960). — **Lagergren, C.,** and **N. Lindvall:** Renal papillary necrosis. Acta radiol. (Stockh.) **49**, 249 (1958). — **Lagergren, C.,** and **A. Ljungqvist:** The intrarenal arterial pattern in chronic pyelonephritis. A micro-angiographic and histologic study. Virchows Arch. path. Anat. **335**, 584 (1962). ~ The intrarenal arterial pattern in renal papillary necrosis. A micro-angiographic and histologic study. Amer. J. Path. **41**, 633 (1962). — **Lakey, W. H.:** Interstitial nephritis due to chronic phenacetin poisoning. Canad. med. Ass. J. **85**, 477 (1961). — **Lampen, H.:** Beitrag zur Diagnostik der Pyelonephritis. Dtsch. med. Wschr. 88, 94 (1963). ~ Wege zur Frühdiagnose der chronischen Pyelonephritis. Med. Welt 904 (1964). ~ Die abdominelle Verlaufsform der Pyelonephritis. Med. Klin. **59**, 21 (1964). — **Lancaster, L. J.:** Role of serratia species in urinary tract infections. Arch. intern. Med. **109**, 536 (1962). — **Langley, G. J.,** and **R. Platt:** Hypertension and unilateral kidney disease. Quart. J. Med. **16**, 143 (1947). — **Lantzius-Beninga, E.:** Klinischer Beitrag zum Verlauf der Papillennekrose. Z. Urol. **45**, 246 (1952). — **Lanz, R.,** u. **St. Seiler:** Zur Frage der einseitigen renalen Hypertonie. Helv. chir. Acta **24**, 302 (1957). — **Larcan, A., P. Guillemin, C. Huriet** et **M.**

Bittard: A propos de trente-deux «petits reins». Strasbourg mèd., N. S. **13**, 929 (1962). — **Larcan, A., G. Rauber** et **C. Huriet:** Le probleme de la néphrite interstitielle chronique primitive. Presse mèd. **69**, 652 (1961). ~ Recherche des critéres d'individualitè des néphrites interstitielles chroniques. J. Urol. Néphrol. **67**, 78 (1961). — **Largiadèr, F.:** Morphologie, Histogenese und Klassifikation der Nierentumoren. Urol. int. (Basel) **6**, 273 (1958). — **Larsen, K.,** and **C.E. Moeller:** Nyrelidelse forsårsaget af phenacetinmissbrug. Uskr. Læg. **120**, 114 (1958). ~ A renal lesion caused by abuse of phenacetin. Acta med. scand. **164**, 53 (1959). ~ Renal lesion caused by abuse of phenacetin. Acta med. scand. **170**, 385 (1961). — **Lathem, W.** Hyperchloremic acidosis in chronic pyelonephritis. New Engl. J. Med. **258**, 1031 (1958). — **Laubinger, H.:** Diagnostische Möglichkeiten bei der chronischen Pyelonephritis aus dem Urin. Kongr.-Ber. Nordwestdtsch. Ges. inn. Med., Hansisches Verlagskontor, Lübeck 1961, S. 29. — **Lauler, D.P., G.E. Schreiner,** and **A. David:** Renal medullary necrosis. Amer. J. Med. **29**, 132 (1960). — **Laurent, B.,** and **A. Kasanen:** Plasma fibrinogen and erythrocyte sedimentation rate in pyelonephritis. Ann. Med. intern. Fenn. **51**, 173 (1962). — **Leadbetter, G.W., J.H. Duxbury,** and **J.R. Dreyfuss:** Absence of vesicoureteral reflux in normal adult males. J. Urol. (Baltimore) **84**, 69 (1960). — **Leary, D.C.,** and **J.P. Peters:** Intravenous pyelograms in normal and abnormal pregnancies. Amer. J. Obstet. Gynec. **46**, 803 (1943). — **Leather, H.M.:** Presentation and diagnosis of chronic pyelonephritis. Brit. med. J. **1963 I**, 1440. — **Leather, H.M., M.R. Wills,** and **H.M. Gault:** Bacterial pyrogen in diagnosis of pyelonephritis. Brit. med. J. **1963 I**, 92. — **Lebbin, E.:** Pseudotumoröse Form der chronischen Peripyelitis. Z. urol. Chir. **46**, 143 (1942). — **Legler, F.:** Zur Frage der derzeitigen Empfindlichkeit häufiger Erreger von Harnwegsinfekten gegen Antibiotika und Chemotherapeutika. Arzneimittel-Forsch. **12**, 890 (1962). — **Leigh, D.A.,** and **J.D. Williams:** Method for the detection of significant bacteriuria in large groups of patients. J. clin. Path. **17**, 498 (1964). — **Leishman, A.W.D.:** Bacillus coli infection of the urinary tract, its relation to bowel function. Lancet **1939 II**, 971. — **Lemmi, L.,** e **A. Gubbiotti:** Il reflusso vescico-ureterale. Rassegna sintetica e contributo casuistico. Riv. Radiol. **2**, 1115 (1962). — **Lenaghan, D.:** Bifid ureters in children: an anatomical, physiological and clinical study. J. Urol. (Baltimore) **87**, 808 (1962). — **Lenarduzzi, G.:** Sugli aspetti radiologici del rene a spugna. Commun alla II. Rininone. Ass. Rad. Pad. Padova 1958. — **Lennon, G.G., K.B. Linton,** and **N. Slade:** Prevention of urinary infection in gynaecology. Brit. med. J. **1964 II**, 423. — **Lenti, G., A. Vercellone, G. Piccoli** e **P.L. Cavelli:** La pielonefrite cronica primitiva ematogena. Minerva nefrol. **10**, 173 (1963). — **Lenti, G.A., A. Vercellone, D. Varese** e **G. Piccoli:** Problemi di diagnostica nella pielonefrite cronica. Arch. E. Maragliano Pat. Clin. **17**, 225 (1961). — **Lepage, F.,** et **L. Lemerre:** A propos de la pyelonéphrite gravidotoxique. Presse méd. **65**, 1831 (1957). — **Lepper, E.H.:** The production of coliform infection in the urinary tract of rabbits. J. Path. Bact. **24**, 192 (1921). — **Levaditi, C.:** Experimentelle Untersuchungen über die Nekrose der Nierenpapillen. Arch. int. Pharmacodyn. **8**, 45 (1901). — **Levin, H.:** Bilateral renal agenesis. J. Urol. (Baltimore) **67**, 86 (1952). — **Lewitt, L.M.:** Diabetic neuropathy. N.Y.St. J. Med. **54**, 52 (1954). — **Lichtenberg, A. v.,** u. **H. Dietlen:** Die Darstellung des Nierenbeckens und Ureters im Röntgenbilde nach Sauerstoffüllung. Münch. med. Wschr. **58**, 1341 (1911). — **Lichtenstein, L., H.W. Scott,** and **M. Levin:** Pathologic changes in gout; survey of eleven necropsied cases. Amer. J. Path. **32**, 871 (1956). — **Lieberthal, F.:** Pyelonephritic contracture of the kidney. Surg. Gynec. Obstet. **69**, 159 (1939). — **Liedberg:** Nosocomial urinary tract infections, with special reference to the role of the indwelling catheter. Acta chir. scand. **118**, 45 (1959). — **Likely, D.S., J.R. Lisa,** and **C. Salomon:** Pyelonephritis with death in uremia. J. Amer. med. Ass. **119**, 397 (1942). — **Lincoln, K.,** and **J. Winberg:** Studies on urinary tract infections in infancy and childhood. Acta paediat. (Uppsala) **53**, 447 (1964). — **Lindemeyer, R.I., M. Turck,** and **R.G. Petersdorf:** Factors determining the outcome of chemotherapy in infections of the urinary tract. Ann. intern. Med. **58**, 201 (1963). — **Lindeneg, O., S. Fischer, J. Pedersen,** and **N.I. Nissen:** Necrosis of renal papillae and prolonged abuse of phenacetin. Acta med. scand. **165**, 321 (1959). — **Linder, Fr.:** Beitrag zur pathologischen Anatomie der pyelonephritischen Schrumpfniere unter besonderer Berücksichtigung ihrer Arterienveränderungen. Frankfurt. Z. Path. **51**, 150 (1937). ~ Experimentelle und klinische Untersuchungen zur Frage der Hypertonie bei chirurgischen Nierenerkrankungen. Langenbecks Arch. klin. Chir. **262**, 320 (1949). — **Lindholm, T.:** On renal papillary necrosis with special reference to the diagnostic importance of papillary fragments in the urine, therapy (i.a. artificial kidney) and prognosis. Acta med. scand. **167**, 319 (1960). — **Lindner, A.,** u. **W. Schramm:** Über das Kelchdivertikel der Nieren und seine differentialdiagnostische Bedeutung. Dtsch. med. Wschr. **89**, 1255 (1964). — **Lindvall, N.:** Renal papillary necrosis. A roentgenographic study of 155 cases. Acta radiol. (Stockh.), Suppl. 192 (1960). — **Linneweh, F.:** Zur Klinik der Harnwegsinfektionen. Dtsch. med. Wschr. **82**, 369, 438, 499, 765 (1957). ~ Pyelonephritis. Mod. Probl. Pädiat. **6**, 251 (1960). ~ Kritische Bemerkungen über die Pyelonephritis. In: E. Wollheim, Glomeruläre und tubuläre Nierenerkrankungen, S. 55. Stuttgart: Georg Thieme 1962. — **Linzenmeier, G.,** u. **R. Müller:** Die Bedeutung der Griesschen Nitritprobe bei Harnwegsinfektionen. Klin.

Wschr. **41**, 919 (1963). — **Lippman, R. W.:** Urine and the urinary sediment, 2nd ed. Springfield (Ill.): Ch. C. Thomas 1957. — **Little, P. J.:** Urinary white-cell excretion. Lancet **1962 I**, 1149. — **Little, P. J.,** and **H. E. de Wardener:** The use of prednisolone phosphate in the diagnostic of pyelonephritis in man. Lancet **1962 I**, 1145. — **Löhlein, M.:** Über Schrumpfnieren. Beitr. path. Anat. **63**, 570 (1917). — **Longcope, W. T.:** Chronic bilateral pyelonephritis: Its origin and its association with hypertension. Ann. intern. Med. **11**, 149 (1937). — **Longcope, W. T.,** and **W. L. Winkenwerder:** Clinical features of the contracted kidney due to pyelonephritis. Bull. Johns Hopk. Hosp. **53**, 255 (1933). — **Longo, V.:** Unilateral necrotizing pyelonephritis. Conn. med. J. **22**, 296 (1958). — **Loopuyt, L.:** Infections of the urinary tract. I. Frequency of urinary infections. Acta med. scand. **125**, 245 (1946). — **Lorenzen, I.,** and **M. Schwartz:** Phenacetin-induced haemolysis in patients with chronic nephritis and phenacetin abuse. Acta med. scand. **168**, 461 (1960). — **Losse, H.:** Kurzlehrbuch der Nierenkrankheiten. Pathogenese, Diagnostik und Therapie. Stuttgart: F. K. Schattauer 1963. — **Loudon, I. S. L.,** and **G. P. Greenhalgh:** Urinary tract infections in general practice. Lancet **1962 II**, 1246. — **Lovell, R.:** Studies on Corynebacterium renale. I. A systematic study of a number of strains. J. comp. Path. **56**, 196 (1946). — **Lovell, R.,** and **E. Cotchin:** Studies on Corynebacterium renale. II. The experimental pathogenicity for mice. J. comp. Path. **56**, 205 (1946). — **Lowsley, O. G.,** and **T. J. Kirwin:** Clinical urology. Baltimore: Williams & Wilkins 1940. — **Lubsen, N.:** Changes in the flora of urinary tract infections during antibacterial therapy. Acta med. scand. **172**, 351 (1962). — **Luca, F. G., H. J. de Fisher,** and **O. Swenson:** Review of recurrent urinary-tract infections in infancy and early childhood. New Engl. J. Med. **268**, 75 (1963). — **Lucas, D. R.:** Physiological and pharmacological studies of ureter. Amer. J. Physiol. **22**, 245 (1908). — **Lüders, D.:** Vergleich zwischen Gußplattenverfahren und Kulturen auf festen Nährböden bezüglich der quantitativen Keimdiagnostik im Urin. Mschr. Kinderheilk. **111**, 48 (1963). — **Lundbaek, K.:** Papilnekrose. Ugeskr. Læg. **116**, 136 (1954). — **Lupton jr., C. H.,** and **J. F. A. McManus:** The nature of chronic pyelonephritis. Lab. Invest. **11**, 860 (1962). — **Luquegard, H.,** and **E. Akerlund:** Unspecific urethritis in women. Nord. Med. **72**, 948 (1964). — **Lusted, L. B., H. L. Steinbach,** and **E. Klatte:** Papillary calcification in necrotizing renal papillitis. Amer. J. Roentgenol. **78**, 1049 (1957). — **Lyon, E.:** Chronic interstitial nephritis. Acta med. orient. (Tel-Aviv) **14**, 96 (1955). — **Lytton, B.:** Urinary infection in cystoscopy. Brit. med. J. **1961 II**, 547.

Maatz, R.: Hochdruck bei einseitiger Nierenerkrankung. Z. Urol. **47**, 544 (1954). — **Macanlay, D.,** and **R. N. P. Sutton:** The prognosis of urinary infections in childhood. Lancet **1957 II**, 1318. — **MacCallum, D. B.:** The bearing of degenerating glomeruli on the problem of the vascular supply of the mammalian kidney. Amer. J. Anat. **65**, 69 (1939). — **MacDonald, R. A., H. Levitin, G. K. Mallory, E. H. Kass,** and **J. C. Norton:** Relation between pyelonephritis and bacterial counts in the urine. An autopsy study. New Engl. J. Med. **256**, 915 (1957). — **Mackay, J. R.,** and **L. Larkin:** The significance of the presence in human serum of complement-fixing antibodies to human tissue antigens. Aust. Ann. Med. **7**, 251 (1958). — **MacKeith, R.:** Pyelonephritis pyelitis in infancy and childhood. Practitioner **170**, 258 (1953). — **MacKenzie, D. W.,** and **A. B. Wallace:** The lymphatics of the lower urinary and genital tracts. An experimental study with special reference to renal infections. J. Urol. (Baltimore) **34**, 516 (1935). — **MacLeod, J. W.:** The hospital urine bottle and bedpan as reservoirs of infection by Pseudomonas pyocyanea. Lancet **1958 I**, 7017. — **MacMahon, H. E.,** et **R. Lattaraca:** Essential renal hematuria. J. Urol. (Baltimore) **71**, 667 (1954). — **Macquet, P., L. Wemeau, G. Lemaitre** et **G. Defrance:** L'Examen radiologique dans les contusions récentes du rein. J. Radiol. Électrol. **38**, 67 (1957). — **Mahler, R. F.,** and **S. W. Stanbury:** Potassium-losing renal disease. Renal and metabolic observations on a patient sustaining renal wastage of potassium. Quart. J. Med., N. S. **25**, 21 (1956). — **Maier, K. J., E. S. Braden,** and **H. C. Burkhead:** Renal papillary necrosis Radiology **75**, 254 (1960). — **Mallory, G. K., A. R. Crane,** and **J. E. Edwards:** Pathology of acute and of healed experimental pyelonephritis. Arch. Path. **30**, 330 (1940). — **Mandel, E. E.:** Renal medullary necrosis. Amer. J. med. **13**, 322 (1952). ~ Renal medullary necrosis. Arch. intern. Med. **91**, 417 (1953). — **Mandel, E. E.,** and **H. Popper:** Experimental medullary necrosis of the kidney. Arch. Path. **52**, 1 (1951). — **Mann, M.:** Morphologische Spätveränderungen und nephrotisches Syndrom nach einseitiger Nierenvenendrosselung bei der Ratte. Z. ges. exp. Med. **133**, 270 (1960). — **Manseck, H.:** Beitrag zum Problem der Hypertonie bei einseitiger pyelonephritischer Schrumpfniere. Chirurg **23**, 557 (1952). — **Mansfield, J. S., G. K. Mallory,** and **L. B. Ellis:** The differential diagnosis of chronic Bright's disease; clinico-pathological correlation. New Engl. J. Med. **229**, 387 (1943). — **Marcel, J. E.,** et **G. Monin:** A propos des hématuries rénales de cause obscure. J. Urol. méd. chir. **61**, 320 (1955). — **Marion, G.:** Traité d'urologie. Paris: Masson & Cie. 1935. — **Marks, I. M.:** Renal medullary necrosis following exsanguination in infancy. Lancet **1960 II**, 680. — **Marousek, M.,** and **R. G. Mayer:** Renal papillary necrosis with perinephritic abscess. S. Dak. J. Med. Pharm. **8**, 225 (1955). — **Marple, C. D.:** The frequency and character of urinary tract infections in an unselected group of women. Ann. intern. Med. **14**, 2220 (1941). — **Marshall, A. G.:** The persistence of foetal structures in pyelonephritis kidneys. Brit. J. Surg. **41**, 38, 1953. ~ Scars of the renal cortex. J. Path. Bact. **71**, 95 (1956). — **Marshall, F.C.:** Excretory urographic changes in children which suggest occurrence of reflux. J. Urol. (Baltimore) **87**, 681 (1962). — **Marti, H.R.:** Die Anämie bei chronischem Phenacetinabusus. Schweiz. med. Wschr. **88**, 1054 (1958). — **Martin, C.M.,** and **E.N. Bookrajian:** Bacteriuria prevention after indwelling urinary catheterization. A controlled study. Arch. intern. Med. **110**, 703 (1962). — **Martin, C.M., E. Bronstein,** and **S. Dray:** Agammaglobulinemia. Ann. intern. Med. **47**, 533 (1957). — **Marx, A.J.,** and **H. Wendler Deane:** Histiophysiologic changes in the kidney and adrenal cortex in rats on a low-sodium diet. Endocrinology **73**, 317 (1963). — **Masshoff, W.,** and **G. Hollmann:** Die interstitielle Nephritis. Internist (Berl.) **3**, 629 (1962). — **Mathé, Ch.P.:** Le «petit rein». Hypoplasie congénitale et pyelonéphrite atrophique. Lyon chir. **51**, 557 (1956). ~ The diminuitive kidney. Congenital hypoplasia and atrophic pyelonephritis. Calif. Med. **84**, 110 (1956). — **Maurice, P.F.,** and **P.H. Henneman:** Medical aspects of renal stones. Medicine (Baltimore) **40**, 315 (1961). — **Maxwell, M.H.:** Diskussionsbeitrag. In: Henry Ford-Hosp. Internat. Sympos., Biology of pyelonephritis, p. 476. Boston: Little, Brown & Co. 1960. — **May, F.,** and **F. Arnholdt:** Die chronische Harninfektion. Med. Mschr. **9**, 578 (1955). — **McCabe, E.S.:** Resistant infections of the urinary tract, with special reference to a new urinary antiseptic and pyelonephritis lenta. J. Amer. Geriat. Soc. **11**, 975 (1963). — **McCabe, W.R.:** Endotoxin tolerance. I. Its induction by experimental pyelonephritis. J. clin. Invest. **42**, 610 (1963). ~ Endotoxin tolerance. II. Its occurrence in patients with pyelonephritis. J. clin. Invest. **42**, 618 (1963). — **McCabe, W.R.,** and **G.G. Jackson:** The natural course of retrograde infections of the urinary tract of rats with different serotypes of Escherichia coli or Enterococcus. Henry Ford Hosp. Internat. Sympos., Biology of pyelonephritis, p. 39. Boston: Little, Brown & Co. 1960. ~ Treatment of chronic pyelonephritis. III. Comparison of several drugs combined and one member of the combination, colistin. Amer. J. med. Sci. **240**, 754 (1960). — **McDonald, R.A., H. Levitin, G.K. Mallory,** and **E.H. Kass:** Relation between pyelonephritis and bacterial counts in the urine. An autopsy study. New Engl. J. Med. **257**, 915 (1957). — **McGeachie, J.,** and **A.C. Kennedy:** Simplified quantitative methods for bacteriuria and pyuria. J. clin. Path. **16**, 32 (1963). — **McGovern, J.H., V.F. Marshall,** and **A.J. Paquin:** Vesicoureteral regurgitation in children. J. Urol. (Baltimore) **83**, 122 (1960). — **McHenry, M.C., W.J. Martin,** and **W.E. Wellman:** Bacteriemia due to gram-negative bacilli. Review of 113 cases encountered in the five-year period 1955 through 1959. Ann. intern. Med. **56**, 207 (1962). — **McKenzie, K.R.:** Xanthogranulomatous pyelonephritis: confusion with renal carcinoma. J. Urol. (Baltimore) **92**, 261 (1964). — **McLellan, F.C.,** and **H.J. Brezing:** Chronic parathyphoid pyelonephritis cured by nephrectomy: report of a case with a trial of streptomycin. J. Urol. (Baltimore) **62**, 267 (1949). — **McLelland, R.:** Ureteritis, pyelitis and pyelonephritis emphysematosa. A case report. Acta radiol. (Stockh.) **57**, 97 (1962). — **McLeod, J.W., J.M. Mason,** and **A.A. Pilley:** Prophylactic control of infection of the urinary tract consequent on catheterisation. Lancet **1963 I**, 292. — **McManus, J.F.A.:** Medical diseases of the kidney. Philadelphia: Lea & Febiger 1950. — **McManus, J.F.A.,** and **C.H. Lupton:** Ischemic obsolescence of renal glomeruli. Lab. Invest. **9**, 413 (1960). — **Melen, B.,** and **E. Odeblad:** Pleuropneumonia-like organisms in genito-urinary tract of healthy women. Acta derm.-venereol. (Stockh.) **32**, 77 (1952). — **Mellgren, J.,** and **G. Redell:** Zur Pathologie und Klinik der Papillitis necroticans renalis. Acta chir. scand. **84**, 439 (1941). — **Meloni, F.:** Mykotische Harntraktinfektion mit transitorischer Nephrolithiasis während langdauernder Immobilisierung. Schweiz. med. Wschr. **85**, 651 (1955). — **Mendizabal, A.:** Necrosis aguda de las papilas renales. Rev. invest. clín. **9**, 313 (1957). — **Mériel, P.,** et **J.M. Suc:** Indications de la biopsie rénale. J. Urol. Néphrol. **67**, 363 (1961). — **Merriam, J.C., S.C. Sommers,** and **R.H. Smithwick:** Clinicopathologic correlations of renal biopsies in hypertension with pyelonephritis. Circulation **17**, 243 (1958). — **Metz, H.:** Zur Bakteriologie, Therapie und Pathogenese nicht gonorrhoischer Harnwegsinfektionen. Münch. med. Wschr. **105**, 457 (1963). — **Meyer, P.:** Betrachtungen zur Frage des Entstehungsortes des Renins an Hand histologischer Untersuchungen der Rattenniere nach Injektion von Natriumtartrat. Inaug.-Diss. Zürich 1950. — **Meyer, W.:** Diskussionsbemerkung in: Phenacetinabusus und Nierenschädigung von Sarre-Moench-Kluthe, S. 108. Stuttgart: Georg Thieme 1958. — **Meyler, L.:** Pyelonephritis due to prolonged phenacetin abuse. Ned. T. Geneesk. **105**, 2328 (1961). — **Michie, A.J.,** and **C.R. Michie:** Kidney function in unilateral pyelonephritis. I. Clinical data. Amer. J. Med. **22**, 179 (1957). — **Michie, A.J., C.R. Michie,** and **M.C. Ragni:** Kidney function in unilateral pyelonephritis. II. Physiological interpretations. Amer. J. Med. **22**, 190 (1957). — **Miescher, P.,** and **A. Pletscher:** Zur Pathogenese der Anämie bei Patienten mit Abusus phenacetinhaltiger Analgetika. Schweiz. med. Wschr. **88**, 1056 (1958). — **Miescher, P., U. Schnyder** u. **U. Krech:** Zur Pathogenese der interstitiellen Nephritis bei Abusus phenacetinhaltiger Analgetika. Schweiz. med. Wschr. **88**, 432 (1958). — **Miescher, P.,** u. **A. Studer:** Weitere tierexperimentelle Untersuchungen zur Frage der Pathogenese der interstitiellen Nephritis. Schweiz. med. Wschr. **91**, 939 (1961). — **Mikolajczyk, W., K. Boreyko-Chodkiewicz,** and **Z. Sadowski:** Comparative studies on the diagnostic value of 24-hour clearance of endogenic creatinin and osmotic pressure of urine in pyelonephritis and pyelitis, in hypertensive disease and atheromatosis. Pol. Arch. Med. wewnęt. **31**, 667 (1961). — **Miller, A., W.A. Gillespie, K.B. Linton, N. Slade,** and **J.P. Mitchell:** Postoperative infection in urology. Lancet **1958 II**, 608. — **Milliez, P.,**et **D. Fritel:** Les néphropathies gravidiques. Canad. med. Ass. J. **83**, 408 (1960). — **Milliez, P., P. Samarcq, J. Himbert, G. Lagrue** et **H. Ducrot:** Hypertension artérielle juvénile maligne. Rein droit aplastique, néphrectomie droite. Obstruction de l'artére rénale gauche. Mort. Sem. Hôp. Paris **32**, 459 (1956). — **Milne, M.D., R.C. Muehrcke,** and **B.E. Heard:** Potassium deficiency and the kidney. Brit. med. Bull. **13**, 15 (1957). — **Milner, P.F.:** The differentiation of enterobacteriaceae infecting the urinary tract. J. clin. Path. **16**, 39 (1963). — **Mintzner, S., E.R. Kadison, W.H. Schlaes,** and **O. Felsenfeld:** Treatment of urinary tract infections with a new antibacterial, Nitrofuran. Antibiot. and Chemother. **3**, 151 (1953). — **Mitchell, J.P.,** and **W.A. Gillespie:** Bacteriological complications from the use of urethral instruments: Principles of prevention. J. clin. Path. **17**, 492 (1964). — **Mitchell, J.P., N. Slade,** and **K.B. Linton:** Instrumental bacteriaemia and its prevention. Brit. J. Urol. **34**, 454 (1962). — **Mitchell, R.G.:** Urinary tract infections due to coagulase-negative staphylococci. J. clin. Path. **17**, 105 (1964). — **Moell, H.:** Gross bilateral renal cortical necrosis during long period of oliguria-anuria. Acta radiol. (Stockh.) **48**, 355 (1957). — **Möllendorf, W. v.:** Der Exkretionsapparat. In: Handbuch der mikroskopischen Anatomie des Menschen von v. Möllendorf, Bd. 7/1. Berlin: Springer 1930. — **Moeller, J.:** Humorale Faktoren in der Pathogenese des menschlichen Hochdrucks. Arch. Kreisl.-Forsch. **18**, 249 (1952). ~ Nierenfunktionsprüfungen bei tubulärer Insuffizienz. Verh. dtsch. Ges. inn. Med. **57**, 216 (1952). ~ Diskussion in: Sarre-Moench-Kluthe, Phenacetinabusus und Nierenschädigung, S. 92. Stuttgart: Georg Thieme 1958. ~ Untersuchungen der Nierenfunktion. Internist (Berl.) **1**, 106 (1960). ~ Pyelonephritische Erkrankungen in Pathogenese und Therapie. Regensburg. Jb. ärztl. Fortbild. **11**, 316 (1963). — **Moeller, J.,** u. **A. Bedö:** Die Phenolsulphonphthaleinausscheidung als Funktionsprüfung der Niere. Ärztl. Wschr. **7**, 1125 (1952). — **Moeller, J.,** u. **A. Heidland:** Sekundäre Niereninsuffizienz, interstitielle Nephritis oder tubuläre Insuffizienz bei Phenacetinabusus. Dtsch. med. Wschr. **84**, 1865 (1959); **85**, 596 (1960). — **Moeller, J.,** u. **W. Rex:** Nierenfunktionsstörungen bei tubulärer Insuffizienz. Z. klin. Med. **150**, 103 (1952). — **Moeller, J.,** u. **J. Steger:** Die Eiweißausscheidung bei der Nephrose. Z. klin. Med. **153**, 205 (1955). — **Moeschlin, S.:** Phenacetinsucht und -schäden. Innenkörperanämien und interstitielle Nephritis. Schweiz. med. Wschr. **87**, 123 (1957). ~ Phenacetinabusus und Phenacetinschäden in der Schweiz (Anaemia haemolytica und Nephritis interstitialis) in: Phenacetinabusus und Nierenschädigung von Sarre-Moench-Kluthe, S. 53. Stuttgart: Georg Thieme 1958. ~ Klinik und Therapie der Vergiftungen, 3. Aufl. Stuttgart: Georg Thieme 1959. — **Mohr, H.J.:** Bericht über 3 Fälle. In: Phenacetinabusus und Nierenschädigung von Sarre-Moench-Kluthe, S. 25. Stuttgart: Georg Thieme 1958. ~ Diagnostische Probleme bei der Pyelonephritis am Nierenpunktat. Kongr.-Ber. Nordwestdtsch. Ges. inn. Med., Hansisches Verlagskontor, Lübeck 1961. — **Montaldo, G.:** Die senile Randatrophie der Niere. Virchows Arch. path. Anat. **305**, 340 (1940). ~ Die experimentelle pyelonephritische Schrumpfniere. Virchows Arch. path. Anat. **309**, 461 (1942). — **Montgomerie, J.Z.,** and **J.D.K. North:** Evaluation of the pyrogen test in chronic pyelonephritis. Lancet **1963 I**, 690. — **Monto, A.S.,** and **L.A. Rantz:** The development and character of bacteriuria in pregnancy. Experience with a nonindigent population. Ann. intern. Med. **59**, 186 (1963). — **Monzon, O.T., E.M. Ory, H.L. Dobson, E. Carter,** and **E.M. Yow:** A comparison of bacterial counts of the urine, obtained by needle aspiration of the bladder, catheterization and midstream-voided methods. New Engl. J. Med. **259**, 764 (1958). — **Moolten, S.E.,** and **L.B. Smith:** Fatal nephritis in chronic phenacetin poisoning. Amer J. Med. **28**, 127 (1960). — **Moonen, W.A.,** et **F. de Groote:** La maladie de l'uretère droit, anomalie ou séquelle d'une infection ? Urol. int. (Basel) **15**, 129 (1963). — **Moore, R.A.:** In: Clinical-pathologic conference on: Diabetes, fever of unknown origin and coma. Amer. J. Med. **5**, 898 (1948). — **Morales, P., K. Hamilton, J. Brown,** and **R.S. Hotchkiss:** Open renal biopsy. J. Urol. (Baltimore) **86**, 501 (1961). — **Morales, P.,** and **A.Y. Tsou:** Quantitative bacteriologic study of urinary infection among paraplegics. J. Urol. (Baltimore) **87**, 191 (1962). — **Moran-Miranda, F.:** La infección urinaria. Fisiopatologia y clinica. Rev. Asoc. méd. argent. **70**, 1 (1956). — **Morard, J.C.:** Néphrose aux sulfonamides avec nécrose papillaire. J. Urol. méd. chir. **61**, 310 (1955). ~ Néphrose avec papillo-nécrose hémorrhagique dans un cas d'ictère grave du nouveau-né. J. Urol. méd. chir. **61**, 316 (1955). — **Morard, J.C., J. Bariety** et **A. Abadie:** Pyelonéphrite expérimentale provoquée, chez le lapin, par injections successives d'entoxine et de colibacilles. Proc. 2nd Intern. Congr. Nephrol., Prague 1963, p. 267. — **Morard, J.C., L. Orcel, J. Lubetzki** et **E. Azerad:** La nécrose papillaire du rein diabétique. Remarques cliniques et pathogéniques. Essai de classification. Sem. Hôp. Paris **37**, 1 (1961). — **Moreau, R., R. Deuil, J. Crosnier, Ch. Blatrix** et **P. Thibault:** Nécrose papillaire rénale au cours du diabète. Presse méd. **62**, 599 (1954). — **Morillo, M.M., A. Orandi, M. Fernandes,** and **J.W. Draper:** Vesicoureteral reflux in male adults with bladder neck obstruction. J. Urol. (Baltimore) **89**, 389 (1963). — **Morison, J.E.:** Renal venous thrombosis and infarction in the newborn. Arch. Dis. Child. **20**, 129

(1945). — **Mormile, G.:** La necrosi papillae renale. Nunt. radiol. (Roma) **22**, 664 (1956). — **Morris, H.L.,** and **J.F. Brunton:** Vesicoureteral reflux as an etiologic factor in pyelitis of pregnancy. Amer. J. Obstet. **25**, 414 (1933). — **Mortensen, J.D.,** and **J.L. Emmett:** Nephrocalcinosis: A collective and clinopathologic study. J. Urol. (Baltimore) **71**, 398 (1954). — **Moses, J.M., B.N. Joshi,** and **R.K. Gadgil:** The problem of gram-negative bacilli in urinary tract infections. Indian J. med. Sci. **15**, 843 (1961). — **Mou, T.W.,** and **H.A. Feldman:** Seasonal bacteriuria in two "normal" family populations. Arch. intern. Med. **110**, 712 (1962). — **Muehrcke, R.:** Prolonged potassium deficiency and chronic pyelonephritis in man and animals. In: Henry Ford Hosp. Internat. Sympos., Biology of pyelonephritis, p. 581. Boston: Little, Brown & Co. 1960. — **Muehrcke, R.C.,** and **J.C. McMillan:** The relationship of "chronic pyelonephritis" to chronic potassium deficiency. Ann. intern. Med. **59**, 427 (1963). — **Muehrcke, R.C.,** and **M.D. Milne:** Primary hyperaldosteronism, long standing potassium depletion and pyelonephritis. Clin. Res. **5**, 190 (1957). — **Muehrcke, R.C.,** and **C.L. Pirani:** Percutaneous renal biopsy. In: D.A.K. Black, Renal disease, p. 418. Oxford: Blackwell Sci. Publ. 1962. — **Müller, A.:** Über die Ausbreitung des entzündlichen Prozesses im Nierenparenchym bei aufsteigender Pyelonephritis. Langenbecks Arch. klin. Chir. **97**, 44 (1912). — **Müller, Fr. v.:** Morbus Brightii. Verh. dtsch. path. Ges. **9**, 64 (1905). — **Müller, H.G.:** Diskussionsbeitrag. Sonderband Z. Urol. 237 (1957). — **Müller, J., J. Kuchler, A. Kubajurová** u. **J. Bouchat:** Über die diagnostische Bedeutung der Sternheimer-Malbin-Zellen. Z. ges. inn. Med. **16**, 752 (1961). — **Muirhead, E.E., J. Vanatta,** and **A. Grollman:** Papillary necrosis of the kidney. A clinical and experimental correlation. J. Amer. med. Ass. **142**, 627 (1950). — **Mulla, N.:** Indwelling catheter in gynecologic surgery. Obstet. and Gynec. **17**, 199 (1961). — **Munk, J.,** and **E. Hahn:** The radiological differentiation of the small kidney in hypertension of renal origin. Radiol. clin. (Basel) **13**, 265 (1962). — **Munz, W.:** Häufigkeit und [illegible]iches Auftreten der Organmanifestationen beim Diabetes mellitus. Schweiz. med. Wschr. **90**, 241 (1960). — **Murphy, G.P.,** and **E.W. Campbell jr.:** Serial observations on experimental renal medullary necrosis. J. Urol. (Baltimore) **86**, 296 (1961). — **Murphy, J.J.,** and **H.W. Schoenberg:** The lymphatic system of the urinary tract and pyelonephritis. Henry Ford Hosp. Internat. Sympos., Biology of pyelonephritis, p. 89. Boston: Little, Brown & Co. 1960. — **Murphy, J.J., Th.A. Tristan,** and **H.W. Schoenberg:** Studies on the pathogenesis and prevention of pyelonephritis. Surgery **56**, 760 (1964). — **Murphy, R.V., E.W. Coffman, B.H. Pringle,** and **L.T. Iser:** Studies of sodium and potassium metabolism in salt-losing nephritis. Arch. intern. Med. **90**, 750 (1952).

Nachtwey, W., u. **A. Rimpau:** Zur Frage der chronischen interstitiellen Nephritis im Gefolge eines Abusus phenacetinhaltiger Tabletten. Med. Klin. 985 (1963). — **Nahnsen, L.:** Erfahrungen mit einem protrahiert wirkenden Sulfonamid in der Kinderheilkunde. Med. Welt 1400 (1958). — **Naranjo, P.,** u. **J. Carillo de Moreno:** Die Wirkung verschiedener Antibiotika auf pathogene Coli-Stämme. Chemotherapia (Basel) **7**, 77 (1963). — **Narath, P.A.:** Renal pelvis and ureter. New York: Grune & Stratton 1951. — **Natusch, R.,** u. **K. Precht:** Diagnostische Probleme bei der chronischen Pyelonephritis. Dtsch. Gesundh.-Wes. **19**, 74 (1964). — **Naumann, P.:** Die Furadantin-Therapie der Harnwegsinfektion aus bakteriologischer Sicht. Medizinische 164 (1958). ~ Ampicillin. Arzneimittel-Forsch. **12**, 984 (1962). ~ Neue Penizilline. Eigenschaften, Indikationen und Grundelemente der therapeutischen Anwendung. Dtsch. med. Wschr. 88, 165 (1963). ~ Bakteriologische Aspekte der Pyelonephritis. Dtsch. med. J. **15**, 434 (1964). — **Navasquez, S. de:** Experimental pyelonephritis in the rabbit produced by staphylococcal infection. J. Path. Bact. **62**, 629 (1950). ~ Discussion on chronic pyelonephritis. Proc. roy. Soc. Med. **47**, 63 (1954). ~ Further studies in experimental pyelonephritis produced by varions bacteria, with special reference to renal scarring as a factor in pathogenesis. J. Path. **76**, 27 (1956). — **Necker, F.:** Die artefizielle Pyelitis. Ein Beitrag zur Kenntnis der aszendierenden Harninfektion und ihrer Behandlung. Z. urol. Chir. **6**, 69 (1921). ~ Pyelitis, Pyelonephritis und Pyonephrose. In: Handbuch der Urologie, Bd. 3 v. Lichtenberg, Voelcker, Wildbolz. Berlin: Springer 1928. — **Needell, M.H., E. Neter, W.J. Staubitz,** and **W. A. Bingham:** The antibody (hemagglutinin) response of patients with infections of the urinary tract. J. Urol. (Baltimore) **74**, 674 (1955). — **Nesbit, R.M.:** The relation of instrumentation to infection of the kidney. Hensy Ford Hosp. Internat. Sympos., Biology of pyelonephritis, p. 465. Boston: Little, Brown & Co. 1960. — **Nesbit, R.E.,** and **J.E. Young:** Urinary tract infection during pregnancy and the puerperium. Obstetr. and Gynec. **10**, 89 (1957). — **Nesson, R.H.,** and **S.L. Robbins:** Glomerulonephritis in older age groups. Arch. intern. Med. **105**, 23 (1960). — **Neter, E.:** Designated discussion. In: Henry Ford Hosp. Internat. Sympos., Biology of pyelonephritis, p. 386. Boston: Little, Brown & Co. 1960. — **Neter, E., G. Westphal, G. Lüderitz, R.M. Gino,** and **E.A. Gorczynski:** Demonstration of antibodies against enteropathogenic Escherichia coli in sera of children of various age. Pediatrics **16**, 801 (1955). — **Neumann, Ch.G.,** and **Ch.V. Pryles:** Pyelonephritis in infants and children. Autopsy experience at the Boston City Hospital, 1933—1960. Amer. J. Dis. Child. **104**, 215 (1962). — **Neuwirt, K.:** Chronische Pyelonephritis bei operativen Erkrankungen der Niere.

Sonderband Z. Urol. 224 (1957). — **Newell, F.W., B. Klien, J.D. Arnold,** and **B. Spargo:** Percutaneous renal biopsy and ocular vascular disease. Trans. Amer. Acad. Ophthal. Otolaryng. **65**, 348 (1951). — **Ney, C.,** and **W. Horowitz:** Complications with the use of a parasympathetic-stimulating drug. Development of acute pyelonephritis in neurogenic bladder. J. Amer. med. Ass. **142**, 12 (1950). — **Nicolai, Ch.H.:** Pyelorenal uptake in the normal and pyelonephritic kidney. J. Urol. (Baltimore) **84**, 14 (1960). — **Nieberle, K.,** u. **P. Cohrs:** Lehrbuch der speziellen pathologischen Anatomie der Haustiere. Stuttgart: Gustav Fischer 1962. — **Niederhäusern, W. v.,** u. **E. Wildbolz:** Klinik der akuten und chronischen Pyelonephritis. In: Handbuch der Urologie, Bd. IX/1, S. 86. Berlin-Göttingen-Heidelberg: Springer 1964. ~ Papillitis necroticans. In: Handbuch der Urologie, Bd. IX/1, S. 140. Berlin-Göttingen-Heidelberg: Springer 1964. ~ Die Hypertonie bei einseitigen Nierenerkrankungen. In: Handbuch der Urologie, Bd. IX/1, S. 126. Berlin-Göttingen-Heidelberg: Springer 1964. — **Nieth, H.:** Die differentialdiagnostische Bedeutung der „Sternheimer"-Zellen im Urinsediment. Ärztl. Wschr. **11**, 554 (1956). ~ Einseitige Nierenerkrankung und Hochdruck. Ärztl. Wschr. **12**, 983 (1957). ~ Zur Papillennekrose der Nieren. Ärztl. Wschr. **13**, 712 (1958). ~ Zur Behandlung der chronischen Niereninsuffizienz. Ärztl. Wschr. **15**, 194 (1960). — **Nieth, H.,** u. **A. Dippel:** Leukozyten unterschiedlicher Vitalität im Urinsediment. Medizinische 47 (1958). — **Nissen, N. J.,** and **Th. Friis:** Further study of the mechanism of reduction of erythrocyte survival time in phenacetin habitues and its relation to "phenacetin kidney disorders". Acta med. scand. **171**, 125 (1962). — **Nissen, N.T.,** u. **J. Pedersen:** Pyelonefritis og phenacetin. Ugeskr. Læg. **119**, 1639 (1957). — **Noelle, H.:** Die quantitative Leukozyturie nach Provokation und ihre Bedeutung für die Pyelonephritis. Münch. med. Wschr. **105**, 685 (1963). — **Nordenfelt, O.,** and **N. Ringertz:** Phenacetin takers dead with renal failures. 27 men and 3 women. Acta med. scand. **170**, 385 (1961). — **Norfleet jr., C.M., P.R. Beamer,** and **H.H. Carpenter:** Furadantin in infections of genito-urinary tract. J. Urol. (Baltimore) **70**, 113 (1953). — **Nourse, M.H.:** Pyelonephritis and the urologist. J. Urol. (Baltimore) **85**, 211 (1961).

Oberling, Ch.: Morphologie et physiologie comparées des néphrites. Essai de classification anatomo-étiologique. Ann. Anat. path. **1**, 127 (1924). ~ Les néphrites chroniques ascendantes. J. Urol. Néphrol. **60**, 776 (1954). ~ Les néphrites chroniques ascendantes. Monographie Soc. Path. rénale. Paris: Masson & Cie. 1955. — **Oehme, J.:** Zur Prognose und Therapie chronischer Erkrankungen unter besonderer Berücksichtigung von Blutungs- und Nierenkrankheiten. Med. Welt 1173 (1964). — **Omland, T.:** Nosocomial urinary tract infections caused by Proteus rettgeri. Acta path. microbiol. scand. **48**, 221 (1960). — **Örsten, Ä.:** Long-term treatment of chronic pyelonephritis. Acta med. scand. **172**, 259 (1962). — **Örsten, Ä., H. Bucht, A. Holurgard,** and **B. Josephson:** Long-term treatment of pyelonephritis and other urinary tract infections with a new combination of sulfanilamides. J. Urol. (Baltimore) **87**, 220 (1962). — **Österlind, S.:** Über Pyelonephritis xanthomatosa. Acta chir. scand. **90**, 369 (1944). — **Oka, A.:** Zur Histologie der Vinylaminnephritis. Virchows Arch. path. Anat. **214**, 149 (1913). — **Oliver, J., M. MacDowell, L.G. Welt, M.A. Holliday, W. Hollander jr., R.W. Winters, T.F. Williams,** and **W.E. Segar:** The renal lesion of electrolyte imbalance. I. The structural alterations in potassium depleted rats. J. exp. Med. **106**, 563 (1957). — **Olshausen, R.:** Zur Ätiologie des puerperalen Blasenkatarrhs. Arch. Gynäk. **2**, 273 (1871). — **Olsson, O.:** Spontanes Gaspyelogramm. Acta radiol. (Stockh.) **20**, 578 (1939). — **Olsson, O.:** Roentgen examination of the kidney and the ureter. In: Handbuch der Urologie, Bd. V/1, 1962, S. 1. Berlin-Göttingen-Heidelberg: Springer 1962. — **O'Malley, A.F., R. Chute,** and **J.D. Houghton:** Renal papillary necrosis. J. Urol. (Baltimore) **86**, 7 (1961). — **Opit, L.J., W.D. Proudman,** and **N.J. Bonnin:** Renal papillary necrosis. Brit. J. Surg. **50**, 375 (1963). — **Opitz, E.:** Die Pyelonephritis gravidarum et puerperarum. Z. Geburtsh. Gynäk. **55**, 209 (1905). — **Orbiditsch-Mayer, I.:** Ein Beitrag zur Frage der Nierenhypoplasie. Verh. dtsch. Ges. Path., 40. Tagg 1956, S. 187. — **Ørskov, J.:** Nosocomial infections with Klebsiella in lesions of the urinary tract. Acta path. microbiol. scand., Suppl. **92**, 259 (1952). — **Osborn, R.A.,** and **A.J. Smith:** A comparison of quantitative methods in the investigation of urinary infections. J. clin. Path. **16**, 46 (1963). — **Oseasohn, R., J.M. Liebow,** and **V.A. Newill:** Incidence of bacteriuria and urinary tract infection in a group of diabetic women. Amer. J. med. Sci. **247**, 661 (1964). — **Oseasohn, R.,** and **L. Persky:** Urinary bladder lesions and bacteriuria. J. Lab. clin. Med. **59**, 231 (1962). — **Oseasohn, R.,** and **E.J. Quilligan:** Selected aspects of urinary tract infection. Med. Clin. N. Amer. **47**, 1331 (1963). — **Oseasohn, R., E.J. Quilligan, L. Persky,** and **J.M. Rosenblum:** Studies on postpartum bacteriuria. I. Incidence, host factors, and effect of catheterization. J. Lab. clin. Med. **60**, 451 (1962). — **O'Sullivan, D.J., M.G. Fitzgerald, M.J. Meynell,** and **J.M. Malins:** Urinary tract infection, a comparative study in the diabetic and general populations. Brit. med. J. **1961 I**, 786. — **Ottoman, R.E., J.H. Woodruff, S. Wilk,** and **F. Isaac:** The roentgen aspects of necrotizing renal papillitis. Radiology **67**, 157 (1956). — **Overzier, C.:** Ausheilung einer Papillennekrose der Niere. Virchows Arch. path. Anat. **309**, 600 (1942).

Paces, V.: A propos du syndrome douloureux des maladies des reins. Urologia (Treviso) **29**, 273 (1962). — **Packard, T., F.S. Beaslie jr.,** and **A.A. Crucy:** Unusual complications in diabetes mellitus. Case report. Virginia med. Mth. **80**, 557 (1953). — **Paeslack, V.:** Harnwegsinfekte und sekundäre Nierenschäden bei Paraplegie. Med. Welt 1507 (1962). — **Page, J. H.:** Mechanisms of renal hypertension. In: Henry Ford Hosp. Internat. Sympos., Biology of pyelonephritis, p. 521. Boston: Little, Brown & Co. 1960. — **Palken, M.,** and **J.M. Kennelly:** Recurrent urinary tract infection in girls. J. Urol. (Baltimore) **83**, 745 (1960). — **Palubinskas, A. J.:** Medullary sponge kidney. Radiology **76**, 911 (1961). — **Panichi, S., I. Bonechi** e **L. Barbieri:** Le dimensioni renali in condizioni normali e patologiche. Minerva nefrol. **9**, 212 (1962). — **Panzram, G.:** Klinische Untersuchungen über aktuelle Probleme des Phenacetin-Abusus. Med. Klin. **59**, 654 (1964). — **Paoletti, J.,** e **G. Golfieri:** L'impiego dei mezzi di contrasto tri-jodati nello studio radiologico del compartamento delle vie di escrezione urinaria durante lo stato gravidico-puerperale. Ann. Radiol. diagn. (Bologna) **31**, 203 (1958). — **Parmala, M.E.:** Pyelonephritis caused by Salmonella Oranienburg. A case report. Ann. Chir. Gynaec. Tenn. **43**, 45 (1954). — **Parrish, A.E.,** and **J.S. Howe:** Needle biopsy as an aid in diagnosis of renal disease. J. Lab. clin. Med. **42**, 152 (1953). — **Pasternack, A.:** Microscopic structural changes in macroscopically normal and pyelonephritic kidneys of children. Ann. Paediat. Fenn. **6**, Suppl. 14, 3 (1960). ~ Pyelonephritis und Nierendysplasie. In: Kongenitale Störungen des Wasser- und Elektrolythaushaltes. Symposium. S. 1. Berlin: Springer 1962. — **Pasteur, L.:** Examen du rôle attribué au gaz oxygène atmosphérique dans la déstruction de matière animal et végétal après la mort. C.R. Acad. Sci. (Paris) **56**, 734 (1863). — **Patrick, R.L. D.J. Kroe,** and **J.V. Klavins:** Renal papillary necrosis induced by heterologous serum. Arch. Path. **78**, 108 (1964). — **Pawlowski, J.M., J.W. Bloxdorf,** and **P. Kimmelstiel:** Chronic pyelonephritis. A morphologic and bacteriologic study. New Engl. J. Med. **268**, 965 (1963). — **Pearman, R. O.,** and **E.W. Beach:** Focal renal papillary necrosis with massive hemorrhage: etiology and pathogenesis. J. Urol. (Baltimore) **88**, 124 (1962). — **Pears, W.A.,** and **B.J. Houghton:** Response of the infected urinary tract to bacterial pyrogen. Lancet **1958 II**, 128. ~ Response of infected urinary tract to bacterial pyrogen. Lancet **1959 II**, 1167. — **Peart, W.S.:** Hypertension and the kidney. I. Clinical, pathological and functional disorders, especially in man. Brit. med. J. **1959 II**, 1358. ~ II. Experimental basis of renal hypertension. Brit. med. J. **1959 II**, 1421. — **Pedersen, G., A. Thomsen,** and **M. Schwartz:** Papillitis necroticans renalis. Ugeskr. Læg. **118**, 829 (1956). — **Pellegrin, F.A.:** Necrotizing renal papillitis—report of a case with cystitis emphysematosa and intercapillary glomerulofibrosis. Permanente Fdn med. Bull. **5**, 66 (1947). — **Pendergrass, E.P., R.H. Chamberlain,** and **F.P. Brooks:** Roentgen consideration of pyelonephritis in small kidneys. Amer. J. Roentgenol. **59**, 651 (1948). — **Pense, G., H. Fiehring, G. Panzram** und **B. Lorenz:** Nil nocere: Ursachen und Folgen des Phenacetinmißbrauches bei 11 Patienten. Münch. med. Wschr. **102**, 683 (1960). — **Penson, J.,** and **B. Krupa:** Acute renal medullary necrosis. Proc. IInd intern. Congr. Nephrol., Prague 1963, p. 795. — **Percival, A., W. Brumfitt,** and **J. de Louvois:** Serum-antibody levels as an indication of clinically inapparent pyelonephritis. Lancet **1964 II**, 1027. — **Pereira, A.T.:** Coagulase-negative strains of staphylococcus possessing antigen 51 as agents of urinary infection. J. clin. Path. **15**, 252 (1962). — **Perera, G.A.,** and **A.W. Hartig:** Clinical characteristics of hypertension associated with unilateral renal disease. Circulation **6**, 543 (1952). — **Perkins, J.G., A.B. Petersen,** and **J.A. Riley:** Renal and cardiac lesions in potassium deficiency due to chronisc diarrhea. Amer. J. Med. **8**, 115 (1950). — **Perkoff, G.T., C.A. Nugent, D.A. Dolowitz, F.E. Stephens, W.H. Carnes,** and **F.A. Tyler:** A follow-up study of hereditary chronic nephritis. Arch. intern. Med. **102**, 733 (1958). — **Perkoff, G.T., F.E. Stephens, D.A. Dolowitz,** and **F.H. Tyler:** A clinical study of hereditary interstitial pyelonephritis. Arch. intern. Med. **88**, 191 (1951). — **Pernice, B.,** u. **G. Scagliosi:** Über die Ausscheidung der Bakterien aus dem Organismus. Dtsch. med. Wschr. **18**, 761 (1892). — **Peters, J.P., P.H. Laviets,** and **H.M. Zimmerman:** Pyelitis in toxemias of pregnancy. Amer. J. Obstet. Gynec. **32**, 911 (1936). — **Petersen, G.:** Papillitis necroticans renalis. Ugeskr. Læg. **116**, 939 (1954). — **Petersen, V.P.:** Renal function and electrolyte metabolism in salt losing nephritis. Acta med. scand. **154**, 187 (1956). — **Pfeifer, W.:** Die Grundlagen der funktionellen urologischen Röntgendiagnostik. Stuttgart: Georg Thieme 1949. — **Pfeiffer, A.:** Über die pyelonephritische Schrumpfniere. Z. urol. Chir. **36**, 53 (1932). — **Pfenninger, A., Y. Posternak** et **H.C. Plattner:** A propos du diagnostic des pyélonéphrites latentes. J. Urol. Néphrol. **67**, 41 (1961). — **Pflaumer, E.:** Entstehungsbedingungen und Bekämpfung der aufsteigenden Infektionen des Harnsystems. Münch. Med. Wschr. **82**, 1729, 1764 (1935). — **Philpot jr., V.B.:** Bacterial flora of urine specimens from normal adults. J. Urol. (Baltimore) **75**, 562 (1956). — **Pickering, G.W.:** High blood pressure. New York: Grune & Stratton 1955. — **Pickering, G.W.,** and **R.H. Heptinstall:** Nephrectomy and other treatment for hypertension in pyelonephritis. Quart. J. Med. **22**, 1 (1953). — **Pinkerton, J.H.M., A.P. Roberts,** and **R. Hurley:** The relation between bacteriuria and urinary-tract infection in pregnant women. Lancet **1964 II**, 59. — **Pinniger, J.L.:** Necrotizing papillitis. N.Z. med. J. **48**, 447 (1949). — **Pirani, C.L.:** Suspected and unsuspected pyelonephritis in renal biopsies. In: Henry Ford Hosp. Internat. Sympos., Biology of pyelonephritis, p. 241. Boston: Little, Brown & Co. 1960. — **Platt, R.,** and **J. Davson:** A clinical and pathological study of renal disease. II.

Diseases other than nephritis. Quart. J. Med. **19**, 33 (1950). — **Plattner, H. C., A. Pfenninger** et **Y. Posternak:** Procès du cathétérisme de l'urèthre. A propos du diagnostic des pyélonéphrites latentes. Schweiz. med. Wschr. **90**, 282 (1960). — **Plattner, H.C.,** et **I. Scherer:** La chimiothèrapie des infections urinaires. Schweiz. med. Wschr. **94**, 198 (1964). — **Pletscher, A.:** Über die Toxikologie des Phenacetins. Bull. schweiz. Akad. med. Wiss. **14**, 100 (1958). — **Pockrandt, H.:** Die Bedeutung der urologischen Komplikationen nach der operativen Behandlung des Gebärmutterhalskrebses. Krebsarzt **16**, 116 (1961). — **Podlaha, J.,** u. **J. Bedrna:** Das lymphatische Bauchsystem, Peritonitiden und Bazillurie. Rozhl. Chir. Gynaek. **12**, 103 (1933). — **Poirier, K.P.,** and **G.G. Jackson:** Characteristics of leucocytes in the urinary sediment in pyelonephritis. Correlation with renal biopsies. Amer. J. Med. **23**, 579 (1957). — **Politano, V.A.:** Vesicoureteral reflux in children. J. Amer. med. Ass. **172**, 1252 (1960). ~ One hundred remplantations and 5 years. J. Urol. (Baltimore) **90**, 696 (1963). — **Politano, V.A.,** and **W.F. Leadbetter:** Operative technique for correction of vesicoureteral reflux. J. Urol. (Baltimore) **79**, 932 (1958). — **Porter, K.A.,** and **H. McGiles:** A pathological study of 5 cases of pyelonephritis in the newborn. Arch. Dis. Childh. **31**, 303 (1956). — **Poursiness, Y., J. Brahic** et **M. Suran:** Les lésions rénales dans la staphylococcie expérimentale du jeune lapin. Presse méd. 58, 1454 (1950). — **Praetorius, G.:** Papillitis necroticans bei schwerer chronischer Pyelonephritis. Z. Urol. **31**, 298 (1937). — **Prát, V.:** The comparison of the concentration indices of the right and left kidney in chronic pyelonephritis. Inn. Med. **1**, 567 (1955). — **Prát, V., D. Benešová,** and **F. Červinka:** The significance of constriction of the ureter during "E. coli" bacteraemia in the rabbit. Brit. J. Urol. **33**, 121 (1961). — **Prát, V., D. Benešová, R. Dejdar** u. **F. Červinka:** Experimentelle Pyelonephritis. IV. Die Bedeutung der gestörten Dynamik des Harnleiters bei E. coli-Ausscheidung durch die Nieren. Čas. Lék. čes. **99**, 1383 (1960). — **Prát, V., J. Benešová, L. Pávková,** and **F. Červinka:** The relationship of urinary obstruction to experimental chronic pyelonephritis in the rabbit. Acta med. scand. **165**, 305 (1959). — **Prát, V., E. Capkova, V. Horacek,** and **D. Pelerzelkova:** The examination of separate renal tubular functions in clinical practice. Brit. J. Urol. **30**, 142 (1958). — **Prát, V., L. Pásková, D. Benešová,** and **F. Červinka:** Experimental pyelonephritis. I. The importance of narrowing of the ureter in the excretion of E. coli in the urine of rabbits. Čas. Lék. čes. **97**, 1465 (1958). — **Prather, G.C.:** Urological complications during pregnancy. Ohio St. med. J. **51**, 340 (1955). — **Prather, G.C.,** and **B.R. Sears:** Pyelonephritis: in defense of the uretheral catheter. J. Urol. (Baltimore) **83**, 337 (1960). — **Prescott, L.F.,** and **D.E. Brodie:** A simple differential stain for urinary sediment. Lancet **1964 II**, 940. — **Preto-Parois, V.,** e **S. Forni:** Studio morfologico ed istochemico del tissuto connectivo proprio della papilla renale. Riv. Istochim. norm. pat. **1**, 35 (1954). — **Prévôt, R.:** Zur Röntgendiagnostik der Pyelonephritis. Antwort auf die Entgegnung von Frei. Fortschr. Röntgenstr. **76**, 255 (1952). ~ Zur Röntgen-Diagnostik der Pyelonephritis. Radiologe **4**, 29 (1964). — **Prévot, R.,** u. **H. Berning:** Zur Röntgendiagnostik der Pyelonephritis. Fortschr. Röntgenstr. **73**, 482 (1950). — **Pryles, C.V.,** and **N.L. Steg:** Specimens of urine obtained from young girls by catheter versus voiding. Pediatrics **23**, 441 (1959). — **Pryn, W. J.:** Blood-pressures after nephrectomy and partial nephrectomy for calculous disease. Lancet **1960 I**, 675. — **Puchlev, A., N. Popov, A. Astrug, D. Dotschev** u. **S. Petrinska:** Über die endemische Nephritis in Bulgarien. Schweiz. med. Wschr. **91**, 751 (1961). — **Putschar, W.:** Die entzündlichen Erkrankungen der ableitenden Harnwege und der Nierenhüllen einschließlich der Pyelonephritis und der Pyonephrose. In: Handbuch der speziellen pathologischen Anatomie und Histologie von Henke-Lubarsch, Bd. 6/II, S. 433. Berlin: Springer 1934. — **Pyelonephritis** (Leading article): Lancet **1956 I**, 1000. — **Pyrah, L.N., W. Goldie, F.M. Parsons,** and **F.P. Raper:** Control of Pseudomonas pyocyanea infection in a urological ward. Lancet **1955 II**, 314. — **Pytel, A.Ya.:** Unilateral chronic pyelonephritis and hypertension. Urologiya **25**, 3 (1960). ~ Nekrose der Nierenpapillen. Urologiya **1**, 3 (1961). ~ Diagnostik und operative Behandlung der durch Pyelonephritis und okklusierende Erkrankungen der Nierenarterie bedingten Hypertonie. Urologia (Treviso) **29**, 285 (1962). ~ Sulla tubercolosi renale in associazione con la pielonefrite aspecifica. Urologia (Treviso) **30**, 264 (1963). ~ Diagnostics and surgical treatment of hypertension in children suffering from pyelonephritis. Acta urol belg. **31**, 282 (1963).

Quaade, F.: Papillitis necroticans renalis med partiel nedsaettelse af nyrefunktionen. Ugeskr. Læg. **118**, 834 (1956). — **Quevedo, M.:** Necrosis aguda de las papilas renales. Rev. Invest. clin. **9**, 313 (1957). — **Quinn, E.L.'** and **E.H. Kass:** Henry Ford Hosp. Internat. Sympos., Biology of pyelonephritis. Boston: Little, Brown & Co. 1960.

Raabe, S., u. **Th. Albrecht:** Zur Chemotherapie der Infektionen der Harnwege. Dtsch. med. Wschr. **80**, 1730 (1955). — **Raaschou, F.:** Dissociation between glomerular and tubular renal function in cases of pyelonephritis. Acta med. scand. **114**, 419 (1943). ~ Studies of chronic pyelonephritis with special reference to the kidney function. Kopenhagen: Ejnar Munksgaard 1948. — **Rachmilewitz, M.,** and **K. Braun:** Nephrectomy in hypertension associated with unilateral kidney disease. Cardiologia (Basel) **7**, 304 (1943). — **Rakovec, S.:** Hypertension due to vascular changes in chronic unilateral pyelonephritis. Urol. int. (Basel) **6**,

127 (1958). — **Rammelkamp, C.H.:** Glomerulonephritis. Proc. Inst. Med. Chic. **19**, 371 (1953). — **Ramsberger, W.:** Die großzellig-interstitielle Nephritis. Inaug.-Diss. Zürich 1949. — **Randerath, E.:** Kritik an dem Begriff „Phenacetinnephritis". In: Phenacetinabusus und Nierenschädigung von Sarre-Moench-Kluthe. Stuttgart: Georg Thieme 1958. — **Randerath, E.,** u. **A. Bohle:** Die Pathomorphose der Ausscheidung. In: Büchner-Letterer-Roulet, Handbuch der allgemeinen Pathologie, Bd. V/2. Berlin-Göttingen-Heidelberg: Springer 1959. — **Rantz, L.A.:** Infections of the urinary tract. Advanc. intern. Med. **1**, 137 (1942). — **Rantz, L.A.,** and **W.M.M. Kirby:** Enterococcic infections. Arch. intern. Med. **71**, 516 (1943). — **Rapoport, A., L.W. White,** and **G.N. Ranking:** Renal damage associated with chronic phenacetin overdosage. Ann. intern. Med. **57**, 970 (1962). — **Rauramo, L., A. Kasanen, K. Elfving,** and **H. Salmi:** Fertility, pregnancy and labour in women with a history of nephritis or pyelonephritis. Acta obstet. gynec. scand. **41**, 357 (1962). — **Reckendorf, H.K., R. Castringius** u. **H. Spingler:** Die pharmakodynamischen Grundlagen der oralen und parenteralen Furadantintherapie in der Klinik. Med. Welt 816 (1963). — **Rehm, R.A.:** Urinary infections following cystoscopy. J. Urol. (Baltimore) **88**, 301 (1962). — **Rehns, J.:** D'une nécrose typique de la papille rénale déterminée par la tétrahydroquinoléine et certains de ses dérivés. Arch. int. Pharmacodyn. **8**, 199 (1901). — **Reiser, B.:** Lymphraumdarstellungen an den Harnwegen. Zbl. Chir. **7** (1944). — **Relman, A.S.:** Some clinical aspects of chronic pyelonephritis. In: Henry Ford Hosp. Internat. Sympos., Biology of pyelonephritis, p. 355. Boston: Little, Brown & Co. 1960. — **Relman, A.S.,** and **W.B. Schwartz:** The nephropathy of potassium depletion. A clinical and pathological entity. New Engl. J. Med. **225**, 195 (1956). ~ The kidney in potassium depletion. Amer. J. Med. **24**, 764 (1958). ~ The kidney and potassium metabolism. In: Renal disease, p. 553. Oxford: D.A.K. Black 1962. — **Rengarts, R.T.:** Asymptomatic bacilluria in sixty-eight diabetic patients. Amer. J. med. Sci. **239**, 159 (1960). — **Rényi-Vámos, F.:** About the lymphogenous ascension of pyelonephritis. Acta med. Acad. Sci. hung. **3**, 1 (1952). ~ Die Pathogenese der chronischen Pyelonephritis. Verh. dtsch. Ges. Urol., Wien 1957, S. 195. — **Rényi-Vámos, F., F. Balogh,** and **Z. Szendröi:** Changes in the calyx renalis musculature and their significance in pelvic obstruction. Acta urol. (Bp.) **3**, 148 (1949). ~ Der Nachweis der lymphatischen Gefäße im Nierenhohlraumsystem und ihre Bedeutung nach Verschluß des Pyelons. Kisérl. Orvostud. **1**, 198 (1949). — **Rényi-Vámos, F.,** u. **L. Horváth:** Experimentelle Angaben zur Pathologie und Pathogenese der von der Harnblase ausgehenden Pyelonephritis. Z. ges. exp. Med. **135**, 216 (1961). — **Rényi-Vámos, F., L. Horváth** u. **J. Tóth:** Das Lymphgefäßsystem des Ureters und seine Rolle in der Verbreitung der Infektion. Urol. int. (Basel) **10**, 103 (1960). — **Rényi-Vámos, F., P. Magasi** u. **E. Mátyus:** Der Histamingehalt der hydronephrotischen Niere und dessen Bedeutung für die Pathophysiologie des Krankheitsbildes. Acta med. Acad. Sci. hung. **6**, 1 (1954). — **Reubi, F.:** Le diagnostic de la pyélonéphrite chronique. J. Urol. Néphrol. **60**, 816 (1954). ~ La signification de la pression intrarénale en pathologie médicale. Schweiz. med. Wschr. **15**, 385 (1956). ~ Diskussionsbemerkung: Symposium über Phenactinabusus und Nierenschädigung. Schweiz. med. Wschr. **88**, 953 (1958). ~ Diskussion in: Sarre-Moench-Kluthe, Phenacetinabusus und Nierenschädigung, S. 95. Stuttgart: Georg Thieme 1958. ~ Zur Frage der sogenannten „Saridon-Nephritis". Pharm. Acta Helv. **33**, 703 (1958). ~ Nierenkrankheiten. Stuttgart u. Bern: Huber 1960. ~ Zur Diagnose der chronischen Pyelonephritis oder interstitiellen Nephritis. In: E. Wollheim, Glomeruläre und tubuläre Nierenerkrankungen, S. 68. Stuttgart: Georg Thieme 1962. — **Reubi, F.,** u. **P. Cottier:** Die Bedeutung der künstlichen Niere für die Behandlung gewisser Nierenerkrankungen. Praxis (Bern) **47**, 395 (1958). — **Reubi, F., A. Goodgold** et **A. Schmid:** La présence de cellules de Sternheimer-Malbin dans le sédiment urinaire est-elle liée à l'existence d'une pyélonéphrite ? Helv. med. Acta **20**, 392 (1953). — **Reutter, F.:** Renale Osteopathien. Schweiz. med. Wschr. **94**, 861 (1964). — **Reynolds, T.B.,** and **H.A. Edmondson:** Chronic renal disease and heavy use of analgetics. J. Amer. med. Ass. **184**, 435 (1963). — **Rhoads, P.S.:** Management of urinary tract infections. Postgrad. Med. **21**, 563 (1957). ~ The incidence and clinical importance of pyelonephritis in patients with hypertension. In: Hypertension (J.E. Moyer). Hahnemann Symposium, p. 57. Philadelphia: W.B. Saunders Co. 1959. — **Rhoads, P.S., C.E. Billings,** and **V.J. O'Connor:** Antibacterial management of urinary tract infections. J. Amer. med. Ass. **148**, 165 (1952). — **Ribbert, H.:** Über die Pyelonephritis. Virchows Arch. path. Anat. **220**, 294 (1925). — **Richards, W.A., E. Riss, E.H. Kass,** and **M. Finland:** Nitrofurantoin-clinical and laboratory studies in urinary tract infections. Arch. intern Med. **96**, 437 (1955). — **Richet, G.,** et **J. Grosnier:** La participation médicale au traitement de l'insuffisance rénale aigué des infections urinaires. J. Urol. méd. chir. **60**, 833 (1954). — **Richfield, D.F.:** Chronic interstitial pancreatitis with diabetes mellitus and terminal necrotizing renal papillitis. Ohio St. med. J. **44**, 59 (1948). — **Riley, H.D.:** Evaluation of a method for detecting and following urinary tract infection in females without catheterization. J. Lab. clin. Med. **52**, 840 (1958). — **Riley jr., H.D.,** and **V. Knight:** Urinary tract infection in paralytic poliomyelitis. Medicine (Baltimore) **37**, 281 (1958). — **Ritter, J.S.,** and **S.E. Kramer:** The hypoplastic kidney and the atrophic pyelonephritic kidney. J. Urol. (Baltimore) **63**, 48 (1950). — **Robbins, E.D.,** and

A. Angrist: Necrosis of renal papillae. Ann. intern. Med. **31**, 773 (1949). — **Robbins, S.L.:** Renal lesions in diabetes mellitus. Bull. New Engl. med. Cent. **10**, 78 (1948). — **Robbins, S.L., G.K. Mallory,** and **Th.D. Kinney:** Necrotizing renal papillitis; a form of acute pyelonephritis. New Engl. J. Med. **235**, 885 (1947). — **Robinet, H.G.:** Relationship of host antibody to fluctuations of Escherichia coli serotypes in human intestine. J. Bact. **84**, 896 (1962). — **Rocha, H.:** Lesao renal a infecciosidade. Contribuico ao estudo da patogenese da pielonefrits experimental. Diss. Bahia (Brasilien) 1958. — **Rocha, H., L.B. Guze, L.R. Freedman,** and **P.B. Beeson:** Experimental pyelonephritis. III. The influence of localized injury in different parts of the kidney on susceptibility to bacillary infection. Yale J. Biol. Med. **30**, 341 (1958). — **Rodgers, R.S., P.M. Ellwood,** and **A.E. Ratelle:** Urological complications of poliomyelitis. J. Urol. (Baltimore) **76**, 447 (1956). — **Roelsen, E.:** Polyneuritis after nitrofurantoin (Furadantin) therapy. A survey and report of two new cases. Acta med. scand. **175**, 145 (1964). — **Rofe, P.:** The cells of normal human urine. A quantitative and qualitative study using a new method of preparation. J. clin. Path. 8, 25 (1955). — **Roland, A.S., E.A. Hildreth,** and **A.M. Sellers:** Occult primary renal disease in the hypertensive patient. Arch. intern. Med. **113**, 101 (1964). — **Rolnick, Harry C.:** New stain for urinary sediments. In: The practice of urology, vol. II, p. 894. Philadelphia: J.B. Lippincott Co. 1949. — **Root, H.F.:** Discussion of paper by Joron, de Vries, Reid, Mathews and McKay. Diabetes **4**, 99 (1955). — **Rosenau, W., H. Yamauchi, H. Brainerd,** and **J. Hopper jr.:** Experimental pyelonephritis in rats with aminonucleoside-induced nephrotic syndrome. Proc. Soc. exp. Biol. (N.Y.) **107**, 201 (1961). — **Rosenbaum, J., Ch. Heider, A.N. Brest,** and **J.H. Moyer:** Pyelonephritis and hypertension. Geriatrics **16**, 503 (1961). — **Rosenberger, H.:** Beitrag zum Krankheitsbild der Staphylomykose der Niere. Chirurg **17/18**, 472 (1947). — **Rosenheim, M.L.:** Discussion on chronic pyelonephritis: Clinical aspects. Proc. roy. Soc. Med. **47**, 628 (1954). ~ Problems of chronic pyelonephritis. Brit. med. J. **1963 I**, 1433. — **Rosenheim, M.L.,** and **E.J. Ross:** Vesico-ureteric reflux in chronic pyelonephritis. Proc. 2nd Intern. Congr. Nephrol., Prague 1963, p. 303. — **Ross, P.:** A.P.C. as a cause of renal disease. Med. J. Aust. **49**, II, 539 (1962). — **Rossi, P.,** and **J.-P. Mühlethaler:** Phenacetinabusus und chronisch-interstitielle Nephritis. Helv. med. Acta **25**, 510 (1958). — **Roth, A.:** Renal colic due to necrotizing papillitis. Ohio St. med. J. **54**, 492 (1958). — **Roth, H.W., A. Montandon, J. Scherer, J. Stroun** u. **P. Wenger:** Isotopen-Nephrographie mit Hypaque und Hippuran bei Mensch und Tier. In: Radioaktive Isotope in Klinik und Forschung. 5. internat. Symposium Gastein 1962. Urban & Schwarzenberg. Sonderbände zur Strahlenbehandlung **53**, 272 (1963). — **Roth, H.W.,** et **H.C. Plattner:** Pyurie et cellules de Sternheimer-Malbin. Helv. med. Acta **23**, 619 (1956). — **Rothauge, C.F.:** Methodik und Wert der Clearance-Untersuchung getrennter Nierenharne für die Erkennung und Behandlung der einseitigen Pyelonephritis. Sonderband Z. Urol. **197** (1957). — **Rother, K.:** Pyelonephritis. Erkennung und Behandlung in der Sprechstunde. Med. Welt 2491 (1962). — **Roussak, N.J.,** and **S. Oleesky:** Water losing nephritis, a syndrome simulating diabetes insipidus. Quart. J. Med. **23**, 147 (1954). — **Rovsing, T.:** Über die Ätiologie, Pathogenese und Behandlung der septischen Infektionen der Harnwege. Mber. Urol. **3**, 503 (1898). — **Rowley, D.:** Stimulation of natural immunity to Escherichia coli infections: observations on mice. Lancet **1955 I**, 232. ~ Natural inhibitors of bacterial multiplication. In: Henry Ford Hosp. Internat. Sympos., Biology of pyelonephritis, p. 419. Boston: Little, Brown & Co. 1960. — **Rubenstein, A.H., C. Abrahams, D.P. Stables,** and **N.W. Lewin:** Acetophenetidin nephritis and papillary necrosis. Arch. intern. Med. **113**, 378 (1964). — **Ruhland, L.:** Zur Innervation des Nierenbeckens und des Harnleiters bei tonogenen Funktionsstörungen. Z. Urol. **49**, 697 (1956). — **Ruile, K., J. Sökeland** u. **F. Heiß:** Die Autovakzine-Behandlung in der Therapie des chronischen Harninfektes. Fortschr. Med. **82**, 679 (1964). — **Rummel, H.H.,** u. **E. Walch:** Zur Klinik der Pyelitis gravidarum. Geburtsh. u. Frauenheilk. **23**, 342 (1963). — **Rummelhardt, S.:** Der pelvirenale Reflux. Z. Urol. **44**, 628 (1951). ~ Papillennekrose der Niere. Klin. Med. (Wien) **10**, 121 (1955). — **Runeberg, B.:** Die hämatogenen, akut infektiösen Nephritiden und Pyelonephritiden. Dtsch. Z. Chir. **173**, 1 (1922). — **Rupp,W.:** Kritik der cytologischen Harndiagnostik. Ärztl. Wschr. **14**, 113 (1959). ~ Quantitative Untersuchungen der Leukocyten- und Keimausscheidung im Urin bei akuter und chronischer Pyelonephritis im Kindesalter. Ärztl. Wschr. **14**, 135 (1959). — **Rusznyák, J., M. Földi** u. **G. Szabó:** Physiologie und Pathologie des Lymphkreislaufes. Jena: Gustav Fischer 1957. — **Rutishauser, E.,** et **J.Cl. Morard:** Démonstration de néroses papillaires du rein. J. Urol. Néphrol. **60**, 830 (1954). — **Rutishauser, E., Th. Rabinowicz** et **A. Leupin:** Néphrite interstitielle plasmocytaire dysprotéinémique. Rev. méd.Suisse rom. **6**, 321 (1950). — **Rutner, A.B.,** and **D.R. Smith:** Renal papillary necrosis. J. Urol. (Baltimore) **85**, 462 (1961). — **Ryan, W.L., S. Hoody,** and **R. Luby:** A simple quantitative test for bacteriuria. J. Urol. (Baltimore) 88, 838 (1962).

Sabin, M., D. Parliament, and **G.J. Strean:** A ten-year review of renal diseases in pregnancy. Canad. med. Ass. J. 88, 372 (1960). — **Sachse, H.H., S. Prokoph** u. **M. Krause:** Über die Bedeutung quantitativ-bakteriologischer Urinuntersuchungen für die Klinik der Harnwegsinfektionen. Dtsch. Gesundh.-Wes. **16**, 2147 (1961). — **Saeed, S.M.,** and **G. Fine:** Xanthogranulomatous pyelonephritis. Amer. J. clin. Path. **39**, 616 (1963). — **Saheki, E.:** Experimental studies on the passage of nonpathogenic bacteria through the kidney. Tohoku J. exp. Med. **62**, 27 (1955). — **Saitz, O.:** Über Veränderungen an den Harnleitern während der Menstruation und Gravidität, ferner bei Pyelitis und Hyperemesis gravidarum. Zbl. Gynäk. **1931**, 347. — **Sakata, K.:** Über den Lymphapparat des Harnleiters. Arch. Anat., Anat. Abt. 1 (1903). — **Salik, J. O.,** and **B. S. Abeshouse:** Calcification, ossification and cartilage formation in the kidney. Amer. J. Roentgenol. 88, 125 (1962). — **Salomon, M. I., M. S. Bruno,** and **W. B. Ober:** Percutaneous renal biopsy. Its importance in research and clinical medicine. N.Y. St. J. Med. **62**, 3248 (1962). — **Salomon, W.,** u. **A Suppan:** Nil nocere!: Interstitielle Nephritis und Phenacetinabusus. Münch. med. Wschr. **104**, 839 (1962). — **Salvisberg, H.,** u. **G. Schlegel:** Bakteriologische Probleme zur Ätiologie der interstitiellen destruierenden Nephritis. Schweiz. med. Wschr. **51**, 1667 (1962). — **Samellas, W.,** and **J. Szymberg:** Experimental pyelonephritis. The influence of reduced pulse pressure on susceptibility of the kidney to infection. J. Urol. (Baltimore) **86**, 507 (1961). — **Sampson, J. A.:** Ascending renal infection with special reference to the reflux of urine from the bladder into the ureter as an etiologic factor in its causation and maintenance. Bull. Johns Hopk. Hosp. **14**, 334 (1903). — **Sandritter, W.:** Chronische interstitielle Nephritis. Med. Welt 11 (1964). — **Sandritter, W.,** u. **J. Schorn:** Chronische interstitielle Nephritis. Med. Welt 107 (1964). — **Sanerkin, N. G.,** and **C. M. Weaver:** Chronic phenacetin nephropathy ("chronic interstitial nephritis") with papillary necrosis). Brit. med. J. **1964 I**, 288. — **Sanford, J. P.:** Evaluation of "positive" urine culture: Approach to differentiation of significant bacteria from contaminants. Amer. J. Med. **20**, 88 (1956). ~ Inapparent pyelonephritis—the missing link? J. Amer. med. Ass. **169**, 1711 (1959). — **Sanford, J. P., C. B. Favour, J. H. Harrison,** and **F. H. Mao:** Tetracycline in genitourinary infections. New Engl. J. Med. **251**, 810 (1954). — **Sanford, J. P., C. B. Favour,** and **F. H. Mao:** The emergence of antibiotic resistant gram-negative bacilli. J. Lab. clin. Med. **45**, 540 (1955). — **Sanford, J. P., C. B. Favour, F. H. Mao,** and **J. H. Harrison:** Evaluation of "positive" urine culture: approach to differentiation of significant bacteria from contaminants. Amer. J. Med. **20**, 88 (1956). — **Sanford, J. P., B. W. Hunter,** and **P. Donaldson:** Localization and fate of Escherichia coli in hematogenous pyelonephritis. J. exp. Med. **116**, 285 (1962). — **Sanford, J. P., B. W. Hunter,** and **L. L. Souda:** The role of immunity in the pathogenesis of experimental hematogenous pyelonephritis. J. exp. Med. **115**, 383 (1962). — **Sanford, J. P., B. W. Hunter,** and **R. E. Windom:** Bacterial endotoxin in the genesis of experimental chronic pyelonephritis. Amer. J. Med. **27**, 322 (1959). — **Sanjurjo, L. A.:** The problem of chronic pyelonephritis. Symposium. Med. Clin. N. Amer. **43**, 1606 (1959). — **Sanjurjo, L. A.,** and **R. F. Fortuno:** Clinical and pathological study of pyelonephritis in Puerto Rico: Review of 2800 autopsies and 1887 clinical records. J. Urol. (Baltimore) **77**, 339 (1957). — **Santos, D.,** and **J. Metcoff:** Concentration defect in acute experimental pyelonephritis. Proc. 2nd Int. Congr. Nephrol., Prague 1963, p. 286. — **Saphir, O.,** and **N. A. Cohen:** Chronic pyelonephritis lenta and the "malignant phase of hypertension". Arch. intern. Med. **104**, 748 (1959). — **Saphir, O.,** and **B. Taylor:** Pyelonephritis lenta. Ann. intern. Med. **36**, 1017 (1952). — **Sargent, J. C.,** gnd **J. W. Sargent:** Unilateral renal papillary necrosis. J. Urol. (Baltimore) **73**, 757 (1955). — **Sarre, H.:** Nierenschädigung bei chronischem Phenacetinabusus in Deutschland. In: Phenacetinabusus und Nierenschädigung (Sarre-Moench-Kluthe), S. 78. Stuttgart: Georg Thieme 1958. ~ Zur Frage der toxischen Nierenschädigung bei chronischem Phenacetinabusus in Deutschland. Bull. Schweiz. Akad. med. Wiss. **14**, 131 (1958). ~ Nierenkrankheiten, 2. Aufl. Stuttgart: Georg Thieme 1959. ~ Renaler Hochdruck durch ein- und doppelseitige Nierenerkrankungen. Med. Klin. **59**, 888 (1964). — **Sarre, H., A. Moench** u. **R. Kluthe:** Phenacetinabusus und Nierenschädigung. Stuttgart: Georg Thieme 1958. — **Sarre, H.,** u. **F. Moser:** Bestrahlungsfibrose, Bestrahlungsnephritis und isolierte Hypertonie nach Röntgenbestrahlung der Niere. Dtsch. med. J. **12**, 232 (1961). — **Sarre, H.,** u. **U. Rogal:** Nierenerkrankung bei Phenacetinabusus. Dtsch. med. Wschr. **89**, 2269 (1964). — **Sarrubi, Z.:** Radiologie des pyèlites et pyélonéphrites. J. d'Urol. **62**, 372 (1956). — **Scardino, P. L., C. L. Prince,** and **C. T. Su:** An aftermath of pyelonephritis. J. Urol. (Baltimore) **90**, 516 (1963). — **Schäfer, H. E., A. Schäfer,** and **E. Wollheim:** Serum complement in pyelonephritis, acute tubular uraemia and in renal diseases caused by the immunological mechanism. Proc. 2nd Internat. Congr. Nephrol., Prague 1963, p. 262. — **Schamadan, W. E.:** Bacteriuria during pregnancy. Amer. J. Obstet. Gynec. **89**, 10 (1964). — **Schaub, F., A. Bühlmann** u. **C. Maier:** Blutschäden bei chronischem Phenacetinabusus. Helv. med. Acta **20**, 428 (1953). ~ Nebenerscheinungen und Folgen des chronischen Phenacetinabusus. Schweiz. med. Wschr. **83**, 626 (1953). — **Scheidegger, S.:** Pathologisch-anatomischer Beitrag zur Frage der chronisch-interstitiellen Nephritis im Anschluß an Abusus von phenacetinhaltigen Analgetica. Bull. schweiz. med. Wiss. **14**, 139 (1958). ~ Pathologisch-anatomischer Diskussionsbeitrag zur Frage der sog. Phenacetinschrumpfniere. In: Phenacetinabusus und Nierenschädigung (Sarre-Moench-Kluthe). Stuttgart: Georg Thieme 1958. ~ Beitrag zur Frage der chronischen Phenacetinintoxikation. Arch. Toxikol. **19**, 19 (1961). — **Scheidegger, S.,** u. **A. Batzenschlager:** Chronische interstitielle Nephritis. Acta anat. (Basel) **30**,

713 (1957). — **Scheitlin, W.:** Eine einfache Methode zur Bestimmung der Keimzahl im Urin. Helv. med. Acta **29**, 669 (1962). ~ Die Bedeutung der quantitativen Urinkultur bei der Diagnose der Harnwegsinfektionen. Schweiz. med. Wschr. **94**, 8 (1964). — **Schiffmann, J., u. L. Szamek:** Zur Kenntis und Genese entzündlich-eitriger Veränderungen der Niere nach Ureter-Scheidenfisteln. Wien. klin. Wschr. **38**, 644 (1925). — **Schiøer, K.M.:** Diätbehandelte renale Papillennekrose. Ugeskr. Læg. **121**, 256 (1959). — **Schirmeister, J., H. Karachonsiti, H. Willmann u. H. Kiefer:** Der Pyrexal-Provokationstest in der Diagnostik der chronischen Pyelonephritis. Dtsch. med. Wschr. 88, 2416 (1963). — **Schlagenhaufer, F.:** Über eigentümliche Staphylomykosen der Nieren und des pararenalen Bindegewebes. Frankfurt. Z. Path. **19**, 139 (1916). — **Schlegel, J.U., and J.J. Burden:** Studies in the treatment of acute pyelonephritis. J. Urol. (Baltimore) **91**, 127 (1964). — **Schmid, A.:** Folgerungen aus einer Beziehung zwischen Periodik und Höhe des diastolischen Blutdruckes hinsichtlich langfristigen Druckverhaltens bei Nephritis-Patienten. Cardiologia (Basel) **36**, 249 (1960). — **Schmuziger, P.:** Die Bedeutung der Sternheimer-Malbin-Zellen („Granular motility cells") für die Diagnose der Pyelonephritis. Klin. Wschr. **38**, 984 (1960). — **Schneeweiss, J., u. W. Gassmann:** Zur Klinik des unspezifischen Harnweginfektes bei Diabetikern. Medizinische 1298 (1957). — **Schneider, H.:** Klinische Abgrenzung der Fälle mit beginnender Nierentuberkulose von Fällen mit unspezifischer Papillits necroticans. Z. Urol. **32**, 777 (1938). ~ Über die Notwendigkeit der retrograden Pyelographie für die Erkennung chirurgischer Nierenerkrankungen. Med. Klin. **43**, 137 (1948). — **Schneider, H.J., u. W. Behrendt:** Die Gefäßverhältnisse bei der experimentellen Pyelonephritis. Verh. dtsch. Ges. Urol. (Sdbd. Z. Urol.) 89 (1962). — **Schneider, W.:** Die Behandlung der Pyelonephritis und von Nierensteinen in der Schwangerschaft. Med. Welt 1191 (1961). — **Schneider, W., u. K.M. Bauer:** Zur Sulfonamidbehandlung von Harnwegsinfektionen in Kombination mit spasmolytisch und antiphlogistisch wirkenden Zusätzen. Med. Welt 488 (1962). — **Schömer, W.:** Capillarmetastatische Marknekrosen der Nieren. Frankfurt. Z. Path. **41**, 265 (1931). — **Schoen, R.:** Über die doppelseitige chronische pyelogene Nephritis. Arch. klin. Med. **169**, 337 (1930). ~ Klinik der Pyelonephritis. Dtsch. med. J. **12**, 242 (1961). ~ Pyelonephritis. In: E. Wollheim, Glomeruläre und tubuläre Nierenerkrankungen, S. 43. Stuttgart: Georg Thieme 1962. — **Schoen, R., u. F. Scheler:** Die Differentialdiagnose der chronischen Pyelonephritis. Med. Klin. **57**, 1535 (1962). — **Schoenberg, H.W., P. Beisswanger, W.J. Howard, H. Klingenmaier, C.F. Walter, and J.J. Murphy:** Effect of lower urinary tract infection upon ureteral function. J. Urol. (Baltimore) **82**, 107 (1964). — **Scholz, A., A. Hauge u. K. Oeff:** Die Bedeutung der Isotopenrenographie für die Diagnostik des renalen Hypertonus, insbesondere der operablen Formen. Dtsch. med. Wschr. **89**, 1011 (1964). — **Scholz, B.:** Die Spätgestosen an der Universitäts-Frauenklinik Rostock der Jahre 1960 und 1961. Z. ärztl. Fortbild. **56**, 1265 (1962). — **Schottstaedt, W., and H. Wolff:** Variations in fluid and electrolyte excretion in associations with vascular headache of the migraine type. Arch. Neurol. Psychiat. (Chic.) **73**, 158 (1955). — **Schourup, K.:** Necrosis of the renal papillae. Post-mortum series. Acta path. microbiol. scand. **41**, 462 (1957). ~ Necrosis of the renal papillae. Operation series. Acta path. microbiol. scand. **44**, 168 (1958). — **Schreiner, G.E.:** The clinical and histologic spectrum of pyelonephritis. Arch. intern. Med. **102**, 32 (1958). ~ Pyelonephritis: The natural history of its clinical and histologic spectra. Sth. med. J. (Bgham, Ala.) **54**, 825 (1961). — **Schröder, C.H.:** Die Früherkennung der Nierentuberkulose im Pyelogramm. Z. urol. Chir. **46**, 274 (1943). — **Schubothe, H.:** Diskussion in Sarre-Moench-Kluthe: Phenacetinabusus und Nierenschädigung, S. 107. Stuttgart: Georg Thieme 1958. — **Schüler, U.:** Erfahrungen mit Nalixidinsäure bei der Behandlung von Harnweginfekten. Med. Klin. **59**, 1786 (1964). — **Schütterle, G., u. K. zum Winkel:** Isotopennephrographie bei chronischer Pyelonephritis. Verh. dtsch. Ges. inn. Med. 761 (1963). — **Schulte, T.L.:** Newer methods in a study of the bacteriology of the urinary tract. Proc. Mayo Clin. **14**, 249 (1939). — **Schultz jr., E.H., and E.H. Klorfein:** Empysematous pyelonephritis. J. Urol. (Baltimore) **87**, 762 (1962). — **Schultz, L.M.:** Ein Beitrag zur Frage der Phenacetinschäden. Dtsch. Gesundh.-Wes. **19**, 117 (1964). — **Schumacher, P.:** Akute Phenacetinvergiftung beim jungen Säugling. Münch. med. Wschr. **101**, 1083 (1959). — **Schwab, M.:** Die renale Säureausscheidung bei chronischen Nephropathien. Verh. dtsch. Ges. inn. Med. **67**, 595 (1962). — **Schwab, M., R. Schröder, E. Schattenfroh u. R.M. Schütz:** Sekundärer Aldosteronismus unter dem Bilde des Conn-Syndroms bei einseitiger Nierenarteriensklerose. Dtsch. med. Wschr. 88, 814 (1963). — **Schweingruber, R.:** Probleme der chronischen Vergiftung mit kombinierten Phenacetinpräparaten. Schweiz. med. Wschr. **85**, 1162 (1955). — **Schweizer, F.:** Über das Durchgehen von Bazillen durch die Nieren. Virchows Arch. path. Anat. **10**, 255 (1887). — **Scott, J.E.S.:** Ureteric reflux in the duplex kidney. Acta urol. belg. **31**, 73 (1963). ~ An experimental investigation into the effects of prolonged vesico-ureteric reflux. Brit. J. Urol. **36**, 391 (1964). — **Scott, W.W.:** Blood stream infections in urology. A report of eighty-two cases. J. Urol. (Baltimore) **21**, 527 (1929). — **Scribner, B.H., and J.M. Burnell:** Interpretation of the serum potassium concentration. Metabolism **5**, 468 (1956). — **Selbach, H.:** Diskussion in Sarre-Moench-Kluthe, Phenacetinabusus und Nierenschädigung, S. 100. Stuttgart: Georg Thieme

1958. — **Selzer, D.W., D.C. Dahlin, and J.H. de Weed:** Tumefactive xanthogranulomatous pyelonephritis. Surgery **42**, 874 (1957). — **Seneca, H.:** The current status of pyelonephritis. J. Amer. Geriat. Soc. **10**, 1018 (1962). — **Seneca, H., J.K. Lattimer, and H.H. Zinsser:** Chemotherapy of urinary-tract infections with sulfachlorpyridazine (Sonilyn). J. Amer. Geriat. Soc. **11**, 815 (1963). — **Shackman, R., and D. Messent:** The effect of indwelling catheter on the bacteriology of the male urethra and bladder. Brit. med. J. **1954 II**, 1609. — **Shapiro, A.P., A.I. Braude, and J. Siemienski:** Hematogenous pyelonephritis in rats. II. Production of chronic pyelonephritis by Escherichia coli. Proc. Soc. exper. Biol. (N.Y.) **91**, 18 (1956). ~ Haematogenous pyelonephritis in rats. IV. Relationship of bacterial species to the pathogenesis and sequelae of chronic pyelonephritis. J. clin. Invest. **38**, 1228 (1959). — **Shapiro, A.P., and J.L. Kobernick:** Susceptibility of rats with renal hypertension to pyelonephritis, and predisposition of rats with chronic pyelonephritis to hormonal hypertension. Circulat. Res. **9**, 869 (1961). — **Shapiro, A.P., J.L. Kobernick, and C.C. Blair:** Effects of unilateral nephrectomy and mixed infection on blood pressure of rats with experimental chronic pyelonephritis. Circulat. Res. **7**, 936 (1959). — **Sheddan jr., F.G.:** Urological complications during pregnancy. Tex. St. J. Med. **49**, 810 (1953). — **Sheehan, H.L.:** Medullary necrosis of the kidney. Lancet **1937 II**, 187. — **Sheehan, H.L., and J.C. Davis:** Experimental hydronephrosis without mechanical obstruction of the ureter. Brit. J. Urol. **32**, 53 (1960). — **Sherrington, C.S.:** Experiments on the escape of bacteria with the secretions. J. Path. Bact. **1**, 258 (1893). — **Shirai, T., P.D. Ellner, and E.A.H. Sims:** Increased susceptibility to pyelonephritis of rats with immune nephrosis. Proc. 2nd Intern. Congr. Nephrol., Prague, 1963, p. 272. — **Shure, N.M.:** Pyelonephritis and hypertension: study of their relation in 11898 necropsies. Arch. intern. Med. **70**, 284 (1942). — **Siess, M.:** Experimentelle Untersuchungen über die Resorption von artfremden Eiweiß in Harnblase und Nierenbecken und über die allergisch-hyperergische Cystitis und Cystopyelitis. Virchows Arch. path. Anat. **318**, 476 (1950). — **Silberstein, J.S., and J.T. Paugh:** Necrotizing renal papillitis. Ann. intern. Med. **38**, 689 (1953). — **Silverman, J.L., and J.M. Kissane:** Diabetic glomerulosclerosis in renal papillary necrosis. Amer. J. clin. Path. **40**, 532 (1963). — **Simmons, N.A., and J.D. Williams:** A simple test for significant bacteriuria. Lancet **1962 I**, 1377. — **Simon, H.B., W.A. Bennett, and J.I. Emmett:** Renal papillary necrosis: a clinicopathologic study of 42 cases. J. Urol. (Baltimore) **77**, 557 (1957). — **Simonsen, N., J. Bueman, A. Gammeltaft, F. Jensen, and K. Jorgensen:** Biological incompatability in kidney transplantation in dogs. I. Experimental and morphological investigations. Acta path. microbiol. scand. **32**, 36 (1953). — **Sittmann, G.:** Bakterioskopische Blutuntersuchungen. Nebst experimenteller Untersuchungen über die Ausscheidung der Staphylokokken durch die Nieren. Dtsch. Arch. klin. Med. **53**, 323 (1894). — **Slifkin, M., L.M. Ward, J.J. Fischer, and W.J. Cromartie:** Value of serological studies in the diagnosis of chronic infections of the urinary tract. Bact. Proc. 98 (1959). — **Slipyan, A., and S. Barland:** Renal papillary necrosis: case report. J. Urol. (Baltimore) **68**, 430 (1952). — **Slotkin, E.A., and P.O. Madsen:** Complications of renal biopsy: incidence in 5000 reported cases. J. Urol. (Baltimore) **87**, 13 (1962). — **Smellie, J.M., C.J. Hodson, D. Edwards, and J.C.S. Normand:** Clinical and radiological features of urinary infection in childhood. Brit. med. J. **1964 II**, 1222. — **Smirk, F.H.:** High arterial pressure. Springfield: Ch.C. Thomas 1957. — **Smith, H.W.:** Hypertension and urologic disease. Amer. J. Med. **4**, 724 (1948). ~ The kidney. Structure and function in health and disese. New York: Oxford Univ. Press 1951. ~ Unilateral nephrectomy in hypertensive disease. J. Urol. (Baltimore) **76**, 685 (1956). — **Smith, J.F.:** The diagnosis of the scars of chronic pyelonephritis. J. clin. Path. **15**, 522 (1962). — **Smith, J.F., J.R. Bolton, and A.L. Turnbull:** The renal complications of diabetes mellitus. J. Path. **70**, 475 (1955). — **Smith, J.M., and R.J. Dubos:** The behavior of virulent and avirulent staphylococci in the tissue of normal mice. J. exp. Med. **103**, 87 (1956). ~ The effect of dinitrophenol and thyroxin on the susceptibility of mice to staphylococcal infections. J. exp. Med. **103**, 119 (1956). — **Smith, L.G., W.R. Thayer, E.M. Malta, and J.P. Utz:** Relationship of the Griess nitrite test to bacterial culture in the diagnosis of urinary tract infection. Ann. intern. Med. **54**, 66 (1961). — **Smout, M.S., L.N. McAninch, and J.K. Wyatt:** Tumefactive xanthogranulomatous pyelonephritis. Brit. J. Urol. **35**, 129 (1963). — **Smythe, C.McC.:** Pyelonephritis as a cause of hypertension. Symposium. Amer. J. Cardiol. **9**, 692 (1962). — **Solisch, P.:** Phenacetinkonkrementbildung und chronisch-interstitielle Nephritis bei Phenacetinabusus. Zbl. allg. Path. path. Anat. **105**, 379 (1964). — **Sommer, J.L.:** Experimental pyelonephritis in the rat with observations on ureteral reflux. J. Urol. (Baltimore) **86**, 375 (1961). — **Sommers, S.C., A.S. Relman, and R.H. Smithwick:** Histologic studies of kidney biopsy specimens from patients with hypertension. Amer. J. Path. **34**, 685 (1958). — **Sommers, S.C., G.B. Robbins, D.S. Babin, and C.T. Knaack:** Chronic pyelonephritis, renal tubular atrophy and hypertension. Arch. intern. Med. **110**, 505 (1962). — **Sommers, S.C., and C. Turgeon:** Morphologic studies on relationship of pyelonephritis to hypertension. In: Henry Ford Hosp. Internat. Sympos., Biology of pyelonephritis, p. 509. Boston: Little, Brown & Co. 1960. — **Sørensen, A.W.S.:** Phenacetinmißbrauch und Nierenfunktion. II. Ugeskr. Læg. **122**, 1739 (1960). ~ Phenacetin consumption in relation to 24 hour endogenous creatinine clearance. Scand. J. clin. Lab. Invest. **13**, 337 (1961). — **Spanner, R.:** Über Gefäßkurzschlüsse in der Niere. Verh. anat. Ges. **45**, 81 (1938). — **Spargo, B.:** Kidney changes in hypokalemic alkalosis in the rat. J. Lab. clin. Med. **43**, 802 (1954). — **Spence, H.M., J.J. Murphy, J.H. McGovern, W.H. Hendren,** and **C.V. Pryles:** Panel-Discussion: Urinary tract infection in infants and children. J. Urol. (Baltimore) **91**, 623 (1964). — **Spiess, H.:** Zur Pathogenese der Pyelonephritis. Inaug.-Diss. Zürich 1961. — **Spittel, J.A., W.J. Martin, W.E. Wellman,** and **J.E. Geraci:** Bacteremia owing to Escherichia coli: A review of 65 cases. Proc. Mayo Clin. **29**, 447 (1954). — **Spittel jr., J.A., W.J. Martin,** and **D.R. Nichols:** Bacteremia owing to gram-negative bacilli: experiences in the treatment of 137 patients in a 15 year period. Ann. intern. Med. **44**, 302 (1956). — **Spitznagel, J.K.,** and **H.A. Schroeder:** Experimental pyelonephritis and hypertension in rats. Proc. Soc. exper. Biol. (N.Y.) **77**, 762 (1951). — **Spring, M.,** and **J. Hymes:** Neurogenic bladder dysfunction as a complication of diabetes. Diabetes **2**, 199 (1953). — **Spühler, O.:** Probleme der interstitiellen Nephritis. Schweiz. med. Wschr. **83**, 145 (1953). ~ Die interstitiellen Nephritiden und die Bedeutung Franz Volhards für deren Lehre. Medizinische 1183 (1954). ~ Aktuelle Probleme der chronischen Nierenaffektionen. Schweiz. med. Wschr. **32**, 895 (1956). ~ Die chronische „Pyelonephritis". Eine chronische destruierende Nephritis und Nephropyelitis. Schweiz. med. Wschr. **91**, 1079 (1961). ~ Grenzen der Nierendiagnostik. Dtsch. med. Wschr. **87**, 2349 (1962). ~ Papillennekrose. Schweiz. med. Wschr. **94**, 100 (1964). — **Spühler, O.,** u. **H.U. Zollinger:** Die chronisch-interstitielle Nephritis. Z. klin. Med. **151**, 1 (1953). — **Staehler, W., K.M. Bauer** u. **K. Feine:** Die diagnostische Bedeutung des Isotopennephrogramms bei urologischen Erkrankungen. Med. Welt 776 (1963). — **Staemmler, M.:** Die Harnorgane. In: Kaufmann-Staemmler, Lehrbuch der speziellen pathologischen Anatomie, 11. u. 12. Aufl., Bd. II, S. 405. Berlin: W. de Gruyter & Co. 1957. — **Staemmler, M.,** u. **W. Dopheide:** Die pyelonephritische Schrumpfniere. Virchows Arch. path. Anat. **277**, 713 (1930). — **Stahr, H.:** Der Lymphapparat der Nieren. Arch. Anat., Anat. Abt. 41 (1900). — **Stanbury, S.W.:** Some aspects of disordered renal tubular function. Advanc. int. Med. **9**, 231 (1958). ~ Bony complications of renal disease. In: D.A.K. Black, Renal disease. Oxford: Blackwell Sci. Publ. 1962. — **Stanbury, S.W., A.H. Gowenlock,** and **R.F. Mahler:** Interrelationships of potassium deficiency and renal disease. In: Symposium of aldosterone, p. 155. London: Churchill 1958. — **Stansfield, J.M.:** Chronic pyelonephritis in children. Proc. roy. Soc. Med. **47**, 631 (1954). — **Stansfield, J.M.,** and **K.M. Smith:** The double micturition test and vesico-ureteric reflux. Brit. J. Urol. **34**, 280 (1962). — **Stansfield, J.M.,** and **J.K.G. Webb:** A plea for the longer treatment of chronic pyelonephritis in children. Brit. med. J. **1954 I**, 616. — **Starklint, H.:** Papillitis necroticans renalis. Ugeskr. Læg. **116**, 949 (1954). — **Staub, H.:** Diskussionsbemerkung. In: Phenacetinabusus und Nierenschädigung von Sarre-Moench-Kluthe, S. 47. Stuttgart: Georg Thieme 1958. — **Steele, R.E., G.W. Leadbetter,** and **J.D. Crawford:** Prognosis of childhood urinary-tract infection. The current status of patients hospitalized between 1940 and 1950. New Engl. J. Med. **269**, 883 (1963). — **Steer, A.,** and **R.L. Hullinghorst:** Epidemic hemorrhagic fever. In: Year book of pathology and clinical pathology (Karsner and Sanford), p. 7. Chicago: Year Book Publ. 1951. — **Stenstrom, R.:** Nephrocalcinosis in poliomyelitis with respiratory paralysis with special regard to possibilities of tomographic diagnosis. Nord. Med. **55**, 647 (1956). — **Stephens, F.D.,** and **D. Lenaghan:** The anatomical basis and dynamics of vesicoureteral reflux. J. Urol. (Baltimore) 87, 669 (1962). — **Stephens, F.E., G.T. Perkoff, D.A. Dolowitz,** and **F.H. Tyler:** Partially sexlinked dominant inheritance of pyelonephritis. Amer. J. hum. Genet. **3**, 303 (1951). — **Sternheimer, R.,** and **B.I. Malbin:** A new stain for urinary sediments: its value in the differential diagnosis of hypertension. III. Interamerican Cardiology Congress. Chicago 1948. Amer. Heart J. **37**, 678 (1949). ~ Clinical recognition of pyelonephritis, with a new stain for urinary sediments. Amer. J. Med. **11**, 312 (1951). — **Stevens, R.J., S. Werthammer,** and **J.S. Pearson:** Renal papillary necrosis complicating diabetes mellitus. W. Va. med. J. **1**, 12 (1948). — **Stewart, C.M.:** Delayed cystograms. J. Urol. (Baltimore) **70**, 588 (1953). ~ Delayed cystography and voiding cystoureterography. J. Urol. (Baltimore) **74**, 749 (1955). — **Stirling, G.A.:** Renal papillary necrosis in childhood. J. clin. Path. **11**, 296 (1958). — **Stoeckel, W.:** Betrachtungen über die Pyelitis gravidarum. Münch. med. Wschr. **71**, 257 (1924). — **Stoerk, O.:** Embolisch-eitrige Nephritis. In: Handbuch der speziellen pathologischen Anatomie Bd. 6/I, S. 473. Berlin: Springer 1925. — **Story, P.:** Proteus infection in hospital. J. Path. Bact. **68**, 55 (1954). — **Stoudensky, A.:** Über die Nierenpapillennekrose bei Hydronephrose. Z. Heilk. **20**, 459 (1899). — **Strauss, M.B.,** and **L.G. Welt:** Diseases of the kidney. London: Churchill 1963. — **Studer, A.,** u. **G. Zbinden:** Experimenteller Beitrag zur Frage der Nierenschäden bei Abusus von phenacetinhaltigen Schmerzmitteln. Experientia (Basel) **11**, 450 (1955). — **Studer, A., G. Zbinden** u. **B. Fust:** Weitere tierexperimentelle Untersuchungen zur Frage Schmerzmittelmißbrauch und interstitielle Nephritis. Schweiz. med. Wschr. **86**, 469 (1958). — **Studer, A., G. Zbinden, K. Schärer** u. **B. Fust:** Tierexperimentelle Untersuchungen zur Frage der interstitiellen Nephritis bei Mißbrauch phenacetinhaltiger Schmerzmittel. Bull. Schweiz. Akad. med. Wiss. **14**, 154 (1958). — **Stürmer, K.:**

Über die Entstehung des Schwangerschaftsureters und die Behandlung der Pyelitis gravidarum. Med. Klin. **42**, 60 (1947). — **Sugimura, Sh.:** Über die Beteiligung der Ureteren an den akuten Blasenentzündungen nebst Bemerkungen über ihre Fortleitung durch die Lymphbahnen der Ureteren. Virchows Arch. path. Anat. **206**, 20 (1911). — **Suter, F.:** Die infektiösen, nicht tuberkulösen Erkrankungen der Niere und oberen Harnwege. Handbuch der inneren Medizin, 4. Aufl., Bd. VIII, S. 895. Berlin-Göttingen-Heidelberg: Springer 1951. ~ Erkrankungen der Blase. Handbuch der inneren Medizin, 4. Aufl., Bd. VIII, S. 1006. Berlin-Göttingen-Heidelberg: Springer 1951. — **Swartz, D.:** Renal papillary necrosis. J. Urol. (Baltimore) **71**, 385 (1954). — **Swartz, D.,** and **J. Hoogstaten:** Renal papillary necrosis. Brit. J. Urol. **31**, 419 (1959).— **Sweeney jr., F. J.:** Observation in the therapy of pyelonephritis. Med. Clin. N. Amer. **47**, 1095 (1963). — **Syme, J., J. D. Sleigh, J. E. Richardson,** and **J. McC. Murdoch:** Cycloserine in the treatment of infection of the urinary tract. Brit. J. Urol. **33**, 261 (1961). — **Szücs, S., I. Cserháth, G. Csapó,** and **V. Balázs:** The elation between diabetes mellitus and infections of the urinary tract. A clinical, qualitative and quantitative bacteriological study based upon 300 diabetics and 200 controls. Amer. J. med. Sci. **240**, 186 (1960).

Tabarra, W., et **L. Orgel:** Le nécrose papi laire du rein. Arch. Anat. path. **10**, 54 (1962). — **Talbot, C. H.:** Septicaemia due to gram-negative bacilli. Lancet **1962 I**, 668. — **Talbot, H. S.:** Role of ureter in pathogenesis of ascending pyelonephritis. J. Amer. med. Ass. **168**, 1595 (1958). ~ Designated discussion. The microflora in pyelonephritis. In: Henry Ford Hosp. Internat. Sympos., Biology of pyelonephritis, p. 472. Boston: Little, Brown & Co. 1960. — **Talbot, H. S.,** and **R. C. Bunts:** Late renal changes in paraplegia: Hydronephrosis due to vesicoureteral reflux. J. Urol. (Baltimore) **61**, 870 (1949). — **Talbot, H. S., E. M. Mahoney,** and **S. Jaffee:** The effects of prolonged catheterization. J. Urol. (Baltimore) **81**, 138 (1959). — **Tamaki, H. T.,** and **M. A. Whitman:** Hemorrhagic papillary necrosis of the kidney. J. Amer. med. Ass. **150**, 1304 (1952). — **Tanquist, E. J.,** and **E. E. Emerson:** Chronic pyelonephritis and hypertension. Lancet **1950 II**, 472. — **Taupitz, A.:** Pyelonephritis. Urologe **2**, 8 (1963). — **Taylor, P. W.,** and **H. R. Morgan:** Antibacterial substances in human semen and prostatic fluid. Surg. Gynec. Obstet. **94**, 662 (1952). — **Taylor, R. D.:** The diagnosis and treatment of pyelonephritis. Med. Clin. N. Amer. **29**, 957 (1955). — **Teschendorf, W.:** Lehrbuch der röntgenologischen Differentialdiagnostik, Bd. II, S. 565, 570. Stuttgart: Georg Thieme 1964. — **Thelen, A.:** Papillitis necroticans bei chronischer Pyelonephritis. Z. Urol. **40**, 67 (1947). — **Thelen, A., K. Rother,** u. **H. Sarre:** Experimentelle Untersuchungen zur Pathogenese der pyelonephritischen Schrumpfniere. Urol. int. (Basel) **3**, 359 (1956). — **Thelen, A.,** u. **H. Wiegers:** Klinische und experimentelle Untersuchungen zur Frage der „sogenannten essentiellen Haematurie". Langenbecks Arch. klin. Chir. **277**, 547 (1954). — **Thiele, F. H.,** and **D. Embleton:** Infection: pathways of spread in bacterial infection. Proc. roy. Soc. Med. **7**, 3 (1914). — **Thiele, H.:** Zur Diagnose und Entwicklung von Nierenschäden bei Diabetes mellitus. Dtsch. Z. Verdau.- u. Stoffwechselkr. **14**, 17 (1954). — **Thiemich, M.:** Über die eitrigen Erkrankungen der Nieren und Harnwege im Säuglingsalter. Jb. Kinderheilk. **62**, 243 (1910). — **Thiermann, E.:** Die interstitielle Nephritis bei aufsteigender Harnwegsinfektion. Regensburg. Jb. ärztl. Fortbild. **4**, 371 (1956). — **Thölen, H.:** Interstitielle Nephritis. Schweiz. med. Wschr. **84**, 963 (1954). ~ Chronisch interstitielle Nephritis und Abusus phenacetinhaltiger Medikamente. Bull. schweiz. Akad. med. Wiss. **14**, 134 (1958). ~ Diskussion in: Sarre-Moench-Kluthe: Phenacetinabusus und Nierenschädigung, S. 101. Stuttgart: Georg Thieme 1958. — **Thölen, H., J. Voegtli, H. Rentschler** u. **A. Schaeffer:** Ein Beitrag zur Genese der interstitiellen Nephritis. Schweiz. med. Wschr. **86**, 946 (1956). — **Thomsen, Å. C.:** The significance of renal biopsy for the diagnosis of pyelonephritis in diabetic patients. CIBA Foundation Symp. on Renal Biopsy, p. 281. London: Churchill 1961. — **Thomsen-Pedersen, G.,** and **M. Schwartz:** Papillitis necroticans — 20 Tilfaelde fra en Medicensk Afdeling-En Syndrom i Tiltagem. Ugeskr. Læg. **116**, 829 (1956). — **Thorn, G. W., G. F. Koepf,** and **M. Clinton jr.:** Renal failure simulating adrenocortical insufficiency. New Engl. J. Med. **231**, 76 (1944). — **Thrupp, L. D., R. S. Cotran,** and **E. H. Kass:** Relationship of bacteriuria in pregnancy to pyelonephritis. J. Amer. med. Ass. **189**, 899 (1964). — **Thurn, P.,** u. **E. Bücheler:** Röntgenologischer Nachweis und Beurteilung der Nierenverkleinerung. Fortschr. Röntgenstr. **100**, 496 (1964). — **Tidstrøm, B.:** Urinary protein in glomerulonephritis and pyelonephritis. Electrophoretic analyses. Acta med. scand. **174**, 385 (1963). — **Tiegermann, T., I. Dănciulescu, Gh. Bucur,** and **S. Landman:** Betrachtungen über das Gefäß-Hochdrucksyndrom bei der chronischen Pyelonephritis. Med. interna (Buc.) **12**, 1671 (1960). — **Tisdale, W. A.,** and **G. Klatskin:** Fever of Laennec's cirrhosis. Yale J. Biol. Med. **33**, 94 (1960). — **Tobler, R.:** Autoptische Betrachtungen an 300 Diabetikern. Schweiz. med. Wschr. **84**, 1213 (1954). — **Tönz, C.:** Zur Pathogenese doppelseitiger Hydronephrosen beim Kleinkind. Schweiz. med. Wschr. **86**, 877 (1956). — **Törne, H. v.:** Nephrohydrotische Flecknierenbildung nach Pyelonephritis. Virchows Arch. path. Anat. **323**, 645 (1953). — **Török, A.:** Experimentelle Untersuchungen über die lymphogene Entstehung der enterogenen Colipyelitis. Z. Urol. **27**, 385 (1933). — **Traut, H. F.,** and **C. M. McLane:** Physiological change in the ureter in pregnancy. Surg. Gynec. Obstet. **62**, 69 (1936). — **Trueta, J.,**

A. E. Barcley, P. M. Daniel, K. J. Franklin, and **M. M. L. Prichard:** Studies of the renal circulation. Oxford: Blackwell 1947. — **Trumpp:** Über Kolizystitis im Kindesalter. Jb. Kinderheilk., N.F. **44**, 268 (1897). — **Tsuda, S.:** Experimentelle Untersuchungen über die Abwehrleistungen der Niere und ihre Kokkenausscheidung. Virchows Arch. path. Anat. **250**, 136 (1924). — **Tuba, J.:** Altersbefall und Krankheitsbild der Papillennekrose. Wien. Z. inn. Med. **43**, 371 (1962). — **Tullis, J. L.:** Studies on permeability of the leucocyte. Amer. J. Physiol. **148**, 708 (1947). — **Turck, M., A. A. Browder, R. L. Lindemeyer, N. K. Brown, K. N. Anderson,** and **R. G. Petersdorf:** Failure of prolonged treatment of chronic urinary-tract infections with antibiotics. New Engl. J. Med. **267**, 999 (1962). — **Turck, M., M. R. Fournier,** and **R. G. Petersdorf:** Laboratory and clinical studies of Escherichia coli infections. In: Antimicrobial agents and chemotherapy, 1961, edit. by M. Finland and G. Savage, American Society of Microbiology, 1962, p. 113. — **Turck, M., B. S. Goffe,** and **R. G. Petersdorf:** Bacteriuria of pregnancy, relation to socioeconomic factors. New Engl. J. Med. **266**, 877 (1962). ~ The urethral and urinary tract infection. J. Urol. (Baltimore) 88, 834 (1962). — **Turck, M.,** and **R. G. Petersdorf:** Role of antibiotics in the prevention of urinary tract infections. J. chron. Dis. **15**, 683 (1962). — **Turner, F. C.:** A kidney from a case of phthisis showing mortification of the apices of the pyramids. Trans. path. Soc. Lond. **36**, 268 (1884—1885). ~ Necrosis with softening in pyramids of the kidneys; recent endopericarditis. Trans. path. Soc. Lond. **37**, 290 (1885—1886). ~ Necrosis of the pyramids of one kidney. Trans. path. Soc. Lond. **39**, 159 (1887—1888). — **Turner, G. C.:** Bacilluria in pregnancy. Lancet **1961 II**, 1062. — **Turner-Warwick, R. T.:** Ureteric reflux. Proc. roy. Soc. Med. **55**, 419 (1962). — **Tverdy, G.:** La fonction endocrine des artéroles rénales dans un cas de pyélonéphrite hypertensive. Schweiz. Z. allg. Path. **17**, 177 (1954). — **Tyler, C. W.,** and **R. Oseasohn:** Relationship of in-lying catheterization to persistent bacteriuria in gynecological patients. Amer. J. Obstet. Gynec. **86**, 998 (1963).

Übelhör, R.: Die Entleerungsstörungen der Blase. In: Handbuch der Urologie, Bd. VIII, S. 205. Berlin-Göttingen-Heidelberg: Springer 1962. — **Übelhör, R.,** u. **G. Ullrich:** Die Schädigung der Nieren durch Medikamente. Wien. med. Wschr. **108**, 443 (1958). — **Uehlinger, E.:** Nieren, Skelett und Calciumstoffwechsel. Wien. klin. Wschr., N.F. **4**, 417 (1949). ~ Pathologisch-anatomisches Referat: Symposium über Phenacetinabusus und Nierenschädigung. Schweiz. med. Wschr. **88**, 452 (1958). ~ Die pathologische Anatomie der interstitiellen Nephritis. In: Phenacetinabusus und Nierenschädigung (Sarre-Moench-Kluthe), S. 1. Stuttgart: Georg Thieme 1958. — **Ujváry, G.:** Über die aetiologische Rolle der Escherichia coli-Gruppe bei extraenteral lokalisierten Infektionen. Zbl. Bakt. **170**, 394, 406 (1957). — **Ungar, H.:** Calcium deposits in the renal papillae. Their frequency and the various pathologic states with which they were associated in a series of necropsies in Jerusalem. Arch. Path. **49**, 687 (1950). — **Utz, D. C., L. B. Woolner,** and **L. P. Howell:** Renal papillary necrosis. Surg. Clin. N. Amer. **41**, 1033 (1961).

Vahlne, G.: Serological typing to the colon bacteria. Lund, Schweden: Hakan Ohlssons Baktryekin 1945. — **Valdivieso, J.:** Pielonefritis cronica. Estudio anatomoclinico. Rev. méd. Chile **86**, 94 (1958). — **Vandendorp, F., G. Lemaitre** et **J. Remy:** La radiologie des pyélonéphritis chroniques. Ann. Radiol. **5**, 77 (1962). — **Veraguth, F.,** u. **O. Spühler:** Phenacetin und Niere. Festschrift, Müllheim/Baden 1961, S. 293. — **Verbanck, M., M. Kraytman, P. Sibille** et **R. Heyman:** Osteomalacie par pyélonéphrite. Acta clin. belg. **13**, 261 (1958). — **Vernet, D.,** et **M. Constantin:** Nécrose papillaire récidivante et fonction rénale. Helv. chir. Acta **29**, 446 (1962). — **Vivaldi, E., R. Cotran, D. P. Zangwill,** and **E. H. Kass:** Ascending infection as a mechanism in pathogenesis of experimental non-obstructive pyelonephritis. Proc. Soc. exp. Biol. (N.Y.) **102**, 242 (1959). — **Vivaldi, E., D. P. Zangwill, R. Cotran,** and **E. H. Kass:** Experimental pyelonephritis consequent to induction of bacteriuria. Henry Ford Hosp. Internat. Sympos., Biology of pyelonephritis, p. 27. Boston: Little, Brown & Co. 1960. — **Vriedberg, V.,** u. **M. Schäfer:** Über den Einfluß des hämorrhagischen Schocks auf die Nierenfunktion. Geburtsh. u. Frauenheilk. **22**, 789 (1962). — **Vuorinen, P.,** and **A. Kasanen:** Roentgenologically detectable vesico-ureteric reflux at cystography and intravenous urography. Ann. Med. intern. Fenn. **52**, 109 (1963).

Wagner, E.: Der Morbus Brightii, S. 343. Leipzig 1882. — **Wall, B.:** Pyelographic changes in necrotizing renal papillitis. J. Urol. (Baltimore) **72**, 1 (1954). — **Walter, A. M.,** u. **L. Heilmeyer:** Antibioticafibel. Stuttgart: Georg Thieme 1954. — **Waltz, H.:** Ein Beitrag zur modernen Sulfonamidbehandlung. Med. Klin. **53**, 1905 (1958). — **Weber, H. F. J.:** Ist die Einführung neuer Sulfonamide in die Therapie der Harninfektionen berechtigt? Wien. klin. Wschr. **71**, 451 (1959). — **Weber, W.,** u. **G. Dathe:** Klinische und röntgenologische Betrachtungen zur Ätiologie und Pathologie des Megaureters. Radiologe **4**, 50 (1964). — **Weiner, K.:** Klinische und experimentelle Erfahrungen über die aszendierende Infektion der Harnwege und Wirkung der Dekapsulation bei diesen Erkrankungen. Z. urol. Chir. **27**, 1 (1929). — **Weiner, W.,** u. **H. Battke:** Die Anwesenheit der Sternheimer-Malbin-Glitzerzellen im Urinsediment bei der chronischen Pyelonephritis. Urol. int. (Basel) **14**, 160 (1962). ~ Der Prednisolon-Provokativ-Test bei der chronischen Pyelonephritis. Med. Klin. **58**, 2003 (1963). — **Weiss, S.,** and **F.**

Parker: Relation of pyelonephritis and other urinary tract infections to arterial hypertension. New Engl. J. Med. **223**, 959 (1940). — **Weiss, S.,** and **F. Parker jr.:** Pyelonephritis: its relation to vascular lesions and to arterial hypertension. Medicine (Baltimore) 18, 221 (1939). — **Weissman, I.,** and **J.B. Christie:** The delayed cystogram, an evaluation. Illinois med. J. **119**, 299 (1961). — **Welch, N.M.,** and **G.C. Prather:** Pneumonephrosis a complication of necrotizing pyelonephritis. J. Urol. (Baltimore) **61**, 712 (1949). — **Weski, H.:** Die sogenannte Pyelonephritis. Landarzt **39**, 1385 (1963). — **West, M.,** and **H.J. Zimmermann:** Hemolytic anemia in a patient receiving nitrofurantoin. J. Amer. med. Ass. **162**, 637 (1956). — **Weyrauch, H.M.,** and **B.J. Bassett:** Ascending infection in an artificial urinary tract. Stanf. med. Bull. **9**, 25 (1951). — **Weyrauch, H.M.,** and **M.L. Rosenberg:** Modern concepts and management of nonobstructive urinary infection. Stanf. med. Bull. **12**, 90 (1954). — **Weyrauch, H.M., M.L. Rosenberg, A.D. Amar,** and **M. Redor:** Effects of antibiotics and vaccination on experimental pyelonephritis. J. Urol. (Baltimore) **78**, 532 (1957). — **Whalley, P.J., F.G. Martin,** and **J.A. Pritchard:** Sickle cell trait and urinary tract infection during pregnancy. J. Amer. med. Ass. **189**, 903 (1964). — **Whang, H.Y.,** and **E. Neter:** Immunological studies of heterogenic enterobacterial antigen (Kunin). J. Bact. **84**, 1245 (1962). ~ Study of heterogenic (Kunin) antibodies in serum of healthy subjects and children with enteric and urinary tract infections. J. Pediat. **63**, 412 (1963). — **White, J.,** and **P. Mori-Clavez:** Acute necrotizing renal papillitis experimentally produced in rats fed Mono-N-methylanine. J. nat. Cancer Inst. **12**, 777 (1952). — **Whitehouse, F.W.,** and **H.F. Root:** Necrotizing renal papillitis and diabetes mellitus. J. Amer. med. Ass. **162**, 444 (1956). — **Whitby, J.L.,** and **G.G. Muir:** Bacteriological studies of urinary tract infection. Brit. J. Urol. **33**, 130 (1961). — **Wiesel, B.H.,** and **J.F.A. McManus:** Necrotizing renal papillitis. Sth. med. J. (Bgham, Ala.) **43**, 403 (1950). — **Wiesmann, E.:** Bakteriologie. In: Handbuch der Urologie, Bd. IX/1. Berlin-Göttingen-Heidelberg: Springer 1964. — **Wigger, C.:** Chronische doppelseitige Pyelonephritis mit follikulärer lymphatischer Hyperplasie; ein prognostischer Hinweis. Z. Urol. **50**, 372 (1957). — **Wildbolz, E.:** Die Pyelitis. Praxis **45**, 814 (1956). ~ Die Pyelonephritis. Dtsch. med. Wschr. **87**, 2509 (1962). ~ Die Pyelonephritis aus der Sicht des Urologen. Praxis **53**, 736 (1964). — **Wilenius, R.:** Treatment of vesico-ureteral reflux in children. Ann. chir. Gynaec. Fenn. **52**, 739 (1963). — **Williams, A.L.,** and **R. Fowler jr.:** Renal biopsy in recurrent urinary tract infection. Findings in children. Amer. J. Dis. Child. **105**, 617 (1963). — **Williams, D.I.:** Vesico-uretheric reflux. Postgrad. med. J. **38**, 520 (1962). — **Williams, D.I., J. Scott,** and **R.T. Turner-Warwick:** Reflux and recurrent infection. Brit. J. Urol. **33**, 435 (1961). — **Williams, J.D.,** and **N.A. Simmons:** A test for bacteriuria. Lancet **1963 I**, 1373. — **Williams, R.E.O., R. Bowers, L.P. Garrod,** and **R.A. Shooter:** Hospital infection, causes and prevention. London: Lloyd-Luke, Ltd. 1960. — **Williamson, J., H. Brainerd, M. Scaparone,** and **S.P. Chueh:** Antibacterial antibodies in coliform urinary tract infections. Arch. intern. Med. **114**, 222 (1964). — **Windom, R.E., R.K. Bass, R. McBride,** and **J.P. Sanford:** Routine urine cultures in private practice. Amer. J. med. Sci. **241**, 14 (1961). — **Winkel, K. zum:** Nierendiagnostik mit Radioisotopen. Stuttgart: Georg Thieme 1964. — **Winkel, K. zum, J. Becker** u. **K.E. Scheer:** Die Isotopennephrographie als diagnostische Methode für den Strahlentherapeuten. Strahlentherapie **116**, 489 (1961). — **Winsbury-White, H.P.:** Spread of infection from uterine cervix to urinary tract and ascent of infection from lower urinary tract to kidneys. Brit. J. Urol. **5**, 249 (1933). — **Woelk, E.,** u. **F. Arnholdt:** Chronische Harninfektion und vesikoureteraler Reflux. Dtsch. med. Wschr. **89**, 1251 (1964). — **Wojewski, A.,** u. **S. Krason:** Zur Frage der akuten Niereninfektion nach Pyelographie. Z. Urol. **55**, 431 (1962). — **Wolff, H.P.:** Hormonale Störungen der Nierenfunktion. Verh. dtsch. Ges. inn. Med. **65**, 362 (1959). — **Wolff, J.R.:** Postpartum pyelitis. Urol. cutan. Rev. **49**, 410 (1945). — **Wolfromm, G.:** Aperçu sur le traitement de la pyélite colibacillaire. Vie méd. 137 (1953). ~ Remarques sur les néphrites ascendantes. J. d'Urol. **61**, 260 (1955). — **Wollheim, E.:** Diskussionsbeitrag. Helv. med. Acta **18**, 269 (1951). ~ Über die tubulären Funktionsstörungen der Niere. Verh. dtsch. Ges. inn. Med. 211 (1952). ~ Glomeruläre und tubuläre Nierenerkrankungen. Stuttgart: Georg Thieme 1962. — **Wollheim, E.,** u. **J. Moeller:** Hypertonie. In: Handbuch der inneren Medizin, IV. Aufl., Bd. IX/5, S. 429. Berlin-Göttingen-Heidelberg: Springer 1960. — **Wolstenholme, G.E.W.,** and **M.P. Cameron:** CIBA-Foundation symposium on renal biopsy. London: Churchill 1961. — **Wood, E.C., J.H.M. Pinkerton,** and **R.M. Calman:** Mid-stream urine from women. Brit. med. J. **1960 I**, 961. — **Woodruff, J.D.,** and **H.S. Everett:** Prognosis in childhood urinary tract infections in girls. Amer. J. Obstet. Gynec. **68**, 798 (1954). — **Woods, J.W.:** Susceptibility of rats with hormonal hypertension to experimental pyelonephritis. Clin. Invest. **37**, 1686 (1958). ~ Non-obstructive Escherichia coli pyelonephritis in the rat. Proc. Soc. exp. Biol. (N.Y.) **104**, 116 (1960). — **Woods, J.W., L.G. Welt, W. Hollander,** and **M. Newton:** Susceptibility of rats to experimental pyelonephritis following recovery from potassium depletion. J. clin. Invest. **39**, 28 (1959). — **Woods, J.W., L.G. Welt,** and **W. Hollander jr.:** Susceptibility of rats to experimental pyelonephritis during potassium depletion. J. clin. Invest. **40**, 599 (1961). — **Wright, W.T.:** Cell counts in urine. Arch. intern.

Med. **103**, 76 (1959). — **Wüllenweber, G.:** Die Dynamik der abführenden Harnwege im Lichte kymographischer Untersuchungen. Z. Urol. **31**, 338 (1937). — **Wulfekuhler, W.V., M.W. Thomley,** and **L.M. Orr:** Clinical trial with a new sulfonamide, Gantanol, in the treatment and prevention of genitourinary infections. J. Urol. (Baltimore) **87**, 997 (1962). — **Wyssokowitsch, W.:** Über die Schicksale der ins Blut injizierten Mikroorganismen im Körper der Warmbluter. Z. Hyg. Infekt.-Kr. **1**, 3 (1886).

Yates-Bell, J.G.: Hydronephrosis. Proc. roy. Soc. Med. **46**, 31 (1953). — **Yeaw, R.C.:** The effect of pH on the growth of bacteria in urine. J. Urol. (Baltimore) **44**, 699 (1940). — **Youmans, G.P., J. Leibling,** and **R.Y. Lyman:** The bactericidal action of prostatic fluid in dogs. J. infect. Dis. **63**, 117 (1938). — **Young, K.R.,** and **C.F. Clancy:** Urinary tract infections complicating diabetes mellitus. Med. Clin. N. Amer. **39**, 1665 (1955). — **Yow, E.M., O.T. Monzon, E.M. Ory,** and **J.B. Brennan:** The microflora of the urinary tract. In: Henry Ford Hosp. Internat. Sympos., Biology of pyelonephritis, p. 391. Boston: Little, Brown & Co. 1960. — **Yow, E.M.,** and **T. Sakuma:** Pyelonephritis as a cause and complication of hypertension. In: J.H. Moyer, Hypertension. Hahnemann Symposium, p. 53. Philadelphia: W.B. Saunders Co. 1959.

Zangwill, D.P., P.J. Porter, A.L. Kaitz, R.S. Cotran, P.T. Bodel, and **E.H. Kass:** Antibacterial organic acids in chronic urinary tract infection. Use in long-term management. Arch. intern. Med. **110**, 801 (1962). — **Zeman, E.,** u. **M. Němec:** Die chronische Pyelonephritis bei Kranken mit Prostatahypertrophie. Vorkommen und Bedeutung für den postoperativen Verlauf. Sonderband Z. Urol. 228 (1957). — **Zetterström, R.:** Die Nierenfunktion bei Pyelonephritis. Mschr. Kinderheilk. **106**, 178 (1958). — **Zingg, E.:** Vergleichende pathologisch-anatomische und klinische Untersuchungen an 100 Fällen von diffuser Glomerulonephritis. Virchows Arch. path. Anat. **333**, 294 (1960). — **Zinser, H.-K.:** Die urologischen Erkrankungen der Frau. In: Seitz-Amreich, Biologie und Pathologie des Weibes, 2. Aufl., S. 590. Berlin-Innsbruck-München-Wien: Urban & Schwarzenberg 1955. — **Zollinger, H.U.:** Die interstitielle Nephritis. Basel: S. Karger 1945. ~ Die pathologische Anatomie der Nephritiden. Helv. med. Acta **18**, 269 (1951). — Chronische interstitielle Nephritis bei Abusus von phenacetinhaltigen Analgetica (Sarison usw.). Schweiz. med. Wschr. **85**, 746 (1955). ~ Wechselseitige Beziehungen zwischen Niere und Gesamtkörper. Medizinische 576 (1955). ~ Die Pathologie der interstitiellen Nephritis. Regensburg. Jb. ärztl. Fortbild. **4**, 1 (1956). ~ Die Pathologie der chronischen Pyelonephritis. Sonderband Z. Urol. 165 (1957). ~ Pathogenese und Folgen einseitiger Zwergnieren bei Jugendlichen. Frühinfantile Pyelonephritis oder Hypogenese? Schweiz. med. Wschr. **87**, 990 (1957). ~ Relationship of renal toxicity of drugs to pyelonephritis. In: Henry Ford Hosp. Internat. Sympos., Biology of pyelonephritis, p. 59. Boston: Little, Brown & Co. 1960. ~ Papillennekrosen der Niere bei Diabetes mellitus. Dtsch. med. Wschr. **85**, 775 (1960). ~ Differentialdiagnose der Schrumpfnieren. Path. et Microbiol. **24**, 258 (1961). ~ Pathologische Anatomie und Pathogenese der Pyelonephritis. In: Handbuch der Urologie (Alken-Dix-Weyrauch-Wildbolz), Bd. IX/1, S. 22. Berlin-Göttingen-Heidelberg: Springer 1964. — **Zollinger, H.U.,** u. **H. Rosemund:** Uraemie bei endogen bedingter subakuter und chronischer Calciumoxalatniere (Calciumoxalatnephritis, Calciumoxalatschrumpfniere). Schweiz. med. Wschr. **82**, 1261 (1952). — **Zollinger, H.U.,** u. **O. Spühler:** Die nicht-eitrige, chronische interstitielle Nephritis. Schweiz. Z. allg. Path. **13**, 807 (1950). ~ Die chronische interstitielle Nephritis. Schweiz. med. Wschr. **80**, 261 (1951). — **Züllig, A.,** u. **H.U. Zollinger:** Ergebnisse der Nierenpunktion. Schweiz. med. Wschr. **93**, 977 (1963). — **Zuelzer, W.W., R. Kurnetz, Ch. Seymour, W.A. Newton jr.,** and **R. Fallon:** Circulatory disease of the kidney in infancy and childhood. Amer. J. Dis. Child. **81**, 1 (1951).

Pyelonephritis im Kindesalter

Von

F. Linneweh und K. H. Jarausch

Mit 20 Abbildungen

Allgemeines

Unter Pyelonephritis verstehen wir eine unspezifische, bakterielle Entzündung des Nierenparenchyms einschließlich der Harnwege, wobei der Grad der Beteiligung der einzelnen Abschnitte von Fall zu Fall oder im Verlaufe der Erkrankung erheblich variieren kann.

Die Begriffe Nephropyelitis, Cystopyelitis, Pyelocystitis und Pyelitis versuchen den Infektionsweg oder die vornehmliche Beteiligung eines Abschnittes der ableitenden Harnwege zu kennzeichnen. Hierzu muß aber gesagt werden, daß es im Einzelfall meist nicht möglich ist, den Infektionsweg zu erkennen, und ferner, daß es eine isolierte Erkrankung des Nierenbeckens ohne gleichzeitige Beteiligung des Nierenparenchyms vermutlich nicht gibt. Die genannten Begriffe Cystopyelitis, Pyelocystitis und Pyelitis können lediglich als nicht besonders treffende Synonyme für Pyelonephritis gebraucht werden; da sie aber entbehrlich sind und sich außerdem zum Nachteil der Patienten auswirken können, indem die Erkrankung in ihrer Bedeutung unterschätzt wird, sollten sie besser vermieden werden.

Gerade die Verwendung der Bezeichnung Pyelonephritis soll den Arzt immer daran erinnern, daß bei Entzündungen der Harnwege stets mit einer gleichzeitigen Erkrankung des Nierenparenchyms gerechnet und das therapeutische Handeln vornehmlich auf die Heilung der bakteriellen Nierenparenchymentzündung ausgerichtet werden muß.

Kleinschmidt versuchte 1921 eine Vereinfachung der Nomenklatur einzuführen, indem er bewußt auf eine topographische Diagnose verzichtete und ein Symptom, nämlich die Pyurie zur Krankheitsbezeichnung erhob. Es will uns aber scheinen, daß dies zu einem gefahrvollen Verzicht auf eine richtige Wertung des Krankheitsbildes verleitet (Linneweh). Dadurch nämlich, daß das Harnsymptom Pyurie in den Vordergrund gestellt wird, wird die Tatsache, daß meist auch die Niere miterkrankt ist, leicht außer acht gelassen. Zudem erweckt der Ausdruck Pyurie den Eindruck, daß es bei Entzündungen der Harnwege zu einem eitrigen Aussehen des Harnes kommen müsse, während die prognostisch ungünstige Form, die chronische Pyelonephritis nicht „pyurisch" imponiert, sondern mit einer geringen Leukocyturie einhergeht, die nur mit der quantitativen Harndiagnostik als pathologisch erkannt werden kann. Auch besteht die Gefahr, das Ziel der Therapie in der Beseitigung der Pyurie zu sehen, obschon wir wissen, daß auch nach ihrem Verschwinden die Leukocyturie nicht völlig normalisiert und die entzündliche Veränderung des Nierenparenchyms nicht ausgeheilt sein muß, sondern sogar weiter fortschreiten kann. Damit wird aber der Entwicklung der meist unheilbaren chronischen Pyelonephritis Vorschub geleistet.

Historische Daten

Die ersten Berichte über Harnwegsentzündungen finden sich bei RAYER 1837, der eine „Pyelitis“ beschreibt und dabei nicht nur zwischen der Entzündung des Nierenbeckens und der der Niere unterscheidet, sondern gleichfalls schon darauf hinweist, wie leicht eine Entzündung des Nierenbeckens das Nierenparenchym miterfaßt.

GOSCHLER berichtet 1871 über die „Blasenentzündung“ bei einem Neugeborenen nach Vulvitis.

Die Schrumpfniere als Folge der Pyelonephritis wird 1882 von WAGNER beschrieben.

ALBARRAN und HALLE führen 1888 die ersten Untersuchungen zur experimentellen Pyelonephritis durch, indem es ihnen gelingt, durch Injektion einer Colibakterienaufschwemmung in den Ureter eine einseitige Pyelonephritis zu erzeugen.

ESCHERICH betont 1894 die Bedeutung der Darmbakterien für die Entstehung der kindlichen Pyelonephritis und prägt den Ausdruck „Coli-Cystitis“.

Auf die Bedeutung der chronischen Harnwegsentzündungen im Kindesalter weist GOEPPERT 1908 hin. Er beschreibt ferner die Häufung der Pyelonephritis im Säuglingsalter und das Hervortreten des männlichen Geschlechtes in dieser Altersstufe.

Häufigkeit

Die Pyelonephritis gehört zu den häufigsten bakteriellen Erkrankungen des Kindesalters; sie ist die häufigste Nierenerkrankung in dieser Altersstufe.

Schon GOEPPERT bezeichnet die Harnwegsentzündung als Volkskrankheit. Er sieht sie bei 1,1—1,2% in seiner Kindersprechstunde untersuchter Kinder.

KUNIN et al. untersuchen den Harn von 3057 Schulkindern beiderlei Geschlechts und finden bei 20 Kindern (0,65%) pathologische Keimzahlen. Von

Tabelle 1

Autor	Zahl der Sektionen	Pyelonephritische Befunde %
a) vornehmlich Erwachsene		
GIBSON (1928)	1800	5,7
HAGE (1939)	10000	11,6
RHOADS et al. (1952)		20,0
JACKSON et al. (1957)	4425	9,0
MACDONALD et al. (1957)	100	33,0
STAEMMLER (1957)	3765	2,7[1]
SARRE (1959)	3706	5,4
b) Kinder		
BUTLER u. LANMAN (1936)	2043	2,0
STOWENS (1956)	1000	0,58
RUBENSTEIN (1961)	2153	0,9[2]
NEUMANN u. PRYLES (1962)	1999	1,6

[1] 1/6 der Fälle unter 10 Jahre alt
[2] 0—3 Monate alt

diesen 20 Kindern hatten 10 gleichzeitig auch eine Leukocyturie, so daß bei 0,3% die Diagnose Pyelonephritis gesichert war.

STANSFELD kommt bei 847 unausgesuchten Kindern, die während der ersten 5 Lebensjahre beobachtet wurden, zu einem ähnlichen Prozentsatz. Er diagnostiziert bei diesen 4 Fälle von Pyelonephritis, entsprechend einer Häufigkeit von 0,47%.

Das Verhältnis der Krankheitsfälle an Pyelonephritis zur Gesamtpatientenzahl einzelner Kliniken gibt weitere Auskunft über die Häufigkeit dieser Erkrankung:

CAMPBELL findet in seinem urologischen Krankengut von 47265 Säuglingen und Kindern bei 0,8% eine Harnwegsentzündung. FREY et al. haben in der Allgemeinpraxis mit vorwiegend erwachsenen Patienten unter 5471 Patienten in 1,2% akute Pyelonephritiden. BURKE stellt die Diagnose bei 3—4% seiner Patienten. In der Marburger Kinderklinik wurde die Diagnose Pyelonephritis bei 12720 stationär behandelten Kindern 791mal, d.h. bei etwa 6% gestellt. In der gleichen Klinik wurde unter 3028 klinisch behandelten Säuglingen die Diagnose einer Pyelonephritis in 3,3% gestellt.

ZAPP sieht die Pyelonephritis bei 5,5% der stationär behandelten Kinder.

MACAULAY und SUTTON stellen bei 1,1% von 3066 klinisch behandelten Kindern eine Pyelonephritis fest.

Im Sektionsmaterial finden sich in einem hohen Prozentsatz pyelonephritische Befunde. Wenn auch die Zahlenangaben entsprechend der Zusammensetzung des Krankenmaterials und den diagnostischen Kriterien des betreffenden Untersuchers schwanken, so fällt doch auf, daß die Zahlen im Kindesalter niedriger liegen als bei Erwachsenen.

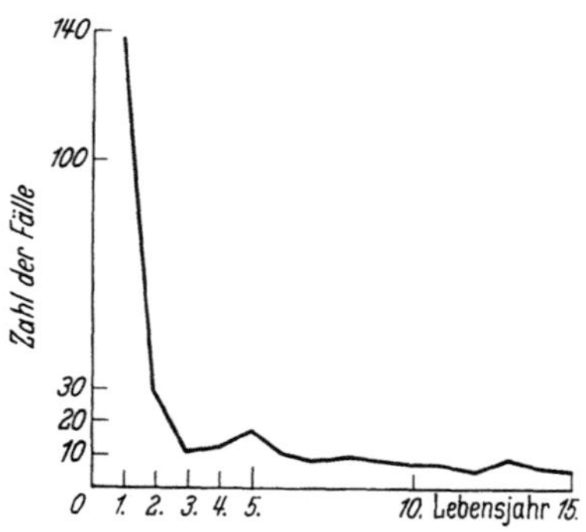

Abb. 1. Morbidität der Harnwegsinfektion im Kindesalter (nach LINNEWEH 1957)

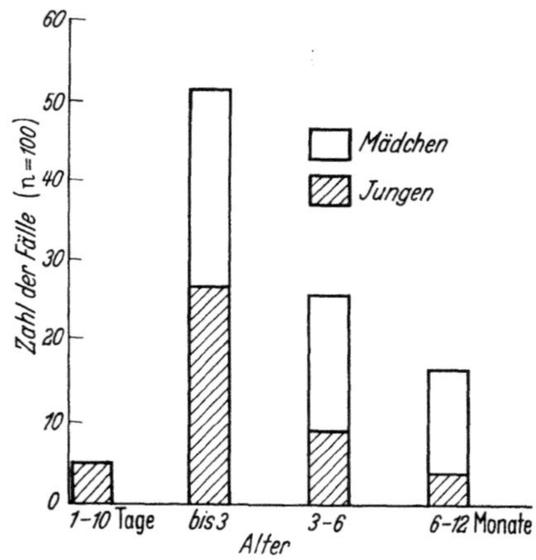

Abb. 2. Morbidität und Geschlechtsverteilung der Harnwegsentzündung im Säuglingsalter

Altersverteilung

Für die Pyelonephritis besteht innerhalb des Kindesalters eine deutliche Altersdisposition, indem etwa die Hälfte aller Erkrankungen in die Säuglingszeit fällt (LINNEWEH) (s. Abb. 1).

Schon GOEPPERT macht auf die Häufigkeit der Pyelonephritis im Säuglingsalter aufmerksam. Während er aber den Morbiditätsgipfel bei deutlichem Zurücktreten des ersten Trimenons im zweiten und dritten Trimenon sieht, finden wir bei 100 Säuglingen 57 Erkrankungen im ersten Trimenon (s. Abb. 2). Diese Unterschiede können dadurch bedingt sein, daß unseren Befunden Zählmethoden zugrunde liegen, während GOEPPERT das Harnsediment auswertete (s. S. 873).

Geschlechtsdisposition

Seit langem ist auch schon bekannt, daß die Pyelonephritis eine mit dem Alter sich ändernde Geschlechtsdisposition zeigt (WIELAND 1918).

Nach unseren Befunden erkranken im Säuglingsalter etwa gleichviel männliche wie weibliche Individuen. Dabei fällt auf, daß das männliche Geschlecht im ersten Trimenon leicht überwiegt (s. Abb. 2), während danach der prozentuale Anteil der Mädchen immer größer wird und jenseits der Säuglingszeit das Verhältnis 6:1 erreicht wird (LINNEWEH 1957).

Unterscheidet man im Säuglingsalter zwischen akuter und chronischer Verlaufsform, so zeigt sich bei der chronischen Pyelonephritis auch ein deutliches Überwiegen des weiblichen Geschlechtes.

Den Grund für das Überwiegen des männlichen Geschlechtes im frühen Säuglingsalter sieht LINNEWEH (1957) in dem Überwiegen des hämatogenen Infektionsweges in dieser Altersstufe, während mit der prozentualen Zunahme des weiblichen Geschlechtes auch der aszendierende Infektionsweg häufiger wird.

Jahreszeitliche Disposition

GOEPPERT stellte eine Häufung der Pyelonephritiden von Mai bis August fest; ein Zusammenhang mit entzündlichen Darmerkrankungen bestand nicht.

UNSHELM findet in seinem Krankengut bei Säuglingen einen Mai- bis Junigipfel, während bei Kindern die Pyelonephritis vor allem in den Monaten Februar und März auftritt. Wenngleich UNSHELM selbst an eine Allgemeingültigkeit seiner Häufigkeitskurve nicht glaubt, nehmen NOEGGERATH und NITSCHKE das gleiche Zahlenmaterial als weitere Bestätigung für eine jahreszeitliche Abhängigkeit. Auch wir haben bei 100 Säuglingen eine deutliche jahreszeitlich bedingte Häufung mit einem Mai-Gipfel gesehen. Es fällt aber auf, daß bei den Pyelonephritiskranken auch die meisten Infekte der oberen Luftwege im gleichen Monat auftreten, während eine Abhängigkeit von den Durchfallserkrankungen auch von uns nicht festgestellt wurde. Wir möchten annehmen, daß die fieberhaften Infekte die Pyelonephritis durch Schwächung der Widerstandskraft oder durch Bakteriämie ausgelöst haben.

Pathogenese

Obgleich in den letzten Jahren Erkenntnisse gewonnen wurden, die die Diagnose und Therapie der Pyelonephritis verbessert haben, wissen wir über ihre Pathogenese nur wenig. Zwar sind uns aus Tierversuchen viele Umstände bekannt, die bei einer bestimmten Species zu einer Harnwegsentzündung führen können, doch sind diese Ergebnisse nur mit dem Vorbehalt auf den Menschen übertragbar.

Wenn die Pyelonephritis als eine bakterielle Entzündung der Niere und der ableitenden Harnwege definiert wird, müssen bei einer pathogenetischen Abhandlung dieses Krankheitsbildes folgende Fragen berücksichtigt werden:

1. Welche Erreger können die Entzündung hervorrufen?
2. Wie gelangen die Erreger in die Niere?
3. Welche äußeren oder inneren Faktoren ermöglichen oder begünstigen ihre bakterielle Wirksamkeit in der Niere?

1. Bakterielle Faktoren

Nur wenige Bakterien vermögen in der Niere primär, d.h. ohne eine geeignete Vorschädigung des Organs eine Entzündung hervorzurufen (Staphylokokken, Streptococcus faecalis, Pseudomonas pyocyanea, Corynebacterium renale).

Eine Bakteriurie tritt nur auf, wenn ein entzündlich bedingter Gewebsdefekt im Nierenparenchym den Übertritt der Bakterien in das Hohlraumsystem der Niere oder der ableitenden Harnwege gestattet. Zwischen der Haftung der Keime in der Niere und ihrer Ausscheidung wird daher eine Latenzzeit von mehreren Tagen bestehen. Bakterien, die eine Entzündung ohne Gewebsdefekt hervorrufen (z.B. E. coli), sollen deshalb auch von einer gesunden Niere nicht ausgeschieden werden (DYKE 1923, HELMHOLZ und MILIKIN 1925, BOOK 1933). Eine Ausnahme machen jedenfalls die Nieren neugeborener Tiere, die, wie JARAUSCH

1962 an Ratten und Hamstern zeigen konnte, nach intravenöser Gabe sowohl Staphylokokken wie auch E. coli in wenigen Minuten auszuscheiden vermögen. Auch im Katheterurin neugeborener Säuglinge finden sich nicht selten Keimzahlen bis 500/ml.

Staphylokokken

Staphylokokken (Staphylococcus aureus) können nach intravenöser Verabreichung bei Ratten, Mäusen und Kaninchen eine akute Pyelonephritis hervorrufen. Da nur coagulasepositive Staphylokokken diese Fähigkeit haben, sieht man in der Coagulaseproduktion den Grund für das Haften der Infektion (DE NAVASQUEZ 1950; SMITH und DUBOS 1956). Nach einer solchen Pyelonephritis sahen GRAY et al. 1957 eine Cystitis entstehen und machten damit wahrscheinlich, daß vorbeiströmende Bakterien in die Blasenschleimhaut eindringen und eine Entzündung hervorrufen können.

Pseudomonas pyocyanea

Auch diese Erreger können, in die Blutbahn gebracht, primär bei Mäusen eine akute Pyelonephritis hervorrufen (GORRIL 1952).

Enterokokken

Enterokokken (Streptococcus faecalis) führen bei Ratten nach intravenöser oder intravesicaler Applikation zu einer progressiven chronischen Pyelonephritis. Die ersten histologischen Befunde zeigen sich im Nierenmark (GUZE et al. 1959).

Korynebakterien

Zu einer akuten Pyelonephritis kommt es auch nach intravenöser Injektion von Corynebacterium renale. Die Wirkung scheint an die Ureaseproduktion dieses Erregers gekoppelt zu sein, da die ersten Abscesse im harnstoffreichen Nierenmark auftreten und die urease-negative Mutante dieses Bacteriums erheblich weniger pathogen ist (LOVELL und COTCHIN 1946; LISTER 1956).

Escherichia coli

Obgleich diese Erreger in etwa 80% aller Pyelonephritiden des Menschen aus dem Harn entweder allein oder zusammen mit anderen Erregern isoliert werden, scheinen sie nicht in der Lage zu sein, in einer gesunden Niere Entzündungen hervorzurufen. Im Tierversuch ist es mit diesen Erregern nur selten gelungen, nach intravenöser Applikation eine Pyelonephritis zu erzeugen, sofern keine ausreichende Schädigung der Niere, sei es durch andere Erreger, z.B. Staphylokokken, oder durch anatomische Veränderungen vorausgegangen war (HELMHOLZ 1934; MALLORY et al. 1940; GUZE und BEESON 1956).

Auch beim Menschen können Staphylokokken Wegbereiter einer nachfolgenden Colipyelonephritis sein. Dabei kann die kurze Dauer bis zum Auftreten der Coliinfektion bzw. ein baldiger Keimwechsel das ursprüngliche Vorhandensein der Staphylokokken verschleiern (LINNEWEH 1957).

In Analogie zum Dyspepsiecoli stellte ADAM (1928) auch den Begriff des sog. Pyuriecoli auf, nachdem er im Harn von an Pyelonephritis erkrankten Kindern in 75% einen biochemisch einheitlichen Colityp fand. Spätere Untersuchungen jedoch machten das Vorliegen eines Pyuriecoli unwahrscheinlich. So konnte JOPPICH bei der Pyelonephritis 19 biochemisch unterschiedliche Typen isolieren;

BRAUN und SIEVERS zeigten aufgrund biochemischer und serologischer Methoden, daß die Zahl der blasenpathogenen Colistämme sehr groß sein muß.

Das Bakterienwachstum im Harn

Schon LOUIS PASTEUR bezeichnet den Harn als gutes Nährmedium für viele Mikroorganismen. In der Tat ist das Wachstum von Colibakterien im Urin praktisch gleich dem in einer Nährlösung; dies ist innerhalb physiologischer Grenzen vom Verdünnungsgrad und der Wasserstoffionenkonzentration des Urins unabhängig (KASS 1960).

Unter bestimmten Umständen kann der Harn auch bakteriostatische oder bactericide Eigenschaften entwickeln. So konnten DAVIS und HAIN (1918) zeigen, daß normaler Hundeharn unabhängig vom pH bactericid wirkt, vor allem gegen gramnegative, aber auch gegen einige grampositive Mikroorgnismen. Diese antibakterielle Wirkung könnte zum Teil wenigstens durch das Prostatasekret hervorgerufen werden, das bei Hunden eine Hemmwirkung auf Escherichia coli und Staphylococcus aureus hat (YOUMANS et al. 1938).

Aber auch im menschlichen Prostatasekret und Samen wurde eine antibakterielle Aktivität nachgewiesen (TAYLOR und MORGAN 1952). Das Spermienoxydasesystem soll Tiere vor tuberkulöser Infektion der Harnwege schützen; dieses wirkt auch in vitro bactericid. Während die Meerschweinchenniere nicht an Tuberkulose erkrankt, ist die Kaninchenniere für die Infektion sehr empfänglich (HIRSCH 1955).

Bei einer Proteinurie sollen Teile des Komplementsystems und spezifische Isohämagglutinine im Harn erscheinen (SEIFTER und ECKER 1964). Ihre Bedeutung für die Entstehung einer Harnwegsentzündung ist noch ungeklärt.

Andererseits kann das Bakterienwachstum im Harn auch beschleunigt sein. So soll z.B. der Glucosegehalt des Diabetikerharns die Vermehrung von Mikroorganismen fördern. JACKSON und GRIEBLE (1957) fanden im Vergleich zu gesunden Personen im Harn von Pyelonephritikern ein schnelleres Bakterienwachstum. Sie konnten aber nicht entscheiden, ob dieser Befund die Ursache oder Folge der Erkrankung ist.

Das Bakterienwachstum im Nierengewebe

In der Mehrzahl der Fälle wird die Harnwegsentzündung durch Bakterien der Coligruppe hervorgerufen. Diese Erreger besitzen aber für den Menschen mit Ausnahme des frühen Säuglingsalters nur eine geringe Pathogenität. Wie kann aber ihre Wirksamkeit auf das Nierengewebe erklärt werden? Untersuchungen zu dieser Frage finden sich bei BEESON und ROWLEY (1960). Werden E. coli im Tierversuch direkt in verschiedene Gewebe wie Haut, Subcutis, Muskel, Leber, Milz oder Lungen injiziert, kommt es nur zu einer lokalen, schwach entzündlichen Reaktion; die Bakterien verschwinden nach kurzer Zeit aus dem Gewebe. Andererseits vermag schon die Injektion von weniger als hundert Bakterien in das Nierenmark eine akute eitrige Entzündung hervorzurufen. Es ist ferner bekannt, daß E. coli nach intravenöser Injektion im Gegensatz zu anderen Organen im Nierengewebe wesentlich länger überleben. Es konnte auch gezeigt werden, daß die Bactericidie des Serums durch Zugabe eines Nierenhomogenates erheblich abgeschwächt wird und dies durch Inaktivierung der vierten Komponente des Serumkomplements erfolgt. Durch Vergleich der Komplementabschwächung im Nierengewebe mit der Glutaminaseaktivität konnte wahrscheinlich gemacht werden, daß die Ammoniumkonzentration für die Komplementabschwächung verantwortlich zu machen ist.

Diese Befunde erklären, warum die hämatogene Coliinfektion der Niere im Nierenmark beginnt. Auch die Häufung der Pyelonephritis bei Diabetikern, die infolge der Acidose eine vermehrte Ammoniumbildung in der Niere aufweisen, könnte so eine Erklärung finden. Eine schöne Bestätigung dieser Befunde brachte FREEDMAN (1960), indem er durch Verfütterung von Ammoniumchlorid an Tiere eine der Empfänglichkeit für Pyelonephritis parallel laufende Glutaminaseaktivität des Nierenhomogenates erzeugte, ohne daß entsprechende Wirkungen in anderen Organen beobachtet wurden.

2. Der Infektionsweg

Die Frage nach dem Infektionsweg hat seit langem zu verschiedensten Untersuchungen und Überlegungen Anlaß gegeben. Die jeweils gewonnenen Anschauungen spiegelten sich in der Nomenklatur wider, wie z.B. Cystopyelitis, Pyelonephritis oder Nephropyelitis.

Grundsätzlich können Bakterien auf folgenden Wegen in die Niere gelangen:

1. Descendierend, d.h. vom Blut oder von den Lymphbahnen aus;
2. ascendierend, d.h. von den unteren Harnwegen aus, und zwar
   a) intracanaliculär,
   b) intramural (in den Interstitien der Blasen-, Ureter- und Nierenbeckenwand),
   c) lymphogen,
   d) hämatogen.

Wie diese Übersicht zeigt, wird es im Einzelfall schwer sein, wenn nicht sogar unmöglich, zwischen ascendierend und descendierend zu unterscheiden, da z.B. Erreger, die von der Urethra aus in die Blutbahn gelangen und von dort die Niere befallen, das gleiche pathologisch-anatomische Bild hervorrufen wie diejenigen, welche direkt von einem extrarenalen Focus (z.B. Hautabsceß) hämatogen in die Niere gelangen. Der behandelnde Arzt muß stets beide Wege in Betracht ziehen und sein therapeutisches Handeln entsprechend einrichten.

Die hämatogene Infektion

Als Beweis für die Möglichkeit dieses Infektionsweges werden folgende Befunde angeführt:

1. Treten bei einem weit entfernt liegenden Focus Staphylokokkenabscesse in der Niere auf, so ist der hämatogene Weg wohl unbestritten, besonders wenn auch andere metastatische Herde gefunden werden (BRADY 1932). Gleiche Befunde findet man experimentell nach intravenöser Staphylokokkeninjektion. Obgleich es dabei nur selten zu eitrigen Veränderungen in anderen Organen kommt, treten regelmäßig Nierenabscesse auf (DE NAVASQUEZ 1950).

2. Das Geschlechtsverhältnis der Pyleonephritis ist im Säuglingsalter etwa 1:1, später 6:1. Wenn das Mehr an Harnwegsinfektionen der Mädchen nun der ascendierenden Form zuzuschreiben ist, so muß im Säuglingsalter die descendierende, hämatogene Infektion relativ häufig sein (LINNEWEH 1956).

Eine andere Erklärungsmöglichkeit für den hohen Anteil männlicher Individuen an der Säuglingspyelonephritis geben unter anderem die Untersuchungen von FRIEDMAN et al. 1942, die zeigen konnten, daß bei männlichen Säuglingen kongenitale Anomalien der Niere dreimal so häufig gefunden werden wie bei weiblichen. Auf diese Befunde wird noch bei der Erwähnung der Mißbildungen einzugehen sein.

3. Nach instrumentellen Eingriffen an Urethra und Blase kann es zu einer Bakteriämie kommen. Es scheint also die Möglichkeit zu geben, daß durch das Katheterisieren eingeschleppte Keime die Urethraschleimhaut durchbrechen, in die Blut- oder Lymphbahn gelangen und von dort die Niere erreichen. Wie das

Katheterisieren sollen auch Miktion und Defäkation Druckveränderungen hervorrufen, die bei einer Cystitis oder Urethritis posterior Keime durch die Mucosa in die Blutbahn befördern (BARRINGTON und WRIGHT 1930). Als Beweis für das Auftreten einer derartigen Bakteriämie wird das sog. Katheterfieber angeführt (GORRIL 1958).

4. WILSON und SCHLOSS (1929) sowie GRIFFIN (1934) glauben, daß die Lokalisation der Abscesse in der Nierenrinde für eine hämatogene Infektion spreche. KENNEDY (1932) hält diese Unterscheidungsmöglichkeit aber nicht für stichhaltig; die Mehrzahl sowohl der hämatogenen als auch der ascendierenden Infektionen haftet nämlich im Nierenmark (GUZE und BEESON 1956).

Gegen die Blutbahn als hauptsächlichsten Infektionsweg spricht, daß selten Bakteriämien mit gramnegativen Keimen gefunden werden. Tierexperimentelle Untersuchungen haben gezeigt, daß nach intravenöser Gabe im Vergleich zu anderen Organen nur sehr wenig Keime von der Niere zurückgehalten werden (GUZE und BEESON 1956a). Es erscheint daher nötig, daß die Bakteriämie relativ lange asymptomatisch verlaufen muß, bis genügend Bakterien in der Niere festgehalten worden sind, die für das Entstehen einer Entzündung ausreichen. Es müßte demnach die Bakteriämie nachweisbar sein, wenn sie zu einer hämatogenen Infektion mit gramnegativen Keimen führen soll. Diese von KLEEMAN et al. (1960) vertretene Anschauung kann aber nur für die Erstinfektion gelten, nicht dagegen für die Infektion einer vorgeschädigten Niere mit gramnegativen Keimen. Welche Konzentrationen hierfür in der Niere notwendig sind bzw. wie stark oder wie lange bestehend die Bakteriämie in diesem Falle sein muß, wissen wir nicht. Es ist aber zu vermuten, daß nur eine geringe Keimkonzentration bzw. eine kurzdauernde Bakteriämie erforderlich ist, die sich dem bakteriologischen Nachweis leicht entziehen kann.

Die lymphogene Infektion

Nach älteren Anschauungen wird der Lymphbahn für die Pathogenese der Pyelonephritis eine besondere Bedeutung beigemessen. So sollen vom Coecum bzw. vom Appendix zur rechten Niere verlaufende Lymphgefäße eine direkte Coliinfektion hervorrufen können (FRANKE 1910). Andererseits sollen bei einer Entzündung der unteren Harnwege Keime auf den Lymphbahnen der Blase und des Ureters in die Niere gelangen (THIELS und EMBLETON 1914), obgleich schon 11 Jahre vorher SAKATA (1903) zeigen konnte, daß eine direkte Kommunikation der Lymphgefäße der einzelnen Harnwegsabschnitte nicht besteht. Durch neuere, sehr ausgedehnte Untersuchungen konnte RENYI-VAMOS (1952 und 1955) letztere Befunde bestätigen und auch das Bestehen einer Lymphgefäßverbindung zwischen Darm und Niere unwahrscheinlich machen. Gelangen Keime aus dem Darm oder aus den unteren Harnwegen in die Lymphgefäße, so können diese nur über die Lymphknoten oder den Ductus thoracicus via Blutbahn die Niere erreichen. Trotz dieser Erkenntnisse ist eine direkte Infektion der Harnwege vom Darm her nicht ausgeschlossen; denn wir wissen, daß es z.B. bei der im Kindesalter nicht selten symptomarm verlaufenden, perforierten Appendicitis per continuitatem auch zu einer Entzündung der Ureteren mit nachfolgender Okklusion kommen kann (HENSON 1962).

Der ascendierende Infektionsweg

Die intracanaliculäre Ausbreitung von Keimen von der Urethra aus wird im wesentlichen durch die Sphincteren am Orificium urethrae internum, an den Ureterenostien und durch den Harnstrom behindert.

Der urethro-vesicale Reflux

Umfangreiche Untersuchungen haben gezeigt, daß bei gesunden Männern und Frauen Bakterien in der Urethra vorhanden sind (Helmholz 1950; Guze und Beeson 1956b; Clabaugh und Rhoads 1957; Monzon et al. 1958). Wie häufig diese Keime spontan in die Blase gelangen, ist unbekannt. Hinman (1935) und Laidley (1942) halten diese Art der Keimausbreitung besonders bei Mädchen für bedeutsam und messen damit der Länge der Urethra für die Bakterienascension eine entscheidende Bedeutung zu. Zwar scheint die Tatsache, daß mit Ausnahme der Säuglingszeit und des alternden Menschen das weibliche Geschlecht in der Morbidität der Pyelonephritis überwiegt, diese Annahme zu stützen. Ungeklärt bleibt bei dieser Annahme jedoch, warum in der Säuglingszeit, wo die weibliche Urethra am kürzesten ist, beide Geschlechter gleich häufig erkranken. Die Länge der weiblichen Harnröhre scheint bei der Keimascension also keine so bedeutsame Rolle zu spielen. Eine bessere Erklärungsmöglichkeit geben die Untersuchungen von Forsythe und Wallace (1958). Sie fanden bei Mädchen mit Harnwegsentzündung eine abnorme Weite des Sphincter internus. Der Grund hierfür scheint aber nicht die Entzündung zu sein, denn der gleiche Befund wird auch bei Mädchen mit Enuresis angetroffen. Die Seltenheit, mit der diese Anomalie bei Jungen gefunden wird, läßt den Schluß zu, daß dem Blasensphincter als anatomischer Barriere für die Verhinderung der Keimascension aus der Urethra eine besondere Bedeutung zukommt. Ähnliche Veränderungen am Übergang von der Urethra zur Blase fanden Damanski und Kerr (1957) bei Paraplegikern. Hier war jedoch eine Unterscheidung zwischen Infektionsursache und -folge nicht möglich. Man darf aber annehmen, daß — wenn schon die mangelhafte Sphincterfunktion nicht direkte Folge der Lähmung ist — eine ständige Reinfektion des Blasenharns erfolgt. Ob diese Spinctereigenschaften normal und vornehmlich eine beim weiblichen Geschlecht vorkommende Variation sind oder eine angeborene bzw. erworbene Anomalie darstellen, ist unbekannt. Eine Durchbrechung der physiologischen Schrankenfunktion des Blasensphincters muß im Katheterisieren gesehen werden. Über die Bedeutung und die Gefahren dieses Eingriffes wird noch ausführlich zu sprechen sein (S. 858).

Der vesico-ureterale Reflux

Tierversuche sprechen dafür, daß die Häufigkeit des vesico-ureteralen Refluxes bei den verschiedenen Species (Kaninchen, Katze, Hund, Schwein und Mensch) der Länge des intravesicalen Anteils des Ureters umgekehrt proportional ist (Prather 1944). Daneben können auch Unterschiede in der Ausbildung des Trigonum vesicae eine Rolle spielen (Graves und Davidoff 1925; Gruber 1929).

Forsythe und Whelan (1958) fanden bei 61 von 445 enuretischen Kindern einen vesico-ureteralen Reflux mittels des Miktions-Cystourethrogramms. Da bei diesen Kindern keine groben Mißbildungen, neurologischen Störungen oder Harnwegsentzündungen vorlagen, deuten sie ihre Befunde in der Weise, daß es schon bei Normalpersonen in einem nicht geringen Prozentsatz (etwa 14%) zu einem Reflux komme. McGovern et al. (1960) argumentieren anders: Da die Versuchspersonen Enuretiker waren, darf man die erhobenen Befunde nicht für ein normales Kollektiv als repräsentativ bezeichnen. Nach ihren Untersuchungen (1000 Fälle) kommt es bei Normalpersonen nur äußerst selten (in etwa 2%) zu einem Reflux. Campbell (1951) findet bei der Untersuchung von 722 Normalpersonen niemals Reflux. Politano (1960) kommt zu ähnlichen Ergebnissen und formuliert, daß der vesico-ureterale Reflux in jeder Altersstufe ein pathologischer Befund sei.

In einer besonders großen Zahl von Fällen gehen die Harnwegsentzündungen mit einem Reflux einher. MCGOVERN et al. (1960) finden ihn bei Harnwegserkrankungen in 12% der Fälle. Die Hauptursache des vesico-ureteralen Refluxes ist eine Entzündung der Harnwege mit Beteiligung des intravesicalen Urethraabschnittes (BUMPUS 1924, CAMPBELL 1951). Weitere ätiologische Faktoren sind Harnstauung sowie Mißbildungen und Hypotonie der Sphincteren.

Ureterperistaltik und Keimascension

Als letzter Mechanismus, der einer intracanaliculären Keimascension entgegenwirkt, bedarf der Harnstrom im Ureter einer besonderen Erwähnung.

Die Ureterperistaltik verläuft im wesentlichen autonom und wird durch den Füllungszustand des Ureters angeregt. Unter außergewöhnlichen Umständen kann es zu einer rückläufigen Peristaltik kommen. So können z.B. Harnkonkremente im Ureter auch aufwärts bewegt und in die Blase eingebrachte Fremdkörper im Nierenbecken wiedergefunden werden (WARING 1922).

Bei schlußunfähigen Ureterostien reicht die Kraft der Ureterperistaltik auch im Stehen nicht aus, den vesico-ureteralen Reflux aufzuhalten (FORSYTHE und WHELAN 1958).

Die Geschwindigkeit des Harnstromes im Ureter scheint unter normalen Bedingungen eine Ascension von Keimen nicht zuzulassen. Jedenfalls konnten WEYRAUCH und BASSETT (1951) im Modellversuch mit einem „künstlichen Ureter" zeigen, daß Bakterien nur in einer Säule mit stehender oder ganz langsam fließender Flüssigkeit aufzusteigen vermögen.

Die geschilderten Befunde lassen sich dahingehend zusammenfassen, daß die natürliche, im Bereich des Sphincter internus vesicae liegende Schranke für die Keimascension unwirksam werden kann, wenn — wie anscheinend beim weiblichen Geschlecht — eine Sphincterschwäche besteht. Die geringe Länge der weiblichen Urethra dagegen scheint bei diesem Mechanismus, wenn überhaupt, nur eine untergeordnete Rolle zu spielen. Beim Katheterisieren wird diese Schranke durchbrochen.

Sind Keime in die Blase gelangt, so können sie intracanaliculär nur bei einem vesico-ureteralen Reflux weiter ascendieren. Ein röntgenologisch nachweisbarer Reflux muß als pathologisch gelten. Der Hauptgrund für das Zustandekommen eines Refluxes ist die Entzündung des intravesicalen Ureteranteils.

Der durch Ureterperistaltik bewirkte Harnstrom kann den vesico-ureteralen Reflux und damit eine Ascension infektiösen Materials aus der Blase in das Nierenbecken nicht kompensieren.

Die Bedeutung der Katheterisation für die Infektion der Harnwege

Die Bedeutung des Katheters oder anderer, im wesentlichen urologischer Instrumente (wie z.B. Cystoskop) für die Erzeugung einer Pyelonephritis ist in den letzten Jahren Gegenstand zahlreicher Publikationen gewesen. Danach teilen sich die Autoren in zwei Lager: Während die einen in der Anwendung des Katheters eine direkte, für die Entstehung der Pyelonephritis bedeutsame Gefahr sehen, halten die anderen das Katheterisieren entweder für völlig harmlos oder doch pathogenetisch für wenig bedeutsam. Zusammenfassende Darstellungen hierzu finden sich bei KLEEMAN et al. (1959) und NESBIT (1961). Da heute eine eindeutige Beantwortung dieser Frage noch nicht möglich ist, soll nach Darstellung der wesentlichen Befunde eine Synthese der verschiedenen Argumente versucht werden.

Für die Möglichkeit der Erzeugung einer Pyelonephritis durch Blasenkatheterismus sprechen folgende Befunde:

1. Nach Studien über die Pathogenese der in Krankenhäusern entstandenen Pyelonephritiden wird ein Großteil nach Anwendung eines Katheters beobachtet (Dutton und Ralston 1957; Kippax 1958; Pyrah et al. 1955).

2. Kirby et al. (1956) finden antibioticaempfindliche Keime vornehmlich bei Patienten, die nicht oder nur selten katheterisiert wurden. Vornehmlich nach Katheterisierung der Patienten im Krankenhaus zeigen sich resistente Stämme.

3. Bei Patienten mit Störungen der Blaseninnervation sieht man oft erst nach dem Katheterisieren eine Harnwegsentzündung (Riley und Knight 1958) sich entwickeln.

4. Durch Vergleich der Keimbefunde in Urinen, die mittels Blasenpunktion und Katheterisierung gewonnen wurden, konnten mehrere Untersucher zeigen, daß in vielen Fällen nur im Katheterurin Bakterien gefunden wurden, während der durch Blasenpunktion gewonnene Harn keinerlei Keime enthielt (Marple 1941; Guze und Beezon 1956; Jackson und Greeble 1957; Kass 1957; Yow et al. 1961).

5. Jackson und Grieble (1957) u.a. finden bereits nach einmaliger Katheterisation in 3—6% der Fälle eine Cystitis.

Diesen, gegen eine Verwendung des Katheters sprechenden Befunden stehen andere, weniger alarmierende Beobachtungen gegenüber:

Linneweh (1958) findet nach dreimaliger Katheterisation von 30 nierengesunden Säuglingen keine nennenswerte Keimverschleppung und vor allem keine Keimhaftung in der Blase.

McGovern et al. (1960) sehen nach 100 Katheteruntersuchungen bei Kindern zur Durchführung eines Refluxurogramms in keinem Fall eine Pyelonephritis auftreten.

Straffon (1960) findet vor und nach Cystoskopie unverändert in 65% der Fälle einen sterilen Harn; 35% hatten bereits vor dem Eingriff einen Urinbefund, 30% zeigten vor und nach der Cystoskopie die gleiche Keimart und -zahl. Nur 5% der Patienten hatten nach dem Eingriff eine andere Keimart als vorher, d.h. nur bei diesen 5% war es zu einer Keimverschleppung gekommen.

Will man die gegensätzlich erscheinenden Resultate auf einen Nenner bringen, so kann festgestellt werden:

1. Es ist nicht möglich zu katheterisieren, ohne Bakterien aus der distalen Urethra in die Blase zu verschleppen.

2. Bisher wurde keine Methode beschrieben, die es gestattet, die Keime vor dem Eingriff aus der Urethra oder ihrer Umgebung zu beseitigen.

3. Eine nach Katheterisierung auftretende Bakteriurie ist nicht mit der Erzeugung einer Pyelonephritis identisch.

Wenn die Blasenfunktion normal ist und ein vesico-ureteraler Reflux fehlt, führt auch ein unter Umständen schon jehrelang bestehendes Keimvorkommen im Blasenharn nicht zur Pyelonephritis (Talbot et al. 1959).

4. Eine Infektion der Niere ist nach dem bisher Gesagten nur möglich, wenn die Blasenfunktion pathologisch ist — was eine unregelmäßige Entleerung des Harns zur Folge hat —, und wenn außerdem ein vesico-ureteraler Reflux den Keimen die Ascension ermöglicht.

Ferner kann es infolge des Katheterisierens auch zu kleinsten Traumen der Harnröhrenwand, besonders männlicher Individuen kommen, die zur Infektion und damit zur Bakteriämie führen („Katheterfieber"). Nur bei entsprechender Pathogenität der Keime oder bei vorgeschädigter Niere (z.B. Narben) kann dies eine Pyelonephritis zur Folge haben.

5. Unbestritten ist wohl, daß ein Dauerkatheter eine Infektion der Niere nach sich ziehen kann. Die Keime wandern entlang dem Flüssigkeitsfilm zwischen

Katheteraußenwand und Schleimhaut aufwärts (Kass und Schneiderman 1957) und führen, begünstigt durch den Fremdkörperreiz des Katheters, zu einer Cystitis. Da der Grund für die Verwendung eines Dauerkatheters gewöhnlich eine Abflußbehinderung des Blasenharns ist, findet sich meist gleichzeitig eine Harnstauung und als deren Folgen sowohl ein vesico-ureteraler Reflux als auch eine Schädigung des Nierenparenchyms, die ebenfalls die Infektion der Niere begünstigen.

Da ferner die subepithelialen Gewebe von Blase und Ureter anscheinend direkt in das Niereninterstitium übergehen, besteht im Verlaufe einer Cystitis eine weitere Möglichkeit zur Infektion des Nierengewebes (Talbot 1958).

Wie noch im einzelnen zu besprechen sein wird, sollte eine instrumentelle Untersuchung oder Behandlung der Harnwege wegen der damit verbundenen potentiellen Gefahr nur durchgeführt werden, wenn das Ziel des Eingriffes durch andere Methoden nicht zu erreichen, dieses aber für die Erhaltung oder Wiederherstellung der Gesundheit des Patienten unerläßlich ist (Jarausch 1962).

Die Bedeutung der Obstruktion für die Pathogenese der Pyelonephritis

Eine vollständige oder partielle Verlegung der Harnwege, sei es im Nephron, in den Sammelrohren, dem Ureter, der Blase oder der Urethra, fördert in jedem Falle die Infektion des Nierengewebes.

Die Art der Schädigung und ihre relative Häufigkeit sind altersabhängig: Bei Kindern überwiegen angeborene Fehler, bei Frauen die Schwangerschaften und bei älteren Erwachsenen Tumoren. Steinleiden als Ursache der Obstruktion sind in allen Altersstufen gleich häufig (Kleeman et al. 1959).

Wir wissen nur wenig über die Häufigkeit von Obstruktionen bei Pyelonephritis, da neben organisch bedingten und morphologisch faßbaren besonders funktionelle Behinderungen des Harnabflusses vorkommen, diese aber mit den allgemein-klinischen Methoden nur schwer oder gar nicht diagnostizierbar sind. Als Beispiel einer „funktionellen Harnabflußstörung" führt Talbot (1958) die Dilatation des Ureters als Ausdruck der intramuralen Ascension einer Entzündung an. Davis (1960) findet in seinem urologischen Krankengut bei jeder chronischen Pyelonephritis eine Obstruktion. Autopsien zeigen eine mit Harnstauung einhergehende Pyelonephritis zwölfmal häufiger als eine solche ohne Stauung. Eine Infektion der Niere kommt bei Verlegung der unteren Harnwege doppelt so häufig vor, wie bei der des Ureters. Bell (1942) interpretiert seine Befunde dahingehend, daß es durch die Obstruktion in den unteren Harnwegen zu einem vesico-ureteralen Reflux komme. Forsythe und Wallace (1958) finden die Harnstauung bei chronischer Pyelonephritis der Jungen häufiger als bei Mädchen, d.h. bei 60—70% der Fälle.

Welcher Mechanismus die Infektion infolge Störung des Harnabflusses begünstigt, ist unbekannt. Denkbar ist, daß z.B. bei Blasenhalsstenose in die Blase gelangte Keime wegen mangelhafter Entleerung der Blase und Verbleiben eines Restharnes sich vermehren und durch vesico-ureteralen Reflux intracanaliculär ascendieren; als Folge der Obstruktion vermag die Geschwindigkeit des Harnstromes im Ureter der Ascension nicht entgegenzuwirken. Wie dann aber die in das Nierenbecken gelangten und sich dort vermehrenden Keime zu einer Infektion des Nierengewebes führen, wissen wir nicht. Eine Möglichkeit, daß die Keime bis in die Sammelrohre und Nephren aufsteigen, scheint es nicht zu geben. Es gelingt jedenfalls nicht, Farbstoffe vom Ureter oder Nierenbecken mit Hilfe der Erhöhung des intrapelvinen Druckes bis in die Sammelrohre vordringen zu lassen, weil es dabei zum Verschluß der Sammelrohrostien kommt. Die durch Obstruktion der Harnwege entstandene Erweiterung der Nierenkanälchen (intrarenale Hydronephrose) ist durch Erhöhung des intratubulären Druckes, der mit dem Filtrationsdruck im Gleichgewicht steht und im Tierexperiment gemessen wurde, zu erklären (GOTTSCHALK und MYLLE 1956). Ob der erhöhte intrapelvine und intratubuläre Druck die Infektion infolge Änderung der Durchblutung begünstigt oder metabolische Störungen der Zelle, Lymphstauung im Interstitium oder verminderte Phagocytose dies bewirken, wissen wir nicht.

Neben Stauungen in den ableitenden Harnwegen gibt es auch fetale Dysplasien und Narben abgelaufener Entzündungen, die intrarenale Okklusionen bewirken und zur Keimhaftung und Infektion des Parenchyms führen. Im Tierversuch konnte gezeigt werden (BEESON et al. 1957; ROCHA et al. 1958), daß im Nierenmark im Gegensatz zur Nierenrinde besonders solche Veränderungen zu Entzündungen führen, die sich rindenwärts ausbreiten und die bekannten keilförmigen Abscesse bilden.

3. Krankheiten, die zu Pyelonephritis disponieren

Die Bedeutung der angeborenen Nieren- und Harnwegsanomalien für die Pathogenese der Pyelonephritis

Fast die Hälfte aller Mißbildungen des menschlichen Körpers betreffen die Nieren und Harnwege. Sie können die Entstehung einer Pyelonephritis begünstigen, indem sie als morphologisch und funktionell minderwertig angelegtes Gewebe, d.h. als Locus minoris resistentiae, die Keimhaftung und -vermehrung erleichtern. Dies trifft besonders für Anomalien des Nierenparenchyms zu, auf die weiter unten eingegangen wird. Ferner können Mißbildungen der Harnwege infolge kompletter oder partieller Obstruktion (s. oben) die physiologische Entleerung des Harns behindern und das Nierengewebe durch Harnstauung schädigen.

Im folgenden sollen die Mißbildungen nur so weit besprochen werden, als sie besondere Probleme für die Pathogenese der Pyelonephritis aufwerfen.

Für detaillierte Angaben wird auf die entsprechenden Kapitel dieses Handbuches und andere Quellen verwiesen (z.B. STAEMMLER 1957).

Eine übersichtliche Klassifizierung der Mißbildungen findet sich bei KLEEMAN et al. (1959):

1. Nierenagenesie, d.h. völliges Fehlen einer Niere.

2. Nierenaplasie, d.h. die Niere ist zu klein und ohne jede Funktion. Klinisch sind Agenesie und Aplasie nicht zu unterscheiden.

3. Allgemeine Hypoplasie (Zwergniere). Die Niere ist zwar zu klein, enthält aber Gebiete mit normalem Parenchym, die ein gewisses Maß an Funktion erlauben.

4. Partielle Hypoplasie. Mangelhafte Entwicklung eines Parenchymsegments, die sich häufig bei Doppelung des Ureters findet.

5. Fokale Hypoplasie oder Dysplasie. In oft nur mikroskopisch wahrnehmbaren Abschnitten finden sich rudimentäre Glomerula, primitive Tubuli, lokale Anhäufung von interstitiellem Gewebe, lokalisierte Gefäßanomalien oder Knorpelgewebe. Hierher gehören die „renale Dysplasie" (ERICSSON und IVEMARK 1958c), die „lokale Hyperplasie" (EKSTRÖM 1955) und die „Rindennarben" (Cortical scars) (MARSHALL 1956).

6. Cystennieren und Nierencysten. Zwischen den Cysten finden sich stets, wenn auch in wechselndem Ausmaß, Reste erhaltenen oder sekundär veränderten Nierengewebes (STAEMMLER 1959). Die Größe der cystisch veränderten Niere schwankt — besonders bei Neugeborenen — zwischen Vergrößerungen, die zum Geburtshindernis werden können, und Hypoplasien.

7. Formveränderungen der Niere, Verschmelzungsnieren („Hufeisennieren"). Auch hier finden sich meist verschiedene Grade der Hypo- bzw. Dysplasie.

Bei der Cystinose mit interstitieller Nephritis beschreiben DARMADY und STRANACK (1957) verkürzte proximale Tubuli mit einer Verengerung des ersten Drittels („Schwanenhals").

IVEMARK et al. (1959) finden ähnliche Veränderungen und gleichzeitig auch embryonale Strukturen in Leber und Pankreas bei „familiärer Dysplasie der Niere, Leber und des Pankreas". Die Häufigkeit der kongenitalen Anomalien der Nieren, besonders der lokalen Dysplasien, muß als groß angenommen werden. Verwertbare Zahlenangaben fehlen, da die jeweiligen Resultate sehr von der Auswahl des Untersuchungsmaterials abhängen. Das weibliche Geschlecht scheint deutlich zu überwiegen. Lediglich die Nierenagenesie soll bei männlichen Probanden häufiger sein.

Unter 34 nephrektomierten oder autoptisch untersuchten Kindern fanden ERICSSON und IVEMARK (1958) 31 Fälle mit lokalen Dysplasien. Von diesen Kindern waren 31 Mädchen. Die entzündlichen Veränderungen des Nierenparenchyms waren auf umschriebene Bezirke beschränkt. Vermutlich kommt es in den meisten Fällen renaler Dysplasien früher oder später zu einer Infektion.

Die verschiedenen, oben genannten Mißbildungen kommen oft nebeneinander vor und sind in etwa der Hälfte der Fälle beidseitig anzutreffen. So fand EKSTRÖM (1955) bei 98 Fällen von generalisierter Hypoplasie der einen Niere in 35 Fällen lokale Hypoplasien der anderen Niere; davon hatten 20 eindeutige Zeichen einer Infektion. In der Mehrzahl der Fälle von Hypoplasie ist der Grund für eine bilaterale Infektion in einer bilateralen Dysplasie zu suchen.

In unserer Klinik fand sich bei 114 auf Mißbildung verdächtigen und deshalb pyelographisch untersuchten Fällen 38mal eine Mißbildung (LINNEWEH 1957). DITTRICH fand unter unseren Säuglingspyelogrammen in 75% normale Verhältnisse, bei den übrigen in 2,5% Nieren- oder Uretersteine, in jeweils nur 0,9% einseitige Nierenhypoplasien und Ureterocelen.

Ist es schon schwer, exaktes Zahlenmaterial über die Häufigkeit dieser Anomalien zu finden, so ist es zur Zeit noch unmöglich, Angaben über deren Heredität zu machen. Lediglich bei den Cystennieren (STAEMMLER 1959) darf eine Erblichkeit mit Sicherheit angenommen werden. Bei der bereits genannten „familiären Dysplasie von Nieren, Leber und Pankreas" wird sie ebenfalls vermutet (IVEMARK et al. 1959).

Nach den Untersuchungen von ZOLLINGER (1957) erscheint es fraglich, ob alle als hypoplastisch bezeichneten Nieren wirklich die Folge kongenitaler Anomalien sind oder ob sie vielmehr Folgezustände frühkindlich erworbener Pyelonephritiden darstellen. Er fand bei 26 hypoplastischen Nieren („Zwergnieren") nur zweimal hypogenetische Herde, dafür aber Zerstörungen der Glomerula, wie sie nur bei Säuglingsnephritiden beobachtet werden.

Die dystone Blase

Auch eine Störung der Blaseninnervation disponiert zur Harnwegsinfektion. Ausführliche Darstellungen hierüber finden sich bei CAMPBELL und bei WILLIAMS.

Blasendystonien („neurogenic bladder") können angeboren oder erworben sein. Im Kindesalter überwiegen die angeborenen als Folge von Mißbildungen des Rückenmarks, besonders von Myelomeningocelen. Seltener finden sich ausgedehnte Hirnmißbildungen, sacrale Agenesie oder sacrale „Skoliose".

Als erworbene Ursachen seien vor allem die Poliomyelitis, die Encephalitiden und die Tumoren und Traumen des Rückenmarkes genannt. Eine allgemein anerkannte Einteilung der Blaseninnervationsstörungen gibt es noch nicht. In Anlehnung an WILLIAMS lassen sich für den praktisch klinischen Gebrauch drei Typen unterscheiden:

1. Die hypotone oder atone Blase, d.h. eine schlaffe, dünnwandige Blase ohne Trabekulation. Oft ist der Widerstand des Blasenausganges bzw. der Urethra gering, so daß es ohne Füllung der Blase zu ständigem Harnträufeln kommt. Bei erhöhtem Widerstand in der Urethra findet sich eine ausdrückbare, stärker gefüllte Blase, die jedoch nie eine Trabekulation zeigt.

2. Die hypertone Blase. Meist liegen Schäden der oberen Motoneuronen zugrunde. Sie ist durch Ausdrückbarkeit, Trabekulation, Dilatation des posterioren Urethraanteils, Restharn, Harndrang und Inkontinenz gekennzeichnet. Die oberen Harnwege können normal sein oder verschiedene Grade der Erweiterung aufweisen. In solchen Fällen besteht meist ein vesico-ureteraler Reflux. Gelegentlich finden sich Steine.

3. Mischformen. Bei dem dritten Typ handelt es sich um Mischformen der beiden ersten Typen. Der Füllungszustand der Blase wird nur wenig empfunden, die Miktionen sind häufig und oft unwillkürlich. Gewöhnlich besteht Trabekulation und geringe Erweiterung der oberen Harnwege. Im Gegensatz zu den oben genannten Formen, die zwischen den Blasenentleerungen ständiges Harnträufeln zeigen, werden bei dem dritten Typ zwischenzeitlich größere Mengen Harn unwillkürlich entleert.

In der Mehrzahl der Fälle bietet die Diagnose dieser Erkrankungen keine Schwierigkeiten, besonders wenn die Harninkontinenz mit einer Spina bifida kombiniert ist. Hierbei findet sich oft auch eine Schlaffheit des Sphincter ani oder eine Hyp- oder Anaesthesie im Bereich des Perineums.

Differentialdiagnostisch sind andere Gründe für eine Harnretention abzugrenzen wie z.B. die Obstruktion: Im Gegensatz zu dieser läßt sich die dystone Blase gewöhnlich leicht, wenigstens aber teilweise ausdrücken. Die Enuresis kann dadurch ausgeschlossen werden, daß es möglich ist, die Blase zum physiologischen Zeitpunkt zu entleeren.

Als Therapie der Blasendystonie wird Training der Blasenentleerung empfohlen; dies führt in einem Teil der Fälle zu einem gewissen Erfolg, meist aber nicht vor dem 8. oder 9. Lebensjahr. Bei der hypertonen Form wurde günstige Wirkung von anticholinergisch wirkenden Substanzen (Banthin und Probanthin) gesehen (AMBROSE und SWANSON). Außerdem wird die Durchtrennung der motorischen und sensiblen Wurzeln von S 3 und S 4 empfohlen. Wichtig ist es, in allen Fällen die Harnstauung durch Blasenhalsresektion oder eventuell auch durch suprapubische Cystostomie zu beseitigen und die Harnwegsinfektion möglichst zu vermeiden. Ist diese bereits vorhanden, so ist außer der operativen Beseitigung der Harnstauung eine antibakterielle Therapie durchzuführen.

Zu einer Lähmung der Blasenmuskulatur kann es auch infolge Poliomyelitis kommen. Sie tritt wie die übrigen Lähmungen in der ersten Woche dieser Erkrankung auf, kann zu akuter Harnretention führen, ist jedoch reversibel (CLARKE). Auf dem Boden der Harnstauung und bei Steinbildungen infolge Immobilisation kommt es leicht zur Harnwegsinfektion. Wir sahen bei 180 Poliomyelitisfällen in 7% eine Pyelonephritis (LINNEWEH 1957).

Blasenhalsstenose

Ein weiteres zur Harnwegsinfektion disponierendes Krankheitsbild ist die kongenitale Blasenhalsstenose (auch Marionsches Syndrom genannt) (Literatur s. bei WILLIAMS, USON et al., THOMPSON). Hier handelt es sich um eine ätiologisch und pathogenetisch uneinheitliche, angeborene Erkrankung, die meist zu Vergrößerung der Blase, Trabekulation, Restharn, Inkontinenz und später zu vesicoureteralem Reflux führt. Ursächlich sind zu nennen: Obstruktion der Harnröhre einschließlich Harnröhrenklappen, Fibroelastosis urethrae sowie das Megaureter-Megacystitis-Syndrom (WILLIAMS).

Die Blasenhalsstenose soll sehr häufig sein, exakte Zahlenangaben sind aber wegen der unterschiedlichen Nomenklatur und Kriterien der Diagnose nicht verfügbar. BURNS findet sie bei 28% seiner Enuretiker, ihr Vorhandensein nimmt er als fast sicher an, wenn eine Enuresis diurna besteht. Mädchen und Jungen werden gleich häufig befallen.

Die klinischen Symptome sind Enuresis, Pollakisurie, schwacher Harnstrahl, Restharn und meist Pyelonephritis. In fortgeschrittenen Stadien kommt es zur Erweiterung der oberen Harnwege mit Hydronephrose, Niereninsuffizienz und Ausgang in Urämie. Die Diagnose wird meist urologisch gestellt (große Blase mit Trabekulation und eventuell Divertikeln (besonders bei Fibroelastosis urethrae), Dilatation der Urethra mit vesico-ureteralem Reflux). Das Miktionsurogramm kann dabei völlig normal ausfallen. Neben der antibiotischen Behandlung der Infektion wurden entsprechend der unterschiedlichen Ätiologie verschiedene chirurgische Maßnahmen vorgeschlagen. Die Therapie sollte so frühzeitig erfolgen, daß Veränderungen der oberen Harnwege vermieden werden, d.h. bereits vorhandene Dilatationen der ableitenden Harnwege sich noch zurückbilden können. Die Prognose dieser angeborenen Erkrankung ist meist schlecht, da die Diagnose in der Regel erst zu einem Zeitpunkt gestellt wird, wo es bereits zu irreparablen Veränderungen der oberen Harnwege und Pyelonephritis gekommen ist.

Die hereditäre chronische Nephritis

Nachdem ALPORT (1927) erstmals eine familiäre kongenitale hämorrhagische Nephritis beschrieben hatte, sind in den letzten 10 Jahren wiederholt ähnliche Beobachtungen gemacht und als interstitielle Nephritis, Glomerulonephritis und Pyelonephritis veröffentlicht worden. PERKOFF (1958 und 1960) übersieht 217 Mitglieder einer Familie aus Utah. Zusammenfassende Übersichten finden sich bei GOLDBLOM et al. (1957) und PERKOFF (1960).

Klinisch ist dieses Krankheitsbild charakterisiert durch das frühe Auftreten von Harnbefunden (Pyurie, Proteinurie und seltener auch gleichzeitig oder ausschließlich Hämaturie), in der Mehrzahl der Fälle fehlen andere Krankheitszeichen. In einigen Fällen wird in der Anamnese über Harnwegsentzündungen berichtet. Männer erkranken schwerer als Frauen und sterben meist an Urämie. Bei einem Teil der Patienten besteht gleichzeitig eine Innenohrschwerhörigkeit, eventuell Taubheit. Biopsien oder Autopsien liegen von sechs Familien vor. Die pathologisch-anatomische Diagnose lautete chronische Pyelonephritis, chronische Glomerulonephritis, renale Sklerose mit Pyurie oder Glomerulonephritis mit interstitieller Nephritis.

Nach PERKOFF (1960) soll es sich bei diesem Krankheitsbild um eine dominant vererbte Fettstoffwechselstörung handeln. die zur Bildung von lipidhaltigen Schaumzellen im Nierenparenchym führt. Diese disponieren zur Infektion und ergeben je nach ihrer Ausdehnung und nach dem Grad der Infektion das endgültige histologische Bild.

Disponierend oder ursächlich im Sinne eines Streuherdes können folgende Erkrankungen bzw. Symptome wirken: Dyspepsie, Obstipation, fieberhafte Infekte der oberen Luftwege und Staphylodermien (LINNEWEH 1957).

a) Die Dyspepsie kann durch Schwächung der Widerstandskraft des Organismus eine Harnwegsentzündung ermöglichen oder als Streuherd ursächlich dazu führen. Weniger ist anzunehmen, daß die Darmkeime auf dem Lymphwege direkt in die Niere ascendieren, als daß sie über eine Bakteriämie zur Pyelonephritis führen, besonders beim jungen Säugling. Bei 100 Säuglingspyelonephritiden sahen wir eine Dyspepsie als Grund- oder Begleitkrankheit in 23 Fällen.

b) Die Bedeutung der Obstipation für die Genese der Pyelonephritis wird noch diskutiert. FRIOLET findet bei Durchsicht unseres Krankengutes bei 62 konservativ mit Eumydrin oder Atropin behandelten Pylorospastikern 17mal, d.h. in 27% der Fälle, eine Pyelonephritis. Ihr Auftreten geht zwar mit der Dauer der Obstipation parallel, doch geht diese ihrerseits auch mit der Höhe der Eumydrin- bzw. Atropindosis parallel, so daß die berechtigte Frage auftaucht, ob die Häufung der Pyelonephritisfälle beim Pylorospasmus eine direkte Folge der Atropinmedikation, d.h. ihres vaguslähmenden Effektes, sein kann. Für die Ansicht, daß die Obstipation allein ein ursächlicher Faktor ist, spricht die Tatsache, daß in unserem Krankengut von Analatresien auch dann eine Harnwegsentzündung auftrat, wenn keine Rectovesicalfistel vorlag (LINNEWEH 1957). Auch beim Megacolon congenitum scheint die Pyelonephritis vermehrt vorzukommen (LANGSTEIN; NOEGGERATH und NITSCHKE), und FUCHS beschreibt die Häufigkeit von Harnwegsentzündungen bei stenosierenden Coloncarcinomen. Im Tierversuch konnte er nach Anlegen eines bilateralen Blindsackes am Colon ascendens bei allen Tieren eine Pyelonephritis erzeugen. Als Infektionsweg hält er eine Entzündungsausbreitung auf dem Lymphwege vom Darm zur Niere für wahrscheinlich.

c) Fieberhafte Infekte der oberen Luftwege sahen wir in 34% als Begleiterscheinung der Säuglingspyelonephritis. Im übrigen Kindesalter beträgt dieser Prozentsatz 22%. Die Infekte vermögen das Angehen einer Harnwegsentzündung durch Herabsetzung der Widerstandskraft zu begünstigen. Die Pyelonephritis kann teilweise Folge einer infektbedingten Bakteriämie sein.

d) Staphylodermien können im wesentlichen ursächlich über eine Staphylokokkenbakteriämie zur Staphylokokkenpyelonephritis führen. RUPP fand in unserem Krankengut die Staphylokokkenpyelonephritis als häufigste Komplikation der Staphylodermien im Säuglingsalter.

Antikörpermangelsyndrom

Ob und inwieweit auch das Antikörpermangelsyndrom eine Pyelonephritis verursachen kann, ist noch unbekannt. MARTIN et al. sahen zwar bei Agammaglobulinämie ein gehäuftes Auftreten von Pyelonephritis ohne Mißbildungen an den ableitenden Harnwegen. Andere Autoren aber (DOMZ und DICKSON; CONN und auch wir) konnten diese Befunde nicht bestätigen.

Die Frage bedarf also noch weiterer Klärung. Sie ist wegen der immunologischen Probleme und der Pathogenese der Pyelonephritis von besonderem Interesse.

Hypokaliämie

Auch über die Bedeutung der Hypokaliämie für die Pathogenese der Pyelonephritis liegen eindeutige Befunde noch nicht vor. Während die einen Autoren (MILNE et al.) ein gehäuftes Auftreten von Pyelonephritis bei Hypokaliämien gesehen zu haben glauben, sind andere der Meinung (z.B. RELMAN und SCHWARTZ), daß eher ein die Hypokaliämie verursachender Schaden (z.B. eine Enteritis) die Entzündung in der Niere begünstigt als der Kaliummangel selbst.

Auch das Tierexperiment erbrachte bisher keinen schlüssigen Beweis für die Richtigkeit einer der beiden Ansichten. Bei der Ratte führt ein längerer Kaliummangel zu fortschreitenden morphologischen Nierenveränderungen, im wesentlichen zu einer intrarenalen Hydronephrose (FOURMAN et al.), die eine Pyelonephritis begünstigen kann. Dagegen scheint ein akuter Kaliummangel in der Rattenniere nicht zur Infektion zu führen (Carone et al.).

Frühgeborene

Auch das Frühgeborensein disponiert zur Pyelonephritis. Hier könnte die allgemeine Unreife oder die Unreife des Nephrons die Abwehr des Organismus gegenüber Harnwegsinfektionen vermindern.

Die Frühgeborenen machen bei unseren Säuglingspyelonephritiden 16% aus, wobei beide Geschlechter etwa gleich häufig betroffen sind. Der klinisch faßbare Erkrankungsbeginn lag bei 70% dieser Frühgeborenen im ersten Trimenon, aber jenseits der ersten zehn Lebenstage.

Pathologie

Wie weiter oben gezeigt wurde, schwankt die Häufigkeit der akuten und chronischen Pyelonephritis im Autopsiematerial zwischen 0,6 und 33%, je nach Zusammensetzung des Untersuchungsgutes und den diagnostischen Kriterien des Untersuchers.

Die Pyelonephritis ist eine herdförmige, bakterielle Nephritis, die besonders nach den Arbeiten von Zollinger (1960) von der interstitiellen Nephritis abzugrenzen ist: Während bei der interstitiellen Nephritis die Erkrankung primär die Markrindenzone ergreift und bogenförmig die ganze Niere durchsetzt, finden sich bei der Pyelonephritis Markherde, die sich radiär, also in Richtung Rinde und Pyelon, ausdehnen. Daß es sich bei der interstitiellen Nephritis pathologisch-anatomisch wirklich um ein besonderes Krankheitsbild handelt, ist aber nicht allgemein anerkannt (Staemmler; Reubi; Spühler). Zollinger gibt zu, daß in den fortgeschrittenen Stadien eine histologische Unterscheidung zwischen Pyelonephritis und interstitieller Nephritis schwierig oder unmöglich ist.

Die Pyelonephritis tritt in der Mehrzahl der Fälle doppelseitig, meist jedoch in verschieden starker Ausprägung auf. Die bei den einzelnen Verlaufsformen erhobenen pathologisch-anatomischen Befunde sollen im folgenden nur skizziert werden; für genauere Angaben wird auf die Arbeiten von Staemmler, Zollinger sowie Weiss und Parker hingewiesen.

Bei der akuten Form findet sich eine Vergrößerung der Niere mit einzelnen Abscessen unter der Kapsel. Auf dem Schnitt fällt eine radiäre, vom Nierenbecken bis zur Rinde reichende gelbliche Streifung auf, wobei die Papillenspitze manchmal besonders stark betroffen ist. Die Nierenbecken sind gerötet und geschwollen. Es finden sich einzelne Blutungen und oft pseudomembranöse Beläge aus Fibrin, nekrotischen Gewebsresten und Eiter. Diese Veränderungen sind in den Kelchen meist besonders deutlich zu finden. Oft sieht man auch ohne Harnstauung und wohl als direkte Folge der Entzündung eine mäßige Erweiterung des Nierenbeckens.

Mikroskopisch zeigt sich in den Herden gewöhnlich eine polynucleäre Infiltration des intertubulären Bindegewebes mit Übergang in Einschmelzung und eine Anfüllung der Tubuli mit Eiter. In den Einschmelzungsgebieten geht das Parenchym einschließlich der Glomerula zugrunde. Letztere werden, besonders bei älteren Patienten, zunächst nicht ergriffen. Die entzündlichen Veränderungen scheinen primär im Interstitium abzulaufen, so daß man in frühen Stadien oftmals noch unveränderte Tubuli sehen kann (Weiss und Parker).

Bei der rezidivierenden Pyelonephritis findet man neben den oben beschriebenen Veränderungen einzelne bindegewebige Narben.

Die chronische Pyelonephritis zeigt makroskopisch eine grobhöckrige Vernarbung der Nierenoberfläche. Die Größe wechselt von normal bis zum Endzustand der pyelonephritischen Schrumpfniere. Die charakteristische Zeichnung der Nierenschnittfläche ist meist verloren gegangen, es zeigen sich herdförmige Narben, die mit ihrer Spitze keilförmig von der Nierenrinde bis ins Nierenbecken reichen. Die Nierenbeckenwand ist narbig verdickt.

Histologisch findet sich in den frühen Stadien gewöhnlich eine periglomeruläre Entzündung mit intracapsulärer Exsudation. Diese geht später in eine periglomeruläre Nephrose über. In späteren Stadien findet sich in den Narben eine hyaline Umwandlung der Glomerula, die Tubuli sind fast vollständig verschwunden, und das Bindegewebe zeigt eine mehr oder weniger ausgeprägte lymphocytäre Infiltration.

Die großen Arterien, besonders die Arteria renalis, zeigen eine Intimafibrose, in der Zollinger eine Anpassung an die Reduktion des Nierenparenchyms und die Veränderung des peripheren Nierengefäßsystems sieht. In den Narben kommt es durch Übergreifen der Entzündung vom Interstitium her zu einer Endarteriitis proliferans.

Bei Neugeborenen bietet die akute Pyelonephritis histologisch das gleiche Bild wie in anderen Altersstufen. Die chronische Form zeigt schon frühzeitig proliferative Veränderungen und schließlich Hyalinisierung der Glomerula. In den atrophisch veränderten Tubuli kommt es zur Eindickung des normalerweise glomerulär filtrierten Eiweißes und zur Bildung von eosinophilen Cylindern, so daß ein Bild entsteht, das an eine Struma erinnert (Strumafelder) (CLAIREAUX und PEARSON; PORTER und GILES; ZOLLINGER).

Klinische Symptomatologie

Wie in den vorausgegangenen Abschnitten gezeigt wurde, ist die Pyelonephritis eine sehr häufige Erkrankung, besonders bei Säuglingen und Kleinkindern. Dem steht aber die Tatsache gegenüber, daß bei Berücksichtigung des gesamten Kindesalters in höchstens $^1/_3$ (LINNEWEH 1957) und im Säuglingsalter nur bei $^1/_{10}$ der Patienten (JARAUSCH) die Einweisungsdiagnose richtig gestellt bzw. in ihr ein Hinweis auf eine Erkrankung der Nieren oder Harnwege enthalten ist. STANSFELD fand bei 85 an Pyelonephritis erkrankten Säuglingen sogar nur einmal eine richtige Einweisungsdiagnose.

Der Grund dafür, daß viele Pyelonephritiden übersehen werden, liegt zum Teil darin, daß diese Erkrankung in ihrer klinischen Symptomatologie keine pathognomonischen Zeichen aufweist und darüber hinaus jederzeit in einen inapparenten Verlauf übergehen kann. Selbst die quantitative Harndiagnostik, die die zuverlässigsten Zeichen einer Harnwegsentzündung liefert, kann den Untersucher in gewissen Fällen, wie wir noch sehen werden, im Stich lassen.

Anstelle der spezifischen gewinnen also allgemeine Symptome an Bedeutung und müssen den Arzt im Bewußtsein der großen Häufigkeit dieser Erkrankung an die Diagnose Pyelonephritis denken lassen.

Da die Symptomatik der Pyelonephritis in der Neugeborenenzeit, im Säuglings- und späteren Kindesalter unterschiedlich ist, müssen die genannten Altersstufen gesondert besprochen werden.

Die Pyelonephritis des Neugeborenen

Die Häufigkeit der Pyelonephritis in dieser Altersstufe wird mit 0,8% (BROWN) bis 1,5% (JAMES) angegeben. Bei 809 Neugeborenenautopsien findet MORRISON drei Pyelonephritisfälle (ungefähr 0,4%). Ein Teil dieser Erkrankungen entsteht schon intrauterin (CLAIREAUX und PEARSON). Die Infektion dürfte in den meisten Fällen hämatogen infolge Bakteriämie bzw. Sepsis zustande kommen, für einige Fälle wird aber auch eine lymphogene Infektion (z.B. nach Omphalitis) angenommen (DELANEY).

In der Mehrzahl der Fälle handelt es sich um die akute Form der Pyelonephritis. Es wurde aber auch eine Reihe von autoptisch bestätigten, chronischen Verläufen bei Neugeborenen beschrieben (PORTER und GILES; CLAIREAUX und PEARSON). Die erhöhte Empfindlichkeit des Neugeborenen für die Pyelonephritis kann durch die morphologische und funktionelle Unreife des Nephrons in dieser Altersstufe sowie durch persistierende fetale Strukturen und Dysplasien (PORTER und GILES) bedingt sein. Alle diese Faktoren können als casus minoris resistentiae die Bakterienhaftung bzw. -vermehrung begünstigen.

Die klinischen Symptome sind sehr uncharakteristisch. Nach JAMES finden sich regelmäßig Gewichtsverluste und in $^2/_3$ der Fälle Anorexie und Apathie; dagegen sind die in der übrigen Säuglingszeit so häufigen Symptome wie Fieber und Erbrechen nur bei $^1/_7$ bzw. $^1/_{10}$ der Fälle zu finden. In den letal verlaufenden Fällen wird von NEUMANN und PRYLES als häufiges Symptom noch der Ikterus — meist als Folge einer Sepsis — genannt.

PORTER und GILES sahen bei vier chronischen Pyelonephritiden der Neugeborenenzeit autoptisch eine Hypertrophie des linken Ventrikels und Veränderungen an den Nierenarteriolen. Sie schließen aus diesen Befunden auf eine Hypertension, die in einem der Fälle klinisch evident war.

Die Pyelonephritis des Säuglings und Kleinkindes

Jenseits der Neugeborenenzeit treten zu den bisher genannten weitere Allgemeinsymptome (Gewichtsabnahme, Anorexie, Apathie) bzw. nehmen bezüglich ihrer Häufigkeit deren Platz ein. Bis etwa zum Ende des dritten Lebensjahres ist die Symptomatologie des Kleinkindes der des Säuglings ähnlich. Auch in dieser Altersstufe finden sich klinisch keine pathognomonischen Zeichen für eine Harnwegsentzündung. Es sind wie in der Neugeborenenzeit Allgemeinsymptome oder Begleitkrankheiten, die den Arzt zu weiteren diagnostischen Maßnahmen, besonders der quantitativen Harndiagnostik, veranlassen müssen.

Wir fanden bei 100 Säuglingen mit akuter oder chronischer Pyelonephritis anamnestisch bzw. bei klinischer Beobachtung zu Beginn der Erkrankung folgende Symptome bzw. Begleiterkrankungen:

Tabelle 2

Fieber	53%
Erbrechen (davon sieben Fälle von Pylorospasmus)	38%
Leukocytose	37%
BSG-Beschleunigung	37%
Infekte der Luftwege (zwei Pneumonien)	34%
Gewichtsabnahme	26%
Inappetenz	23%
Durchfall	23%
Exsiccose	14%
Staphylodermie	14%
Anämie	12%
Krämpfe	0,5%

Auch hier zeigt sich der hohe Prozentsatz von Infekten der oberen Luftwege, Durchfällen und Staphylodermien, die teils ursächlich, teils disponierend zur Häufigkeit der Pyelonephritis in dieser Altersstufe beitragen.

NEUMANN und PRYLES finden bei letal verlaufender Säuglingspyelonephritis bei bis zu 2 Monaten alten Säuglingen in über 50% einen Ikterus. Die Ursache hierfür mag neben dem Fehler der kleinen Zahl (21 Säuglinge) darin liegen, daß die Hälfte dieser Säuglinge Zeichen einer Bakteriämie oder Sepsis hatte, der Ikterus daher eher der Sepsis als der Pyelonephritis zuzuschreiben ist.

Die Pyelonephritis des Kleinkindes und Schulkindes

Erst mit etwa dem vierten Lebensjahr treten Symptome auf, die auf eine Erkrankung der Harnorgane hindeuten (LINNEWEH). Es sind im wesentlichen Leibschmerzen und Miktionsbeschwerden. Zahlenangaben über die Häufigkeit der einzelnen Symptome finden sich bei BURKE, der die Symptomatologie bei insgesamt 100 Kindern (darunter allerdings 23 Säuglingen) mit Harnwegsentzündungen schildert:

a) Leibschmerzen hatten 63 von 77 Kindern, die älter als 1 Jahr waren. Die Schmerzen wurden ohne nähere Lokalisation angegeben. Nur 19 Kinder lokalisierten sie in eine Seite und 6 in den Rücken. 15 Kinder hatten kolikartige Leibschmerzen.

b) Miktionsbeschwerden hatten 50% der älteren Kinder, und zwar litten 32 Kinder an Pollakisurie, 41 an Dysurie und 12 an Enuresis.

In fortgeschrittenen Stadien der chronischen Pyelonephritis treten als Ausdruck der Niereninsuffizienz Anämie, Dystrophie bzw. Minderwuchs und Hochdruck zu oben geschilderter Symptomatik hinzu. Sie können aber auch über lange Zeit als einzige klinische Zeichen bestehen.

Eine Hypertension fanden wir in unserem Krankengut in 7%, ZAPP sah sie in etwa 12% der Fälle.

Biopsie

IVERSON und BRUN führten 1951 die Nierenbiopsie in die Diagnostik der Nierenerkrankungen ein. Seitdem sind weitere Verbesserungen der Methode und strengere Indikationen für ihre Anwendung in Kenntnis ihrer begrenzten Aussagefähigkeit vorgeschlagen worden. Zur Methode schreibt KARK, daß sie heute nur ein geringes Risiko bedeute: Bei insgesamt etwa 2000 Nierenbiopsien, die in drei verschiedenen Untersuchungszentren durchgeführt wurden, kam es zu keinem Todesfall und in weniger als 10% zu Folgeerkrankungen (Makrohämaturie, Bakteriämie und perirenale Abscesse).

In den Zentren, die über eine große Erfahrung auf dem Gebiete der Nierenbiopsie verfügen, mehren sich aber die Stimmen, die dieser Methode für die Diagnostik der Pyelonephritis im Vergleich zu anderen Nierenerkrankungen eine untergeordnete Bedeutung beimessen; für die Verlaufsbeurteilung mag die Biopsie mehr Bedeutung haben (BRUN und RAASCHOU; JACKSON et al.; PIRANI). Die geringe Aussagefähigkeit der Nierenbiopsie beruht bei der Pyelonephritis auf der Herdförmigkeit der Erkrankung und auf den uncharakteristischen histologischen Veränderungen, besonders in fortgeschrittenen Fällen. SCHREINER, der etwa 500 Biopsien übersieht, sagt in etwas krasser Form, daß bei der Pyelonephritis „Sicherheit nur über die Unsicherheit" der pathologischen Kriterien bestehe.

Neben der morphologischen Aufarbeitung des bioptisch gewonnenen Materials kann dieses auch kulturell untersucht werden. Bisher konnten aber nur in einem geringen Teil der Proben Keime gezüchtet werden (KARK et al.; BRUN und RAASCHOU). Es ist nicht geklärt, ob es sich bei diesen Keimen um Verunreinigungen (MAXWELL) oder einzelne Blutkeime handelt, die mit einer Entzündung keinen Zusammenhang haben (JACKSON). BRUN und RAASCHOU sehen in der Keimbestimmung des Punktates und der Resistenzbestimmung der gefundenen Keime aber den Ausgangspunkt für eine bessere antibakterielle Therapie der Pyelonephritis.

Bei Kindern mit Pyelonephritis wurden bisher nur wenige Nierenbiopsien durchgeführt (KHANDELWAL und SHARMA; PRYLES). Die geringe Zahl der Fälle läßt eine sichere Bewertung noch nicht zu, die Ergebnisse scheinen aber nicht besser zu sein als bei Erwachsenen. So rät auch PRYLES, solange größere und bessere Erfahrungen nicht vorliegen, zu weitgehender Zurückhaltung in der Anwendung der Nierenbiopsie bei Kindern.

Röntgenologische Symptomatologie

Der röntgenologischen Untersuchung kommt im Rahmen der Diagnostik und Verlaufsbeurteilung der Pyelonephritis eine besondere Bedeutung zu. Mit ihr gelingt es, einen großen Teil der kongenitalen Mißbildungen der Nieren und ableitenden Harnwege sowie erworbene Störungen des Harnabflusses wie Konkremente, Fremdkörper oder Tumoren zu erkennen. Sie gestattet ferner die Diagnose funktioneller Veränderungen der Harnwege als Folge von Entzündungen oder extrarenalen Ursachen (z. B. Rückenmarksschädigung, Medikamenteneinwirkung u.a.). Schließlich sehen wir im Röntgenbild einen Teil der direkten anatomischen Entzündungsfolgen auf das Harnwegssystem wie Veränderungen der Nierenbeckenform und -größe und der Kelchstruktur.

Auf die Einzelheiten der Röntgentechnik im Kindesalter soll hier nicht näher eingegangen werden. Es wird auf die entsprechenden Kapitel dieses Handbuches bzw. die Arbeiten von CAMPBELL und WILLIAMS verwiesen.

Die Röntgenbefunde sollen hier nur insofern Berücksichtigung finden, als sie Folgen der Pyelonephritis darstellen.

Grundsätzlich muß festgestellt werden, daß keineswegs immer eine strenge Parallelität zwischen der Klinik und den röntgenologischen Veränderungen besteht. Das zeigt sich auch in den verschiedenen Einteilungs- und Deutungsversuchen der bei Pyelonephritis erhobenen röntgenologischen Befunde (BERNING und PRÉVOT; HORNYKIEWYTSCH und BARGON; DEJDAR; SARRE).

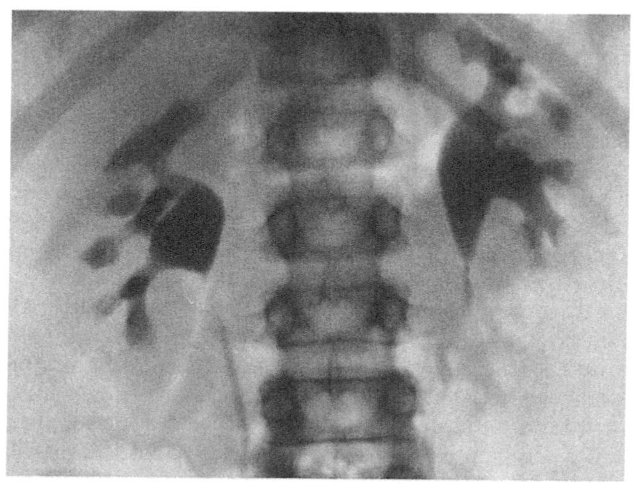

Abb. 3. Ausscheidungsurogramm bei chronischer Pyelonephritis: hochgradige Hypotonie der Nierenbecken und Kelche, Psoas-Rand-Phänomen

Wir möchten hier der von SARRE für den Erwachsenen angegebenen Einteilung folgen, deren Brauchbarkeit für die Betrachtung der Veränderungen im Säuglingsalter von DITTRICH gezeigt wurde.

SARRE unterscheidet drei Stadien (die Frühform der Pyelonephritis, die chronische Pyelonephritis und die Spätform der Pyelonephritis [Schrumpfniere und Pyonephrose]).

Der Frühform dürfte klinisch am ehesten die akute Pyelonephritis entsprechen. Hier finden sich meist keine röntgenologisch nachweisbaren Veränderungen, so daß die klinischen Kriterien bezüglich der Diagnose der Pyelonephritis den röntgenologischen überlegen sind. Gelegentlich zeigen sich jedoch funktionelle Veränderungen als Ausdruck einer entzündlichen Reizung der Hohlraumwand, insbesondere Tonussteigerungen im Nierenbecken und Ureter (DITTRICH).

Das zweite Stadium entspricht der chronischen Pyelonephritis. Die entzündlichen Veränderungen haben ein größeres Ausmaß erreicht, es überwiegt funktionell die Hypotonie oder gar Atonie des Hohlraumsystems (s. Abb. 3). Die Schleimhautreaktion kann auch in einer Schwellung besonders im Bereich der Kelchhälse und des Nierenbeckens bestehen (BERNING und PRÉVÔT), so daß sich röntgenologisch langgestreckte, enge Kelche und Nierenbecken darstellen (siehe Abb. 4). Isolierte Deformierungen der Papillen und Formices sollen nach DEJDAR bei Erwachsenen in 94% der Fälle zu finden sein. Bei Säuglingen beobachtete sie Dittrich nur in 11% der Fälle. Auch bei älteren Kindern scheinen sie seltener als bei Erwachsenen aufzutreten (s. Abb. 5).

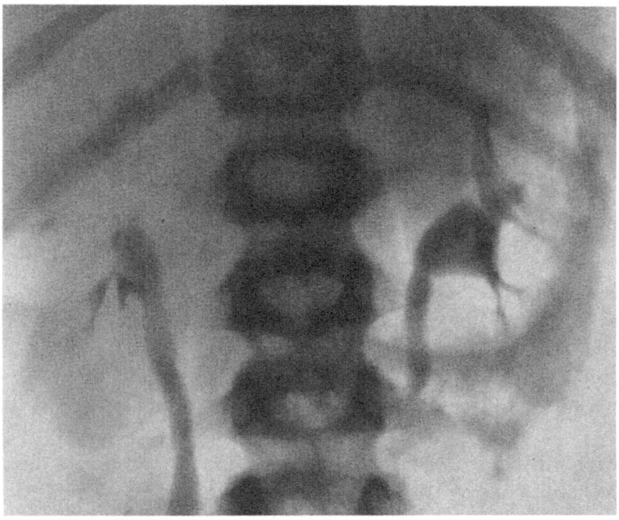

Abb. 4. Ausscheidungsurogramm bei chronischer Pyelonephritis: Schleimhauttyp. Schwellung der Schleimhaut führt zu Verengerung im Gebiet der Kelchhälse

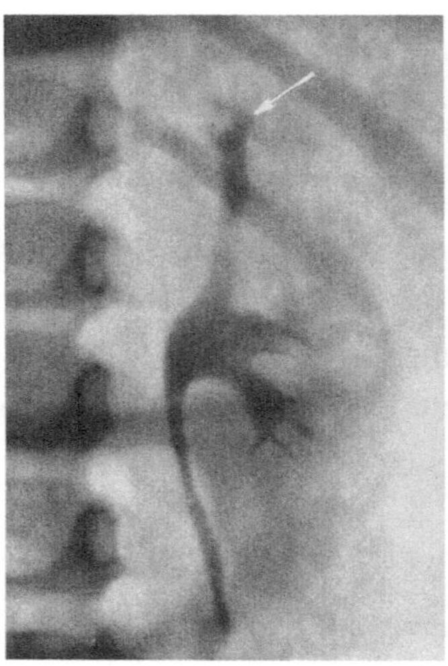

Abb. 5

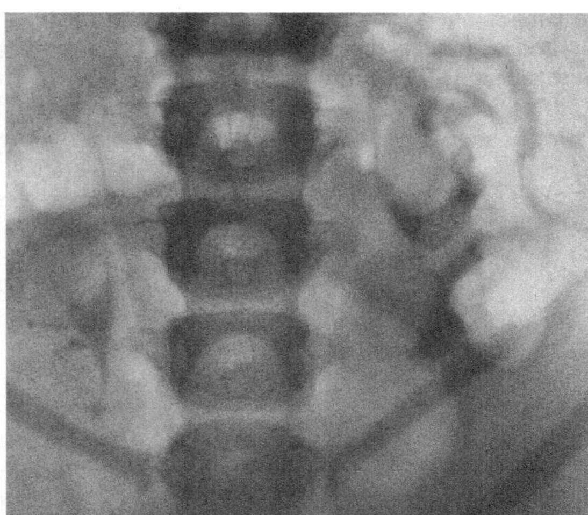

Abb. 6

Abb. 5. Ausscheidungsurogramm bei chronischer Pyelonephritis: obere Kelchgruppe ist plump, keine Kelchzeichnung

Abb. 6. Ausscheidungsurogramm bei chronischer Pyelonephritis: Schrumpfniere links

Mit allmählicher Rückbildung der Entzündungsherde und zunehmender Narbenbildung entsteht im dritten Stadium die pyelonephritische Schrumpfniere (s. Abb. 6). Der Nierenschatten ist insgesamt oder partiell verkleinert, das Nierenbeckenkelchsystem dementsprechend verkleinert und meist weniger differenziert. Schließlich ist meist eine Ausscheidungsverzögerung des Kontrastmittels nachweisbar. Dieser mißt SARRE eine besondere differentialdiagnostische Bedeutung zur Abgrenzung gegenüber der Nierenhypoplasie bei.

Die genannten Veränderungen, besonders soweit sie die Kelche betreffen, dürfen nur dann als wirklich vorhanden betrachtet werden, wenn sie bei der Pyelographie auf mehreren Aufnahmen eindeutig nachweisbar sind. Eine Unschärfe oder Vergröberung der Kelche kann nämlich durch eine schräge oder orthograde Ansicht der Füllungsbilder vorgetäuscht werden. In fraglichen Fällen können hier gezielte Aufnahmen Klarheit schaffen.

Symptomatologie, Laboratoriumsdaten

Der Harnbefund

Die klinische Symptomatologie der Pyelonephritis bietet keine pathognomonischen Zeichen, selbst die Allgemeinsymptome können fehlen. So verschiebt sich das Schwergewicht der diagnostischen und Verlaufsbeurteilungen dieser Erkrankung auf den Harnbefund.

Für die Beurteilung der Pyelonephritis sind die Formelemente Leukocyten, Erythrocyten und Cylinder sowie der Bakteriengehalt des Harnes von besonderer Bedeutung.

Da der Harnbefund im Verlauf der Erkrankung starken quantitativen und qualitativen Schwankungen unterworfen sein kann, sind hier Methoden erforderlich, die eine ausreichende quantitative Aussage gestatten.

Die quantitative Bestimmung der Formelemente des Harnes

Zur quantitativen Bestimmung der Formelemente im Harn sind mehrere Methoden beschrieben worden. Die Anforderungen, die an eine Methode zur quantitativen Bestimmung der Formelemente des Harnes zu stellen sind, beinhalten a) Angaben über die Konzentration der Formelemente, b) Reproduzierbarkeit der Ergebnisse, c) Durchführbarkeit ohne größeren zeitlichen und apparativen Aufwand.

Bezüglich dieser Kriterien sollen die heute üblichen Methoden besprochen werden.

Die „Sedimentmethode“

Sie ist die leider noch verbreitetste Methode zur „quantitativen“ Erfassung der Formelemente.

Methodik

Eine Urinprobe von nicht definiertem Volumen wird eine gewisse Zeit (etwa 5—10 min) zentrifugiert, bei wiederum von Untersucher zu Untersucher wechselnder Umdrehungsgeschwindigkeit (meist 1000—3000 U/min). Die überstehende Flüssigkeit wird dekantiert, das Sediment in dem verbliebenen Flüssigkeitsrest resuspendiert, hiervon ein Tropfen auf einen Objektträger gegeben und mit einem Deckglas bedeckt. Die Zählung der „Zellen pro Gesichtsfeld“ erfolgt unter einem Mikroskop bei verschieden starker Vergrößerung (im Mittel zwischen 300—500fach).

Beurteilung der Methode

Diese Methode ist zur quantitativen Beurteilung der Formelemente völlig unzureichend (LINNEWEH 1957):

a) Das jeweils zentrifugierte Harnvolumen ist verschieden groß und es kann von dem „Gesichtsfeld“ nicht auf das Ausgangsvolumen umgerechnet werden.

b) Durch das Zentrifugieren wird ein Teil der leicht verletzlichen Leukocyten zerstört und entzieht sich der Erkennung und Zählung.

c) Der Anteil der Zellen des Ausgangsharnes, der im Sediment zu finden ist, hängt ab von der Umdrehungsgeschwindigkeit der Zentrifuge, von der Bauart der Zentrifuge (Entfernung der Probe vom Rotationsmittelpunkt), von der Zentrifugierdauer und von dem Gewicht der zelligen Elemente (die Leukocyten sedimentieren je nach Alter bzw. Grad der Proteolyse verschieden schnell). Da die genannten Größen variabel sind, sowohl von Untersucher zu Untersucher als auch teilweise bei dem gleichen Untersucher, liefern die gefundenen Werte keine reproduzierbaren Ergebnisse.

d) Einen weiteren Fehler bringt das Resuspendieren in wechselndem Volumen. Zugleich ist hier eine Möglichkeit gegeben, die besonders leicht verletzlichen Formelemente zu zerstören.

e) Die Zählung der Formelemente erfolgt in einem dreidimensionalen Raum (unter dem Deckglas), von dem die Tiefe durch die Schichtdicke des Flüssigkeitsfilms und die Fläche von der Vergrößerung des Mikroskops abhängt. Die Schichtdicke des Flüssigkeitsfilms resultiert im wesentlichen aus der Viscosität der Suspension. Die Größe des Gesichtsfeldes ist bei den verschiedenen Vergrößerungen des Mikroskops erheblichen Veränderungen unterworfen. Das Gesichtsfeld wird z. B. bei Übergang von einer zwölffachen Ocularvergrößerung auf die sechsfache (ohne Änderung der Objektivvergrößerung) um den Faktor 3 vergrößert.

Der apparative Aufwand ist gering, es wird außer einem Mikroskop allerdings auch eine Zentrifuge benötigt. Der Zeitaufwand ist größer als bei der Kammerzählung (s. 874).

Quantitative Harndiagnostik

Der Addis-Count

Der Addis-Count stellt einen Versuch dar, die eben beschriebene grobe Schätzmethode durch eine quantitative zu ersetzen.

Methode

(modifiziert für Kinder von Weiner und Schwarz)

Das Kind erhält am Vortage ein normales Mittagessen einschließlich maximal 200 ml Flüssigkeit. Von 16 Uhr ab wird für 15 Std keine Flüssigkeit gegeben. Von 19 Uhr bis 7 Uhr des nächsten Tages wird der Urin gesammelt und die Gesamtmenge gemessen. Nach Umschütteln der Gesamtharnmenge (12 Std-Harn) werden 10 ml entnommen und in ein graduiertes (1/10 ml) Zentrifugenglas überführt; anschließend wird 5 min lang bei 1800 U/min zentrifugiert. Danach wird die überstehende Flüssigkeit je nach Größe des Sedimentes, meist aber bis zu 0,5 ml abpipettiert. Durch wiederholtes Aufziehen in die Pipette wird das Sediment im Restvolumen resuspendiert und 1 Tropfen davon in die Zählkammer gegeben. In der Neubauer-Zählkammer werden die Formelemente in acht großen Quadraten (je 0,1 mm^2) ausgezählt. Zwischen Leukocyten und Nierenepithelien wird nicht unterschieden. Die Ausscheidung der Formelemente wird nach folgender Formel berechnet:

$$\frac{a \times b \times 1000}{0{,}8 \times c}.$$

Hierbei ist:

$a =$ Zahl der Formelemente in 0,8 ml,

$b =$ Volumen des 12 Std-Harnes in μl;

$c =$ Konzentrierungsfaktor des Sedimentes (in unserem Falle $10/0{,}5 = 20$).

Beurteilung der Methode

a) Die Werte sind reproduzierbar, da das Ausgangsvolumen und das Sedimentvolumen gemessen werden und der Raum, in dem die Zählung der Zellen stattfindet, definiert ist.

b) Ein Teil der Zellen, je nach Zusammensetzung und Aufbewahrung des Harnes, wird bei einer zwölfstündigen Sammelperiode durch proteolytische Prozesse zerstört.

c) Durch das Zentrifugieren und Resuspendieren wird ein weiterer Teil der Formelemente zerstört.

d) Die Methode ist sehr umständlich, bei Säuglingen wegen der 15stündigen Durstpause nicht durchführbar und zeitraubend. Sie eignet sich deshalb nicht für die Praxis.

Die unter b) und c) genannten Argumente tragen dazu bei, daß die mit dieser Methode gewonnenen Werte, wie Tabelle 3 zeigt, sehr stark streuen.

Tabelle 3. *Vergleich der Zellzahl/mm³ und Zellzahl/Gesichtsfeld* (nach STANSFELD und WEBB)

Fallzahl	Zellen/mm³	Zellen in 50 Gesichtsfeldern	Zellen/ Gesichtsfeld (Mittelwerte)
8	2000—5000	70—1116	1—23
10	1000—2000	29—818	1—16
4	500—1000	55—99	1—2
8	200—500	6—216	1—4
6	100—200	2—18	1
7	50—100	1—10	1
7	0—50	1—12	1

Bestimmung der Konzentration der Formelemente in unzentrifugiertem Harn („Kammerzählung")

BLOCK und NYUN beschreiben diese Methode 1916. Bekannter wurde sie aber erst seit den Untersuchungen von STANSFELD und WEBB 1953.

Methode

Frisch entleerter Morgenharn wird einmal umgeschüttelt, um sedimentierte Formelemente gleichmäßig in der Harnprobe zu verteilen. Mit diesem Harn wird eine der üblichen Zählkammern (Neubauer oder Fuchs-Rosenthal) beschickt und die Zahl der Formelemente in 1 mm³ ausgezählt und berechnet.

Beurteilung

a) Da hier keine absoluten Mengenangaben gemacht werden, sondern nur die Konzentration bestimmt wird, ist das Ausgangsvolumen praktisch ohne Bedeutung für das Ergebnis.

b) Die Sedimentherstellung mit ihren Fehlermöglichkeiten entfällt.

c) Infolge der Anwendung einer Zählkammer werden Formelemente in einem definierten Volumen gezählt.

d) Die Methode benötigt den geringsten apparativen Aufwand, ist in jeder Altersstufe durchführbar und benötigt außerdem im Vergleich zur Sedimentmethode oder zum Addis-Count den geringsten Zeitaufwand. Um so erstaunlicher ist, daß sie noch keine allgemeine Verbreitung gefunden hat.

Vergleich der mit den einzelnen Methoden gewonnenen Ergebnisse und Angabe der Normalwerte

Vergleicht man die mit den einzelnen Methoden gewonnenen Werte miteinander, so findet man besonders zwischen der Sedimentmethode einerseits und den beiden anderen Verfahren erhebliche Abweichungen.

STANSFELD und WEBB verglichen das Ergebnis der Sedimentmethode mit der von ihnen propagierten Kammerzählung. Es zeigte sich z. B. (s. Tabelle 4), daß

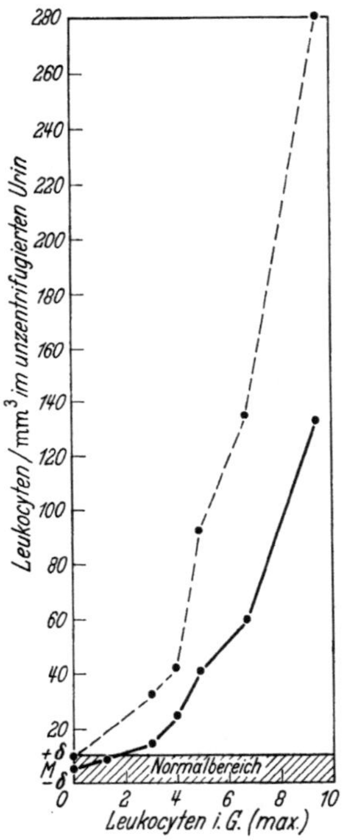

Abb. 7

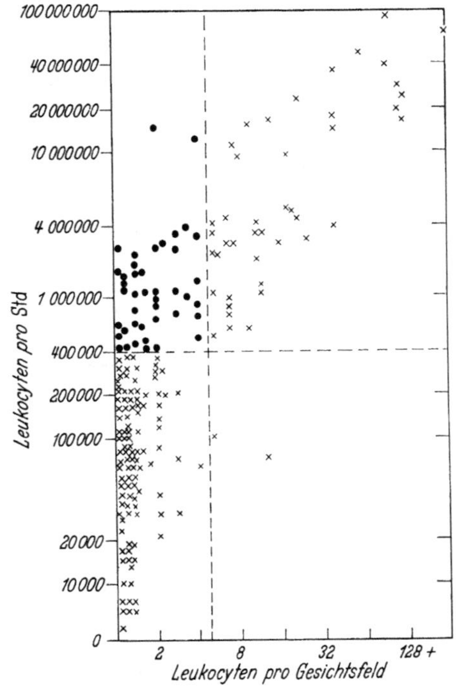

Abb. 8

Abb. 7. Vergleich der Zählung der Leukocyten im Nativurin durch Kammerzählung (Ordinate) und der Beurteilung des Urinsedimentes (Abszisse). Es zeigt sich, daß 2—3 Leukocyten im Gesichtsfeld (Sedimentmethode) in zwei Drittel der Fälle mehr als 10 Leukocyten/cm^3 entsprechen, also pathologisch sind (nach LINNEWEH 1960)

Abb. 8. Vergleich der mit dem Addis-Count und der „Gesichtsfeld-Methode" gewonnenen Leukocytenzahlen. Die horizontale Linie zeigt den Normalwert des Addis-Count mit 400000 Leuko/h, die vertikale Linie den oberen Normalwert für die Gesichtsfeldmethode mit 5 Leukocyten/Gesichtsfeld. Als Punkte sind die Urinproben dargestellt, die zwar weniger als 5 Leukocyten/Gesichtsfeld ergaben, aber eine pathologische Leukocytenausscheidung zeigten (nach LITTLE 1962)

weniger als 1 Leukocyt pro Gesichtsfeld quantitativ 0—200 Leukocyten/mm^3 entsprechen, d. h. mit anderen Worten, daß ein solches Ergebnis sowohl einen normalen als auch einen absolut pathologischen Befund bedeuten kann.

Ähnliche Ergebnisse brachte ein Vergleich der beiden genannten Methoden in unserer Klinik (s. Abb. 7).

Wird der Addis-Count der Sedimentmethode gegenübergestellt (LITTLE), so findet sich auch hier eine ganz erhebliche Streuung der Werte (s. Abb. 8), die besagt, daß der mit der Sedimentmethode gewonnene Befund keine Aussagekraft besitzt.

Wohl im wesentlichen als Folge des Zentrifugierens und Resuspendierens findet sich beim Addis-Count eine merkliche Streuung der Einzelwerte (s. Tabelle 4), die bei gesunden Kindern im 1 Std-Harn zwischen 750 und 235000 Leukocyten liegt. Diese Streuung macht es notwendig, den Grenzwert zum Pathologischen mit 400000 Leukocyten je Stunde anzusetzen.

Bei Vergleich des Addis-Counts mit der Zählung der Zellen im unzentrifugierten Harn fanden STANSFELD und WEBB eine ausreichende Übereinstimmung.

Nach dem oben Gesagten ist es unmöglich, für die Sedimentmethode Normalwerte anzugeben.

WRIGHT glaubt, daß sie bei 1—2 Leukocyten/Gesichtsfeld und 1 Erythrocyt/ 2—3 Gesichtsfelder liegen. Nach den Angaben von STANSFELD und WEBB (siehe Tabelle 3) können 1—2 Leukocyten im Gesichtsfeld aber quantitativ bis zu 1000 Leukocyten/mm³, d.h. einen absolut pathologischen Befund bedeuten. Dementsprechend schwanken auch die Zahlenangaben über den unteren Grenzwert des Pathologischen. ANDERSON glaubt, daß 5 oder mehr Leukocyten/Gesichtsfeld pathologisch sind. Nach REUBI besteht eine Infektion der Harnwege, wenn „das Sediment Leukocyten enthält". Die Fragwürdigkeit solcher Angaben wird verständlich, wenn KASS 1956 findet, daß bei einem Grenzwert von 5 Leukocyten/ Gesichtsfeld nur ein Drittel bis die Hälfte der Patienten mit sicherer Bakteriurie

Tabelle 4. *Normale Leukocytenausscheidung bei Kindern in 12 Std (Addis-Count)*

Autor	Zahl der Probanden	Leukocytenausscheidung in 12 Std	Mittelwert
LITTLE . . .	74	9000—2822000	322184
GILES . . .	20	9000—714000	329500

einen pathologischen Leukocytenbefund hat. JACKSON et al. (1958) fanden, daß 22% von 41 Patienten mit einer histologisch gesicherten Pyelonephritis keine Leukocyten im Gesichtsfeld hatten.

Mußte schon aus rein methodischen Erwägungen die Sedimentmethode für unzureichend erachtet werden, so wird dies nach den obigen Angaben weiter gestützt.

Die mit dem Addis-Count bei Kindern gefundenen Normalwerte finden sich bei LITTLE und bei PORTER und GILES (s. Tabelle 4).

Die Mittelwerte der in 12 Std von gesunden Kindern ($n = 74$) ausgeschiedenen Erythrocyten und Cylinder hat ebenfalls LITTLE bestimmt. Sie betragen für Erythrocyten 65750 (0—425000) und für Cylinder 1085 (0—12960). Es finden sich also im 12 Std-Harn maximal etwa 2000000 Leukocyten, d.h. stündlich rund 170000. Diese Zahlen liegen im gleichen Bereich wie die der Erwachsenen (ADDIS; LITTLE).

Der oberste Normalwert wird für Leukocyten mit 400000 pro Stunde angegeben (LITTLE). Als normal bezeichnen STANSFELD und WEBB bei der „Kammerzählung" eine Konzentration bis maximal 10 Leukocyten/mm³. Wir sind in unserer Klinik zu den gleichen Ergebnissen gekommen (LINNEWEH 1958) (siehe Abb. 9).

Nach JAMES sollen Neugeborene bei Anwendung dieser Methode höhere Leukocytenkonzentrationen im Harn aufweisen. Der Normalwert reichte (im Spontanurin ?) bei männlichen Neugeborenen bis 25 Leukocyten/mm³ und bei weiblichen sogar bis 50 Leukocyten/mm³.

Wir können diese Werte mit unserem Krankengut nicht bestätigen (s. Abb. 10). Zwar liegen auch bei uns die im Spontanurin gefundenen Werte höher als bei älteren Säuglingen oder Kindern, überschreiten aber praktisch nicht den Wert von 20 Leukocyten/mm³. Bei männlichen Neugeborenen liegt die Mehrzahl der Werte unter 10 Leukocyten/mm³. Die bei weiblichen Neugeborenen gefundenen Werte liegen etwa gleichmäßig verteilt zwischen 0 und 20 Leukocyten/mm³.

Als pathologisch bezeichnen wir in jeder Altersstufe Leukocytenkonzentrationen von mehr als 20 Leukocyten/mm³ eines frisch entleerten Harns.

Es konnte somit gezeigt werden, daß die Sedimentmethode keine zuverlässigen Werte liefern kann und deshalb zur Diagnose und Verlaufsbeurteilung der Pyelo-

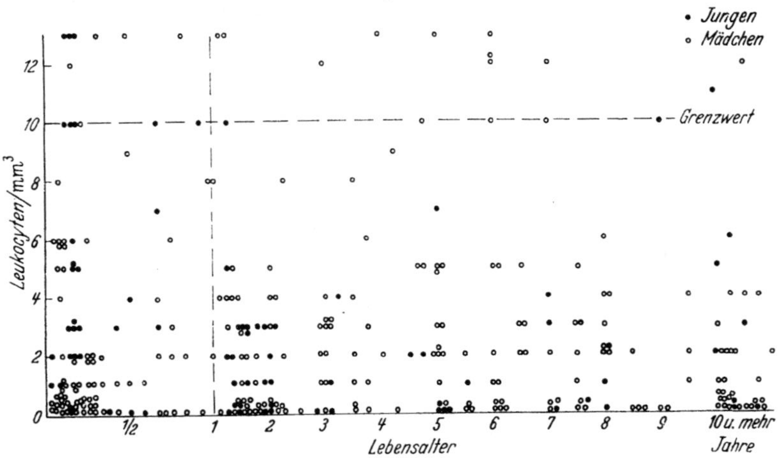

Abb. 9. Leukocytenzahlen im Harn nierengesunder Kinder (nach LINNEWEH 1958)

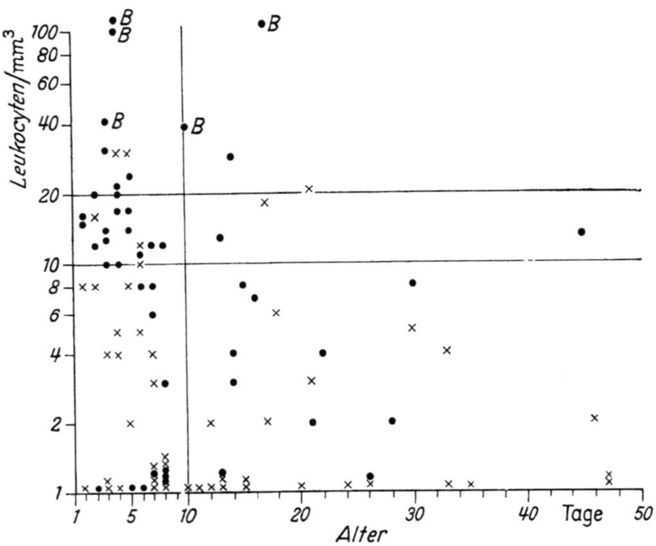

Abb. 10. Leukocytenzahlen im Spontanurin nierengesunder junger Säuglinge, × = Jungen, ∘ = Mädchen. Bei den mit B bezeichneten Harnen besteht gleichzeitig eine Bakteriurie

nephritis nicht ausreicht. Mit dem Addis-Count und der Kammerzählung werden ausreichend reproduzierbare und verläßliche Zahlen gewonnen. Da der Addis-Count aber methodisch zeitraubend und für Säuglinge ungeeignet ist, empfiehlt sich für Klinik und Praxis die Kammerzählung als zuverlässigste und schnellste Methode, die Formelemente des Harns quantitativ zu erfassen. Als normal ist bei Säuglingen jenseits der Neugeborenenzeit und bei den übrigen Altersstufen eine Konzentration bis zu 10 Leukocyten/mm³ zu bezeichnen. Über 20 Leukocyten/mm³ bedeuten in jeder Altersstufe einen pathologischen Befund und sprechen für das Vorliegen einer Pyelonephritis.

Eine Erythrocyturie findet sich bei der Pyelonephritis in der Regel nicht. Nur im Anfangsstadium können einige Erythrocyten, wohl als Ausdruck der Hämorrhagien im Bereich des Nierenbeckens (s. unter Pathologie), im Harn angetroffen werden. Im allgemeinen jedoch muß eine Eryhtrocyturie bei der Pyelonephritis an eine Calicopapillitis oder das gleichzeitige Bestehen anderer Erkrankungen denken lassen, z.B. Steinleiden, Tuberkulose, Tumoren, Glomerulonephritis (s. unter Differentialdiagnose).

Das Auftreten von granulierten oder Leukocyten-Cylindern bei Pyelonephritis ist ein Beweis dafür, daß auch das Nierenparenchym mit erkrankt ist. Jedoch nicht in allen Fällen, wo andere Kriterien wie z.B. die Phenolrotprobe für eine Mitbeteiligung des Nierenparenchyms sprechen, finden sich auch gleichzeitig Cylinder im Harn.

Die Färbung der Leukocyten nach STERNHEIMER und MALBIN

Bereits 1908 beobachtete SCHILLING in den Harnleukocyten eine Granulabewegung. Er vertritt schon die Ansicht, daß das Auftreten vieler glitzernder Leukocyten für das Vorliegen einer Pyelonephritis oder eines Nierenabscesses und

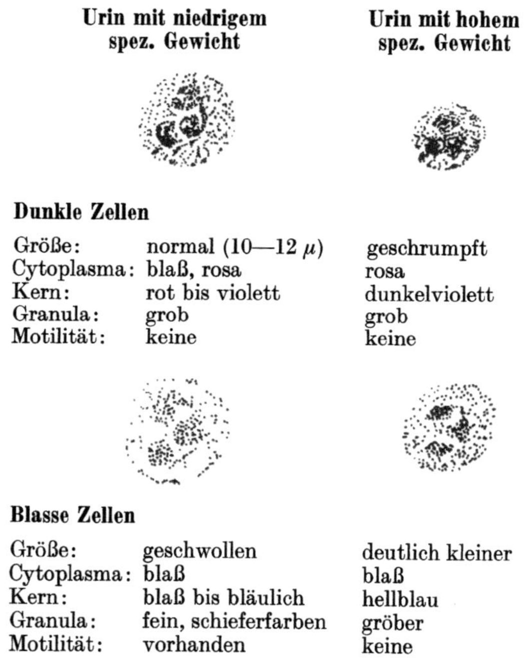

Mikroskopische Befunde der Harnleukocyten

Abb. 11. Die Harnleukocyten (nach POIRIER und JACKSON 1957)

gegen eine Cystitis spricht. STERNHEIMER und MALBIN färbten die Harnleukocyten mit einer kombinierten Gentianaviolett-Safraninlösung und konstatierten, daß die schwach angefärbten Leukocyten mit Brownscher Bewegung der Granula („glitter cells") vornehmlich aus intrarenalen Eiterherden stammen. Der diagnostische Wert und die Physiologie dieser Zellen wurden u.a. von POIRIER und JACKSON sowie von REUBI, GOODGOLD und SCHMID studiert. Es wurde gefunden, daß zwar die „Sternheimer-Zellen“ nicht pathognomonisch für eine intrarenale eitrige Entzündung sind, daß sie aber bei anderen Entzündungen des Harntraktes selten in größerer Zahl gefunden werden. Charakteristisch für diese Zellen ist weniger die Bewegung ihrer Granula als vielmehr die Vergrößerung (Schwellung) und schwache Anfärbbarkeit des Kerns (s. Abb. 11). Das Ausmaß der Granulabewegung ist von dem osmotischen Druck des Harns abhängig.

Durchführung der Untersuchung

Farblösung:	Lösung 1:	Gentianaviolett	3,0
		Ammoniumoxalat	0,8
		Äthanol (95%)	20,0
		Aq. bidest.	80,0
	Lösung 2:	Safranin 0	0,25
		Äthanol (95%)	10,0
		Aq. bidest.	100,0

Zum Gebrauch werden 3 Teile der Lösung 1 mit 97 Teilen der Lösung 2 vermischt, anschließend wird filtriert. Die Mischung ist mehrere Wochen haltbar.

Technik

Das Sediment eines möglichst frisch entleerten Harns wird auf dem Objektträger mit 2 Tropfen der fertigen Farblösung vermischt, mit einem Deckglas zugedeckt und bei stärkerer Vergrößerung (Ölimmersion) unter dem Mikroskop betrachtet. Nach unseren Erfahrungen erkennt man die „Sternheimer-Zellen“ nach einiger Übung bei der Kammerzählung auch ungefärbt im unzentrifugierten Harn.

Die quantitative Bestimmung der Keimkonzentration und ihre Bedeutung

Zu den charakteristischen Veränderungen des Harns bei Pyelonephritis gehört neben der Leukocyturie die Bakteriurie. Wurden für die Erfassung des Ausmaßes der Leukocyturie quantitative Nachweisverfahren gefordert, so gilt dies gleichermaßen für die Beurteilung der Bakteriurie.

Da Keime häufig auch bei Gesunden als Verunreinigung gefunden werden, besonders bei Untersuchung eines Spontanurins, und ihre Konzentration im Verlauf der Pyelonephritis starken Schwankungen unterliegt, muß sich der Untersucher einer Methode bedienen, die eine Entscheidung über die Frage gestattet, ob eine Entzündung der Niere und Harnwege vorliegt. Voraussetzung für die Bestimmung der Keimkonzentration ist, daß der Harn möglichst steril, d.h. ohne Keimbeimengung aus der Urethra und der Umgebung des Orificium urethrae gewonnen wird. Die Gewinnung des Harns von Säuglingen und Kindern, die der Aufforderung zur Harnentleerung noch nicht nachkommen, erfolgt in einem Reagensglas, das über den Penis geschoben, oder in einem kleinen Erlenmeyer-Kölbchen, das zwischen den großen Labien mit einem Heftpflasterstreifen befestigt wird. Außerdem stehen Plastikbeutel zur Verfügung, die sich um das Genitale befestigen lassen. Vor dem Anlegen der Sammelgefäße ist es unerläßlich, das äußere Genitale gründlich zu reinigen. Hierzu hat sich kräftiges Spülen mit einer antiseptischen Lösung unter Verwendung einer Plastikspritzflasche bewährt. Als Spülflüssigkeit werden verschiedene antiseptische Lösungen verwandt:

Kleeman nimmt grüne Seife und Wasser und spült zweimal mit sterilem Aqua dest. nach.

Pryles reinigt mit Hexachlorophen (Phisohex) und anschließend mit einer wäßrigen Benzylammoniumchloridlösung (Zephirol).

Wir verwenden eine 0,1 %ige körperwarme Zephirollösung.

Bei männlichen Säuglingen ist eine ausreichende Säuberung oft erst nach Lösung von Vorhautverklebungen möglich.

Bei älteren Kindern wird der „Mittelstrahlurin" verwandt: Nach entsprechender Reinigung des äußeren Genitale und Zurückziehen der Vorhaut bzw. Spreizen der Labien wird der Patient zur Miktion aufgefordert. Nach Abfließen einiger Kubikzentimerter Harn wird der Harnstrahl in einem sterilen Reagensglas aufgefangen. Grundsätzlich sollte die quantitative Harndiagnostik im Spontanurin durchgeführt werden; nur bei zweifelhaften Ergebnissen sollte katheterisiert werden. Wir sind zwar der Meinung, daß das Katheterisieren auch junger Säuglinge durch einen Geübten keine Entzündung der Harnwege hervorruft (LINNEWEH 1957), halten es aber für besser, den Patienten dieser potentiellen Gefahr nur auszusetzen, wenn dies für die Erhaltung der Gesundheit unerläßlich ist. Wir halten es ferner für ratsam, nach dem Auffangen des Katheterharns 2—5 cm^3 einer antibakteriellen Lösung, z.B. Furadantin pro instillatione oder Aristasept in die Blase zu instillieren, um etwa in die Blase gelangte Keime so lange in ihrer Virulenz zu schwächen, bis sie mit der Miktion ausgeschwemmt werden (Einzelheiten zum Katheterismus s. S. 858). Eine weitere Möglichkeit zur Harngewinnung bietet die Blasenpunktion. Ihr großer Vorteil gegenüber dem Katheterisieren liegt darin, daß die keimhaltige Urethra umgangen wird. Voraussetzung für die Blasenpunktion ist aber eine ausreichende Füllung der Blase. Befunde über diagnostische Blasenpunktionen bei Pyelonephritis liegen bisher nur von wenigen Kindern und Erwachsenen vor. GUZE und BEESON (1956) berichten lediglich über unterschiedlichen Keimgehalt der durch Blasenpunktion nach Laparotomie und durch Katheter gewonnenen Harnproben bei zwölf Frauen.

Methoden zur Bestimmung der Keimkonzentration

Die Koloniezählung auf Gußplatten

Die Verwendung von Gußplatten zur Koloniezählung im Harn wurde von SANFORD 1956 empfohlen.

Von spontan entleertem oder Katheterurin werden Verdünnungen von 10^{-1} bis 10^{-4} mit steriler 0,9 %iger Kochsalzlösung hergestellt. Es wird von jeder Verdünnung 1 cm^3 in eine Petri-Schale gegeben, 10—15 cm^3 verflüssigten und auf 45^0 C abgekühlten Nähragars (z.B. Standard-Nähragar) hinzugegeben, beides wird durch kreisende Bewegung der Petri-Schale gut durchgemischt und nach Erstarren des Agars die Petri-Schale in den Brutschrank von 37^0 gestellt. Nach 48 Std Bebrütung werden die Bakterienkolonien der Platte, die etwa zwischen 30 und 300 Kolonien enthält, gezählt. Die erhaltene Zahl der Kolonien wird dann unter Berücksichtigung des jeweiligen Verdünnungsgrades auf 1 cm^3 unverdünnten Harnes umgerechnet (LINNEWEH 1957).

Die Kultur soll nach Möglichkeit unmittelbar nach der Harngewinnung, spätestens jedoch innerhalb 1 Std angelegt werden, d.h. bevor sich die Keime nennenswert vermehrt haben. KASS (1957) empfiehlt, den Harn bis zum Anlegen der Kultur im Kühlschrank bei 0—4^0 C aufzubewahren. Bei diesem Vorgehen sah er innerhalb von 24 Std keine Vermehrung der Keime.

PRYLES (1960) sieht selbst bei einwöchiger Aufbewahrung des Harns im Kühlschrank keine signifikante Veränderung der Keimzahl. Der gleiche Autor begnügt sich bei der Bestimmung der Keimkonzentration mit nur zwei Proben entsprechend der ursprünglichen Beschreibung von SANFORD et al., nämlich mit unverdünntem und auf 1/1000 verdünntem Harn. Die Koloniezählung führt er bereits nach etwa 15stündigem Brutschrankaufenthalt durch.

Der Vorteil der Plattenausgußtechnik ist, daß sie unter den routinemäßig durchführbaren Verfahren die besten quantitativen Resultate gibt. Dagegen besitzt es nur eine bedingte Aussagekraft über die qualitative Beschaffenheit der Keime, die das therapeutische Verhalten bestimmt. Deshalb werden zusätzlich eine Blutagarplatte, eine Endoplatte sowie je eine Glucose- und Tarozzi-Bouillon beimpft (LINNEWEH 1957).

Die mit dieser Methode gewonnenen Keimkonzentrationen liegen bei gesunden Säuglingen und Kindern im Katheterurin gewöhnlich unter 1000/cm³ (s. Abb. 12).

Als absolut pathologisch bezeichnen wir wie die meisten anderen Autoren Keimkonzentrationen von 100000/ml und mehr (KASS 1957; KLEEMAN et al. 1960).

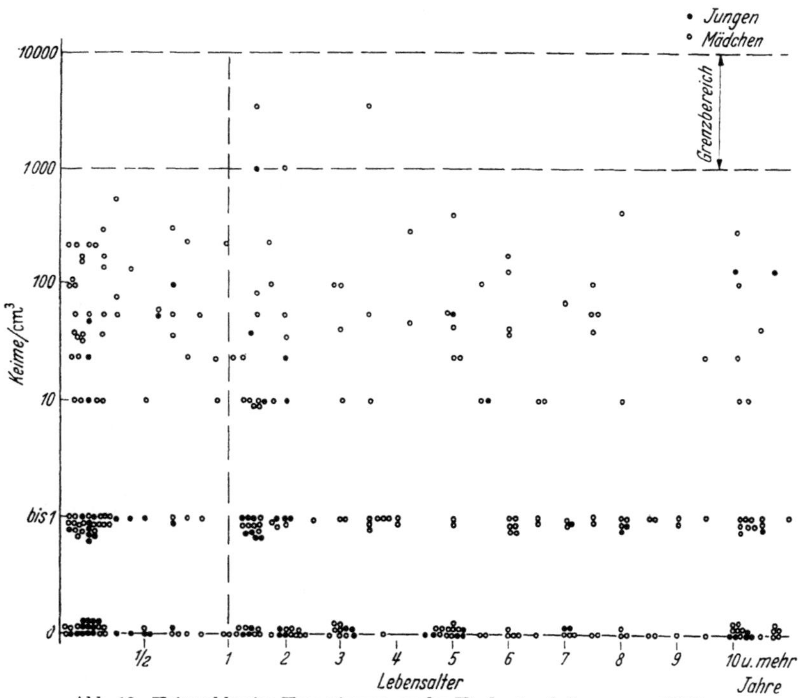

Abb. 12. Keimzahlen im Harn nierengesunder Kinder (nach LINNEWEH 1958)

PRYLES (1960) sieht schon eine Konzentration von mehr als 1000 Keimen pro Kubikzentimeter im Katheterharn als pathognomonisch für eine Pyelonephritis an. Dieser Befund wird später noch zu diskutieren sein (s. Diagnose S. 888).

Bestimmung der Keimkonzentration auf festen Nährböden

HINKLE et al. verteilen zwei Tropfen Harn (= 0,2 cm³) gleichmäßig auf der Oberfläche einer Trypticase-Sojaagarplatte. Diese Platten kommen für 24 Std in den Brutschrank bei 37° C. Die Kolonien werden ausgezählt wie bei der Plattenausgußmethode, und das Ergebnis wird auf 1 cm³ Urin berechnet.

Die Autoren finden eine ausreichende Übereinstimmung mit dem Plattenausgußverfahren und halten Werte von mehr als 10000 Keimen/cm³ für pathologisch. Außerdem können die Oberflächenkolonien zwecks Typendifferenzierung weiterverimpft werden.

Der Vorteil dieser Methode liegt vor allem in ihrer Einfachheit.

Andere Methoden mit unterschiedlicher Brauchbarkeit finden sich bei KLEEMAN et al. und LÜDERS.

Die Gramfärbung

PRYLES und STEG haben die nach GRAM gefärbten, unzentrifugierten Ausstriche mit dem Plattenausgußverfahren verglichen und gefunden, daß bei Keimzahlen über 100000/cm³ in 95% der Proben auch Keime im Ausstrich gefunden werden. Dagegen konnten Keimzahlen unter 1000/cm³ mit der Gram-Färbung mikroskopisch nicht mehr dargestellt werden. Den Fehler der Methode geben die Autoren mit 5—27% an und halten sie für die Erkennung einer Harnwegsinfektion für brauchbar, nicht aber zur Unterscheidung zwischen echter Bakteriurie und Verunreinigung.

Zu etwa dem gleichen Ergebnis kommt MCDONALD (1959). Er sieht die beste Übereinstimmung dieser Methode mit der Koloniezählung im Plattenausguß, wenn der Urin sich mindestens 4 Std in der Blase befand. Er rät deshalb, frischen Morgenharn zu untersuchen.

Die Grießsche Nitritprobe

Gestatten die vorher beschriebenen Methoden eine mehr oder weniger quantitative und qualitative Erfassung der Harnkeime, so wird mit dieser einfachen Probe nur die Anwesenheit von Keimen in einer gewissen Menge angezeigt.

Die Anwesenheit von Nitriten im Harn spricht stets für die Wirkung pathogener Mikroorganismen. Die Eigenschaft, die gewöhnlich im Harn vorhandenen Nitrate zu Nitriten zu reduzieren, besitzt in erster Linie das Bacterium coli, außerdem Staphylococcus aureus und proteus. Sie fehlt bei Streptokokken und Tuberkelbakterien (SCHMAUS).

Zur Durchführung der Untersuchung wird in einem Reagensglas eine kleine Menge frischen Urins im Verhältnis 2:1 bis 4:1 mit dem Reagens nach GRIESS versetzt. Bei Vorhandensein von Nitriten tritt bald eine Rotfärbung auf.

Nach SARRE kann die Probe fälschlicherweise negativ ausfallen, wenn der Harn kein Nitrat enthält; sie wird dann aber nach Zusatz von etwas Natriumnitrat positiv. SARRE empfiehlt die Probe besonders dem praktischen Arzt.

Zusammensetzung des Reagens nach GRIESS: 2,0 g Alphanaphthylamin werden in 20 ml heißem Aqua dest. gelöst und dazu 0,5 ml Sulfanilsäure in 150 ml 30%iger Essigsäure gegeben.

Welche der oben genannten Methoden jeweils angewandt wird, hängt von den labortechnischen Möglichkeiten des Untersuchers ab. Das beste und zugleich auch aufwendigste Verfahren ist die Bestimmung der Koloniezahl in der Gußplatte. Hierzu ist die Mitarbeit eines Bakteriologen oder wenigstens ein leistungsfähiges klinisches Laboratorium erforderlich.

Proteinurie

Die Proteinurie ist kein obligates Symptom der Pyelonephritis, auch nicht der chronischen Verlaufsform. Bei letzterer tritt sie nur in den Endstadien der Niereninsuffizienz regelmäßig auf (CAMPBELL; SARRE; BURKE; HUTT).

Eine Proteinurie kann durch die Vermehrung der cellulären Elemente vorgetäuscht werden.

LINNEWEH (1958) sieht in einer Proteinurie von mehr als 1‰ Esbach einen Hinweis auf die Erkrankung des Nierenparenchyms, die nach SARRE allerdings differentialdiagnostisch gegen andere Nierenerkrankungen abgegrenzt werden muß.

Bei Erwachsenen spricht nach KLEEMAN et al. eine Eiweißausscheidung von über 5 g in 24 Std dafür, daß

a) eine Pyelonephritis nicht vorliegt,

b) die Pyelonephritis die Sekundärerkrankung eines anderen Nierenleidens (z.B. Glomerulonephritis) ist oder

c) die Pyelonephritis durch Hypertension oder Kreislaufinsuffizienz kompliziert ist.

Blutbefunde

Anämie

Eine Anämie gehört in der Regel nicht zur akuten Pyelonephritis; sie ist hier Ausdruck der oft begleitenden allgemeinen Infekte.

Wir sahen bei der akuten Pyelonephritis des Säuglings eine Anämie in etwa 10%, bei der chronischen Verlaufsform aller Kinder in etwa 16% der Fälle; sie war fast immer hypochrom.

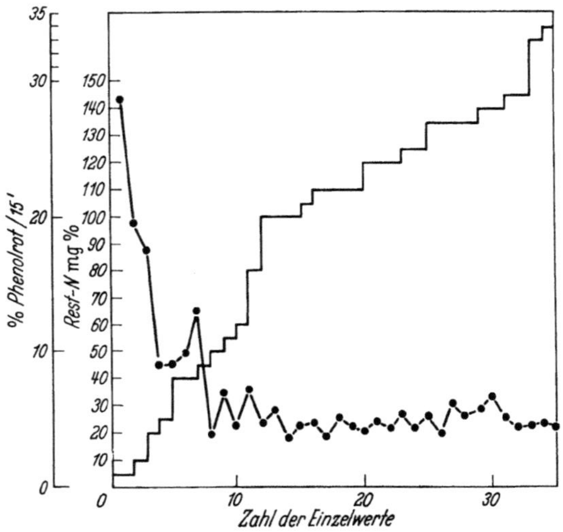

Abb. 13. Phenolrotausscheidung bei 35 Fällen mit zugehörigen Rest-N-Werten (nach LINNEWEH 1957)

COTTIER et al. fanden bei der chronischen Pyelonephritis des Erwachsenen häufig eine normochrome, seltener eine hypochrome Anämie.

REUBI hält die pyelonephritische, normochrome oder leicht hypochrome Anämie für infektiös-toxisch bedingt.

Leukocytose

Eine mäßige Leukocytose findet sich sowohl bei der akuten wie bei der chronischen Pyelonephritis häufig; bei letzterer ist sie das im Säuglingsalter häufigste Symptom. Sie tritt intermittierend auf und leitet gemeinsam mit dem Fieber in der Regel den pyelonephritischen Schub ein.

Die Blutkörperchensenkungsgeschwindigkeit (BSG)

Auch eine mäßige Beschleunigung der BSG findet sich sowohl bei der akuten wie bei der chronischen Pyelonephritis häufig. Wir sahen sie bei der akuten Pyelonephritis des Säuglings in 28% und bei der chronischen Form aller Kinder in 52% der Fälle.

Reststickstoff (Rest-N)

Eine Azotämie findet sich vor allem in den fortgeschrittenen Stadien der chronischen Pyelonephritis mit Niereninsuffizienz. Sie kann sich sowohl bei der akuten, besonders aber bei der chronischen Verlaufsform auch vorübergehend zeigen. Rest-N-Bestimmungen bei elf Säuglingen mit Harnwegsentzündung ergaben fünfmal eine mäßige Erhöhung, alle fünf Fälle entsprachen einer chronischen Pyelonephritis.

LINNEWEH (1957) faßt die Rest-N-Steigerung bei Pyelonephritis als Symptom einer verminderten Harnstoffclearance auf. Er vergleicht die Aussagefähigkeit eines bei Pyelonephritis gefundenen Rest-N-Wertes mit der gleichzeitig durchgeführten Phenolrotprobe und findet (s. Abb. 13), daß die Rest-N-Steigerung nur bei stärkerer Einschränkung der Nierenfunktion vorhanden ist. Insuffizienzgrade von 10—20% Phenolrotausscheidung in 15 min entsprechen schon Rest-N-Werten unter 35 mg-%. Es kann also ein Phenolrottest nicht durch die einfache Rest-N-Bestimmung ersetzt werden, wenn leichtere Grade einer Ausscheidungsinsuffizienz erkannt werden sollen.

Nierenfunktionsproben

Wurde oben schon mehrfach erwähnt, daß bei den meisten Fällen von Harnwegsentzündung das Nierenparenchym mitbeteiligt ist, so ist zu erwarten, daß auch die Nierenfunktionsproben pathologische Werte zeigen. Da die Pyelonephritis aber eine herdförmige Erkrankung ist, ist der Ausfall der Funktionsproben von der Zahl und der Ausdehnung der Herde oder, mit anderen Worten, von der Zahl der betroffenen Nephren abhängig. Es ist zu erwarten und konnte auch im Tierversuch bestätigt werden (BRICKER et al.), daß die außerhalb der Herde liegenden Nephren voll funktionstüchtig sind.

Welche Funktionen des Nephrons bei der Pyelonephritis zuerst gestört werden, ist noch umstritten. Während die einen der Ansicht sind, daß das gesamte Nephron in seiner Funktion gleichmäßig beeinträchtigt wird, meinen andere, daß zunächst ein Tubulusschaden entsteht.

Bei der akuten Pyelonephritis und den akuten Exacerbationen der chronischen Verlaufsform findet sich eine relative Hyperämie der Niere mit einer Einschränkung der glomerulären Filtration verschiedenen Ausmaßes (EDVALL; JACKSON et al.). Bei der akuten Säuglingspyelonephritis berichtet ZETTERSTRÖM über ähnliche Ergebnisse. Die histologischen Bilder, nach denen die Glomerula in den frühen Stadien der Pyelonephritis histologisch noch intakt sind, scheinen dem zu widersprechen. KLEEMAN et al. finden, daß bei praktisch allen akuten, beidseitigen Pyelonephritiden und den schwereren einseitigen Prozessen ein vorübergehender Anstieg des Serumkreatinins gefunden wird. Aber nicht nur die Glomerulumfunktion, gemessen an der Inulin- oder Kreatininclearance, ist gestört: es findet sich ebenfalls eine Herabsetzung der Leistungsfähigkeit des übrigen Nephrons. Die hiervon abweichenden Befunde von RAASCHOU (s. weiter unten) lassen sich vielleicht dadurch erklären, daß er bei seinen Patienten Fälle mit Hydronephrose hatte, die besonders häufig tubuläre Schäden aufweisen (KLEEMAN et al.). Nach BAKER und MILLER sind die meßbaren Funktionen sowohl des Glomerulums (C-In oder C-Kreat) als auch des Tubulus (T_{mPAH}, C_{PAH}/E_{PAH}) im gleichen Ausmaß reduziert. Aus der proportionierten Einschränkung sowohl der glomerulären als auch der tubulären Funktion resultiert, daß die Gesamtleistung der erkrankten Niere nicht qualitativ, sondern nur quantitativ gestört ist. Es scheinen also die Nephren in den pyelonephritischen Herden in ihrer Gesamtfunktion auszufallen.

Entgegen den eben geschilderten Anschauungen berichtet RAASCHOU, daß die Pyelonephritis lange Zeit eine isolierte Verminderung der Tubulusfunktion zeigt und daß erst in fortgeschrittenen Stadien auch die glomeruläre Filtration eingeschränkt wird. Diese Befunde werden bestätigt durch die Untersuchungen von EDVALL, der ebenfalls ein Überwiegen der tubulären Störung über die glomeruläre fand.

WINBERG untersuchte 22 Kinder mit akuter, nicht durch Stauung komplizierter Pyelonephritis und fand nur zweimal eine Herabsetzung der endogenen Kreatininclearance, aber 17mal eine Einschränkung des Konzentrierungsvermögens.

Ebenso sieht BROD bei der chronischen Pyelonephritis schon frühzeitig eine herabgesetzte Konzentrierungsfähigkeit bei nur wenig eingeschränkter Filtration.

LINNEWEH (1957) findet, daß geringe Grade einer tubulären Schädigung eher mit der Phenolrotprobe als der PAH-Clearance zu erfassen sind. Er empfiehlt diese Untersuchung als empfindlichen Test für die Erkennung und Abschätzung des Ausmaßes der Parenchymbeteiligung bei der Pyelonephritis. Mit dieser Methode stellte er vor der Therapie in zwei Drittel der Fälle eine nachweisbare Parenchymbeteiligung fest.

Da die Durchführung der Phenolrotprobe im Säuglings- und Kindesalter an bestimmte Voraussetzungen geknüpft ist (STAVE), wird die in unserer Klinik geübte Methode kurz geschildert:

Das Phenolrot (Phenolsulfonphthalein = PSP) wird zu etwa 90% tubulär sezerniert; seine Ausscheidung in der Zeiteinheit kann also als Maß der tubulären Leistungsfähigkeit gelten. Da der Ausscheidungsprozeß durch die proximalen Tubuluszellen eine aktive Zellleistung darstellt und der gleiche Mechanismus auch die Exkretion anderer Substanzen bewerkstelligt (wie z.B. PAH, jodhaltige Kontrastmittel, Sulfonamide), ist darauf zu achten, daß sich zur Zeit des Testes keine dieser Substanzen im Blut befindet. Der im Nierenbecken und Ureter mit PSP beladene Urin bleibt im Augenblick der jeweiligen Blasenentleerung in den ableitenden Harnwegen zurück; bei ungenügender Diurese wächst der in den Harnwegen verbleibende PSP-Anteil wegen der stärkeren Konzentration des Farbstoffes und vermindert dadurch die Sekretion in der gemessenen Zeiteinheit nur scheinbar. Dieser das Endergebnis reduzierende Effekt tritt bei Hydronephrose, Hydroureter und anderen mechanischen Harnstauungen oberhalb der Blase immer in Erscheinung, kann aber durch starke Diurese auf ein Minimum herabgesetzt werden. Aber auch bei Adipositas ist die Phenolrotausscheidung verzögert. Das die Niere passierende Blut wird fast 100%ig von PSP befreit. Da die gesamte, in Blase und Urin erscheinende Menge PSP im Verhältnis zur injizierten Dosis als Maß der tubulären Leistung dient, muß die Anflutung im Plasma schnell erfolgen. Zur restlosen Gewinnung des Blasenurins sind Katheterismus und Blasenspülung unbedingt erforderlich. Werden zu große Dosen PSP verwendet, besteht die Gefahr, daß die Exkretionsleistung überfordert, d.h. das die Niere durchströmende Blut nicht 100%ig vom Farbstoff befreit wird.

Technik

Die Phenolrotprobe wird am nüchternen Patienten durchgeführt, beim Säugling 2 Std nach der Mahlzeit. Etwa 30 min vor der intravenösen Injektion des Farbstoffes wird ein Blasenkatheter gelegt. Es wird eine käufliche PSP-Verdünnung von 60 mg-% verwendet und diese nach Lebensalter dosiert:

1. Lebensjahr	5,0 cm³
2. und 3. Lebensjahr	6,0 cm³
4.—7. Lebensjahr	8,0 cm³
8.—12. Lebensjahr	9,0 cm³
ab 12. Lebensjahr	10,0 cm³

Zur Anregung der Diurese soll eine Std vor der Untersuchung ausreichend Flüssigkeit verabfolgt werden; Dosierung wie bei Clearanceuntersuchungen.

Die injizierte PSP-Menge muß genau abgemessen (geeichte Spritze) und eine Kanüle möglichst kleinen Kalibers (Nr. 14) verwendet werden. Die Zeitrechnung beginnt am Schluß der intravenösen Injektion des Farbstoffes und gleichzeitiger vollständiger Entleerung der Blase. Nach 15 min wird jetzt der farbstoffhaltige

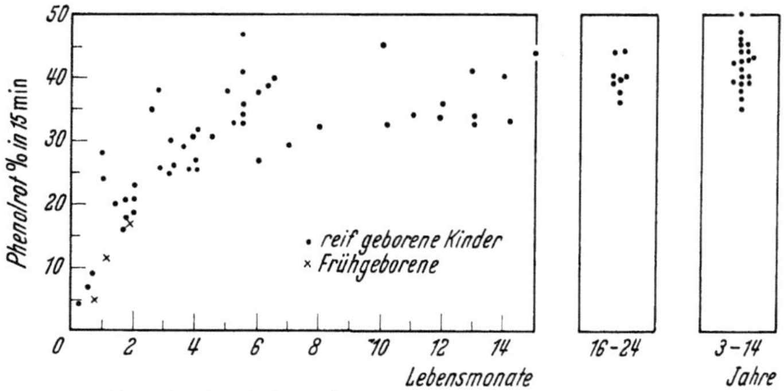

Abb. 14. Phenolrotausscheidung und Lebensalter (nach STAVE 1956)

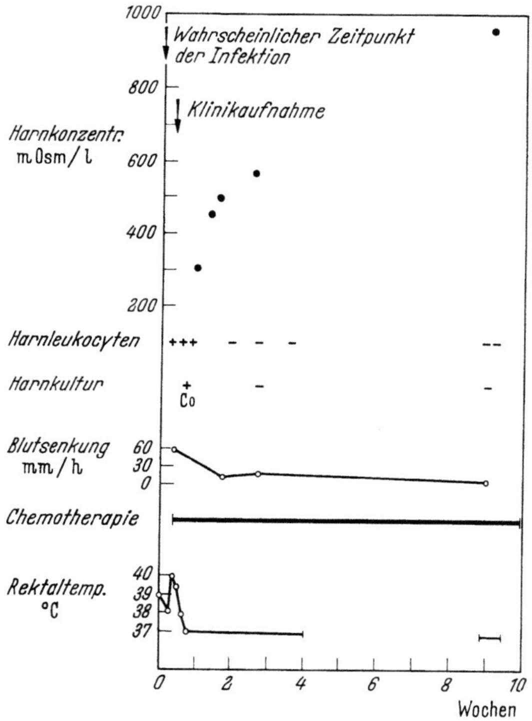

Abb. 15. Akute Pyelonephritis bei 6 Monate altem Säugling: Verlauf der Konzentrierungsfähigkeit, der Blutsenkungsgeschwindigkeit und der Rectaltemperatur unter der Behandlung (nach WINBERG 1958)

Blaseninhalt erneut entleert und die Blase nachgespült. Letzteres erfolgt mit einer abgemessenen Menge körperwarmer steriler Kochsalzlösung.

Im Labor wird nach Alkalisieren des Harns die Extinktion bei einer Wellenlänge von 533 mμ im Photometer gemessen und die Farbstoffmenge unter Berücksichtigung des Flüssigkeitsvolumens berechnet. Als unterer Grenzwert gilt im Alter von 3—6 Monaten eine Ausscheidung von 25% und danach für das übrige Kindesalter von 30% der injizierten Farbstoffmenge (s. Abb. 14).

Als weitere Untersuchung, die bei der akuten Pyelonephritis ebenfalls schon frühzeitig pathologische Befunde zeigt, wird der Konzentrationsversuch angegeben (ZETTERSTRÖM; WINBERG). Im Gegensatz zur Phenolrotprobe, mit der die Funktion des proximalen Tubulus getestet wird, ermöglicht der Konzentrationsversuch eine Aussage über den distalen Tubulus, in dem nach neueren Anschauungen die Konzentrierung des Harns unter Einwirkung des ADH erfolgt. Der Konzentrationsversuch wird also besonders dann zu stark pathologischen Werten führen, wenn die distalen Abschnitte des Nephrons geschädigt sind, sei es durch Entzündung oder durch Stauung (ZETTERSTRÖM).

WINBERG führt den Konzentrationsversuch als Durstversuch durch, der durch die Gabe von öligem Pitressintannat verkürzt wird, aber immer noch eine Durstperiode von 15—16 Std erfordert. ZETTERSTRÖM prüft die Konzentrierungsfähigkeit der Niere während der Diurese mit dem üblichen Pitressintest, einer auch bei Säuglingen durchführbaren Methode.

Abb. 15 zeigt, wie in der Heilungsphase der Pyelonephritis die Konzentrierungsfähigkeit der Niere nur sehr langsam wieder zunimmt. Auf diese im Vergleich zur Harnnormalisierung langsame Erholung der tubulären Funktion machte erstmalig LINNEWEH aufmerksam, der sie mit dem Phenolrottest (vgl. S. 900) verfolgte.

Diagnose

Wie bei der Besprechung der Klinik der Pyelonephritis gezeigt wurde, ist die Symptomatologie um so uncharakteristischer, je jünger das Kind ist. Dies macht verständlich, daß die Diagnose nur in einem Bruchteil der Fälle vor der Klinikeinweisung gestellt wird (vgl. S. 867).

Werden schon in der Klinik wesentlich mehr Pyelonephritiden erkannt als in der freien Praxis, so muß die wahre Zahl der an Harnwegsentzündung erkrankten Kinder noch größer sein, wie aus dem Vergleich der autoptisch gewonnenen mit den klinischen Befunden hervorgeht. So finden NEUMAN und PRYLES eine richtige klinische Diagnose nur in 33% (bei Säuglingen sogar nur in 17%) der pathologisch-anatomisch erhobenen Befunde.

Und hier liegt wohl das eigentliche Problem der Pyelonephritis überhaupt:

Einerseits glauben wir annehmen zu dürfen, daß viele Fälle von chronischer Pyelonephritis des Kindes und Erwachsenen auf dem Boden einer in der Säuglingszeit abgelaufenen akuten Pyelonephritis entstehen. Aber gerade bei Säuglingen bietet die klinische Symptomatik so wenig Anhaltspunkte für das Vorliegen einer Harnwegsentzündung.

Andererseits wissen wir aber auch, daß 90% aller Säuglingspyelonephritiden nicht oder nicht rechtzeitig erkannt werden.

Das Problem der Pyelonephritis liegt also hauptsächlich in der rechtzeitigen Diagnose dieser Erkrankung während der Säuglingszeit. Jedem Arzt muß gegenwärtig sein, 1. daß es eine Säuglingspyelonephritis gibt und daß diese außerordentlich häufig ist; 2. daß die Harnwegsentzündungen in der Regel mit uncharakteristischen Symptomen einhergehen; 3. daß bei jeder unsicheren Diagnose der Harn untersucht werden muß. Mit der Annahme eines „fieberhaften Infektes" oder einer „Grippe" darf er sich nicht zufriedengeben, solange kein normaler mehrfach kontrollierter (am besten mit quantitativen Methoden s. S. 873) Harnbefund vorliegt.

Die Pyelonephritis ist die häufigste Nierenerkrankung; nach den Infekten der oberen Luftwege ist sie die häufigste entzündliche Erkrankung des Kindesalters (CAMPBELL).

Etwa die Hälfte aller Pyelonephritiden des Kindesalters entfällt auf die Säuglingszeit und in dieser besonders auf das erste Lebenshalbjahr (vgl. Abb. 1).

Für die Pyelonephritis pathognomonische klinische Symptome gibt es nicht. Es treten aber einige Allgemein- oder Organsymptome vermehrt, jedoch in den einzelnen Altersstufen verschieden häufig auf. Die regelmäßigsten Befunde sind die Leukocyturie und Bakteriurie. Da jede klinische Symptomatik fehlen kann, wird bei einem Teil der Fälle eine sorgfältig erhobene Anamnese, bei anderen nur eine wiederholte Untersuchung bzw. längere Beobachtung auf das Vorhandensein eines pathologischen Harnbefundes hinlenken. Trotz dieser Maßnahmen bleibt aber ein Rest von Pyelonephritisfällen, der sich über Monate oder gar Jahre der klinischen Routinediagnostik entzieht und nur histologisch zu erkennen ist.

Tabelle 5

A. *Neugeborene*	B. *Säuglinge und Kleinkinder*	C. *Ältere Klein- und Schulkinder*
Gewichtsverlust	Fieber	Fieber
Anorexie	Erbrechen	Leibschmerzen
Apathie	Leukocytose	Erbrechen
Fieber	BSG-Beschleunigung	Miktionsbeschwerden
Erbrechen	Gewichtsabnahme	(Pollakisurie
(Ikterus)	Inappetenz	Dysurie
	Durchfall	Enuresis)
	Exsiccose	
	Anämie	
	Obstipation	
	Krämpfe	

Die klinischen Hinweiszeichen auf eine Pyelonephritis in den verschiedenen Altersstufen nach der Häufigkeit ihres Auftretens geordnet, gehen aus beigefügter Übersicht hervor. Es sei noch einmal betont, daß oft nur eines dieser klinischen Symptome, besonders bei jüngeren Patienten, zu finden ist, und doch muß jeder geringste Hinweis Veranlassung sein, eine quantitative Harnuntersuchung durchzuführen.

Eine Harnwegsentzündung liegt vor, wenn im Harn mehr als 20 Leukocyten/ml und gleichzeitig mehr als 100000 Keime/ml gefunden werden (STANSFELD und WEBB; LINNEWEH 1957). Weder die isolierte Leukocyturie noch die isolierte Bakteriurie ist für die Pyelonephritis pathognomonisch. Es trifft aber keinesfalls zu, daß bei einer einzigen Untersuchung beide Befunde pathologisch sein müssen. Werden die Harnuntersuchungen aber mehrfach wiederholt, so finden sich für Leukocyten und Keime gleichermaßen pathologische Konzentrationen (STANSFELD 1954), wenn auch manchmal abwechselnd.

Eine Leukocyturie mit Leukocytencylindern oder eine solche mit mehr als 10% Sternheimer-Malbin-Zellen macht das Vorliegen einer Pyelonephritis sehr wahrscheinlich (REUBI).

KASS und auch PRYLES messen der Leukocyturie keine so große diagnostische Bedeutung bei, weil sie häufig Pyelonephritiden mit signifikanten Bakteriurien, aber ohne Leukocyturie sehen. So berichtet KASS, daß bis zu 50% seiner Pyelonephritispatienten keine pathologischen Leukocytenzahlen aufwiesen; die Richtigkeit der von beiden Autoren vertretenen Anschauung muß bezweifelt werden, solange sie die Leukocytenausscheidung mit der Sedimentmethode beurteilen, die für die quantitative Aussage völlig unzureichend ist (STANSFELD und WEBB; LINNEWEH 1957). Eine über längere Zeit bestehende isolierte Bakteriurie sahen wir nur gelegentlich im Anschluß an eine antibakterielle Behandlung der Pyelonephritis („Rest-Bakteriurie" LINNEWEH 1957): Trotz Normalisierung der klinischen Symptomatik und der Leukocytenzahl im Harn kann nämlich die Bakteriurie bestehen bleiben. Wiederholte Leukocytenzählungen im Harn sowie Nierenfunktionsproben können dann entscheiden helfen, ob die Bakteriurie harmlos ist oder einer Behandlung bedarf. LINNEWEH (1958) wertet diese Rest-Bakteriurie vorsichtshalber als behandlungsbedürftige, symptomarme Pyelonephritis.

Es kann sich unter bestimmten Bedingungen die Bakterienkonzentration bei der Pyelonephritis aber auch im Normalbereich bewegen, wenn 1. eine ausgeprägte Diurese vorliegt und dabei nur wenige Bakterien vom Gewebe in den Harn gelangen, 2. wenn das Urin-pH unter 5,0 liegt und das spezifische Gewicht des Harns niedriger als 1003 ist, 3. wenn eine bakteriostatisch wirksame Substanz im Harn vorhanden ist und 4. bei kompletter Obstruktion des erkrankten Abschnittes der Harnwege (PRYLES).

Wenn sowohl die Leukocyten- als auch die Keimzählungen im Verlauf der Pyelonephritis keine pathologischen Werte ergeben, ist es verständlich, daß es nicht an Versuchen fehlt, solche latenten Stadien durch Provokation in pathognomonische Bereiche der Leukocyten- und Bakterienbefunde zu überführen.

Als natürliche Provokation kann ein banaler Infekt der oberen Luftwege aufgefaßt werden. Wir sehen chronische Pyelonephritiden darunter exacerbieren oder sich nur passager durch eine Leukocyturie verraten (LINNEWEH 1957).

Pyrogentest

PEARS und HOUGHTON beschreiben bei Erwachsenen folgenden Test: Es werden stündlich 350 ml Wasser zugeführt. Im Abstand von 30 min werden mehrfach Harnportionen entnommen; nach einer dieser werden 0,007 γ/kg Körper-

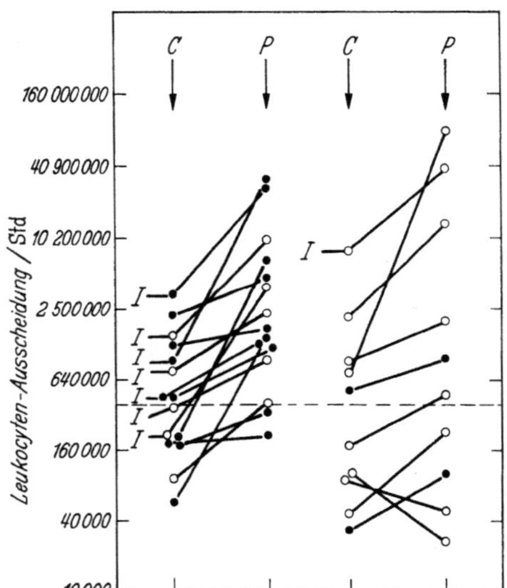

Abb. 16. Pyrogentest bei chronischer Pyelonephritis. Ausscheidung von Leukocyten vor (C) und nach (P) Gabe von Pyrogen bei längerer Zeit unbehandelten (a) und kürzlich behandelten (b) Patienten (nach HUTT et al. 1961)

gewicht Pyrexal® (Wander) intravenös gegeben. Danach werden in Abständen von 30 min weitere vier Harnportionen gesammelt. Bei chronischer Pyelonephritis wird im Gegensatz zu Normalpersonen innerhalb 30 min nach der Pyrogengabe ein deutlicher Anstieg der Leukocytenzahl im Harn beobachtet.

Dieser ist vom Ausmaß der Diurese und von der Nierendurchblutung unabhängig und ist nicht an das Auftreten von Fieber gebunden.

HUTT et al. finden die beschriebene Methode sowohl für die Diagnose (siehe Abb. 16) als auch für die Beurteilung des Behandlungserfolges der Pyelonephritis brauchbar.

Prednisolontest

KATZ et al. halten den Pyrogentest nicht für empfehlenswert, weil sie bei 60 von 81 Probanden starke Nebenreaktionen wie Übelkeit, Erbrechen, Schüttelfrost, Fieber, Gelenk- und Muskelschwellungen sahen.

Sie geben Erwachsenen 40 mg Prednisolon-Phosphat intravenös und sammeln anschließend 2—3 Std lang den Harn in stündlichen Portionen. Die Autoren fanden, daß bei 13 von 15 Patienten mit chronischer Pyelonephritis die Leukocytenzahlen im Harn sich etwa verdoppelten. Nennenswerte Nebenwirkungen traten nicht auf. LITTLE und DE WARDENER vergleichen den Prednisolontest mit dem Pyrogentest und finden bei ersterem häufiger eine signifikante Erhöhung der Leukocytenzahl im Harn.

Differentialdiagnose

Die Pyelonephritis tritt in der Mehrzahl der Fälle isoliert auf, sie wird aber neben anderen Krankheiten auch als deren Folge oder Begleiterscheinung beobachtet und kann eine ernste Komplikation des Grundleidens darstellen, wie z.B. bei Sepsis, Glomerulonephritis, nephrotischem Syndrom, Nierentuberkulose und Harnsteinen.

Da — wie im Kapitel Diagnose ausgeführt wurde — die klinische Symptomatik nicht pathognomonisch ist, erübrigt sich eine differentialdiagnostische Behandlung der einzelnen Symptome, so daß hier nur der Harnbefund berücksichtigt werden muß.

Eine Leukocyturie findet sich nur selten in einem sterilen Harn (PRYLES 1960); diese ist jedoch möglich

1. bei extremer Dehydratation, z.B. als Folge einer Pylorusstenose, Intoxikation oder zu geringer Flüssigkeitszufuhr;
2. als Folge eines durch Nephrolithiasis oder durch einen Eingriff hervorgerufenen Traumas;
3. bei einer chemisch-medikamentösen Reizung der Harnwege;
4. bei akuter Glomerulonephritis.

Gleichzeitig mit der Bakteriurie kann eine Leukocyturie bei Entzündungen des äußeren Genitale, der Harnröhre oder der Blase auch ohne Pyelonephritis vorhanden sein, ferner bei in die Harnwege durchgebrochener eitriger Entzündung der Nachbarschaft wie Paranephritis oder Douglas-Absceß. Bei diesen Erkrankungen zeigt jedoch die quantitative Harndiagnostik weder pathologische Keimzahlen und Sternheimer-Malbin-Zellen noch Leukocytencylinder.

Eine Hämaturie kann besonders zu Beginn einer Pyelonephritis auftreten. Calicopapillitis s. S. 892.

Stets sollte aber bei ihrem Bestehen an das gleichzeitige Vorhandensein anderer Erkrankungen gedacht werden, wie Glomerulonephritis, Steinleiden, Nierentuberkulose und hämorrhagische Diathese.

Verlauf

Verlauf der akuten Pyelonephritis unter Therapie s. S. 899

Der Verlauf einer unbehandelten Pyelonephritis besteht — wenn sie allein vom klinischen Erscheinungsbild betrachtet wird — aus einer Serie von einzelnen, scheinbar zueinander beziehungslosen Krankheitszuständen. Die Diskrepanz aber zwischen der Häufigkeit der autoptisch gefundenen Pyelonephritiden und mit Hilfe klinischer Kriterien erkannter Harnwegsentzündungen berechtigt zu der Annahme, daß die einzelnen klinischen Manifestationen dieser Erkrankung durch latente (aktive oder inaktive) Phasen miteinander verbunden sind. Die Pyelonephritis kann also von den Anfängen in der Säuglingszeit bis in spätere Altersstufen als eine Krankheitseinheit aufgefaßt werden (s. Abb. 17), die sich in ihrem Verlauf verschieden lange Zeit zwischen den Extremen „gesund" und „tot" und in den Stadien „klinisch manifest" und „latent" bewegen kann (SANFORD 1959).

Das würde mit anderen Worten heißen, daß der chronischen Pyelonephritis eine akute vorausgeht, die rezidiviert und schließlich in die chronische Verlaufsform mündet. LINNEWEH (1957) nimmt neben dieser Form noch die Möglichkeit eines primär-chronischen Verlaufs an, der hämato-lymphogen entsteht und sich hauptsächlich im Nierenparenchym abspielt.

Auch KASS (1956) sieht Bakteriurien, die wochen- oder monatelang ohne klinische Zeichen bestehen, plötzlich manifest werden, indem andere Symptome

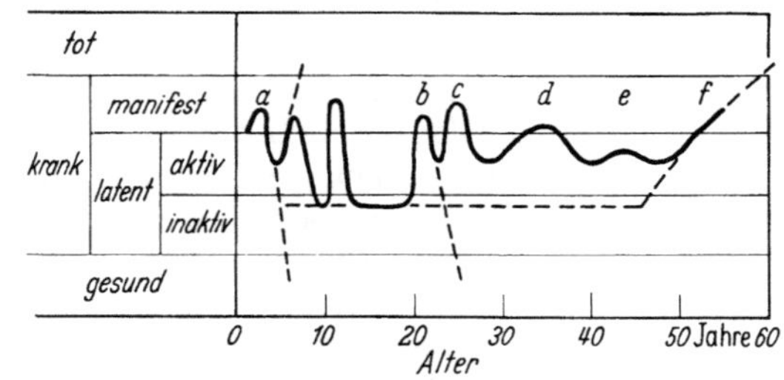

Abb. 17a—f. Hypothetischer Verlauf der Pyelonephritis (modifiziert nach JAWETZ 1952). a Säuglingspyelonephritis, b Honey-moon-cystitis, c Graviditäts-„Pyelitis", d oligosymptomatische und e asymptomatische Pyelonephritis, f Schrumpfniere, Urämie

hinzutreten. KARK schließt sich der Meinung an, daß die chronische Pyelonephritis nicht aus der akuten entsteht, weil er nur ganz selten etwas in der Anamnese über vorausgegangene akute Schübe erfährt. Es ist noch nicht völlig geklärt, ob sich eine chronische Pyelonephritis auch ohne vorausgehendes akutes Stadium entwickeln kann. Denn solange in der Praxis etwa 90% aller Säuglingspyelonephritiden nicht erkannt werden, ist nicht zu erwarten, daß die Anamnese Erwachsener tatsächlich Angaben über akute Schübe in der Säuglings- oder Kleinkinderzeit enthält.

Wir wissen auch nicht, wie schnell das Stadium der akuten Pyelonephritis durchlaufen wird, bis es zur chronischen Form kommt; denn in ihrem klinischen Bilde unterscheidet sich die akute Pyelonephritis in der Regel nicht von den akuten Schüben der chronischen Pyelonephritis. Eine sichere Unterscheidung wäre nur histologisch möglich. Die zur Zeit verfügbaren pathologisch-anatomischen Daten erlauben es nicht, allgemeingültige Schlüsse zu ziehen. Es mag sein, daß die Zeit bis zum Chronischwerden einer Harnwegsentzündung von Fall zu Fall verschieden ist, daß Alter, Erreger, Therapie und morphologische Veränderungen der Harnwege dies entscheidend beeinflussen. Die histologisch gesicherten Fälle von Pyelonephritis im Neugeborenenalter (CLAIREAUX und PEARSON; NEUMAN und PRYLES) beweisen aber, daß wenige Wochen genügen, eine chronische Harnwegsentzündung entstehen zu lassen.

Mangels der Möglichkeit, im Einzelfall zu entscheiden, wann eine chronische Verlaufsform vorliegt, hat sich die Definition von DIAZ für den praktisch-klinischen Gebrauch gut bewährt: Als chronisch wird eine Pyelonephritis bezeichnet, die entweder länger als 3 Monate andauert oder mehr als einmal rezidiviert. Liegen also klinische Zeichen vor, so wird man anhand dieser Definition eine Pyelonephritis der akuten oder chronischen Verlaufsform zuordnen können. Wenn aber solche Anhaltspunkte fehlen, kann die Frage nicht geklärt werden.

Meist ist der Verlauf einer akuten Pyelonephritis übersichtlicher: Sie beginnt immer als akuter Prozeß, der oligosymptomatisch oder atypisch verlaufen kann: Alter des Patienten, disponierende Faktoren, Grad und Ausmaß der akuten Entzündung in der Niere und das Bild einer eventuellen Begleitkrankheit sind die wichtigsten Determinanten ihres klinischen Bildes (KLEEMAN et al.).

Bei der chronischen Verlaufsform können Jahre vergehen, ohne daß der Patient bemerkt, daß eine Entzündung im Nierengewebe besteht oder fortbesteht. In Einzelfällen treten klinische Symptome erst auf, wenn es zur Niereninsuffizienz oder Hypertension kommt. Andere klinische Zeichen, die als Hinweis auf eine chronische Pyelonephritis dienen könnten, können völlig fehlen. Der Urinbefund ist im akuten Schub der chronischen Verlaufsform gleich dem der akuten Pyelonephritis, im Intervall aber finden sich gewöhnlich nur geringgradig erhöhte Leukocyten- und Keimzahlen im Harn. Nach KASS (1956) fehlt die Leukocyturie in etwa der Hälfte der Fälle völlig. Kann also allein schon der Harnbefund auf den Verdacht der Chronizität des Leidens hinlenken, so ist eine weitere Unterscheidungsmöglichkeit oft mit röntgenologischen Methoden gegeben, indem die typischen, oben beschriebenen Veränderungen (S. 870) besonders im Bereich der Kelche, später auch des Nierenparenchymmantels auftreten.

Die Verlaufsdauer einer chronischen Pyelonephritis zahlenmäßig festzulegen, ist äußerst schwierig. Sicherlich handelt es sich um ein progressives Leiden, das meist nicht ausheilt und häufig zu Niereninsuffizienz führt (REUBI).

Eine besondere Verlaufsform der Pyelonephritis stellt die Calicopapillitis dar: Meist hämatogen kommt es zu einer disseminierten Entzündung der Nierenbeckenschleimhaut, besonders im Bereich der Nierenkelche. Dabei erklärt der Gefäßreichtum dieses Gebietes das Leitsymptom dieser Erkrankung, nämlich die Hämaturie. Die Calicopapillitis tritt nach ZAPP besonders im späteren Kindesalter auf; Geschlechtsunterschiede wurden nicht beobachtet. Als Erreger finden sich am häufigsten Enterokokken und Staphylokokken. Die röntgenologischen Veränderungen sind typisch: Deformierungen an den Kelchenden, Dilatation an der Papillenspitze und entzündliche Atonie des Nierenbeckens und der Harnleiter. Der Verlauf ist schleichend mit Neigung zu Rezidiven.

Komplikationen

Niereninsuffizienz

Grundsätzlich können bei der Niereninsuffizienz alle Partialfunktionen des Nephrons mehr oder weniger ausgeprägt gestört sein. Gewisse Funktionen werden deutlicher betroffen, andere wiederum werden kaum beeinträchtigt. So findet man z.B. nur ganz selten einen renalen Verlust von Glucose und Aminosäuren, während andererseits wesentlich häufiger eine Einschränkung der Rückresorption der Phosphate zu beobachten ist. Diese Divergenz der Partialfunktionsstörungen (LINNEWEH 1957) kann zu bestimmten Krankheitsbildern führen, wie:

1. Water losing nephritis,
2. salt losing nephritis (Diabetes salinus renalis),
3. potassium losing pyelonephritis,
4. hyperchlorämische renale Acidose,
5. renale Osteodystrophie,
6. tubuläre Urämie.

1. Water losing nephritis

Morgan, Forrest und Lowe berichteten über ein 14jähriges Mädchen, das seit früher Kindheit an Bettnässen und Durst litt, eine Hyposthenurie und Polyurie hatte, so daß ein Diabetes insipidus vorgetäuscht wurde. Durch intravenöse Injektion von hypertonischer Natriumchloridlösung und im Pitressintest wurde keine Diuresehemmung erzielt.

Blutdrucksteigerung, mangelnde Perabrodilausscheidung und hohe Rest-N-Werte weisen in solchen Fällen auf den renalen Ursprung hin. Entzündliche Veränderungen sind in diesem Stadium der Erkrankung mit Hilfe der Urinuntersuchung kaum noch nachzuweisen. Der zitierte Fall ist der erste autoptisch bestätigte einer derartigen Pyelonephritis. Das Krankheitsbild ist erworben; der angeborene renale Diabetes insipidus ist differentialdiagnostisch abgrenzbar, da er familiär gehäuft und meist nur bei männlichen Individuen voll ausgeprägt auftritt.

2. Salt losing nephritis (Diabetes salinus renalis)

Bei fortgeschrittenen Fällen chronischer Pyelonephritis mit spärlichem Harnbefund können bei jungen Erwachsenen Addison-ähnliche Symptome dominieren, wie Müdigkeit, Adynamie, Hypotension und Dehydration. Im Thorn-Test wird ein Abfall der Eosinophilen beobachtet. Man findet Hinweise auf renale Störungen wie Hyposthenurie und Rest-N-Steigerung. Letztere dürfte nicht allein das Resultat der Oligämie und der herabgesetzten Glomerulumfiltration sein, sondern mehr auf tubulärer Dysfunktion beruhen; Entzündung und Salzmangel wirken zusammen. Die dabei vorkommenden urämischen Schübe fallen durch ihre relative Gutartigkeit und durch kaum beeinträchtigtes Allgemeinbefinden auf. Die Addison-ähnlichen Symptome werden durch renalen Natriumchloridverlust hervorgerufen. Die Patienten können ihren Kochsalzhaushalt nicht mehr regulieren, indem bei Bedarf Kochsalz retiniert und bei Überschuß ausgeschieden wird; sie scheiden es auch im Bedarfsfalle aus und erleiden dadurch eine Hyponatriämie mit ihren Folgen. So ist es möglich, daß sie im Kollaps plötzlich sterben. Nach Enticknap ist das Salzmangelsyndrom für Pyelonephritis typisch, andere Autoren sahen es auch bei Glomerulonephritis, wenn diese mit tubulären Schäden einherging.

Gelegentlich ist das Salzmangelsyndrom, die Hyponatriämie, mit Hyperkaliämie verbunden. Ursächlich ist für letztere ein Kaliumaustritt aus den Zellen verantwortlich zu machen, der aus Gründen der Isotonie oder Isoionie zustande kommt. Die Niere vermag auf Grund einer tubulären Sekretionsstörung nicht regulierend einzugreifen. Besonders bei Oligurie ist eine Kaliumintoxikation mit Herzversagen möglich, die durch sorgfältige Überwachung der Patienten verhütet werden muß. Mit Hilfe des Ionogramms und Elektrokardiogramms ist diese Situation erkennbar; subjektive Beschwerden wie Paraesthesien an Händen und Füßen mit muskulärer Schwäche und schlaffen Lähmungen weisen darauf hin. Wenn Hyponatriämie allein oder in Kombination mit Hyperkaliämie vorkommt, ist oft eine renal bedingte Acidose im Spiel. Die Niere benötigt das Natrium zur Elimination der Säureäquivalente; sie liefert mit Hilfe der Carboanhydrase normalerweise H-Ionen und säuert den Harn, im Falle tubulärer Schädigung muß sie aber auf bewahrungspflichtige Elektrolyte zurückgreifen.

3. Potassium losing pyelonephritis

Außer dem Natrium kann auch das Kalium davon betroffen werden. Eine derartige Potassium losing pyelonephritis ist mehrfach beschrieben worden. An der Mobilisierung der Elektrolyte kann selbst das Calcium beteiligt sein und eine Nephrocalcinose erzeugen. Fälle von Hypokaliämie und Alkalose sind verdächtig auf primären Aldosteronismus.

4. Hyperchlorämische renale Acidose

Die hyperchlorämische renale Acidose ist zwar von LIGHTWOOD als selbständiges Krankheitsbild älterer Säuglinge nominiert worden, doch fehlen ausreichende tubuläre Funktionsprüfungen, um sie ätiologisch zu klären. Obwohl die Säuglinge eine Isosthenurie, Polyurie und Leukocyturie und großenteils auch eine Bakteriurie zeigen, diskutiert LIGHTWOOD eine Störung der postnatalen Entwicklung und hält die Entzündung für sekundär. Es darf aber als gesichert gelten, daß das Krankheitsbild der tubulären Acidose auch eine Folge der Pyelonephritis sein kann. ZELLWEGER unterscheidet deshalb eine idiopathische von einer sekundären Form. So ist auch die Nephrocalcinose entweder Folge der idiopathischen Form nach LIGHTWOOD oder der Pyelonephritis. Uns ist aufgefallen, daß die tubuläre Acidose besonders häufig bei interstitieller Nephritis des Säuglings und Kindes vorkommt.

5. Renale Osteodystrophie

Eine weitere Auswirkung tubulärer Dysfunktion kann zu renaler Osteodystrophie (Abb. 18, 19) führen. Tubuläre Acidose sowohl wie „tubuläre Hyper-

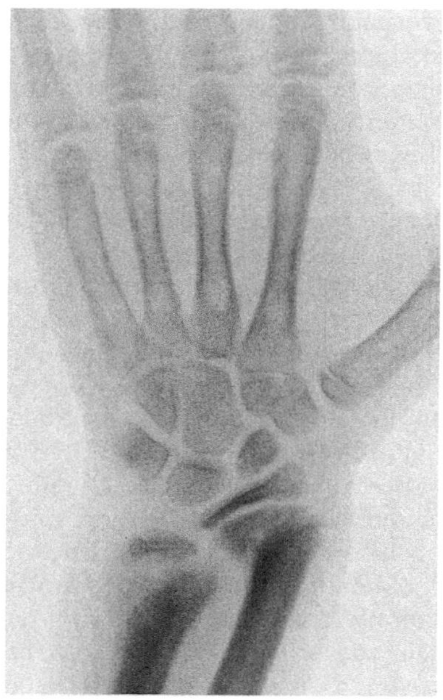

Abb. 18. Renale Osteodystrophie (Handgelenk)

phosphatämie“ (LINNEWEH und STAVE) bewirken sekundären Hyperparathyreoidismus. Rachitisähnliche enchondrale Knochenwachstumsstörungen können sich entweder mit oder ohne einen Minderwuchs geltend machen. Manche Autoren führen die renale Osteodystrophie auf eine chronisch-interstitielle Nephritis zurück, andere fanden auch eine Pyelonephritis als Ursache. Wir selbst beobachteten drei Fälle, von denen einer histologisch untersucht und als chronisch-interstitielle Nephritis angesprochen wurde. Die beiden übrigen Fälle müssen wir klinisch für chronische Pyelonephritiden halten. Eine Pyurie, hervorgerufen durch coagulasepositive, hämolysierende Staphylokokken in einem Falle, rezidivierende Harnwegsentzündungen in der Anamnese des anderen Falles berechtigen zu dieser Annahme.

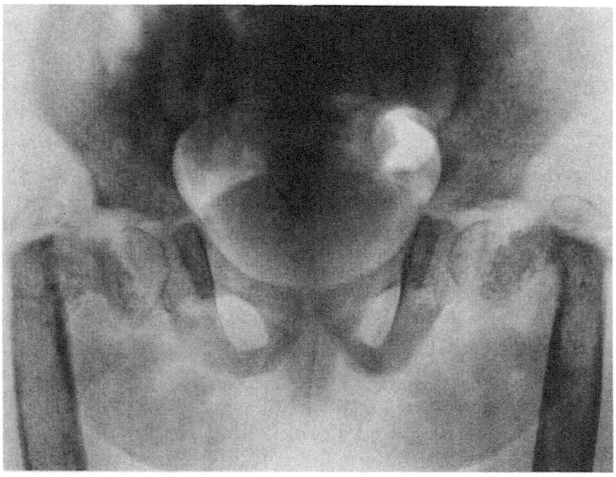

Abb. 19. Renale Osteodystrophie (Hüftgelenk)

6. Tubuläre Urämie

Die Urämie als Folge einer chronischen Pyelonephritis bzw. pyelonephritischen Schrumpfniere ist immer der Ausdruck einer wesentlichen Einschränkung der Nierenfunktion. Über ihre Häufigkeit im Kindesalter liegen Zahlenangaben nicht vor. Bei Erwachsenen dürfte jede dritte chronische Pyelonephritis zur Urämie führen (BERNING). Nach STAEMMLER (1962) und anderen ist die chronische Pyelonephritis mit Abstand die häufigste Nierenerkrankung, die zur Urämie führt. Im allgemeinen entwickeln sich die pyelonephritisch bedingten Urämien langsamer und weniger progredient als die glomerulonephritischen und können längere Zeit ohne stärkere subjektive Beeinträchtigung bleiben (LONGCOPE und WINKENWERDER). Nicht selten entwickelt sich eine akute Urämie als Folge eines akuten Schubs einer chronischen Pyelonephritis; sie ist meist reversibel und verschwindet mit Überwindung des akuten Schubs (BERNING). Da die pyelonephritische Urämie vorwiegend tubulär bedingt ist, spricht sie auf die Therapie besser an als die glomerulonephritische (WOLLHEIM, MOELLER).

Hypertension

Einer besonderen Erwähnung bedarf die sich in manchen Fällen entwickelnde Hypertension, gekennzeichnet als Ausdruck des erhöhten peripheren Widerstandes durch einen Anstieg des diastolischen, weniger des systolischen Blutdruckwertes. Wir sahen sie nie bei der akuten Pyelonephritis, über ihre Häufigkeit bei der chronischen Harnwegsentzündung im Kindesalter liegen nur wenige Zahlenangaben vor. LINNEWEH (1957) sah sie bei 300 Pyelonephritiden in 21 Fällen, davon acht während der ersten zwei Lebensjahre. ZAPP findet unter 230 Harnwegsentzündungen 27mal eine Hypertension, davon elfmal bei Säuglingen.

Im Erwachsenenalter sollen nach LONGCOPE wie nach BERNING und WALTER 50% aller chronischen Pyelonephritiden durch einen Hochdruck kompliziert sein.

Ein ursächlicher Zusammenhang zwischen chronischer Pyelonephritis und der Entstehung des Hochdrucks wird von den meisten Autoren angenommen, obwohl in vielen Fällen der Beweis nicht erbracht werden kann (KASS 1960).

Aber selbst, wenn man den Zusammenhang als gegeben ansieht, bleibt noch die Frage offen, welche Veränderungen bei der chronischen Pyelonephritis den Hochdruck auslösen. Wir wissen zwar, daß meist gleichzeitig eine Schrumpfniere (oder hypogenetische Niere) vorliegt. WEISS und PARKER glauben, ein signifikantes Verhältnis zwischen dem Ausmaß und der Art der Nierengefäßveränderungen und dem Hochdruck zu sehen, andere halten diese Veränderungen aber mehr für eine Folge des Hochdrucks (KLEEMAN et al.). Es wird ferner — in Analogie zum Goldblatt-Phänomen — angenommen, daß eine Nierenischämie die Voraussetzung für die Entstehung des Hochdrucks sei. Aber auch diese Anschauung wird in neuerer Zeit als nicht stichhaltig angesehen, weil bei Fällen von renalem Hochdruck einerseits eine Minderdurchblutung der Niere nicht immer nachgewiesen werden konnte und andererseits eine Nierenischämie nicht immer zur Blutdrucksteigerung führt. PAGE nimmt vielmehr an, daß das auslösende Moment die Herabsetzung des Pulsdrucks in der Niere sei.

Schließlich herrscht auch keine völlige Klarheit darüber, wie der Entstehungsmechanismus des renalen Hochdrucks ist. Der entscheidende Faktor ist wohl neben den kardialen, nervalen und hormonellen Komponenten das Renin-Angiotoninsystem (PAGE): Das Renin, ein intracelluläres, proteolytisches Enzym hoher Artspezifität wird entweder von den juxtaglomerulären Zellen oder von dem Epithel des proximalen Tubulus gebildet und gespeichert. Unter welchen Bedingungen es von dort in die Blutbahn abgegeben wird, ist unbekannt. Dort trifft es auf sein Substrat Hypertensinogen und spaltet von diesem das Dekapeptid Angiotensin I (früher Hypertensin, Angiotonin) ab, das nur eine geringe pressorische Wirkung hat. Angiotensin I wiederum wird durch ein „Umwandlungsferment" (converting enzyme) unter Abspaltung zweier Aminosäuren in das eigentliche pressorisch wirksame Prinzip, das Oktapeptid Angiotensin II übergeführt.

Bei der Pyelonephritis sind gewöhnlich beide Nieren, vielleicht in einem verschieden starken Ausmaß erkrankt. Es gibt aber auch einseitige Formen (z.B. einseitige Schrumpfnieren). Besteht bei letzterer gleichzeitig ein Hochdruck, so sollte dieser nach Nephrektomie verschwinden. Leider ist das aber nur in 20% der Fälle erreichbar (KARK). Der Grund hierfür könnte sein, daß entweder a priori beide Nieren die Veränderungen (s. oben) aufweisen, die den zum Hochdruck führenden Mechanismus in Gang setzen, oder aber, daß es bei längerem Bestehen der Hypertension sekundär zu ähnlichen Schäden wie in der zuerst erkrankten Niere kommt, die für das Weiterbestehen der Blutdrucksteigerung verantwortlich zu machen sind (WILLIAMS). Hier würde ein ähnlicher Mechanismus ablaufen, wie ihn LINNEWEH 1942 bei einseitigem Phäochromocytom angenommen hat. Der zunächst durch nur eine Niere hervorgerufene Hochdruck führt zu einer Ischämie auch der gesunden Niere, so daß der Hochdruck fixiert wird und durch die Nephrektomie keine Normalisierung des Blutdruckes mehr erreicht werden kann.

Die Hypertension ist eine ernste Komplikation der chronischen Pyelonephritis, einmal, weil durch die aus ihr resultierenden interrenalen Gefäßveränderungen das Fortschreiten der Pyelonephritis zur Schrumpfniere beschleunigt wird, und andererseits, weil sich zusätzlich eine allgemeine Gefäßerkrankung entwickelt, die das Krankheitsbild und das Schicksal des Patienten bestimmt (BERNING).

FANCONI wurde der ernsten prognostischen Bedeutung des Hochdrucks im Kindesalter nicht gerecht, indem er die Bezeichnung „benigne pyelonephritische und postpyelonephritische Hypertension" wählte. Es soll sich dabei um Kinder mit renaler Hypertension handeln, die durch „entzündliche Reizung der reninproduzierenden Zellen des distalen Nephrons" zustande kommt und ein Restzustand durchgemachter Pyelonephritis sein soll. Die Hypertension bei den drei beschriebenen Kindern war „hochgradig", wird aber auf Grund ihrer besonderen (hypothetischen) Entstehungsart für benigne gehalten. Die Blutdrucksteigerung war bei diesen Fällen keinesfalls ein isoliertes Symptom, sondern es waren Zeichen noch bestehender Entzündung und Symptome beginnender tubulärer Insuffizienz vorhanden, d.h. Hyposthenurie, Polyurie und pyelographisch Atrophie der Markpyramiden. FANCONI hält die benigne postpyelonephritische Hypertension für ein ziemlich scharf umschriebenes Krankheitsbild, ist sich seines spekulativen Charakters aber bewußt, wenn er sagt, die Benignität sei „vorläufig relativ".

Prognose

Für die prognostische Beurteilung der Pyelonephritis des Kindes liegen noch keine ausreichenden Befunde vor. Dies mag zum Teil daran liegen, daß die Pyelonephritis oft erst in ihren fortgeschrittenen Stadien diagnostiziert wird und andererseits die Abgrenzung gegenüber der chronischen Glomerulonephritis zu diesem Zeitpunkt selbst bioptisch oft nicht möglich ist. Aber selbst die vorliegenden prognostischen Resultate sind nur bedingt vergleichbar, da auf Angaben über Art und Dauer der Therapie meist verzichtet worden ist. Eine weitere Schwierigkeit der Beurteilung liegt in der Frage, wann man berechtigt ist, von einer Heilung der Pyelonephritis zu sprechen. Es muß stets unterschieden werden zwischen der Entzündung als solcher und ihren Folgen. Die Entzündung mag ausheilen, alle Krankheitserreger mögen beseitigt sein, die reaktiven Veränderungen des hochdifferenzierten Gewebes auf die Entzündung aber bleiben bestehen. Diese sind durch den Ersatz funktionellen Gewebes durch eine Narbe charakterisiert. Die Bildung der Narbe bedeutet aber nicht nur den Funktionsausfall des primär entzündeten Gewebes, sondern hat sekundäre Veränderungen zur Folge, wie z.B. die intrarenale Hydronephrose, die ihrerseits zum Ausfall und eventuell zu narbiger Veränderung bisher nicht beteiligter Parenchymabschnitte führt. So kann sich trotz erfolgreicher Behandlung der Infektion langsam eine Niereninsuffizienz entwickeln. Zudem disponiert Narbengewebe mit mangelhafter Blutversorgung bei jeder neuerlichen Bakteriämie zu einer Reinfektion.

Wann darf unter den geschilderten Umständen von einer „Heilung" gesprochen werden? Vergleicht man das Zahlenverhältnis der in Praxis und Klinik diagnostizierten Pyelonephritiden des Kindesalters mit denen des Erwachsenenalters, so gewinnt man den Eindruck, daß ein Teil der Pyelonephritiden im Laufe der Kindheit undiagnostiziert und unbehandelt ausheilt. GERSTENBERGER und WAHL geben die Zahl der Spontanheilungen mit 40% an. Eine Bestätigung dieser Befunde ist bisher nicht erfolgt.

Die Pyelonephritis wurde im Gegensatz zur Glomerulonephritis lange Zeit prognostisch unterschätzt, obschon seit langem bekannt ist, daß die Harnwegsentzündungen weit häufiger zur Schrumpfniere führen als die Glomerulonephritiden. So schreibt z.B. KLEINSCHMIDT noch 1954, daß „heute nur noch manche chronischen Pyurien eine schlechte Prognose" haben, nämlich bei doppelseitigen Mißbildungen und der Nierentuberkulose.

Es darf vielmehr als gesichert gelten, daß eine Pyelonephritis meist unheilbar ist, wenn sie das chronische Stadium erreicht hat. Nach STANSFELD (1954) sind das im Kindesalter 60% aller Pyelonephritiden! WHARTON et al. haben 30 Mädchen 8—17 Jahre nach dem ersten Schub nachuntersucht und bei 21 (70%) ein oder mehrere Rezidive, d.h. im letzteren Falle eine chronische Pyelonephritis gefunden.

MACAULAY und SUTTON sehen bei 32 Kindern 6—7 Jahre nach der Ersterkrankung bei 18, d.h. in 60% einen chronischen Verlauf. BURKE schließlich findet unter 100 Kindern, die nach einem halben bis 10 Jahren nachuntersucht wurden, in 40% einen chronischen Verlauf. Zu einem geringeren Prozentsatz, nämlich 29%, kommen WOODRUFF und EVERETT, die 76 Mädchen 5—23 Jahre nach der ersten (?) pyelonephritischen Erkrankung untersuchten.

Nach eigenen Untersuchungen normalisierte sich der Harn bei längerer Beobachtung in einem Drittel der Fälle der klinisch behandelten Pyelonephritiden nicht (LINNEWEH 1957).

Tabelle 6. *Abhängigkeit des Auftretens von Rezidiven von der Dauer der Therapie* (nach BURKE) (In Prozenten der Gesamtzahl des jeweiligen Kollektivs)

	Dauer der Therapie			
	5 Tage	5—10 Tage	10—14 Tage	14 Tage
Akute Pyelonephritis (ohne Rezidive) (n = 65)	12%	24%	26%	38%
Chronische Pyelonephritis (n = 30)	10%	27%	30%	35%

Wenn man also damit zu rechnen hat, daß fast die Hälfte aller im Kindesalter auftretenden Pyelonephritiden einen chronischen Verlauf nimmt, so erhebt sich die Frage nach der Ursache. Als solche können angeführt werden;

a) zu späte Diagnose,

b) unzureichende Behandlung,

c) zum chronischen Verlauf disponierende Faktoren, vornehmlich Anomalien des Harntraktes.

Zur Frage der Häufigkeit von Anomalien der Harnwege bei der chronischen Pyelonephritis findet sich eine Reihe von Angaben: MACAULAY und SUTTON sahen solche bei der Hälfte von 18 Kindern. Ebenfalls bei etwa der Hälfte der chronischen Verläufe sahen WHARTON et al. und WOODRUFF und EVERETT eine Harnwegsanomalie.

BURKE dagegen fand bei ihren 40 chronischen Pyelonephritiden nur vier im intravenösen Pyelogramm erfaßbare Anomalien und einen Nierenbeckenstein.

Wir selbst sahen bei 33 Säuglingen mit chronischer Harnwegsentzündung 18mal, d.h. in etwa 55% röntgenologische Veränderungen der Harnwege.

Es finden sich also bei etwa der Hälfte der Fälle des Kindesalters Veränderungen an den Harnwegen als Ursache des chronischen Verlaufs. Dies sagt aber zugleich, daß die andere Hälfte entweder zu spät diagnostiziert oder unzureichend behandelt worden sein muß. Wir können aus unserer Erfahrung bestätigen, daß bei Säuglingen mit chronischer Harnwegsentzündung in einem Drittel der Fälle die Diagnose erst während des chronischen Verlaufs gestellt wurde.

BURKE vergleicht die Therapiedauer mit der Häufigkeit des Auftretens der Rezidive und findet keine Abhängigkeit (s. Tabelle 6). Die gleiche Autorin findet auch keine Abhängigkeit der Rezidivhäufigkeit von der Beobachtungsdauer und sieht in 80% der Fälle das erste Rezidiv innerhalb eines Jahres nach der Ersterkrankung auftreten.

Untersuchungen anderer Autoren über diese Frage liegen nicht vor. Die bisherigen Ergebnisse scheinen einer Überprüfung dringend zu bedürfen.

Auch zur Letalität der chronischen Pyelonephritis bei Kindern finden sich nur spärliche Angaben, die in ihren Ergebnissen zudem stark differieren. So findet BURKE unter 111 Kindern nach maximal 5 Jahren nur einen Todesfall, während nach MACAULAY und SUTTON innerhalb von 6—7 Jahren von 32 Kindern fünf Jungen starben. Diese Jungen hatten erhebliche Anomalien an den Nieren oder ableitenden Harnwegen. Die Todesursache war bei zwei Jungen eine Niereninsuffizienz, bei weiteren zwei eine Sepsis (E. coli bzw. Staphylokokken) und schließlich beim fünften Jungen eine Blutung in das Zentralnervensystem.

Therapie der unspezifischen Harnwegsentzündung

Wenn die Pyelonephritis eingangs als unspezifische bakterielle Entzündung der Harnwege und des Nierenparenchyms definiert wurde, so ergibt sich hieraus

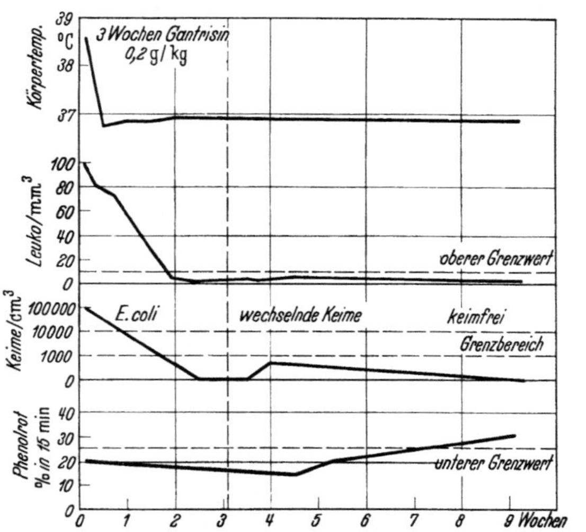

Abb. 20. Heilungsverlauf einer akuten Pyelonephritis (nach LINNEWEH 1958)

auch das Ziel des therapeutischen Vorgehens, nämlich die Beseitigung der Entzündung der Harnwege und des Nierenparenchyms. Da die Entzündung irreparable Veränderungen, d.h. eine Narbe im Nierenparenchym nach sich zieht, welche zu schwerwiegenden Folgen für die Funktion des Organs und zum Fortbestand der Entzündung führt, bedarf das obengenannte Ziel insofern einer Ergänzung, als auch möglichst schnell und gründlich behandelt werden muß. Das Stadium der Pyelonephritis, in welchem die Behandlung einsetzen sollte, ist die akute Form; nur eine Behandlung der akuten Pyelonephritis kann zur Heilung der Erkrankung führen. Da die Pyelonephritis ein progressives Leiden ist, dessen endgültige therapeutische Beeinflußbarkeit mit der Zeit schwindet, muß die Therapie sofort nach der Diagnosestellung einsetzen. Weiteres Abwarten des Verlaufes ist fehl am Platze; die vielleicht kurze Zeitspanne einer therapeutischen Beeinflußbarkeit darf man nicht verstreichen lassen. Daß die Kenntnis dieser Grundsätze keineswegs Allgemeingut ist, wird weiter unten noch zu besprechen sein.

Wenn das Ziel der Therapie die Beseitigung der Entzündung in den Harnwegen und im Nierenparenchym ist, kann der Beweis für die Wirksamkeit therapeutischer Maßnahmen nicht allein dadurch erbracht werden, daß sie zur Sterilisierung des Harns führen. Eine antibakterielle Substanz mit sehr hoher Clearance und entsprechend niedrigem Blutspiegel wird ohne jede Beeinflussung der Nierenentzündung im Harn ausgeschieden. Nur die im Harn befindlichen Keime werden abgetötet (der Harn wird „saniert"), so daß bei bakteriologischer Kontrolle ein therapeutischer Erfolg vorgetäuscht wird. Es ist vielmehr notwendig, sich Aufschluß zu verschaffen über die Vorgänge im Nierengewebe selbst. Da bioptische Verfahren aus den oben geschilderten Gründen für die Beurteilung der Pyelonephritis im Kindesalter nicht in Frage kommen, muß man sich indirekter Mittel bedienen; dies sind besonders die Nierenfunktionsproben. Uns hat sich die einfach durchführbare Phenolrotprobe gut bewährt, die zu einem für diese Fragestellung ausreichenden Urteil über die geweblichen Veränderungen im Nierenparenchym führt (LINNEWEH 1960). Abb. 20 zeigt, daß eine antibakterielle Therapie bei akuter Pyelonephritis schon nach wenigen Tagen zum Verschwinden der klinischen Zeichen (Fieber) führt, daß die Leukocyturie bzw. Bakteriurie nach $2^1/_2$ Wochen, die Phenolrotsekretion dagegen erst nach 5 Wochen normalisiert ist.

Da trotz optimaler Therapie die Pyelonephritis nicht immer ausheilt, sind laufende Nachkontrollen unerläßlich. Ihr zeitlicher Abstand sollte besonders während der ersten 12 Monate nach Abschluß der Therapie besonders kurz sein, da während dieser Zeit die meisten Rezidive auftreten (BURKE). Die Kontrolluntersuchung wird mittels der quantitativen Harndiagnostik unter Einschluß der Funktionsproben (Phenolrot- oder auch Pitressintest) durchgeführt. Wann eine Pyelonephritis als geheilt zu betrachten ist, d.h. bis zu welchem Zeitpunkt die Kontrolluntersuchungen durchgeführt werden müssen, ist außerordentlich verschieden.

Allgemeine Therapie

Die allgemeine Therapie der Pyelonephritis hat das Ziel, die Widerstandskraft des Organismus gegen die Infektion zu erhöhen. Auf eine altersentsprechende, vitaminreiche Ernährung ist besonderer Wert zu legen (NOEGGERATH und NITSCHKE), zumal häufig eine Anorexie besteht. Spezifischere diäitetische Maßnahmen sind erst bei Auftreten einer Niereninsuffizienz erforderlch. Es sollte jedoch auf eine reichliche Flüssigkeitszufuhr geachtet werden. Als Maß für eine ausreichende Trinkmenge kann nach HYMANSON die Entleerung eines Harns mit einem spezifischen Gewicht zwischen 1010 und 1012 angesehen werden. Das wird bei einer Trinkmenge von etwa 150—200 ml/kg erreicht, wobei der Wassergehalt der festen Speisen nicht mitgerechnet wird (NOEGGERATH und NITSCHKE).

Da die Obstipation als ein zur Pyelonephritis disponierender Faktor diskutiert wird (s. oben), muß auch auf eine geregelte Stuhlentleerung geachtet werden.

Bettruhe sollte nur bis zum Verschwinden der akuten klinischen Erscheinungen wie Fieber, Schmerzen usw. eingehalten werden, da wir wissen, daß eine längere Immobilisierung des Körpers und die daraus resultierenden Veränderungen des Harnabflusses eher das Fortbestehen einer Pyelonephritis begünstigen.

Antibakterielle Therapie

Das Ziel der antibakteriellen Therapie ist, das infizierte Gewebe, in unserem Falle das Nierenparenchym und die ableitenden Harnwege, bakterienfrei zu machen (THÖLEN). Das heißt aber, daß Medikamente verwandt werden müssen, die sowohl im Nierengewebe wie in den Harnwegen ausreichend hohe antibakterielle Konzentrationen, also hohe Blut- und Harnspiegel erreichen. Da aber eine Substanz nicht gleichzeitig eine hohe und eine niedrige Clearance haben kann, wird man wenigstens zeitweise nicht auf eine Kombinationsbehandlung verzichten können. KASS und ZANGWILL vertreten die Ansicht, daß man bei genügend langer

Behandlung der Bakteriurie hoffen dürfe, daß der Organismus selbst eine Spontanheilung der Parenchymherde herbeiführen könne. ZIKRIA et al. konnten aber auf die große Bedeutung gerade der Gewebsspiegel für die Heilung einer Pyelonephritis hinweisen. Es ist im Interesse des Patienten nach unserer Meinung auch nicht richtig, auf die Spontanheilung zu warten, wenn es möglich ist, mit antibakteriellen Medikamenten ausreichend hohe Gewebskonzentrationen zu erreichen. So betonen auch LINNEWEH (1960) sowie LACHNIT und SUTTERLÜTTI, daß es wesentlich wichtiger ist, hohe Gewebs- als Harnspiegel zu erreichen.

Eine weitere, noch heftig umstrittene Frage ist die nach der notwendigen Dauer der antibakteriellen Therapie. GRIEBLE und JACKSON, KLEEMAN et al. und andere Autoren vertreten nach wie vor die Ansicht, daß die Erfolge einer Langzeittherapie keineswegs besser seien als die einer Behandlung von 7—14 Tagen Dauer; die Infektion reagiere entweder sofort oder gar nicht auf die Therapie. Andererseits wurde schon frühzeitig (HELMHOLZ) die Langzeittherapie gefordert, eine Ansicht, die trotz vieler Gegenstimmen immer mehr Anhänger gewinnt und bei einigen Autoren als die Methode der Wahl gilt (LINNEWEH 1957, HASCHEK 1958).

Mit dem Streit um die Dauer der Therapie entbrannte gleichzeitig der um die Höhe der Dosis. HASCHEK (1958, 1959) glaubt, daß es ausreiche, während der monate- oder jahrelangen Therapie Minimaldosen zu geben (er gibt ein Breitspektrumantibioticum und ein Sulfonamid kombiniert). LINNEWEH (1960) hält dem entgegen, daß das Ziel der Therapie nicht darin gesehen werden dürfe, die Keime im Urin bakteriostatisch zu beeinflussen. Die Verringerung der Tagesdosen von Sulfonamiden und Antibiotica in der Vorstellung, daß die Medikamente bei der Harnbereitung konzentriert würden, sei daher nicht gerechtfertigt. Die Keime müßten vielmehr in den Entzündungsherden des Nierenparenchyms selbst bakteriostatisch beeinflußt werden, so daß die gleichen Dosen erforderlich seien wie bei Entzündungsprozessen anderer Organe.

Die richtige Wahl der betreffenden antibakteriellen Substanz muß in regelmäßigen Abständen durch Resistenzbestimmungen überprüft werden. Es besteht eine enge Korrelation zwischen der zeitweiligen Sterilisierung des Harns und der getesteten Empfindlichkeit der Organismen, vorausgesetzt, daß die Empfindlichkeit der Erreger auch auf die Konzentration der antibakteriellen Substanz bezogen wird, die im Urin erreicht wird (KLEEMAN et al.). HÖGMAN und TILLEGARD fanden unter diesen Bedingungen in 92% eine gute Übereinstimmung, sie war für E. coli, Aerobacteraerogenes und Kokken besser als für Bact. proteus und Pseudomonas aeruginosa.

Trotz aller intensiven antibakteriellen und operativen Therapie neigen Harnwegsentzündungen zum Übergang in das chronische Stadium. Die wirkliche Heilungsrate dürfte nicht mehr als 10% betragen (BEESON 1955, KASS 1955). KLEEMAN et al. sehen in folgendem die Gründe für die ungünstigen Heilungsaussichten:

1. Intrarenale Störung des Harnabflusses.

2. Zurückbleiben von Bakterien in geschädigten Gewebsabschnitten (Narben und dilatierte oder verschlossene Tubuli).

3. Ungenügende Diffusion der antibakteriellen Substanz in die geschädigten Gebiete oder ungenügende Empfindlichkeit „ruhender" Bakterien mit herabgesetztem Stoffwechsel.

4. Entwicklung resistenter Mutanten bei der oft hohen Keimzahl.

5. Häufige Reinfektionen eines in seiner anatomischen Struktur veränderten Gewebes.

Die antibakteriell wirksamen Substanzen

Harndesinfizientien

Nachdem die Sulfonamide und Antibiotica die zunächst in sie gesetzte Erwartung, mit ihrer Hilfe könnten die Harnwegsentzündungen souverän behandelt werden, nicht erfüllt haben, sind die altbekannten Harndesinfizientien wieder mehr in den Vordergrund gerückt. Sie werden während der Dauertherapie der chronischen Pyelonephritis neben oder statt Antibiotica neuerdings wieder empfohlen (KASS und ZANGWILL).

Es werden vornehmlich Mandelate angewendet. Dies geht auf die Beobachtung zurück, daß β-Oxybuttersäure im Harn eine desinfizierende Wirkung hat. Da β-Oxybuttersäure im Körper abgebaut wird und somit als Medikament nicht in Frage kommt, wurde die Mandelsäure 1935 in die Therapie der Harnwegsentzündung eingeführt. Ihre Wirksamkeit ist an einen sauren Harn gebunden. Da sie selbst eine ausreichende Säuerung nicht herbeiführt, wird sie entweder mit Ammoniumchlorid, in neuerer Zeit aber besonders mit Methionin kombiniert gegeben (KASS und ZANGWILL).

Die Mandelate sind bei Niereninsuffizienz kontraindiziert. Eingehende Untersuchungen zur Wirksamkeit und Verwendung der Mandelate finden sich bei NOEGGERATH und NITSCHKE; KLEEMAN et al.; KASS und ZANGWILL.

Sulfonamide und Antibiotica

In den letzten Jahren wurde eine große Zahl von Sulfonamiden und Antibiotica entwickelt und auf ihre Brauchbarkeit zur Behandlung der Harnwegsentzündungen untersucht. Verschieden lange Behandlungszeiten, verschieden hohe Dosierungen und Kriterien der „Heilung" lassen die bisher veröffentlichten Erfahrungen kaum miteinander vergleichen.

Eingehende Darstellungen finden sich bei KLEEMAN et al.; LEGLER; STROMINGER; KUNIN; KASS und ZANGWILL sowie FINLAND.

In der Marburger Kinderklinik werden in der Regel dreiwöchige Behandlungsserien durchgeführt, deren erste gewöhnlich in der Anwendung eines Sulfonamids besteht. Sind weitere Serien notwendig, werden je nach Keimbefund bzw. Ergebnis der Resistenzbestimmung ein oder mehrere Antibiotica oder auch Kombinationen eines Antibioticums mit einem Sulfonamid verwandt (LINNEWEH 1957, 1960). Neben die schon länger bekannten Sulfonamide und bei der Behandlung der Pyelonephritis bewährten Antibiotica (z.B. Chloramphenicol, Tetracyclin) sind neuere getreten, wie Colistin®, besonders wirksam gegen Escherichia coli, Bact. pyrocyaneum; Ampillicin, besonders wirksam gegen Proteusstämme, Enterokokken; Oxacillin, besonders wirksam gegen Staphylokokken. Außer Furadantin®, das wir gern im Wechsel mit einem Antibioticum verabreichen (bei der Dauerbehandlung im achttägigen Wechsel), hat sich die Nalidixinsäure (Nogram) bewährt, die ebenfalls als Harndesinfiziens wirkt.

Die operative Behandlung der Harnwegsentzündung

Der konservativen Therapie der Pyelonephritis sind in einem Drittel der Fälle (LINNEWEH 1957) dadurch Grenzen gesetzt, daß Anomalien der Harnwege den Harnfluß stören, deren Beseitigung aber zu einem endgültigen Therapieerfolg führen kann. Die guten Ergebnisse plastischer Operationen an Harnwegen (BISCHOFF) ermutigen uns, schon frühzeitig zu einem aktiven Vorgehen zu raten und nicht, besonders bei einseitigen Prozessen, durch zu langes Warten die gesunde Niere der Gefahr einer inkurablen chronischen Entzündung auszusetzen.

Für Einzelheiten zur Methode und den Erfolgsaussichten dieser Eingriffe wird auf das Handbuch der Urologie verwiesen. Im Einzelfall werden die Vor- und Nachteile der chirurgischen Behandlung in enger Zusammenarbeit mit einem erfahrenen Urologen zu besprechen sein. Dabei sollte jedoch der endgültige Heilplan stets vom Pädiater aufgestellt werden, denn wie oben gesagt, ist das Ziel der Behandlung die Beseitigung der Entzündung. Dies ist ein internistisches Problem, kann aber in einem Teil der Fälle zusätzliche chirurgische Maßnahmen erfordern. Mit anderen Worten, es darf bei einem operativen Eingriff nicht die internistische Therapie vernachlässigt werden. Wir können die von urologischer Seite (HUBMANN) geäußerten Ansichten nicht gutheißen, die besagen, daß erst „nach Abklärung von Pathogenese, Lokalisation und Verlaufsform des entzündlichen Krankheitsbildes ein wirksamer Heilplan in Kombination operativer, instrumenteller und konservativer Maßnahmen aufgestellt werden" könne. Und daß „die Notwendigkeit, vor einer medikamentösen Behandlung Harnentleerungsstörungen morphologisch-anatomischer oder funktioneller Art zu beseitigen, vor einem urologischen Forum keiner Besprechung" bedürfe. Aus der hier vertretenen Ansicht spricht eine Überschätzung der urologisch-operativen Möglichkeiten der Wiederherstellung eines normalen Harnabflusses. Die Reihenfolge der erforderlichen Maßnahmen muß im Interesse des Patienten vielmehr folgende sein:

Sobald die Diagnose Pyelonephritis gesichert ist, beginnt die medikamentöse, d.h. antibakterielle Therapie. Unter ihrem Schutz können dann weitere diagnostische Maßnahmen, z.B. auch urologische Instrumentation durchgeführt werden, die den weiteren Heilplan mitbestimmen. Mit Hilfe der medikamentösen Behandlung wird der Patient auf den etwa notwendigen operativen Eingriff vorbereitet. In diesem Falle sollten die akuten klinischen Zeichen bereits abgeklungen sein und der Eingriff selbst sollte ebenfalls unter antibakterieller Therapie erfolgen, damit die bei einem Eingriff im entzündeten Gewebe unvermeidbare Bakteriämie nicht zu einer neuerlichen Infektion führt. Sobald eine chirurgische Überwachung nicht mehr erforderlich ist, gehört der Patient wieder in die Hand des Pädiaters, der unter weiterer antibakterieller Therapie den Erfolg des Eingriffes abwartet und eine zweckmäßige medikamentöse Weiterbehandlung durchführt.

Literatur

Adam, A.: Pyuriecoli. Mschr. Kinderheilk. **40**, 251 (1928). — **Addis, T.:** Formed elements in urinary sediment of normal individuals. J. clin. Invest. **2**, 409 (1926). — **Alport, A.C.:** Hereditary familial congenital haemorrhagic nephritis. Brit. med. J. **1927**, 504. — **Ambrose, S.S., and H.S. Swanson:** The hypertonic neurogenic bladder in children: its sequalae and management. J. Urol. (Baltimore) **83**, 672 (1960). — **Anderson, A.S.:** Urinary tract infection in children: diagnosis and management. Bull. St. Louis Park M. Center **1**, 240 (1957).

Baker, R., and G.H. Miller jr.: The physiology of the uretero-intestinal anastomosis. I. Ureteral reflux. J. Urol. (Baltimore) **67**, 638 (1952). — **Barrington, F.J.F., and H.D. Wright:** Bacteriemia following operations on the urethra. J. Path. Bact. **33**, 871 (1930). — **Beeson, P.B.:** Factors in the pathogenesis of pyelonephritis. Yale J. Biol. Med. **28**, 81 (1955). — **Beeson, P.B., H. Rocha, and L.B. Guze:** Experimental pyelonephritis. Trans. Ass. Amer. Phycns **70**, 120 (1957). — **Beeson, P.B., and D. Rowley:** The role of natural inhibitors in the mechanisms of localization of bacteria in the kidney. In: Biology of pyelonephritis. Boston: Little, Brown & Co. 1960. — **Bell, E.T.:** Exudative interstitial nephritis. Surgery **11**, 261 (1942). — **Berning, H.:** Pyelonephritis. In: Prognose chronischer Erkrankungen. Berlin-Göttingen-Heidelberg: Springer 1960. — **Berning, H., u. H. Walter:** Pyelonephritis und Hypertonie. Ärztl. Wschr. **1951**, 673. — **Bischoff, P.:** Die Dauerergebnisse wiederherstellender Operationen bei angeborenen Entleerungsstörungen und Mißbildungen des Harnleiters. XII. Congr. de la Soc. internat. d'Urologie, Rio de Janero **1**, 9 (1961). — **Book, M.H.:** The permeability of the kidney to bacteria. Amer. J. Path. **9**, 569 (1933). — **Brady, L.:** Carbuncle of the kidney. J. Urol. (Baltimore) **27**, 295 (1932). — **Braun, O.H., u. W. Sievers:** Beitrag zum Problem des sog. Pyuriecoli. (Biochemische, serologische und tierexperimentelle Untersuchungen.) Z. Hyg. Infekt.-Kr. 137, 293 (1953). — **Bricker, N. S., S. W. Kime jr.,** and **F. A. F. Morrin:** The functional integrity of the pyelonephritic kidney. In: Biology of pyelonephritis. Boston: Little, Brown & Co. 1960. — **Brun, C.,** and **F. Raaschou:** Recognotion of pyelonephritis in percutaneous renal biopsies. In: Biology of pyelonephritis. Boston: Little, Brown & Co. 1960. — **Brown, R. J. K.:** Urinary infection in the newborn. Lancet **1959 II**, 1143. — **Bumpus jr., H. C.:** Urinary reflux. J. Urol. (Baltimore) **12**, 341 (1924). — **Burke, J. B.:** Pyelonephritis in infancy and childhood. Lancet **1961 II**, 1116. — **Burns, E.:** Management of common problems in the urinary tract of children. Sth. med. J. (Bgham, Ala.) **52**, 477 (1959). — **Butler, A. M.,** and **J. H. Lanman:** Examination of the child with chronic pyelonephritis. New Engl. J. Med. **217**, 725 (1937).

Campbell, M. F.: Pediatric urology. New York: McMillan Co. 1937. ~ Acute urinary infection in infants and children. N.Y. St. J. Med. **48**, 2397 (1948). ~ Clinical pediatric urology. Philadelphia and London: W.B. Saunders Co. 1951. ~ Urology, vol. 3. Philadelphia: W.B. Saunders Co. 1954. — **Carone, F. A., M. Kashgarian,** and **F. H. Epstein:** Failure of potassium deficiency to induce susceptibility to renal infection: An experimental and autopsy study. Clin. Res. **6**, 286 (1958). — **Clabaugh, J. G.,** and **P. S. Rhoads:** Efficacy of ureteral catheterization for determination of urinary tract infection. J. Amer. med. Ass. **165**, 815 (1957). — **Claireaux, A. E.,** and **M. G. Pearson:** Chronic nephritis in a newborn infant. Arch. Dis. Childh. **30**, 366 (1955). — **Clarke, B. G.:** Clinical study of the motor paralytic bladder in poliomyelitis. J. Urol. (Baltimore) **76**, 66 (1956). — **Conn, H. O.:** Agammaglobinemia and abnormal globulins. Conn. med. J. **21**, 233 (1957). — **Cottier, P., A. Strausak** u. **P. Hiltbold:** Diagnose und Therapie der chronischen Pyelonephritis. Schweiz. med. Wschr. **88**, 463 (1958).

Damanski, M., and **A. S. Kerr:** The value of cysto-urethrograpy in paraplegia. Brit. J. Surg. **44**, 398 (1957). — **Darmady, E. M.,** and **F. Stranack:** Microdissection of the nephron in disease. Brit. med. Bull. **13**, 21 (1957). — **Davis, D. M.:** Obstruction in the etiology of pyelonephritis. In: Biology of pyelonephritis. Boston: Little, Brown & Co. 1960. — **Davis, E. G.,** and **R. F. Hain:** Urinary antisepsis. J. Urol. (Baltimore) **2**, 309 (1918). — **Delaney, W. E.:** Neonatal omphalitis and pyelonephritis. J. Pediat. **54**, 36 (1959). — **Diaz, J.:** Lecciones de patologia medica, 2. edit., vol. 7, p. 725. Madrid: Editorial cientifica 1952. — **Dickinson, C. J.,** and **J. M. Smellie:** Xanthinuria. Brit. med. J. **1959 II**, 1218. — **Dittrich, J. K.:** Über die Pyelonephritis des Säuglings im Röntgenbild. Urologe **1**, 283 (1962). — **Domz, C. A.,** and **D. R. Dickson:** The agammaglobulinemias. Amer. J. Med. **23**, 917 (1957). — **Dutton, A. A. C.,** and **M. Ralston:** Urinary tract infection in a male urological ward. Lancet **1957 I**, 115. — **Dyke, S. C.:** On the passage of staphylococci through the kidney of the rabbit. J. Path. Bact. **26**, 164 (1923).

Edvall, C. A.: Determination of unilateral renal function in urology. Acta chir. scand. **114**, 303 (1957). — **Ekström, T.:** Renal hypoplasia. Acta chir. scand., Suppl. **203**, 1 (1955). — **Enticknap, J. B.:** The condition of the kidneys in salt-losing-nephritis. Lancet **1952 I**, 458. — **Ericsson, N. O.,** and **B. I. Ivemark:** Renal dysplasia and pyelonephritis in infants and children. Arch. Path. **66**, 255, 264 (1958). ~ Renal dysplasia and urinary tract infection. Acta chir. scand. **115**, 58 (1958). — **Escherich, Th.:** Über Cystitis bei Kindern, hervorgerufen durch das Bact. coli commune. Mitt. Ver. Ärzte Steiermarks **1894**, 5.

Fanconi, G., J. Ruegg u. **E. Dieterle:** Die benigne pyelonephritische und postpyelonephritische Hypertension. Helv. paediat. Acta **6**, 281 (1951). — **Finland, M.:** The present status of the chemotherapia of pyelonephritis. In: Biology of pyelonephritis. Boston: Little, Brown & Co. 1960. — **Forsythe, W. I.,** and **I. R. Wallace:** The investigation and significance of persistant and recurrent infection in children. Brit. J. Urol. **30**, 297 (1958). — **Forsythe, W. I.,** and **R. F. Whelan:** The occurrence and significance of vesico-ureteral reflux in children. Brit. J. Urol. **30**, 189 (1958). — **Fourman, P., R. A. McCance,** and **R. A. Parker:** Chronic renal disease in rats following a temporary deficiency of potassium. Brit. J. exp. Path. **37**, 40 (1956). — **Franke, K.:** Über die Lymphgefäße des Dickdarms. Arch. Anat. Physiol. **1910**, 191. — **Freedman, L. R.:** The effect of acidifying salt on the susceptibility of the kidney to infection. In: Biology of pyelonephritis. Boston: Little, Brown & Co. 1960. — **Friedman, H. H., D. M. Grayzel,** and **M. Lederer:** Kidney lesions in stillborn and newborn infants. Amer. J. Path. **18**, 699 (1942). — **Friolet, B.:** Pylorospasmus und Harnwegsinfektion. Mschr. Kinderheilk. **109**, 7 (1961). — **Fry, J., J. B. Dillane, C. L. Joiner,** and **J. D. Williams:** Acute urinary infections. Their course and outcome in general practice with special reference to chronic pyelonephritis. Lancet **1962 I**, 1318. — **Fuchs, H. K.:** Infektion der Harnwege bei Stagnationsprozessen am Dickdarm. Langenbecks Arch. klin. Chir. **260**, 656 (1947).

Gerstenberger, H. J., and **S. A. Wahl:** Zit. bei Noeggerath u. Nitschke. — **Gibson, A. G.:** Bradshaw lecture on "Pyelitis and pyelonephritis". Lancet **1928 II**, 903. — **Goeppert, E.:** Über die eitrigen Erkrankungen der Harnwege: Pyelitis, Pyelocystitis und Cystitis. Ergebn. inn. Med. Kinderheilk. **2**, 30 (1908). — **Goldbloom, R. B., F. C. Fraser, D. M. Waugh, M.**

Aronovitch, and **F.W. Wighlesworth:** Hereditary renal disease associated with nerve deafness and ocular lesions. Pediatrics **20**, 241 (1957). — **Gorril, R.H.:** Bacterial localization in the kidney with particular reference to pseudomonas pyocyanea. J. Path. Bact. **64**, 857 (1952). ~ Experimental staphylococcal infection in mice. Brit. J. exp. Path. **32**, 151 (1951). ~ Bacteriological conditions leading to destruction of the kidney. Guy's Hosp. Rep. **107**, 405 (1958). ~ The effect of obstruction of the ureter on the renal localization of bacteria. J. Path. Bact. **72**, 59 (1956). ~ The establishment of staphylococcal abcesses in the mouse kidney. Brit. J. exp. Path. **39**, 203 (1958). — **Goschler** (1871): Zit. bei Noeggerath u. Nitschke. — **Gottschalk, C.W.**, and **M. Mylle:** Micropuncture study of the mamalian urinary concentrating mechanism. Amer. J. Physiol. **196**, 927 (1959). — **Graves, R.C.**, and **L.M. Davidoff:** Studies on the ureter and bladder with special reference to regurgitaion of vesical contents. J. Urol. (Baltimore) **14**, 1 (1925). — **Gray, J.E., J.R. Wilkins, M. Prestrud**, and **C.T. Nikitas:** Further characterization of an experimental staphylococcal infection in mice. J. infect. Dis. **101**, 137 (1957). — **Grieble, H.G.**, and **G.G. Jackson:** Prolonged treatment of urinary tract infection with sulfamethoxypyridazine. New. Engl. J. Med. **258**, 1 (1958). — **Griffin, M.A.:** Pyelonephritis in infancy and childhood. Arch. Dis. Childh. **9**, 105 (1934). — **Gruber, C.M.:** A comparative study of the intravesical ureters in man and experimental animals. J. Urol. (Baltimore) **21**, 567 (1929). — **Guze, L.B.**, and **P.B. Beeson:** Experimental pyelonephritis. I. Effect of ureteral ligation on the course of bacterial infection in the kidmey of the rat. J. exp. Med. **104**, 803 (1956). ~ Observation of the reliability and safety of bladder catheterization for bacteriologic study of the urine. New Engl. J. Med. **225**, 474 (1956). — **Guze, L.B., B. Goldner, S. Finegold**, and **W. Hewitt:** Observations on the course of chronic non-obstructive pyelonephritis in the rat. Proc. Amer. Soc. clin. Invest. **38**, 1009 (1959).

Hage, W.: Pathologisch-anatomische Statistik der Pyelonephritis und pyelonephritischen Schrumpfniere. Z. urol. Chir. **44**, 172 (1939). — **Haschek, K.:** Zur Langzeittherapie der chronischen Pyelonephritis mit Minimaldosen. Z. Urol. **51**, 542 (1958). — **Helmholz, H.F.:** Use of sulfathiazole as a urinary antiseptic. Proc. Mayo Clin. **15**, 651 (1940). ~ Determination of bacterial content of the urethra. J. Urol. (Baltimore) **64**, 158 (1950). ~ Experimental studies in urinary infections of the bacillary type. J. Urol. (Baltimore) **31**, 173 (1934). ~ Mandelic acid in the treatment of urinary infections. Amer. J. Dis. Child. **52**, 1037 (1926). ~ Use of sulfathiazole as a urinary antiseptic. Proc. Mayo Clin. **15**, 651 (1940). — **Helmholz, H.F.**, and **F. Milikin:** The kidney: a filter for bacteria. Amer. J. Dis. Child. **29**, 497 (1925). — **Henson jr., S.W.**, and **R.J. Rumley:** Bilateral hydronephrosis and hydroureters as a result of an appendical abscess. J. Amer. med. Ass. **182**, 190 (1962). — **Hinkle, N.H., J.C. Partin**, and **C.D. West:** Diagnosis of acute and chronic pyelonephritis in children. Amer. J. Dis. Child. **100**, 333 (1960). — **Hinman, F.:** Principle and practice of urology. Philadelphia: W.B. Saunders Co. 1935. — **Hirsch, J.G.:** Biochemical factors which may influence the fate of tubercle bacilli in tissues. Ciba foundation Symposium on experimental Tuberculosis. 1955. — **Högman, C.**, and **P.A. Tillegard:** Bacterial sensivity compared with results of chemotherapy of urinary tract infection. Acta chir. scand. **107**, 282 (1954). — **Hubmann, R.:** Antibioticatherapie in der Urologie. Urologe **2**, 13 (1963). — **Hutt, M.S.R., J.A. Chalmers, J.S. Mcdonald**, and **H.E. Dewardener:** Pyelonephritis. Lancet **1961 I**, 361.

Ivemark, B.I., V. Oldvelt, and **R. Zetterström:** Familial dysplasia of kidneys, liver and pancreas. Acta paediat. (Uppsala) **48**, 1 (1959). — **Iversen, P.**, and **C. Brun:** Aspiration biopsy of the kidney. Amer. J. Med. **11**, 324 (1951).

Jackson, G.G.: Diskussionsbemerkung zur Nierenbiopsie. In: Biology of pyelonephritis. Boston: Little, Brown & Co. 1960. — **Jackson, G.G.**, and **H.G. Grieble:** Pathogenesis of renal infection. Arch. intern. Med. **100**, 692 (1957). — **Jackson, G.G., U.P. Porier**, and **H.G. Grieble:** Concepts of pyelonephritis: Experience with renal biopsies and long-term diurnal observations. Ann. intern. Med. **47**, 1165 (1957). — **James, U.:** Urinary infection in the newborn. Lancet **1959 II**, 1001. — **Jarausch, K.H.:** Über die chronische Harnwegsentzündung des Säuglings. Urologe **1**, 279 (1962). — **Jawetz, E.:** Urinary tract infection. Arch. intern. Med. **89**, 90 (1952). — **Joppich, G.:** Bakteriologische Untersuchungen zur kindlichen Pyurie. Mschr. Kinderheilk. **65**, 25 (1936).

Kark, R.M.: Diskussionsbemerkung zur Nierenbiopsie. In: Biology of Pyelonephritis. Boston: Little, Brown & Co. 1960. — **Kark, R.M., R.C. Muehrcke, V.E. Pollak, C.L. Pirani**, and **J.H. Kiefer:** An analysis of five hundred percutaneous renal biopsies. Arch. intern. Med. **101**, 439 (1958). — **Kass, E.H.:** Chemotherapeutic and antibiotic drugs in the management of infections of the urinary tract. Amer. J. Med. **18**, 764 (1955). ~ Asymptomatic infection of the urinary tract. Trans. Ass. Amer. Phycns **69**, 56 (1956). ~ Bacteriuria and the diagnosis of infections of the urinary tract. Arch. intern. Med. **100**, 709 (1957). ~ Diskussionsbemerkung. In: Biology of pyelonephritis. Boston: Little, Brown & Co. 1960. — **Kass, E.H.**, and **L.H. Schneiderman:** Entry of bacteria into the urinary tract of patients with inlying catheters. New Engl. J. Med. **256**, 556 (1957). — **Kass, E.H.**, and **D.P. Zangwill:** Principles in the long-term managment of chronic infection of the urinary tract. In: Biology of pyelonephritis. Boston: Little, Brown & Co. 1960. — **Katz, Y. J., A. Velasquez,** and **S. R. Bourdo:** The prednisolone provocative test for pyelonephritis. Lancet **1962 I**, 1144. — **Kennedy, R. L. J.:** The pathologic changes in pyelitis in children interpreted on the basis of experimental lesions. J. Urol. (Baltimore) **27**, 371 (1932). — **Khandelwal, M. K.,** and **K. D. Sharma:** A preliminary report on kidney biopsy in renal diseases in children. Indian J. Pediat. **27**, 15 (1960). — **Kippax, P. W.:** A study of proteus infections in a male urological ward. J. clin. Path. **10**, 211 (1957). — **Kirby, W. M. M., D. O. Corpron,** and **D. C. Tanner:** Urinary tract infections caused by antibiotic-resistant coliform bacilli. J. Amer. med. Ass. **162**, 1 (1956). — **Kleeman, Ch. R., W. L. Hewitt,** and **L. B. Guze:** Pyelonephritis. Medicine (Baltimore) **39**, 3 (1960). — **Kleinschmidt, H.:** Zur Bakteriologie des Harns beim Säugling. Jb. Kinderheilk. **94**, 77 (1921). — **Kunin, C. M.:** Analysis of the restrictions imposed by renal failure on antibiotic therapy of pyelonephritis. In: Biology of pyelonephritis. Boston: Little, Brown & Co. 1960.— **Kunin, C. M., J. Southhall,** and **A. Paquin:** Epidemiology of urinary tract infection. New Engl. J. Med. **263**, 817 (1960).

Lachnit, V., and **G. Sutterlütti:** Prognose und Therapie der chronischen Pyelonephritis. Wien. Z. inn. Med. **41**, 41 (1960). — **Laidley, J. W. S.:** Achalasia of the urinary tract in children. Med. J. Aust. **2**, 475 (1942). — **Langstein, L.:** Beiträge zur Kenntnis der Pyelitis im Kindesalter. Mschr. Kinderheilk. **13**, 235 (1915). — **Legler, F.:** Zur Frage der derzeitigen Empfindlichkeit häufiger Erreger von Harnwegsinfektionen gegen Antibiotika und Chemotherapeutika. Arzneimittel-Forsch. **12**, 890 (1962). — **Lightwood, R., W. W. Payne,** and **J. A. Black:** Infantile renal acidosis. Pediatrics **12**, 628 (1953). — **Linneweh, F.:** Über eine seltene Form des blassen Hochdrucks. Mschr. Kinderheilk. **90**, 179 (1942). ~ Zur Klinik der Harnwegsinfektionen. Dtsch. med. Wschr. **82**, 369, 438, 499, 765 (1957). ~ Quantitative Diagnostik und Therapiekontrolle der Harnwegsentzündungen. Z. Kinderheilk. **81**, 39 (1958). ~ Harnwegsentzündungen in pädiatrischer Sicht. Praxis **47**, 792 (1958). ~ Quantitative Diagnostik und Therapiekontrolle der Harnwegsentzündungen. Z. Kinderheilk. 81, 567 (1958). ~ Pyelonephritis. Mod. Probl. Pädiat. **6**, 251 (1960). — **Linneweh, F.,** u. **U. Stave:** Hyperphosphatämie als Symptom tubulärer Insuffizienz. Klin. Wschr. **34**, 1024 (1956). — **Little, P. J.:** Urinary white-cell excretion. Lancet **1962 I**, 1149. — **Little, P. J.,** and **H. E. Dewardener:** The use of prednisolone phosphate in the diagnosis of pyelonephritis in men. Lancet **1962 I**, 1145. — **Lister, A. J.:** Zit. bei Gorril 1958. — **Longcope, W. T.:** Chronic bilateral pyelonephritis. Its origin and its association with hypertension. Ann. intern. Med. **11**, 149 (1937). — **Longcope, W. T.,** and **W. L. Winkenwerder:** Clinical features of the contracted kidney due to pyelonephritis. Bull. Johns Hopk. Hosp. **53**, 255 (1933). — **Lovell, R.,** and **E. Cotchin:** Studies on corynebacterium renale. J. comp. Path. **56**, 205 (1946). — **Lüders, D.:** Vergleich zwischen Gußplattenverfahren und Kulturen auf festen Nährböden bezüglich der quantitativen Keimdiagnostik im Urin. Mschr. Kinderheilk. **111**, 48 (1963).

Macaulay, D., and **R. N. P. Sutton:** The prognosis of urinary infections in childhood. Lancet **1957 II**, 1318. — **Macdonald, R. A., H. Levitin, G. K. Mallory,** and **E. H. Kass:** Relation between pyelonephritis and bacterial counts in the urine. New Engl. J. Med. **256**, 915 (1957). — **Mallory, G. K., A. R. Crane,** and **J. E. Edwards:** Pathology of acute and healed experimental pyelonephritis. Arch. Path. **30**, 330 (1940). — **Marple, C. D.:** Frequency and character of urinary infections in unselected groups of women. Ann. intern. Med. **14**, 2220 (1941). — **Marshall, A. G.:** Scars of renal cortex. J. Path. Bact. **71**, 95 (1956). — **Martin, C. M., E. Bronstein,** and **S. Dray:** Agammaglobulinemia. Ann. intern. Med. **47**, 533 (1957). — **Maxwell, M. H.:** Diskussionsbemerkung zur Nierenbiopsie. In: Biology of pyelonephritis. Boston: Little, Brown & Co. 1960. — **Mcdonald, J.:** Medical aspects of pyuria in childhood. Med. J. Aust. **1**, 152 (1959). — **McGovern, J. H., V. T. Marschall,** and **A. J. Paquin:** Vesico-ureteral reflux in children. J. Urol. (Baltimore) **83**, 190 (1960). — **Milne, M. D., R. C. Muehrcke,** and **B. E. Heard:** Potassium deficiency and the kidney. Brit. med. Bull. **13**, 15 (1957). — **Moeller, J.:** Nierenfunktionsprüfungen bei der tubulären Insuffizienz. Verh. dtsch. Ges. inn. Med. **58**, 216 (1952). — **Moeller, J.,** u. **W. Rex:** Nierenfunktionsstörungen bei tubulärer Insuffizienz. Z. klin. Med. **150**, 103 (1952). — **Monzon, O. T., E. M. Ory, H. L. Dobson, E. Carter,** and **E. M. Yow:** A comparison of bacterial counts of the urine obtained by needle aspiration of the bladder, catheterization and midstream-voided methods. New Engl. J. Med. **259**, 764 (1958). — **Morgan, H. G., A. P. M. Forrest,** and **K. G. Lowe:** Acquired renal disease simulating diabetes insipidus. Lancet **1955 II**, 645. — **Morison, I. E.:** Foetal and neonatal pathology. St. Louis: C.V. Mosby Co. 1952.

Navasquez, S. de: Experimental pyelonephritis in the rabbit produced by staphylococcal infections. J. Path. Bact. **62**, 429 (1950). ~ Further studies in experimental pyelonephritis produced by various bacteria. J. Path. Bact. **71**, 27 (1956). — **Nesbit, R. M.:** The realtion of instrumentation to infection of the kidney. In: Biology of pyelonephritis. Boston: Little, Brown & Co. 1960. — **Neuman, C. G.,** and **Ch. V. Pryles:** Pyelonephritis in infants and children. Amer. J. Dis. Child. **104**, 215 (1962). — **Noeggerath, C.,** u. **A. Nitschke:** Urogenitalerkrankungen im Kindesalter. In: Handbuch der Kinderheilkunde, Bd. 4. Berlin: F.C. Vogel 1931.

Page, I.H.: Mechanisms of renal hypertension. In: Biology of pyelonephritis. Boston: Little, Brown & Co. 1960. — **Pears, M.A.,** and **B.J. Houghton:** Response of infected urinary tract to bacterial pyrogen. Lancet **1959 II**, 1167. — **Perkoff, G.T., C.A. Nugent, D.A. Dolowitz, F.E. Stephens, W.H. Carnes,** and **F.H. Tyler:** A follow-up study of hereditary chronic nephritis. Arch. intern. Med. **102**, 733 (1958). — **Perkoff, G.T., F.E Stephens, D.A. Dolowitz,** and **F.H. Tyler:** A clinical study of hereditary interstitial pyelonephritis. Arch. intern. Med. 88, 191 (1951). — **Pirani, C.L.:** Suspected and unsuspected pyelonephritis in renal biopsies. In: Biology of pyelonephritis. Boston: Little, Brown & Co. 1960. — **Poirier, K.P.,** and **G.G. Jackson:** Characteristics of leukocytes in the urine sediment in pyelonephritis. Amer. J. Med. **23**, 579 (1957). — **Porter, K.A.,** and **H.M. Giles:** A pathological study of five cases of pyelonephritis in the newborn. Arch. Dis. Childh. **31**, 303 (1956). — **Politano, A.V.:** Vesicoureteral reflux in children. J. Amer. med. Ass. **172**, 1252 (1960). — **Prather, G.C.:** Vesicoureteral reflux. J. Urol. (Baltimore) **52**, 437 (1944). — **Pryles, Ch.V.:** The diagnosis of urinary tract infection. Pediatrics **26**, 441 (1960). — **Pryles, Ch.V.,** and **N. Steg:** Specimens of urine obtained from young girls by catheter versus voiding: A comparative study of bacterial cultures, Gram strains and bacterial counts in paired specimens. Pediatrics **23**, 441 (1959). — **Pyrah, L.N., W. Goldie, F.M. Parsons,** and **F.P. Raper:** Control of pseudomonas pyocyanea infection in a urological ward. Lancet **1955 II**, 314.

Raaschou, F.: Studies on chronic pyelonephritis with special reference to the kidney function. Kopenhagen: Ejnar Munksgaard 1948. — **Rayer, P.:** Traité des maladies des reins. Paris: Ballière 1837. — **Relman, A.S.,** and **W.B. Schwartz:** The kidney in potassium depletion. Amer. J. Med. **24**, 764 (1958). — **Rényi-Vamos, F.:** Über die „lymphogene" Aszension der Pyelonephritis. Acta med. Acad. Sci. hung. **3**, 7 (1952). ~ Über einige Probleme der Lymphforschung. Acta morph. Acad. Sci. hung. **6**, 71 (1955). — **Rényi-Vámos, F., L. Horváth** u. **J. Tóth:** Das Lymphgefäßsystem des Ureters und seine Rolle in der Verbreitung der Infektion. Urol. int. (Basel) **10**, 103 (1960). — **Rényi-Vámos, F.,** u. **G.Y. Szinay:** Das Lymphgefäßsystem des menschlichen Dünndarms und seine Bedeutung in der Pathologie. Acta med. Acad. Sci. hung. **11**, 87 (1957). — **Reubi, F.:** Nierenkrankheiten. Bern u. Stuttgart: Hans Huber 1960. ~ Zur Diagnose der chronischen Pyelonephritis (oder interstitiellen Nephritis). In: Glomeruläre und tubuläre Nierenerkrankungen. Stuttgart: Georg Thieme 1962. — **Rhoads, P.S., C.E. Billings,** and **V.C. O'Conor:** Antibacterial managment of urinary tract infection. J. Amer. med. Ass. **148**, 165 (1952). — **Riley jr., H.D.,** and **V. Knight:** Urinary tract infection in paralytic poliomyelitis. Medicine (Baltimore) **37**, 281 (1958). — **Rocha, H., L.B. Guze, L.R. Freedman,** and **P.B. Beeson:** Experimental pyelonephritis. Yale J. Biol. Med. **30**, 341 (1958).— **Rubenstein, M., R. Meyer,** and **J. Bernstein:** Congenital abnormalities of the urinary system: I. A post mortem survey of developmental anomalies and aquired congenital lesions in a childrens hospital. J. Pediat. **58**, 356 (1961). — **Rupp, W.:** Über die Staphylokokken-Pyelonephritis als Komplikation von Staphylodermien im Säuglingsalter. Jb. Kinderheilk. **81**, 200 (1958).

Sakata, K.: Über den Lymphapparat des Harnleiters. Arch. Anat. Physiol. **1**, 1 (1903). — **Sanford, J.P.:** Inapparent pyelonephritis in the missing link? J. Amer. med. Ass. **169**, 1711 (1959). — **Sanford, J.P., C.B. Favour, F.H. Mao,** and **J.H. Harrison:** Evaluation of "positive" urine culture. Amer. J. Med. **20**, 88 (1956). — **Sarre, H.:** Nierenkrankheiten. Stuttgart: Georg Thieme 1959. — **Schilling, V.:** Lebende weiße Blutkörperchen im Dunkelfeld: Beiträge zur normalen und degenerativen Struktur, besonders der Neutrophilen. Folia haemat. (Lpz.) **6**, 429 (1908). ~ Diskussionsbemerkung in der Ges. Charité Ärzte, Berlin. Dtsch. med. Wschr. **35**, 461 (1909). — **Schmaus, R.:** Le diagnostic des infection urinaires à l'aide de la réaction de Griess. Bull. Soc. Sci. méd. Luxemb. **3**, 83 (1956). — **Schreiner, G.E.:** Diskussionsbemerkung zur Nierenbiopsie. In: Biology of pyelonephritis. Boston: Little, Brown & Co. 1960. — **Seifter, S.,** and **E.E. Ecker:** Complement and isohemagglutinins in urinary proteins. J. clin. Invest. **25**, 809 (1946). — **Smith, J.M.,** and **R.J. Dubos:** The behavior of virulent and avirulent staphylococci in tissues of normal mice. J. exp. Med. **103**, 87 (1956). — **Spühler, O.:** Die interstitiellen Nephritiden. In: Glomeruläre und tubuläre Nierenerkrankungen. Stuttgart: Georg Thieme 1962. — **Staemmler, M.:** Lehrbuch der speziellen pathologischen Anatomie, Bd. II/2. Berlin: W. de Gruyter & Co. 1957. ~ Diskussionsbemerkung. In: Glomeruläre und tubuläre Nierenerkrankungen. Stuttgart: Georg Thieme 1962. — **Stansfeld, J.M.:** Chronic pyelonephritis in children. Proc. roy. Soc. Med. **47**, 628 (1954). — **Stansfeld, I.M.,** and **K.G. Webb:** Observation on pyuria in children. Arch. Dis. Childh. 28, 386 (1953). — **Stave, U.:** Beitrag zur funktionellen Reifung dre Nierentubuli: Die Phenolrot-Ausscheidung im Säuglingsalter. Z. Kinderheilk. **77**, 554 (1956). — **Sternheimer, R.,** and **B. Malbin:** Clinical recognition of pyelonephritis with new stain for urinary sediments. Amer. J. Med. **11**, 312 (1951). — **Stowens, D.:** Pediatric pathology. Baltimore: Williams & Wilkins Co. 1959. — **Straffon, R.A.,** and **W.J. Engel:** Diagnosis and treatment of urinary tract infection in children. J. Amer. med. Ass. **174**, 1377 (1960). — **Strominger, J.L.:** Antibiotics as inhibitors of bacterial cell wall synthesis. In: Biology of pyelonephritis. Boston: Little, Brown & Co. 1960. — **Sücker, I.:** Chemische Grundlagen der Nierensteinauflösung. Urologe **1**, 205 (1962).

Talbot, H. S.: Role of the ureter in pathogenesis of ascending pyelonephritis. J. Amer. med. Ass. **168**, 1595 (1958). — **Taylor, P. W.,** and **H. R. Morgan:** Antibacterial substances in human semen and prostatic fluid. Surg. Gynec. Obstet. **94**, 662 (1952). — **Thiels, F. H.,** and **D. Embleton:** Infection: paths of spread in bacterial infection. Proc. roy. Soc. Med. **7**, 69 (1914). — **Thölen, H.:** Therapie chronischer bakterieller Nephritiden. Schweiz. med. Wschr. **40**, 1226 (1962). — **Thompson, H. T.:** Obstruction of the vesical neck in children. N. Y. St. J. Med. **59**, 4377 (1959).

Unshelm, E.: Die kindliche Pyurie nach Beobachtungen der Universitätskinderklinik Rostock. Arch. Kinderheilk. **113**, 141 (1938). — **Uson, A. C., D. W. Johnson, J. K. Lattimer,** and **M. M. Melicow:** A classification of the urographic patterns in children with congenital bladder neck obstruction. Amer. J. Roentgenol. **80**, 590 (1958).

Wagner, E.: Der Morbus Brightii. Handbuch der Krankheiten des Harnapparates. Leipzig: F. C. W. Vogel 1882. — **Waring, T. P.:** Can solid material by reflux or antiperistaltic enter the pelvis of kidney from the bladder? J. Urol. (Baltimore) **22**, 541 (1922). — **Weiner, S. B.,** and **H. Schwarz:** Addis count and failure of ortholidine test in case of hematuria in children. Amer. J. Dis. Child. **61**, 64 (1941). — **Weiss, S.,** and **F. Parker jr.:** Pyelonephtitis: Its relation to vascular lesions and to arterial hypertension. Medicine (Baltimore) 18, 221 (1939). — **Weyrauch, H. M.,** and **B. J. Bassett:** Ascending infection in an artificial urinary tract. Stanf. med. Bull. **9**, 25 (1951). — **Wharton, L., L. A. Gray,** and **H. G. Guild:** The late effects of acute pyelitis in girls. J. Amer. med. Ass. **109**, 1597 (1937). — **Wieland:** Zit. bei Noeggerath u. Nitschke. — **Williams, D. J.:** Bladder neck obstruction. Proc. roy. Soc. Med. **51**, 957 (1958). — **Williams, I.:** Urology in childhood. In: Handbuch der Urologie, Bd. XV. Berlin-Göttingen-Heidelberg: Springer 1958. — **Wilson, J. R.,** and **O. M. Schloss:** Pathology of the so-called "acute pyelitis" in infants. Amer. J. Dis. Childh. **38**, 227 (1929). — **Winberg, J.:** Renal concentration capacity during acute, nonobstructive urinary tract infection in infancy and early childhood. Acta paediat. (Uppsala) **47**, 635 (1958). — **Wollheim, E.:** Über die tubulären Funktionsstörungen der Niere. Verh. Dtsch. Ges. inn. Med. **58**, 211 (1952). — **Woodruff, I. D.,** and **H. S. Everett:** Prognosis in childhood urinary tract infection in girls. Amer. J. Obstet. Gynec. **68**, 798 (1954). — **Wright, W. T.:** Cell counts in urine. Arch. intern. Med. **103**, 76 (1959).

Youmans, G. P., J. Leibling, and **R. Lyman:** The bacterial action of prostatic fluid in dogs. J. infect. Dis. **63**, 117 (1938). — **Yow, E. M.,** and **O. T. Monzon:** Laboratory and clinical evaluation of Kanamycin in resistant bacterial infections. Ann. N. Y. Acad. Sci. **76**, 372 (1958).

Zapp, E.: Neue pädiatrische Urologie. Stuttgart: Ferdinand Enke 1960. — **Zellweger, H., F. Farah,** and **A. Acra:** Secondary renal hyperchloremic acidosis complicated by impairment of other tubular functions. Helv. paediat. Acta **10**, 324 (1955). — **Zetterström, R.:** Die Nierenfunktion bei Pyelonephritis. Mschr. Kinderheilk. **106**, 178 (1958). — **Zikria, B. A., L. Lasagna,** and **W. P. Mccann:** The relative importance of blood and urinary concentrations of sulfonamide in the treatment of urinary tract infections. Bull. Johns Hopk. Hosp. **103**, 117 (1958). — **Zollinger, H. U.:** Pathogenese und Folgen einseitiger Zwergnieren bei Jugendlichen. Schweiz. med. Wschr. **87**, 990 (1957). ~ Die Pathologie der chronischen Pyelonephritis. Z. Urol., Sonderb. **1958**, 165. Verh. der Dtsch. Ges. für Urologie 1957. ~ Die interstitielle Nephritis im Kindesalter. Mod. Probl. Pädiat. **6**, 263 (1960).

Hereditäre und endemische Nephropathien vorwiegend interstitieller Lokalisation

Von

H. Nieth

Mit 14 Abbildungen

Hereditäre Nephropathien

VOLHARD hat bereits in einer früheren Auflage dieses Handbuches (2. Aufl., Bd. 6 II, 1931) auf eine familiäre Disposition zu diffusen Nierenkrankheiten aufmerksam gemacht. Deutlich geht eine familiäre Häufung aus den Untersuchungen von MATHIES an 6000 Scharlachfällen hervor: 68 Nephritiserkrankungen befielen 29 Familien. Ähnliche Beobachtungen machten BODE; SPIELER; SCHURICHT; HERKEL und RAUSCHEN.

OSMAN wies auf eine positive Familienanamnese bei 11—14% seiner an Glomerulonephritis erkrankten Patienten hin. Bei 200 unter der Diagnose einer akuten Nephritis eingewiesenen Kindern entdeckten CHAPPEL und KELSEY immerhin in fünf Fällen eine echte „hereditäre Nephritis".

FISHBERG dagegen hielt ein familiär gehäuftes Auftreten der Glomerulonephritis für extrem selten. Auch ADDIS sah bei seinem großen Krankengut nur sieben Familien, bei denen nicht mehr als zwei Generationen betroffen waren. Ebenso fanden JAMMET u. Mitarb. bei der Untersuchung von 66 an akuter diffuser Glomerulonephritis erkrankten Kindern keine Hinweise für die Bedeutung von Erbanlagen.

Was die chronische Pyelonephritis betrifft, so spricht die Seltenheit von Berichten über ein familiäres Auftreten gegen eine nennenswerte Beteiligung von Erbanlagen (LENZ). Lediglich das Auftreten einer Hypertonie scheint bei der Pyelonephritis genetischen Einflüssen zu unterliegen. Die Entwicklung eines Hochdruckes ist eindeutig größer, wenn in der Familie bereits eine essentielle Hypertonie vorhanden ist (CRUZE-COKE).

Während eine Häufung von Nephritiserkrankungen in einer Generation sich durch eine Infektion mit beta-hämolytischen „nephritogenen" Streptokokken erklären läßt (RAMMELKAMP und WEAVER; SKJAEGGESTAD; TUDOR; ELLENBERG; STEWART; ERNSTENE und ROBB), stellt das Auftreten eines chronischen Nierenleidens in mehreren Generationen eine Besonderheit dar, welche an genetische Einflüsse denken läßt. Eine erste Beobachtung über „hereditäre Nephritis" im deutschen Schrifttum stammt von SAMUELSON aus dem Jahre 1874. DICKINSON berichtete bereits 1875 in England über eine Familie, bei der 12 von 16 Mitgliedern nierenkrank waren. In einer von KIDD 1882 veröffentlichten Familie verstarben 8 von 12 Personen an „Brightscher Krankheit". PEL beschrieb 1899 eine Sippe, bei der sich in vier Generationen bei 19 von 75 Angehörigen ein Nierenleiden manifestierte. Weitere Beobachtungen stammen von ATTLEE; BRILL und LIBMAN; EICHHORST; FÖRSTER; GOODHEART; HELLENDALL; ROMME; TYSON; FRÖHLICH; GLASER.

Die klassische Schilderung des Syndroms der „kongenitalen Hämaturie" erfolgte 1902 durch GUTHRIE. Die der Publikation zugrunde liegende Familie wurde durch KENDALL und HERTZ; HURST; EASON; SMITH und BUCHANAN und schließlich ALPORT nachuntersucht. Von 29 Angehörigen waren in vier Generationen sieben Männer und acht Frauen an einer Nephritis erkrankt und fünf Männer vor dem 20. Lebensjahr an einer Urämie verstorben (Abb. 1). Eine Schwerhörigkeit war bereits HURST aufgefallen. ALPORT wies dann auf die — allerdings nicht obligate — Kombination der hereditären Nephritis mit einer Innenohrschwerhörigkeit hin.

SOHAR beschrieb schließlich Augenveränderungen in Form einer Sphärophakie und eines angeborenen Kataraktes.

Ähnliche Berichte erscheinen inzwischen aus Frankreich (HAMBURGER u. Mitarb.; MARIE u. Mitarb.; MORIN u. Mitarb.), Belgien (HOOFT u. Mitarb.), den Vereinigten Staaten (REYERSBACH und BUTTLER; ROBIN und GARDNER; RUSSEL und SMITH; STURTZ und BURKE; CHAPPELL und KELSEY; GOLDBLOOM u. Mitarb.; GOLDMAN und HABERFELDE; ROBIN u. Mitarb.; PERKOFF u. Mitarb.; CLARK;

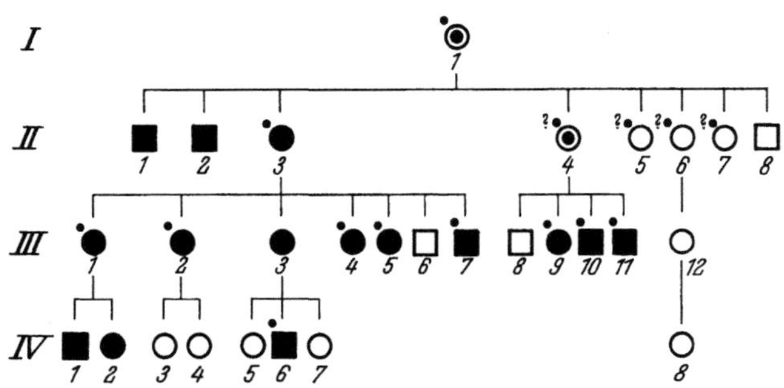

Abb. 1. Stammbaum einer ursprünglich von GUTHRIE beschriebenen Familie mit „hereditärer Nephritis", ergänzt nach KENDALL und HERTZ; HURST; EATON; SMITH und BUCHANAN; ALPORT

MCKUSIK; WHALEN u. Mitarb.; NEAL), England (KOPELMAN u. Mitarb.; BERLYNE; WILLIAMSON; WALLACE und JONES), Israel (SOHAR), Schweden (OHLSSON), Dänemark (HOBOLTH), Italien (POLI), Norwegen (LOKEN), Österreich (ROSENKRANTZ), Schweiz (REUBI; MINDER, DUBACH und ANTENNER), Südamerika (COHEN; PORTILLO u. Mitarb.) und Deutschland (NIETH; FUHRMANN; STREICHER; SARRE u. Mitarb.).

Bis jetzt sind ca. 40 Familien publiziert worden. Einige Autoren berichten über zwei bis drei Familien (CHAPPELL und KELSEY, PASTERNAK und KOUVALAINEN; REYERSBACH und BUTLER; STURTZ und BURKE; WILLIAMSON; SIEBNER; NIETH und GEROK), ja sogar über sechs Familien (BERLYNE) aus einem relativ kleinen Einzugsgebiet. Diese Beobachtungen sowie die schwierige Differentialdiagnose gegenüber der akuten diffusen Glomerulonephritis lassen den Schluß zu, daß die Krankheit in Wirklichkeit häufiger vorkommt (HOBOLTH).

Wie bei anderen Erkrankungen unbekannter Ätiologie variieren die für das Leiden vorgeschlagenen Bezeichnungen erheblich. Folgende Bezeichnungen wurden vorgeschlagen: Idiopathische, kongenitale, familiäre Hämaturie (GUTHRIE); hereditäre, familiäre, kongenitale hämorrhagische Nephritis (KENDALL und HERTZ); hereditäre Nephropathie (CHAPPELL und KELSEY); kongenitale, hereditäre Hämaturie (REYERSBACH und BUTLER); hereditäre Hämaturie (RUSSEL und SMITH), hereditäre chronische Nephritis (PERKOFF u. Mitarb.). Deshalb erscheint uns die von WILLIAMSON vorgeschlagene und keine ätiologische Aussage enthaltende Bezeichnung „Alport-Syndrom" zunächst für die Charakterisierung des

Krankheitsbildes am besten geeignet. Als „Alport-Syndrom“ ist demnach ein Syndrom zu definieren, das sich in Form einer Nierenfunktionsstörung mit Hämaturie und Proteinurie manifestiert, in mehreren Generationen auftritt und — allerdings nicht obligatorisch — mit Schwerhörigkeit und sehr selten Augenanomalien einhergeht.

Klinisches Bild

Im Frühstadium der Krankheit bestehen keinerlei subjektive Erscheinungen. Lediglich eine Urinuntersuchung deckt Veränderungen in Form einer Hämaturie unterschiedlichen Ausmaßes auf. Häufig ist auch eine Leukocyturie bzw. Pyurie vorhanden, wie in der 1951 beschriebenen Familie PERKOFFs u. Mitarb. Eine Nachuntersuchung im Jahre 1958 zeigte jedoch ebenfalls ein Überwiegen der Hämaturie (Abb. 2).

Makrohämaturien sieht man gelegentlich im Rahmen akuter Verschlechterungen, insbesondere nach Infekten, Erythrocytencylinder weisen auf eine glomeruläre Läsion hin.

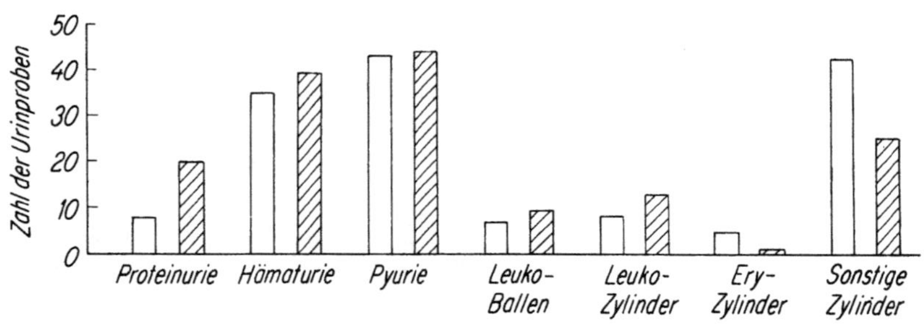

Abb. 2. Urinbefunde bei hereditärer Nephropathie (Alport-Syndrom) nach PERKOFF u. Mitarb. (1958)
□ Erstuntersuchung; ▨ Nachkontrolle

Das Ausmaß der Proteinurie ist unterschiedlich groß. Sie kann im Vordergrund stehen und dann, wie in einem unserer Fälle im Kindesalter zunächst eine lordotische Proteinurie vortäuschen (NIETH). Gewöhnlich treten die ersten Erscheinungen um das 8.—10. Lebensjahr auf. Jedoch wurden von EASON u. Mitarb. bei einem Säugling im Alter von 3 Wochen eine Proteinurie, von MORIN u. Mitarb. bei einem solchen im Alter von 8 Wochen eine Hämaturie gefunden. Ebenfalls eine Erythrocyturie beschrieben REYERSBACH und BUTLER bei einem zweijährigen und HOBOLTH bei einem dreijährigen Kind.

Wir selbst fanden bei Kleinkindern im Alter von 6 Monaten und einem sechsjährigen Knaben keinerlei pathologische Urinbefunde. Ein zweijähriges Mädchen wies dagegen bereits eine deutliche Mikrohämaturie und ein geringfügig pathologisches Isotopennephrogramm auf.

Je nach dem Geschlecht verläuft das Leiden unterschiedlich. Schwerer betroffen sind die männlichen Angehörigen. Die Nierenfunktion verschlechtert sich progredient. Der zunächst diskrete Sedimentbefund wird deutlicher und ist dann konstant vorhanden. Die Proteinurie wird ausgeprägter. Es kann sich ein charakteristisches nephrotisches Syndrom entwickeln (BRAUN und BAYER), das nach PERKOFF zwar selten sein soll, nach eigenen Erfahrungen (drei Beobachtungen) aber ausgeprägt vorhanden sein kann.

Gelegentlich können nach katarrhalischen Infekten Anfälle von Kopfschmerzen mit Fieber, Übelkeit, sowie Schmerzen in der Nierengegend hinzukommen und zu einer zunächst vorübergehenden Einschränkung der Nierenfunktion führen.

Manifestiert sich das Leiden bereits im Kleinkindesalter, so kann es zu Wachstumsrückstand bis zu Zwergwuchs mit kretinoidem Einschlag kommen (MINDER u. Mitarb.).

Nach einer unterschiedlichen Laufzeit machen sich die Zeichen einer kompensierten und dann dekompensierten Retention bemerkbar. Kontinuierliche Übelkeit, Erbrechen und Sehstörungen weisen auf den malignen Verlauf des Leidens hin. Der Tod erfolgt im Alter zwischen 20 und 30 Jahren unter den Zeichen der Urämie. In einer Minderzahl der Fälle kann die Krankheit bei Männern weniger schwer verlaufen. Sie beginnt dann erst nach der Pubertät, führt aber auch bei diesen Fällen im Alter zwischen 30 und 45 Jahren zum Tode.

Bei Frauen verläuft das Leiden in der Regel gutartiger. Proteinurie und Hämaturie sind weniger ausgeprägt und können über Jahre hin bestehen, ohne daß

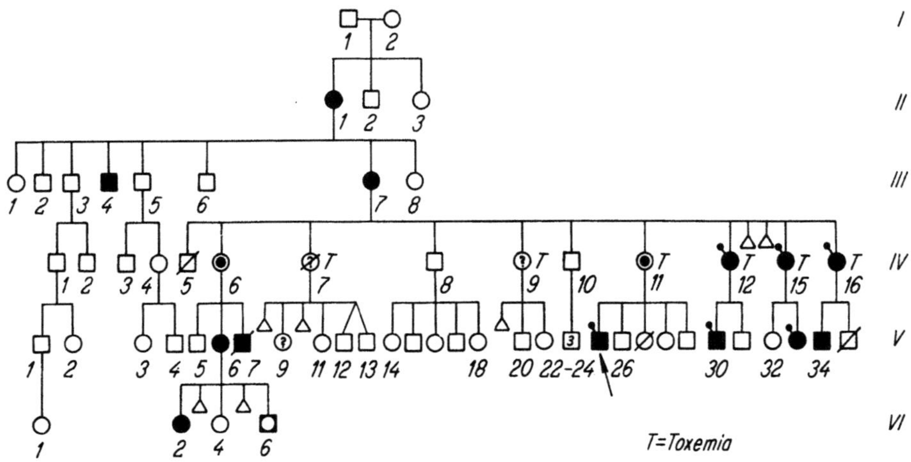

Abb. 3. Stammbaum „Jowa" einer Familie mit hereditärer Nephropathie (Alport-Syndrom)

erkrankte ♂ — normale ♂ — schwerhörige ♂ — verstorben
erkrankte ♀ — normale ♀ — schwerhörige ♀ — ungeboren
? erkrankte ♀ — Überträgerinnen — Fehlgeburt

eine Einschränkung der Nierenfunktion vorhanden ist. Schwangerschaften verschlimmern den Nierenschaden. Toxikosen sollen besonders bei Müttern, deren Kinder später erkranken, auftreten (OPITZ). Früher oder später entwickelt sich jedoch auch bei ihnen das Bild eines chronischen Nierensiechtums. Der Tod tritt jenseits des 40. Lebensjahres ein. OPITZ weist darauf hin, daß betroffene Frauen — allerdings extrem selten — bis zu 90 Jahre alt geworden sind.

Eine günstige Prognose ist jedoch bei Frauen nicht immer obligat. Wir selbst sahen zwei Kranke im Alter von 16 bzw. 18 Jahren mit ausgeprägter Niereninsuffizienz. In der von WHALEN beschriebenen Familie sind drei Frauen in jungen Jahren an der Nierenaffektion gestorben.

Der Stammbaum „Jowa" unterscheidet sich von anderen dadurch, daß Frauen früher Zeichen der Nierenerkrankung aufweisen und diese häufig nach Infekten des oberen Respirationstraktes auftreten (Abb. 3). Im Gegensatz zu den Männern sind die Frauen gegenüber Infekten der Harnwege anfälliger.

Innenohrschwerhörigkeit

Die Innenohrschwerhörigkeit fällt vor allem bei Patienten mit fortgeschrittener Nierenerkrankung auf (ALPORT; GOLDBLOOM u. Mitarb.; OHLSSON; REYERSBACH;

ROBIN u. Mitarb.; SOHAR; LEMOYNE und FLEURY; NIETH). Zu ihrem Nachweis im Frühstadium ist eine audiometrische Untersuchung erforderlich. Es findet sich dann ein Hörverlust für hohe Frequenzen (KLOTZ).

Männer sind häufiger betroffen als Frauen; die Relation liegt etwa bei 6:3 (MINDER u. Mitarb.) bzw. bei 20:1 (PERKOFF). In der Regel ist die Schwerhörigkeit doppelseitig, sehr selten einseitig (POLI). Allerdings ist die Schwerhörigkeit kein obligates Symptom (OPITZ). Sie kann in einzelnen Sippen vollkommen fehlen oder auch ohne Nierenaffektion vorhanden sein. Überträger des Leidens, bei denen lediglich eine Schwerhörigkeit klinisch manifest war, wurden beschrieben.

Es handelt sich um eine Innenohr- (cochleo-neurale) Schwerhörigkeit. Die histologische Untersuchung in einem eigenen Falle ergab — ebenso wie in einem Falle von PERKOFF u. Mitarb. — keine morphologisch faßbaren Veränderungen. MINDER u. Mitarb. berichten bei der pathologisch-anatomischen Untersuchung der Felsenbeine eines Kranken über eine Atrophie der Nervenzellen in der Basalwindung des Ganglion spirale. Sie sehen darin das morphologische Substrat. Anomalien des Gehörgangs in Form einer Verengerung und Verbiegung fielen MINDER u. Mitarb. auf.

Augenveränderungen

Die kongenitalen Entwicklungsstörungen des Auges manifestieren sich in einer Sphärophakie und angeborenen anterioren und posterioren subcapsularen Katarakten (SOHAR; GOLDMAN und HABERFELDE; JUNOD), Retinadysplasie (LOKEN) und Myopie (OHLSSON). Außerdem besteht gelegentlich ein Keratoconus (METTIER; NIETH). Die beschriebenen Veränderungen sind allerdings selten.

Weitere Entwicklungsstörungen

Von HAWKINS und SMITH wurden Veränderungen des Skelets in Form von „iliac horns" beschrieben. Das klinische Bild der Fälle gleicht dabei dem einer malignen Nephroangiosklerose.

Kongenitale Entwicklungsstörungen der Nieren kommen nicht gehäuft vor. Wir selbst sahen lediglich einmal einen doppelten Ureter. SCHAFER u. Mitarb. berichten über eine autoptisch gesicherte Hypoplasie beider Nieren, BRAUN und BAYER über Doppelmißbildungen der ableitenden Harnwege.

Ob die von LOKEN beschriebene hereditäre Nierenkrankheit mit dysplastischen Nierenveränderungen und Blindheit infolge Retinadysplasie dem Formenkreis des Alport-Syndroms zuzurechnen ist, erscheint uns noch fraglich.

Veränderungen der Mitralklappe sahen PERKOFF und POLI.

Bei einer Größe von 137 cm im Alter von 17 Jahren zeigte ein Patient von MINDER u. Mitarb. einen Zwergwuchs mit kretinoidem Einschlag. In derselben Familie fielen zwei Kinder durch einen Wachstumsrückstand auf.

Veränderungen des Zentralnervensystems mit cerebralen Funktionsstörungen und photogener Epilepsie waren in der Familie von SCHAFER u. Mitarb. vorhanden. Eine spastische Paraplegie sahen REYERSBACH u. Mitarb.

Eine Polyneuropathie mit Fehlen der tiefen Sehnenreflexe, Tremor der Hände, Gedächtnisverlust und Konzentrationsschwäche beschrieben MARTIN und TYLER bei zwei Fällen. Pathologisch-anatomisch fanden sich Veränderungen der peripheren Nerven — vor allem der unteren Extremitäten — in Form einer Demyelinisierung und Desintegration der Myelinfasern und Makrophagen. Eine entzündliche Reaktion fehlte. Das histologische Bild entsprach dem eines toxischen oder degenerativen Prozesses.

Nierenfunktionsproben und biochemische Befunde

Ein pathologischer Sedimentbefund in Form einer Erythrocyturie und Proteinurie kann über Jahre hin bestehen, ohne daß eine auch mit Clearancemethoden faßbare Einschränkung der Nierenfunktion vorhanden ist.

Dabei fällt auf, daß bei der einen Familie eine glomeruläre Läsion auf Grund des relativ stärker verminderten Glomerulusfiltrates und der erniedrigten Filtrationsfraktion im Vordergrund stehen.

Bei der anderen Familie bestehen Clearancebefunde, wie wir sie von der essentiellen Hypertonie bzw. deren malignen Verlaufsform her kennen. Die Einschränkung der effektiven Plasmadurchströmung ist ausgeprägter als diejenige der glomerulären Filtration, die Filtrationsfraktion erhöht.

Phenolrotprobe und Konzentrationsversuch sind im Frühstadium ebenfalls normal. Mit der Progression des Leidens treten pathologische Werte auf. Auffallend ist immer wieder das Vorhandensein von pathologischen Urinkeimen, zu meist Escherichia coli, aber auch alpha- und beta-hämolytische Streptokokken, Enterokokken und Staphylokokken (Perkoff). Eason, Smith und Buchanan isolierten aus dem Urin ihrer Patienten nichthämolysierende Viridans-Streptokokken, welche am Kaninchen bei intravenöser Injektion zu einer Nephritis führten, ein Befund, den Alport nicht bestätigen konnte.

Bisher war die Suche nach spezifischen biochemischen Veränderungen in der überwiegenden Zahl der untersuchten Fälle enttäuschend.

Die Vermutung, Veränderungen in den Serumeiweißkörpern, besonders eine Hypogamma-Globulinämie könne über eine verminderte Resistenz gegenüber Infektionen zu einer chronischen Glomerulo- bzw. Pyelonephritis führen, bestätigten sich nicht.

Die Plasmaproteine zeigten keinerlei über das bei Nierenaffektionen vorhandene Maß hinausgehende Veränderungen.

Eine von Chappell und Kelsey als spezifisch angesehene Zunahme der α_2-Globuline (Williamson; Hobolth) kann vorkommen. Sie tritt nach eigenen Befunden vor allem bei nephrotischen Verlaufsformen auf und hat keine pathognomonische Bedeutung.

Auch die quantitativ immunologische Bestimmung der Plasmaproteine ergab lediglich in einem Fall einen Anstieg der α_1-Makroglobuline und β-Lipoproteine.

In der Immunelektrophorese zeigten sich keine Hinweise für ein Paraprotein (Nieth; Hobolth). Dagegen wurden vereinzelt Störungen des Aminosäurestoffwechsels beschrieben (Wallace und Jones, Schafer u. Mitarb.).

Wallace und Jones fanden bei den Geschwistern von drei Patienten, welche an einer chronischen Nephritis verstorben waren, eine generalisierte Aminoacidurie. Da bei den untersuchten Fällen eine nephrotische Verlaufsform nicht vorhanden war, welche die generalisierte Aminoacidurie zu erklären in der Lage wäre (Squiere; Wolf und Giles, Hooft und Herpol), schien zunächst eine ätiologische Beziehung nicht ausgeschlossen. Bisher haben sich diese Befunde jedoch bei anderen Familien mit Alport-Syndrom nicht bestätigen lassen (Perkoff; Hobolth; Sohar; Marie u. Mitarb.). Eine unserer Familien mit Alport-Syndrom wies eine leichte Erhöhung der α-Aminostickstoffausscheidung im Urin auf. Die chromatographische Analyse der Aminosäuren ließ neben Cystin auffälligerweise Valin in größeren Mengen erkennen. Bei dem gleichen Patienten fand sich auch eine konstante Glykosurie von maximal 6 g in 24 Std. Anhaltspunkte für eine Phosphat- und Calciumstoffwechselstörung bestanden nicht. Eine vermehrte Ausscheidung von Alanin, Glutaminsäure, Histidin und Threonin stellte Ohlsson bei zwei Brüdern mit kongenitaler Nephropathie fest.

Auffällig war der Befund einer Hypervalinämie bei drei Patienten einer eigenen Familie. Bei ihr scheint das Nierenleiden überwiegend durch männliche Angehörige übertragen zu werden (Abb. 5). Ob diesem Befund eine pathogenetische Bedeutung zukommt, läßt sich vorerst noch nicht entscheiden. Eine Valinerhöhung bis zum zehnfachen der Norm neben Leucin und Isoleucin fand sich bisher lediglich bei der Ahornsirupharnkrankheit der Kinder (MENKES u. Mitarb.; SCHREIER). WADA u. Mitarb. fanden eine isolierte Erhöhung der Valinwerte im Serum und Urin bei einem 2 Monate alten Kind, das an Erbrechen und Wachstumsstörungen litt.

Sowohl die Ahornsirupkrankheit wie die „idiopathische Hypervalinämie" zeigen jedoch eine vollkommen verschiedene Symptomatik. Bei der hereditären Nephropathie stehen die Nierenveränderungen ganz im Vordergrund. Cerebrale Störungen ließen sich auch anhand des EEGs nicht nachweisen.

In den bisher über das Krankheitsbild der Ahornsirupharnkrankheit vorliegenden pathologisch-anatomischen Befunden bestehen keinerlei Hinweise für eine Nierenaffektion. Immerhin läßt die Hypervalinämie an einen Enzymdefekt im Abbau von Valin denken.

Eine weitere Störung des Aminosäurestoffwechsels entdeckte SCHAFER u. Mitarb. bei einer Familie, in der ein schwerhöriger und schwachsinniger Junge an einer Epilepsie litt und an chronischer Pyelonephritis verstorben war.

Auch bei dieser Familie manifestierte sich das Nierenleiden vor allem in einer Hämaturie. Mit Ausnahme des einen Falles verlief die Krankheit sowohl bei Männern als auch bei Frauen gutartiger. Bei den meisten befallenen Mitgliedern ließ sich eine Innenohrschwerhörigkeit nur audiometrisch nachweisen. Auffällig war ferner eine pyelographisch und in einem Fall auch autoptisch nachgewiesene Nierenhypoplasie. Es bestand außerdem eine photogene Epilepsie.

Die chromatographische Analyse der Aminosäuren im Plasma ergaben nun allerdings bei dem Probanden und bei drei betroffenen Geschwistern eine Erhöhung der L-Prolin-Konzentration im Plasma. Bei drei Fällen mit erhöhter L-Prolin-Konzentration war auch eine Aminoacidurie von Glycin, Hydroxyprolin und Prolin vorhanden.

Clearance-Untersuchungen an Patienten und gesunden Versuchspersonen führten zu der Annahme, daß Glycin, L-Prolin und Hydroxyprolin einen gemeinsamen renalen Transportmechanismus haben und daß durch die vermehrte Ausscheidung und Rückresorption von Prolin sekundär die Rückresorption der beiden anderen Aminosäuren gestört wird (SCRIVER u. Mitarb.). Eine ähnliche Störung des Aminosäurestoffwechsels beschrieb inzwischen FUHRMANN. In der von KOPELMAN u. Mitarb. publizierten Familie scheint die Hyperprolinämie und Aminoacidurie nicht direkt mit den Symptomen der „hereditären Nephritis" vergesellschaftet zu sein.

Nach den Untersuchungen von STRECKER entsteht bei dem Abbau von Prolin zunächst durch Oxydation Pyrolin-5-Carbonsäure. Der weitere Abbau erfolgt reversibel zu Glutaminsäure γ-Semialdehyd und schließlich zu Glutaminsäure. Da im Plasma und im Urin keine Abbauspuren nachgewiesen werden konnten, müßte ein Stoffwechselblock die erste Stufe des Prolinabbaus betreffen. Eine Hemmung der Prolindehydrogenase-Aktivität ließ sich bis jetzt noch nicht nachweisen. Ob der Hyperprolinämie in der Pathogenese des Leidens eine Bedeutung zukommt, ist nicht klar. Gegen ihre ätiologische Rolle spricht die Tatsache, daß bei der Mutter eine einseitige renale Hypoplasie, Hämaturie und EEG-Veränderungen ohne Erhöhung des Plasmaprolins vorhanden waren. Ebenso kann eine Hyperprolinämie ohne renale Veränderungen oder Taubheit vorkommen. Somit erscheint ein direkter Zusammenhang zwischen der Hyperprolinämie und der Nephropathie nicht zu bestehen.

Pathologische Anatomie

Während in der Literatur allgemeine Übereinstimmung über die klinischen Befunde besteht, sind über die Deutung der pathologisch-anatomischen Veränderungen erhebliche Kontroversen vorhanden.

Sowohl Befunde wie bei der Glomerulonephritis (GUTHRIE, KENDALL und HERTZ; CHAPPELL und KELSEY; RUSSEL und SMITH; REYERSBACH und BUTLER; ALPORT), Pyelonephritis (PERKOFF u. Mitarb.; ROBIN u. Mitarb.; WALLACE und JONES; STREICHER) und interstitieller Nephritis (PERKOFF u. Mitarb., Case records 43511) wurden mitgeteilt.

Es gelangten Fälle zur Beobachtung, deren histologisches Bild wohl Züge einer Glomerulonephritis, wie Pyelonephritis aber auch interstitieller Nephritis aufwiesen. PERKOFF schloß daraus, daß die hereditäre chronische Nephritis eine von der Glomerulonephritis oder Pyelonephritis verschiedene Krankheit sei. Das histologische Bild hängt weitgehend vom Stadium der Krankheit ab.

Die Nierenbiopsie eines zweijährigen Kindes, das klinisch eine Hämaturie hatte, war nahezu normal, insbesondere waren Glomerula und Gefäße unauffällig. Es fanden sich lediglich sehr spärliche interstitielle Infiltrate und Erythrocyten im Tubuluslumen (REYERSBACH und BUTLER). Auf Mikroglomerula mit Proliferation der Kapselendothelien weist ROSENKRANZ hin. Bei längerem Bestehen der Krankheit findet man Veränderungen der Basalmembran des Glomerulum in Form einer Verdickung. Auffällig sind auch hier wieder interstitielle Infiltrate. Vereinzelt kommen hyalinisierte Glomerula vor.

In den Spätstadien sind Fibrosierungen und Hyalinisierungen der Glomerula vorhanden. Immer wieder beobachtet man typische Halbmondbildungen. Daneben fallen die ausgeprägten interstitiellen Veränderungen mit Infiltraten auf.

Zunächst als spezifisch angesehen wurden die Schaumzellen. Dabei handelt es sich um fettspeichernde Zellen, welche vor allem an der Rinden-Mark-Grenze lokalisiert sind und in geringer Zahl bei jüngeren, in größerer Zahl bei älteren Patienten gefunden werden (GOLDBLOOM u. Mitarb., GOLDMAN und HABERFELDE; JUNOD; KOPELMAN u. Mitarb.; PERKOFF; REYERSBACH und BUTLER; SOHAR; WHALEN u. Mitarb.).

Nach den Untersuchungen von WHALEN u. Mitarb. sind diese Schaumzellen nicht spezifisch für eine hereditäre Nephritis.

Bei der vergleichenden histologischen Untersuchung der Nieren von je 105 Glomerulonephritis- und Pyelonephritisfällen traten bei Glomerulonephritiden in neun Fällen die Schaumzellen auf. Drei von diesen litten an einer hereditären Nephritis, zwei wiesen eine positive Familienanamnese auf.

Von den Pyelonephritisfällen ließen sechs Patienten solche Zellen erkennen, ein Kranker wies ein gehäuftes Auftreten von Nierenerkrankungen in der Familie auf. Man geht wohl nicht fehl, die Schaumzellen als reaktive Veränderungen auf nekrobiotische Prozesse zu deuten, wie sie besonders ausgeprägt bei xanthomatösen, granulomatösen Pyelonephritiden vorkommen (SAFELD und FINE). Daher dürfte die auf dem Vorhandensein von Schaumzellen aufgebaute Hypothese PERKOFFs, eine Fettstoffwechselstörung führe zur Anhäufung von fettspeichernden Makrophagen in der Niere und die weiteren Veränderungen seien dann sekundärer Natur, zu weit gehen. Dagegen spricht auch das Fehlen von Schaumzellen bei klinisch gesicherten Fällen. Immerhin sollte das Vorkommen von Schaumzellen an eine „hereditäre Nephropathie“ denken lassen.

Pathogenese

Über die Faktoren, welche bei der Entstehung des Leidens eine Rolle spielen, lassen sich vorläufig nur Spekulationen anstellen.

Naheliegend ist eine Art angeborener Organminderwertigkeit der Niere, welche sich in einem vermehrten Angehen von Infektionen äußert. Zwar finden sich gewisse Anhaltspunkte für eine „hypogenetische Nephritis" (FAHR; BABES) in Form von Mißbildungen der ableitenden Harnwege (PERKOFF u. Mitarb.; NAFFAH, SCHAFER u. Mitarb.), doch sind diese Veränderungen nicht bei allen Erkrankten vorhanden. Nur mikroskopisch faßbare Veränderungen in Form von Markcysten (MULROW u. Mitarb.), tubuläre und glomeruläre Anomalien (LOKEN u. Mitarb.) wurden ebenfalls angeschuldigt. Diese stellen jedoch ebenfalls Ausnahmen dar. Für eine ascendierende Pyelonephritis könnten die immer wieder nachgewiesenen Keime im Urin sprechen (PERKOFF u. Mitarb.; REUBI; eigene Befunde). Ein bakterieller Befall der Harnwege ist jedoch keinesfalls obligat.

Weiter müßte an die Möglichkeit gedacht werden, daß der Defekt primär eine abnorme Reaktion auf Infekte mit beta-hämolytischen Streptokokken bewirkt. ROBIN und GARDNER wiesen bei Mitgliedern im Rachenabstrich beta-hämolytische Streptokokken Typ 12 nach, welche zu den nephritogenen Typen gehören. Diese Befunde wurden bei akuten Exacerbationen des Leidens gewonnen.

Erhöhte Antistreptolysin-0-Titer als Zeichen einer durchgemachten Infektion mit beta-hämolytischen Streptokokken wurden von CHAPELL und KELSEY beobachtet.

Anderen Autoren (MORIN u. Mitarb.; REUBI; NIETH) gelang weder der Nachweis von beta-hämolytischen Streprokokken noch von pathologischen Antistreptolysin-0-Titern. Normale Serumkomplementbefunde von WASSERMANN u. Mitarb. machen es unwahrscheinlich, daß die häufig auftretenden akuten Exacerbationen auf eine komplementbindende Antigen-Antikörperreaktion an den Glomerula zurückzuführen sind.

Auch der Nachweis von Autoantikörpern gegenüber dem Nierengewebe nach den Methoden von OUCHTERLONY, dem Hämagglutinationstest von BOYDEN und dem Komplementfixationstest von DONELLY verliefen negativ (HOBOLTH). Im Sinne einer allergischen Diathese wären die Befunde von MULROW u. Mitarb. zu werten, denen Überempfindlichkeitsreaktionen (Asthma bronchiale, Heufieber, medikamentöse Allergien, Nahrungsmittel-Allergien) bei 12 von 55 Patienten auffielen. WHALEN findet ebenfalls eine gesteigerte Allergiebereitschaft. Die histologisch — nicht in allen Fällen — nachgewiesenen Schaumzellen ließen an eine Störung des Fettstoffwechsels als Ursache des Leidens denken.

Erhöhte Cholesterinwerte und die beträchtliche Vermehrung aller Serumlipidwerte bei zwei Kranken werten MINDER u. Mitarb. als starkes Indiz für das Vorliegen einer Fettstoffwechselstörung.

Eine Hypercholesterinämie ist jedoch kein konstanter Befund. Sie fehlt nach eigenen Erfahrungen insbesondere in den Frühstadien der Erkrankung und ist unseres Erachtens eher als sekundäre Folge der Niereninsuffizienz bzw. einer nephrotischen Verlaufsform anzusehen. Wahrscheinlich eine primäre Fettstoffwechselstörung stellt dagegen das „Fabry-Syndrom" dar, bei dem Schaumzellen eine pathognomonische Bedeutung haben. Das Angiokeratoma corporis diffusum universale wurde von FABRY und zur gleichen Zeit von ANDERSON zunächst als Erkrankung der Haut beschrieben. RUITER; POMPE; HORNBOSTEL u. Mitarb. machten auf kardio-vasculäre und pulmonale Veränderungen aufmerksam. Proteinurie, Cylindrurie, Pyurie und Hämaturie und Tod an Urämie bei zwei Patienten von POMPE wiesen auf eine Beteiligung der Niere hin. Weiter fanden sich Veränderungen der Augen (RAHMAN) und des Zentralnervensystems (RAHMAN und LINDENBERG).

Nach RUITER u. Mitarb. handelt es sich um eine generalisierte Erkrankung mit Ablagerung von Diamino-Phosphatiden (HORNBOSTEL u. Mitarb.) in den glatten Muskelzellen der Gefäße, im Myokard, in den Ganglienzellen des peripheren und zentralen Nervensystems und in den glomerulären und tubulären Epithelien der Niere.

Die Krankheit wurde von WISE u. Mitarb. als geschlechtsgebundenes Erbleiden mit konstanter Penetranz bei den homozygoten männlichen Genträgern und gelegentlicher Penetranz bei den heterozygoten weiblichen Individuen abgeklärt.

Ausführliche histologische und elektronenoptische Untersuchungen, mit besonderer Berücksichtigung der Nierenveränderungen, finden sich in den Arbeiten von DUBACH und GLOOR sowie HAMBURGER u. Mitarb. Ihre ausführliche Besprechung würde das Thema des Beitrages überschreiten.

Eine spezifische Stoffwechselstörung mit gesicherter Rückwirkung auf die Niere besteht nicht. Demnach muß die Pathogenese des Leidens, dessen klinischer Verlauf eindeutig charakterisiert ist, dessen morphologisches Substrat aber noch uneinheitlich beurteilt wird, nach wie vor offen bleiben.

Vererbung

Bei der hereditären Nephritis handelt es sich um ein pleiotropes Syndrom, d.h. die genetische Konstitution des Individuums kann ein Spektrum phänotypischer Varianten erzeugen, wobei die beiden Hauptmerkmale der Erkrankung — Nephritis und Schwerhörigkeit — gelegentlich dissoziieren.

Die allgemeine Verbreitung des Leidens ist mit der Ansicht vereinbar, daß ein einzelnes Gen ursächlich beteiligt ist. Den klinischen Beobachtungen nach hat das Gen eine variable Penetranz, d.h. das Gen kann von Generation zu Generation zunächst keinerlei Manifestationen bewirken, bis schließlich manifeste Erkrankungsfälle auftreten. Außerdem wechselt die Schwere der Erkrankung, d.h. die Expressivität bei den betroffenen Individuen erheblich.

PERKOFF u. Mitarb. nahmen zuerst eine partiell geschlechtsgebundene Vererbung mit „crossing over" zwischen X- und Y-Chromosomen an (Abb. 4).

Eine partielle Geschlechtsgebundenheit setzt eine Lokalisation des Gens im X-Chromosom voraus, welches mit einem Teil des Y-Chromosoms homolog ist. Bei diesem Erbmodus müßte sich die Nachkommenschaft, je nachdem, ob die Kinder das Gen vom Vater oder der Mutter erhalten haben, charakteristisch verhalten. Stammt das Gen vom X-Chromosom des Vaters, so müßte es nur auf Söhne und nicht auf Töchter übertragen werden. Stammt es dagegen von der Mutter (Y-Chromosom), erfolgt die Übertragung nur auf die Töchter. Ausnahmen von dieser Regel könnten infolge „crossing over" entstehen.

Da das klinische Bild innerhalb einer Sippe von Fall zu Fall wechselt und auch gesunde Überträger vorkommen können, ist ein X-gebundener Erbgang mit pleiotroper Wirkung und variierender Penetranz nach den von FUHRMANN, HOBOLTH; OHLSSON; MARIE u. Mitarb. beschriebenen Sippen denkbar.

Auch die erste von SIEBNER, NIETH und GEROK untersuchte Familie paßt zu diesem Erbmodus. Ebenfalls für solchen Erbgang spricht nach STEPHENS der von PERKOFF wiedergegebene Stammbaum, insbesondere die Segregation unter den Kindern, welche das Leiden von der Mutter ererbt haben (18 betroffene Töchter, 2 befallene Söhne, 15 gesunde Söhne).

Eine solche partiell geschlechtsgebundene Vererbung (HALDANE) wurde von MORTON angezweifelt, der diesen Modus zunächst für den Menschen nicht als erwiesen hält. Außerdem hatten cytologische Studien eine Chiasmabildung bei der Teilung des Y- und des X-Chromosoms nicht nachgewiesen. Die Hypothese einer partiell geschlechtsgebundenen Vererbung wurde von MORTON kritisiert. Letzterer

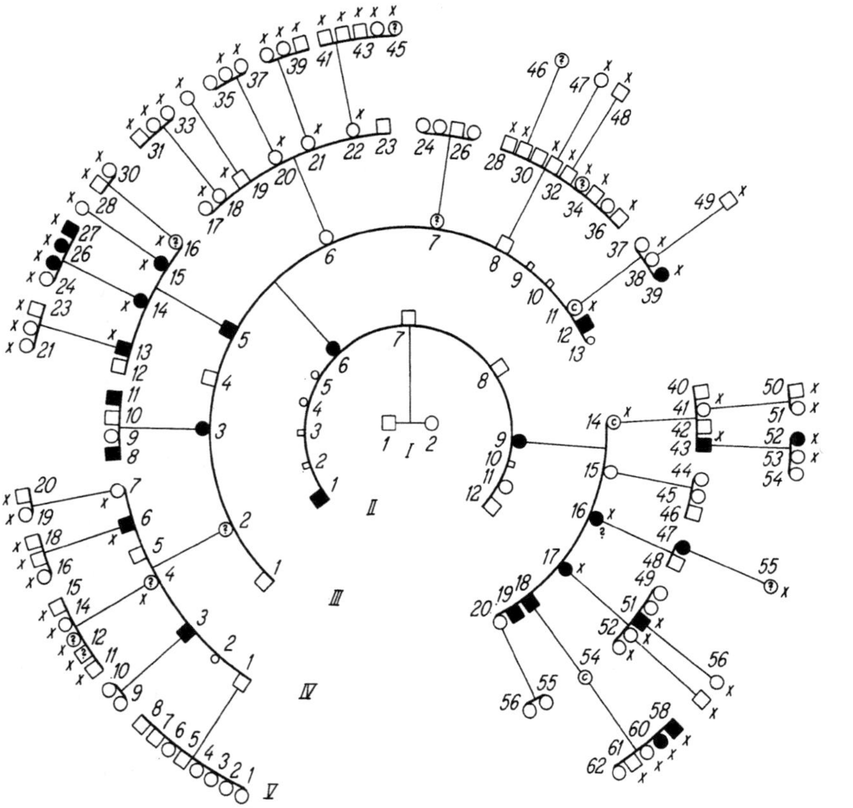

Abb. 4. Stammbaum von PERKOFF und Mitarbeitern, der für eine partiell geschlechtsgebundene Vererbung spricht. ♂: □ normal, ■ erkrankt, ▫ † als Kind, × untersucht; ♀: ○ normal, ● erkrankt, ∘ † als Kind, × untersucht

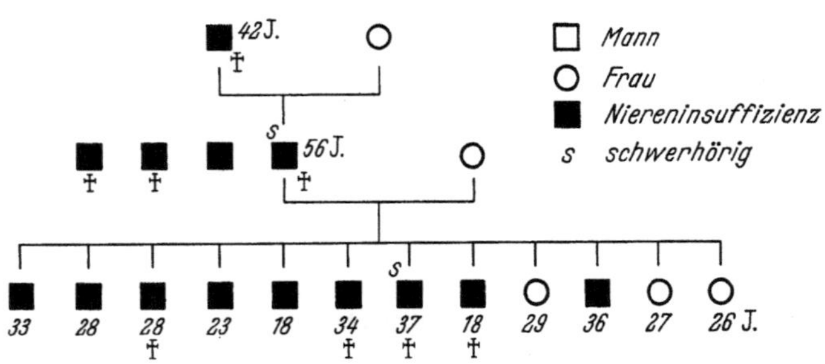

Abb. 5. Stammbaum einer eigenen Familie, der gegen eine x-gebundene Vererbung spricht

nimmt eine komplette geschlechtsgebundene Vererbung und zwei getrennte Nierenerkrankungen im selben Stammbaum an.

Die Beobachtungen von RUSSEL und SMITH, sowie diejenigen von COHEN u. Mitarb. sprechen aber gegen X-Koppelung des Gens, da männliche Kranke gesunde Töchter haben können (Abb. 5).

Auch in den Sippen von SCHAFER u. Mitarb. sowie CHAPPELL und KELSEY finden sich Väter mit den Zeichen der hereditären Nephropathie, welche gesunde Töchter haben. Trotz des Einwandes, das Leiden sei zum Zeitpunkt der Untersuchung noch nicht in Erscheinung getreten, ist eine X-gebundene Vererbung wenig wahrscheinlich.

GRAHAM nimmt eine autosomal dominante Vererbung mit einem inkomplett penetranten letalen Gen bei den männlichen Individuen an. Da nach dem bisher bekannten Krankengut Frauen mit einem Alport-Syndrom mehr kranke als gesunde Kinder hervorbringen und kranke Väter mehr kranke als gesunde Töchter haben, während ihre Söhne nur zu etwa 50% befallen sind, lehnen SHAW und GLOVER einen rein autosomal dominanten Erbgang ab. Sie erklären das unterschiedliche Geschlechtsverhalten durch eine abnorme Segregation des die Mutation tragenden Autosoms (Allels) bei der Meiose in die funktionelle Gamete der Frau (Ovocyte erster Ordnung) und durch eine bevorzugte Assoziation mit dem X-Chromosom. Die Familien von COHEN machen es zudem wahrscheinlich, daß auch der übrige Genbestand die Schwere des klinischen Bildes beeinflußt. Deutlich wird das durch die Sippe von PORGE, bei denen die Nephropathie von der mütterlichen Seite, die Taubheit von der väterlichen Seite zum Vollbild des Alport-Syndroms führen.

Versuche, mittels Chromosomenanalyse Klarheit zu erhalten, sind bisher gescheitert. In den Untersuchungen von OHLSSON, SCHÄFER, SIEBNER und NIETH zeigten sich keine numerischen oder strukturellen Abweichungen von der Norm. Lediglich GAGNON u. Mitarb. fanden bei allen Anlageträgern einer Sippe mit familiärer Hämaturie in 15% der Fälle ein Extrachromosom der Gruppe F, während 81% der Mitosen normal waren, ebenso wie alle Metaphasen der gesunden Familienmitglieder.

Durch das von GAGNON u. Mitarb. gefundene überzählige Chromosom wird ein chromosomal verursachtes Erbleiden jedoch nicht wahrscheinlich gemacht. Der atypische Zellstamm muß, da er als Mosaik sowohl im Blut, wie auch in Fibroblastenkulturen vorkommt, im Laufe der frühesten Fetalentwicklung auftreten. Deshalb kann die Chromosomenanomalie möglicherweise auch Folge und nicht Ursache des Gendefektes sein. Es läßt sich also nicht entscheiden, ob die beschriebene Chromosomenanomalie sekundär den Nierenschaden auslöst oder ob zwei unabhängige Folgen ein und derselben Genmutation vorliegen. Normale Chromosomenbefunde bei Anlageträgern schließt die erste Möglichkeit nicht aus, da durch Translokation mikroskopisch noch nicht faßbare partielle Trisomien entstehen können. Andererseits ist es bei der unterschiedlichen Symptomatik des Alport-Syndroms möglich, daß das mutierte Gen in einem Teil der Familie zu einer chromosomalen Aberration führt. Zwar scheint der Erbmodus des Alport-Syndroms durch SHAW und GLOVER geklärt zu sein, doch halten SIEBNER u. Mitarb. eine Mutation verschiedener Gene für möglich, von denen eines X-chromosomal, das andere aber autosomal sein muß.

Diagnose

Bei ausgeprägtem Bild des Alport-Syndroms mit persistierender Hämaturie bei mehreren Geschwistern ein und derselben Familie, entsprechenden Befunden in der Aszendenz und Deszendenz, Schwerhörigkeit und progredienter Niereninsuffizienz bei Männern bietet die Diagnose keine Schwierigkeiten.

Sind bioptisch Schaumzellen vorhanden, so verstärkt sich der Verdacht einer hereditären Affektion.

Differentialdiagnostische Schwierigkeiten sind dann zu erwarten, wenn in einer Familie nur ein bis zwei Kranke vorkommen. Ein erhöhter AST-0-Titer und ein erniedrigtes Serumkomplement sprechen dann für eine postinfektiöse, streptokokkenbedingte Glomerulonephritis. Unmöglich zu sichern ist die Diagnose dann, wenn ein isolierter Fall die erste Mutation darstellt oder ein einzelner Fall von klinisch gesunden Überträger-Eltern abstammt, der seinerseits durchaus normale Kinder haben kann, vorausgesetzt, daß er nicht einen anderen Überträger heiratet (OPITZ).

Therapie

Eine kausale Therapie des Leidens ist bisher nicht möglich. Es lassen sich lediglich die häufig vorhandenen, durch Infekte der ableitenden Harnwege bedingten Exacerbationen mittels Antibiotica und Chemotherapeutica beeinflussen. Deshalb sollten in jedem Falle Urinkulturen angelegt, die Keimzahl bestimmt und entsprechend der Resistenzprüfung therapiert werden. Eine Behandlung mit Steroiden ist unwirksam (RUSSEL). Im übrigen sollte die Niereninsuffizienz durch symptomatische Therapie wie bei anderen renalen Erkrankungen beeinflußt werden.

Der Vollständigkeit halber seien einige weitere hereditäre Nierenerkrankungen erwähnt. Diese kommen vorwiegend im Kindesalter vor, werden aber auch bei Erwachsenen gelegentlich beobachtet.

Es handelt sich um folgende:

Hereditäre idiopathische Nephronophthise (FANCONI)

Die familiäre juvenile Nephronophthise wurde 1948 erstmals von BORI beschrieben und von FANCONI sowie CLARKE ausführlich publiziert. Es sind bis jetzt etwa 50 Fälle bekannt geworden (STALDER).

Symptomatologie

Bei den zunächst gesund erscheinenden Kindern stellen sich im Alter zwischen 2 und 7 Jahren Symptome wie Polydipsie und Polyurie ein, wobei die Harnmengen kleiner als bei Diabetes insipidus sind. Die Polyurie ist pitressinresistent. Ödeme sind nicht vorhanden, eine Blutdruckerhöhung ist nur in der terminalen Phase zu beobachten. Zunächst fällt nur eine Konzentrationsschwäche auf, im Urin besteht lediglich eine geringgradige, selten deutliche Proteinurie. Die Aminosäureausscheidung im Urin ist normal oder erniedrigt, gelegentlich kann eine Glykosurie vorkommen.

Während zu Beginn der Erkrankung ein distal tubuläres Syndrom vorherrscht, sind im weiteren Verlauf PAH und Inulin-Clearance erniedrigt. Nach und nach entwickelt sich eine Niereninsuffizienz. Unter den Zeichen der Urämie verläuft die Erkrankung im Alter zwischen 12—16 Jahren letal, selten erst später im Erwachsenenalter. Wachstumsstörungen und „renaler Zwergwuchs" sowie eine mäßige Anämie sind häufig vorhanden. Als weitere Entwicklungsstörungen wurden Lippen- und Gaumenspalten (FANCONI), hypoplastische Hufeisennieren (CLARKE) und kongenitale Kardiopathien (ROYER) beschrieben.

Pathologische Anatomie

Autoptisch sind die Nieren geschrumpft. Im histologischen Bild sind vor allem Interstitium und tubuläres System befallen. Die proximalen Tubuli zeigen eine Hypertrophie oder Atrophie, die distalen Tubuli sind mäßig erweitert und geschlängelt. Auffallend ist eine Verdickung der Basalmembran im distalen Teil des

Nephrons. An der Umschlagstelle der Henleschen Schleife finden sich cystische Dilatationen. Auch die Glomerula können cystisch dilatiert sein und atrophische Gefäßschlingen aufweisen. Meist weisen sie eine verdickte Bowmansche Kapsel und Hyalinisierungen wechselnden Ausmaßes auf.

Der Erbmodus soll nach FANCONI autosomal recessiv sein. Eine verminderte Konzentrationsfähigkeit der Niere wird als Heterozygotenmerkmal angesehen (FANCONI; GRÜTTNER und LENZ; BROBERGER).

Akro-Osteolyse

Eine globale Niereninsuffizienz kann sich — wahrscheinlich sekundär — bei der essentiellen Akro-Osteolyse (MARIE u. Mitarb.) entwickeln. Es wurden davon sowohl Einzelfälle, wie ein familiäres Auftreten mit dominantem Erbgang beschrieben.

Nagel-Patella-Syndrom

(Arthro-Onychodysplasie, hereditäre Onycho-Osteodysplasie, hereditäre Onychomesodysplasie)

Das Nagel-Patella-Syndrom ist charakterisiert durch das Fehlen oder durch die rudimentäre Ausbildung der Daumennägel; Fehlen oder Dislokalisation der Patella, Defekte an den Ellenbogen und „iliac" Hörnern (MCCHISKEY; ÖSTERREICHER; SCHRÖDER).

Die Nierenerkrankung manifestiert sich in einer Proteinurie (0,6—7‰ Esbach), Leukocyturie und Erythrocyturie.

Nach autoptischen Befunden handelt es sich bei der chronischen Nierenerkrankung um eine Glomerulonephritis (BRIXER u. Mitarb.), nach bioptischen um eine chronische Pyelonephritis (WHALEN und MCINTOSH). Züge einer „hereditären Nephritis", wie Katarakt und Schwerhörigkeit, bestehen in der von HAWKINS beschriebenen Familie.

Partielle oder totale Lipodystrophie

Über die Hälfte der Fälle von Lipodystrophie zeigen entweder eine chronische Glomerulonephritis oder Pyelonephritis (SENIO und GELLIS).

Chronische endemische Nephropathie (Balkan-Nephritis)

In einigen Ländern Südost-Europas (Jugoslawien, Rumänien, Bulgarien) wurde das endemische Auftreten einer chronischen Nierenerkrankung beschrieben, welche histologisch dem Bild einer chronisch-interstitiellen Nephritis gleicht. Erst nach dem zweiten Weltkrieg fand das Leiden besondere Aufmerksamkeit. Wahrscheinlich ist die Erkrankung schon früher vorhanden gewesen, wie aus Eintragungen in den Kirchenbüchern hervorgeht.

BRUCKNER u. Mitarb. weisen darauf hin, daß von dem rumänischen Pathologen BABES bereits 1905 eine „hypogenetische Nephritis" beschrieben wurde, welche sich durch eine extreme Nierenschrumpfung auszeichnete und in die bisher bekannten Nierenerkrankungen nicht einzuordnen war. Verblüffende Parallelen im makroskopischen und mikroskopischen Bild lassen eine Identität der „hypogenetischen Nephritis" mit der chronisch endemischen „Balkan-Nephritis" vermuten. Die ersten Veröffentlichungen entstammen den Federn von DANILOVIC u. Mitarb. (1957) und MILOJCIC (1960) aus Jugoslawien, TONEA u. Mitarb. (1958) aus Rumänien und TANCEV (1959) sowie PUHLEV u. Mitarb. (1960) aus Bulgarien.

Epidemiologie und Häufigkeit

Die Krankheit tritt in Jugoslawien vor allem in Dörfern auf, welche an den Ufern der Flüsse Sava, Orina, Kolubara, Morava und Donau liegen und gelegent-

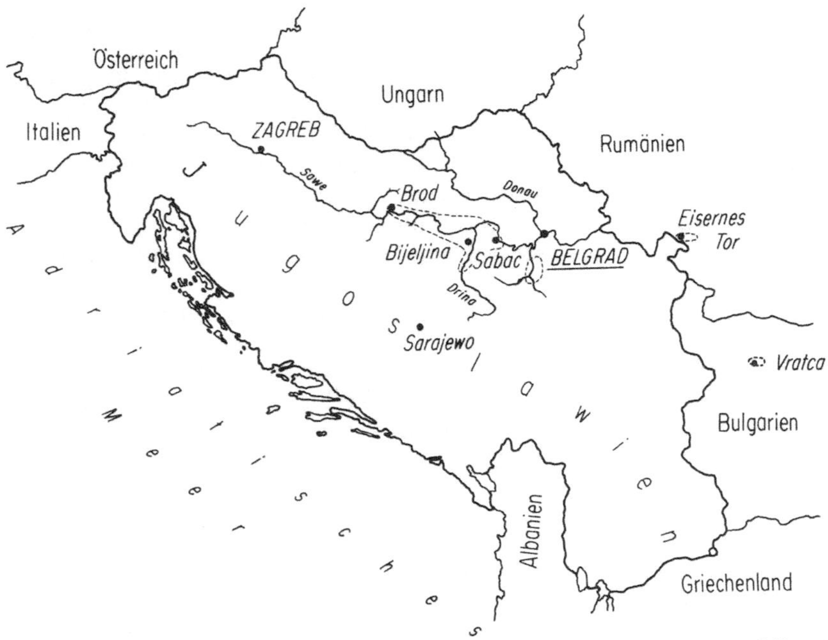

Abb. 6. Geographische Verteilung der chronisch-endemischen Nephropathie in Jugoslawien. (Nach RADONIC)

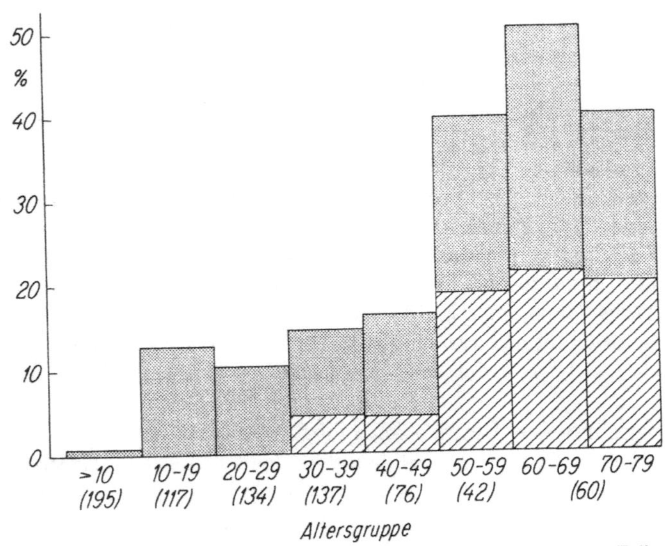

Abb. 7. Altersverteilung von Proteinurie und Azotämie in der Bevölkerung von Velino Selo. (Nach GRIGGS und HALL). ▒ % Proteinurie der Altersgruppe, ▨ davon % mit Azotämie

lich unter Überschwemmungen zu leiden haben (Abb. 6). Sie wird in Gebirgsgegenden nicht mehr beobachtet. Die Bevölkerung dieser Bezirke ist vor allem landwirtschaftlich tätig und leidet zum Teil an Vitaminmangelzuständen.

Aus Rumänien liegen Berichte über Erkrankungsfälle in der Gegend von Oravita, Banat und Oltenien vor. In Bulgarien ist die Gegend von Vratcain besonders betroffen.

Erstaunlich hoch liegt die Mortalitätsrate an Nierenerkrankungen. So berichten PUHLEV u. Mitarb., daß in den Jahren 1944—1958 in 14 Dörfern mit einer Gesamtbevölkerung von 18982 Einwohnern 1116 Patienten verstarben. Bei 258 = 23,1% von ihnen war eine chronische Nierenerkrankung die Todesursache. Ähnlich hoch liegt die Mortalität in den betroffenen Gegenden Rumäniens (300 Todesfälle an Nierenerkrankungen auf 100000 Einwohner). In Jugoslawien wird in den betroffenen Gegenden die Erkrankungsrate auf 2,7—9,7% aller Einwohner geschätzt, wobei die Verdachtsfälle bis 15,7% betragen sollen. LUKIC u. Mitarb. kommen in ihren statistischen Untersuchungen sogar auf mehrere tausend Nierenkranke. Allein in einer Ortschaft war von 180 untersuchten Familien mindestens jeweils ein Mitglied von 55 Familien erkrankt (RADONIC).

Nach neueren Schätzungen liegt die Erkrankungshäufigkeit bei ca. 20000, davon 3000 Fälle in Bosnien, 700—1000 in Kroatien, 4000 in Serbien, 8000 im Morava-Distrikt und je 3000 in Bulgarien und Rumänien (Report of the WHO).

Frauen erkranken häufiger als Männer (Verhältnis 68,2:31,8 nach PUHLEV u. Mitarb.). Das Alter der Patienten variiert zwischen 12 und 74 Jahren. Über die Alterseinteilung von Proteinurie und Azotämie informiert Abb. 7.

Klinisches Bild und Laboratoriumsbefunde

Die meisten Erkrankungen wurden bisher im Rahmen einer systematischen Untersuchung aufgedeckt.

Das Leiden entwickelt sich schleichend, meist unbemerkt bis zur Urämie. In keinem einzigen Fall sah man bisher einen akuten Beginn, der auf eine infektiöse Ätiologie hätte schließen lassen.

Subjektiv sind Abgeschlagenheit, leichte Ermüdbarkeit und Schmerzen in der Nierengegend vorhanden. Erst im fortgeschrittenen Stadium bestehen Allgemeinbeschwerden wie bei schwerer Niereninsuffizienz.

Eine blaßbraune Hautfarbe der Kranken fällt auf, die Haut der Handflächen und Füße zeigt eine eigenartige Gelbfärbung.

Im Frühstadium und bei den Verdachtsfällen ist meist nur ein krankhafter Urinbefund vorhanden. Die Proteinurie steigt selten über 1‰ Esbach (PUHLEV u. Mitarb.) bzw. 1 g/l (RADONIC u. Mitarb.) an.

Während RADONIC u. Mitarb. den geringfügigen Sedimentbefund (vereinzelt Ery und Leuko, hyaline und granulierte Cylinder) betonen, berichten PUHLEV u. Mitarb. über eine Hämaturie bei 53 von 72 Kranken, davon 18 mit einer Makrohämaturie. Im erwähnten Krankengut war eine Leukocyturie bei 30% vorhanden, in 40% fanden sich pathologische Keime (Coli, Enterokokken, B. proteus) im Urin.

Eine Steigerung des Blutdrucks gehört nicht zu dem Krankheitsbild, ein diastolischer Druck über 100 wird lediglich bei urämischen Kranken gefunden. Das Vorhandensein von Ödemen ist ebenfalls eine Seltenheit, insbesondere kommen keine nephrotischen Syndrome vor. Von den Nierenfunktionsproben sind im kompensierten Stadium ohne Erhöhung der Retentionswerte im Blut Konzentrationsversuch, Phenolrotprobe sowie die PAH-Clearance vermindert, während Inulin-Clearance bzw. endogene Kreatinin-Clearance normal oder nur gering erniedrigt sind (GRIGGS und HALL).

Auch bei bereits erhöhten Retentionswerten fällt eine stärkere Herabsetzung des CPAH auf, so daß die Funktionsstörung vorwiegend im Tubulus bzw. Interstitium lokalisiert werden muß. Bei Kranken mit ausgeprägter Urämie lassen die Clearancewerte eine globale Störung von Tubulus- und Glomerulumfunktion erkennen, wie sie auch von anderen Nierenleiden her bekannt ist. Mit zunehmender Urämie steigt das Chlorid im Serum an, pH und Bicarbonat fallen ab. Im Gegensatz zur chronischen Pyelonephritis (LATHEM) ist das Serumkalium erniedrigt (GRIGGS und HALL).

Als Frühsymptom wird immer wieder eine normochrome Anämie, gelegentlich aber auch eine hypochrome Anämie bei normalem Plasma-Eisenspiegel beschrieben, die auch ohne ausgeprägte Niereninsuffizienz vorhanden sein kann. Es wurde daher vermutet, daß die selten auftretende aplastische Anämie eine unabhängige Manifestation desselben pathogenen Agens, welches auch die Niere schädigt, darstellt. Getüpfelte Erythrocyten, als Hinweis auf eine chronische Bleivergiftung, fehlen. Anhand der bis jetzt vorliegenden Veröffentlichungen läßt sich nicht entscheiden, ob diese Anämie von der gewöhnlich bei Niereninsuffizienz auftretenden Blutarmut abzugrenzen ist.

Die Leukocyten im peripheren Blut liegen im Bereich der Norm. Nur gelegentlich ist eine leichte Leukopenie vorhanden.

Im Knochenmark fällt ein zellarmes Mark mit verminderter Erythropoese auf. Retikuläre Zellen sind deutlich, Eosinophile und Plasmazellen weniger ausgeprägt vermehrt. Die Neutrophilen zeigen toxisch degenerative Veränderungen.

Die Blutsenkungsgeschwindigkeit zeigt eine leichte Erhöhung. Bei der elektrophoretischen Untersuchung der Plasmaproteine fällt eine leichte Hypalbuminämie mit Erhöhung der α_2- und γ-Globuline auf. Im Stadium der Urämie sind die charakteristischen humoralen Veränderungen der Retentionswerte und des Elektrolythaushaltes zu konstatieren.

Pathologische Anatomie

Autoptisch fallen ausgeprägte konzentrische Schrumpfnieren auf, wobei das Nierengewicht bis auf 40 g vermindert sein kann (HALL u. Mitarb., DANILOVIC, IGNJAČEV u. Mitarb., PUHLEV u. Mitarb., RADONIC u. Mitarb.). Die subcapsuläre Oberfläche ist glatt bis feingranuliert, die Schnittfläche sieht einheitlich grau aus. Mikroskopisch findet man eine Atrophie des tubulären Systems vorwiegend in der subcapsulären Zone der Rinde, wobei die Glomerula hyalinisiert und die Tubuli durch eine diffuse Fibrose kaum noch abzugrenzen sind. Auffällig ist das Fehlen einer cellulären Infiltration. In den tieferen Rindenbezirken bleiben bei überwiegendem Befall der Tubuli die Glomerula relativ ausgespart (Abb. 8). Letztere sind normal oder weisen eine verschieden ausgeprägte axiale Sklerose und gelegentlich eine geringe Zunahme der Endothelzellen auf. Auch hier besteht eine diffuse interstitielle Fibrose ohne oder mit nur geringer zelliger Infiltration.

Im Bereich der Rinden-Mark-Grenze und am angrenzenden Mark zeigen einzelne Tubuli hyperplastische Epithelien mit Mitose-Figuren.

Für die Pathogenese wichtig sind Frühveränderungen, wie sie von HALL u. Mitarb. anhand bioptischer Untersuchungen an Verdachtsfällen und Frühstadien der Erkrankung herausgearbeitet wurden. Hier finden sich an den Glomerula keinerlei pathologische Veränderungen. Einzelne Tubuli zeigen eine unterschiedliche Anfärbbarkeit der Epithelien, andere sind atrophisch. Eine fokale interstitielle Fibrose ohne celluläre Infiltration ist charakteristisch (Abb. 9).

Mit der PAS-Färbung läßt sich eine Verdickung der tubulären Basalmembran nachweisen.

Am Gefäßsystem zeigen lediglich einzelne Arterien eine Mediaatrophie. Obliterierte Veränderungen sind nicht vorhanden.

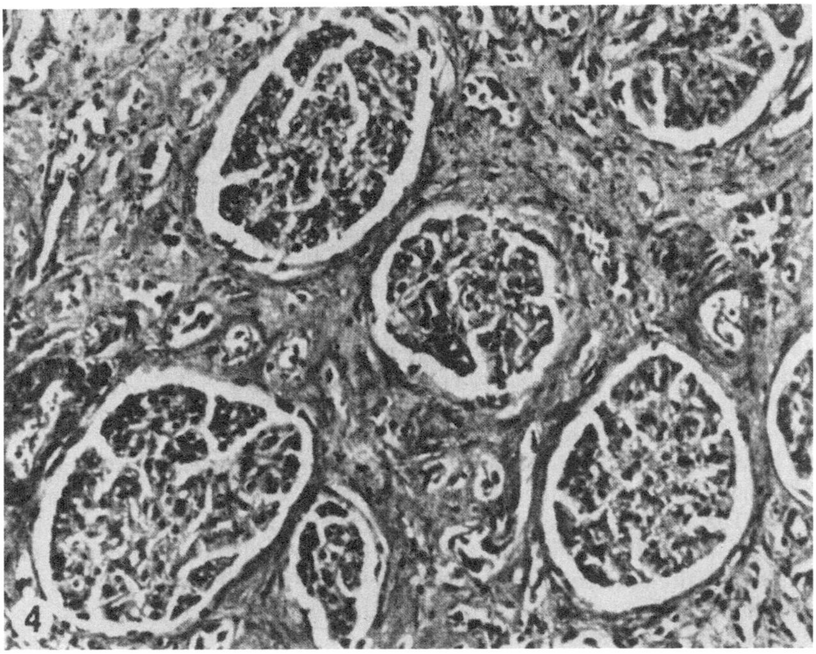

Abb. 8. Fortgeschrittene Atrophie des tubulären Systems mit relativ gut erhaltenen Glomerula. Bemerkenswert ist das Fehlen einer cellulären Infiltration im fibrosierten Interstitium. Hämatoxylin-Eosin-Färbung. [Nach Hall u. Mitarb.: Amer. J. Med. **39** 210 (1965)]

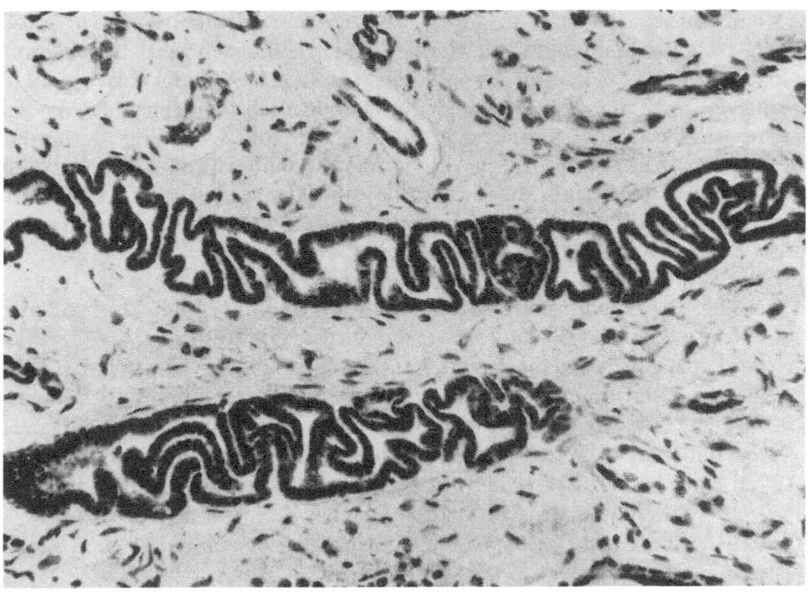

Abb. 9. Proliferation des Tubulusepithels. Vergr. 200fach. (Nach Griggs und Hall)

Zusammenfassend zeichnet sich der histologische Befund bei der Balkan-Nephritis durch folgende Besonderheiten aus:

1. Tubuli und Henlesche Schleife sind zuerst befallen.
2. Die Glomerula zeigen zunächst keinerlei Veränderungen. Treten sie auf, so sind sie als sekundär, wahrscheinlich durch Strangulation der Gefäße infolge interstitieller Narben bedingt, anzusehen.

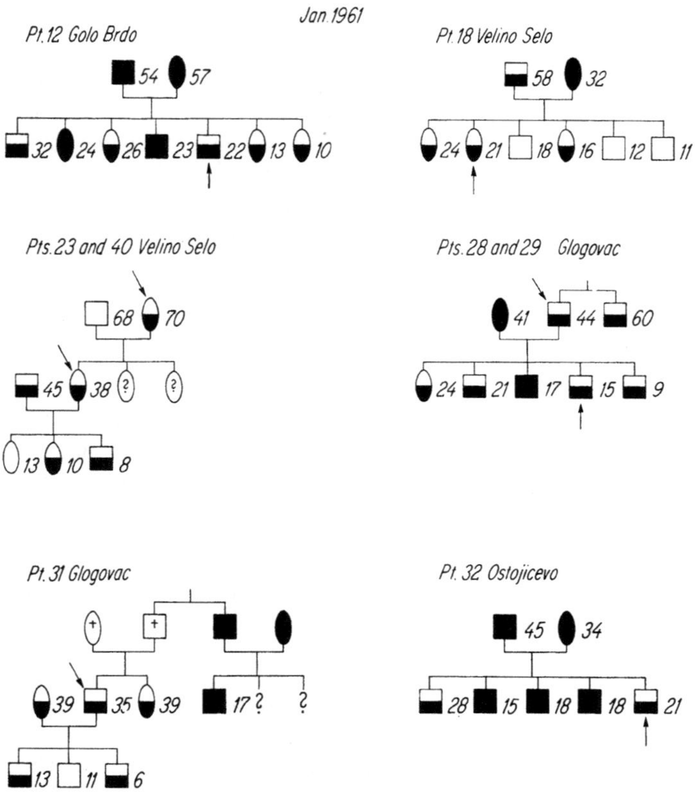

Abb. 10. Familiäres Auftreten der chronisch endemischen Nephritis in Bijeljina (Jugoslawien). (Nach Griggs und Hall). ■ Tod durch Urämie, ⬓ Nephropathie

3. Das Fehlen von Entzündungszeichen als Hinweis gegen eine infektiöse Ätiologie.

Man muß aus diesen Beobachtungen schließen, daß der Prozeß bei endemischer Nephropathie wahrscheinlich als tubuläre Atrophie mit Ödem beginnt und mit einer interstitiellen Fibrose einhergeht.

Die histo-pathologischen Veränderungen ähneln sehr denen bei Cadmiumvergiftung (Kazantzis u. Mitarb.) oder chronischer Bleivergiftung. Dies führte dazu, Schwermetalle als kausale Faktoren anzuschuldigen.

Epidemiologische Untersuchungen zur Ätiologie

1. Heredität

Mehrere Erkrankungsfälle in zwei bis drei Generationen einer Familie erwecken den Verdacht auf hereditäre Einflüsse (Abb. 10). Gegen eine Erbkrankheit sprechen aber verschiedene Befunde.

Einmal erkranken Familien, welche von außerhalb in die endemischen Bezirke einwandern, nach 6—10 Jahren. Zum anderen manifestiert sich die Krankheit bei Individuen, welche nach einigen Jahren auswandern, nicht. Schließlich erkranken Personen, welche heiraten und in die endemischen Gebiete einwandern, ihre Geschwister aber nicht.

2. Infektion

Die Tatsache, daß vor allem Landwirte von der Erkrankung betroffen sind, die in Ortschaften in Flußnähe wohnen, könnten für eine infektiöse Genese sprechen. Die Krankheit ist jedoch nicht übertragbar. Leptospiren- und Streptokokkeninfektionen sind häufig. Gegen eine solche Pathogenese sprechen jedoch das Fehlen von Entzündungszeichen im histologischen Bild und negative bakteriologische und serologische Befunde. Außerdem finden sich „nephritogene" Streptokokken bei betroffenen und nicht betroffenen Individuen in derselben Häufigkeit. Allerdings läßt sich die Möglichkeit nicht ausschließen, daß die Erkrankung Spätfolge einer früher abgelaufenen Entzündung, ähnlich wie bestimmte Formen der Lebercirrhose, ist.

3. Schwermetalle

Das Auftreten einer chronischen Nierenerkrankung in Australien (HENDERSON) infolge Bleivergiftung legt Analogien zur Balkan-Nephritis nahe.

Untersuchungen des Bleispiegels im Blut und der Bleiausscheidung im Urin erbrachten in der Mehrzahl der Fälle normale Werte (PUHLEV u. Mitarb.; DANILOVIC). Auch nach EDTA-Provokation ist die Urinausscheidung von Blei bei endemischer Nephritis nicht höher als bei Kontrollfällen; weiter macht der klinische Befund, insbesondere das Fehlen einer Hypertonie, Blei als Ursache unwahrscheinlich. Ebenfalls nicht erwiesen ist eine Kombination von Uran und Bleivergiftung als Noxe.

Bei Industriearbeitern in England und Schweden, welche längere Zeit Cadmiumstaub ausgesetzt sind, entwickelt sich ein Krankheitsbild mit langsam progredienter Niereninsuffizienz, gewöhnlich ohne Hypertonie. Die pathologisch-anatomischen Veränderungen sind ähnlich, aber nicht identisch. Das Trinkwasser enthält keine meßbaren Mengen von Cadmium, die Ernährung ist aber cadmiumreicher als in den USA. Eine erhöhte Konzentration von Cadmium in der Niere wurde bei fünf Fällen nicht gesehen. Lediglich eine erhöhte Konzentration von Nickel konnte bei spektrographischen Untersuchungen in der Niere — genauso wie in nicht endemischen Bezirken — nachgewiesen werden.

Für eine chronische Intoxikation mit Schwermetallen besteht nach den bisherigen Untersuchungen keinerlei Anhalt. Auch die Vermutung, nicht eine Akkumulation sondern ein Defizit eines oder mehrerer Spurenelemente, welche zu einer Aktivierung von Enzymsystemen führen (DAMMIN), spiele ätiologisch eine Rolle, entbehrt konkreter Hinweise.

Diagnose und Differentialdiagnose

Das Auftreten einer chronischen Niereninsuffizienz ohne Hinweise für ein akutes Stadium in endemischen Bezirken Jugoslawiens, Bulgariens oder Rumäniens macht die Diagnose einer endemischen Nephropathie wahrscheinlich. Ein blaß-braunes Hautkolorit und die charakteristische Gelbfärbung der Handflächen und Fußsohlen sowie der häufig fehlende Foetor uraemicus stellen weitere Hinweise dar. Die bei chronischen Glomerulonephritiden und Pyelonephritiden meist bestehende Blutdrucksteigerung, das Fehlen von Ödemen und das Vorhandensein einer ausgeprägten Anämie sichern die Diagnose.

Die Abgrenzung des Leidens gegenüber einer chronischen nicht obstruktiven Pyelonephritis geht aus einer Tabelle von REUBI hervor.

Therapie

Eine ätiologische Therapie der Krankheit ist bisher nicht möglich. Da die meisten Fälle erst im ausgeprägten Stadium der Niereninsuffizienz zur Beobachtung kommen, ist lediglich eine symptomatische Behandlung möglich. Inwieweit sich das Leiden durch allgemein hygienische und prophylaktische Maßnahmen bessern läßt, bleibt abzuwarten. Es ist jedoch zu wünschen, daß bei besserer Kenntnis des Krankheitsbildes sich entsprechend wirksame Behandlungsmöglichkeiten finden lassen.

Epidemisches hämorrhagisches Fieber mit renalem Syndrom

Als endemisches hämorrhagisches Fieber mit renalem Syndrom wird eine akute Erkrankung unklarer Ätiologie (Virus ?) bezeichnet, welche im Frühling und Herbst in bestimmten Gebieten vor allem Nord- und Ostasiens auftritt und durch Fieber, Erbrechen, schwerste Abgeschlagenheit, hämorrhagische Erscheinungen, Hypotonie, Schock und Niereninsuffizienz charakterisiert ist.

Auf die Krankheit aufmerksam wurde man im Westen, als während des Koreakrieges 1951 eine bisher unbekannte Krankheit endemisch bzw. epidemisch im Frühling und Herbst auftrat. Eine ähnliche Krankheit war bereits von russischen Autoren (Literatur bei CHUMAKOV, SMORODINTSEV, CHUDAKOV und CHURILOV) zunächst im Bereich des unteren Amurbeckens einschließlich Primarskoje und von japanischen Forschern jenseits des Amurs in seinen Zuflußgebieten der Mandschurei beobachtet worden. Ob die später auf den Philippinen, in Thailand, Singapur, Argentinien (PIROSKY u. Mitarb.) und Bolivien (STINEBAUGH u. Mitarb.) beobachteten, unter der Bezeichnung „epidemisches hämorrhagisches Fieber" laufenden Erkrankungen damit identisch sind, ist noch zweifelhaft.

Dagegen ist die in den nordischen Staaten vorhandene, epidemische Nephropathie nach GAJDUSEK dazuzurechnen. Ob die in Jugoslavien von RISTIC beschriebene „akute epidemische Glomerulonephritis", welche von RADOSEVIC und MOHACEK mit der Nephropathia epidemica verglichen wurde, in die Gruppe der hämorrhagischen Fieber mit renalem Syndrom einzuordnen ist, erscheint ebenfalls fraglich.

Geographische Verbreitung

Über die geographische Verbreitung orientiert Abb. 11. In der Karte sind die russische „Spring-Sommer-Encephalitis-Gruppe" der hämorrhagischen Fieber und das in Südrußland auftretende hämorrhagische Fieber ebenfalls verzeichnet. Beide Erkrankungen scheinen jedoch mit dem epidemischen hämorrhagischen Fieber mit renalem Syndrom nicht identisch zu sein.

Epidemiologie

Sporadische Erkrankungen treten das ganze Jahr hindurch auf. In trockenen Jahreszeiten mit geringen Niederschlagsmengen häufen sich die Erkrankungen, so daß Gipfel jeweils im Mai—Juni (Ende Frühjahr, Anfang Sommer) und Oktober—November (Herbst) zu verzeichnen sind. Es wurden hauptsächlich

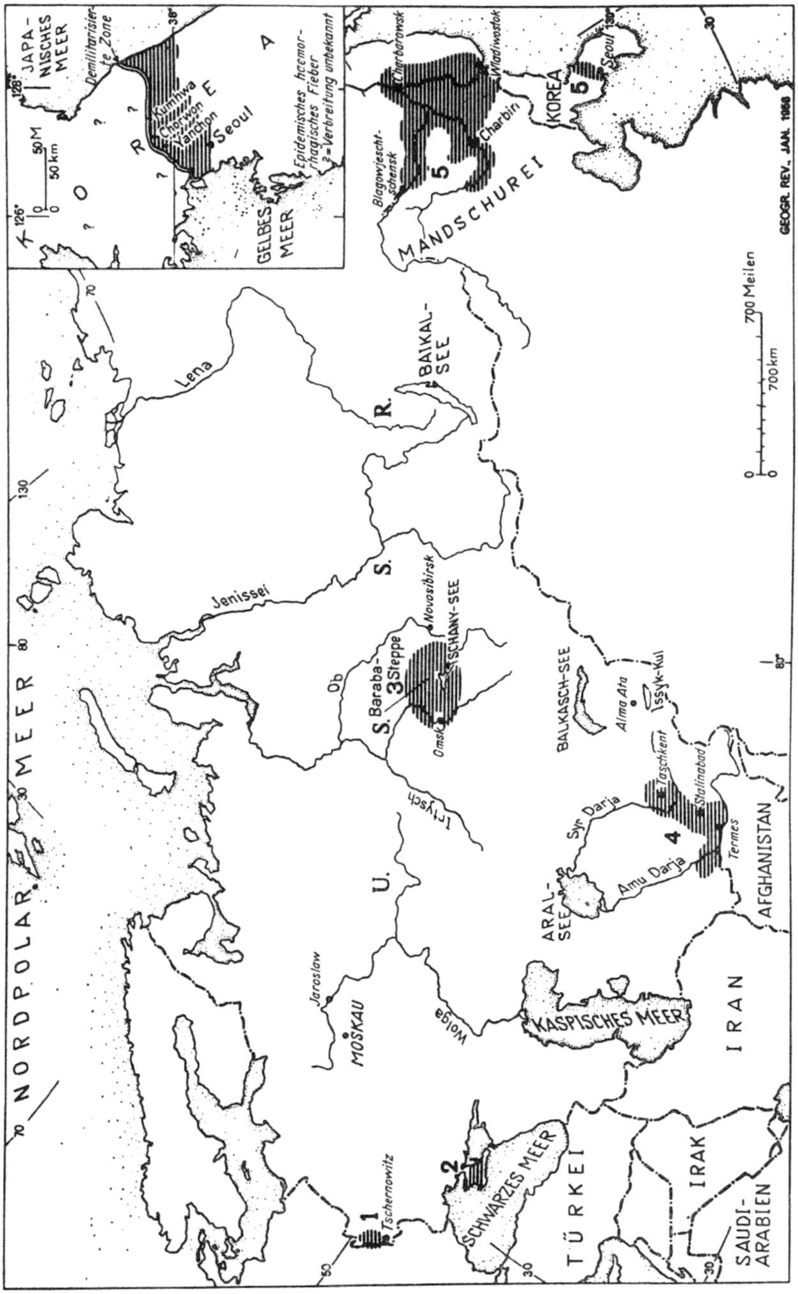

Abb. 11. Geographische Verteilung des epidemischen hämorrhagischen Fiebers mit renalem Syndrom. [Nach D. C. Gajdusek: Klin. Wschr. 34, 769 (1956)]

Einzelerkrankungen beobachtet, nur $^1/_{10}$ der Fälle traten in Gruppen oder örtlichen Epidemien auf.

Betroffen sind alle Altersstufen, beide Geschlechter und alle Rassen.

Was die Häufigkeit betrifft, so wurden bisher über 3000 Fälle bei den UN-Truppen in Korea beobachtet. Russische und japanische Forscher erzeugten die typische Krankheit durch Übertragung von Serum und Urin auf gesunde freiwillige Versuchspersonen (MAYER). Eine Übertragung der Krankheit gelang ebenfalls aus bakterienfreien Filtraten zerquetschter Milben [Euhaemogamasus nidi, Haemogamasus glasgovi und Histionyssus (Liponyssus) arricola] sowie aus Filtraten der Gewebe von Feldmäusen (z.B. Apodemus agrarius). Direkte Übertragungen von Mensch zu Mensch scheinen nicht vorzukommen. Dagegen wurden Laborinfektionen beschrieben. Die Inkubationszeit beträgt 10—25 Tage (1—5 Wochen).

Klinischer Verlauf, Pathologie und Pathophysiologie

Der klinische Verlauf ist bei den meisten Erkrankten recht typisch. Alle Patienten weisen eine Proteinurie auf sowie Petechien, außerdem in gewissem

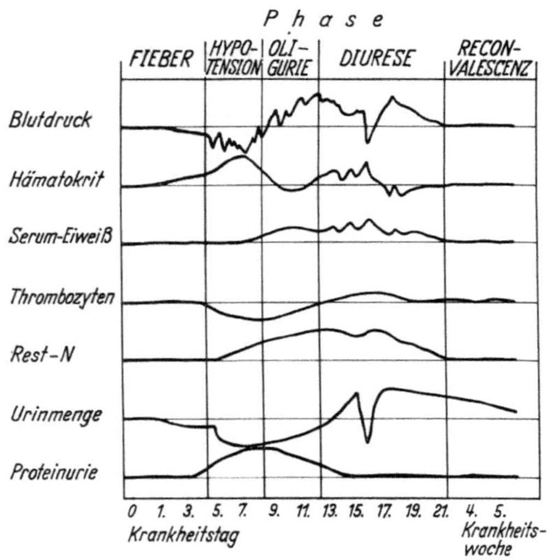

Abb. 12. Schematische Darstellung von Laboratoriumsbefunden im Verlauf des epidemischen hämorrhagischen Fiebers. [Nach D. C. GAJDUSEK: Klin. Wschr. **34**, 769 (1956)]

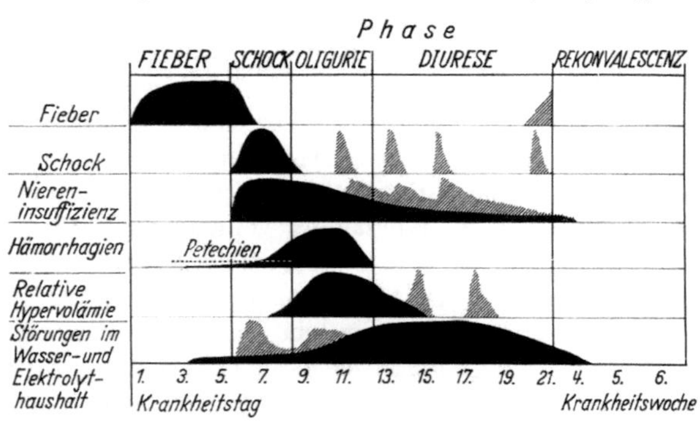

Abb. 13. Schematische Darstellung der klinischen Symptomatik beim schweren epidemischen hämorrhagischen Fieber. [Nach D. C. GAJDUSEK. Klin. Wschr. **34**, 769 (1956)]

Ausmaß Hämokonzentration, Hypotonie und Niereninsuffizienz. Als Folge dieser Störungen entwickelt sich in etwa 20% der Fälle ein schwerer Schock mit nicht mehr meßbaren Blutdruckwerten, erheblichen Blutungen, Flüssigkeits- und Elektrolytstörungen (POWELL). Schematisch läßt sich der Verlauf nach SHEEDY u. Mitarb. in fünf Stadien einteilen (Abb. 12, 13).

1. Febrile Phase

Als Prodromalerscheinungen kommen bei $^1/_5$ der Kranken leichte respiratorische Infekte oder gastrointestinale Symptome vor. Erhebliche Kopfschmerzen und gelegentlich auch Photophobie können vorhanden sein. Charakteristisch sind hohes Fieber, Abgeschlagenheit und Übelkeit sowie ein Flush von Gesicht und Nacken, Rötung der sichtbaren Schleimhäute und eine Conjunctivitis.

Die febrile Phase dauert etwa 3—8 Tage. Gegen Ende sieht man Petechien an Haut und Schleimhäuten. Im Blut steigen die Leukocyten an, der Hämatokrit nimmt zu, es tritt eine zunächst leichte Proteinurie auf.

Das Auftreten eines intensiven Flush schon in den ersten Stunden weist auf eine Vasodilatation der peripheren kleinen Gefäße hin. Die Gefäßerweiterung läßt sich an den Capillaren des Nagelfalzes beobachten (GREIS).

Wie Clearance-Untersuchungen ergeben haben, besteht eine normale oder sogar erhöhte Durchblutung der Nieren (SYNER und MARKELS; EARLE). Es ist daher anzunehmen, daß abgesehen von einer Gefäßerweiterung keine weiteren Veränderungen der Niere vorhanden sind (OLIVER und McDOWELL).

2. Hypotone Phase

In diesem Stadium stehen vasculäre Störungen im Vordergrund. Eine Hypotonie kann sich plötzlich während der Entfieberung entwickeln; sie hält meist 1—3 Tage an. Klinisch fällt auf, daß trotz der Hypotonie oder sogar des Schocks die Extremitäten warm bleiben, also eine erhebliche arterioläre Dysfunktion vorhanden ist. Es tritt eine abrupte Sequestration von Plasma aus den infektiös geschädigten Capillaren auf, erkenntlich am Anstieg des Hämatokrits bis auf 70%. Autoptisch findet man das sequestrierte Plasma im retroperitonealen Raum. Als Folge davon kommt es zur Abnahme des zirkulierenden Blutvolumens (ENTWISLE und HALE). Diese, sowie der verminderte arterielle Tonus führen zu Hypotonie und schließlich zum Schock. Während die Clearance-Werte für PAH und Inulin im febrilen Stadium normale Befunde ergeben, tritt jetzt eine abrupte Erniedrigung besonders der Nierendurchblutung auf. Dies ist auch dann der Fall, wenn klinisch Symptome eines Schocks fehlen (SYNER und MARKELS; EARLE; FROEB und McDOWELL). Ein Schock wird etwa in der Hälfte der mit Oligurie einhergehenden Fälle beobachtet, so daß der Blutdruckabfall allein nicht Ursache der Nierenerkrankung sein kann (RUBINI u. Mitarb.). Die Proteinurie nimmt häufig innerhalb weniger Stunden zu, es kommt zur Oligurie (SWIFT). Auch ist die Depression der tubulären Funktionen, gemessen mit der Tm Glucose und Tm_{PAH} im Vergleich zur Einschränkung der Filtrationsrate ausgeprägter und damit vom typischen Bild des akuten Nierenversagens verschieden. Als morphologisches Korrelat sieht man Eiweiß in der Bowmanschen Kapsel und Bereiche mit intertubulärem Ödem in Rinde und Mark (OLIVER und McDOWELL). Im peripheren Blutbild fällt eine Thrombopenie auf, welche zu den generalisierten capillären Blutungen beiträgt. Die anfangs normalen oder gering erniedrigten Leukocyten zeigen jetzt eine leukämoide Reaktion mit Leukocytenzahlen bis zum 100000/mm^3.

3. Oligurische Phase

Die oligurische Phase beginnt dann, wenn der Hämatokrit wieder abnimmt. Sie dauert etwa 3—5 Tage. Hautpetechien, Ekchymosen und Hämatome bei geringsten Traumen erreichen ihre stärkste Ausprägung, es kommt zu Hämatemesis, Maelena und Hämoptysen. Verwirrtheit und extreme Unruhe zeichnen das klinische Bild aus. Infolge ausgeprägter Niereninsuffizienz steigen die Retentionswerte im Serum an, bedrohlich wird die Hyperkaliämie. Morphologisch zeigen sich in den subcorticalen Zonen des Nierenmarkes zunächst infolge Diapedesis und dann Capillarruption hämorrhagische Bezirke (KESSLER).

Die Tubuli sind voneinander abgehoben und liegen in einer Masse nicht mehr zirkulierender Erythrocyten. Neben einer Kompression und damit Unterbrechung der Funktion der Tubuli in der subcorticalen Zone sind proximale und distale Tubuli dilatiert. Auch die Arteriae rectae der Papillen zeigen eine Stase mit Nekrosen. Darüber hinaus weisen schwergeschädigte Nieren eine Tubulorhexis und disruptive anoxische Schädigungen des proximalen Konvoluts auf (HÜLLINGHURST und STEER; LUKES; OLIVER und McDOWELL; STEER).

4. Diuretische Phase

Überleben und Wiederherstellung der Nierenfunktion hängen davon ab, ob eine adäquate Zahl von Nephren von der anoxischen Nekrose nicht betroffen ist (OLIVER und McDOWELL).

Das Auftreten einer oft erheblichen Diurese — es wurden Harnmengen bis zu 10 Liter/24 Std beobachtet — leitet die klinische Besserung ein. Auch in diesem Stadium drohen dem Kranken noch Gefahren infolge Hypokaliämie, Hypochlorämie und Lungenödem. Etwa $^1/_3$ aller Todesfälle werden nach Ingangkommen der Diurese verzeichnet. Die Niere ist zunächst, erkenntlich am niedrigen spezifischen Gewicht, noch nicht in der Lage, den Urin zu konzentrieren, die Proteinurie klingt ab und bildet sich vollkommen zurück.

5. Rekonvaleszenz

Die Rekonvaleszenz dauert etwa 3—12 Wochen, der Patient erholt sich langsam. Appetit und Wohlbefinden kehren wieder.

Diagnose

Mangels eines spezifischen Testes läßt sich die Diagnose nur anhand der klinischen Befunde stellen. Bei einer hochfieberhaften Erkrankung mit dem charakteristischen Flush und petechialen Blutungen liegt der Verdacht nahe (COUNTS; GANONG u. Mitarb.). Der weitere Verlauf mit Hypotonie oder Schock, Zunahme des Hämatokrits, Thrombocytopenie und Oligurie stützen die Diagnose. Die ausgeprägte Proteinurie zum Zeitpunkt der Entfieberung ist nahezu pathognomonisch.

Prognose

Die Letalität der Erkrankung schwankt zwischen 5—50% und ist damit deutlich geringer als diejenigen des akuten Nierenversagens anderer Ätiologie. Für den letalen Ausgang verantwortlich sind neben dem schweren Schock Dehydration mit Elektrolytstörungen, Infektionen und anderen Komplikationen der Urämie (KIM). Was die Restitution der Nierenfunktion betrifft, so hat sie sich nach 3—12 Monaten meist wieder vollkommen normalisiert (POWELL). In der Mehrzahl der Fälle steigt das spezifische Gewicht des Harns in dem Konzentrationsversuch bereits innerhalb weniger Wochen auf 1020 und mehr an, in 25% der Fälle dauert es 8 Wochen und in 9% etwa 12 Wochen bis ein spezifisches Gewicht von 1020 und mehr erreicht wird.

RUBINI u. Mitarb. fanden bei Nachuntersuchungen von 1416 Soldaten, welche an einem akuten hämorrhagischen Fieber mit renalem Syndrom erkrankt waren, lediglich viermal nach 2 Jahren noch eine deutliche Störung der Konzentrationsfähigkeit. Jedoch scheint die Anfälligkeit gegenüber anderen Nierenerkrankungen wie Pyelonephritis erhöht zu sein.

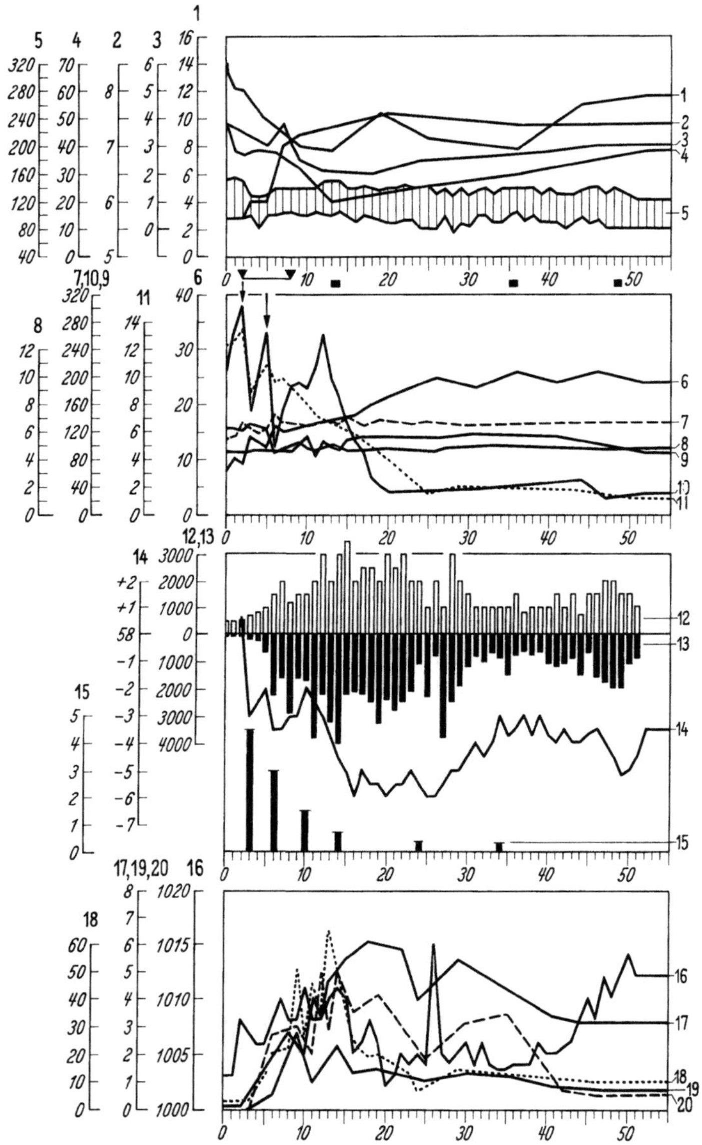

Abb. 14. Verlauf und Therapie bei einem Patienten mit hämorrhagischem Fieber und renalem Syndrom. [Nach L. SCHEIDOVA u. Mitarb.: Z. klin. Med. **158**, 508 (1965)]

1 Hämoglobinwerte in g/100 ml
2 Gesamteiweißgehalt im Serum in g/100 ml
3 Erythrocytenzahl in Mill.
4 Hämatokritwert in %
5 Systolischer und diastolischer Blutdruckwert RR mm Hg
6 Bicarbonatgehalt im Serum in mEq/l
7 Natriumgehalt im Serum in mEq/l
8 Kaliumgehalt im Serum in mEq/l
9 Chloridgehalt im Serum in mEq/l
10 Rest-N im Serum in mg-%
11 Kreatinin im Serum in mg-%
12 Flüssigkeitszufuhr in 1/24 Std
13 Diurese in 1/24 Std
14 Körpergewicht in kg
15 Eiweißausscheidung im Harn in ‰ Esbach
16 Spezifisches Gewicht des Harnes
17 Harnchloride in g/24 Std
18 Stickstoffgesamtausscheidung im Harn in g/24 Std
19 Gesamtnatriumausscheidung im Harn in g/24 Std
20 Gesamtkaliumausscheidung im Harn in g/24 Std
↓ Zeitpunkt der extrakorporalen Hämodialyse
■ Zeitpunkt der Verabfolgung von Blutkonserven
▾ Zeitdauer der Tracheotomie

Therapie

Antibiotica, Rekonvaleszentenserum und Nebennierenrindensteroide entfalten bei akutem hämorrhagischem Fieber keine Wirkung. Die Therapie ist im wesentlichen daher eine symptomatische. Im Vordergrund steht die Bekämpfung des Schocks, wobei die Infusion von Humanalbumin und pressorischen Substanzen (Noradrenalin) unter Kontrolle von Blutdruck und Hämatokrit sich bewährt hat. Im oligurischen Stadium wird das akute Nierenversagen mit den heute üblichen Methoden behandelt. Gelegentlich ist eine extrakorporale Hämodialyse indiziert und lebensrettend (Abb. 14).

Literatur

Hereditäre Nephropathie (Alport-Syndrom)

Zusammenfassende Darstellungen

Harris, H.: Genetic aspects of renal disease. In: Renal disease, edit. by D.A.K. Black. Oxford: Blackwell Sci. Publ. 1962.

Junod, J.-P.: Les néphropathie héréditaires avec atteinte oculaire et auditive. Actualités néphrologiques de l'Hôpital Necker, vol. I. Paris: Flammarion 1963.

Lenz, W.: Krankheiten des Urogenitalsystems. In: Humangenetik, Bd. III/1, hrsg. von P.E. Becker. Stuttgart: Georg Thieme 1964.

Opitz, J.: Hereditary hematuria. In: Hereditary, developmental and immunologic aspects of kidney disease, edit. by J. Metcoff. Detroit: Northwestern University Press 1962.

Perkoff, G.T.: Biology of pyelonephritis, edit. by E.L. Quinn and E.H. Kass. London: J.A. Churchill 1960. ~ Hereditary chronic nephritis. In: Disease of the kidney, edit. by M.B. Strauss and L.G. Welt. London: J.A. Churchill 1963. ~ Familial aspects of diffuse renal diseases. Ann. Rev. Med. **15**, 115 (1964). — **Poli, M.:** Nefropatie mediche bilaterale familiare. Turin: Minerva Medica 1953.

Stalder, G.: Idiopathische hereditäre Hämaturie (Alport's-Syndrom). In: Handbuch der Kinderheilkunde, hrsg. von H. Opitz u. F. Schmid, Bd. VII. Berlin-Heidelberg-New York: Springer 1966.

Einzelarbeiten

Addis, T.: Glomerular nephritis: Diagnosis and treatment. New York: McMillan 1948. — **Alport, A.C.:** Hereditary familial congenital haemorrhagic nephritis. Brit. med. J. **1927 I**, 504. — **Attlee, W.H.W.:** Three cases of recurrent haematuria occuring in one family. St. Bartholomew's Hospital J. **9**, 41 (1901).

Babes, V.: La néphrite hypogénétique. Sem. méd. **25**, 63 (1905). — **Berlyne, G.M.:** Familial nephritis. Manchester Med. Gaz. **41**, 26 (1962). — **Bode, P.:** Zur Frage der familiären Disposition bei Scharlachnephritis. Jb. Kinderheilk. **79**, 438 (1914). — **Braun, F.C.,** and **J.F. Bayer:** Familial nephrosis associated with deafness and congenital urinary tract anomalies in siblings. J. Pediat. **60**, 33 (1962). — **Brill, N.E.,** and **A. Libman:** A contribution to the subject of chronic interstitial nephritis and arthritis in the young, and family nephritis. J. exp. Med. **4**, 541 (1899).

Chappell, J.A., and **W.M. Kelsey:** Hereditary nephritis. Amer. J. Dis. Child. **99**, 401 (1960). — **Clark, N.S.:** Familial renal insufficiency. Arch. Dis. Childh. **26**, 351 (1951). — **Cohen, A.L.:** Nefropatia hematurica familiar. Rev. Asoc. méd. argent. **76**, 89 (1962). — **Cohen, M.M., G. Cassady,** and **B. Hanna:** A genetic study of hereditary renal dysfunction with associated nerve deafness. Amer. J. hum. genet. **13**, 379 (1961). — **Cruze-Coke, R.:** A genetic study of blood pressure in chronic pyelonephritis. Acta genet. (Basel) **11**, 58 (1961).

Dickinson, W.H.: Disease of the kidney, characterised by albuminuria. In: Albut's; A system of medecine, vol. 4, p. 352. New York: McMillan 1875. — **Dubach, W.C.,** and **O.R. Gsell:** Alport's-syndrom. Lancet **1962 I**, 159.

Eason, J., G.L.M. Smith, and **G. Buchanan:** Hereditary and familial nephritis. Lancet **1924 II**, 639. — **Eichhorst, H.:** In: H. Senator: Erkrankungen der Nieren. Spezielle Pathologie und Therapie, hrsg. von H. Nothnagel, Bd. 19. Wien 1899. — **Ellenberg, S.L.,** and **A.T. Martin:** Acute nephritis simultaneously affecting three siblings. Arch. Pediat. **57**, 38 (1940). — **Ernstene, A.C.,** and **G.D. Robb:** Familial epidemic of acute, diffuse glomerulonephritis. J. Amer. med. Ass. **97**, 1382 (1931).

Fahr, Th.: Über pyelonephritische Schrumpfniere und hypogenetische Nephritis. Virchows Arch. path. Anat. **301**, 140 (1938). — **Fishberg, A.M.:** Hypertension and nephritis, V. edit.

Philadelphia: Lea & Febiger 1954. — **Förster, R.:** Über Schrumpfnieren im Kindesalter. Jb. Kinderheilk. **26**, 38 (1887). — **Fröhlich, T.:** Zwei Fälle von hereditärer, familiärer kongenitaler Nephritis. Jb. Kinderheilk. **64**, 244 (1906). — **Fuhrmann, W.:** Ein erbliches Nierenleiden mit dem Leitsymptom der Hämaturie. Z. Kinderheilk. **82**, 514 (1959). ~ Das Syndrom der erblichen Nephropathie mit Innenohrschwerhörigkeit (Alport-Syndrom). Dtsch. med. Wschr. **88**, 525 (1963).

Gagnon, J., L. Archambault, J.R. Ducharme et **N. Katyk-Longtin:** Zit. nach Siebner, H., u. Mitarb., Rev. canad. Biol. **22**, 133 (1963). — **Glaser, F.:** Über juvenile primäre Schrumpfniere. Jb. Kinderheilk. **87**, 95 (1918). — **Goldbloom, R.B., F.C. Fraser, D. Waugh, M. Aranovitch,** and **F.W. Wiglesworth:** Hereditary renal disease associated with nerve deafness and ocular lesions. Pediatrics **20**, 241 (1957). — **Goldman, R.,** and **G.C. Haberfelde:** Hereditary nephritis, report of a kindred. New Engl. J. Med. **261**, 734 (1959). — **Goodheart, J.F.:** In: J.M. Keating, Acute and chronic bright's disease. Cyclopedia of disease of children, vol. 3, p. 532. Philadelphia: J.B. Lippincot & Co. 1890. — **Graham, J.B.:** Hereditary chronic kidney disease: An alternative to partical sex-linkage in the Ulah kindred. Amer. J. hum. Genet. **11**, 333 (1959). ~ Chronic hereditary nephritis, not shown to be partially sex-linked. Amer. J. hum. Genet. **12**, 382 (1960). — **Guthrie, L.G.:** "Idiopathic" or congenital hereditary and family haematuria. Lancet **1902 I**, 1243.

Haldane, J.B.S.: A search for incomplete sex-linkage in man. Ann. Eugen. (Lond.) **7**, 28 (1936). — **Hamburger, J., J. Crosnier, J. Lissac** et **J. Naffah:** Sur un syndrome familial de nephropathise avec surdité. J. Urol. méd. chir. **62**, 113 (1956). — **Hawkins, C.F.,** and **D.E. Smith:** Renal dyplasia in a family with multiple hereditary anomalies including iliac horns. Lancet **1950 I**, 803. — **Hellendall, H.:** Hereditäre Schrumpfniere im frühen Kindesalter. Arch. Kinderheilk. **22**, 61 (1897). — **Herkel, W.,** u. **R. Rauschen:** Gehäuftes Auftreten von Nephritis bei einer Scharlachepidemie. Wiss. Mitt. Balneol. Univ.-Institut Bad Nauheim **11**, 11 (1950). — **Hobolth, N.:** Hereditary nephropathy with hematuria. Acta paediat. (Uppsala) **52**, 581 (1963). — **Hooft, C.,** and **J. Herpol:** Aminoaciduria in the course of lipoidnephroses in children. The influence of ACTH. Acta paediat. (Uppsala) **48**, 135 (1959). ~ Aminoaciduria in the course of the nephrotic syndrom in children. The influence of hormonal therapy. Ann. paediat. (Basel) **198**, 3 (1962). — **Hooft, C., K. von Acker** et. **J. Verbeeck:** Hématurie familiale. Acta paediat. belg. **17**, 201 (1963). — **Hurst, A.F.:** An address on the constitutional factor in disease. Brit. med. J. **1927 I**, 823

Jammet, M.L., G. Normand, P. Martoteaux, M. Assannaire et **M. Lamy:** Evolution et prognostic de glomérulonéphrite aigue chez l'enfant. J. Urol. Néphrol. **63**, 199 (1957). — **Junod, J.P.:** La néphropathise héréditaire avec surdité et atteinte oculaire. Méd. et Hyg. (Genève) No 591, 350 (1963).

Kendall, G., and **A.G. Hertz:** Hereditary familial congenital haemorrhagic nephritis. Guy's Hosp. Rep. **66**, 137 (1912). — **Kidd, J.:** The inheritance of bright's disease of the kidney. Practitioner **29**, 104 (1882). — **Klotz, R.E.:** Congenital hereditary kidney disease and hearing loss. Arch. oto-laryng. **69**, 560 (1959). — **Kopelman, H., A.M. Asatoor,** and **M.D. Milne:** Hyperprolinemia and hereditary nephritis. Lancet **1964 II**, 1075.

Lemoyne, J., et **P. Fleury:** Un nouveau cas de surdité familiale avec nephropathie. Ann. Oto-laryng. (Paris) **79**, 599 (1962). — **Lenz, W.:** Krankheiten des Urogenitalsystems. In: Humangenetik, hrsg. von P.E. Becker, Bd. III/1. Stuttgart: Georg Thieme 1964. — **Loken, A.C., O. Hansen, S. Halvorsen,** and **N. J. Jolster:** Hereditary renal dysplasia and blind ness. Acta paediat. (Uppsala) **50**, 177 (1961).

Marie, J., P. Royer, R. Habib, H. Mathieu et **R. J. Reveilland:** La néphropathie hématurique héréditaire avec surdité. Sem. Hôp. Paris **36**, 552 (1960). — **Marin, O.S.M.,** and **H.R. Tyler:** Hereditary interstitial nephritis associated with polyneuropathy. Neurology (Minneap.) **11**, 999 (1961). — **Mathies, A.:** Gibt es für Scharlach und seine Komplikationen eine familiäre Disposition. Jb. Kinderheilk. **78**, 116 (1913). — **McKenzie, D.Y.,** and **L.I. Woolf:** Maple syrups urine disease an inborn error of metabolism of valin, leucine and isoleucine associated with gross mental deficiency. Brit. med. J. **1959 I**, 90. — **McKusick, V.A.:** Pedigree of a family with hereditary nephritis. J. chron. Dis. **12**, 174 (1960). — **Menkes, J.H., P.L. Hurst,** and **J.M. Craig:** A new syndrom: progressive familiale infantile cerebral dysfunction associated with an unusual urinary substance. Pediatrics **14**, 462 (1954). — **Menkes, P.H.:** Maple syrup disease, isolation and identification of organic acids in the urine. Pediatrics **23**, 848 (1959). — **Mettier jr., S.R.:** Ocular defects associated with familial renal disease: case report and review of the literature. Arch. Ophthal. **65**, 386 (1961). — **Minder, F., U.C. Dubach** u. **I. Antenner:** Hereditäre Nephropathie und Schwerhörigkeit (mit Aminosäure- und Fettstoffwechselstörungen in einer Familie aus der Schweiz). Arch. Z. klin. Med. **158**, 601 (1965). — **Morin, M., J. Graveleau, H. Schimmel, F. Grémy** et **R. Testard:** Néphropathie hématurique familiale. Sem. Hôp. Paris **34**, 907 (1958). — **Morton, N.E.:** Further scoring types in sequential linkage tests, with a critical review of autosomal and partial sex linkage in man. Amer. J. hum. Genet. **9**, 55 (1957). — **Müller, W.,** u. **K. Schreier:** Die Ahornsirupkrankheit. Dtsch. med.

Wschr. 87, 2479 (1962). — **Mulrow, P. J., A. M. Aron,** and **G. E. Gathman:** Hereditary nephritis. Report of a kindred. Amer. J. Med. 35, 737 (1963).

Naffah, J.: Sur un syndrome familiale de néphropathie avec surdité. Thèse, Paris 1956, Vigué. édit. — **Neal, J. B.:** Hereditary chronic nephritis. J. Fla med. Ass. 47, 40 (1960). — **Nieth, H.:** Beitrag zum Syndrom der hereditären Hämaturie, Nephropathie und Schwerhörigkeit. Verh. dtsch. Ges. inn. Med. 65, 664 (1959). ~ Zum Krankheitsbild der hereditären Nephritis. In: Kongenitale Störungen des Wasser- und Elektrolythaushaltes. Berlin-Göttingen-Heidelberg: Springer 1962.

Ohlsson, L.: Congenital renal disease, deafness and myopia in one family. Acta med. scand. 174, 77 (1963). — **Osman, A.A.:** The constitutional factor in disease, letter to the editor. Brit. med. J. 1927 I, 938.

Pasternack, A., u. **K. Kouvalainen:** Hereditär familjär hematuri. Nord. Med. 67, 744 (1962). — **Pel, P. K.:** Die Erblichkeit der chronischen Nephritis. Z. klin. Med. 38, 127 (1899). — **Perkoff, G. T., C. A. Nugent, D. A. Dolowitz, F. E. Stephens, W. Carnes,** and **F. H. Tyler:** A follow-up study of hereditary chronic nephritis. Arch. intern. Med. 102, 733 (1958). — **Perkoff, G. T., F. E. Stephens, D. A. Dolowitz,** and **F. H. Tyler:** Clinical study of hereditary interstitial pyelonephritis. Arch. intern. Med. 88, 191 (1951). — **Perkoff, G. T., F. E. Stephens,** and **F. H. Tyler:** Chronic hereditary nephritis and Y chromosome linkage: Reply to Graham (letter to the editor). Amer. J. hum. Genet. 12, 381 (1960). — **Poli, M.:** Néphropathie médicale bilaterale familiale à évolution chronique. Helv. med. Acta 22, 109 (1955). — **Porge, J. F.:** Néphropathie familiale avec surdité. Bull. Soc. Méd. Paris 166, 13 (1963). — **Portillo, J. M., F. Mane-Garzon** y **E. Legnazzi:** Hematuria familiar. Arch. Pediat. Urug. 26 (1962).

Rammelkamp, Ch. H., and **R. S. Weaver:** Acute glomerulonephritis, the significance of the variations in the incidence of the disease. J. clin. Invest. 32, 345 (1953). — **Reubi, F.:** Néphrite hématurique familiale. Schweiz. med. Wschr. 91, 716 (1961). — **Reyersbach, G.C.,** and **A. M. Butler:** Congenital hereditary hematuria. New Engl. J. Med. 251, 1377 (1954). — **Rinkoff, S.S., A. Stern,** and **H. Schumer:** Familial nephritis. Report of cases and review of the literature. J. Amer. med. Ass. 113, 661 (1939). — **Robin, E. D.,** and **F. H. Gardner:** Hereditary factors in chronic Bright's disease. A study of two affected kindreds. Trans. Ass, Amer. Phycns 70, 140 (1957). — **Romme, R.:** L'hérédité dans la néphrite chronique. Presse méd. 2, 362 (1899). — **Rosenkranz, A.:** Hereditäre Nephritis (Alport's Syndrom). Ann. paediat. (Basel) 201, 365 (1963). — **Russell, E. P.,** and **N. J. Smith:** Hereditary hematuria. Amer. J. Dis. Child. 98, 353 (1959).

Samuelson, F.: Über hereditäre Nephritis und über den Hereditätsbegriff im allgemeinen. Virchows Arch. path. Anat. 59, 257 (1874). — **Schafer, I. A., Ch. R. Scriver,** and **M. L. Efron:** Familial hyperprolinemia, cerebral dysfunction and renal anomalies occuring in a family with hereditary nephropathy and deafness. New. Engl. J. Med. 267, 51 (1962). — **Sarre, H., K. Rother, Ch. Schmitt, H.-H. Unger, P. Beickerl** u. **H. Baitsch:** Neue Befunde einer heriditären chronischen Nephritis (Alport-Syndrom). Arch. klin. Med. 212, 1 (1966). — **Schreier, K.:** Die angeborenen Stoffwechselanomalien. Grundlagen, Klinik, Therapie. Stuttgart: Georg Thieme 1963. — **Schuricht, F.:** Zur Frage der familiären Disposition zu Nieren-Komplikation bei Scharlach. Kinderärztl. Prax. 7, 539 (1936). — **Scriver, C., I. A. Schafer,** and **M. E. Efron:** New renal tubular amino acid transport system and new hereditary disorder of amino acid metabolism. Nature (Lond.) 192, 672 (1961). — **Shaw, R. F.,** and **R. A. Glover:** Abnormal segregation in hereditary renal disease with deafness. Amer. J. hum. Genet. 13, 89 (1961). — **Siebner, H., H. Nieth** u. **W. Gerok:** Zur Biochemie und Vererbung des Alport-Syndroms. 3. Symposion der Ges. Nephrologie, Berlin 1964. Bern u. Stuttgart: Hans Huber 1965. — **Skjaeggestad:** Familiaer opptreden av akutt glomerulonefrit. Nord. Med. 63, 683 (1960). — **Sohar, E.:** A heredo-familial syndrom characterised by renal disease, inner ear deafness and ocular changes. Harefuah 27, 161 (1954). ~ Renal disease, inner ear deafness and ocular changes: A new heredo-familial syndrome. Arch. intern. Med. 97, 627 (1956). — **Spieler, F.:** Zur familiären Häufung der Scharlachnephritis. Jb. Kinderheilk. 64, 57 (1906). — **Stephen, F.E., G.T. Perkoff, D.A. Dolowitz,** and **F.H. Tyler:** Partially sex-linked dominant inheritance of interstitial pyelonephritis. Amer. J. hum. Genet. 3, 303 (1951). — **Stewart, J. S. S.:** Genetic factors on the X chromosome. Lancet 1961 II, 104. — **Strecker, H.J.:** Interconversion of glutamic acid and proline. J. biol. Chem. 235, 3218 (1960). — **Streicher, E.:** Hereditäre Hämaturie, Nephropathie und Schwerhörigkeit „Alport-Syndrom". 3. Symposion der Ges. Nephrologie Berlin 1964. Bern u. Stuttgart: Hans Huber 1965. — **Sturtz, G. S.,** and **E. C. Burke:** Hereditary hematuria, nephropathy and deafness; preliminary report. New Engl. J. Med. 254, 1123 (1956). ~ Syndrome of hereditary hematuria, nephropathy and deafness. Proc. Mayo Clin. 33, 289 (1958).

Tudorr, R.B.: Acute glomerulonephritis occuring in three children in the same family. Amer. J. Dis. Child. 68, 528 (1943). — **Tyson, J.:** A treatise on Bright's disease and diabetes. Philadelphia: Lindsay & Blakiston 1881.

Volhard, F.: Handbuch der inneren Medizin, Bd. VI/2. Berlin: Springer 1931.

Wada, Y., K. Tada, A. Minagawa, T. Toshida, T. Morikawa, and **T. Okamura:** Idiopathic hypervalinemia. Tohoku J. exp. Med. **81**, 46 (1963). — **Wallace, I.R.,** and **I.H. Jones:** Familial glomerulonephritis and amino-aciduria. Lancet **1960 I**, 941. — **Wasserman, E., F. Schwaz, M. Wachstein,** and **K. Lange:** Diagnostic value of serum complement determination in hereditary glomerulonephritis. J. Lab. clin. Med. **65**, 4 (1965). — **Whalen, R.E., S. Huang, E. Peschel,** and **H.D. McIntosh:** Hereditary nephropathy, deafness and renal foam cells. Amer. J. Med. **31**, 171 (1961). — **Williamson, D.A.H.:** Alport's syndrome of hereditary nephritis with deafness. Lancet **1961 II**, 1321. — **Woolf, L.I.,** and **H. McGiles:** Urinary excretion of amino-acids and sugar in the nephrotic syndrom. A chromatographic study. Acta paediat. (Uppsala) **45**, 489 (1956).

Angiokeratoma corporis diffusum universale (Fabry-Krankheit)

Anderson, W.: A case of "angiokeratoma". Brit. J. Derm. **10**, 113 (1898).

Dubach, U.C., u. **F. Gloor:** Fabry-Krankheit (Angiokeratoma corporis diffusum universale). Dtsch. med. Wschr. **91**, 241 (1966).

Fabry, J.: Ein Beitrag zur Kenntnis der Purpura haemorrhagica nodularis (Purpura papulosa haemorrhagica Hebrae). Arch. Derm. Syph. (Berl.) **43**, 187 (1898).

Hamburger, J., J. Dormont, H. de Montera et **N. Hinglais:** Sur un singulière malformation familiale de l'épithélium rénale. Schweiz. med. Wschr. **94**, 871 (1964). — **Hornbostel, H.:** Das Angiokeratoma corporis diffusum universale als neuartige Thesaurismoseform. Helv. med. Acta **19**, 388 (1952). — **Hornbostel, H., W. Spier, H. Koch** u. **K. Scriba:** Angiokeratoma corporis diffusum Fabry mit kardio-vasorenalem Symptomenkomplex. Hautarzt **1**, 183 (1950).

Pompe, A.W.M., M. Ruiter, and **J.G. Wyers:** Acta med. scand. **128**, 234 (1947). — **Price, J.H.:** Angiokeratoma corporis diffusum. Brit. J. Derm. **67**, 105 (1955).

Rahman, A.N.: The ocular manifestations of hereditary dystopic lipidosis (Angiokeratoma corporis diffusum universale). Arch. Ophthal. **69**, 708 (1963). — **Rahman, A.N.,** and **R. Lindenberg:** The neuropathology of hereditary dystopic lipidosis. Arch. Neurol. (Chic.) **9**, 373 (1963). — **Ruiter, M.:** Das Angiokeratoma corporis diffusum-Syndrom und seine Hauterscheinungen. Übersicht und eigene Erfahrungen der letzten zehn Jahre. Hautarzt **9**, 15 (1958).

Wise, D., H.J. Wallace, and **E.H. Jellinek:** Angiokeratom corporis diffusum. A clinical study of eight affected families. Quart. J. Med. **31**, 177 (1962).

Weitere hereditäre Nephropathien

Bori, D.V.: Sopra due casi di nefrite cronica familiare. Policlin. infant. No 12 (1948). Zit. nach G. Stalder. — **Broberger, O., J. Winberg,** and **R. Zetterström:** Juvenile nephronophtisis I. A genetically determined nephropathy with hypotonic polyuria and azetonia. Acta paediat. (Uppsala) **49**, 470 (1960).

Clarke, N.S.: Familial renal insufficiency. Arch. Dis. Childh. **26**, 351 (1951).

Fanconi, G., E. Hanhart, A. v. Albertini, E. Uehlinger, G. Dolivo u. **A. Prader:** Die familiäre juvenile Nephronophthise. (Die idiopathische parenchymatöse Schrumpfniere.) Helv. paediat. Acta **6**, 1 (1951).

Grüttner, R., u. **W. Lenz:** Zur Kenntnis und zur Differentialdiagnose der familiären Nephronophthise im Kindesalter. Arch. Kinderheilk. **155**, 271 (1957). — **Grüttner, R., W. Lenz** u. **K. Seifert:** Ein weiterer Beitrag zur Nephronophthise des Kindesalters. Arch. Kinderheilk. **164**, 12 (1961).

Marie, J., B. Leveque, G. Lyon, M. Bebe et **J.M. Watchi:** Acro-ostéolyse essentielle compliqué d'insuffisance rénale d'evolution fatale. Presse mée. **71**, 249 (1963).

Österreicher, W.: Gemeinsame Vererbung von Anonychie bzw. Onychoatrophie, Patellardefekt und Luxatio radii. Dominantes Auftreten in 5 Generationen. Z. menschl. Vererb.- und Konstit.-Lehre **15**, 465 (1930).

Royer, P., R. Habib et **H. Mathieu:** Problèmes actuels de néphrologie infantile. Edit. méd. Paris: Flammarion 1963.

Schröder, G.: Osteo-Onycho-Dysplasia hereditaria (albuminurica). Literaturbericht und Einordnung einer Sippe in dieses Mißbildungssyndrom. Z. menschl. Vererb.- u. Konstit.-Lehre **36**, 42 (1961). — **Senior, B.,** and **S.S. Gellis:** The syndromes of total lipodystrophy and of partial lipodystrophy. Pediatrics **33**, 593 (1964). — **Stalder, G.:** Familiäre juvenile Nephronophthise. In: Handbuch der Kinderheilkunde, hrsg. von H. Opitz u. F. Schmid, Bd. 7, S. 1150. Berlin-Heidelberg-New York: Springer 1966.

Chronisch-endemische Nephropathie (Balkan-Nephritis)

Aranicki, M., J. Gaon, and **E. Serstnev:** Recent epidemiology studies in endemic nephropathies in People's Republic of Bisma and Hercegovina. Med. Arkh. (Sarayevo) **15**, 99 (1961).

Babes, V.: Zit. nach I. Bruckner u. Mitarb. — **Bonnell, J.A., J.H. Ross,** and **E. King:** Renal lesions in experimental cadmium poisoning. Brit. J. industr. Med. **17**, 165 (1963). — **Bruckner, I.,** u. **R. Lazarescu:** Endémiás nephropathia Romaniábau. Orv. Hetil. **105**, 1634 (1964). — **Bruckner, I., I. Vereanu** et **R. Lazarescu:** Contributions cliniques à l'étude des néphrites azotémiques de la région de Croiova. Sofia 1959. — **Bruckner, I., C. Zosin, R. Lazarescu, L. D. Parasir, N. Manescu, M. Serban** et **M. Titeich:** Étude clinique de la néphropathise à caractere endémique en Roumanie. Arch. Union méd. balkan. **1**, 523 (1963).

Dammin, G. J.: Comments on renal lesion; endemic nephropathy of Yugoslawia. C.R. du deuxième Congr. internat. de Néphrologie 1963. Amsterdam: Excerpta Medica Foundation 1964. — **Danilović, V.:** Chronic nephritis due to ingestion of lead-contaminated flour. Brit. med. J. **1958 I**, No 5061, 27. ~ État des recherches des néphrites endémiques en Yougoslavie. Arch. Union méd. balkan. **2**, 31 (1964). — **Danilović, V., M. Mokranjac, B. Stojmirovic, J. Zivojinovic** et **Stojakovic:** Nephrites chroniques provoquées par l'intoxication au plomb. Presse méd. **90**, 2039 (1957).

Emmerson, B.T.: Chronic lead nephropathy and gout in Queensland. C. R. du deuxième Congr. internat. de Néphrologie Prag 1963. Amsterdam: Excerpta Medica Foundation 1964. — The "Endemic Nephropathy" of South Eastern Europe. Report on an planning conference convened by the Regional Office for Europe of the World Health Organisation. Copenhagen: World Health Organisation 1964.

Gaon, J., R.C. Griggs, H. Wasiljevic, and **S. Alibegovic:** Investigation of chronic endemic nephropathy in Yugoslavia: I. lead as a possible etiologic agent. Acta med. yugosl. **16**, 347 (1962). — **Griggs, R.C.,** and **Ph.W. Hall:** Investigation of chronic endemic nephropathy in Yugoslavia. In: Renal metabolism and epidemiology of some renal diseases, edit. by J. Metcoff. New York: National Kidney Foundation 1964.

Hall, P.S., G.J. Dammin, R.C. Griggs, A. Fajgelj, and **B. Zimonjic:** Investigation of chronic endemic nephropathy in Yugoslavia. II. Renal pathology. Amer. J. Med. **39**, 210 (1965). — **Hall, P.W., B. Zimonsjic, A. Fajgelj, M. Vasiljevic, J. Gaon,** and **R.C. Griggs:** Renal function devangements in Yugoslavia nephritis. C. R. du deuxième Congr. internat. de Néphrologie 1963. Amsterdam: Excerpta Medica Foundation 1964. — **Henderson, D.A.:** The aetiology of chronic nephritis in Queensland. Med. J. Aust. **45**, 377 (1958).

Ignjacev, Z., B. Stojimirovic, and **V. Danilovic:** Pathological investigation in the endemic chronic nephropathy from Kolubara. C. R. du deuxieme Congr. internat. de Néphrologie 1963. Amsterdam: Excerpta Medica Foundation 1964.

Kazantzis, C., F.V. Flynn, J.S. Spowaie, and **D.C. Trott:** Renal tubular malfunction and pulmonary emphysema in cadmium pigment workert. Quart. J. Med. **32**, 165 (1963).

Lathem, W.: Hyperchloremic acidosis in chronic pyelonephritis. New Engl. J. Med. **258**, 1031 (1958). — **Lukic, I., R. Martic** u. **M. Rakic:** Glas. Khig. Inst. Scbije **8**, 3 (1959). Zit. nach M. Radonic.

Milojcic, B.: Zum endemischen Vorkommen einer chronischen Nephritis in einigen Ländern Südosteuropas. Klin. Wschr. **38**, 1062 (1960). ~ Epidemic of chronic nephritis of unknown aetiology. Brit. med. J. **1960 I**, 244.

Nye, L.J.: Chronic nephritis and lead poisoning. Sidney: August and Rokoertson 1933.

Puhlev, A., A. Astrug, N. Popov, D. Dochev, and **S. Petrinska-Venkovska:** Endemic nephritis in Bulgaria. Klin. Med. (Mosk.) **39**, 57 (1961). — **Puhlev, A., N. Popov, A. Astrug** et **G. Dochev:** Études cliniques sur la néphropathise endémique in Bulgarie. Arch. Union méd. balkan. **1**, 615 (1963). — **Puhlev, A., N. Popov, A. Astrug, D. Dotshev** u. **S. Petrinska:** Über die endemische Nephritis in Bulgarien.. Schweiz. med. Wschr. **91**, 751 (1961). — **Puhlev, A., N. Popov, A. Astrug, D. Dotchev,** and **Petrinska-Venkovska:** Clinical and pathomorphological studies of endemic nephropathy in Bulgaria. C. R. due deuxième Congr. internat. de Néphrologie 1963. Amsterdam: Excerptal Medica Foundation 1964.

Radonić, M., Z. Radosević u. **V. Zupanić:** Endemic Nephropathy in Yougoslavia, in: The Kidney, edit. by F. K. Mostofi u. D. E. Smith. Baltimore 1966. — **Radosevic, Z., M. Radonic** u. **Z. Horvat:** Klinicka zapazanja o endemkoj nefropathiji u hrvatskoj. Liječn. Vjesn. **79**, 445 (1959). — **Reubi, F.:** In: The endemic nephropathy of South-Eastern Europe. Report on an planning conference convened by the Regional Office for Europe of the World Health Organisation. Copenhagen: World Health Organisation 1964. ~ Die endemische Nephropathie im Balkan. Dtsch. med. Wschr. **90**, 273 (1965). — **Rodanic, M.:** Epidémiologie, clinique, histologie et étiologie de la néphrite endémique in Yougoslavie. C. R. Congr. internat. de Néphrologie 1960. Basel u. New York: S. Karger 1961.

Tancev, I., et **L. Ivanon:** Sem. Hôp. Paris **1957**. Zit. nach I. Bruckner u. Mitarb. — **Tonea, T.,** et **N. Paunes:** Les lésions rénales dans un cas de néphrite chronique de la région de Severin. Communication du 14. XI. 1958. Rev. St. si Cerc. Med. M.T.T. Bucarest 1961.

Akutes hämorrhagisches Fieber mit renalem Syndrom

Übersichten

Chumakov, M.P.: Etiology, epidemiology and prophylaxis of hemorrhagic fevers. Public Health Monograph No 50, Publ. Health Service, U.S. Government Printing Office 19, 1957.

Gajdusek, D. C.: Acute infections hemorrhagic fevers and mycotoxicoses in the Union of Soviet Socialist Republics. Med. Sci. Publ. 2. Washington C. C.: Walter Reed Army Med. 1953. ~ Das epidemische hämorrhagische Fieber. (Ausführliche Literatur.) Klin. Wschr. **34**, 769 (1956). ~ Virus hemorrhagic fevers. Special reference to hemorrhagic fever with renal syndrom (epidemic hemorrhagic fever). Pediatrics **60**, 841 (1962).

Mayer, C.F.: Epidemic hemorrhagic fever: A collective study of the literature. Washington D.C.: Army Med. Library 1951. ~ Epidemic hemorrhagic fever of the far east, or endemic hemorrhagic nephrosonephrites; a short outline of the disease with supplemental data on the results of experimental inoculation of human volunteers. Milit. Surg. **110**, 276 (1952).

Smorodintsev, A.A., V.G. Chudakov, and **A.V. Churilov:** Haemorrhagic nephrosonephritis. Translated from the Russian by C. Mattews. New York: Pergamon Press 1959.

Einzelarbeiten

Counts, E.F.: The early diagnosis of epidemic hemorrhagic fever-experiences in the forward echelons of the medical service. Ann. intern. Med. **38**, 67 (1953).

Earle, D.P.: Analysis of sequential physiological derangements in epidemic hemorrhagic fever with a commentary on menagement. Amer. J. Med. **16**, 690 (1954). — **Entwisle, G.,** and **E. Hale:** Hemodynamic alterations in hemorrhagic fever. Circulation **15**, 414 (1957).

Froeb, H.F., and **M.F. McDowell:** Renal function in epidemic hemorrhagic fever. Amer. J. Med. **16**, 671 (1954).

Ganong, W.F., E. Zucker, C.K. Clawson, E.C. Voss, M.L. Klotzbach, and **K.A. Platt:** The early field diagnosis of epidemic hemorrhagic fever. Ann. intern. Med. **38**, 61 (1953). — **Germer, W.D.:** Die hämorrhagischen Fieber unter besonderer Berücksichtigung des in Korea auftretenden hämorrhagischen Fiebers. Dtsch. med. Wschr. **80**, 1717 (1955). — **Giles, R.B., J.A. Sheedy, C.N. Ekman, H.F. Froeb, C.C. Conley, J.L. Stockard, D. Cugell, J.W. Wester, R.K. Kiyasu, K. Entwisle,** and **R.H. Yoe:** The sequelae of epidemic hemorrhagic fever: with a note on causes of death. Amer. J. Med. **16**, 629 (1954). — **Greis, S.E.:** Nailfold capillary observations in hemorrhagic fever. Report on the Commission on Hemorrhagic Fever. August 1964. Zit. nach Oliver jr. and M. McDowell.

Hullinghorst, R.L., and **A. Steer:** Pathology of hemorrhagic fever. Ann. intern. Med. **38**, 77 (1953).

Katz, S., C.L. Leedham, and **W.H. Kessler:** Medical management of hemorrhagic fever. J. Amer. med. Ass. **150**, 1363 (1952). — **Kessler, W.H.:** Gross anatomic features found in 27 autopsies of epidemic hemorrhagic fever. Ann. intern. Med. **38**, 67 (1953). — **Kim, D.:** Clinical analysis of 111 fatal cases of epidemic hemorrhagic fever. Amer. J. Med. **39**, 218 (1965). — **Kuhlbäck, B., P. Fortelius,** and **L. Tallgren:** Renal histopathology in a case of nephropathia epidemica Myhrmann. Acta path. microbiol. scand. **60**, 323 (1964).

Leedham, Ch.L.: Epidemic hemorrhagic fever: A summarization. Ann. intern. Med. **38**, 106 (1953). — **Lublin, H.,** and **C. Cöster:** The so-called "nephropathia epidemica". Acta med. scand. **38**, 106 (1953). — **Lukes, R.J.:** The pathology of thirty-nine fatal cases of epidemic hemorrhagic fever. Amer. J. Med. **16**, 639 (1954).

McNinch, J.H.: Far East command conference on epidemic hemorrhagic fever: Introduction. Ann. intern. Med. **38**, 53 (1953). — **Myhrman, G.:** En njur jukdom med egenartad symptombild. Nord. med. T. **7**, 793 (1934). ~ Nephropathia epidemica a new infections disease in northern Scandinavia. Acta med. scand. **140**, 52 (1951). ~ Recent experiences with epidemic nephropathy. Svenska Läk.-Tidn. **54**, 3467 (1957).

Oliver, J., and **M. McDowell:** The renal lesion in epidemic hemorrhagic fever. J. clin. Invest. **36**, 99 (1957).

Pirosky, I., J. Zuccarini, E.A. Molinelli, A. Pietro, J.G. Barrera Oron, and **P. Martini:** Virosis haemorrhagica del bonovense. Buenos Aires: Instituto National de Microbiologia 1959. — **Powell, G.M.:** Epidemic hemorrhagic fever. Study of 300 cases. Medicine (Baltimore) **33**, 97 (1954).

Radosević, Z., and **I. Mohacek:** The problem of nephropathia epidemica Myhrman-Zetterholm in relation to acute interstitial nephritis. Acta med. scand. **149**, 221 (1954). — **Ristic:**

Zit. nach D.C. Gajdusek, Virus hemorrhagic fevers. Pediatrics **60**, 841 (1962). — **Rubini, E., S. Jablon,** and **M.E. McDowell:** Renal residues of acute hemorrhagic fever. Arch. intern. Med. **106**, 378 (1960).

Sayer, W. J., F. Entwisle, B. Uyend, and **R.C. Bignall:** Cortisone therapy of early epidemic hemorrhagic fever: a preliminary report. Ann. intern. Med. **42**, 839 (1955). — **Scheidová, L., I. Ahlers, T. Mittermayer, N. Scheida** u. **J. Matejka:** Hämorrhagisches Fieber mit renalem Syndrom. Z. klin. Med. **158**, 508 (1965). — **Sheedy, J.A., H.F. Froeb, H.A. Batson, C.C. Conley, J.P. Murphy, R.B. Hunter, D.W. Cugell, R.B. Giles, S.C. Bershadsky, J.W. Wester,** and **R.H. Yoe:** The clinical course of epidemic hemorrhagic fever. Amer. J. Med. **16**, 619 (1954). — **Steer, A.:** Pathology of hemorrhagic fever. A comparison of the findings — 1951 and 1952. Amer. J. Path. **31**, 201 (1955). — **Stinebaugh, B. J., F.X. Schloeder, K.M. Johson, R.B. Mackenzie, G. Entwisle,** and **E. de Alba:** Bolivian hemorrhagic fever. A report of four cases. Amer. J. Med. **40**, 217 (1966). — **Stuhlfaut, K.:** Bericht über ein schlammfieberähnliches Krankheitsbild bei deutschen Truppen in Lappland. Dtsch. med. Wschr. **69**, 439 (1943). — **Swift, W.E.:** Clinical aspects of the renal phase of epidemic hemorrhagic fever. Ann. intern. Med. **38**, 102 (1953). — **Syner, E. C.,** and **R. A. Markels:** Continous renal clearance studies in epidemic hemorrhagic fever. U.S. armed Forces med. J. **6**, 807 (1955).

Zetterholm, S.: Akuta nefriter simuleranda akuta buckfall. Svenska Läk.-Tidn. **31**, 425 (1934).

Akutes Nierenversagen

Von

E. Buchborn und **H. Edel**

Mit 18 Abbildungen

A. Einleitung

Das akute Nierenversagen trat ähnlich wie seine häufigste Auslösungsursache, der Schock, zuerst anläßlich ziviler und militärischer Katastrophenfälle in das ärztliche Bewußtsein, so z.B. bei den Erdbeben von Messina bis Agadir (Richet, 1960) und dann vor allem im ersten Weltkrieg an Verschütteten (Borst, 1917; Hackradt, 1917; Lewin, 1919; Bredauer, 1920; Minami, 1923) und Schwerverwundeten (Richet u. Flament, 1918) bis zu seiner Wiederentdeckung als „Crush-Syndrom" (Bywaters u. Beall, 1941) an den Bombenopfern des zweiten Weltkrieges in London. In die gleiche Zeit des letzten Weltkrieges fiel die Weiterentwicklung zuverlässig und routinemäßig anwendbarer Dialyseapparaturen („Künstliche Niere") durch Kolff u. Berk (1944). Sie wurden dann erstmals im Koreakrieg 1952 systematisch in Dialysezentren eingesetzt und trugen dazu bei, die Mortalität des posttraumatischen Nierenversagens im Krieg von 90 bis auf 50% zu senken (Smith, Post, Teschan, Abernathy, Davis, Gray u. Mitarb., 1955). Im Vietnamkrieg gestattete schließlich die technische Perfektionierung und weitere Standardisierung der Hämodialyse in Kombination mit immer schnellerem Lufttransport der Verwundeten, innerhalb der 2—3 Wochen einer kritischen Oligo-Anurie mehrere Dialysen von verschiedenen Zentren in drei Erdteilen über eine Entfernung von 15000 Meilen erfolgreich vornehmen zu lassen (Shinaberger, 1965).

Diese Häufung der akuten Niereninsuffizienz im Krieg und ihre — trotz unmittelbarer Lebensgefahr und nicht selten tödlichem Ausgang — prinzipielle Reversibilität machte ihre pathogenetische Aufklärung vordringlich und hat ihre Erforschung seit dem letzten Weltkrieg anhaltend intensiviert. Dies und die ständige Zunahme des akuten Nierenversagens auch unter zivilen Lebensbedingungen mit ihren „friedlichen" Gefahren der Technik einschließlich der modernen Medizin begründen die große praktische Bedeutung, die diesem Krankheitsbild heute im Unterschied zu früher zukommt. Immer häufiger sind im Zusammenhang mit der fortschreitenden zivilisatorischen Entwicklung schwere Intoxikationen und Unfälle als Ursachen eines akuten Nierenversagens; aber auch die erweiterten operativen und medikamentösen Möglichkeiten der heutigen Medizin mit erhöhten Komplikationsgefahren seitens Bluttransfusionen, ausgedehnten chirurgischen Eingriffen und differenten Pharmaka sind hieran nicht unbeteiligt. Schließlich haben Patienten mit schwersten Vergiftungen, akut bedrohlichen Kreislaufsituationen oder Stoffwechselkrisen infolge verbesserter Reanimationsverfahren heute eine erhöhte Überlebenswahrscheinlichkeit und erhalten damit vielfach überhaupt erst die Gelegenheit, das Auftreten eines akuten Nierenversagens noch zu erleben.

Im folgenden wird nach kurzer Darstellung der historischen Entfaltung unserer Kenntnisse die heute international übliche Benennung des akuten Nierenversagens gegenüber anderen gelegentlich noch gebrauchten Terminologien begründet und in ihrer gegenwärtigen Begriffsbestimmung näher definiert. Trotz der oft verwirrenden Fülle der im Lauf der Zeit geprägten Nomenklaturen und der großen Mannigfaltigkeit spezieller Ätiologien (Kapitel B) bieten nicht nur die — gegenwärtig freilich noch nicht abschließend zu beurteilende — Pathogenese (C) des akuten Nierenversagens, sondern auch seine mit großer Regelmäßigkeit, ja monoton wiederkehrende Symptomatologie und ihre Verlaufsstadien (D) sowie seine Prognose (E) ein einheitliches Bild, das nach ebenso einheitlichen Prinzipien (F) behandelt wird. Die pathologisch-anatomischen Grundlagen des akuten Nierenversagens sind im Beitrag von ZOLLINGER behandelt.

1. Historisches

Die Vorgeschichte unserer Kenntnisse über das heute so genannte Krankheitsbild des akuten Nierenversagens reicht mehr als 100 Jahre bis zum Sammelbegriff des Morbus Brightii zurück. Zwar erwähnte schon ULRICH v. HUTTEN (1519) einen Zusammenhang zwischen Niere und akuter Quecksilbervergiftung. Makroskopische Nierenläsionen nach Verbrennungen und Infektionen wurden jedoch zuerst von CUMIN (1823) und später von WERTHEIM (1868) beobachtet. REINHARDT (1850) fand die Nieren makroskopisch bei „*akuter Brightscher Krankheit*" nach Cholera, akutem Exanthem, Typhus und nach ausgedehnten Wunden groß, weich, blaß mit roten Streifen der Rinde bei gleichzeitiger Hyperämie der Markpyramiden, während die Tubulusepithelien mikroskopisch die Zeichen der vacuolären Degeneration bzw. der trüben Schwellung aufwiesen und die Tubuluslumina Erythrocyten-, Epithel- und Pigmentcylinder enthielten, die zu einer Obstruktion und Dilatation der Harnkanälchen zu führen schienen. Diese „Verstopfungstheorie", wonach Hämoglobin- und Pigmentcylinder, z.B. nach unverträglichen Bluttransfusionen pathogenetisch ausschlaggebend sind für das akute Versagen der Nierenfunktion wurde besonders von PONFICK (1875) begründet, von BAKER u. DODDS (1925) wiederaufgenommen und findet bis in die Gegenwart noch gelegentlich Anhänger (s. hierzu auch S. 964).

In Anwendung Virchowscher Begriffsbildung bezeichnet dann BARTELS (1877) Nierenaffektionen nach Cholera, Erkältung, ausgedehnten Verbrennungen und bei Gravidität mit klinisch und anatomisch einheitlichen (tubulären) Veränderungen sowie begleitenden interstitiellen Reaktionen als *akute parenchymatöse Nephritis*. Ähnlich spricht SENATOR (1899) von einer parenchymatösen, epithelialen, *tubulären Nephritis*, wobei er je nach Ätiologie und Verlauf bereits zwei Gruppen unterscheidet: in der ersten werden zahlreiche febrile Infektionen genannt (Diphtherie, Pneumonie, Typhus, Septicämie, Masern u.a.), so daß hier vermutlich das Bild der später sog. „febrilen Albuminurie" vorlag, während aus der zweiten Gruppe metabolische Intoxikationen, mechanischer Ikterus, Gravidität, Vergiftungen mit Chloroform, Äther, Quecksilberverbindungen, Phenol und industriellen Teerderivaten, daneben aber auch traumatische Insulte bis heute als Ursachen eines akuten Nierenversagens geläufig sind. In der französischen Literatur wird das akute Nierenversagen noch heute als tubuläre bzw. akute tubulo-interstitielle Nephritis oder *Tubulonephritis* bezeichnet. Daneben blieb aber zunächst auch der Begriff einer durch Traumen und große operative Eingriffe, verschiedene Gifte, Infektionen und Verbrennungen verursachten akuten Brightschen Krankheit weiterhin in Gebrauch (OSLER, 1892), wobei kein Unterschied zwischen entzündlich und nichtentzündlich bedingten Formen gemacht wird.

Eingehendere morphologische Befunde werden von Adami u. Nicholls (1909) beigesteuert, die alle Grade tubulärer Veränderungen von der trüben Schwellung über die vacuoläre und granuläre Degeneration bis zur Nekrose und Abstoßung von der Basalmembran finden. Seither ist in der angloamerikanischen Literatur die Bezeichnung als akute parenchymatöse Nephritis üblich. Etwa zur gleichen Zeit wird der Zusammenhang zwischen septischem Abort mit Clostridium perfringens-Sepsis, Hämolyse und akutem Nierenversagen erkannt (Widal, Lemierre, Abrami und Kindberg, 1911). Ähnliche Befunde beschrieben Oberndorfer (1903), Hedouin (1905), Pousson (1914) und Posner (1915) als *posttraumatische Nephritis.*

In Deutschland ersetzen Volhard u. Fahr (1914) die Benennung der akuten parenchymatösen Nephritis unter Benutzung des 1905 durch v. Müller eingeführten Nephrosebegriffes durch die Bezeichnung der *akuten toxischen* bzw. *nekrotisierenden Nephrose*, ohne diesem Krankheitsbild in der Folgezeit nennenswerte Aufmerksamkeit zuzuwenden. Hierfür mag unter anderem seine vergleichsweise Seltenheit in Friedenszeiten, das Fehlen eines pathogenetischen Verständnisses und wirksamer therapeutischer Möglichkeiten verantwortlich gewesen sein. Gleichwohl wurde im ersten Weltkrieg, besonders an Verschütteten, das Krankheitsbild des akuten Nierenversagens gehäuft beobachtet und detailliert beschrieben, vor allem von Minami (1923), wobei erstmals auch schon eine vasomotorische Genese angenommen und auf die Diskrepanz zwischen den schweren tubulären Läsionen und den fehlenden glomerulären Veränderungen hingewiesen wurde (Hackradt, 1917). Bis zum zweiten Weltkrieg gerieten diese Beobachtungen jedoch wieder in Vergessenheit, obwohl Fälle von akutem Nierenversagen unter verschiedenen Bezeichnungen immer wieder kasuistisch mitgeteilt wurden, untei anderem nach Fehltransfusionen und hämolytischem Schock (Lindau, 1928; Hesse u. Filatov, 1932; Wildegans, 1933; Goldring, 1936), aber auch nach paroxysmaler Hämoglobinurie (Scott, 1938), weiterhin nach profusen Durchfällen (Lemierre, Deschamps u. Bernard, 1924), nach gastrointestinalen Blutungen (Alstedt, 1936; Borst, 1936; u.a.).Dabei erfolgten auch weitere Differenzierungen, so z.B. die Abgrenzung einer hypochlorämischen Nephritis (Rathery u. Rudolf, 1928) bzw. der *Azotémie par manque de sel* (Blum, Caulaert u. Grabar, 1928) und des später sog. *myorenalen Syndroms* (Bingold, 1934) bzw. des Myolyse-Syndroms (Brass, 1944) als Beispiele für eine „funktionelle" Niereninsuffizienz.

Auch wurde in der Zeit zwischen den Weltkriegen deutlicher betont, daß die Nieren primär gesund sind und ihre Funktion erst im Gefolge primär extrarenaler Einwirkungen, z.B. Kreislaufstörungen oder massiver Dehydratation beeinträchtigt wird: Es wird von *prärenaler* (Fishberg, 1937) und *extrarenaler Azotämie* (Jeghers u. Bakst, 1938) bzw. Urämie (Reinwein u. Zondek) gesprochen, nachdem Lichtwitz schon 1917 bei Verschluß der Nierenarterien eine „prärenale" Anurie erwähnte. Reinwein beschreibt eine Vielzahl von Entstehungsmöglichkeiten, die zu hochgradiger Exsiccose führen (extremer Durst, Pylorusstenose oder Ileus, asiatische Cholera) und deren Oligurie bemerkenswerterweise mit hohem spezifischem Harngewicht einherging, ebenso wie die Fälle von Jeghers u. Bakst nach Leberdystrophie, Herzinfarkt, Pylorusstenose, Peritonitis, Pankreatitis, Gelbfieber, Weilscher Krankheit, Transfusionszwischenfällen, Intoxikationen, Operationen und Verbrennungen. Nonnenbruch (1942) faßte deshalb die Fälle von extrarenalen Azotämien, bei denen sich zwar nach seiner Auffassung kein charakteristisches morphologisches Substrat, aber doch unabhängig von anatomischen Läsionen eine Hyposthenurie als Hinweis auf das gleichzeitige Vorhandensein eines renalen Faktors fand, als *extrarenales Nierensyndrom* zusammen und exemplifizierte es vor allem am akuten hepatorenalen Syndrom (Clairmont u. Haberer,

1911; HELWIG u. SCHUTZ, 1932; LIEBER u. STEWART, 1935; KROETZ, 1937; NONNENBRUCH, 1939), entsprechend der Hépatonéphrite der französischen Literatur (RICHARDIERE, 1890). Ähnlich sahen HUSFELDT u. BJERING (1935) in der Ausscheidung eines hyposthenurischen Harns bei Fällen von posttraumatischer Oligo-Anurie ein Indiz für eine tubuläre Funktionsstörung, als deren Ursache sie einen vasculären Spasmus der Niere vermuteten.

Vergleichbar der Schockforschung erfährt auch die Bearbeitung des akuten Nierenversagens durch die Häufung schwerster Verwundungen wie schon im ersten Weltkrieg, aber wesentlich anhaltender und folgenreicher eine entscheidende Intensivierung während des zweiten Weltkrieges: 1941 wird von BYWATERS u. BEALL an Verschütteten des Bombenkrieges in London die posttraumatische Urämie nach Muskelquetschungen „als spezifische Reaktion auf einen spezifischen Typ von Trauma" wiederentdeckt und als *Crush-Syndrom* bezeichnet. Zahlreiche Arbeitsgruppen sammeln in Frontlazaretten umfangreiches Material an Schwerverwundeten. Vor allem die Beschreibung des akuten Nierenversagens als *Lower nephron nephrosis* durch LUCKÉ (1946) nach Kriegsverwundungen, Quetschungen, Operationen, Verbrennungen, Infektionen, Vergiftungen, nach Transfusionen und Schock verschiedener Genese fand rasche Anerkennung. Sie hielt sich als Nomenklatur lange, obwohl die Limitierung der morphologischen Veränderungen auf das distale Nephron, wie sie früher auch schon von BERGSTRAND (1944) im Begriff einer distal-tubulären Nephritis postuliert wurde, weder durch die ersten Beobachtungen (BYWATERS u. BEALL, 1941) noch durch Nachuntersucher eine Bestätigung fand (HERBUT, 1946; BELL, 1950; OLIVER, MCDOWELL u. TRACY, 1951; IVERSEN u. BRUN, 1951; BULL u. DIBLE, 1953). Der schon von früheren Autoren erkannte Zusammenhang der akuten oligo-anurischen Zustände mit einem vorangegangenen Schock veranlaßte dann erstmals V. SLYKE (1948) den Begriff der *Schockniere* anzuwenden, deren histologisches Korrelat in Anlehnung an VOLHARD u. FAHR als akute tubuläre Nephrose (MOON, 1953) bezeichnet wurde.

Die heute allgemein akzeptierte und weithin gebrauchte Bezeichnung als *akutes Nierenversagen* geht auf den Begriff des „acute renal failure" bei SMITH (1951) und OLIVER u. Mitarb. (1951) zurück, auf dessen Zweckmäßigkeit im nächsten Abschnitt eingegangen wird.

Im deutschen Sprachgebiet war es zuerst WOLLHEIM (1952), der unter dem schon von VOLHARD (1931) benutzten, aber anders interpretierten Begriff einer *(akuten) tubulären Insuffizienz* als Ursache einer „tubulären" Urämie die im nosologischen Schema VOLHARDs wenig beachteten Funktionsstörungen des akuten Nierenversagens herausstellte, wobei er sie freilich mit pathogenetisch ganz andersartigen Störungen bei akuten und chronischen Nephropathien zum Syndrom der tubulären Insuffizienz zusammenfaßte. Immerhin wurde damit der seit VOLHARD u. FAHR weitverbreitete und zu zahlreichen Mißverständnissen mit dem nephrotischen Syndrom führende Begriff der akuten toxischen bzw. nekrotisierenden Nephrose mit Vorteil aus dem klinischen Sprachgebrauch entfernt. Ähnliche Bestrebungen lagen der Klassifizierung des akuten Nierenversagens als *sekundäre Niereninsuffizienz* (SARRE, 1958) bzw. als „akute toxische Nephropathie" (REUBI, 1960) zugrunde.

Abgesehen von dem umfangreichen Kenntniszuwachs seit dem zweiten Weltkrieg war es dann vor allem die Weiterentwicklung der extrakorporalen Dialyseverfahren in Form der „künstlichen Niere" zu einer routinemäßig anwendbaren, risikoarmen Behandlungsmethode, die erstmals das Überleben der akut lebensbedrohlichen, reversiblen Niereninsuffizienz auch bei langdauernder Anurie ermöglichte und dadurch ihre praktische Bedeutung ständig weiter anwachsen ließ.

2. Nomenklatur

Fragen der Nomenklatur und der nosologischen Begriffsbildung betreffen nicht primär die richtige *Benennung*, sondern die zutreffende *Bewertung* eines Krankheitsbildes. Sie sind nach WOLLHEIM (1959) nur soweit bedeutungsvoll, als sie geeignet sind, Begriffsverwirrungen zu verhindern. Ohne Zweifel ist die Fülle der für das akute Nierenversagen vorgeschlagenen und zum Teil noch gebräuchlichen Bezeichnungen zumal für den am Krankenbett tätigen Arzt verwirrend, erschwert sie doch unter anderem die Einsicht in die *grundlegende pathophysiologische Einheitlichkeit* dieser Nierenfunktionsstörung und ihre ebenso einheitliche Behandlung. Diese terminologische Vielfalt leitet sich teils aus der allmählichen Differenzierung des anfangs einheitlich aufgefaßten Morbus Brightii her, teils aus den unterschiedlichen Betrachtungsweisen der medizinischen Teildisziplinen und teils aus dem Wechsel der pathogenetischen Vorstellungen und Theorien.

Am Anfang der begrifflichen Entfaltung stand eine morphologische Betrachtungsweise. Sie kam in den Begriffen der akuten parenchymatösen Nephritis, der akuten toxischen bzw. nekrotisierenden Nephrose und der Tubulonephritis im englischen, skandinavischen, deutschen und französischen Schrifttum zum Ausdruck und fand in Frankreich bis heute als Néphrite tubulaire aiguë, bei anderen Autoren als akute tubulo-interstitielle Nephritis (BRUN, 1954), akute tubuläre Nekrose (BULL, JOEKES u. LOWE, 1950) bzw. akute tubuläre Nephrose (MOON, 1953) ihre Fortsetzung. So exakt hierdurch einzelne strukturelle Veränderungen beschrieben werden, so wenig wird doch ihre Polymorphie insgesamt damit charakterisiert. Am konsequentesten erscheint noch immer die morphologische Definition als akute unspezifische Nephrose, da es sich in erster Linie um regressive, primär weder entzündlich noch vasculär bedingte Läsionen handelt (v. MÜLLER, 1905), doch ist diese ebenso wie alle anderen pathologisch-anatomisch begründeten Klassifizierungen für den Kliniker unzweckmäßig. Auch hat VOLHARD später (1936) die akute Nephrose abweichend von v. MÜLLER als „Nephropathie ohne Störung der Glomerulidurchblutung" definiert, was heute als falsch gelten müßte. — Der zu weit gefaßte Begriff einer „Nephroblaptose", d.h. einer Nieren-„schädigung" (STAEMMLER, 1957), hat sich für die akuten toxischen Nephrosen nicht eingebürgert.

Seit der Meraner Tagung (1905) und durch das Werk von VOLHARD u. FAHR (1914) wurde in der Nosologie ganz und gar der *pathogenetische Gesichtspunkt* bestimmend, der das Wesen der Erkrankungen aus ihrer Entstehungsweise abzuleiten suchte. Das heute sog. akute Nierenversagen blieb hierbei freilich mangels konkreter pathogenetischer Vorstellungen und genügend zahlreicher Beobachtungen weitgehend unberücksichtigt. Umfassendere pathogenetische Interpretationen traten zunächst vereinzelt und erst spät hervor, so z.B. als extrarenale Urämie (NONNENBRUCH, 1929), akutes hepatorenales Syndrom (KROETZ, 1937), extrarenale Azotämie (JEGHERS u. BAKST, 1938), extrarenales Nierensyndrom (NONNENBRUCH, 1942), Syndrom der renalen Anoxie (MAEGRAITH, HAVARD u. PARSONS, 1945), Schockniere (v. SLYKE, 1948) oder akute ischämische Anurie (BRUN, 1954) bzw. akute oligämische Nephropathie (ALTMANN, 1964). Auch der von WOLLHEIM (1952) gegen das pathogenetische Einteilungsschema VOLHARDS herausgestellte, funktionelle Begriff einer tubulären Insuffizienz ist letztlich pathogenetisch, soweit er als „tubulär bedingte Urämie" verstanden wird (WOLLHEIM, 1959; 1960; 1963).

Einige spezielle pathogenetische Begriffsbildungen leiten zu einer *ätiologischen* Klassifizierung über, wie z.B. diejenige der hypochlorämischen Nephritis (RATHERY u. RUDOLPH, 1928) bzw. Nephrose (NONNENBRUCH, 1942), der Azotémie par manque de sel (BLUM u. Mitarb., 1928), des myorenalen (BINGOLD, 1934) bzw. Myolyse-Syndroms (BRASS, 1944), der hämoglobinurischen (MALLORY, 1947) oder erythrolytischen Nephrose (LETTERER u. MASSHOFF, 1949/50) und diejenige der Chromoproteinniere (ZOLLINGER, 1952). Noch spezieller ätiologisch determiniert sind weitere Abgrenzungen, wie z.B. Verbrennungsnephritis (MARCHAND, 1908), Crush-Syndrom (BYWATERS u. BEALL, 1941), Myoglobin- bzw. Hämoglobin-Nephrose (ZOLLINGER, 1945), Sulfonamidnephrose (BILECKI, 1947) bzw. Sulfonamid-Nierensyndrom (HEUCHEL, 1950) oder Abortniere (WYATT u. GOLDENBERG, 1950).

Die Vielzahl der möglichen ätiologischen Faktoren läßt eine hierauf basierende Unterteilung zweifellos zu einer Quelle der Begriffsverwirrung werden. Auch ist ein ätiologisches Einteilungsschema nur für solche Erkrankungen geeignet, die durch ein einziges spezifisches Agens hervorgerufen werden, wie z.B. Infektionen oder spezifische Vergiftungsbilder. Führen aber verschiedene Ursachen zu einem pathophysiologisch und klinisch einheitlichen Syndrom wie etwa bei der Herzinsuffizienz oder beim Schock, aber auch beim akuten Nierenversagen, dann bleibt die Aufklärung der Pathogenese für das Verständnis des Krankheitsgeschehens und für die Durchführung der Therapie ausschlaggebend.

Solange daher der Pathomechanismus der akuten Niereninsuffizienz nicht endgültig aufgeklärt ist, sollte für ihre einheitliche Symptomatologie, für die regelmäßig hierbei anzustellenden differentialdiagnostischen Überlegungen und die hieraus abzuleitenden therapeutischen Konsequenzen ein phänomenologisch zutreffender, im übrigen aber nichts präjudizierender, allgemein akzeptierter Terminus benützt werden, wie er im „akuten Nierenversagen" (SMITH, 1951; OLIVER u. Mitarb., 1951) vorliegt. Er bezeichnet ohne Festlegung auf eine bestimmte Ätiologie oder eine bestimmte pathogenetische Auffassung, jedoch unter eindeutiger Abgrenzung von benignen Minderdurchblutungen der Niere und von chronischen Niereninsuffizienzen, präzise den mehr oder minder vollständigen Zusammenbruch aller exkretorischen und regulatorischen Nierenfunktionen, wie er im plötzlichen Versiegen der Harnausscheidung unmittelbar evident wird und findet sich im maßgeblichen internationalen Schrifttum jetzt übereinstimmend gebraucht. Die gleichzeitige, näher kennzeichnende Anwendung ätiologisch oder pathogenetisch determinierter Zusatzbezeichnungen wird durch ihn nicht ausgeschlossen, wie z.B. des „Crush-Syndroms" für das akute Nierenversagen im Gefolge eines traumatischen Schocks oder der „Schockniere" für alle nicht nephrotoxisch, nicht entzündlich und nicht mechanisch-obstruktiv bedingten Formen des akuten Nierenversagens, in deren Vorgeschichte zur Schockauslösung geeignete Faktoren wirksam oder wahrscheinlich waren.

Gelegentlich werden noch Vorbehalte gegen die klinische Bezeichnung des akuten Nierenversagens gemacht: WOLLHEIM (1959) wendet z.B. ein, daß es begriffsverwirrend wäre, wenn auch leichte Formen der von ihm so genannten tubulären Insuffizienz ohne Rest-N-Steigerung mit reversibler Beeinträchtigung des maximal erreichbaren spezifischen Harngewichtes und der Phenolrotausscheidung, z.B. bei einem Infekt, als „akutes Nierenversagen" angesprochen würden. Dieser Einwand übersieht, daß der Begriff des akuten Nierenversagens nicht identisch ist mit demjenigen der tubulären Insuffizienz im Sinne WOLLHEIMs, daß vielmehr beide sich lediglich partiell überschneiden, so daß tatsächlich niemand bei einer passageren nichtazotämischen Hyposthenurie von einer leichten Form des ganz anders definierten akuten Nierenversagens sprechen würde. — Auf die Bedenken von HEINTZ (1964), wonach es sich beim akuten Nierenversagen um keine echte Krankheitseinheit handele, da es z.B. auch bei der akuten diffusen Glomerulonephritis, Pyelonephritis oder bei akuten Nierenarterienverschlüssen vorkomme, wird bei der Erörterung der Definition noch eingegangen.

Der klinisch-funktionelle Begriff der *tubulären Insuffizienz*, mit dem WOLLHEIM (1952) zunächst berechtigte Kritik an dem bis dahin auch in der Klinik üblichen Begriff der akuten Nephrose übte, wird in seiner pathophysiologischen

Problematik im Beitrag „Störungen der Harnkonzentrierung" und in methodischer Hinsicht im Beitrag „Klinische Untersuchungsmethoden der Nierenfunktion" diskutiert. Soweit er in seiner heterogenen Zusammensetzung auch das akute Nierenversagen umfaßt, ist er u.E. beim heutigen Kenntnisstand über dessen Pathogenese insofern ungerechtfertigt, als er eine „tubulär bedingte Urämie" präjudiziert, die bisher nicht bewiesen, eher jedoch unwahrscheinlich ist. Peters (1961) weist mit Recht darauf hin, daß es „weder beim Menschen noch beim Tier eine urämigene Niereninsuffizienz ohne wesentliche, zur Erklärung der Azotämie ausreichende Herabsetzung des Glomerulusfiltrates gibt", was freilich nicht ausschließt, daß an dieser Filtratverminderung indirekt auch tubuläre Mechanismen beteiligt sein können (s. Kapitel C). Die Annahme einer primär tubulären Erkrankung deshalb, weil beim akuten Nierenversagen die Glomeruli morphologisch intakt erscheinen und pathologische Veränderungen nur an den Tubuli vorliegen (Wollheim, 1962), unterliegt einem ähnlichen Fehlschluß wie seinerzeit (Munk, 1918) bei den Nephrosen: weil sich beim nephrotischen Syndrom mit damaliger Methodik die ausgeprägtesten — wie wir heute wissen durchaus sekundären — Läsionen in den Tubuli fanden, wurde die Pathogenese fälschlich tubulär anstatt glomerulär interpretiert! Da es zudem für die Gesamtheit der sog. tubulären Insuffizienzen durchaus keine einheitlichen Behandlungsprinzipien gibt, vielmehr das hierunter subsummierte akute Nierenversagen gänzlich anders, ja entgegengesetzt, wie z.B. eine sog. tubuläre Insuffizienz im Verlauf einer Schrumpfnierenerkrankung anzugehen ist, ist dieser Begriff eher geeignet, die therapeutischen Entscheidungen am Krankenbett zu erschweren. Deshalb beschränken wir uns im folgenden auf die Terminologie des „akuten Nierenversagens", sofern nicht Sonderformen desselben abgegrenzt werden sollen.

3. Definition

Das akute Nierenversagen ist — ohne Rücksicht auf seine spezielle Ätiologie — charakterisiert als eine unabhängig von einem renalen Grundleiden kurzfristig entstehende und fakultativ zur akuten Urämie fortschreitende reversible Niereninsuffizienz (= Azotämie) *infolge einer plötzlichen und von der äußeren Flüssigkeits- und Elektrolytbilanz unabhängigen, kritischen Herabsetzung der renalen Ausscheidungsfunktion* (meist mit Oligo-Anurie), *die durch eine kausale Therapie bisher nicht zu beeinflussen ist.*

Hieraus resultiert als wichtigste diagnostische Aufgabe bei der Feststellung eines akuten Nierenversagens, zunächst die *therapeutisch beeinflußbaren* Auslösungsursachen zu erkennen und zu beseitigen, also z.B. eine akute interstitielle Nephritis mittels Infektbehandlung anzugehen, eine mechanische Harnabflußbehinderung (Steinverschluß, Prostatahypertrophie, Ummauerung der Ureteren durch Tumoren oder irrtümliche Ureterligatur bei vorangegangenen chirurgischen Eingriffen) durch urologische Maßnahmen oder schließlich einen Nierenarterienverschluß durch gefäßchirurgische Eingriffe zu beheben. Weiterhin ist, zumal vor längerer Fortsetzung einer Dialysetherapie, der Ausschluß irreversibler Grundkrankheiten, z.B. extracapillär oder nekrotisierend verlaufender Glomerulonephritiden anzustreben, wofür den bioptischen Nierenbefunden eine entscheidende Bedeutung zukommt. Auch in allen diesen Fällen muß aber vielfach zunächst das akute Nierenversagen durch Dialysebehandlung vorübergehend gebessert werden, um den Patienten operabel zu machen oder um Zeit bis zur endgültigen diagnostischen Abklärung zu gewinnen.

Erst die hiernach übrigbleibenden Fälle einer akuten, zirkulatorisch oder nephrotoxisch bedingten Niereninsuffizienz stellen das prinzipiell reversible, akute

Nierenversagen sensu strictiori mit weitgehend einheitlichem, wenn auch unterschiedlich ausgeprägtem, von der speziellen Ätiologie unabhängigem morphologischen und pathophysiologischen Substrat dar, das im folgenden allein berücksichtigt wird.

Da jedoch auch andere, reversible Formen einer akuten Niereninsuffizienz, z.B. bei akuter diffuser Glomerulonephritis, interstitieller Nephritis und pyelonephritischen Schüben oder Myelomniere dasselbe klinische Erscheinungsbild verursachen und — da ihre spontane oder therapeutisch induzierte Rückbildung längere Zeit in Anspruch nimmt als z.B. die operative Beseitigung mechanischer prä- oder postrenaler Ursachen — dieselben therapeutischen Überbrückungsmaßnahmen erfordern, ist auch für sie der klinische Begriff des akuten Nierenversagens zutreffend (Losse u. Mohr, 1958), obwohl sie ein anderes morphologisches Substrat und einen anderen Pathomechanismus aufweisen, so daß es sich, wie Heintz (1964) zu Recht betont, nicht um eine identische Krankheitseinheit, sondern lediglich um ein einheitliches Syndrom handelt. Seine Befürchtung, daß durch einen solchen Sammelbegriff die exakte Diagnose verwischt wird, ist nur dann berechtigt, wenn der Arzt unter Außerachtlassung der zu fordernden Sorgfalt auf eine ätiologische Klärung und insbesondere auf den differentialdiagnostischen Ausschluß der oben aufgeführten, kausal beeinflußbaren Auslösungsursachen verzichtet. Die prinzipielle Reversibilität des akuten Nierenversagens sensu strictiori macht es jedoch heute bei Stellung dieser Diagnose jedem Arzt zur Pflicht, diese diagnostische Klärung entweder selbst vorzunehmen oder, wo dies unmöglich ist, sie unter Ausnutzung aller gegebenen Möglichkeiten, z.B. durch Einweisung in eine entsprechende nephrologische Abteilung, zu veranlassen.

B. Ätiologische Faktoren

Die dem vorliegenden Beitrag zugrunde liegende Definition des akuten Nierenversagens kennzeichnet eine nosologische Einheit mit sehr verschiedenartiger Ätiologie, aber weithin einheitlichem klinischem Verlauf und — von wenigen Ausnahmen abgesehen — übereinstimmender Spätprognose. Auch für die Pathogenese des akuten Nierenversagens zeichnet sich heute ein gemeinsamer Entstehungsmechanismus als wahrscheinlich ab, wie in Kapitel C dargelegt wird.

Die exakte ätiologische Beurteilung kann im Einzelfall sehr schwierig sein, da oft ein Zusammenwirken verschiedener möglicher Auslösungsursachen vorliegt und die individuelle Empfindlichkeit der Niere gegenüber vergleichbaren Schädigungsmöglichkeiten offenbar unterschiedlich sein kann (Merrill, 1963) oder von zusätzlichen Faktoren beeinflußt wird, deren Bedeutung im Einzelfall nicht abgeschätzt werden kann. Auch wird häufig ein unmittelbar evidenter Zusammenhang zwischen der Schwere des vorangehenden Grundleidens und dem sich anschließenden Versagen der Nierenfunktion vermißt. Dies gilt in besonderem Maße für die häufigste Form des akuten Nierenversagens: die zirkulatorisch bzw. ischämisch bedingte Schockniere. So ist es verständlich, daß in einzelnen Beobachtungsreihen der Anteil der ätiologisch ungeklärten Fälle, für die sich keine bestimmte Einzelursache auffinden ließ, bis zu 30% der Gesamtzahl betrug (Merrill, 1960, 1963). Dennoch besteht für die Mehrzahl der Fälle von akutem Nierenversagen die Möglichkeit einer ätiologischen Zuordnung anhand des jeweils führenden pathogenetischen Mechanismus, wobei sich zwei Gruppen von Auslösungsursachen abgrenzen lassen: 1. *zirkulatorische Ursachen* vom Typ der Schockniere und 2. *nephrotoxisch bedingte Formen* vom Typ der akuten Tubulusnekrose.

Die Ätiologie des akuten Nierenversagens im engeren Sinne (s. oben) umfaßt somit 1. alle diejenigen Auslösungsursachen, die geeignet sind, das mit einem weitgehend einheitlichen morphologischen und pathophysiologischen Substrat einhergehende klinische Bild der Schockniere zu erzeugen, indem sie einen drohenden beginnenden oder manifesten Kreislaufschock hervorrufen; 2. alle chemischen Noxen mit nephrotoxischer Eigenschaft, die zu lokalisierten Läsionen derjenigen (proximalen) Abschnitte des Nephron führen, in denen sie durch Resorption, Sekretion oder Konzentrierung angereichert werden und dadurch ein toxisch bedingtes Nierenversagen auslösen.

Dieses ätiologische Einteilungsschema berücksichtigt also nur den grundlegenden pathogenetischen Vorgang, der unabhängig von der jeweiligen ätiologischen Einzelursache zum akuten Nierenversagen führt. Im Einzelfall können nicht nur Kombinationen zwischen beiden (zirkulatorischen und nephrotoxischen) Entstehungsursachen vorliegen, sondern auch zusätzliche Schädigungsfaktoren für die Auslösung des Nierenversagens eine begünstigende Rolle spielen (z.B. entzündliche Nierenveränderungen bei Sepsis oder allergisch-toxischer Schädigung usw.).

1. Das zirkulatorisch bedingte Nierenversagen

Die im klinischen Sprachgebrauch weithin übliche Benennung dieser häufigsten Form des akuten Nierenversagens als *Schockniere* (VAN SLYKE, 1948) kennzeichnet den Kreislaufschock als wichtigste gemeinsame Auslösungsursache und schließt — unabhängig von dem jeweiligen Grundleiden und von eventuellen zusätzlichen Schädigungsfaktoren — alle Krankheitszustände ein, die zur Schockauslösung geeignet sind (Tabelle 2). Diesem gemeinsamen ätiologischen Prinzip

Tabelle 1. *Häufigkeit einzelner ätiologischer Formen des akuten Nierenversagens*

		Davon	
	Fallzahl	zirkulatorisch ausgelöst (Schockniere)	nephrotoxisch ausgelöst
ALWALL (1963)	560	508	26
BALSLØV u. Mitarb. (1963)	499	356	8
BLUEMLE u. Mitarb. (1959)	100	78	9
BUCHBORN (1965)	100	80	6
DÉROT u. Mitarb. (1964)	504	425	32
EALES u. Mitarb. (1964)	148	134	7
HAMBURGER u. Mitarb. (1962)	486	317	59
KILEY u. Mitarb. (1960)	80	71	9
LUCKÉ (1946)	538	433	67
LUNDING u. Mitarb. (1964)	181	165	8
WETZELS (1964)	73	52	5
Gesamtzahl	3269 =100%	2619 =80,1%	236 =7,2%
		(12,7% nicht zuzuordnen)	

entspricht ein weitgehend einheitliches morphologisches Substrat, so daß allein anhand der charakteristischen pathologisch-anatomischen Kriterien der bioptische oder autoptische Nachweis einer Schockniere möglich ist (OLIVER, MCDOWELL u. TRACY, 1951; BRUN, 1954; GORMSEN, IVERSEN u. RAASCHOU, 1955; BRUN u. MUNK, 1957; ZOLLINGER, 1957; BOHLE, HERFARTH u. KRECKE, 1960; BOHLE, JAHNECKE u. RAUSCHER, 1964; BOHLE, 1962, 1965; SCHUBERT u. KÖBERLE, 1966).

Die ätiologische Klassifizierung am Krankenbett ist dann leicht, wenn klinisch dem akuten Nierenversagen ein voll ausgeprägtes Schocksyndrom vorausgegangen ist. In vielen Fällen ist die Schocksymptomatik jedoch flüchtig oder nur partiell vorhanden, so daß sie der klinischen Beobachtung entgeht oder falsch interpretiert wird. Sie kann, zumindest in ihrer typischen Ausprägung, auch völlig fehlen, zumal dann, wenn die im Rahmen der Schockabwehr wirksamen körpereigenen Regulationsmechanismen eine auffällige und klinisch nachweisbare Beeinträchtigung der peripheren Kreislaufverhältnisse verhindern. Trotzdem kann die bei jedem drohenden oder beginnenden Schockereignis einsetzende renale Vasoconstriction initial bereits eine ischämische Schädigung der Niere verursachen, die dann ein akutes Nierenversagen zur Folge hat, ohne daß das klinische Vollbild eines Schocks ausgeprägt war, wie in Kapitel C eingehender belegt wird. Der Kliniker ist deshalb auch dann zur ätiologischen Diagnose eines zirkulatorisch bedingten Nierenversagens berechtigt, wenn dem Nierenversagen ein zur Schockauslösung geeignetes Ereignis vorausgegangen oder wahrscheinlich ist und andere Auslösungsursachen ausgeschlossen werden können (Buchborn, 1962; 1966). Die hierfür in Betracht zu ziehenden zirkulatorischen ätiologischen Faktoren sind in Tabelle 2 zusammengestellt und ausführlicher im Handbuchbeitrag „Schock und Kollaps“ (Buchborn, 1960) abgehandelt.

Unter Einbeziehung aller in Tabelle 2 aufgeführten zirkulatorischen Ursachen entfallen 70—80% aller Fälle von akutem Nierenversagen auf diese ätiologische Gruppe, wie eine Zusammenstellung verschiedener Beobachtungsreihen aus der Literatur ergibt (Tabelle 1).

Auch von pathologisch-anatomischer Seite wird das häufige Vorkommen einer Schockniere bestätigt. So fanden Schubert und Köberle (1966) an einem unausgewählten Obduktionsgut von 3400 Obduktionen in 4,3% und in einer weiteren Untersuchungsgruppe von 747 Obduktionen eines anders zusammengesetzten Krankengutes in 10,2% aller Fälle das pathologisch-anatomische Bild der Schockniere. Crowson u. More (1955) beobachteten unter 400 Obduktionen aus

Tabelle 2. *Ätiologie des akuten Nierenversagens*

I. Zirkulatorische Ursachen

Schockniere z. B. bei	*Intravasaler Hämolyse* infolge
Blutverlust	Fehltransfusion
Trauma („Crush“)	Seifenintoxikation
Operation	Pilzvergiftung
Verbrennung	Schlangengift
Sepsis	Spinnengift
Pankreatitis	Clostridien-Sepsis
Peritonitis	Malaria (Schwarzwasserfieber)
neurogenem Schock	Sichelzell-Anämie
allergischer Reaktion	Favismus
Anaphylaxie	paroxysmaler Hämoglobinurie
Lungenembolie	paroxysmaler Myoglobinurie
arterieller Embolie	idiopathischer Rhabdomyolyse
Hypoxie	hypotoner Infusionslösungen (destilliertes Wasser)
akuter Herzinsuffizienz und Kreislaufstillstand	Chlorpromazin
Exsiccose	Antibiotica
Elektrolytverluste	Intoxikation mit Chinin
akuter Hypercalcämie	Pyrogallol
Hyperpyrexie und Hyperthermie	Arsenverbindungen
Strangulationsileus	Essigsäure
Spannungspneumothorax	Nitriten
Intoxikationen	aromatischen Nitroverbindungen (Pikrinsäure, Trinitrotoluol, Dinitrobenzol)
	Anitin
	Apiol

Tabelle 2. (Fortsetzung)

II. Nephrotoxine (s. Tabelle 4)

III. Ursachen sonstiger Formen der akuten Niereninsuffizienz (im weiteren Sinn)

1. Entzündliche Nierenerkrankungen
- akute diffuse Glomerulonephritis
- subakute (extracapilläre) Glomerulonephritis
- eitrig-abscedierende Nephritis
- akute interstitielle Nephritis bei
  - Salmonellen-Infektionen
  - Scharlach
  - Leptospirosen
  - Diphtherie
  - allergisch-hyperergischen Reaktionen
- hämolytisch-urämisches Syndrom (Gasser)
- nekrotisierende Pyelonephritis mit Papillennekrosen
- akuter Schub bei chronischer Pyelonephritis
- epidemisches hämorrhagisches Fieber (Korea)

2. Vasculäre Nephropathien
- bilaterale Nierenrindennekrose
- beiderseitiger thromboembolischer Verschluß der Nierenarterie
- beiderseitige Nierenvenenthrombose
- Eklampsie
- Nierenangiographie
- allergisch-hyperergische Vasculitis
- Panarteriitis
- Lupus erythematodes visceralis

3. Obstruktiv-mechanische Ursachen

a) postrenal:
- Steinverschluß
- Ureterfibrose nach Bestrahlung oder idiopathisch-retroperitoneal
- Ureterenverschluß durch Blutgerinnsel
- operative Läsion beider Ureter
- Urogenitaltumoren
- neurogene Blasenlähmung
- traumatische Schädigung der ableitenden Harnwege (Ureterödem nach Ureterenkatheterismus, Ureterenabriß, Blasenruptur)
- retroperitoneales Hämatom

b) intrarenal:
- Myelom
- Hyperuricämie (Gicht, cytostatische Therapie, Röntgenbestrahlung) mit Präcipitation von Harnsäurekristallen
- Sulfonamid-Ausfällung

c) operative Entfernung einer anatomischen und funktionellen Einzelniere

dem zivilen Bereich in 50 Fällen (12,5%) die charakteristischen Zeichen der Schockniere. In den von Schubert u. Köberle (1966) mitgeteilten Untersuchungen lagen allerdings nur in 33% bzw. 53% der morphologisch diagnostizierten Schocknieren klinische Angaben über ein akutes Nierenversagen vor, was zum Teil damit erklärt werden kann, daß in zahlreichen Fällen der Tod wenige Stunden bis Tage nach dem auslösenden Schockereignis eintrat und die Nierenfunktionsstörung deshalb klinisch noch nicht in Erscheinung trat.

Nach übereinstimmender Erfahrung an allen großen Behandlungszentren sind unter zivilen Bedingungen die häufigsten Schockursachen in der Ätiologie des akuten Nierenversagens der postoperative und posttraumatische Schock, ferner die akute intravasale Hämolyse (bei artefiziellem Abort und infolge inkompatibler Bluttransfusionen) sowie septische Schockzustände.

2. Das nephrotoxisch ausgelöste Nierenversagen

Das unter verschiedener Bezeichnung („toxische Nephritis“, Schlayer u. Hedinger, 1907; „nekrotisierende Nephrose“, Volhard u. Fahr, 1914; „akute toxische Nephrose", CORCORAN, TAYLOR u. PAGE, 1943; „akute toxische Nephropathie", REUBI, 1960; HAMBURGER, RICHET, CROSNIER u. FUNCK-BRENTANO, 1962; SCHREINER, 1966; „nekrotisierende Tubulonekrose", ZOLLINGER, 1966) seit langem bekannte Bild des nephrotoxisch bedingten Nierenversagens (KAUFMANN, 1888; FAHR, 1925; VOLHARD, 1931) ist pathologisch-anatomisch gekennzeichnet durch Nekrosen der Tubulusepithelien, die sich in der Regel auf das proximale Nephron beschränken und an allen Nephronen der Niere relativ gleichförmig ausgeprägt sind. Die topographische Lokalisation der Tubulusläsionen auf bestimmte Abschnitte des proximalen Nephron ist für die einzelnen Nephrotoxine weitgehend charakteristisch, wie OLIVER, MACDOWELL u. TRACY (1951) mittels Mikrodissektionstechnik gezeigt haben (Einzelheiten s. Beitrag ZOLLINGER). Aus diesen grundlegenden Untersuchungen geht auch hervor, daß die isolierte toxische Tubulusnekrose zu den seltenen Ausnahmen gehört und in der Regel gleichzeitig disseminierte ischämische Zellschäden entlang des gesamten Nephron vorliegen, die dem typischen morphologischen Substrat der Schockniere entsprechen. In der Mehrzahl aller Fälle von nephrotoxisch ausgelöstem Nierenversagen handelt es sich also um eine Kombination von toxischer und ischämischer Tubulusschädigung, wobei als auslösender Faktor der renalen Zirkulationsstörung zumeist ein initialer Schockzustand anzusehen ist, der sich in der Symptomatik der meisten Intoxikationen findet und häufig durch massive gastrointestinale Flüssigkeitsverluste ausgelöst wird (MOON, 1953; GROLLMANN, 1954). Andererseits kann auch eine direkte vasoconstrictorische Wirkung einzelner Nephrotoxine auf die Nierenstrombahn zu einer kritischen Verminderung der Nierendurchblutung führen. Dies trifft z.B. für die Quecksilberintoxikation zu, die nach Untersuchungen von REIN u. EPPINGER (1930) mit einer erheblichen renalen Vasoconstriction einhergeht, die auch nach direkter Injektion von Quecksilberverbindungen (z.B. Salyrgan) in die Nierenarterie nachgewiesen werden konnte (KRAMER, 1962).

Trotz der unterschiedlichen Ätiologie stimmt das klinische Erscheinungsbild des toxischen Nierenversagens weitgehend mit dem des zirkulatorisch-ischämisch ausgelösten Nierenversagens überein, wenn man von den unterschiedlich ausgeprägten Allgemeinerscheinungen der jeweils zugrunde liegenden Vergiftung absieht. Andererseits erklärt die Einheitlichkeit der morphologischen Läsionen die trotz sehr verschiedener chemischer Struktur der einzelnen Nephrotoxine identische Auswirkung auf die Nierenfunktion und unterstützt so die Annahme eines gemeinsamen pathogenetischen Mechanismus (s. Kapitel C). Anteilsmäßig entfallen ca. 7% aller Fälle von akutem Nierenversagen auf die direkte Einwirkung von Nephrotoxinen, wie aus Tabelle 1 und einer ähnlichen Statistik von WIETH u. JØRGENSEN (1965) hervorgeht.

Unter den zahlreichen Substanzen, die auf Grund einer tierexperimentell und klinisch nachgewiesenen, direkten toxischen Wirkung auf die Epithelzellen der Niere als Nephrotoxine im eigentlichen Sinne bezeichnet werden können, nehmen einige Stoffgruppen infolge ihrer zahlenmäßigen Häufigkeit innerhalb des toxisch bedingten Nierenversagens eine bevorzugte Stellung ein. Dazu gehören an erster Stelle organische Lösungsmittel wie Tetrachlorkohlenstoff und Trichloräthylen, Schwermetallverbindungen, insbesondere Sublimat und andere Quecksilbersalze, weiterhin die als Gefrierschutzmittel bzw. Detergentien verwendeten Glykolverbindungen (Äthylen/Diäthylenglykol) und Sulfonamide. Ein ungefähres Bild von der Bedeutung dieser Nephrotoxine in der Ätiologie des nephrotoxischen Nierenversagens gibt eine Zusammenstellung aus verschiedenen Fallstatistiken (Tabelle 3).

Intoxikationen mit *Tetrachlorkohlenstoff* (CCl_4), einem weit verbreiteten organischen Lösungsmittel, stehen nach den Erfahrungen verschiedener Autoren unter

Tabelle 3. *Die Häufigkeit der wichtigsten nephrotoxischen Substanzen in der Ätiologie des nephrotoxischen Nierenversagens*

Nephrotoxisches Nierenversagen	Gesamtzahl	Tetrachlorkohlenstoff	Quecksilbersalze	Glykole	Sulfonamide
SWAN u. MERRILL (1953)	19	9	5	—	2
DÉROT u. LEGRAIN (1954).	31	6	18	—	4
PALMER u. HENRY (1957)	13	8	2	—	—
BLUEMLE, WEBSTER u. ELKINTON (1959)	9	4	4	—	—
HAMBURGER et al. (1962)	59	25	16	2	—
ALWALL (1963)	27	2	16	8	1
WIETH u. JØRGENSEN (1965)	21	5	2	9	1
SCHREINER u. MAHER (1965)	82	21	14	9	4
	261 =100%	80 =30,5%	73 =28%	28 =10,7%	11 =4,2%

den nephrotoxischen Ursachen des akuten Nierenversagens an erster Stelle (GUILD, YOUNG u. MERRILL, 1958; HAMBURGER, 1958; HAMBURGER u. Mitarb., 1962; MERRILL, 1965; NIELSEN u. LARSEN, 1965; SCHREINER u. MAHER, 1965). Andererseits haben englische Autoren darauf hingewiesen, daß Vergiftungen mit Tetrachlorkohlenstoff in England außerordentlich selten beobachtet werden, wie überhaupt Vergiftungen mit nephrotoxischen Substanzen in diesem Land — im Gegensatz zu den Erfahrungen in den USA, in Frankreich und Skandinavien — sehr ungewöhnlich seien (KIRKPATRICK u. SUTHERLAND, 1956; BULL, JOEKES u. LOWE, 1958). Eine Erklärung für diese Tatsache ist nicht ersichtlich.

Die meisten Vergiftungen erfolgen durch Inhalation von CCl_4-Dämpfen bei gewerblichen Arbeiten in schlecht gelüfteten Räumen (Verwendung von CCl_4 als Lösungsmittel für Fette in mechanischen Betrieben) und bei häuslichem Gebrauch zu Reinigungszwecken (z.B. Fleckenwasser). Bei 25 von HAMBURGER (1958) beobachteten Vergiftungsfällen erfolgte die Inhalation zwölfmal im Rahmen gewerblicher Verwendung, achtmal während häuslicher Reinigungsarbeiten, dreimal durch die Anwendung CCl_4-haltiger Feuerlöschgeräte (Schaumlöscher), in einem Fall durch eine CCl_4 enthaltende Haarlotio, und nur in einem Fall beruhte die Intoxikation auf der versehentlichen oralen Einnahme des Lösungsmittels. Von 16 der durch Einatmung ausgelösten Intoxikationen in den von GUILD, YOUNG u. MERRILL (1958) beschriebenen Fällen erfolgte die Exposition in elf Fällen beim Reinigen von Kleidern in schlecht belüfteten Räumen. Die Expositionszeit betrug dabei zwischen 30 min und mehreren Stunden. Orale Vergiftungen (infolge versehentlicher Einnahme oder in suicidaler Absicht) kommen sehr viel seltener vor. Nach SMETANA (1939), der 141 Fallbeschreibungen der Literatur analysierte, soll bei oraler Aufnahme des Giftes die Leberschädigung im Vordergrund stehen, während bei Inhalation die Niere häufiger und stärker betroffen ist. Durch gleichzeitigen Alkoholgenuß oder Fettzufuhr wird die Resorption von CCl_4 begünstigt und die Vergiftungssymptomatik verstärkt.

Die nephrotoxische Wirkung von CCl_4 ist nahezu obligat: von 77 Intoxikationen kam es nach einer Literaturzusammenstellung von HARDIN (1954) in 74 Fällen (96%) und nach einer späteren Statistik von NIELSEN u. LARSEN (1965) bei 128 Vergiftungen in 120 Fällen (94%) zu einem akuten Nierenversagen.

Gleichzeitige Hinweise auf einen akuten Leberparenchymschaden finden sich häufig, in letal verlaufenden Fällen nahezu immer (PASTEUR, MAURIC u. DOMART, 1938). Ein Ikterus trat bei 9 der 25 von HAMBURGER (1958) beschriebenen Fälle auf. Aber auch wenn klinische Hinweise auf eine Leberbeteiligung fehlen, können histologisch regelmäßig toxische Leberveränderungen nachgewiesen werden (HAMBURGER, 1951). Mengen von 2—4 g können bei oraler Vergiftung tödlich sein. Die ätiologische Rolle der CCl_4-Intoxikation in der Genese des akuten Nierenversagens wird oft verkannt, weil die vielfach nur kurzfristige Exposition dem Patienten nicht bewußt ist und ein unmittelbarer zeitlicher Zusammenhang häufig nicht in Erscheinung tritt, da ferner in vielen Fällen nach der Inhalation zunächst ein symptomfreies Intervall von 24—96 Std besteht, und kaum eine Vergiftung täuschendere Symptome aufweist, worauf vor allem HAMBURGER (1958) hingewiesen hat. Im Krankengut dieses Autors wurde nur in zwei von 25 gesicherten Fällen primär die zutreffende Diagnose gestellt. Der Schlüssel zur Diagnose und damit zur ätiologischen Klärung ist eine minutiöse Anamnese hinsichtlich möglicher CCl_4-Exposition bei jedem akuten Nierenversagen, das initial mit gastrointestinalen Symptomen (Nausea, Erbrechen, abdominellen Schmerzen), Fieber und Zeichen einer Leberschädigung einhergeht. Einzelheiten der Symptomatologie finden sich in der ausführlichen Darstellung von HAMBURGER u. Mitarb. (1962). Mit Hilfe der von STEWART, TERKELSON, HAKE u. ERLEY (1960) angegebenen spezifischen Nachweismethode (spektralphotometrische Analyse im Infrarotlicht) kann CCl_4 noch einige Wochen nach der akuten Vergiftung im Blut und in der Ausatmungsluft nachgewiesen werden. Für klinische Zwecke genügt auch der einfachere Nachweis mittels Dräger-Teströhrchen in der Ausatmungsluft (v. CLARMANN, 1965).

Trichloräthylen-Inhalation soll nach kasuistischen Beobachtungen (LECHELLE, VIALARD u. PETIT-COLLOT, 1945; GERMAIN u. MARTY, 1947; DÉROBERT, CABY, HADENGUE, MARTIN u. PRADUT, 1952; SOMMER u. TARTRAIS, 1953; HAMBURGER u. Mitarb., 1962; WIETH u. JØRGENSEN, 1965) ein akutes Nierenversagen auslösen können, wobei die klinische Symptomatik völlig mit der einer Tetrachlorkohlenstoff-Intoxikation übereinstimmt. HAMBURGER u. Mitarb. (1962) weisen jedoch auf Grund von sechs eigenen Fällen darauf hin, daß eine sichere ätiologische Beurteilung dieser Beobachtungen nicht möglich ist, da die anamnestischen Angaben über eine Trichloräthylen-Exposition nicht objektiviert werden konnten und eine Verunreinigung des Trichloräthylen mit Tetrachlorkohlenstoff nicht auszuschließen war.

Die akute *Quecksilbervergiftung* als zweithäufigste Ursache eines nephrotoxisch ausgelösten Nierenversagens beruhte in den meisten mitgeteilten Fällen auf der oralen Einnahme von Sublimat ($HgCl_2$) oder Quecksilbercyanid ($HgCN_2$) in suicidaler Absicht, seltener erfolgte die Intoxikation durch intrauterine Injektionen von Quecksilbersalzen als Abortivum oder durch eine versehentliche Einnahme des Giftes. Bei 54 von TROEN, SEYMOUR, KAUFMAN u. KATZ (1951) analysierten Sublimatvergiftungen handelte es sich in 44 Fällen um einen Suicidversuch; 18 von 54 Patienten boten Symptome einer toxischen Nierenschädigung, aber nur bei neun Patienten entwickelte sich ein akutes Nierenversagen. Exakte Angaben über die zur Auslösung eines akuten Nierenversagens erforderliche Mindestdosis von Quecksilberverbindungen liegen nicht vor. Ebenso schwanken die in der Literatur angegebenen Letaldosen für Sublimat beim Erwachsenen recht erheblich, da offenbar große individuelle Unterschiede bestehen und die tatsächlich resorbierten Giftmengen im Einzelfall schwer zu beurteilen sind. GONZALES, VANCE u. HELPERN (1937) beschreiben eine tödlich verlaufende Sublimatvergiftung nach Einnahme von nur 0,2 g, HAMBURGER u. Mitarb. (1962) beobachteten ein schweres, protrahiert verlaufendes Nierenversagen noch bei einer Sublimatmenge von weniger als 0,5 g, während in dem Krankengut von TROEN, SEYMOUR, KAUFMAN u. KATZ (1951) die niedrigste letale Dosis über 2 g betrug und selbst eine Vergiftung mit 2,5 g Sublimat ohne nachweisbare Zeichen einer renalen Schädigung verlief. In der Regel nimmt jedoch die Häufigkeit und das Ausmaß der Nierenschädigung mit steigender Quecksilbermenge zu.

Entgegen den Beobachtungen von TROEN u. Mitarb. (1951) kann sich ein akutes Nierenversagen in Einzelfällen auch dann entwickeln, wenn im Initialstadium die für die akute Quecksilberintoxikation charakteristischen und in fast allen Fällen vorhandenen gastrointestinalen Symptome fehlen (HAMBURGER u. Mitarb., 1962; eigene Beobachtung, unpubl.). In diesen Ausnahmefällen kommt es überraschend nach einem symptomfreien Intervall von 2—3 Tagen zur Oligurie. In Zweifelsfällen kann die ätiologische Diagnose des akuten Nierenversagens durch den Nachweis der vermehrten Quecksilberausscheidung im Urin gesichert werden, die über lange Zeit anhält (GROSSMAN, WESTON, LEHMAN, HALPERIN, ULLMANN u. LEITNER, 1951). Entwickelt sich bereits am ersten Tag nach der Vergiftung eine akute Oligo-Anurie, so handelt es sich dabei immer um die Folgen eines durch gastrointestinale Flüssigkeitsverluste hervorgerufenen Kreislaufschocks. Die durch die nephrotoxische Wirkung des Quecksilbers ausgelöste Oligurie tritt in den meisten Fällen erst am 2.—3. Tag nach der Vergiftung ein.

Die heute kaum noch gebräuchliche Anwendung organischer Quecksilberdiuretica wurde wiederholt als Ursache eines nephrotoxischen Nierenversagens beschrieben. FREEMAN, MAHER, SCHREINER u. MOSTOFI (1962) zitieren 20 überzeugend belegte Fälle aus der Literatur und fügen fünf eigene Beobachtungen hinzu, bei denen die Diagnose autoptisch durch den Nachweis typischer proximaler Tubulusnekrosen verifiziert wurde. Weitere Mitteilungen stammen von HARVALD u. BJØRNEBOE (1956) (4 Fälle), ALWALL (1963) (6 Fälle) und WIETH u. JØRGENSEN (1965) (1 Fall). In der Mehrzahl dieser Fälle bestand bereits vor der Behandlung mit Quecksilberdiuretica eine erhebliche Einschränkung der Nierenfunktion mit deutlicher Herabsetzung des Glomerulusfiltrates, so daß eine kumulative Anreicherung der Quecksilberverbindungen infolge verminderter renaler Elimination (OVERMAN, GORDON u. BURCH, 1950; AIKAWA u. FITZ, 1956) wahrscheinlich ist, zumal häufig über längere Zeit hohe Dosen gegeben worden waren. Es ist daher anzunehmen, daß in den meisten dieser Fälle schließlich toxische Quecksilberkonzentrationen in den Tubulusepithelzellen erreicht wurden und ein nephrotoxisches Nierenversagen dadurch hinreichend erklärt wird. In Einzelfällen wurde ein akutes Nierenversagen allerdings schon nach niedrigen therapeutischen Dosen beobachtet, so z.B. in einem von ROSENTHAL (1933) beschriebenen Fall nach zweimaliger Injektion von Salyrgan. HARVALD u. BJØRNEBOE (1956) vermuteten auf Grund ihrer klinischen Beobachtungen bei Patienten mit chronischem Cor pulmonale, daß in einer gleichzeitigen Hypoxämie ein wesentlicher pathogenetischer Faktor für die Nephrotoxicität der Quecksilberdiuretica zu sehen sei, womit auch tierexperimentelle Befunde von CONN, WILDE u. HELWIG (1954) übereinstimmen, die unter Hypoxie eine erhöhte Empfindlichkeit der Tubulusepithelien gegenüber Sublimat fanden. Es liegen jedoch keine weiteren klinischen Indizien für die unterstützende pathogenetische Rolle der Hypoxämie vor. MERRILL (1965) hat grundsätzliche Einwände gegen die ätiologische Bewertung der Quecksilberdiuretica in den von FREEMAN u. Mitarb. (1962) mitgeteilten Fällen geäußert, da bei vorbestehender Niereninsuffizienz die auslösende Ursache einer Oligurie nicht mit hinreichender Zuverlässigkeit auf einen einzigen ätiologischen Faktor zurückgeführt werden könne. Der eindeutige histologische Nachweis typischer toxischer Veränderungen an den distalen Abschnitten der proximalen Nephrone, der vereinzelt auch durch Mikrodissektion bestätigt wurde (RIDDLE, GARDNER, BESWICK u. FILSHIE, 1958), läßt jedoch bei gleichzeitigem Fehlen ischämischer Tubulusläsionen und dem klinischen Ausschluß anderer Oligurieursachen kaum einen Zweifel zu, daß es sich zumindest bei einem Teil der in der Literatur mitgeteilten Fälle tatsächlich um ein nephrotoxisches Nierenversagen gehandelt hat.

Vergiftungen mit *Glykolen* und Glykolderivaten (insbesondere Äthylen- und Diäthylenglykol, Dioxan, Äthyl- und Diäthylglykol, Propylenglykol) stellen wegen ihrer relativen Häufigkeit eine wichtige Untergruppe innerhalb des nephrotoxisch bedingten Nierenversagens dar. Diese hochtoxischen Verbindungen finden als Frostschutzmittel in der Kühlerflüssigkeit (Äthylenglykol), als Glycerinersatz, in der Lack- und Celluloidindustrie (Dioxan) oder als Versteifungsmittel in der Wäscheindustrie (Äthylenglykolmonomethylester) breite technische Verwendung. HAGERTY (1959) schätzt die Zahl der tödlichen Glykolvergiftungen in den USA auf 40—60 pro Jahr, wobei unter den Todesursachen das akute Nierenversagen an erster Stelle steht. Die Nephrotoxicität der Glykole ist seit langem bekannt (BREKKE, 1930; HUNT, 1932; DOERR, 1944). Sie beruht zum Teil auf der zelltoxischen Wirkung der beim Abbau der Glykole entstehenden Oxalsäure (VOIGT, 1957; LEVY, 1960), die bei intravenöser Injektion im Tierexperiment die gleichen Epithelschädigungen am proximalen Nephron hervorruft, welche bei Äthylen- und Diäthylenglykolvergiftungen an menschlichen Nieren nachgewiesen wurden (OLIVER u. Mitarb., 1951; ALLEN, 1951). An der Ratte fanden DAVID u. UERLINGS (1964) bei experimenteller Äthylenglykolvergiftung auch im submikroskopischen Bereich die degenerativen Veränderungen ausschließlich an den Zellen des proximalen Konvoluts. Pathognomonisch für die Glykolschädigung der Niere ist der Nachweis von doppelbrechenden Calciumoxalatkristallen in den proximalen Tubuli, der in keinem der untersuchten Fälle fehlte und es in Zweifelsfällen erlaubt, die Diagnose auf bioptischem Wege zu sichern (BERMAN, SCHREINER u. FEYS, 1957). In einem Teil der Glykolintoxikationen entwickelt sich eine bilaterale Nierenrindennekrose, worauf bereits GEILING u. CANNON (1938) anläßlich einer Massenvergiftung mit einem diäthylenglykolhaltigen Sulfonamidelixier hingewiesen haben, der in den USA 76 Menschen zum Opfer fielen.

Eine ausführliche Darstellung der Glykolvergiftung gibt die Übersicht von FRIEDMAN, GREENBERG, MERRILL u. DAMMIN (1962), in der über 200 Vergiftungsfälle aus der Literatur zitiert werden.

Renale Komplikationen gehören schließlich zu den häufigsten ernsten Nebenwirkungen der *Sulfonamide*. In der Anfangszeit der Sulfonamidtherapie stand die intratubuläre Ausfällung von Sulfonamidkristallen bei Verwendung schlecht wasserlöslicher Präparate (vor allem Sulfathiazol, Sulfadiazin, Sulfapyridin) bzw. bei kombinierter Anwendung zusammen mit Hexamethylentetramin (Bildung von unlöslichen Sulfon-Formaldehydverbindungen) an erster Stelle der renalen Nebenwirkungen. In der Literatur wurden zahlreiche Fälle mitgeteilt, bei denen es infolge Verlegung der Tubuli bzw. der ableitenden Harnwege durch Sulfonamidniederschläge zur Obstruktion und damit postrenal bedingten Oligurie kam (SADUSK, 1940; SOBIN, 1943; WILDBOLZ, 1943; BERGSTRAND, 1944, 1947; BAKKEN, 1947; ANDERSEN u. ANDERSEN, 1947; AUGUSTIN, 1950; ALLEN, 1951; LEHR, 1957; STAEMMLER, 1957; BULL, JOEKES u. LOWE, 1958; SCHREINER u. MAHER, 1965). Seit der Einführung gut löslicher Sulfonamidverbindungen wird diese Komplikation nicht mehr beobachtet. Die renalen Nebenwirkungen der Sulfonamidtherapie bestehen heute vor allem in allergisch-toxischen Schäden der Niere, die als nekrotisierende (Hypersensitivitäts-)Angiitis, interstitielle Nephritis, akute diffuse Glomerulonephritis oder akute Tubulusnekrose vorkommen können.

Als Ursache eines nephrotoxisch bedingten akuten Nierenversagens wurden von verschiedenen Autoren toxische Tubulusnekrosen beschrieben (HELLWIG u. REED, 1942; LEDERER u. ROSENBLATT, 1942; ROESSLE, 1944; BELL, 1946; BERGSTRAND, 1946; MORE, MCMILLAN u. DUFF, 1946; BAKKEN, 1947; BRUNSON u.

EDWARDS, 1950; HEUCHEL, 1950; THIESSEN u. AUGUSTIN, 1950; ALLEN, 1951; OLIVER, MCDOWELL u. TRACY, 1951; BULL, JOEKES u. LOWE, 1958; SCHREINER u. MAHER, 1965; WIETH u. JØRGENSEN, 1965).

In den von OLIVER u. Mitarb. mittels Mikrodissektion untersuchten Fällen fanden sich neben einer regelmäßig nachweisbaren interstitiellen Zellinfiltration in vier von zehn sulfonamidgeschädigten Nieren Epithelnekrosen der mittleren und terminalen Anteile des proximalen Nephron, wie sie für die direkte toxische Schädigung der Tubulusepithelien charakteristisch sind. Auch MORE, MCMILLAN u. DUFF (1946) beschrieben nekrotisierende Veränderungen des proximalen Konvoluts. Dagegen betont ZOLLINGER (1966), daß er nie Tubulusnekrosen als Folge einer Sulfonamidschädigung beobachtet habe. Die Möglichkeit einer direkten nephrotoxischen Wirkung der Sulfonamide steht jedoch auf Grund der zitierten Literaturangaben außer Zweifel, so daß es berechtigt erscheint, die Sulfonamide als potentielle Nephrotoxine im engeren Sinne zu betrachten, auch wenn eine spezielle Idiosynkrasie gegenüber dem Medikament zur Erklärung der toxischen Wirkung im Einzelfall vorausgesetzt wird, wie es SARRE u. ROTHER (1957) fordern.

In der Ätiologie des toxischen Nierenversagens werden neben diesen häufiger vorkommenden Nephrotoxinen eine große Zahl verschiedenartiger Stoffgruppen (z.B. Schwermetalle, Antibiotica, Röntgenkontrastmittel) und Einzelsubstanzen mit potentiell nephrotoxischen Eigenschaften genannt, denen in klinischer Hinsicht untergeordnete Bedeutung zukommt, da sie nur selten als auslösende Ursache eines Nierenversagens beobachtet werden. Im ätiologisch unklaren Einzelfall muß die Möglichkeit einer toxischen Genese des Nierenversagens jedoch immer sorgfältig geprüft werden, was durch die Vielzahl der in Betracht kommenden chemischen und medikamentösen Noxen erheblich erschwert wird. Die folgende Aufzählung (Tabelle 4) orientiert über die in der Literatur beschriebenen Substanzen mit potentiell nephrotoxischer Wirkung, die als unmittelbare Ursache

Tabelle 4. *Substanzen mit potentiell nephrotoxischer Wirkung*[1]

Amphotericin B	WERTLAKE, BUTLER, HILL u. UTZ, 1963
Antimon	CHARLAS u. BENABADJI, 1962
Atebrin	SCHREINER u. MAHER, 1961
Acetazolamid	GLUSHEIN u. FISHER, 1956; PERSKY, CHAMBERS u. POTTS, 1956
Arsenverbindungen (AsH_3, AsO_3)	MUEHLBERGER, LOVENHART u. O'MALLEY, 1928; BULMER et al., 1940; LUCKÉ, 1946; STOYLAR u. HARGER, 1950; MAYER, 1954; LASCH, 1958; ULLRICH, 1958; VALLEE, ULMER u. HACKER, 1960; DÉROT et al., 1963; BALSLØV u. JØRGENSEN, 1963
Bacitracin	ZINTEL et al., 1949; NELSON u. HAGAN, 1949; MILLER, MCDONALD u. SHOCK, 1950; JENKINS, UHR u. BRYER, 1954; KLEEMAN u. MAXWELL, 1960
Cadmium	MCNIDER, TROTT u. BRUCE, 1948
Cantharidin	PEARCE, 1913
Chloroform	SWAN u. MERRILL, 1953; ATLAS u. GABERMAN, 1958
Colimycin (Colistin)	KATZ, 1963; RAPIN et al., 1965; BASTIN, LAPRESLE u. PÉCHÈRE, 1965; WOLINSKY u. HENIS, 1962
Crotalus-Gift	FRAZIER u. CARTER, 1962
DDT (und andere chlorierte Kohlenwasserstoffe)	ATLAS u. GABERMAN, 1958; DERBERS, DENT, FORREST u. JOHNSON, 1955; FISCHER, 1966
Diesel-Öl	REIDENBERG, POWERS, SEVY u. BELLO, 1964
Djenkol-Bohnen	REINMAN u. SUKATON, 1956
Fluoride	PALMER, HENRY u. EDEN, 1957

[1] Für die häufig vorkommenden Nephrotoxine sind nur die wichtigsten Literaturhinweise aus jüngerer Zeit ausgewählt worden.

Filix maris	KESTEN, MULINS u. POMERANTZ, 1939; HOUTZAGERS, 1965
Glykol-Verbindungen (Äthylen-Diäthylenglykol)	GEILING u. CANNON, 1938; BOEMKE, 1943; DOERR, 1944, 1947; PONS u. CUSTER, 1946; MILLES, 1946; OLIVER, McDOWELL u. TRACY, 1951; D.E. SMITH, 1951; ALTMANN, 1955; BORNMANN, 1955; BERMAN, SCHREINER u. FEYS, 1957; LARGIADÈR, 1960; LEVY, 1960; KILEY, POWERS u. BEEBE, 1960; FRIEDMAN, GREENBERG, MERRILL u. DAMMIN, 1962; ALLEN, 1962; BALSLØV u. JØRGENSEN, 1963
Goldsalze	DÉROT, KAHN, MAZALTON u. PEYRAFORT, 1954
Kaliumbichromat	SCHOU, 1944; HEPLER u. SIMONDS, 1945/46; ALLEN, 1951
Kaliumbromat	DUNSKY, 1947; THOMPSON u. WESTFALL, 1949; SWAN u. GORDON, 1949; WARREN u. GROSS, 1950; ROBINSON u. WONG, 1958
Kaliumchlorat	OLIVER, MACDOWELL u. TRACY, 1951
Kaliumferricyanid	REUBI u. WÜTHRICH, 1955
Kanamycin	BERMAN u. KATÈ, 1958; BERGER, BERGSTROM u. WEHRLE, 1958; BUNN, BALTCH u. KARAJNYAK, 1958; DAVIES, 1958; WINFIELD et al., 1958; FINEGOLD et al., 1958/59; KUNTZ, 1962; SCHREINER u. MAHER, 1965
Kupfersulfat	SANGHVI et al., 1957
Lysol	FINZER, 1961
Methylchlorid	WIETH u. JØRGENSEN, 1965
Natriumtetrathionat	SAUNDERS u. WILLS, 1954
Natriumchlorat	DÉROT et al., 1948; EHRHARDT, 1952; JACKSON, ELDER u. McDONALD, 1961
Neomycin	POWELL u. HOOKER, 1956; WAISBREN u. SPINK, 1956; MACLEAN, 1957; KLEEMAN u. MAXWELL, 1960; EINSPRUCH u. GONZALES, 1960; EMMERSON u. PRYSE-DAVIES, 1964
Oxalsäure (Kleesalz)	TÖBBEN, 1938; GESSNER, 1953; BRUGSCH, 1956; EMSLIE-SMITH, JOHNSTONE, THOMSON u. LOWE, 1956; BULL, JOEKES u. LOWE, 1958; MOESCHLIN, 1964
Paraldehyd	HAYWARD u. BOSHELL, 1957; GÖTZE u. BARTELHEIMER, 1966
Parathion	BALSLØV u. JØRGENSEN, 1963
Phenindion (Phenylindandion)	KIRKEBY, 1954; BURNS u. DESMOND, 1958; BARRITT u. JORDAN, 1960; BROOKS u. CALEJA, 1960; DE BAKER u. WILLIAMS, 1963; GALEA, YOUNG u. BELL, 1963; RAPIN et al., 1964
Phenol	LUCKÉ, 1946
Phenylbutazon	BOURNE, 1953; FREELAND, STOREY u. THOMPSON, 1953; STIFEL u. BURNHEIMER, 1953; LIPSETT u. GOLDMAN, 1954; BRUCK, FEARNLEY, MEANOCK u. PATLEY, 1954; ENGELMAN, KRUPP, RINEHART, JONES u. GIBSON, 1954; O'BRIEN u. STOREY, 1954; FRASER, 1955; MAUER, 1955; MACCARTHY u. JACKSON, 1955; SCHEITLIN u. JEANNERET, 1957; RICHARDSON u. ALDERFER, 1963; STREICHER, 1964
Pilzgifte (A. phalloides)	OLIVER et al., 1951; KILEY et al., 1960; ELLIOTT et al., 1961; MYLER, LEE u. HOPPER, 1964
Phosphor	SWAN u. MERRILL, 1953; GOODMAN u. GILMAN, 1955
Polybren	HALLER, RANSDELL, STOWENS u. RUBEL, 1962
Polymyxin B	PULASKY u. ROSENBERG, 1949; YOW, MOYER u. SMITH, 1953; SCHOENBACH, BRYER u. LANG, 1949
Quecksilber-Salze (Hg-Chlorid, Hg-Jodid, Hg-Cyanid, Hg-Salicylat)	VOLHARD, 1931; LINDER u. SARRE, 1939; REIF u. BROMLEY, 1943; LONGCOPE u. LUETSCHER, 1946; BRUNO, 1949; LONGCOPE, 1949; GREENBERG u. FREYBUSH, 1949; OLIVER et al., 1951; TROEN, KAUFMAN u. KATZ, 1951; KAPLAN u. FOMON, 1953; CONN, WILDS u. HELVIG, 1954; STAEMMLER, 1956; HARVALD u. BJØRNEBOE, 1956; SIMON u. GERSHMAN, 1960; ALLEN, 1962; FREEMAN et al., 1962; HAMBURGER et al., 1962; SANCHEZ-SICILIA, SETO, NAKAMOTO u. KOLFF, 1963; REIDENBERG et al., 1964
Rhabarberblätter (Anthraglykoside)	STREICHER, 1964
Rainfarn-Öl (oil of tansy)	CORCORAN, TAYLOR u. PAGE, 1943
Röntgen-Kontrastmittel (Na-Diatrizoat „Hypaque";	RENE u. MELLINKOFF, 1959; BLYTHE u. WOODS, 1961; GUNN, 1961; BERLYNE u. BERLYNE, 1962; OLKEN u. GOADE, 1963;

Na-Bunamiodyl „Orabilex“)	Seaman, Cosgriff u. Wells, 1963; Setter, Maher u. Schreiner, 1963; Wennberg et al., 1963; Gottlieb, Spiera u. Gordis, 1963; Borges et al., 1964; Sanen, Myerson u. Teplick, 1964; Harrow u. Sloane, 1965; Schreiner, 1966;
Salicylate	Bywaters u. Joekes, 1948; Gross u. Greenberg, 1948; Greenberg, 1950; Bracey, 1951; Miller, 1955; Campbell u. Maclaurin, 1958; Harvald u. Clausen, 1960; Schreiner u. Maher, 1961
Sulfonamide	Erganian u. Doval, 1943; Press u. Kennerstein, 1943; Duff u. Murray, 1943; Luetscher u. Blackman, 1943; Murphy, Kuzma, Polley u. Grill, 1944; Dintenfass, 1945; Abeshouse u. Tankin, 1946; Bergstrand, 1946; Pratt, 1947; Redish et al., 1947; Marshall u. Hoffman, 1949; Thiessen u. Augustin, 1950; Riddell, 1951; Robinson u. Wong, 1958; Kiley et al., 1960; Frazier u. Carter, 1962; Balsløv u. Jørgensen, 1963
Tetrachloräthylen	Schreiner u. Maher, 1965
Tetrachlorkohlenstoff	Smetana, 1939; Corcoran, Taylor u. Page, 1943; Lucké, 1946; Sirota, 1949; Marshall u. Hoffman, 1949; Farrier u. Smith, 1950; Losse, 1950; Friedberg, 1950; Hamburger et al., 1951; Harris, 1952; Stevens u. Forster, 1953; Swann u. Merrill, 1953; Hardin, 1954; Jennings, 1955; Finkenstaedt u. Merrill, 1956; Hamburger, 1958; Guild et al., 1958; Hamburger et al., 1962; Richet, Crosnier u. Lissac, 1959; Neu, Lubash, Scherr u. Rubin, 1962
Trichloräthylen	Lechelle et al., 1945; Germain u. Mart$_2$, 1947; Derobert et al., 1952; Sommer u. Tartrais, 1953; Hamburger, 1958; Wieth u. Jørgensen, 1965
Trichlormethan	Balsløv u. Jørgensen, 1963
Toluol	Clinton, 1948
Trypaflavin	Kartagener u. Ramel, 1932
Uran	Oliver, 1915; Macnider, 1924, 1929, 1933, 1936, 1944, 1946; Richards, Westfall u. Bott, 1936; Hayman et al., 1939; Bobey et al., 1943; Laake, 1945; Berke u. Rothstein, 1949; Rothstein u. Berke, 1949; H.W. Smith, 1951; Bencosme et al., 1960; Luessenhop et al., 1958
Urethan	Flanagan, 1955
Versenat (EDTA)	Dudley, Ritchie, Shilling u. Baker, 1955; Foreman, Finnegan u. Lushbaugh, 1956; Moeschlin, 1957; Vogt u. Cottier, 1957; Brugsch, 1959; Reuber u. Bradley, 1960; Ampart, 1960; Altman, Wakim u. Winkelmann, 1962
Viomycin (Viocin, Vionactan)	Staemmler u. Karhoff, 1956; Staemmler, 1957
Weinsteinsäure (Tartrate)	Nicholson, Urquart u. Selby, 1938; Corcoran, Taylor u. Page, 1943
Wismut	McClendon, 1941; Boyette, 1946; Petersigle, 1947; Karelitz u. Freedman, 1951; Sterne, Whitaker u. Webb, 1955; Robinson u. Wong, 1958; O'Brien, 1959; Gryboski u. Gottoff, 1961; Chamberlain u. Franks, 1963; Cèerwinski u. Ginn, 1964; Urizar u. Vernier, 1966

eines akuten Nierenversagens beim Menschen auf Grund klinischer und/oder morphologischer Kriterien angesehen wurden. Dabei ist zu berücksichtigen, daß es sich oft nur um kasuistische Einzelmitteilungen handelt, deren Beweiskraft nicht immer ausreichend zu beurteilen ist und Zweifel an der ätiologischen Deutung zuläßt. Hinzu kommt, daß bei manchen ungewöhnlichen Einzelbeobachtungen allergische Mechanismen und extrarenale Faktoren zumindest eine wesentliche zusätzliche Rolle bei der Auslösung des Nierenversagens spielen dürften. Für die Mehrzahl der aufgeführten Substanzen ist jedoch eine *direkte* nephrotoxische Wirkung in den beobachteten Fällen durch den morphologischen Nachweis toxischer Tubulusläsionen mit typischer topographischer Lokalisation als gesichert anzusehen.

3. Allgemeine Ätiologie der akuten Niereninsuffizienz

Im Gegensatz zu der eingangs gegebenen Definition des akuten reversiblen Nierenversagens sensu strictiori als einer nosologischen Einheit mit einem spezifischen morphologischen Substrat und einem gemeinsamen pathogenetischen Grundmechanismus wird von vielen Autoren der Begriff des akuten Nierenversagens erweitert und auf jede Form der akut entstehenden Niereninsuffizienz (Azotämie) angewandt. Diese begriffliche Ausweitung, die eine klare nosologische Einordnung des Krankheitsbildes unmöglich macht und sein pathogenetisches Verständnis erschwert, wird mit praktisch-klinischen Gesichtspunkten begründet, die es als vorteilhaft erscheinen lassen, alle diejenigen *entzündlichen*, *allergischen*, *vasculären* und *mechanisch-obstruktiven* Ursachen in den Sammelbegriff akutes Nierenversagen einzubeziehen, die eine akute Ausscheidungsinsuffizienz der Niere hervorrufen können. Denn trotz grundlegender morphologischer und pathophysiologischer Unterschiede und der unterschiedlichen prognostischen und therapeutischen Konsequenzen zeigt das klinische Erscheinungsbild der verschiedenen Formen der akuten Niereninsuffizienz — unabhängig von der jeweiligen Ätiologie — viele Gemeinsamkeiten, so daß die differentialdiagnostische Abgrenzung schwierig sein kann. Mit Rücksicht auf die weithin gebräuchliche Verallgemeinerung des Begriffes akutes Nierenversagen werden deshalb an dieser Stelle kurz diejenigen ätiologischen Faktoren genannt, die zu einer akuten Niereninsuffizienz in weiterem Sinn führen können.

Vor allem in der angloamerikanischen Literatur wird im Hinblick auf klinische Bedürfnisse eine ätiologische Einteilung bevorzugt, die gleichzeitig diagnostische Kategorien festlegt und *prärenale*, *renale* und *postrenale* Formen der akuten Niereninsuffizienz unterscheidet (MERRILL, 1965). Ein ähnliches Einteilungsprinzip liegt der von WAUGH (1959) vorgeschlagenen Unterscheidung von extrinsic und intrinsic renal failure zugrunde.

Der Begriff der *prärenal* bedingten Niereninsuffizienz (FISHBERG, 1937) stimmt mit dem überein, was NONNENBRUCH (1942; 1956) als extrarenales Nierensyndrom, HAMBURGER (1955) als funktionelle Niereninsuffizienz und REUBI (1960) als funktionelle Nephropathie bezeichnet haben: eine durch extrarenale Störungen verursachte und bei adäquater Therapie kurzfristig reversible Azotämie und Oligurie ohne organische (morphologisch faßbare) Schädigung der Niere. Ihre häufigste Ursache ist eine vorübergehende Minderdurchblutung der Niere infolge *Hypovolämie* bei Dehydratation (z.B. Natriummangelzustände, Flüssigkeitsverluste) oder ausgeprägter Hypoproteinämie, bei *Blutdruckabfall* mit Unterschreitung des Filtrationsdruckes („Niere im Schock") und bei *Herzinsuffizienz* sowie nach akutem *Nierenarterienverschluß*. Oft besteht dabei gleichzeitig mit der verminderten renalen Stickstoffausscheidung ein vermehrter Anfall von Harnstoff als Folge von Gewebsuntergang und gesteigertem Eiweißkatabolismus. Die Grenze dieser prärenalen Niereninsuffizienz zum akuten Nierenversagen ist fließend; denn bei längerem Bestehen ausgeprägter prärenaler Störungen kann sich eine kritische Verminderung der Nierendurchblutung mit ischämischen Tubulusschäden und damit ein echtes Nierenversagen entwickeln. Es handelt sich somit um ein therapeutisch beeinflußbares Früh- bzw. Vorstadium des akuten Nierenversagens.

Die *renalen* Ursachen einer akuten Niereninsuffizienz umfassen alle entzündlichen, vasculär bedingten und allergischen bzw. allergisch-toxischen Nierenerkrankungen, die eine akute Azotämie auslösen können. Hierher gehören unter anderem akute, per- und subakute diffuse Glomerulonephritiden, die Eklampsieniere (bei der freilich besonders oft fließende Übergänge zum akuten Nierenversagen sensu strictiori bestehen), ferner die bilaterale Nierenrindennekrose bei intravasalen Gerinnungsvorgängen und schließlich die akuten interstitiellen Nephritiden, z. B. die Scharlach-Frühnephritis, die interstitielle Nephritis bei Leptospirosen, bei Puerperalsepsis, beim epidemischen hämorrhagischen Fieber (Korea), aber auch akute Exacerbationen einer chronischen interstitiellen bzw. Pyelonephritis. Sie sind ätiologisch, pathogenetisch und auch bezüglich Prognose sowie Therapie von den ebenfalls renalen Ursachen des akuten Nierenversagens im engeren Sinn vom Typ der ischämisch bedingten Schockniere bzw. des nephrotoxisch bedingten Nierenversagens abzugrenzen.

Die *postrenale* Form der akuten Niereninsuffizienz umfaßt alle durch intrarenale Obstruktion (z.B. Myelomniere, Uratniere, Sulfonamidausfällung) oder mechanische Verlegung der ableitenden Harnwege (z.B. Steinverschlußniere, intraabdominale Tumoren, versehentliche Ureterligaturen, Prostatahypertrophie usw.) verursachten Störungen der Harnausscheidung, die im Einzelfall differentialdiagnostisch sorgfältig vom akuten Nierenversagen im engeren Sinn abzugrenzen und nach Möglichkeit kausal zu behandeln sind.

C. Pathogenese

Die Vielzahl der im vorangehenden Kapitel genannten ätiologischen Faktoren legt auch das Vorkommen und Zusammenwirken mehrerer pathogenetischer Mechanismen beim Zustandekommen des akuten Nierenversagens nahe. Da jedoch ihre Kombination und Wertigkeit im klinischen Einzelfall bisher nicht genügend zu präzisieren war, wurde die Aufklärung der Pathogenese erschwert, zugleich freilich die Hypothesenbildung angeregt. Begünstigend hierfür wirkte, daß es im Tierexperiment, zumal am Hund, nur schwer gelingt, das akute Nierenversagen in der beim Menschen häufigsten Form der Schockniere zu reproduzieren. Deshalb basieren zahlreiche Arbeiten auf dem experimentellen Modell der temporären Ischämie nach Abklemmung der Nierenarterie.

Es unterliegt nun keinem Zweifel, daß bei zirkulatorisch oder nephrotoxisch ausgelöstem Nierenversagen meistens mehrere additiv wirkende Ätiologien und möglicherweise auch mehr als ein pathogenetischer Faktor beteiligt sind, weshalb Zollinger (1952) von einer „Krankheit der Summationseffekte" spricht. Die Einzelfaktoren allein sollen hierbei noch nicht obligat zum Nierenversagen führen, dies werde erst durch die Summe mehrerer derartiger Faktoren hervorgerufen (Zollinger, 1962). Ähnlich argumentiert Sarre (1962), daß ein Blutdruckabfall oder Schock allein kein Nierenversagen erzeuge, sofern sie sich nicht mit anderen Faktoren wie Operationstrauma, Blutung, Fehltransfusion oder Dehydratation kombinieren, so daß man in den wenigsten Fällen von reiner Schockniere sprechen könne. Auch Teschan u. Mason (1960), Friedberg u. Schäfer (1962) sowie Munck, Lassen, Deetjen u. Kramer (1962) betonen, daß die „reine" Schockniere nicht zum potentiell tödlichen Nierenversagen führe.

In Wirklichkeit begünstigen jedoch die genannten und andere ätiologische Faktoren das Nierenversagen nicht, indem sie additiv zu einem Schock *hinzutreten*, sondern indem sie selbst einen Schock *auslösen* können bzw. ihn intensivieren oder manifest werden lassen.

Franklin u. Merrill (1960) weisen deshalb mit Recht darauf hin, daß sich in der Pathogenese des akuten Nierenversagens in der Regel mehrere schockauslösende Faktoren kombinieren, so z.B. bei Operationen die präoperative Nahrungs- und Flüssigkeitskarenz, die Grundkrankheit, die Narkose, das Operationstrauma mit Blut- und Flüssigkeitsverlusten, Hämolysen bei extrakorporalem Kreislauf etc. Ähnlich kombinieren sich beim Nierenversagen nach Seifenabort Blutung, Hämolyse und Infektionen (Renner u. Edel, 1966); beim Trauma durch Unfall oder Verbrennung Muskelquetschungen, Myoglobinfreisetzung, innere und äußere Blutungen, Sepsis, Anämie und Plasmaverluste.

Die Kombination dieser und anderer Faktoren erfolgt hier also *innerhalb* des grundlegend einheitlichen pathogenetischen Mechanismus des Schocks und nicht additiv, d.h. zusätzlich zu diesem. Ähnlich wie der Schock bietet auch das akute Nierenversagen in seiner Pathophysiologie und Symptomatologie, in Verlauf und Therapie trotz der Vielzahl ätiologischer Momente ein so einheitliches Bild, daß es — wie sich zeigen wird — gerechtfertigt ist, einen grundlegend einheitlichen Pathomechanismus zu postulieren, der *alle* Fälle von akutem Nierenversagen im engeren Sinn umfaßt. Das schließt nicht aus, daß der Verlauf im *Einzelfall* durch Besonderheiten der spezifischen Ätiologie oder durch Komplikationen der Grundkrankheit modifiziert wird; ebensowenig soll die Möglichkeit negiert werden, daß die Ausprägung und Dauer der Oligo-Anurie durch die pathogenetischen Hilfsmechanismen der intratubulären Obstruktion, der intrarenalen Drucksteigerung oder der passiven Rückdiffusion mitbestimmt werden können.

Es erschiene jedoch als unbegründete Vereinfachung des pathogenetischen Dilemmas und als vorzeitiger Verzicht auf seine weitere Aufklärung, sich mit einer bloßen Summationstheorie zufriedenzugeben. Für die Weiterentwicklung unserer Kenntnisse auf diesem Gebiet in den letzten 20 Jahren war es jeweils ein entscheidender Schritt, wenn die ätiologisch so heterogenen, aber klinisch identischen Zustände von akutem Nierenversagen als nosologische Einheit erkannt wurden: so z.B. als strukturell einheitlich durch LUCKÉ (1946) und durch OLIVER (1953) oder als funktionell einheitlich durch SMITH (1951). Die folgende Darstellung kommt nach Erörterung der bisherigen pathogenetischen Theorien sowie ihrer historischen Abfolge und Durchdringung zu dem Schluß, daß sich heute auch eine einheitliche pathogenetische Auffassung des akuten Nierenversagens in ersten Umrissen abzeichnet.

1. Theorie der mechanischen Tubulusverstopfung

Die älteste Auffassung über die Genese des akuten Nierenversagens geht von einer mechanischen Obstruktion der Tubuli durch ausgefällte Pigmentcylinder nach unverträglichen Bluttransfusionen (PONFICK, 1875) bzw. nach Chromatvergiftung (KABIERSKE, 1880) aus. In der Folgezeit wurde dieser Mechanismus vor allem beim Schwarzwasserfieber als Ursache der Oligo-Anurie angesehen (WERNER, 1907; BARRAT u. YORKE, 1909; BAKER u. DODDS, 1925; FAHR, 1926; VOLHARD, 1931; DEGOWIN, OSTERHAGEN u. ANDERSCH, 1937). Auch nach der Wiederentdeckung als Crush-Syndrom wurde diese mechanistische Vorstellung zunächst beibehalten (BYWATERS u. BEALL, 1941; BYWATERS u. DIBLE, 1942; OLIVER, 1944; MALLORY, 1947; CORCORAN u. PAGE, 1947; MALUF, 1949; FREY, 1951); heute wird sie allerdings in der ursprünglichen Form nur noch vereinzelt vertreten (SHIMAMINE, 1956; NOLTENIUS, 1962).

Historisch interessant ist die Meinung von OLIVER (1944), der später Entscheidendes über die ischämische Genese des akuten Nierenversagens beigetragen hat: „Die meisten Kliniker haben, vielleicht aus einem Mangel an Einbildungskraft, den offenkundigen Schluß, daß Flüssigkeit nicht durch verstopfte Leitungen fließen kann, beiseite geschoben und ihre Erklärungen für die Oligo-Anurie anderswo gesucht. Es ist sicherlich wahr, daß eine Oligurie infolge verminderter Nierendurchblutung in manchen Fällen ein wichtiger vorhergehender Kausalfaktor der Coagulation ist. Aber der Morphologe, der von dem abhängt, was er sieht und berühren kann und fühlt — vielleicht mehr als von höheren Formen der intellektuellen Wahrnehmung — kann nur glauben, daß Wasser letztlich nicht durch verstopfte Röhren fließen kann."

Ein heute ganz anders zu interpretierendes (s. BOHLE, 1965) Indiz für die mechanische Tubulusverlegung wurde in der häufig postmortal vorhandenen Erweiterung der proximalen Tubulusabschnitte („Nephrohydrose") gesehen. In dieselbe Richtung schien die Herabsetzung des Glomerulusfiltrates, nicht jedoch der Nierendurchblutung am oligurischen Hund nach hämolytischem Schock und Hämoglobinurie zu weisen (Harrison, Bunting, Ordway u. Albrink, 1947; Maluf, 1949). Nach der Hämoglobinlösung injiziertes Ferrocyannatrium fand sich dabei nur proximal, niemals distal von den Hb-Cylindern, woraus auf eine mechanische Verstopfung geschlossen wurde, ohne daß dieser Kausalnexus zwingend erscheint; denn schon Fahr hielt es für möglich, daß sich Cylinder *infolge* einer Anurie bilden und daß nicht etwa die Urinausscheidung sistiere, *weil* Cylinder die Tubuli verlegen. Weiterhin kommt Cylinderbildung überhaupt nur bei manchen Formen des akuten Nierenversagens vor und ist auch dann nicht der Schwere des klinischen Bildes korreliert (Oliver, Macdowell u. Tracy, 1951; Zollinger, 1952). Lediglich die Myelomniere stellt vielleicht einen Sonderfall dar, da hierbei Paraproteincylinder auch in den proximalen Tubuli gefunden werden (Oliver, 1944) und dort von Fremdkörpergranulomen umgeben sein können, so daß sie auf diese Weise in den Tubuli „steckenbleiben" (Zollinger, 1962). Ähnliches gilt für die Ausfällung schwer löslicher, heute nicht mehr angewandter Sulfonamide als Ursache einer möglicherweise mechanisch bedingten Nephrohydrose (Geiser, 1957). Eine allgemeingültige Verstopfungstheorie des akuten Nierenversagens läßt sich hiermit nicht begründen. Sie hat daher in der ursprünglichen Form nur noch historische Bedeutung.

Moderne Varianten dieser „klassischen" Verstopfungstheorie finden sich jedoch auch in der Gegenwart noch vertreten: Die Möglichkeit einer tubulären Passagebehinderung nicht durch intratubuläre Verlegung, sondern durch Kompression der Tubuluslumina von außen, eventuell in Kombination mit mechanischer Obstruktion durch Cylinder (Noltenius, 1962) oder abgestoßene Epithelmassen (Wetzels, 1964) wird im Zusammenhang mit der pathogenetischen Bedeutung einer intrarenalen Drucksteigerung S. 972ff. erörtert. — Hamburger, Halpern u. Funck-Brentano (1954) erzeugten experimentell eine Anurie durch massive Überwässerung. Histologisch fand sich eine „osmotische" Nephropathie mit derartiger Tubulusepithelschwellung, daß hierdurch die Tubuluslumina verlegt erscheinen. Ähnlich fand sich eine „osmotische Nephrose" (Zuckerspeicherniere) autoptisch in einigen Fällen von akutem Nierenversagen mit Anurie, die ante finem einer massiven Infusionstherapie mit Zuckerlösungen unterworfen wurden (Lanz u. Zollinger, 1955; Parmentier u. Corvilain, 1956; Zollinger, 1966). Dieselben morphologischen Befunde wurden an drei Patienten mit akutem Nierenversagen nach Infusionen von niedermolekularem Dextran (Rheomacrodex) erhoben und als mechanische Ursache der Anurie interpretiert (Morgan, Little u. Evans, 1966). Es bleibt offen, ob dieser Mechanismus bei manchen falsch behandelten Fällen von Nierenversagen mit Überwässerung als pathogenetischer Hilfsfaktor in Betracht kommt (Hamburger, Richet, Crosnier u. Funck-Brentano, 1961). Sarre u. Knorr (1963) gelang es im Tierexperiment jedenfalls nicht, eine Oligo-Anurie durch osmotische Nephrose zu erzeugen; allerdings weist Zollinger (1966) demgegenüber mit Recht auf die Schwierigkeit hin, nicht tödliche Schockveränderungen kombiniert mit hochgradiger Zuckerspeicherung hervorzurufen. An der Maus ließ sich die Tubulusverschwellung infolge osmotischer Nephrose mittels osmotischer Diurese (Mannit) wieder beseitigen (Hoffmann u. Lang, 1962).

Eine Kombination aus tubulärer Lumeneinengung durch Epithelschwellung sowie interstitielles Ödem einerseits und Viscositätssteigerung der vermehrt eiweißhaltigen Tubulusflüssigkeit andererseits sehen Cain u. Fazekas (1963) als Ursache einer Anurie an. Eine solche Erhöhung der Urinviscosität durch abgestoßene Zelltrümmer wurde schon früher als pathogenetisch bedeutsam diskutiert (Harrison, Bunting, Ordway u. Albrink, 1947; Meroney u. Rubini, 1959; Lapp u. Jaffe,

1960). Eine Erhöhung der Urinviscosität zu „sirupähnlicher" Konsistenz mit konsekutiver Anurie wurde nach i.v. Infusion von 10% Rheomacrodex am Hund nach Drosselung der Nierenarterie gefunden, während die nichtgedrosselte Niere intakt blieb. Histologisch fanden sich neben der erhöhten Urinviscosität intratubuläre Dextranpräcipitate (MAILLOUX, CAPIZZI, SWARTZ, ONESTI, RAMIREZ u. BREST, 1966). Bei der von CAIN u. FAZEKAS ursächlich angeschuldigten, zuerst von KOSUGI (1927) beschriebenen, von ZOLLINGER (1948) als Potocytose bezeichneten Abstoßung der Hauptstückepithelkuppen handelt es sich jedoch um ein postmortales Phänomen (BOHLE, 1963; LONGLEY u. BURSTONE, 1963). Schließlich ließ sich bei direkter auflichtmikroskopischer Beobachtung der durch $HgCl_2$-Injektionen geschädigten Rattenniere in situ zeigen, daß das reichlich vorhandene Material von Zelldetritus die Tubuli rasch und ungehindert passierte, solange eine ausreichende Glomerulusfiltration bestand. Mit deren Abnahme und entsprechender Verlangsamung des tubulären Durchflusses begann der Detritus reversibel zu aggregieren. Kam die Strömung vollständig zum Stillstand, gerann das Material und füllte die Tubuluslumina aus, so daß die tubuläre Obstruktion die Folge und nicht die Ursache der Durchflußbehinderung war (FLANIGAN u. OKEN, 1965). Mit Wiedereinsetzen der Diurese schwemmt dann das Glomerulusfiltrat als vis a tergo die Cylinder mit Leichtigkeit wieder aus (MENEFEE, MUELLER, MILLER, MYERS u. BELL, 1964). Ebenso faßten TESCHAN u. LAWSON (1966) die intratubuläre Cylinderbildung beim akuten Nierenversagen nach induzierter Hämolyse an der Ratte als Folge eines primär verlangsamten tubulären Durchflusses auf, da sie die Oligurie durch alle Maßnahmen verhindern konnten, die wie z.B. Diuretica (!), Mannit, hypertone Salzlösungen oder THAM den Harnfluß nach Einleitung der Myolyse frühzeitig und ausgiebig steigern, wobei der präventive Effekt allerdings zeit- und dosisabhängig gefunden wurde. Ähnlich dürften die Mikrofilmbeobachtungen von STEINHAUSEN (1964) an der Goldhamsterpapille in situ zu interpretieren sein, wobei eine Anurie mit kompletter „Verstopfung" des Sammelrohrsystems durch Myoglobincylinder mittels Mannitdiurese alsbald beseitigt werden konnte.

Zwei weitere Varianten der Verstopfungstheorie wurden zuletzt von ROTTER u. Mitarb. vorgebracht: Bei postischämischer Anurie wurde initial, d. h. als Substrat der „Niere *im* Schock" eine Schwellung der Deckzellen (Podocyten) beobachtet, wodurch der glomeruläre Kapselraum „austamponiert" erschien. Es wurde hieraus auf einen so weit ansteigenden extracapillären Druck geschlossen, daß der Filtrationsdruck überwunden werde und die Filtration zum Erliegen komme (ROTTER, LAPP u. ZIMMERMANN, 1962). Andere Untersucher konnten diesen Befund bei Schockniere nicht bestätigen, sie betonen vielmehr übereinstimmend das Fehlen wesentlicher glomerulärer Veränderungen, insbesondere sind die Glomeruluscapillaren beim menschlichen Nierenversagen nicht in die Bowmansche Kapsel eingepreßt, die vielmehr weit erscheint (BOHLE, 1965). Auch elektronenoptisch fanden sich keine morphologischen Hinweise auf eine Behinderung des Filtrationsvorganges (DALGAARD, 1960; THOENES, 1964).

Als Ausgangspunkt einer zweiten Variante diente die beim akuten Nierenversagen ebenso wie bei der experimentellen postischämischen Anurie auch ohne obstruktive Cylinderbildung beobachtete „Nephrohydrose" (DARMADY, 1957; OLIVER u. MACDOWELL, 1957; RANDERATH u. BOHLE, 1959). Sie wurde primär auf eine energetische Insuffizienz der proximalen Tubuli mit Verminderung ihrer Rückresorptionskapazität für NaCl und Wasser zurückgeführt. Infolgedessen bleibe ein relativ zu großes Harnvolumen für die nachgeschalteten distalen Abschnitte übrig, die anatomisch nur auf eine wesentlich kleinere Durchflußmenge eingerichtet seien, so daß es zu einem Aufstau in dem zu engen Röhrensystem infolge eines Mißverhältnisses zwischen dem ungenügend rückresorbierten Glomerulusfiltrat und distalem Tubulusquerschnitt komme. Hieraus resultiere ein intratubulärer Druckanstieg mit „nephrohydrotischer" Erweiterung der proximalen Tubuli und Senkung des effektiven Filtrationsdruckes bis auf Null, so daß die Primärharnbildung zum Erliegen komme (ROTTER, LAPP u. ZIMMERMANN, 1962). Dies schien durch die direkte Messung eines erhöhten intratubulären Druckes von 21 Torr gegenüber normal 15,3 Torr an der *polyurischen* (!) postischämischen Rattenniere in situ unterstrichen zu werden (WALTHER u. SCHOEPPE, 1965), wie er übrigens auch in der polyurischen Phase nach hämorrhagischem Schock an der Ratte gefunden wurde (THURAU, DEETJEN u. RANKE, 1962). Die Gleichzeitigkeit von intratubulärer Drucksteigerung und erhöhtem tubulärem Durchfluß bei Polyurie entkräftet aber naturgemäß die Drucksteigerung als Argument für einen mechanisch bedingten Aufstau im distalen Nephron.

Die am Ausgangspunkt dieser Vorstellungen stehende „Nephrohydrose" ist überdies an menschlichen Nieren bioptisch gar nicht nachweisbar, sondern erwies sich als postmortales Phänomen infolge postmortaler Wasserabgabe aus den intravital geschwollenen Tubulusepithelien in die Tubuluslumina und in das Interstitium (JAHNECKE, BOHLE u. BRUN, 1963; BOHLE u. JAHNECKE, 1964), so daß man in der pathogenetischen Deutung des akuten Nierenversagens nicht von den weiten Hauptstücklumina ausgehen darf (BOHLE, 1965). Auch ist die Entstehung einer Oligo-Anurie bei herabgesetztem Glomerulusfiltrat, erhöhtem intratubulärem Druck und erhöhtem distalen Tubulusdurchfluß strömungsmechanisch gar nicht vorstellbar. Vielmehr ist die unter anderem von WALTHER u. SCHOEPPE (1965) beobachtete intratubuläre Drucksteigerung und die Tubuluserweiterung regelmäßige Begleiterscheinung jeder herabgesetzten proximalen Na- und Wasserrückresorption, wie sie sich auch bei anders ausgelösten osmotischen Diuresen bzw. Polyurien findet (GOTTSCHALK u. MYLLE, 1957).

Damit scheiden nicht nur die „klassische", sondern auch die neueren Vorstellungen über eine mechanische Obstruktion der Tubuluspassage als maßgeblicher pathogenetischer Faktor für das akute Nierenversagen aus. Ihre unmittelbare experimentelle Widerlegung erfuhren die Verstopfungstheorien am Beispiel der Sublimatniere durch die Untersuchungen von FLANIGAN, KHURI u. OKEN (1963): 9—13 Std nach einer $HgCl_2$-Intoxikation begann an der Rattenniere in situ das Glomerulusfiltrat und gleichzeitig der direkt gemessene intratubuläre Druck abzusinken; auf dem Höhepunkt der Oligo-Anurie war in der Mehrzahl der kollabierten Tubuli überhaupt kein Durchfluß mehr vorhanden. Die gemessenen intratubulären Drucke waren in denjenigen Tubuli am niedrigsten, die durch Cylinder oder Zelltrümmer „verstopft" waren. Der Abfall des Glomerulusfiltrates erfolgte ohne intratubulären Druckanstieg; sobald der Durchfluß wieder zunahm, kam es auch zu einer raschen Ausschwemmung des während der Stase aggregierten Detritus (FLANIGAN u. OKEN, 1965). Übereinstimmende Befunde wurden unterdes auch an der Ratte mit Diabetes insipidus bei akutem Nierenversagen infolge Myoglobinurie (nach Glycerinapplikation) erhoben (THIEL, WILSON, ARCE u. OKEN, 1966). RUIZ-GUIÑAZU u. COELHO (1966) registrierten schließlich eine simultane Abnahme des Druckes in den efferenten Arteriolen und im proximalen Tubulus mit konsekutivem Kollaps der Tubuluslumina, während in der Phase der Restitution das Glomerulusfiltrat trotz „obstruierender" Cylinder in den distalen Tubuli kontinuierlich zunahm.

2. Toxintheorien des akuten Nierenversagens

Daß eine Anurie nach Hämoglobinurie nicht ausschließlich mechanisch, sondern auch durch toxische Tubulusschädigung bedingt sei, wurde schon von VOL-

HARD (1931) angenommen. Für das von ihm wiederentdeckte Crush-Syndrom vermutete dann ähnlich BYWATERS (1944), daß die Myo- und Hämoglobinausfällungen gar nicht primär obstruktiv, sondern toxisch auf die benachbarten Tubulusepithelien einwirkten und so proximal von den Cylindern zu einer Rückresorptionsminderung mit konsekutivem intratubulärem Druckanstieg, Tubuluserweiterung bis zur Ruptur der Basalmembran („Tubulorhexis") und anschließendem Übertritt des Primärharns ins Interstitium führe. Hier liegt demnach eine Nahtstelle zwischen Verstopfungs- und Toxintheorien. Unterstrichen wurde diese Möglichkeit einer toxischen Genese allein schon durch die lange bekannten Befunde über die tubulusschädigende, anurieerzeugende Wirkung spezieller Nephrotoxine.

a) Nephrotoxine

Die ätiologisch in Frage kommenden zahlreichen Nephrotoxine sind in Kapitel B aufgeführt. Das durch sie erzeugte anatomische Substrat sowie die damit einhergehenden Funktionsstörungen sind mit umfangreicher Kasuistik in der älteren Literatur gut belegt. Für das Vorliegen tubulärer Funktionsstörungen sprach unter anderem, daß es je nach Schwere und Lokalisation der Tubulusnekrosen sowie in Abhängigkeit vom spezifischen Nephrotoxin zu Glucosurien (LAAKE, 1945; HEPLER u. SIMONDS, 1946; KAPLAN u. FOMAN, 1953; LOWE, 1953), zu vermehrter Aminoacidurie (BERKE u. ROTHSTEIN, 1946) und zu Elektrolytverlusten (VOLHARD, 1931; RANDERATH, 1941) kam. Neben einer unmittelbaren toxischen Tubulusschädigung wurde schon frühzeitig auf die z.B. mit jeder Quecksilberintoxikation einhergehenden renalen Durchblutungsstörungen hingewiesen (ELBE, 1905; WEILER, 1913; ASKANAZY u. NAKATA, 1922). Mittels direkter Bestimmung der Nierendurchblutung ergab sich dabei das Vorliegen einer erheblichen renalen Vasoconstriction (REIN u. EPPINGER, 1930), wie sie auch durch Injektion von Salyrgan in die A. renalis ausgelöst werden kann (KRAMER, 1962). Ihre Ursachen liegen häufig in einem Schockzustand, zumal bei initialen massiven gastrointestinalen Flüssigkeitsverlusten (NAKATA, 1922; MOON, 1953). Auch histologisch fanden sich neben den charakteristischen, toxisch bedingten diffusen Tubulusnekrosen bestimmter Nephronabschnitte fleckförmig disseminierte, d.h. ischämisch bedingte Tubulusläsionen (OLIVER, MACDOWELL u. TRACY, 1951). Toxisch und ischämisch bedingte Tubulusfunktionsstörungen schienen hiernach in der Pathogenese des nephrotoxisch ausgelösten Nierenversagens kombiniert wirksam zu werden. Der Mechanismus der hierbei auftretenden Oligo-Anurie wurde in Analogie zu Beobachtungen an sublimatvergifteten Fröschen (RICHARDS, 1929) in einer unselektiven, passiven Rückdiffusion des Primärharns durch die oft ausgedehnt nekrotischen Tubulusabschnitte vermutet. Da dieser Mechanismus über die nephrotoxisch bedingten Fälle hinaus als pathogenetisch entscheidend für alle Formen des akuten Nierenversagens verallgemeinert wurde, erfährt er S. 969ff. eine gesonderte Besprechung.

b) Chromoproteine

Eine toxische Wirkung der intratubulär ausgefällten Hämoglobin- und Myoglobincylinder bzw. der darin enthaltenen Blutfarbstoffderivate — von ZOLLINGER (1952) als Chromoproteine zusammengefaßt — wurde schon frühzeitig nach inkompatiblen Bluttransfusionen (BORDLEY, 1931; VOLHARD, 1931) und beim Crush-Syndrom (LACOSTE u. BARROUX, 1941; BYWATERS, 1944) angenommen und von ZOLLINGER (1962) bis heute vertreten. Den Mechanismus dieser Schädigung sahen CORCORAN u. PAGE (1945) in einer exzessiven Athrocytose der Pigmente, d.h. in ihrer maximalen tubulären Resorption als mikroskopisch sichtbare Granula, nachdem Gewebsenzyme im sauren Milieu aus Methämoglobin bzw. Metmyoglobin das toxisch wirksame Hämatin herausgelöst haben. Hiergegen spricht jedoch, daß morphologisch in den chromoproteinurischen Fällen von akutem Nierenversagen beim Menschen nur eine verhältnismäßig geringe, keinesfalls eine exzessive Athrocytose gefunden wird (ZOLLINGER, 1966). Auch sonst fanden sich histologisch keine Hinweise auf toxisch bedingte Tubulusepithelveränderungen in unmittelbarer Umgebung der Pigmentcylinder (OLIVER, MACDOWELL u. TRACY, 1951).

Ausgedehnte Untersuchungen ergaben weiterhin, daß reine pyrogenfreie Hämo- und Myoglobinlösungen bzw. hämolysiertes Eigenblut im Tierversuch (YUILE, 1942; CORCORAN u. PAGE, 1945) und am Menschen weder unerwünschte Allgemeinreaktionen (SELLARDS u. MINOT, 1916; OTTENBERG u. FOX, 1938; HESSE u. FILATOV, 1933; O'SHAUGNESSY, MANSELL u. SLOME, 1939; GILLIGAN, ALTSCHULE u. KATERSKY, 1941) noch nennenswerte Nierenfunktionsstörungen (YUILE, 1942; DE NAVASQUÉZ, 1940; CANNAN u. REDISH, 1942; AMBERSON, JENNINGS u. RHODE, 1949; PHILLIPS, 1949) hervorrufen. Nierendurchblutung (C_{PAH}), Glomerulusfiltrat und Harnzeitvolumen nahmen am Menschen nach i.v. Hämoglobin vorübergehend ab, die tubuläre PAH-Extraktion blieb jedoch unbeeinträchtigt, es kam zu einem passageren Blutdruckanstieg, so daß eine vasoconstrictorische Reaktion nahelag (AMBERSON, JENNINGS u. RHODE, 1949; MILLER u. MACDONALD, 1951).

Nur durch die Kombination einer Chromoproteinämie bzw. -urie mit einem anders ausgelösten Schockzustand gelang es im Tierversuch, meist am Kaninchen, mit seiner besonders starken renalen Vasoconstrictionsneigung, in einem hohen Prozentsatz ein akutes Nierenversagen zu erzeugen (YORKE u. NAUSS, 1911; BYWATERS u. STEAD, 1944; CORCORAN u. PAGE, 1945; YUILE, GOLD u. HINDS, 1945, ZOLLINGER, 1945, 1951; HARMAN, 1947; HARRISON, BUNTING, ORDWAY u. ALBRINK, 1947; BADENOCH u. DARMADY, 1948; LALICH, 1949; PARSONET, FISHLER u. THALHEIMER, 1950; SCHAEFER, HIERONYMI, KÖNIG, STEINHAUSEN, BLÖMER, GÜNTHER u. WEISS, 1961). Am Hund (ANDERSON, MORRISON u. WILLIAMS, 1942) und an der Ratte (GESSLER, LORETH, SCHRÖDER u. STEINHAUSEN, 1966) führen hohe Dosen Hämatin i.v. sowohl zum Blutdruckabfall als auch zur Oligo-Anurie, die fakultativ tödlich enden kann. ROSOFF u. WALTER (1952) nahmen hierbei eine Intensivierung anoxisch bedingter Tubulusschäden durch den Schock seitens toxischer Effekte der Chromoproteine an. Hämolytisches Blut von hämoglobinurischen Schocknieren ruft jedoch nach gekreuzter Transfusion auf einen Empfängerorganismus *ohne* Schock lediglich eine Hämoglobinurie, aber keine renale Vasoconstriction und keine Oligo-Anurie hervor (LITTLE, GREEN u. HAWKINS, 1947). Auch die Annahme, daß eine Chromoproteinurie in Kombination mit einer Acidose bzw. mit der Ausscheidung sauren Urins die Cylinderbildung und parallel hierzu die Tubulusalteration begünstige (BAKER u. DODDS, 1925; BING, 1944; CORCORAN u. PAGE, 1945, 1947), ist nicht bewiesen; denn keine dieser Arbeiten schließt aus, daß nicht das zur Acidifizierung benutzte, stark diuretisch wirksame NH_4Cl eine Dehydratation und so auch einen Schock auslöste (SMITH, 1951). Damit fehlen verwertbare Hinweise auf ein durch Chromoproteinurie toxisch bedingtes Nierenversagen.

c) Unspezifische toxische Substanzen

Toxintheorien sind in der Literatur zur Pathogenese des Schocks und auch des akuten Nierenversagens bis heute weit verbreitet, nicht zuletzt weil sich eine ubiquitäre Verbreitung von toxischen Gewebs- und Stoffwechselprodukten nach jeder Zellschädigung leicht vermuten, aber schwer identifizieren und noch schwerer widerlegen läßt. Daß sie zur allgemeingültigen Erklärung der Schockentstehung nicht ausreichen, wurde an anderer Stelle ausführlich belegt (BUCHBORN, 1960). Für das akute Nierenversagen legte die gesicherte ätiologische Bedeutung spezifischer Nephrotoxine (s. o.) verständlicherweise den Analogieschluß einer Mitwirkung auch unspezifischer Giftstoffe nahe.

Ganz im Vordergrund stand dabei die Annahme einer nierenschädigenden Wirkung von Eiweißzerfallsgiften im Rahmen einer „Eiweißzerfallstoxikose" oder einer „Autointoxikation", z. B. nach schweren Verbrennungen, bei Lebererkrankungen wie der Weilschen Krankheit, nach Operationen oder als Ursache finaler Oligo-Anurien auch bei chronischer Urämie mit „Autointoxikation durch azotämischen Eiweißzerfall" (VOLHARD, 1931). Das bei manchen Fällen von akutem Nierenversagen vorkommende interstitielle Ödem wird von ZOLLINGER (1966) noch heute auf die tubuläre Rückresorption solcher Eiweißzerfallsprodukte aus ischämisch geschädigten Geweben zurückgeführt.

Die meisten dieser Zustände gehen mit einem erhöhten Eiweißkatabolismus einher, so daß der Anfall und die Ausscheidung stickstoffhaltiger Endprodukte aus dem Eiweißstoffwechsel gesteigert wird (BÜRGER u. GRAUHAN, 1922/24). Einigen der dabei freigesetzten Aminosäuren und aromatischen Abbauprodukten wurde eine nephrotoxische Wirkung zugesprochen (ROSENBERG, 1916; NEWBURGH, MARSH, CLARKSON u. CURTIS, 1925). Auch eiweiß-, insbesondere fleischreiche Kost sollte im Tierversuch nierenschädigend wirken (MARK, 1925) und so bei gleichzeitigem Verlust des renalen Konzentrationsvermögens zu einer „Überproduktionsurämie" (PFEIFFER) und schließlich zur „autotoxischen Anurie" (VOLHARD, 1931) führen.

Daneben wurden auch bakterielle Endotoxine als unmittelbar tubulotoxisch (PAXSON u. GOLUB, 1946) oder auf dem Umweg über eine Verstärkung der renalen Vasoconstriction (WEIL u. SPINK, 1958) als pathogenetisch bedeutsam angesehen, ferner toxische Faktoren aus nekrobiotischem Gewebe (BIELSCHOWSKY u. GREEN, 1943; STOONER u. GREENE, 1944; FRANKLIN u. MERRILL, 1960) oder infolge tubulärer Schädigung durch in cytotoxischen Konzentrationen „liegengebliebene" Filtratbestandteile (TRUETA, BARCLAY, DANIEL, FRANKLIN u. PRICHARD, 1947) oder die verschiedenen Narkotica (MOORE, 1959). Es ließ sich jedoch ebenso wie für die Hämoglobinurien auch für das Crush-Syndrom mittels gekreuzter Transfusion zeigen, daß Stoffe des Gewebszerfalls an der Auslösung einer Oligo-Anurie unbeteiligt sind (LITTLE, GREEN u. HAWKINS, 1947).

Man muß sich jedoch vergegenwärtigen, daß alle genannten Bedingungen, unter denen solche toxischen Einwirkungen auftreten können oder vermutet werden, zugleich mit einem Schockzustand einhergehen oder selbst schockauslösend bzw. in Kombination mit anderen ätiologischen Faktoren schockintensivierend wirken und auf diesem Weg auch ein akutes Nierenversagen in Gang bringen können. Gleichwohl werden unbewiesene, freilich vielfach auch unbeweisbare und daher nicht selten unwiderlegbare Toxintheorien auch heute noch oft unkritisch für die Pathogenese des akuten Nierenversagens in Anspruch genommen, ohne daß sie es wirklich erklären können. Man wird sie aber wohl erst fallenlassen, wenn die tatsächliche Pathogenese des Nierenversagens eindeutiger aufgeklärt ist als heute.

3. Theorie der unselektiven passiven Rückdiffusion

RICHARDS beschrieb (1929) an sublimatvergifteten Fröschen die Kombination von Anurie mit normalem bzw. erhöhtem Glomerulusfiltrat und schloß hieraus auf eine totale Rückdiffusion des Primärharns durch die nekrotischen Tubulusepithelien in das umgebende Interstitium. Allerdings gab er keine genaueren Hinweise, wie die Direktbeobachtung des Glomerulusfiltrates und des Urinflusses durchgeführt, welche Hg-Dosen auf welchem Wege zugeführt und wie lange nach der Applikation die Beobachtungen ausgeführt wurden. Auch fand OLIVER (1932) ebenfalls an Fröschen bei getrennter Durchströmung der glomerulären (A. renalis) und der peritubulären Capillaren (V. portae renalis) mit Sublimatlösungen im Gegensatz zu Richards nach Durchströmung der Glomeruli ein Absinken der Harnmenge auf ein Drittel, während sie nach peritubulärer Perfusion auf das Vierfache anstieg. Gleichwohl wurden die Befunde von Richards an Amphibien zum Ausgangspunkt der nach dem zweiten Weltkrieg zunächst allgemein akzeptierten pathogenetischen Vorstellung von einer unselektiven, passiven Rückdiffusion des Primärharns durch die geschädigten Tubulusepithelien als Ursache der Oligo-Anurie beim akuten Nierenversagen des Menschen (Dunn, Gillespie u. Niven, 1941; Lucké, 1946; Redish, West, Whitehead u. Chasis, 1947; Govaerts, 1948; Phillips u. Hamilton 1948,; v. Slyke u. Donald, 1948; Sirota, 1949; Marshall u. Hoffman, 1949; Oliver, MacDonald u. Tracy, 1951; Eder, 1952, u.a.). Im deutschen Sprachgebiet hat vor allem Wollheim (1952) die von ihm so genannte tubuläre Insuffizienz, soweit sich dieser Begriff mit dem akuten Nierenversagen deckt, als „tubulär bedingte Urämie" aufgefaßt und darunter eine passive Rückdiffusion des Primärharns verstanden (Wollheim, 1963).

Für eine solche Annahme wurde neben dem morphologischen Substrat herdförmig nekrotisierter Tubulusepithelien, das „eine Versickerung des Glomerulusfiltrates durch die geschädigten Tubuli als wahrscheinlich erscheinen lasse" (Zollinger, 1966), bei funktioneller Betrachtung zunächst das je nach Diffusionskonstanten wechselnde Verhalten der U/P- bzw. der Clearance-Quotienten nur glomerulär filtrierter Substanzen mit sonst identischer Clearance angeführt: Im Tierexperiment am Hund nahm $C_{Harnstoff}/C_{Inulin}$ nach Intoxikation mit Uran bzw. Oxalat von normal 0,56 auf 0,35 und ähnlich $C_{Kreatinin}/C_{Inulin}$ von 1,0 auf 0,71 bzw. bis auf 0,55 ab (Richards, Westfall u. Bott, 1936; Hayman, Shumway, Dumke u. Miller, 1939; Govaerts, 1948; Marshall u. Hoffman, 1948). Da der Diffusionskoeffizient für Harnstoff (Mol.-Gew. 60) mit 1,33 wesentlich höher liegt als für Inulin (Mol.-Gew. 5100) mit 0,177, während Kreatinin (Mol.-Gew. 113) mit 0,89 eine Mittelstellung einnimmt, wurde eine partielle Rückdiffusion des Glomerulusfiltrates als wahrscheinlich angesehen. Ähnliche Befunde wurden am Menschen nach Quecksilber- und Wismutvergiftung (Govaerts, 1948) und im diabetischen Koma (McCance u. Widdowson, 1939) beschrieben. Andere Autoren vermißten allerdings signifikante Differenzen im Verhalten dieser Quotienten beim akuten Nierenversagen des Menschen (Bull, Joekes u. Lowe, 1950; Chesley u. McCaw, 1951; Graber u. Sevitt, 1959; Vassalli u. Richet, 1960). Deshalb kamen Smith (1951) und Munck (1958) mit Recht zu dem Schluß, daß sich aus den wenigen bisher vorliegenden, uneinheitlichen Werten eine Rückdiffusion des Primärharns nicht wahrscheinlich machen lasse.

Das gleiche gilt für den Hinweis von Reubi (1951), daß die mit 0,04 extrem niedrige Filtrationsfraktion (C_{Kr}/C_{PAH}) in den Fällen von Sirota (1949) mit CCl_4-Vergiftung für eine passive Rückdiffusion des Kreatinins spräche; denn die C_{PAH} gibt unter diesen Bedingungen kein zuverlässiges Maß des effektiven Nierenplasmastroms (s. S. 977), so daß auch die hieraus berechnete Filtrationsfraktion nicht verwertbar ist. Weiterhin ist auch die Interpretation eines negativen Wertes für Tm_D bzw. Tm_{PAH} sowie einer negativen PAH-Extraktion als Ausdruck einer passiven Rückdiffusion von Diodrast bzw. PAH (Bobey, Longley, Dickes, Price u. Hayman, 1943; Selkurt, 1945; Phillips u. Hamilton, 1948; Wills u. Main, 1948; Reubi, 1951) nicht aufrechtzuerhalten, da diese ebensogut durch eine Auswaschung von tubulär bzw. interstitiell gespeichertem PAH nach Wiedereinsetzen der Glomerulusfiltration bedingt sein kann (Smith, 1951; Munck, 1958), wie sie unter anderem von Bálint, Fekete u. Forgacs (1964) nachgewiesen wurde.

Eine andere Erklärung der negativen PAH-Extraktionswerte beim akuten Nierenversagen hält SELKURT (1962) für möglich: PAH wird im medullären Gegenstromsystem konzentriert und in den Vasa recta angereichert (SCHNERMANN u. THURAU, 1965). Kommt es beim akuten Nierenversagen bzw. bei kritischem Blutdruckabfall zum Erliegen der glomerulären Filtration, dann werden zwar die Vasa recta, nicht mehr jedoch die Henleschen Schleifen durchströmt, so daß die hier bzw. im Papillengewebe konzentrierte PAH langsam über das Blut der Vasa recta in das Nierenvenenblut zurückdiffundiert, dessen PAH-Konzentration dann höher als diejenige des arteriellen Blutes ist.

Eine letzte Gruppe von Argumenten zugunsten einer passiven Rückdiffusion resultiert aus der Beobachtung, daß beim akuten Nierenversagen der Wert der Kreatininclearance an bichromatvergifteten Tieren (SCHOU, 1944) durch osmotische Diurese erhöht werden kann und daß während hämorrhagischer Hypotension die Diurese unter Mannit erst bei einem RR von 10—17 mm Hg gegenüber sonst 60—65 mm Hg zum Erliegen kommt (BOYLAN u. SCHENCK, 1963; COELHO u. BRADLEY, 1964). Hieraus, sowie aus Bestimmungen des renalen Inulingehaltes (GESSLER, 1964) bzw. auflichtmikroskopischen Untersuchungen bei Entblutungshypotonie (STEINHAUSEN u. LORETH, 1964) wurde gefolgert, daß es bei stark herabgesetztem Glomerulusfiltrat zur totalen Rückresorption des Primärharns kommen könne, die erst bei Anwesenheit größerer Mengen nicht resorbierbarer Substanzen im Tubulusharn verhindert werde. Eine heute näherliegende und besser begründete Erklärung dieser Beobachtungen liegt jedoch in den Auswirkungen von Mannit und anderen osmotischen Diuretica auf die renale Hämodynamik mit Zunahme der Nierendurchblutung und Glomerulusfiltration (s. Beitrag KRAMER u. THURAU) sowie auf die natriumkonservierende Funktion der Macula densa (s. S. 988ff.).

Wägt man die für den Mechanismus einer passiven Rückdiffusion als Grundlage der Oligo-Anurie angeführten Befunde kritisch ab, dann läßt sich dieser zwar nicht wahrscheinlich machen, aber zunächst auch nicht genügend sicher ausschließen. Gegen einen solchen Pathomechanismus wurde schon frühzeitig die Diskrepanz zwischen den Störungen der Struktur und der Funktion ins Feld geführt: Tubulusnekrosen und Anurie kommen zwar häufig zusammen vor, aber jedes kann auch ohne das andere auftreten, so daß sie sich nicht zwingend kausal miteinander verknüpfen lassen (MALLORY, 1946; BLOCK, WAKIM u. MANN, 1952; DIBLE, 1953; CONN, WILDS u. HELLWIG, 1954; BRUN u. MUNCK, 1957; RICHET, ALAGILLE, NÉTZELOF u. MÉRY, 1956; SEVITT, 1959; KILEY, POWERS u. BEEBE, 1960; BOHLE, 1965; u.a.).

Gegen eine quantitativ bedeutsame passive Rückdiffusion und im Gegensatz hierzu für eine *verminderte* tubuläre Rückresorption des Primärharns spricht ferner der Befund weiter Tubuluslumina bei intravitaler Beobachtung während temporärer Nierenischämie (WALTHER, 1963, 1965), der als Ausdruck einer herabgesetzten tubulären Natriumrückresorption infolge einer „energetischen Tubulusinsuffizienz“ bewertet wurde (ROTTER, LAPP u. ZIMMERMANN, 1962). Auch durch intratubuläre Druckmessung nach hämorrhagischem Schock an der Rattenniere in situ ließ sich — allerdings während einer unmittelbar nach Reinfusion des Blutes einsetzenden Polyurie — eine signifikante Verminderung der tubulären Rückresorption auf 25% des Glomerulusfiltrates nachweisen (THURAU, DEETJEN u. RANKE, 1962).

Eine definitive Beantwortung der Frage nach Vorkommen und Bedeutung einer passiven, unselektiven Rückdiffusion durch geschädigte Tubulusepithelien gelang erst kürzlich durch direkte Messung der tubulären Rückresorptionsvorgänge und Durchflußgrößen an der nephrotoxisch geschädigten Rattenniere in situ: Nach Kaliumbichromat- und Sublimatvergiftung kam es an den total nekrotischen Tubulusabschnitten auch durch die allein stehengebliebene, sicher zu aktivem Natriumtransport nicht mehr befähigten Basalmembranen zu einer zwar geringen, aber signifikanten Natrium- und Wasserrück*diffusion*, vermutlich unter der Wirkung des peritubulären onkotischen Plasmadruckes, die aber wesentlich geringer war als die normale Rückresorption (Biber, Mylle u. Gottschalk, 1963).

Daß diese onkotische Sogwirkung als Grundlage einer geringen Rückdiffusion quantitativ unbedeutend ist, ließ sich mittels Perfusion der Tubuli von Necturus mit einem Eiweißgehalt von 50% über demjenigen des Plasmas nachweisen (Oken, Whittembury, Windhager u. Solomon, 1963).

Da wesentliche Konzentrations- und hydrostatische Druckgradienten zwischen proximalem Tubulusinhalt und peritubulärem Plasma fehlen und die normalerweise ganz hinter den aktiven Rückresorptionsvorgängen zurücktretende Rückdiffusion infolge des onkotischen Plasmadruckes höchstens 1—2% der Gesamtrückresorption ausmacht, fehlen alle Voraussetzungen für eine nennenswerte Nettorückdiffusion von Tubulusflüssigkeit.

Daß es bei schwerer nephrotoxischer Tubulusnekrose mit Oligo-Anurie nach Sublimatvergiftung nicht zu einer gesteigerten Rückdiffusion, sondern im Gegenteil zu verminderter Rückresorption von Tubulusflüssigkeit kommt, konnten ebenfalls durch Direktbeobachtung an der Rattenniere in situ Flanigan u. Oken (1965) zeigen: Mehrere Stunden nach der Intoxikation kam es mit fortschreitender Schädigung primär zu einer progredienten Herabsetzung der Glomerulusfiltration in den beobachteten Nephronen, bis der intratubuläre Fluß schließlich vollständig sistierte und die Tubuli kollabierten bzw. der intratubuläre Druck bis auf die Werte des peritubulären Capillardruckes absank. Wurden nun während der Oligo-Anurie diese Tubuli mittels isotoner (von zwei Öltropfen begrenzter) Salzlösung perfundiert, dann nahm die Rückresorption (bzw. eine eventuelle Rückdiffusion) pro Einheit der Zeit und der Tubuluslänge immer mehr ab, bis sie 24 Std nach Sublimatapplikation vollständig aufhörte. Durch diese Befunde wird eine passive, unselektive Rückdiffusion des Primärharns durch schwer geschädigte, nekrotische Tubulusabschnitte als Ursache einer Oligo-Anurie beim akuten Nierenversagen praktisch ausgeschlossen. Damit entfällt diese Möglichkeit erst recht als pathogenetischer Hilfsmechanismus für die strukturell meist wesentlich weniger ausgeprägten Tubulusläsionen der menschlichen Fälle von akutem Nierenversagen einschließlich seiner häufigsten Form, der Schockniere.

4. Theorie der intrarenalen Drucksteigerung („Nierenglaukom“)

Es handelt sich hierbei einerseits um eine Modifikation der Verstopfungstheorien (s. o.), nur daß nicht eine intra-, sondern eine extratubulär bewirkte Obstruktion der Tubuluspassage durch ein interstitielles Ödem mit konsekutiver Steigerung des intrarenalen Gewebsdruckes angenommen wird; zum anderen basieren diese Vorstellungen auf der Theorie einer toxisch bedingten Rückdiffusion von Tubulusflüssigkeit, da hierin der Ursprung des interstitiellen Ödems gesehen wird.

Volhard (1931) hat bereits die Möglichkeit diskutiert, daß eine Schwellung der Niere in einer unnachgiebigen Kapsel durch eine interstitielle Entzündung oder durch ein entzündliches Ödem allein eine Anurie bedingen könne. Im angloamerikanischen Schrifttum kam zuerst Peters (1945) auf Grund günstiger Erfolge der Nierendecapsulation und des Vorkommens großer ödematöser Nieren beim akuten Nierenversagen zu der Auffassung, daß ein erhöhter interstitieller Druck zur Verminderung oder Aufhebung des effektiven Filtrationsdruckes und so zur Oligo-Anurie führen könne (Abeshouse, 1945; Melnick, 1947; Oliver,

MacDowell u. Tracy, 1951; Dible, 1953; Levitt, 1953; Oliver, 1953; van Slyke, 1954; Merrill, 1960). Für die ebenfalls häufig oligurisch verlaufende akute interstitielle Nephritis wurde eine ähnliche Vorstellung von Zollinger (1945) entwickelt und später (1952) auch auf die von ihm lediglich als Sonderform der akuten interstitiellen Nephritis betrachteten, chromoproteinurischen Fälle von akutem Nierenversagen übertragen und bis heute vertreten.

Die *morphologischen Befunde* eines autoptisch und bioptisch oft, aber nicht immer und nicht in jedem Stadium des Nierenversagens gefundenen, vor allem an der Markrindengrenze lokalisierten interstitiellen Ödems sowie lymphoplasmacellulärer Infiltrate dortselbst sind im Beitrag von Zollinger abgehandelt. Ihre Entstehung durch toxisch bedingte Rückdiffusion einschließlich tubulär einwirkender, undefinierter Eiweißabbauprodukte (Zollinger, 1966) wurde im vorangehenden Abschnitt widerlegt. Eine andere Auffassung sieht in ihnen eine resorptiv bedingte Reaktion des Interstitium gegenüber nekrotischem Tubulusmaterial (Zollinger, 1952) bzw. eine sekundäre Begleitnephritis der primären Tubulusläsionen (Randerath, 1955; Finckh, Jeremy u. Whyte, 1962; Bohle, 1965). Auch eine Behinderung des renalen Lymphabflusses durch die entzündlichen Infiltrate wurde für möglich gehalten (de Felice, 1949), zumal die Lymphbildung in der Niere bei nephrotoxisch bedingter Anurie erhöht gefunden wurde (Richet, Alagille, Nétzelof u. Méry, 1956; leBrie u. Meyerson, 1960). Als Folge einer venösen Stase im Bereich der Markrindenregion wird das interstitielle Ödem von Vassalli u. Richet (1960) aufgefaßt.

Ihre eklektische Hypothese geht von dem pathologisch-anatomisch regelmäßig zu erhebenden Befund einer streifigen Kongestion des Nierenmarks (Vasa recta) aus und schließt hieraus sowie aus dem Vorkommen von Venenthrombosen an der Markrindengrenze auf eine Stase mit erschwertem Blutabfluß aus den juxtamedullären Glomeruli und den medullären Vasa recta. Hierdurch soll eine lokale Gewebsdrucksteigerung und zugleich eine Erhöhung des Nierenvenendruckes entstehen, die sich wechselseitig in einem Circulus vitiosus verstärken, bis über eine Erhöhung des intratubulären Druckes eine Verminderung der Nierendurchblutung und Glomerulusfiltration resultiert. Ein veno-arteriolärer Reflex (Haddy, 1956) soll zusammen mit obstruktiven Cylinderbildungen und einer „osmotischen Nephrose" (Lanz u. Zollinger, 1955) die Filtratgröße weiterhin reduzieren. Die Erklärung des interstitiellen Ödems als Folge und nicht als mechanische Ursache (Dible u. Bull, 1963) der Gefäßeinengung bzw. Strömungsverlangsamung und Venendruckerhöhung würde das Vorkommen von Gewebsdrucksteigerungen an der Markrindengrenze auch ohne sichtbares Ödem verständlich machen, dessen Ausbildung von der wechselnden Rigidität des renalen Stromas abhängen kann (Gottschalk, 1952; Miles u. de Wardener, 1954). Die Erhöhung des interstitiellen Druckes braucht bei gleichzeitiger Constriction der Vasa afferentia nur gering zu sein, um das Glomerulusfiltrat kritisch herabzusetzen; umgekehrt würde eine nur geringe Herabsetzung des interstitiellen Druckes auch ohne Anstieg der Nierendurchblutung bei noch fehlendem Konzentrationsvermögen die rasch zunehmende Polyurie verständlich machen. Das Primat der hämodynamischen Veränderungen an der Markrindengrenze ordnet diese pathogenetische Vorstellung jedoch eigentlich schon den Ischämietheorien zu, die im nächsten Abschnitt behandelt werden.

Gegen die pathogenetische Bedeutung des interstitiellen Ödems als Ursache einer intrarenalen Druckerhöhung wurde von pathologisch-anatomischer Seite betont, daß es bei anurischen Fällen nicht ganz selten fehlt (Bywaters u. Dible, 1942; Brun, 1954; Darmady u. Stranack, 1957), andererseits aber auch im polyurischen Stadium durchaus deutlich vorhanden sein kann (Smith, 1958; Bohle u. Jahnecke, 1964). Ferner ließ sich — wie schon von Boba u. Landmesser (1961) und Kriz (1962) vermutet — mittels histometrischer Untersuchungen der Korrelation zwischen Tubulusepithelschwellung und Zunahme des Nierengewichtes in den ersten Tagen des Nierenversagens beim Menschen zeigen, daß die Gewichtszunahme allein durch die Zellschwellung erklärt wird (Bohle u. Jahnecke, 1964) und daß das interstitielle Ödem lediglich Ausdruck einer *postmortalen* Flüssigkeitsumlagerung ist (Trebbin, Jahnecke, Lang u. Bohle, 1962), wie sich auch beim

Vergleich unmittelbar postmortaler Biopsiebefunde und autoptischer Ergebnisse vom selben Fall feststellen läßt (Bohle, 1965).

Aus *physiologischen Untersuchungen* ist zunächst an der isoliert perfundierten Niere ein (indirekt berechneter) renaler Gewebsdruck von 10 mm Hg erwähnenswert (Winton, 1937); die beim Menschen gefundenen Normalwerte lagen etwa doppelt so hoch (s. u.). Der intrarenale Druck war — allerdings nur in einem sehr begrenzten Druckbereich — linear mit dem arteriellen Blutdruck korreliert (Swann, Moore u. Montgomery, 1952), jede renale Vasoconstriction senkte den intrarenalen Druck (Miles u. de Wardener, 1954). Wesentlich enger war der interstitielle Druck mit dem Nierenvenendruck korreliert (Gottschalk, 1950), die arciformen Venen an der Markrindengrenze stehen im Gleichgewicht mit dem intrarenalen Druck (Swann, Hink, Koester, Moore u. Prine, 1952; Hinshaw, Day u. Carlson, 1959). Deshalb wird der Verschlußdruck der interlobären Venen als identisch mit dem Nierenvenendruck angesehen (Brun, Crone, Davidsen, Fabricius u. Mitarb., 1958). Er betrug bei neun nierengesunden Versuchspersonen normal 17,7 (14—22) mm Hg (Munck, 1958). Allerdings gaben Swann, Hink u. Mitarb. (1952) zu bedenken, daß das Vorhandensein von Sphinctern am Übergang zwischen arciformen und interlobären Venen die Werte verfälschen können.

Der intratubuläre Druck steht im Gleichgewicht sowohl mit dem peritubulären Capillardruck (Gottschalk u. Mylle, 1956) als auch mit dem intrarenalen Gewebsdruck und variiert mit diesem. Der niedrigste, vor dem Kollaps des Tubuluslumens im hämorrhagischen Schock an der Ratte meßbare intratubuläre Druck bzw. peritubuläre Capillardruck betrug 6 mm Hg (Thurau, Deetjen u. Ranke, 1962). Bei Wiederauffüllung des Kreislaufs stieg er linear mit dem arteriellen Blutdruck an, bis bei 90 mm Hg Blutdruck die Autoregulation einsetzte. Als Ausdruck verminderter proximaler Rückresorption erreichte er auf dem Höhepunkt der polyurischen Phase Werte wie sonst nur bei osmotischer Diurese (Gottschalk u. Mylle, 1957), bei der intrarenaler Druck, Nierengewicht und Kapselspannung ebenfalls zunehmen (Winton, 1952; Miles u. de Wardener, 1954). Eine Steigerung des intrarenalen Druckes ist also keineswegs zwangsläufig mit einer Oligurie verbunden (Reubi, 1955).

Ansteigen des intrarenalen Druckes infolge Erhöhung des Ureterdruckes oder eines interstitiellen Ödems führt bei gleichbleibendem arteriellem und venösem Druck zur Verminderung der Nierendurchblutung und des Glomerulusfiltrates (Winton, 1951, 1959; Hinshaw, Day u. Carlson, 1959), ebenso führt Erhöhung des Nierenvenendruckes parallel zum Anstieg von Nierengewicht und -volumen zu intrarenaler Drucksteigerung und Verminderung der Nierendurchblutung (Hinshaw, Flaig, Logemann u. Carlson, 1960). Demgegenüber führte eine Erhöhung des mittels Punktionsnadel gemessenen renalen Gewebsdruckes durch osmotische Diurese oder Ureterverschluß bei konstantem arteriellem Blutdruck und trotz Anstieges des Nierenvenendruckes sogar zu einer erheblichen Zunahme der Nierendurchblutung (Henne u. Thurau, 1964). Ein Anstieg des Nierengewebsdruckes und des Nierenvenendruckes führt demnach so lange nicht zu einer Verminderung der Nierendurchblutung, wie die glatte Gefäßmuskulatur noch in der Lage ist, auf eine Herabsetzung der transmuralen Wandspannung (infolge Anstieg des Nierengewebsdruckes) mit einer Vasodilatation zu reagieren (Thurau, 1964). Umgekehrt hat eine Senkung des renalen arteriellen Blutdruckes durch temporäre Nierenischämie auch eine Abnahme des intrarenalen Druckes zur Folge (de Wardener, 1955), der dann ebenso wie post mortem nur wenige mm Hg beträgt. Beim nephrotoxisch ausgelösten Nierenversagen am Kaninchen stieg der intrarenale Druck gering an und nahm nach Decapsulation wieder gering ab, jedoch ohne die Nierenfunktion zu beeinflussen (Reubi, 1955). Die nach $HgCl_2$-Intoxikation einsetzende renale Durchblutungsminderung um 40% ließ sich durch unmittelbar auf die Intoxikation folgende Nierendecapsulation verhindern (SARRE u. LINDER, 1940). Es bleibt jedoch offen, ob es sich hierbei um eine Druckentlastung oder um eine partielle Denervierung mit teilweiser Verhinderung der renalen Vasoconstriction handelt, die bei solchen Intoxikationen regelmäßig nachweisbar ist (s. S. 967). Auch der intratubuläre Druck fand sich bei direkter Messung an der nephrotoxisch geschädigten Rattenniere in situ mit fortschreitender Schädigung von normal 15,6 bis auf minimal 8,5 mm Hg vermindert (FLANIGAN, KHURI u. OKEN, 1963), was mit der Annahme eines via intrarenale Drucksteigerung pathogenetisch bedeutsamen interstitiellen Ödems nicht vereinbar wäre. Vor einer Übertragung dieser Befunde auf die Verhältnisse beim Menschen ist jedoch der Hinweis von ZOLLINGER (1955) zu bedenken, daß kleine Versuchstiere (Ratte, Meerschweinchen) sehr zarte Nierenkapseln haben und daß deshalb bei ihnen das Nierenversagen in der Regel nicht bzw. nur nach Ersatz der Nierenkapsel durch eine undehnbare Kunststoffkapsel mit einer Anurie einhergehe. Die Anurie nach Hämatinvergiftung war allerdings an der Ratte unabhängig davon, ob eine perinephritisch geschrumpfte Nierenkapsel vorhanden war oder nicht (GESSLER u. SCHRÖDER, 1966). Beim Menschen ist dagegen die Nierenkapsel fibrös und wenig dehnbar, so daß man bei Leichennieren den subcapsulären Nierengewebsdruck durch Überfüllung des Nierenhohlraumsystems auf 30 bis 85 mm Hg steigern kann. — Am Hund wurde bei direkter manometrischer Messung ein intrarenaler Druckanstieg in postischämisch geschädigten Nieren vermißt (MILES u. DE WARDENER, 1954).

Klinische Befunde zugunsten einer pathogenetischen Bedeutung intrarenaler Drucksteigerungen sind zunächst die zweifellos vorhandenen, wenn auch zahlenmäßig begrenzten, oft nur ungenügend belegten, in Einzelfällen aber überzeugenden Erfolge der Nierendecapsulation mit Hervorquellen des Nierenparenchyms, zumal wenn die Operation nur einseitig erfolgte und auch die Diurese nur einseitig in Gang kam, während die nicht decapsulierte Niere längere Zeit anurisch blieb (Lit. s. bei HEUSSER, 1955; ZOLLINGER, 1966). Seit Einführung der Dialysemethoden — und nicht nur wegen der häufigen Mißerfolge — fehlt es naturgemäß an weiteren, kritisch ausgewerteten Beobachtungen hierzu. Weiterhin könnte der oft etwa gleichzeitig mit dem Maximum des Nierengewichtsanstieges auftretende passagere Hypertonus (ZOLLINGER, 1952) ebenso wie die oft zu dieser Zeit geklagten Lendenschmerzen auf eine intrarenale Drucksteigerung hinweisen. Allerdings lassen sich alle diese Befunde ebensogut durch die oft vorhandene Überwässerung der Patienten erklären. Sie betrug z.B. in 100 Fällen unseres Krankengutes im Mittel 4,4 kg (BUCHBORN, 1965), woran ja die Niere nur mit 100—150 g beteiligt ist (ZOLLINGER, 1952; BOHLE u. HERFARTH, 1964).

Meßwerte über den intrarenalen Druck bei Patienten mit akutem Nierenversagen liegen nur vereinzelt vor und geben deshalb keinen endgültigen Aufschluß. Bei manometrischer Messung nach Nierenpunktion war der intrarenale Druck bei zwei anurischen Patienten mit Nierenversagen gegenüber sechs anderen chronisch azotämischen Kranken mit 34 (23,5—41,5) mm Hg nicht erhöht (REUBI, 1956). Wegen der hierbei unvermeidbaren Verletzung kleiner Gefäße und Tubuli handelt es sich jedoch nicht um einen wirklich interstitiellen Gewebsdruck! Auch der renale Verschlußdruck interlobärer Venen (wedged renal vein pressure) fand sich bei fünf oligurischen Patienten mit akutem Nierenversagen nur einmal mit 30 mm Hg oberhalb der normalen Schwankungsbreite von 14—22 mm Hg (MUNCK, 1958). Die hiergegen möglichen methodischen Einwände wurden schon oben erörtert. Gegen die pathogenetische Bedeutung einer intrarenalen Drucksteigerung spricht auch die Beobachtung bei Nierentransplantationen am Menschen: nach Freigabe der Zirkulation am zuvor ischämischen Transplantat kommt es regelmäßig zu erheblicher Anschwellung der Niere mit deutlich erhöhter Kapselspannung. Trotzdem setzt die Diurese sofort und oft abundant ein.

5. Theorien der ischämischen Nierenschädigung

Die heute gelegentlich als „klassisch" bezeichnete, während der vierziger und fünfziger Jahre allgemein akzeptierte Auffassung sah im akuten, oligo-anurisch verlaufenden Nierenversagen die Folge einer vasoconstrictorisch bedingten, kritischen Minderdurchblutung der Nieren, die zu unselektiver tubulärer Rückdiffusion des Primärharns und intrarenaler Drucksteigerung (Abb. 4a), eventuell auch zu mechanischer Tubulusobstruktion führt (PENNER u. BERNHEIM, 1940; TOMB, 1942; CORCORAN u. PAGE, 1943; FOY, ALTMANN, BARNES u. KONDI, 1943; LUCKÉ, 1946; DARMADY, 1947; SNYDER u. CULBERTSON, 1948; VAN SLYKE, 1948; SMITH, 1951; OLIVER, 1953; BRUN, 1954). Die letztgenannten Mechanismen wurden bezüglich ihrer pathogenetischen Relevanz in den vorangehenden Abschnitten erörtert. Die Annahme einer vasoconstrictorisch bedingten renalen Ischämie als primärer Ursache der zirkulatorisch ausgelösten Formen des akuten Nierenversagens — die pathogenetisch und morphologisch von den nephrotoxisch ausgelösten Fällen abgegrenzt wurden (BULL, JOEKES u. LOWE, 1950) — basierte auf Ergebnissen der Clearancemethodik bei Patienten im oder — häufiger — nach einem Schockzustand mit konsekutiver Oligurie. Hiermit fanden zuerst LAUSON, BRADLEY u. COURNAND (1944) an 35 oligurischen Patienten mit verschieden ausgelösten Schockformen die C_{PAH} auf 10% der Norm und weniger herabgesetzt und schlossen hieraus auf eine ähnlich ausgeprägte Verminderung des effektiven Nierenplasmastroms bzw. der Nierendurchblutung. Allerdings entwickelte sich bei keinem ihrer Patienten, zum Teil infolge optimaler Schockbehandlung, ein bedrohliches Nierenversagen. Doch wies die signifikante Herabsetzung der renalen Fraktion des gleichzeitig bestimmten Herzminutenvolumens auf Werte unterhalb der normalen 19% auf eine humoral oder neurogen bewirkte renale Vasoconstriction als Ursache einer renalen Ischämie hin.

Prinzipiell gleichlautende Befunde wurden mittels C_{PAH}, zum Teil unter Berücksichtigung der renalen PAH-Extraktion (E_{PAH}), am Menschen nach Blutverlusten, Verwundungen und Intoxikationen (BLACK, POWELL u. SMITH, 1941; BURNETT, SHAPIRO, SIMEONE, BEECHER, MALLORY u. SULLIVAN, 1947; SANDERSON, 1948; SIROTA, 1949; BULL, JOEKES u. LOWE, 1950; MILLER u. MACDONALD, 1951; LADD, 1955) sowie im Tierversuch nach hämorrhagischem Schock (PHILLIPS, DOLE, HAMILTON, EMERSON, ARCHIBALD u. VAN SLYKE, 1946; CORCORAN, TAYLOR u. PAGE, 1943; SELKURT, 1945, 1946; BLOCK, WAKIM, MANN u. BENNETT, 1952) erhoben, wobei schon frühzeitig auf das langdauernde Persistieren der renalen Ischämie auch nach Beseitigung des auslösenden Schockzustandes hingewiesen wurde (CORCORAN u. PAGE, 1945/47; SELKURT, 1946). Gegen eine verallgemeinernde Interpretation dieser Clearancebefunde wurden jedoch begründete methodenkritische Einwände erhoben, die zunächst geklärt werden müssen, um das tatsächliche Ausmaß der renalen Ischämie im Zusammenhang mit einem Schock zu kennen, ehe es zur Grundlage weiterer pathogenetischer Überlegungen gemacht wird.

a) Messung der Nierendurchblutung beim akuten Nierenversagen

Die Durchführung der *konventionellen Clearancemethoden* (C_{PAH}) zur Messung des effektiven Nierenplasmastroms ist von einer genügenden Diurese abhängig, so daß sie bei Anurie ganz entfallen, aber auch bei hochgradiger Oligurie im relativ großen „Totraum" der ableitenden Harnwege eine wesentliche Fehlerquelle enthalten. Am schwerwiegendsten ist jedoch die erhebliche Herabsetzung der renalen PAH-Extraktion im Schock oder nach Nierenischämie von normal 92% auf Werte von 2—8% (LAUSON, BRADLEY u. COURNAND, 1944; SELKURT, 1946; PHILLIPS u. HAMILTON, 1948; BULL, JOEKES u. LOWE, 1950; REUBI, 1950).

Die Anwendung des direkten Fickschen Prinzips zur Messung der Nierendurchblutung mittels C_{PAH} basiert nämlich auf der nahezu vollständigen PAH-Extraktion der Niere und damit auf einer hohen arteriovenösen PAH-Differenz in der Nierenstrombahn. Zwar ist es möglich — und wurde von der Mehrzahl der oben genannten Untersucher auch berücksichtigt — die renale PAH-Extraktion (E_{PAH}) mittels Nierenvenenkatheter zu bestimmen und den effektiv gemessenen Wert des Nierenplasmastroms entsprechend zu korrigieren. Die minimale arteriovenöse Differenz der PAH erreicht dabei jedoch die Größenordnung der analytischen Fehlerbreite für die PAH-Bestimmung, so daß die Fehlerbreite der C_{PAH} von normal ca. 8% auf 90% und mehr ansteigt (MUNCK, 1958).

Hinzukommt, daß bei schweren Tubulusläsionen, wie sie beim akuten Nierenversagen oft auch morphologisch nachweisbar sind, mit einer passageren PAH-Speicherung in der Niere zu rechnen ist (SELKURT, 1946; SMITH, 1951; MUNCK, 1958; BÁLINT, FEKETE u. FORGACS, 1964), so daß vorübergehend sogar negative Werte der renalen PAH-Extraktion gefunden wurden (SELKURT, 1945; PHILLIPS u. HAMILTON, 1948; WILLS u. MAIN, 1948; u.a.). Dementsprechend fand sich bei vergleichenden Untersuchungen der direkt (blutig) gemessenen und der durch C_{PAH} indirekt bestimmten Nierendurchblutung im experimentellen hämorrhagischen Schock erstere regelmäßig größer als letztere (Lit. s. BÁLINT, 1961). Das läßt — bei mäßig ausgeprägtem Schockzustand und noch ausreichender Diurese — daran denken, daß ein größerer Teil des direkt gemessenen Nierenblutstroms gar nicht durch die Rinde, sondern durch den Markkreislauf strömt, wo PAH nicht extrahiert werden kann (SELKURT, 1965). — Da direkte Messungen der Nierendurchblutung beim Menschen nicht durchführbar sind, wurden andere Methoden zur Anwendung gebracht.

Gasdiffusionsmethoden mit inerten Fremdgasen (Stickoxydul, markiertes Krypton oder Xenon) beruhen auf der Anwendung des (indirekten) Fickschen Prinzips und der im wesentlichen theoretisch-mathematisch abgeleiteten, an der Niere aber nicht experimentell nachgeprüften Gasdiffusionsgesetze (KETY, 1951). Einzelheiten der Methodik und Berechnung finden sich bei GALINIER (1952), BRUN, CRONE, DAVIDSEN, FABRICIUS, HANSEN, LASSEN u. MUNCK (1955), MUNCK (1958), RENNER, EDEL, RIECKER, GURLAND, ANASTASAKIS u. BUCHBORN (1963). Bei Nierengesunden stimmten die Werte der C_{PAH} mit denjenigen der Fremdgasmethoden (N_2O, ^{85}Kr) soweit überein, daß die aus beiden gebildeten Quotienten nahe bei 1,0 lagen (BRUN, CRONE u. Mitarb., 1955; MUNCK, 1958; GALINIER u. SUC, 1963). Ähnliche Übereinstimmung geben am narkotisierten Hund CONN, ANDERSON u. ARENA (1953) bei Vergleich der blutig und der mit Fremdgas bestimmten Durchblutungsgrößen an, desgleichen bei Vergleich der als C_{PAH} und der mit N_2O bestimmten Nierendurchblutung (CONN, WOOD u. SCHMIDT, 1953), wobei allerdings zunächst alle Meßwerte eliminiert wurden, bei denen die direkt gemessene Nierendurchblutung (Bubble-flow-meter) um mehr als 10% während der Versuchsdauer schwankte, eine Selektion, die beim Menschen unter klinischen Bedingungen nicht durchführbar ist. Auch nimmt die Fehlerbreite der Fremdgasmethoden mit dem Durchblutungsvolumen zu: Bei 75 ml/100 g/min wird sie von MUNCK (1958) mit 5%, bei Normalwerten von 450 ml/100 g/min mit 30% angegeben, RENNER u. Mitarb. (1963) korrigierten diese Angaben unter Berücksichtigung nur des einfachen Analysenfehlers sogar auf 13% für 75 ml/100 g/min bzw. auf nahezu 50% für 450 ml/100 g/min.

Die Nierendurchblutung wird hierbei nach Gewinnung arterieller (A. femoralis) und venöser (Nierenvenenkatheter) Aufsättigungs- bzw. Desaturationskurven für inhaliertes N_2O bzw. ^{85}Kr aus der von diesen Kurven eingeschlossenen Fläche berechnet, nachdem in der ursprünglichen Fickschen Gleichung die arteriovenöse Differenz im Nenner durch das Integral zur Messung dieser Differenz über einen definierten Zeitraum (8—10 min) ersetzt wurde. Renner, Edel u. Buchborn (1963) haben jedoch gezeigt, daß die Fehlerbreite des Verfahrens auch für die beim akuten Nierenversagen vorkommenden Durchblutungsgrößen zwischen 10 und 100% liegt, weil nicht alle angenommenen Prämissen für die zugrunde gelegten mathematischen Ableitungen zutreffen, so z. B. die rasche homogene Äquilibrierung der Fremdgase mit dem Nierengewebe, unter anderem wegen eines Gaskurzschlusses in den medullären Gegenstromsystemen, ferner eine während der Untersuchung am Menschen konstante Nierendurchblutung und ein mit 300 g konstantes Normalgewicht der Niere, sodann ein gleichbleibender Verteilungskoeffizient für Fremdgase von 1,0 im normalen und pathologisch veränderten Nierengewebe einschließlich des Nierenfettes und schließlich ein tatsächlich nicht vorhandener exponentieller Verlauf der arteriellen und venösen Sättigungskurven, die sich in Wirklichkeit aus einer Vielzahl exponentieller Glieder zusammensetzen (Renner, Edel, Riecker u. Mitarb., 1963). Hinzukommt, daß keiner der bisherigen Autoren (Galinier, 1952; Brun u. Mitarb., 1955; Conn, Anderson u. Arena, 1953; Crosley, Brown, Huston, Emanuel, Tuchman, Castillo u. Rowe, 1956; Munck, 1958; Goldberg, 1962; Galinier u. Suc, 1963) Einzelmeßwerte, sondern nur errechnete Endwerte mitgeteilt haben, so daß sich die Fehlerbreite ihrer Werte nicht beurteilen läßt.

Eine weitere methodische Modifikation liegt in der Injektion von markiertem Xenon in die A. renalis des Menschen zur Gewinnung einer renalen Desaturations- oder Auswaschkurve durch Messung des Aktivitätsabfalls über der Nierengegend (Ladefoged u. Kemp, 1963), aus der sich die Nierendurchblutung berechnen läßt. In Tierversuchen war die Übereinstimmung mit direkt (elektromagnetisch) gemessenen Durchblutungsgrößen der Niere befriedigend (Ladefoged, Pedersen, Doutheil, Deetjen u. Selkurt, 1965), ebenso bei Vergleich der ^{133}Xe-Auswaschtechnik mit der Indicatorverdünnungstechnik von Shaldon u. Mitarb. (s. u.) an zehn Patienten mit akutem Nierenversagen (Pedersen, Baunoe, Berthelsen, Christiansen, Kemp, Ladefoged u. Winkler, 1965).

Indicatorverdünnungsmethoden unter Benutzung des Stewart-Hamilton-Prinzips erfordern eine Katheterisierung der V. renalis und der A. renalis zur einmaligen (Reubi, Gossweiler u. Gürtler, 1962) oder konstanten Infusion des als Indicator geeigneten Farbstoffs Cardiogreen (Shaldon, Higgs, Chiandussi, Walker, Garsenstein u. Ryder, 1962). Will man die Katheterisierung der A. renalis vermeiden, kann dasselbe Prinzip auch allein von der V. renalis aus in Form der Thermodilutionsmethode mit Messung des venösen Ausflusses angewandt werden (Jirka, Fencl, Ganz, Cort u. Trávníček, 1961), doch sind hiermit Befunde am Menschen bei akutem Nierenversagen bisher nicht mitgeteilt worden. Das Verhältnis Farbstoffmethode/C_{PAH} betrug im Mittel 1,12, bei Gesunden allein 0,88 mit einer nicht unbeträchtlichen Streuung im Einzelfall (Reubi, Gossweiler, Gürtler u. Huber, 1963), ähnliche Werte werden von Walker, Rosen, Silva u. Shaldon (1963) angegeben. Köhler, Betke, Blaise, Heinz u. Jahnecke (1964) gaben für Nierengesunde mit 1,22 einen höheren Quotienten für das Vorgehen von Reubi u. Mitarb. an.

b) Renale Ischämie beim akuten Nierenversagen

Die vorstehende Übersicht zeigt, daß zahlenmäßig exakte Werte der Nierendurchblutung im Schock vom Menschen überhaupt nicht vorliegen, daß sie sich aber auch von Patienten mit akutem Nierenversagen nach Abklingen des auslösenden Ereignisses aus methodischen Gründen nur approximativ gewinnen lassen. Die Ergebnisse der Gasdiffusions- und Indicatorverdünnungsmethoden (Tabelle 5) zeigen übereinstimmend, daß zwar eine renale Ischämie der anfangs auf Grund der C_{PAH} vermuteten Ausprägung von weniger als $^1/_{10}$ der Norm nicht

Tabelle 5. *Nierendurchblutung beim akuten Nierenversagen (gemessen mit Fremdgas- und Indicatormethoden)*

Autor	Jahr	Methode	*n*	Diurese ml/24h	RBF	*n*	Normalwerte
Mériel et al.	1959	N_2O	3	Anurie	90 ml/min/100 g		
Mériel et al.	1960	N_2O	2	Oligurie 0 500	 428 ml/min/100 g 65 ml/min/100 g		
			8	Polyurie (100—2750)	142 (71—374) ml/min/100 g		
Brun et al.	1955	^{85}Krypton	4	Oligurie	149 (60—360) ml/min/100 g	6	540 (350—770) ml/min/100 g
			2	Polyurie	408 (115—700) ml/min/100 g		
Munck	1959						
Munck	1960	^{85}Krypton	3	Oligurie	158 (60—360) ml/min/100 g	6	420 (278—535) ml/min/100 g
			3	Polyurie	114 (80—148) ml/min/100 g		
Galinier et Suc	1963	N_2O					350 ± 50 ml/min/100 g
Renner, Edel, Buchborn	1963	N_2O	4	Oligurie (0—100)	81 (57—129) ml/min/100 g		
Reubi et al.	1963	Cardiogreen, Evans blue	7	Anurie (0—160)	322 (106—538) ml/Niere		10 (400—1090) ml/Niere
Shaldon et al.	1962	Indocyanine green				8	546 (330—710) ml/Niere
Walker et al.	1962	Indocyanine green	8	Oligurie (0—300)	220 (160—300) ml/Niere	8	560 ml/Niere
			3	Polyurie (1300—2100)	790 (720—900) ml/Niere		
Pedersen et al.	1965	^{133}Xenon			0,4—2,2 ml/g/min	10	3,2 ml/g/min

wahrscheinlich ist, daß aber im oligurischen Stadium an einer signifikanten Durchblutungsminderung auf $^1/_3$—$^1/_6$ der Norm nicht zu zweifeln ist.

Prinzipiell gleichlautende Befunde wurden im Tierversuch beim oligurischen Nierenversagen des Hundes nach inkompatiblen Bluttransfusionen mit der N_2O-Methodik (Conn, Wilds u. Helwig, 1954) und bei verschiedenen Graden der hämorrhagischen Hypotension bzw. des hämorrhagischen Schocks mittels direkter Messung der Nierendurchblutung (Flowmeter) erhoben (Selkurt, 1946, 1955, 1962, 1965; Balint, Fekete, Laslo u. Pinter, 1955; Goodyer u. Jaeger, 1955; Tacacs u. Kallay, 1957; Corday u. Williams, 1960; Abel u Murphy, 1962; Kramer u. Deetjen, 1962; u.a.; ältere Literatur s. bei Balint, 1960; Buchborn, 1960). Je nach der Versuchsanordnung wechselten hierbei die Intensität und Dauer der hypotensiven Phasen und dementsprechend auch der renale Perfusionsdruck, so daß auch die Nierendurchblutung wechselnd stark, maximal bis auf 7% des Ausgangswertes eingeschränkt war.

Trotz der Variabilität der experimentellen Befunde stimmten sie in der Feststellung überein, daß die mit der renalen Ischämie regelmäßig einhergehende arterioläre Vasoconstriction bzw. renale Widerstandserhöhung das eigentliche Schockstadium beträchtlich überdauert, daß sie von der Innervation unabhängig ist (Corcoran u. Page, 1943), daß die Wiederkehr der Diurese (Vassalli u. Richet, 1960) und überhaupt der Verlauf des akuten Nierenversagens nicht vom Ausmaß der renalen Ischämie bestimmt wird (Balint, Fekete u. Taraba, 1964) und daß es sich überwiegend um eine *corticale* Nierenischämie handelt, wie unter anderem durch direkte Beobachtung der Niere in situ, durch pathologisch-anatomische und angiographische Befunde sowie mittels eingeheilter Wärmeleitsonden und photoelektrischer Meßeinrichtungen wiederholt belegt wurde (Monsaingeon, Tanret u. Daussy, 1949; De Wardener, 1955; Sevitt, 1956; Kramer u. Deetjen, 1962; Selkurt, 1962; Weber, Betz u. Gayer, 1964; u.a.), wobei der Markkreislauf ohne eigentlichen medullären Shunt gut erhalten schien (Lit. bei Vassalli u. Richet, 1960).

Die wesentliche Ursache der vasoconstrictorisch bewirkten Nierenischämie *im* Schock, die sich hämodynamisch eindeutig von der bloßen Drosselung der A. renalis unterscheidet (Selkurt, 1955), wird heute übereinstimmend in einer noradrenergisch vermittelten Constriction der Nierenstrombahn im Dienste der Blutdruck- und Volumenregulation, d.h. im Rahmen einer sog. Kreislaufzentralisation zugunsten vital wichtiger Organe (Herz, Gehirn) gesehen, wie im einzelnen ausführlich im Handbuchbeitrag „Schock und Kollaps" dargestellt und literaturmäßig belegt wurde (Buchborn, 1960). Da die Nieren normal 20—25% des Herzminutenvolumens erhalten, sind sie ähnlich wie die subcutanen Venenplexus quantitativ besonders zu rascher vasoconstrictorischer Kompensation einer akuten Hypovolämie bzw. Hypotonie in der Lage, zumal wenn unterhalb eines Perfusionsdruckes von 80—90 mm Hg die sog. Autoregulation des Nierenkreislaufes unwirksam wird (Selkurt, 1955; Kramer u. Thurau, 1959). Deshalb tritt parallel mit der ebenfalls vasoconstrictorisch bedingten Hautblässe schon bei drohendem, erst recht bei manifestem Schock die renale Gefäßdrosselung im Vergleich zu allen anderen Organkreisläufen am frühesten und ausgeprägtesten in Erscheinung.

Die Frage, warum die vasoconstrictorisch bedingte Widerstandserhöhung mit Herabsetzung der Nierendurchblutung und Glomerulusfiltration das auslösende Ereignis solange überdauert und in welchem Teilabschnitt der renalen Strombahn sie zustande kommt, wurde unterschiedlich beantwortet. Für die Lösung der ersten Frage ist es sicher wichtig, sich zu vergegenwärtigen, daß die während eines Schocks im Dienste der Blutdruck- und Volumenhomoiostase ablaufenden, sympathisch-arterenergisch bewirkten Kreislaufvorgänge mit Normalisierung der

Kreislaufsituation reversibel sind („Niere im Schock" nach KLEINSCHMIDT, 1959). Das legt die Vermutung nahe, daß der auch nach dem Schock persisitierenden renalen Vasoconstriction, d.h. der eigentlichen „Schockniere" später ein andersartiger Pathomechanismus zugrunde liegen muß, für den von KRAMER u. DEETJEN (1962) eine humorale Ursache (Renin?) postuliert wurde. Hierauf wird S. 988 weiter eingegangen.

Bezüglich des Ortes dieser intrarenalen Vasoconstriction der Schockniere beschrieben frühere Untersucher bei akutem Nierenversagen wiederholt eine erhöhte Filtrationsfraktion ($C_{\text{Inulin}}/C_{\text{PAH}}$) als Ausdruck eines erhöhten postglomerulären bzw. efferenten Arteriolentonus (CORCORAN u. PAGE, 1943; COURNAND, RILEY, BRADLEY, BREED, NOBLE, LAUSON, GREGERSEN u. RICHARDS, 1943; SELKURT, 1945/46; u.a.), doch wurde auf die methodische Unsicherheit der hierbei benutzten konventionellen Clearancemethoden schon hingewiesen. Bei Anwendung der zutreffenderen Fremdgasmethoden zur Bestimmung der Nierendurchblutung ergaben sich demgegenüber bei Patienten mit oligurischem Nierenversagen extrem niedrige Filtrationsfraktionen (MUNCK, 1958) als Hinweis auf eine präglomeruläre Vasoconstriction im Vas afferens. Im gleichen Sinn verwertbar ist, daß die auch beim Menschen mit akutem Nierenversagen verlängerte corticale Passagezeit für ^{51}Cr-Erythrocyten bzw. ^{131}J-Albumin (PEDERSEN, BAUNOE, BERTHELSEN u. Mitarb., 1965) im Tierversuch (Cardiogreenpassagezeit) nicht mit der Filtratminderung korreliert war (SCHNERMANN, NAGEL u. THURAU, 1966), was gegen eine efferente Arteriolenconstriction spricht.

Die als Ursache dieser präglomerulären Gefäßdrosselung vermuteten Gefäßwandverquellungen im Bereich der Vasa afferentia (MEESSEN, 1955; SCHÜSSLER, 1956; CAIN u. FAZEKAS, 1963) konnten beim akuten Nierenversagen des Menschen pathologisch-anatomisch nicht nachgewiesen werden (BOHLE u. JAHNECKE, 1964).

Zusammenfassend ist festzustellen, daß quantitative Angaben über die Nierendurchblutung beim Menschen *im* Schock fehlen, daß diese jedoch im Tierversuch, je nach der Schwere des experimentellen Schocks in wechselndem Ausmaß, maximal bis auf 7% der Norm reduziert ist. Diese auch am Menschen zu vermutende renale Vasoconstriction („Niere im Schock") ist Bestandteil einer allgemeinen, sympathisch-arterenergisch bewirkten „Kreislaufzentralisation" im Dienste der Blutdruck- und Volumenhomoiostase und bildet sich mit Normalisierung der Kreislaufverhältnisse alsbald zurück, sofern es sich nicht um einen irreversiblen Schockzustand handelt.

Die mittels Fremdgas- und Indicatorverdünnungsmethoden auch am Menschen bestimmten renalen Durchblutungsgrößen in der oligurischen Phase des akuten Nierenversagens („Schockniere") zeigen sowohl bei zirkulatorischer als auch bei nephrotoxischer Genese eine renale Ischämie entsprechend $^1/_3$—$^1/_6$ der normalen Nierendurchblutung an; die ihr ebenfalls zugrunde liegende Vasoconstriction ist nach den vorliegenden Befunden präglomerulär, d.h. im Bereich der afferenten Arteriolen zu lokalisieren, doch dürfte ihre Ursache anderswo als in einer lokal persistierenden Sympathicusaktivität an der Nierenstrombahn zu suchen sein. Da die Herabsetzung der Nierendurchblutung auf durchschnittlich $^1/_3$ in anderen Fällen, z.B. bei Nephrocirrhosen oder Herzinsuffizienz nicht mit einer Oligo-Anurie verbunden ist, dürfte nicht sie die primäre Ursache des Nierenversagens sein, vielmehr die nur bei letzterem in dieser Form vorhandene Kombination von Ischämie und afferenter Vasoconstriction. Damit wird aber die Herabsetzung der glomerulären Filtratgröße zum entscheidenden pathogenetischen Mechanismus. Ehe diese Frage weiter behandelt wird, ist darauf einzugehen, ob die beim akuten Nierenversagen vorhandene renale Ischämie in der Lage ist, hypoxische Tubulusläsionen hervorzurufen und welche pathogenetische Bedeutung diesen gegebenenfalls für die Auslösung der Oligo-Anurie zukommt.

c) Zur Frage einer ischämisch bedingten Nierenhypoxie

Seit der Interpretation des akuten Nierenversagens als eines schockbedingten renalen Anoxiesyndroms (MAEGRAITH, HAVARD u. PARSONS, 1945) wurde eine ischämisch bedingte Hypoxydose der Nieren allgemein als Ursache der auch morphologisch häufig nachweisbaren, disseminierten Tubulusläsionen mit konsekutiver tubulärer Rückdiffusion des Primärharns angesehen (VAN SLYKE, 1948; MOON, 1953; OLIVER, 1953; BRUN, 1954; BUCHBORN, 1960, 1963; FRANKLIN u. MERRILL, 1960; REUBI, 1960; KLEINSCHMIDT, 1962; BROD, 1964). Diese Auffassung basierte zunächst auf Befunden von BULL, JOEKES u. LOWE (1950), die die renale O_2-Aufnahme an zwei oligurischen Patienten mit akutem Nierenversagen auf 0,4 bzw. 0,7 ml/100 g/min und auch in der polyurischen Phase mit 2,1 ml/100 g/min gegenüber 6—10 ml/100 g/min normal stark herabgesetzt fanden; weiterhin auf der Beobachtung einer stark verminderten O_2-Aufnahme der Nieren in der Spätphase des experimentellen hämorrhagischen Schocks (DOLE, EMERSON, PHILLIPS, HAMILTON u. VAN SLYKE, 1946). Allerdings wurde in diesen Untersuchungen die Nierendurchblutung als C_{PAH} bestimmt, die aus methodischen Gründen (s. o.) zu niedrige Durchblutungswerte und damit auch einen zu geringen O_2-Verbrauch vortäuscht.

Zahlreiche neuere Befunde sprechen aber gegen das Vorliegen eines kritischen Sauerstoffmangels in der Niere als ganzem: 1. war die renale O_2-Aufnahme bei Benützung der genaueren Gasdiffusionsmethoden (^{85}Kr) zur Durchblutungsmessung gegenüber sechs Normalpersonen mit 6,6 (5,3—7,7) ml/100 g/min bei sechs oligurischen Patienten mit akutem Nierenversagen nur auf 2,6 (0,8—3,6) ml/100 g/min, also nicht so hochgradig wie in den älteren Beobachtungen reduziert;

2. war die arteriovenöse O_2-Differenz an der Niere als Maß der renalen O_2-Extraktion bei diesen Patienten gegenüber normal 1,4 (1,0—1,9) Vol.-% mit 1,9 (1,0—3,0) Vol.-% nur gering erhöht. Das entspricht älteren Befunden, wonach die renale O_2-Extraktion — im Gegensatz zu anderen Organen — bei Verminderung der Nierendurchblutung nicht zunimmt, sondern annähernd konstant bleibt (MASON, BLALOCK u. HARRISON, 1937; KRAMER u. WINTON, 1939). Die Ursache dieser linearen Verknüpfung von renalem Sauerstoffbedarf und Nierendurchblutung liegt darin, daß der größte Teil der oxydativen Energie in der Niere für den von der glomerulären Filtratgröße (und damit auch von der Durchblutung) abhängigen tubulären Natriumtransport verbraucht wird (DEETJEN u. KRAMER, 1960; LASSEN, MUNCK u. THAYSEN, 1961). Die lineare Beziehung zwischen renalem O_2-Verbrauch und Glomerulusfiltrat bzw. Natriumtransport hört erst bei arteriellen Druckwerten um 50—60 mm Hg und einer Herabsetzung der Nierendurchblutung auf weniger als 30% auf und geht, wie bei anderen Organen auch, in eine exponentielle Kurve über. Eine ungenügende O_2-Versorgung des Nierenparenchyms ist somit erst bei Durchblutungsgrößen von weniger als 10% der Norm zu erwarten (KRAMER, 1962);

3. fiel die photoelektrisch in situ bestimmte O_2-Sättigung des corticalen Capillarblutes im experimentellen hämorrhagischen Schock am Hund von normal 83% auf durchschnittlich 68% und minimal 39% ab (MUNCK, LASSEN, DEETJEN u. KRAMER, 1962), wie Abb. 1 belegt. Auch in den älteren Versuchen (CORCORAN u. PAGE, 1943; SELKURT, 1946; DOLE u. Mitarb., 1946) lag die dem corticalen Capillarblut eng korrelierte O_2-Sättigung des Nierenvenenblutes oft zwischen 80 und 85%, minimal jedenfalls nicht unter 50%, so daß eine nierenschädigende renale Hypoxie während des hämorrhagischen Schocks unwahrscheinlich ist;

4. bleiben nachweisbare Nierenfunktionsstörungen an Mensch, Hund und Ratte bei O_2-Mangelatmung bis zu 40—50%iger O_2-Sättigung des Nierenvenen-

blutes aus (Lit. s. MUNCK, LASSEN, DEETJEN u. KRAMER, 1962); auch ist eine corticale O_2-Sättigung um 40%, wie sie bei chronisch Kranken mit schwerer arterieller Sauerstoffuntersättigung um 50—60% zu erwarten ist, nicht notwendigerweise mit einem Nierenversagen verbunden.

Diese Befunde sprechen dafür, daß auch unter den klinisch gegebenen Bedingungen eine *globale* Hypoxydose der Niere beim akuten Nierenversagen nicht vorliegt, woraus mancherseits zu Unrecht gefolgert wurde, daß die bisher weithin akzeptierte ischämische Pathogenese des akuten Nierenversagens nicht aufrechtzuerhalten ist (LADD, 1955; SEVITT, 1959; TESCHAN u. MASON, 1960; KRAMER, 1962; MUNCK u. Mitarb., 1962). Vielmehr schließen diese Befunde das Vorhandensein pathogenetisch relevanter, *herdförmig* disseminierter Ischämiebezirke mit einer ebenfalls umschriebenen Hypoxie einzelner Gewebselemente in der Niere

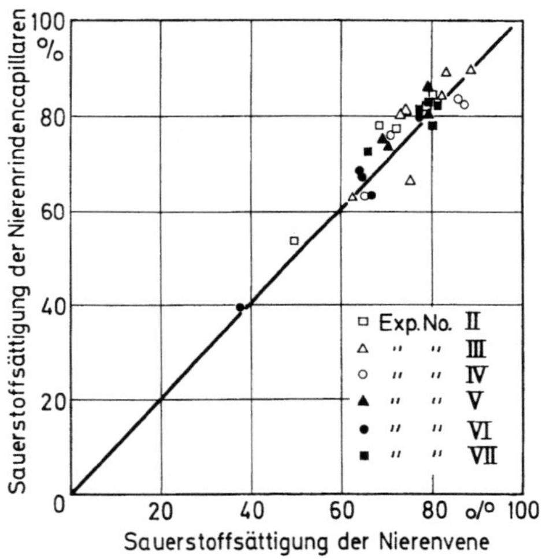

Abb. 1. Beziehung zwischen nierenvenöser Sauerstoffsättigung und Sauerstoffsättigung im corticalen Capillarblut der Niere bei hämorrhagischem Schock am Hund (nach MUNCK, LASSEN, DEETJEN u. KRAMER, 1962)

nicht aus (BUCHBORN, 1962, 1965). 50% des Nierenparenchyms können nämlich mit einer 10%igen Durchblutung ischämisch sein und in diesem Bezirk eine Gewebshypoxie mit lokaler arteriovenöser O_2-Differenz von 6 Vol.-% aufweisen, ohne daß dadurch die arteriovenöse O_2-Differenz des *Gesamt*nierenblutes wesentlich erhöht wird. Einzelheiten hierzu s. Handbuchbeitrag von THURAU.

Den deutlichsten Hinweis in dieser Richtung liefern die pathologisch-anatomisch mit großer Regelmäßigkeit, wenn auch in wechselnder Zahl und Ausprägung beschriebenen regressiven Tubulusveränderungen, auf die im einzelnen im Beitrag von ZOLLINGER eingegangen wird. Sie erreichen zwar nur selten den Grad schwerer Tubulusnekrosen. Auch die anfangs stark betonten disruptiven Tubulusläsionen gehören zu den seltenen Ausnahmen, in Form herdförmig disseminierter oder — in schwereren Fällen — diffuser Tubulusepithelschwellungen fehlen sie aber praktisch in keinem Fall von menschlichem Nierenversagen und gestatten immer dessen histologische Verifizierung (BOHLE, 1965). Sie sind seit den Untersuchungen von DUNN, GILLESPIE u. NIVEN (1941), BYWATERS u. DIBLE (1942), LUCKÉ (1946), OLIVER, MACDOWELL u. TRACY (1951), ZOLLINGER (1952), DARMADY u. STRANACK (1957), RANDERATH u. BOHLE (1959) sowie ROTTER (1959) u.a. immer wieder bestätigt worden. Auch elektronenoptisch fanden sich in den verschiedenen Tubulusquerschnitten einzelne nekrotische Zellen unmittelbar neben intakten oder leichter geschädigten Zellen mit nur geringen mitochondrialen

Veränderungen, die ebenfalls eine fokale Verteilung widerspiegelten (Dalgaard u. Pedersen, 1959). Bohle (1962) konnte übrigens die hierfür typischen tubulären Lumenveränderungen histometrisch auch an den von Brun u. Munck (1957) zunächst als histologisch normal bezeichneten Schocknierenfällen nachweisen!

Praktisch dieselben morphologischen Veränderungen ließen sich im Tierexperiment auch durch temporäre Abklemmung des Nierengefäßstieles beim postischämischen Nierenversagen reproduzieren (Selkurt, 1946; Badenoch u. Darmady, 1947; Koletsky u. Dillon, 1949; Moses u. Schlegel, 1950; Oliver, Macdowell u. Tracy, 1951; Zimmermann, 1957; Sheehan u. Davis, 1959; Rotter, Lapp u. Zimmermann, 1962; Schubert u. Zarday, 1962; Suda, 1962; Cain u. Fazekas, 1963; Bohle u. Jahnecke, 1964; Thoenes, 1964; weitere Literatur s. im Beitrag Zollinger). Auch wenn die Entstehungsbedingungen des experimentellen postischämischen nicht mit denjenigen des klinisch vorkommenden Nierenversagens identisch sind, unter anderem weil bei diesem die Durchblutung nicht vollständig sistiert, ist doch am Bestehen einer hyp- bzw. anoxischen Ischämie bei ersterem kein Zweifel. Die weitgehende Übereinstimmung in den morphologischen Befunden legt zumindest den Analogieschluß auf eine ebenfalls hypoxische Genese der ebenso herdförmig verstreuten regressiven Tubulusveränderungen beim akuten Nierenversagen des Menschen nahe.

Biochemisch gehen schon kurzdauernde Ischämien der Niere mit einem beträchtlichen Verlust an ATP, bei längerer Dauer auch an ADP und AMP einher (Gerlach, Bader u. Schwoerer, 1961; Thorn u. Liemann, 1961), so daß die Summe aller Nucleotide bei Sauerstoffmangel schon nach 2 min erkennbar vermindert ist (Gerlach, Deuticke u. Dreisbach, 1963), allerdings auch nach Wiederdurchblutung eine gute Erholungstendenz aufweist (Thorn u. Liemann, 1961). Die bei kurzdauernder Ischämie — analog einer vasoconstrictorisch bedingten, inkompletten Nierenischämie beim Menschen — beobachteten Senkungen des renalen ATP-Gehaltes um 10—30% sind nicht gleichbedeutend mit einer über die gesamte Niere gleichmäßig verteilten Verminderung der energiereichen Phosphate und Funktionsstörungen um diesen Betrag, sondern entsprechen einer unkontrolliert tiefen ATP-Senkung und begleitender Funktionsstörung in den von der disseminierten Ischämie besonders betroffenen Bezirken (Thorn, 1962, 1966).

Bei Patienten mit akutem Nierenversagen fand sich als Hinweis auf renale Zellstoffwechselstörungen mit Änderungen der Membranpermeabilität das besonders im Nierengewebe reichlich vorhandene LDH_2-Isoenzym im Serum signifikant erhöht, z. T. schon vor voller Ausprägung des klinischen Bildes und vor Erhöhung der Gesamt-LDH-Aktivität im Blut (Jahnecke, Löffler, Meisch u. Streicher, 1967).

Funktionell war bei intravitaler, auflichtmikroskopischer Betrachtung der Crush-Niere an der Ratte im oligo-anurischen Stadium, aber auch noch während des Überganges zur polyurischen Phase ein unregelmäßig verteiltes Nebeneinander von filtrierenden und nichtfiltrierenden Glomeruli bzw. entsprechend nichtkollabierten und kollabierten proximalen Tubuli festzustellen (Walther, 1965). Auch dieser Wechsel zwischen gestörter Durchblutung und Wiederdurchblutung war — als Ausdruck einer fokal unterschiedlichen Schädigung — besonders nach kurzfristigen intermittierenden Ischämien mit kurzen Erholungszeiten reproduzierbar, wie sie am ehesten auch den klinischen Bedingungen einer drohenden oder manifesten bzw. nicht ausreichend behandelten, protrahierten Schocksituation entsprechen dürften.

Für ein unterschiedliches Verhalten der Filtratgröße innerhalb der Nephronpopulation sprach weiterhin, daß bei hämorrhagischer Hypotension am stufenweise entbluteten Hund trotz sehr hoher Blutspiegel für Glucose (bis 3400 mg-%!)

und Diodrast, die auch bei stark vermindertem Glomerulusfiltrat im Einzelnephron ein ausreichendes Angebot für die Erreichung maximaler Tm_G- und Tm_D-Werte gewährleistet hätten, diese bei Abnahme des Glomerulusfiltrates und des arteriellen Druckes unterhalb 50—60% der Ausgangswerte absanken (COELHO u. BRADLEY, 1964).

Da ein ungenügendes glomeruläres Angebot zur Saturation des Transportmechanismus bei den hohen Blutspiegeln (s. o.) und auch hohen Urinkonzentrationen für Glucose und Diodrast auszuschließen war und da eine tubuläre Schädigung als Ursache der Tm-Herabsetzung bei gleichzeitig vermehrter Natriumrückresorption (relativ zum fallenden Glomerulusfiltrat) unwahrscheinlich war, war anzunehmen, daß mit fallendem Perfusionsdruck ein bestimmter Teil der Nephrone seine Funktion einstellt. Die Abnahme der Quotienten Gf/Tm unterstrich, daß trotz Abnahme der Filtratgröße die Glucoserückresorption bzw. Diodrastsekretion im Einzelnephron eher noch anstieg, so daß eine tubuläre Funktionsstörung als Ursache der verminderten Tm-Werte weiterhin unwahrscheinlich wurde (COELHO u. BRADLEY, 1964), zumal in früheren Untersuchungen auch schwere Hypoxie ohne Einfluß auf diese Werte blieb (AXELROD u. PITTS, 1951).

Warum das Blut im Zusammenhang mit der initialen, sympathisch bewirkten, vasoconstrictorischen Nierenischämie beim Schock, aber auch nach temporärer Abklemmung der Nierengefäße und ebenso nach Applikation von Nephrotoxinen (s. S. 953) aus einzelnen Regionen der Niere mehr und von anderen weniger abgezogen wird, läßt sich auf Grund der geringen Kenntnisse über die Einzelheiten der intrarenalen Hämodynamik und Blutverteilung vorerst nicht beantworten. Die Tatsache, daß jede Verminderung des arteriellen Blutdrucks bzw. isoliert des renalen Perfusionsdruckes und der renalen Durchblutungsgröße zu einer deutlichen corticalen Ischämie mit einer zunächst druckparallelen Abnahme von Tm_{PAH} (LAUSON u. THOMPSON, 1958) und $Tm_{Glucose}$ (THOMPSON u. BARRETT, 1954) führt, läßt daran denken, daß der Strömungswiderstand in den am meisten cortical gelegenen Glomeruli bzw. in den zuführenden Aa. radiatae höher ist als in den juxtaglomerulären Glomeruli, die auch im Schock noch eine gute Durchblutung aufweisen (VASSALLI u. RICHET, 1960). TESCHAN u. MASON (1960) vermissen zwar Anhaltspunkte für ein fokales Stagnieren des intrarenalen Blutstromes. SCHLEGEL u. MOSES (1950) fanden aber beim Kaninchen nach experimentellem Crush ischämische Tubulusläsionen und herdförmige capillare Stasen fluorescenzmikroskopisch eng benachbart. HARDAWAY (1959) beschrieb nach inkompatiblen Bluttransfusionen am Hund passagere, sludge-ähnliche Capillar„thrombosen“, die weiterer Untersuchung bedürfen, ebenso wie die Frage, ob veränderte intrarenale Strömungsverhältnisse den Erythrocytengehalt in einzelnen Regionen kritisch vermindern können, wie dies in anderem Zusammenhang von PAPPENHEIMER u. KINTER (1956) vermutet wurde. Tatsächlich nimmt z.B. der Erythrocytengehalt im Markkreislauf erheblich zu während des Schocks (LILIENFELD, ROSE u. LASSEN, 1958), wodurch die Viscosität erhöht und das Auftreten von Stasen begünstigt wird (VASSALLI u. RICHET, 1960). Die ausschlaggebende Bedeutung einer von Stasen und Wandverklebungen freien capillaren Nierenstrombahn für die Erholungsvorgänge nach länger dauernder Ischämie wurde besonders von THORN (1966) nachgewiesen: „Eine störungsfreie Wiederdurchblutung ist sicher die wichtigste Voraussetzung für das Überstehen einer Ischämie“, sie dürfte jedoch, zumal in den zahlreichen nicht optimal behandelten klinischen Schockfällen keineswegs die Regel sein.

Neben wechselnden intrarenalen Durchblutungsverhältnissen mit disseminierten vasoconstrictorischen Herden sind weitere Faktoren als Mitursache für die fokale Verteilung der morphologisch nachweisbaren Hypoxieschäden in Betracht zu ziehen: Eine unterschiedliche Hypoxieempfindlichkeit der nach Alter, Funktionszustand und Mitochondrienreichtum inhomogenen tubulären Zellpopulation kann an der unterschiedlichen Resistenz der Zellen gegen gleiche Grade der

Ischämie bzw. Hypoxie beteiligt sein. Thorn (1966) hält das Alter der Tubulusepithelzellen zum Zeitpunkt der Ischämie für wichtig, zumal diese als Nierenepithelien die Fähigkeit zur Teilung nicht verloren haben, so daß in jedem Tubulusquerschnitt Zellen verschiedenen Alters vorkommen.

Zusammenfassend ist hiernach eine globale Hypoxydose der Nieren im Verlauf eines Schocks — abgesehen von extremen Spätphasen — nicht wahrscheinlich, speziell für den experimentellen hämorrhagischen Schock ausgeschlossen. Dagegen spricht eine Vielzahl von morphologischen, biochemischen und funktionellen Indizien für das regelmäßige Vorkommen multipler circumscripter, fokal disseminierter, hypoxisch bedingter, regressiver Tubulusveränderungen mit begleitenden Funktionsstörungen.

Über die pathogenetische Bedeutung solcher disseminierter hypoxischer Tubulusläsionen für die Oligo-Anurie des akuten Nierenversagens ist damit noch nichts gesagt. Ihre von Fall zu Fall wechselnde Ausprägung weist keine konstante Beziehung zum Schweregrad des auslösenden Ereignisses, aber auch nicht zur Schwere des akuten Nierenversagens auf (de Gowin, Warner u. Randall, 1938; Mallory, 1947; Allen, 1951; Gaberman, Atlas, Kammerling, Ehrlich u. Isaacs, 1951; Oliver, Macdowell u. Tracy, 1951; Brun, 1954; Gormsen, Iversen u. Raaschou, 1955; Ladd, 1955; Bluemle, Webster u. Elkinton, 1959; Sarre u. Gayer, 1959; Sevitt, 1959; Finck, Jeremy u. Whyte, 1962; Rotter. Lapp u. Zimmermann, 1962; u.a.). Vasoconstrictorisch bedingte Nierenischämie, fokal disseminierte hypoxische Tubulusläsionen und Oligo-Anurie erscheinen damit zunächst als fakultativ parallel auftretende Symptome des akuten Nierenversagens, ohne deshalb schon direkt kausal miteinander verknüpft zu sein, wie dies von der „klassischen" Ischämietheorie des akuten Nierenversagens unter dem Kausalnexus:

$$\text{„Schock} \rightarrow \text{renale Ischämie} \rightarrow \text{Tubulusnekrose} \left\{ \begin{matrix} \text{unselektive Rückdiffusion} \\ \text{intrarenaler Druckanstieg} \end{matrix} \right\} \text{Oligo-Anurie"}$$

postuliert wurde (Abb. 4).

Gerade die Fälle von schwerem Nierenversagen mit lediglich diskreten Tubulusveränderungen, die eventuell nur mit spezieller Methodik oder besonderer Erfahrung festzustellen sind, machen diese klassische Deutung unwahrscheinlich. Damit stehen wir auch von dieser Seite, wie schon am Ende des vorangehenden Abschnitts, vor der Frage, ob nicht an Stelle tubulärer Schädigungen die Herabsetzung des Glomerulusfiltrates den pathogenetisch ausschlaggebenden Faktor für die Oligo-Anurie darstellt.

d) Das Glomerulusfiltrat bei akutem Nierenversagen

Die im Rahmen der bisherigen pathogenetischen Theorien angenommenen Mechanismen, nämlich eine mancherseits auch heute noch als relevant vermutete mechanische Tubulusobstruktion, eine passive Rückdiffusion des Primärharns durch toxisch oder hypoxisch geschädigte bzw. nekrotische Tubulusepithelien, eine Erhöhung des intrarenalen Druckes durch interstitielle Ödembildung sowie eine vasoconstrictorisch bedingte Nierenischämie ließen sich nach den vorangegangenen Darlegungen als maßgebliche pathogenetische Faktoren der Oligo-Anurie beim akuten Nierenversagen nicht wahrscheinlich machen. Das zwar häufige, letztlich jedoch fakultative Vorkommen morphologisch faßbarer tubulärer Läsionen, deren Ausprägung zudem in keiner eindeutigen Korrelation zum Schweregrad des Nierenversagens stand, wies auf die Möglichkeit hin, daß die kritische Verminderung der glomerulären Filtratgröße infolge einer afferenten, d.h. präglomerulären Arteriolenconstriction für die Entstehung der Oligo-Anurie und der damit verbundenen akuten Niereninsuffizienz ausschlaggebend sei. Auf einige weitere Indizien für diese Möglichkeit, wie z.B. eine herabgesetzte Filtrationsfraktion, das Verhalten der Tm_G- und Tm_D-Werte bei fallendem Glomerulusfiltrat während hämorrhagischer Hypotension u.a. wurde oben schon hingewiesen. In dieselbe Richtung weist die bei hypovolämischen Zuständen vorhandene enge Korrelation zwischen Glomerulusfiltrat (C_{Inulin}) und arteriellem Blutdruck ohne ebensolche Proportionalität zur Nierendurchblutung (COELHO u. BRADLEY, 1964; BALINT, CHATEL u. FEKETE, 1965), die aber im Wirkungsbereich der Autoregulation an der normovolämischen, nichtdiuretischen Ratte ebenso nachweisbar ist (GERTZ, MANGOS, BRAUN u. PAGEL, 1965); ferner die Unbeeinflußbarkeit des reduzierten Glomerulusfiltrates durch ausgiebige Bluttransfusionen nach Verwundungen (LADD, 1955), Verbrennungen (GRABER u. SEVITT, 1959) und langdauernder Hypovolämie (BARKIN u. KERR, 1963); schließlich die simultane Abnahme des Druckes in den efferenten Arteriolen und in den proximalen Tubulusabschnitten bei methämoglobinurischem Nierenversagen an der Ratte (RUIZ-GUIÑAZU u. COELHO, 1966).

Eine *erhebliche Herabsetzung des Glomerulusfiltrates* bei klinischen und experimentell ausgelösten Fällen von akutem Nierenversagen zirkulatorischer und nephrotoxischer Genese wurde mittels C_{Inulin} oder $C_{Kreatinin}$ in der oligurischen und auch noch in der polyurischen Phase schon frühzeitig beschrieben (NICHOLSON, URQUHART u. SELBY, 1938; BOBEY, LONGLEY, DICKES, PRICE u. HAYMAN, 1943; CORCORAN u. PAGE, 1943; EGGLETON, RICHARDSON, SCHILD u. WINTON, 1944; GUCKELBERGER u. TSCHUMI, 1944; LAUSON, BRADLEY u. COURNAND, 1944; DZIEMIAN, 1948; MARSHALL u. HOFFMANN, 1949; BULL, JOEKES u. LOWE, 1950; BLOCK, WAKIM, MANN u. BENNETT, 1952; BRUN, 1954; LADD, 1955; MOYER, MORRIS u. BEAZLEY, 1955; MUNCK, 1958; GRABER u. SEVITT, 1959; REUBI, 1960; VASSALLI u. RICHET, 1960; BALINT, FEKETE u. TARABA, 1964; WETZELS, 1964; u.a.).

Die Wichtigkeit dieser Beobachtungen blieb freilich lange dadurch unklar, daß zunächst immer mit der Möglichkeit falsch niedriger Clearancewerte infolge partieller Rückdiffusion des Primärharns und damit auch von Inulin bzw. Kreatinin gerechnet wurde, wie zuerst PHILLIPS u. HAMILTON (1948) betonten. Deshalb schlug REUBI (1960) vor, die gemessenen Clearancewerte lediglich als „effektives“ Glomerulusfiltrat zu bezeichnen, da allein die Primärharnmenge, die nach Abzug eventuell rückdiffundierender oder durch tubuläre Obstruktion an der Ausscheidung gehinderter Anteile effektiv zur Ausscheidung harnpflichtiger Substanzen übrigbleibt, auch pathophysiologisch relevant ist. Nun wurde schon S. 970 ausführlich dargelegt, daß eine unselektive Rückdiffusion von Primärharn durch geschädigte Tubulusabschnitte unwahrscheinlich ist. Auch die identische Reduzierung der Clearancewerte für Inulin und Kreatinin am gleichen Organismus (CORCORAN u. PAGE, 1943; BRUN, 1954; GRABER u. SEVITT, 1959) spricht, zumal im Hinblick auf die unterschiedlichen Molekulargewichte und Diffusionskoeffizienten dieser Clearancesubstanzen (s. S. 970), gegen ihre partielle Rückdiffusion. Die aus Befunden bei extrem schweren, nephrotoxisch ausgelösten Anurien gezogenen Folgerungen über eine die Clearancewerte verfälschende Inulinspeicherung im Nierengewebe (FREY, 1958; GAYER, 1959/60; BALINT u. FORGACS, 1960) konnten zum Teil durch Nachuntersuchungen nicht bestätigt werden (HARTH, KREIENBERG u. LUTZ, 1958), zum Teil ließen sie sich als experimentell bedingte Artefakte erweisen (s. REUBI, 1963).

Bei direkter intravitaler Beobachtung an der $HgCl_2$-vergifteten Rattenniere in situ ließ sich neuerdings eindeutig zeigen, daß die Abnahme des Glomerulusfiltrates — parallel mit derjenigen des intratubulären Druckes und Durchflusses — zeitlich vor dem Auftreten erkennbarer tubulärer Veränderungen (Abblassung, fleckförmige Epithelgranulierung, Engerstellung der Lumina) einsetzte, ohne daß sich die peritubuläre Capillardurchblutung während dieser Zeit signifikant änderte. Bei Perfusion einzelner Tubuli in situ nahm in den gleichen Experimenten nicht nur die Wasserrückresorption pro Flächen- und Zeiteinheit immer mehr ab, sondern auch der transtubuläre Konzentrationsunterschied für Inulin war mit 1,6 so gering, daß im Hinblick auf den niedrigen Diffusionskoeffizienten von Inulin kein Anhaltspunkt für eine nennenswerte Inulinrückdiffusion gegeben war. Damit ist den beim akuten Nierenversagen gemessenen Clearancewerten für die glomeruläre Filtratgröße reelle Bedeutung zuzusprechen!

Daß diese kritische Herabsetzung des Glomerulusfiltrates nach Abklingen des auslösenden Ereignisses als unmittelbare Ursache der Oligo-Anurie durch eine präglomeruläre Vasoconstriction der afferenten Arteriolen bewirkt wird, wurde bereits S. 981 wahrscheinlich gemacht. Dagegen fand sich für eine mechanische Behinderung des glomerulären Filtrationsvorganges durch obturierende Veränderungen (GOORMAGTIGH, 1947) bzw. Gefäßwandverquellungen (MEESSEN, 1955; SCHÜSSLER, 1956; CAIN u. FAZEKAS, 1963) der afferenten Arteriolen oder durch eine „Glomerulonephrose" (FRENCH, 1950) bzw. durch Lipideinschlüsse in der glomerulären Basalmembran nach Verbrennungen (GRABER u. SEVITT, 1959) sowie durch postischämische Schwellung der glomerulären Deckzellen mit konsekutiver „Tamponade" des Kapselraumes (ROTTER, LAPP u. ZIMMERMANN, 1962) bei licht- und elektronenmikroskopischen Nachuntersuchungen, speziell auch an menschlichem Autopsiematerial kein Anhalt (DALGAARD u. PEDERSEN, 1959; PUTOIS, 1959; DALGAARD, 1960; BOHLE u. JAHNECKE, 1964).

Es besteht deshalb heute Grund zu der Annahme, daß die Verminderung der glomerulären Filtratgröße bzw. das passagere Sistieren der Filtration in den meisten oder allen Glomeruli nicht mechanistisch zu erklären, sondern funktionell durch eine präglomeruläre Vasoconstriction bedingt ist. Der Mechanismus dieser Vasoconstriction, vor allem ihre mögliche Vermittlung durch den juxtaglomerulären Apparat im Dienste einer renalen Natriumkonservierung, wurde erst neuerdings durch THURAU u. Mitarb. näher untersucht.

e) Der juxtaglomeruläre Apparat beim akuten Nierenversagen

Der juxtaglomeruläre Apparat (GOORMAGHTIGH) am Gefäßpol des Glomerulus besteht aus den epitheloiden Zellen in der Media der afferenten Arteriole als dem wahrscheinlichen Ort der Reninbildung und aus den protoplasmaärmeren sog. Goormaghtighschen oder Zwischenzellen im Winkel zwischen den Hilusgefäßen; bei beiden Zellarten handelt es sich um modifizierte glatte Muskelzellen, von denen die epitheloiden alle Eigenschaften inkretorischer Drüsenzellen entwickelt haben. In enger räumlicher Beziehung hierzu findet sich an der Kontaktstelle zwischen dem Anfangsteil des distalen Tubulus am Ende der Henleschen Schleife und dem Gefäßpol jedes zugehörigen Glomerulus die aus optisch dichteren Tubulusepithelien bestehende Macula densa, die ebenfalls dem juxtaglomerulären Apparat zugerechnet wird. Weitere Einzelheiten hierzu s. bei BOHLE u. SITTE (1965) und im Beitrag von GROSS.

Der enge Kontakt der Macula densa sowohl mit der distalen Tubulusflüssigkeit als auch mit den reninbildenden Zellgruppen am Vas afferens war Veranlassung, eine Regulation des Glomerulusfiltrates in Abhängigkeit von der Zusammensetzung der Tubulusflüssigkeit an der Macula densa zu vermuten: GUYTON (1963) sowie BROWN, DAVIES, LEVER u. ROBERTSON (1964) sahen in der Osmolalität des Tubulusharns an dieser Stelle eine Regelgröße für den glomerulären Blutzustrom durch das Vas afferens. LEYSSAC (1963) postulierte einen Zusammenhang zwischen intratubulärer Natriumkonzentration an der Macula densa, Reninfreisetzung aus dem juxtaglomerulären Apparat und Wirkung des so aktivierten Angiotensins auf die proximal-tubuläre Natriumrückresorption. THURAU (1963) schließlich sah in der „frühdistalen" Natriumkonzentration an der Macula densa eine mögliche Regelgröße für den vermutlich durch Renin-Angiotensin regulierten afferenten Arteriolentonus und damit für die glomeruläre Filtratgröße. Die sog. Autoregulation des Nierenkreislaufes zur Konstanthaltung der Nierendurchblutung trotz wechselnder Perfusionsdrucke würde demnach auch durch den Macula densa-Renin-Angiotensinmechanismus vermittelt und stände letztlich im Dienste einer Konstanthaltung des Natriumbestandes im Organismus. Die hiernach im Renin-Angiotensin-Aldosteronmechanismus gegebene Verknüpfung von Regulation der Natriumbilanz, des Blutdruckes und des Blutvolumens veranlaßte EIGLER (1967) an Stelle der „frühdistalen" Natriumkonzentration den Quotienten aus Natriumkonzentration im Serum und an der Macula densa als Regelgröße dieses Systems zu postulieren. Eine mögliche pathogenetische Bedeutung dieses Systems auch für das akute Nierenversagen ergibt sich aus den experimentellen Untersuchungen von THURAU u. Mitarb.

α) Tierexperimentelle Befunde

Aus älteren Untersuchungen mit noch unvollkommener Methodik wurden schon Hinweise auf eine erhöhte Renin-Hypertensinaktivität im Schock entnommen: Im hämorrhagischen Schock fand sich eine hypertensinähnliche Aktivität im Blut erhöht (COLLINS u. HAMILTON, 1944), entsprechend war die Hypertensinogenkonzentration vermindert (DEXTER, FRANK, HAYNES u. ALTSCHULE, 1943; GAUDINO, 1944), die Granulierung der epitheloiden Zellen im juxtaglomerulären Apparat vermehrt (DUNIHUE, 1947) bzw. der Apparat nach prolongiertem Schock am Menschen hyperplastisch (GOORMAGHTIGH, 1945; DOCK, 1947). Schließlich stieg die Reninkonzentration im Blut bei akutem Blutdruckabfall unter 80 mm Hg an (HUIDOBRO u. BRAUN-MENENDEZ, 1942). Neuere Untersuchungen mit moderner Methodik konnten dies zum Teil bestätigen: Der Reninplasmaspiegel ist nach schweren Hämorrhagien erhöht (BROWN, DAVIES, LEVER u. ROBERTSON, 1965). Über entsprechende Befunde bei Patienten mit akutem Nierenversagen s. S. 994.

Die entscheidenden Untersuchungen wurden mittels Mikropunktionstechnik an der Rattenniere in situ nach monatelanger NaCl-freier Ernährung zur Erzielung eines hohen Reningehaltes in der Niere ausgeführt. Perfundiert man den Anfangsteil des distalen Tubulus contortus, in dem infolge der Natriumresorption aus dem relativ wasserimpermeablen aufsteigenden Schenkel der vorgeschalteten Henleschen Schleife normalerweise immer eine hypotone Natriumkonzentration um 20—50 mval/l gefunden wird (GOTTSCHALK u. MYLLE, 1959; WIRZ, 1956), mit Flüssigkeit steigenden Natriumgehaltes, dann kommt es innerhalb 10 sec zum vorübergehenden Kollaps des zugehörigen proximalen Tubulus als Ausdruck eines Sistierens der Glomerulusfiltration in dem betreffenden Nephron (THURAU u. SCHNERMANN, 1965). Es besteht also an der intakten Niere der Ratte ein für jedes Nephron einzeln angelegter, natriumspezifischer Rückkoppelungsmechanismus zwischen der tubulären Natriumkonzentration im Macula densa-Segment und der Filtratbildung im zugehörigen Glomerulus. Da sein Funktionieren u. a. vom Reningehalt der Niere abhängt und streng auf jeweils ein Nephron beschränkt war, lag die Annahme einer lokalen Renin-Angiotensinwirkung als Ursache einer präglomerulären Vasoconstriction der afferenten Arteriole am nächsten (THURAU, 1965), ohne freilich bisher in seinen Details aufgeklärt oder gar bewiesen zu sein.

Dieser Mechanismus mit der Macula densa als Chemoreceptor und möglicherweise Renin-Angiotensin-(Aldosteron) auf der efferenten Seite ließ sich nicht nur bei Änderungen der tubulären Durchflußgeschwindigkeit in der Henleschen Schleife, wie sie im Rahmen der täglichen Normalschwankungen der intrarenalen Hämodynamik ständig vorkommen, nachweisen (CORTNEY, NAGEL u. THURAU,

1966), sondern fand sich auch im Zusammenhang mit dem akuten Nierenversagen wirksam (Abb. 2): Postischämisch (30—60 min Abklemmung der A. renalis) und posthämorrhagisch (Hypotension um 45—50 mm Hg für 105—125 min) fanden Schnermann, Nagel u. Thurau (1966) an der mikropunktierten Rattenniere in situ die frühdistale Natriumkonzentration nahe der Macula densa von normal 20—50 mval/l Na^+ bis auf maximal blutisotone Natriumkonzentrationen erhöht,

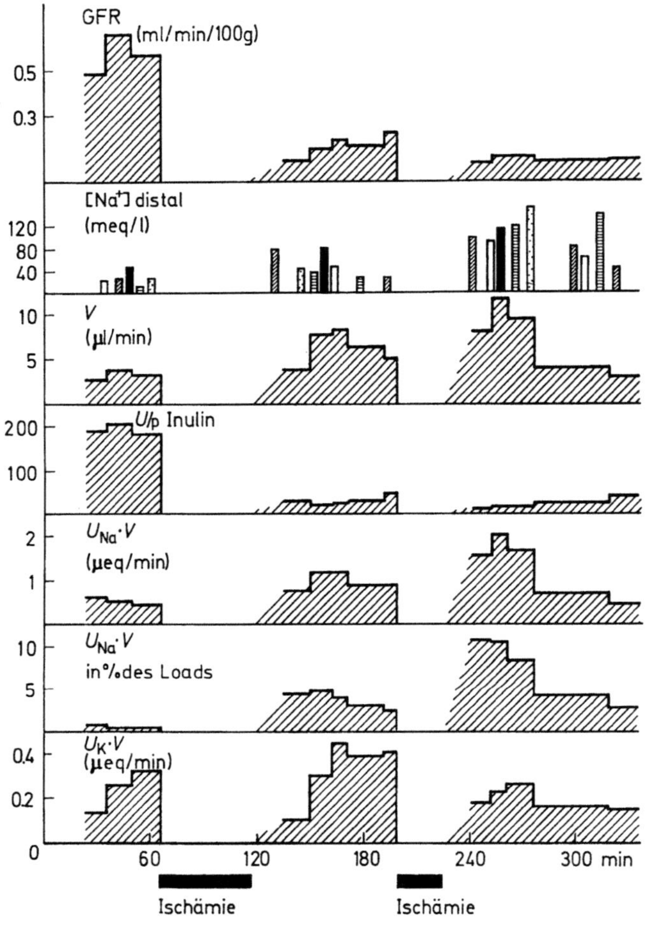

Abb. 2. Glomerulusfiltrat (GFR), frühdistale $[Na^+]$ und Ausscheidungsfunktion vor und nach einer zweimaligen renalen Ischämie von 50 bzw. 30 min Dauer an der Rattenniere in situ. Gleichartige Markierungen der Säulen der distalen $[Na^+]$ beziehen sich auf das gleiche Segment eines Nephrons (nach Schnermann, Nagel u. Thurau, 1966)

und zwar unabhängig von der Stromstärke in der Henleschen Schleife. Korreliert man die hierbei gefundenen frühdistalen Natriumkonzentrationen des Einzelnephron mit der gleichzeitig — allerdings über einen längeren Zeitraum als es einer Mikropunktion entsprach — gemessenen glomerulären Filtrationsleistung der Gesamtniere (C_{Inulin}), dann ergibt sich zwischen beiden Größen eine inverse hyperbelähnliche Beziehung (Abb. 3).

Aus ihr läßt sich nicht nur eine Empfindlichkeitscharakteristik der postulierten natriumkonservierenden und filtratregulierenden Macula densa-Funktion ableiten, sondern auch das bisher nicht zu erklärende Persistieren der präglomerulären Vasoconstriction nach Abklingen des nierenschädigenden Auslösungsfaktors besser verstehen: Die Verminderung des Glomerulusfiltrates ist am deutlichsten, wenn die frühdistale Natriumkonzentration nur geringfügig über die hypotonen Normalwerte ansteigt, oberhalb 80—100 mval/l ist sie maximal, so daß bereits vor Erreichen blutisotoner Natriumkonzentrationen mit einem kompletten Sistieren des Filtrationsvorganges und dementsprechend mit einer Anurie zu rechnen ist. Erst wenn sich der Natriumtransport im vorgeschalteten aufsteigenden Schleifenschenkel wieder soweit erholt hat, daß Natriumgradienten von ca. 50 mval/l entsprechend einer frühdistalen Natriumkonzentration von 80—90mval/l Na^+ aufgerichtet werden können, beginnt die afferente Arteriolenconstriction nachzulassen und die Glomerulusfiltration bzw. die Diurese wieder in Gang zu

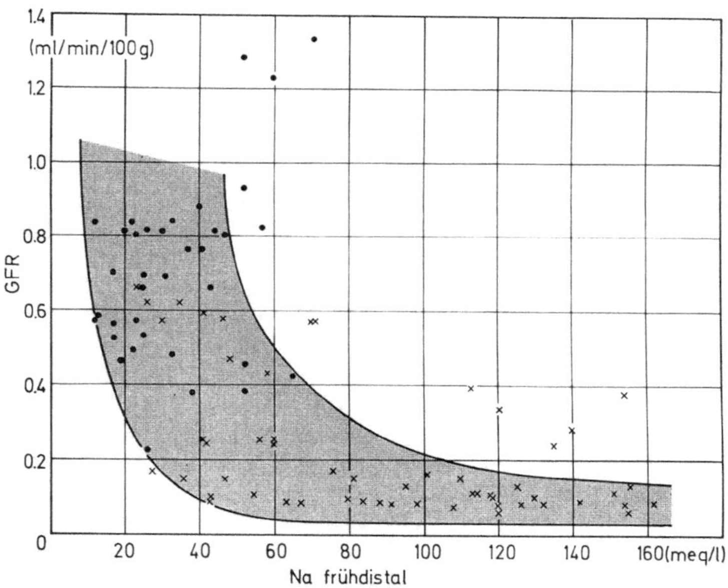

Abb. 3. Beziehung zwischen frühdistaler Natriumkonzentration und Glomerulusfiltrat der Gesamtniere vor (•) und nach (×) renaler Ischämie (nach SCHNERMANN, NAGEL u. THURAU, 1966)

kommen. Der Pathomechanismus der anschließenden polyurischen Phase ist im Beitrag „Störungen der Harnkonzentrierung" von BUCHBORN abgehandelt, auf den verwiesen sei.

Die Befunde von THURAU u. Mitarb. zeigen, daß der Drosselung des Glomerulusfiltrates bei postischämischer und posthämorrhagischer Nierenschädigung an der Ratte eine Verminderung der Natriumrückresorption im aufsteigenden Schleifenschenkel mit konsekutivem Anstieg der Natriumkonzentration im frühdistalen Tubulus und drohenden renalen Natriumverlusten vorangeht, die auf eine Beeinträchtigung des tubulären Natriumtransportes hinweisen. Bei diesem handelt es sich um eine aktive, energieverbrauchende Leistung der Tubulusepithelien (DEETJEN u. KRAMER, 1961; LASSEN, MUNCK u. THAYSEN, 1961; WINDHAGER u. GIEBISCH, 1961). Auch nephrotoxische Tubulusschädigungen, die zum akuten Nierenversagen führen, gingen mit einer durch Mikropunktion nachgewiesenen und bei Mikroperfusionen einzelner Nephrone in situ bestätigten Herabsetzung der Natriumrückresorption einher, so nach Sublimat (FLANIGAN u. OKEN, 1965) und Kaliumbichromat (BIBER, MYLLE u. GOTTSCHALK, 1963). Bei CCl_4-Intoxikation am Menschen (SIROTA, 1949) schloß SMITH (1951) aus der starken Verminderung des U/P_{Inulin} auf 1,38—2,51 (gegenüber minimal 8,0 an der intakten

Niere) auf eine stark verminderte proximale Natriumrückresorption. Auch in allen Versuchen von SCHNERMANN, NAGEL u. THURAU (1966) mit postischämischer bzw. posthämorrhagischer Nierenschädigung blieb U/P_{Inulin} gegenüber der Norm als Ausdruck einer verminderten Einengung des Glomerulusfiltrates herabgesetzt. Schließlich wurde eine Verminderung der prozentualen Na- bzw. Cl-Rückresorption zusammen mit schweren NaCl-Mangelzuständen schon von früheren Autoren bei nephrotoxisch erzeugtem Nierenversagen nach Sublimat (GUCKELBERGER u. TSCHUMI, 1944), Uran (v. WESTHOVEN, 1956), Chromat (FRANDSEN, 1925) und Tartrat (NICHOLSON, URQUHART u. SELBY, 1936) beschrieben.

Während diese unmittelbar toxische Wirkung auf den tubulären Natriumtransport leichter verständlich ist, bleibt zunächst fraglich, auf welchem Weg die gleiche Schädigung bei den zirkulatorisch, z.B. postischämisch oder posthämorrhagisch ausgelösten Formen des akuten Nierenversagens zustande kommt. Hier sei auf die Ausführungen über das Vorkommen und die Entstehung multipler, fokal disseminierter, hypoxisch bedingter Tubulusveränderungen verschiedenen Grades auf S. 983ff. hingewiesen. Im Hinblick auf den hohen O_2-Bedarf des tubulären Natriumtransportes, der gerade in der äußeren Markzone, in der die dicken Teile der aufsteigenden Schenkel der Henleschen Schleife verlaufen, maximal ist, wie Untersuchungen an Nierenschnitten in vitro zeigten (ULLRICH u. PEHLING, 1958), erscheint es denkbar, daß schon verhältnismäßig flüchtige renale Ischämien bei einem drohenden oder manifesten, zumal nicht sogleich optimal behandelten protrahierten Schock im Zusammenwirken mit den S. 985 erörterten Faktoren seitens der intrarenalen Hämodynamik und der unterschiedlichen Hypoxieempfindlichkeit innerhalb einer Zellpopulation zu einer Beeinträchtigung der tubulären Natriumrückresorption, wie sie in den Versuchen von THURAU u. Mitarb. als Ursache der glomerulären Filtratminderung nachgewiesen wurden, führen kann, ehe noch morphologisch faßbare Tubulusveränderungen auftreten. Weitere Untersuchungen zur Sicherung dieses Pathomechanismus sind jedoch erforderlich.

Insbesondere steht bisher der Nachweis aus, daß die postulierte Receptorfunktion der Macula densa auf der efferenten Seite des Regelkreises mit einer lediglich *lokalen* Renin-Angiotensinwirkung einhergeht. Auch bleibt vorerst offen, auf welche Weise hierbei eine *allgemeine* Renin-Angiotensinwirkung verhindert und so die Reaktion auf jeweils ein Nephron beschränkt wird, ferner wie die Schnelligkeit der Gesamtreaktion trotz Zwischenschaltung mehrerer Teilreaktionen und längerer Diffusionswege zu erklären ist und wie man sich schließlich die kurze Dauer der Macula densa-Reaktion im akuten Experiment als Pathomechanismus einer langdauernden Oligo-Anurie vorzustellen hat.

Bemerkenswert ist immerhin, daß sowohl das Reninsubstrat Angiotensinogen als auch Renin selbst in der Nierenlymphe, letzteres sogar in höherer Konzentration als im Nierenvenenblut vorkommen und somit wahrscheinlich Renin primär in die interstitielle Flüssigkeit sezerniert wird (LEVER u. PEART, 1962). Damit sind die Voraussetzungen einer lokalen Angiotensin-Reninwirkung gegeben, da Renin nicht unmittelbar in das Blut der afferenten Arteriolen gelangt, sondern vom Interstitium her lokal Angiotensin in der afferenten Arteriolenwand entstehen lassen und deren Tonus erhöhen kann (s. Handbuchbeitrag THURAU).

Daß der hier von THURAU u. Mitarb. vermutete Mechanismus im Detail wesentlich komplizierter funktionieren dürfte, als es die ersten Ergebnisse erkennen lassen, wird z.B. auch dadurch unterstrichen, daß nach Adrenalektomie im Tierversuch die frühdistale Natriumkonzentration ansteigt und — wie zu erwarten — das Glomerulusfiltrat abnimmt; Aldosteronsubstitution normalisiert nun zwar die frühdistale Na-Konzentration, d.h. den Na-Transport im aufsteigenden Schleifenschenkel, läßt aber die glomeruläre Filtratgröße niedrig, während umgekehrt Cortisol das Glomerulusfiltrat normalisiert, aber die frühdistale Na-Konzentration unbeeinflußt läßt. Hier interferieren vermutlich lokale und allgemeine hämodynamische Faktoren und Einflüsse. Da auch beim akuten Nierenversagen zweifellos eine Vielzahl von Faktoren auf Nierendurchblutung, glomeruläre Filtratgröße und tubulären Natriumtransport modifizierend einwirken, die weiterer Klärung bedürfen, kann die hieraus abgeleitete Hypothese vom akuten Nierenversagen als einem Syndrom der glomerulären Natriumkonservierung (Buchborn, 1967) vorerst nur heuristischen Wert beanspruchen, der vor allem in der Formulierung einer neuen Fragestellung liegt, nachdem die bisher vertretenen pathogenetischen Vorstellungen sich als nicht haltbar erwiesen haben.

β) Klinische Beobachtungen

Die vorstehend beschriebenen experimentellen Befunde lassen es möglich erscheinen, daß das akute Nierenversagen mit einer ischämisch bzw. hypoxisch oder nephrotoxisch bedingten Verminderung des aktiven Natriumtransportes aus dem proximalen Tubulus bzw. aus dem aufsteigenden Schleifenschenkel seinen Anfang nimmt. Es müßte hierdurch alsbald zu bedrohlichen Natriumverlusten kommen, wenn diese nicht durch eine rasche Drosselung der glomerulären Filtration verhindert würden.

So kommt es auch nach der i.v. Applikation mancher Saluretica, die wie z.B. Hydrochlorothiazidderivate im Tierversuch den Natriumtransport u.a. auch im aufsteigenden Schleifenschenkel hemmen und dadurch erhöhte Natriumkonzentrationen in den frühdistalen Tubulus nahe der Macula densa übertreten lassen (Horster, Nagel u. Thurau, 1966), oft zu einer akuten vorübergehenden Abnahme des Glomerulusfiltrates am Menschen. Daß diese Abnahme nicht so hochgradig ist wie im Schock und dementsprechend Natriumverluste nicht verhindern kann, mag unter anderem daran liegen, daß hierbei die im Schock aus hämodynamischen Gründen vorhandene renale Vasoconstriction fehlt.

Dagegen kommt es nach Gaben anderer potenter Saluretica wie Furosemid oder Etacrynsäure, die im Tierversuch ebenfalls die Natriumrückresorption im aufsteigenden Schleifenschenkel hemmen und so zu erhöhten Natriumkonzentrationen im frühdistalen Tubulus führen (Deetjen, 1965; Suki, Rector u. Seldin, 1965; Horster, Nagel u. Thurau, 1966) und für die auch eine Hemmung des Natriumtransportes im distalen Nephron des Menschen nachgewiesen ist (Buchborn u. Anastasakis, 1964; Goldberg, McCurdy, Foltz u. Bluemle, 1964; Edel u. Eigler, 1966), meist zu einem *Anstieg* des Glomerulusfiltrates beim Menschen (Vorburger, 1964; Jahnecke u. Krück, 1964; Schirmeister u. Willmann, 1964; u.a.). Horster u. Mitarb. (1966) sehen die Erklärung für dieses unterschiedliche Verhalten des Glomerulusfiltrates nach einer saluretisch bewirkten Erhöhung der frühdistalen Na-Konzentration in einer Verminderung der NaCl-Permeabilität an der luminalen Membran der Macula densa-Zellen, wie sie auch an der isolierten überlebenden Membran für Furosemid und Etacrynsäure nachweisbar ist (Nagel, 1965; Eigler, Carl u. Edel, 1966).

Übereinstimmend hiermit berichten Cantarovich, Castro, Locatelli u. Blanchard (1966), daß hohe Dosen (600 mg/24 Std i.v.) Furosemid den Verlauf des akuten Nierenversagens beim Menschen ähnlich wie Mannitinfusionen günstig beeinflussen können. Weitere klinische Befunde vom Nierenversagen des Menschen, die diese pathogenetische Vorstellung stützen können, sind bisher noch wenig zahlreich. Übereinstimmung besteht über die hochgradige und anhaltende Herabsetzung der Inulin-Clearance als Maß des Glomerulusfiltrates (s. S. 987).

Angaben über die Natriumkonzentration im Endharn sowie über die Natriumausscheidung in der oligurischen Phase des akuten Nierenversagens liegen nur spärlich und mit uneinheitlichen Ergebnissen vor (s. auch S. 1006): Niedrige Natriumkonzentrationen im Harn wurden bei Oligurie bzw. Nierenversagen nach diabetischem Koma (ISERI, BATCHELOR, BOYLE u. MYERS, 1952), nach Verwundungen (LADD, 1955), nach Verbrennungen und traumatischen Insulten (SEVITT, 1959), postoperativ sowie nach Kopftraumen (TAYLOR, 1957) und nach inkompatiblen Bluttransfusionen (PERLMUTTER, 1957) beschrieben. Die Menge des ausgeschiedenen Natriums lag dabei unterhalb 2%, oft zwischen 0,1—0,5% des filtrierten Natriums (GRABER u. SEVITT, 1959). Da die Kaliumkonzentration im Harn, z.B. nach Verbrennungen (SEVITT, 1959), gleichzeitig auf 100—200 mval/l erhöht war und der Na/K-Quotient entsprechend niedrig lag, da ferner die Veränderungen der Elektrolytausscheidung unabhängig vom Verhalten des Glomerulusfiltrates, vom Ausmaß einer Azotämie und vom Vorhandensein von Tubulusnekrosen waren, wurde die posttraumatische Harnzusammensetzung in diesen Fällen als Ausdruck einer Stressreaktion mit erhöhter adrenaler Aldosteronaktivität bei erhaltener tubulärer Ansprechbarkeit auf endokrine Einflüsse interpretiert.

Im Gegensatz dazu fanden BULL, JOEKES u. LOWE (1950), SWAN u. MERRILL (1953), BRUN (1954) sowie MERONEY u. RUBINI (1959), SARTORIUS (1962) und SCHELER (1962), letztere drei insbesondere zu Beginn der oligurischen Phase des akuten Nierenversagens, die Urinkonzentration von Natrium bzw. von Chlorid (LYON u. SMITH, 1962) erhöht und diejenige von Kalium, soweit untersucht, herabgesetzt. Deshalb wurden Natriumkonzentrationen im Harn von mehr als 30—40 mval/l bei akuter Oligurie differentialdiagnostisch als Hinweis auf ein akutes Nierenversagen bewertet, während prärenal, z.B. postoperativ, exsiccotisch oder adrenal im Rahmen „physiologischer" Regulationen bedingte Oligurien Natriumkonzentrationen unter 20 mval/l aufweisen sollen (WAUGH, 1953; SHACKMAN, MILNE u. STRUTHERS, 1960; SCHWAB, 1963), auch bei älteren Patienten mit bereits eingeschränktem renalem Konzentrationsvermögen (SPORN, LANCESTREMERE u. PAPPER, 1962). GULLICK u. RAISZ (1960) halten auf Grund ihrer postoperativen Befunde auch hierbei den Na/K-Quotienten für zuverlässiger.

WETZELS (1964) schließlich fand an einem größeren Kollektiv ebenso wie wir in gemeinsamen Untersuchungen mit EDEL (unpubl.) die Natriumkonzentration im Harn bei akutem Nierenversagen sehr wechselhaft, da während aller Verlaufsstadien und unabhängig von der Dauer der Oligurie sowohl niedrige als hohe Konzentrationen zwischen 8 und 136 mval/l Na^+ im Harn beobachtet wurden.

Insgesamt reichen deshalb die klinischen Daten vorerst nicht aus, um die experimentell nahegelegte Hypothese von der primären Rolle einer gestörten tubulären Natriumrückresorption in der Pathogenese des akuten Nierenversagens weiter zu sichern. Sie bedürfen vielmehr der Ergänzung unter dem speziellen Aspekt einer initial gestörten tubulären Natriumkonservierung, d.h. vor allem für die ersten Stunden nach dem auslösenden Ereignis und *vor* Beginn der Oligo-Anurie sowie mit einer systematischen Prüfung des renalen Natriumkonservierungsvermögens in Relation zur glomerulären Filtratgröße während der einzelnen Verlaufsstadien des akuten Nierenversagens, schließlich auch im Hinblick auf die *vor* dem auslösenden Ereignis vorhandenen Gegebenheiten im Natriumhaushalt und die damit verknüpfte Ausgangslage des Renin-Angiotensinmechanismus (Reninreichtum der Niere? Ansprechbarkeit der Arteriolen auf vasoconstrictorische Reize? usw.).

Erste Hinweise ergeben sich aus Befunden von TU (1965): die Reninaktivität im menschlichen Plasma war in der polyurischen Phase des Nierenversagens normal, in der oligurischen Phase dagegen erhöht, und zwar je stärker, desto deutlicher intermittierend erhöhte Blutdruckwerte während der Oligo-Anurie beobachtet wurden. Auch war die Plasmareninaktivität in diesem Kollektiv umgekehrt proportional zur Harnmenge während des oligurischen und polyurischen Stadiums.

6. Akutes Nierenversagen als Syndrom glomerulärer Natriumkonservierung

Die renale Natriumausscheidung und damit die Natriumbilanz des Organismus, die ihrerseits Blutdruck- und Volumenhomoiostase maßgeblich mitbestimmt, kann prinzipiell auf zwei Wegen reguliert werden: 1. durch Beeinflussung der tubulären Natriumrückresorption, z.B. endokrin durch NNR-Steroide und 2. durch zirkulatorische Beeinflussung der glomerulären Filtratgröße, vor allem durch Tonusänderungen der afferenten und efferenten Gefäße, oder durch Änderungen des renalen Perfusionsdruckes.

Es wurde gezeigt, daß es unter bestimmten experimentellen Bedingungen, die wie z.B. eine Nierenischämie, eine hämorrhagische Hypotension oder verschiedene Nephrotoxine auch beim Menschen ein akutes Nierenversagen hervorrufen können, bei der Ratte zu einer initialen Schädigung der tubulären Natriumrückresorption, vor allem im aufsteigenden Schenkel der Henleschen Schleife kommen kann. Die Folge ist ein Anstieg der normalerweise stark hypotonen frühdistalen Natriumkonzentration im Bereich der Macula densa, die als Chemoreceptor des juxtaglomerulären Apparates — möglicherweise unter Vermittlung einer lokalen Renin-Angiotensinaktivierung — an der reninreichen Niere zu einer Drosselung der afferenten Glomerulusarteriolen führen und so das Glomerulusfiltrat herabsetzen kann.

Morphologisch erkennbare Zeichen einer Tubulusläsion traten unter diesen Bedingungen bei intravitaler Beobachtung der Rattenniere in situ zeitlich erst *nach* der Hemmung der tubulären Natriumrückresorption und der konsekutiven Filtratminderung zutage. Das macht verständlich, warum gröbere regressive Tubulusveränderungen, die auch bei routinemäßiger lichtmikroskopischer Durchmusterung nicht übersehen werden können, diffus oder fokal verteilt zwar in der Mehrzahl der Fälle von akutem Nierenversagen vorhanden sind, in Einzelfällen aber auch fehlen und jedenfalls keine direkte Korrelation zur Schwere des Verlaufs aufweisen; denn nur bei genügender Intensität der Hypoxie oder Nephrotoxinwirkung bilden sie sich aus, während die Schädigung des mit hohem O_2-Verbrauch einhergehenden Natriumtransportes und die nachfolgende Einschränkung des Glomerulusfiltrates offenbar schon vorher eintreten können. So erscheinen massive strukturelle Tubulusläsionen lediglich als fakultative Epiphänomene des hypoxisch oder nephrotoxisch gestörten tubulären Natriumtransportes, aber nicht als dessen Voraussetzung. Sorgfältige histometrische Analysen haben freilich gezeigt, daß diskrete, aber signifikante, manchmal nur umschriebene oder auf einzelne Zellen eines Tubulusquerschnittes beschränkte Epithelschwellungen als empfindlichste Hinweise auf Störungen des intracellulären Natriumtransportes praktisch in keinem Fall von menschlichem Nierenversagen fehlen. Hiernach steht die schon von den älteren Ischämietheorien postulierte, wahrscheinlich hypoxische (oder seltener nephrotoxische) Beeinträchtigung der Tubulusfunktion weiterhin als Folge der schockbedingten Nierenischämie am Anfang der Pathogenese, nur handelt es sich entgegen der früheren Vorstellungen nicht um eine passive Rückdiffusion des Primärharns, sondern im Gegenteil um seine verminderte Rückresorption. So nimmt auch die Arbeitsgruppe von Kramer trotz ihrer „Evidence against renal hypoxia in acute haemorrhagic shock" (Munck, Lassen, Deetjen u. Kramer, 1962) heute einen relativen Sauerstoffmangel in der äußeren Markzone als dem Sitz der stärksten Natriumpumpe im aufsteigenden Schleifenschenkel als Auslöser des Macula densa-Mechanismus beim posthämorrhagischen Nierenversagen an (THURAU, 1965), s. auch Handbuchbeitrag von THURAU.

Dadurch, daß dieser Mechanismus im juxtaglomerulären Apparat der Ratte für jedes Nephron einzeln angelegt erscheint, kann auch die Filtratgröße in jedem Einzelnephron isoliert an die frühdistale Natriumkonzentration nahe der Macula densa und damit an den jeweiligen Grad und die Lokalisation der beim akuten Nierenversagen von Nephron zu Nephron wechselnden Tubulusläsion angepaßt werden. Ähnlich kann nach Einsetzen der funktionellen Erholung bzw. der strukturellen Regeneration die glomeruläre Filtration in jedem Nephron einzeln wieder in Gang kommen. Damit würde auch verständlich, daß eine komplette Anurie beim akuten Nierenversagen nur äußerst selten vorkommt (s. S. 1002); denn hierbei würde auch ein natriumsensibler Abschnitt des distalen Nephron nicht mehr durchströmt und so der gefäßdrosselnde Stimulus unterbrochen. Ist schließlich die Schädigung des tubulären Natriumtransportes nur geringgradig, dann müßte auch eine maximale Drosselung des Glomerulusfiltrates ausbleiben, d.h. es käme nur zu mäßiger Azotämie, gleichzeitig aber unter Umständen infolge der etwas verminderten Natriumrückresorption von Anfang an zu einer Polyurie, wie es auch in klinischen Fällen wiederholt beobachtet wurde und bei manchen Tierspecies die Regel ist.

Es bedarf weiterer Untersuchungen, um zu klären, ob solche Speciesunterschiede in der Resistenz gegenüber einer prolongierten Nierenischämie in unterschiedlicher Reagibilität des juxtaglomerulären Apparates eine ihrer Ursachen haben. So sind Hunde wesentlich resistenter als Menschen und Ratten bezüglich der Ausbildung eines akuten Nierenversagens und weisen erst nach sechsstündiger hypotoner Phase diskrete tubuläre Veränderungen auf (SMITH, 1951; BLOCK, WAKIM, MANN u. BENNETT, 1952; FRANKLIN u. MERRILL, 1960), während Kaninchen rasch eine Nierenrindennekrose entwickeln, ohne daß wesentliche Tubulusveränderungen zur Ausbildung gelangten.

Nach diesen Überlegungen überrascht es nicht, daß massive Natriumverluste trotz gelegentlich erhöhter Natriumkonzentration im Endharn beim Menschen nicht beobachtet werden. So stellte MERRILL (1955) mit Recht, wenn auch damals nur empirisch begründet fest, daß prolongierte Natriumverluste, zumal in der polyurischen Phase des akuten Nierenversagens, ein Mythos und die hieraus abgeleitete NaCl-Therapie Unsinn sei. Auch andere therapeutische Konsequenzen würden von hier aus besser verständlich: die gelegentlich angestrebte Beeinflussung der Oligo-Anurie durch Thiazid-Saluretica muß unwirksam bleiben, weil sie durch zusätzliche Hemmung der tubulären Natriumrückresorption und konsekutive Durchflußsteigerung in der Henleschen Schleife die frühdistale Natriumkonzentration an der Macula densa weiter erhöhen und so die Drosselung der glomerulären Filtration weiter intensivieren müßten. Umgekehrt sind Mannitinfusionen — und gegebenenfalls Furosemid (CANTAROVICH, CASTRO, LOCATELLI u. BLANCHARD, 1966) — im Frühstadium des Nierenversagens mit eben beginnender Diureseminderung manchmal in der Lage, eine kritische Oligo-Anurie — oft allerdings mit der Gefahr stärkerer Natriumverluste und der Notwendigkeit zu sorgfältig bilanzierter Substitutionsbehandlung — zu verhindern, weil sie bei eben beginnender Herabsetzung der tubulären Natriumrückresorption noch hypotone Natriumkonzentrationen im aufsteigenden Schleifenschenkel und an der Macula densa zu erzeugen (ULLRICH, SCHMIDT-NIELSEN, O'DELL, PEHLING, LASSITER u. MYLLE, 1963) bzw. die Na-Permeabilität der Macula densa-Membran herabzusetzen und somit einen von hier ausgehenden Stimulus zur Drosselung des Glomerulusfiltrates auszuschalten vermögen. Bei bereits zu weit fortgeschrittener Schädigung des Natriumtransportes muß dagegen auch Mannit auf Grund theoretischer Überlegungen und empirischer Beobachtungen wirkungslos bleiben.

Immerhin stellt es gegenwärtig die einzige quasi kausale Therapie des akuten Nierenversagens dar.

Die postischämisch, posthämorrhagisch und nach Nephrotoxinen nachweisbare Verminderung der tubulären Natriumrückresorption müßte je nach ihrem Ausmaß innerhalb von Stunden bis 1—2 Tagen zum renalen Verlust des gesamten Natriumbestandes im Organismus führen und damit schon vorher vital bedrohlich werden, wenn nicht das Glomerulusfiltrat und mit ihm die glomerulär filtrierte Natriummenge entscheidend reduziert, eventuell ganz gedrosselt würde.

Die sonst wirksame, endokrin gesteuerte tubuläre Natriumkonservierung muß hierbei wirkungslos bleiben, weil sie 1. nur die sog. fakultative Natriumrückresorption von ca. 2% der glomerulär filtrierten Menge reguliert und damit quantitativ unzureichend wäre und weil 2. die geschädigten Tubulusepithelien auf eine endokrine Stimulierung möglicherweise nicht regelrecht reagieren würden.

Eine unter Vermittlung der Macula densa und einer lokalen Renin-Angiotensinwirkung zustande kommende präglomeruläre Drosselung der Blutzufuhr mit entsprechendem Abfall des effektiven Filtrationsdruckes würde unter diesen Umständen eine wirksame Möglichkeit bieten, den Gesamtorganismus und speziell den Kreislauf vor lebensbedrohlichen Natrium- und Flüssigkeitsverlusten zu schützen. Hierin wird deutlich, daß die auch energetisch wichtigste Hauptfunktion der Niere in der Konstanthaltung des inneren Milieus liegt, während die praktisch ohne renalen Energieverbrauch ablaufende, gleichzeitige Eliminierung der harnpflichtigen Endprodukte aus dem Eiweißstoffwechsel eine gleichsam „von selbst" ablaufende „Neben"leistung darstellt, deren Versagen freilich in der akuten Urämie zuletzt ebenso tödlich enden kann wie ein exzessiver Natriummangel.

Hier wird, ähnlich wie beim Schock, das biologische Prinzip der „Notfallsreaktion" sichtbar (BUCHBORN, 1967): Ohne die kompensatorischen Mechanismen einer generalisierten, arterenergisch bewirkten Vasoconstriction, d.h. einer „Kreislaufzentralisation" auf die vital wichtigsten Organe Herz und Gehirn und auf Kosten der vasoconstrictorisch gedrosselten Stoffwechselorgane Niere und Leber, wäre ein Schock, z.B. durch massiven Blutverlust, innerhalb weniger Minuten bis höchstens Stunden tödlich. Ohne die möglicherweise durch den juxtaglomerulären Apparat bewirkte maximale Drosselung der Glomerulusfiltration wäre wiederum die während der Kreislaufzentralisation entstandene Schädigung der tubulären Natriumrückresorption innerhalb weniger Stunden bis Tage durch schwerste Natriumverluste und weiteres Volumendefizit tödlich. Ihre Folge ist freilich eine durch die hochgradige Filtratminderung fakultativ zur Urämie führende akute Niereninsuffizienz, die innerhalb weniger Tage bis Wochen ebenfalls tödlich enden kann. So wird die jeweils unmittelbarste Gefahr immer zuerst durch die körpereigenen Regulationsvorgänge abgewehrt und hierdurch Zeit für die inzwischen einsetzenden Regenerationsvorgänge z.B. des Blutvolumens, der natriumkonservierenden Tubulusfunktion und schließlich der glomerulären Ausscheidung harnpflichtiger Stoffe im polyurischen Stadium des Nierenversagens gewonnen.

Damit sehen wir das akute Nierenversagen pathogenetisch heute, nachdem mechanische Tubulusobstruktion, unselektive Rückdiffusion durch toxisch oder hypoxisch geschädigte Tubuli und intrarenale Drucksteigerung als maßgebliche Entstehungsfaktoren ausgeschlossen sind, primär als ein vasoconstrictorisch (durch lokale Renin-Angiotensinwirkung auf das Vas afferens?) bewirktes Syndrom der *glomerulären* Natriumkonservierung im Gefolge nephrotoxisch oder hypoxisch bedingter, fakultativ auch mit morphologischen Tubulusläsionen einhergehender Schädigung des *tubulären* Natriumtransportes an (Abb. 4), d.h. wir interpretieren es unabhängig von seiner speziellen Ätiologie einheitlich im Rahmen der Blutdruck- und Volumenhomoiostase des Kreislaufs. Damit wird im akuten Nierenversagen nichts anderes als ein auch in der normalen Niere nachweisbares und wirksames Regulationsprinzip zur Konstanthaltung des Elektrolyt- und Flüssigkeitsbestandes im Organismus sichtbar.

Das schließt nicht aus, daß in Einzelfällen auch die früher angenommenen Pathomechanismen als Hilfsfaktoren an der Ausbildung eines akuten Nierenversagens mitwirken, so z. B. eine Tubulusobstruktion durch Ausfällung schwer löslicher Sulfonamide, eine intrarenale Drucksteigerung bei akuter interstitieller Nephritis oder eine partielle Rückdiffusion der Tubulusflüssigkeit bei extrem schweren Tubulusnekrosen.

Der gemeinsame Nenner des akuten Nierenversagens unabhängig von seiner speziellen Ätiologie würde nach dieser Hypothese jedoch in einer Herabsetzung der tubulären Natriumrückresorption mit der Gefahr lebensbedrohlicher Natriumverluste, die Hauptursache in nephrotoxisch oder hypoxisch bedingten

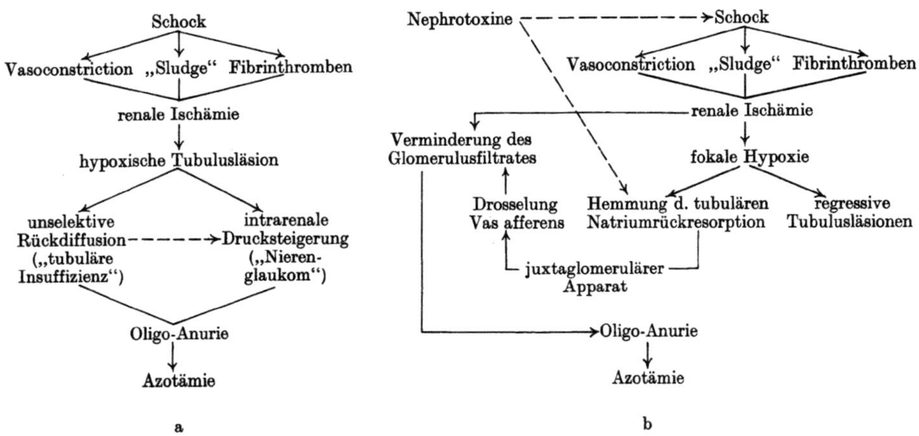

Abb. 4. Bisherige (a) und heutige (b) pathogenetische Auffassung über die ischämisch-hypoxische bzw. toxische Entstehung des akuten Nierenversagens nach Schock bzw. Nephrotoxinen (BUCHBORN, 1967)

Schädigungen des tubulären Natriumtransportes und der pathogenetisch ausschlaggebende Faktor für die potentiell tödliche Urämie in der vasoconstrictorisch bewirkten Drosselung der glomerulären Filtration zu suchen sein.

D. Klinische Symptomatologie

Der akute Zusammenbruch der exkretorischen und regulativen Nierenfunktionen beim akuten Nierenversagen führt zwangsläufig zu Störungen des inneren Milieus, die sich an allen Organsystemen auswirken können und sich in einem breiten Spektrum klinischer Symptome manifestieren. Die aus der gestörten Homöostase resultierenden speziellen pathophysiologischen Veränderungen und die ihnen zugeordneten klinischen Symptome sind — unabhängig von der jeweiligen Ätiologie und Pathogenese — für alle Formen der akuten Niereninsuffizienz weitgehend identisch. Ihre ausführliche Darstellung ist dem Beitrag von HEINTZ zu entnehmen.

Die Besprechung der Symptomatologie des akuten Nierenversagens im engeren Sinn kann sich deshalb auf die Abgrenzung der für dieses Krankheitsbild charakteristischen Symptome und Besonderheiten des Verlaufs beschränken. Dabei ergibt sich allerdings die Schwierigkeit, daß Verlauf und Symptomatologie des akuten Nierenversagens oft in wesentlichem Ausmaß durch die Erscheinungen des auslösenden Grundleidens geprägt werden (insbesondere z.B. bei postoperativen und posttraumatischen Fällen und bei Vergiftungen mit nephrotoxischen Substanzen) und in ihrer Entwicklung durch iatrogene Maßnahmen, vor allem durch die heute übliche Dialysebehandlung modifiziert werden, so daß nur mit Einschränkung von einem typischen Erscheinungsbild des akuten Nierenversagens gesprochen werden kann.

Obligate Leitsymptome des akuten Nierenversagens sind *eine akut auftretende und rasch zunehmende Azotämie und die Verminderung der Harnmenge auf weniger als das zur Ausscheidung der harnpflichtigen Endprodukte des Stoffwechsels erforderliche Volumen.*

Daneben wird eine große Zahl unterschiedlich ausgeprägter und in wechselnder Häufigkeit auftretender, fakultativer Begleitsymptome und Komplikationen beobachtet (z.B. Störungen des Elektrolythaushaltes), die zwar nicht pathognomonisch sind, aber das typische klinische Erscheinungsbild des akuten Nierenversagens mitbestimmen und vielfach den Verlauf entscheidend beeinflussen.

1. Abgrenzung typischer Verlaufsstadien

Im zeitlichen Ablauf des akuten Nierenversagens ergeben sich mit großer Regelmäßigkeit vier klinisch voneinander abgrenzbare Krankheitsphasen:

1. Initial- oder Schädigungsstadium;
2. oligurisches Stadium;
3. diuretisches (polyurisches) Stadium;
4. Stadium der funktionellen Wiederherstellung.

Dieses „klassische" Einteilungsschema wird von der Mehrzahl der Autoren als zweckmäßig angesehen, obwohl abweichende Auffassungen hinsichtlich der genauen Definition der einzelnen Stadien bestehen und zu ihrer Abgrenzung unterschiedliche Kriterien angewandt werden. So wird z.B. der Begriff Oligurie in diesem Zusammenhang unterschiedlich definiert: als obere Grenze der 24 Std-Harnmenge werden angegeben

300 ml: Bull, Joekes u. Lowe, 1949
400 ml: Swan u. Merrill, 1953; Bluemle u. Mitarb., 1959; Eales u. Simenhoff, 1961
500 ml: Lucké, 1946; Sarre, 1958; Teschan u. Mitarb., 1958; Reubi, 1960
760 ml: Joekes, Mowbray u. Dormandy, 1957
1000 ml: Muirhead u. Stirman, 1952.

Diese auf einer willkürlichen Festlegung beruhenden Unterschiede sind jedoch unwesentlich; sie beweisen nur, daß eine exakte quantitative Kennzeichnung des Begriffes Oligurie in ml/24 Std wenig sinnvoll ist, weil das entscheidende Kriterium in der Verminderung der Harnausscheidung *unter* die zur Elimination der Stickstoffschlacken jeweils erforderliche Mindestmenge gesehen werden muß. Grundsätzlich kann aber festgestellt werden, daß es in der weitaus überwiegenden Zahl aller Fälle von akutem Nierenversagen zu einem Abfall der Tagesharnmenge unter 500 ml kommt und dieser Grenzwert mithin zur Abgrenzung der oligurischen Phase geeignet ist. Wechselnde Auffassungen wurden auch über die naturgemäß unscharfe Abgrenzung der diuretischen Verlaufsphase geäußert: Bull (1955) unterteilt dieses Stadium in eine frühe diuretische Phase, in der das Harnvolumen bis zu 1000 ml/24 Std ansteigt, und eine späte diuretische Phase, die durch eine Erholung der tubulären Funktionen und eine rasche Rückbildung der Azotämie gekennzeichnet ist. Loughridge, Milne, Shackman u. Wotton (1960) haben diese Verlaufsunterteilung weiter modifiziert und grenzen von einem oligurischen

Stadium (mit Tagesharnmenge bis 400 ml) ein diuretisches Frühstadium mit Harnmengen über 400 ml, aber weiter zunehmender Azotämie ab, an das sich ein diuretisches Spätstadium mit Rückbildung und Normalisierung der Azotämie anschließt. Balsløv u. Jørgensen (1963) sowie Lunding, Steiness u. Thaysen (1964) sehen die Grenze zwischen der oligurischen (Retentions-)phase und der diuretischen (exkretorischen) Phase — charakterisiert durch eine rasche Zunahme der Harnmengen und einen kontinuierlichen Abfall der Harnstoffkonzentrationen im Serum — in demjenigen Zeitpunkt, in dem die endogene Kreatinin-Clearance einen Wert von 5 ml/min übersteigt. Wetzels u. Herms (1961) bevorzugen eine dreiphasische Einteilung in eine initiale Schädigungsphase, eine eigentliche Insuffizienzphase mit kontinuierlichem Anstieg der harnpflichtigen Substanzen im Blut und eine Restitutionsphase mit Rückbildung der Azotämie und glauben, daß diese Gliederung den klinischen Bedürfnissen am besten gerecht wird, da sie sich auch auf diejenigen Verlaufsformen des akuten Nierenversagens anwenden läßt, die keine ausgeprägte Oligurie oder eine daran anschließende polyurische Harnausscheidung zeigen. Auch berücksichtige die Abgrenzung einer Insuffizienzphase die klinisch bedeutungsvolle Tatsache, daß es in der Regel erst auf dem Höhepunkt des diuretischen Stadiums bei Harnmengen von über 2000 ml zu einer Abnahme der Azotämie und der mit ihr verbundenen Risiken komme. Diese klare und zweifellos klinisch brauchbare Einteilung bietet jedoch keinen wesentlichen Vorteil gegenüber der allgemein üblichen und geläufigen Unterteilung in ein oligurisches und diuretisches Stadium, die sich in nahezu allen Fällen durchführen läßt und deshalb im folgenden beibehalten wird.

2. Initiale Schädigungsphase

Das klinische Bild des Initialstadiums wird durch die extrarenalen Symptome der auslösenden Grundkrankheit bestimmt und umfaßt somit das gesamte Spektrum der obengenannten ätiologischen Möglichkeiten, von allgemeinen Vergiftungssymptomen bis zu den Erscheinungen der akuten Hämolyse, der Sepsis und des schweren, z. B. traumatischen oder postoperativen Schockzustandes. Klinisch manifeste Zeichen eines Kreislaufschocks werden in dieser Krankheitsphase häufig, aber keinesfalls regelmäßig beobachtet. Hamburger u. Mitarb. (1962) beobachteten an ihrem großen Krankengut in mehr als einem Drittel aller Fälle keinerlei klinisch erfaßbare Schocksymptome in der präoligurischen Phase. Allerdings kann eine nur partiell ausgeprägte und kurzfristig bestehende Schocksymptomatik leicht übersehen werden.

Für diese Fälle wurde nach Ausschluß anderer Auslösungsursachen eines akuten Nierenversagens gelegentlich das Paradoxon einer „Schockniere ohne Schock“ benutzt, das freilich logisch unhaltbar und daher mißverständlich ist, weil es konsequenterweise dort keine „Schockniere“ geben sollte, wo nicht auch ein Schock bestand. Zur Auflösung dieser Paradoxie ist davon auszugehen, daß praktisch jeder manifeste Schock beim Menschen mit einer renalen Minderdurchblutung wechselnden Ausmaßes mit Herabsetzung des effektiven Filtrationsdruckes, eventuell bis auf Null, einhergeht („Niere im Schock“). Auch wenn sich diese Beteiligung der Nierenstrombahn an der Blutdruckhomoiostase im Einzelfall der genauen Erfassung am Krankenbett entzieht, ist doch damit zu rechnen, daß in den leichteren Fällen des fließenden Überganges vom drohenden über den beginnenden zum manifesten Schock die renale Vasoconstriction allein oder in Kombination mit therapeutischen Maßnahmen ausreicht, um die volle Ausprägung einer Schocksymptomatik hintanzuhalten und z.B. einen kritischen Blutdruckabfall zu verhindern. Dauert diese Minderdurchblutung der Niere länger an, z.B. weil die Schockbehandlung zu spät oder unzureichend einsetzte, dann kann der Pathomechanismus der Schockniere (s. Kap. C) in Gang gesetzt werden, ohne daß die klassischen Symptome eines Schocks vorhanden waren (Buchborn, 1962, 1966).

Der Übergang dieser initialen Schädigungsphase in das eigentliche oligurische Stadium des akuten Nierenversagens erfolgt fließend ohne scharfe Grenze. Die

Unterscheidung kann im Einzelfall schwierig sein (s. S. 999). In den meisten Fällen entwickelt sich unmittelbar nach dem auslösenden Ereignis innerhalb von Stunden eine mehr oder weniger ausgeprägte Oligurie, die im Laufe der folgenden 2—3 Tage weiter zunimmt und in diesem Zeitraum — der von HAMBURGER u. Mitarb. (1962) zwischen die 36. Stunde und 6 Tage nach dem Schädigungszeitpunkt verlegt wird — ihren Höhepunkt erreicht. Während die Harnausscheidung nach schweren und protrahierten Schockfällen, insbesondere beim posttraumatischen Nierenversagen meist unmittelbar auf Mengen unter 500 ml/24 Std abfällt (TESCHAN u. Mitarb., 1955), kommt es in weniger schweren Fällen gelegentlich erst nach einigen Tagen zu einer auffälligen Verminderung der Harnmenge. Eine mehrtägige Latenzperiode zwischen dem auslösenden Schädigungsereignis und dem Eintritt der Oligurie kennzeichnet den charakteristischen Verlauf bei Tetrachlorkohlenstoffvergiftung: oft besteht nach der Inhalation ein weitgehend symptomfreies Intervall von 24—96 Std und erst mehrere (1—7) Tage nach der Exposition entwickelt sich eine hochgradige Oligurie bzw. Anurie (HAMBURGER, 1962) (Abb. 5). Auch

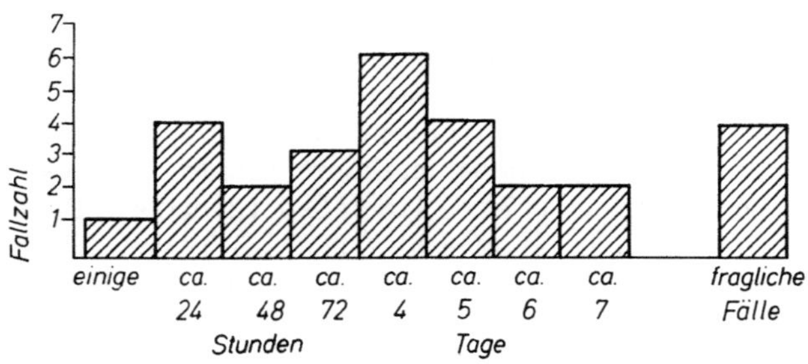

Abb. 5. Intervall zwischen dem Zeitpunkt der CCl_4-Inhalation und dem Beginn der Anurie (nach HAMBURGER et al., 1962)

bei der akuten Quecksilberintoxikation entwickelt sich eine ausgeprägte Oligurie in der Mehrzahl der Fälle erst am 2.—3. Tag nach der Vergiftung, gelegentlich nach einer vorausgehenden polyurischen Phase, die durch die diuretische Wirkung der Quecksilberverbindungen erklärt wird. Nur bei denjenigen Fällen kommt es bereits initial zum Versiegen der Harnausscheidung, in denen im Rahmen der Allgemeinintoxikation ein schwerer Schockzustand auftritt.

Die klinische Bedeutung der Initialphase des akuten Nierenversagens liegt in der frühzeitigen Erkennung einer drohenden oder bereits in Gang befindlichen Störung der Nierenfunktion und in der Ausnutzung aller prophylaktischen und therapeutischen Möglichkeiten, die eine gewisse Chance bieten, den Eintritt eines manifesten und kausal unbeeinflußbaren Nierenversagens zu verhindern (siehe Kap. F).

3. Oligurisches Stadium

a) Ausmaß und Dauer der Oligurie

Der Grad der Verminderung der täglichen Harnmenge im oligurischen Stadium variiert zwar von Fall zu Fall, jedoch gehört eine Oligurie von weniger als 500 ml/24 Std zu den typischen und konstantesten Symptomen des akuten Nierenversagens. Auf dem Höhepunkt der Oligurie unterschreitet das Harnvolumen oft 100 ml/24 Std, so daß die Bezeichnung Anurie in praktischer Hinsicht berechtigt, wenn auch sprachlich ungenau ist. Abweichend davon sprechen einzelne Autoren bereits dann von „Anurie“, wenn die Harnausscheidung unter 500 ml/24 Std absinkt: GAMBLE (1937), LEGRAIN (1951), DÉROT, LEGRAIN, BERNIER u. PIGNARD (1952). Eine *totale* Anurie wird dagegen extrem selten beobachtet und spricht —

zumal bei mehrtägigem Bestehen — für das Vorliegen einer primär renalen (perakute Glomerulonephritis), vasculären (Nierenrindennekrose, Thrombose der Nierengefäße) oder postrenal-obstruktiven Ursache der Anurie. Bei 88 von uns beobachteten Fällen nahm die Diurese zwischen dem 3. und 6. Tag des oligurischen Stadiums bei 72 Patienten (82%) auf weniger als 100 ml/24 Std ab, für das Gesamtkollektiv betrug der Durchschnittswert für das niedrigste oligurische Harnvolumen 71 ml/24 Std. Loughridge, Milne, Shackman u. Wootton (1960) geben einen Mittelwert von 75 ml/24 Std für die ersten 6 Oligurie-Tage ihres Kollektivs von 28 Patienten an und einen Mittelwert von 150 ml/24 Std für die gesamte Dauer des oligurischen Stadiums. Für die Beurteilung des Schweregrades des Krankheitsbildes kommt diesen graduellen Unterschieden der verbliebenen Restdiurese keine Bedeutung zu, und nur eine länger anhaltende Anurie läßt eine schwerere Schädigung der Niere und einen protrahierten Verlauf erwarten.

Daß eine ausgeprägte Oligurie nicht zu den *obligaten* Symptomen des akuten Nierenversagens gehört, geht aus den wiederholten Mitteilungen von Fällen mit „erhaltener Diurese" („sustained diuresis"; „diurèse conservée") hervor, d.h. von typisch verlaufendem akuten Nierenversagen ohne Abnahme der Diuresegröße unter 500 ml/24 Std zu irgendeinem Zeitpunkt des Verlaufs. So beschrieben Teschan et al. (1955) bei posttraumatischem Nierenversagen und Sevitt (1956) nach Verbrennungen Einzelfälle ohne markante Oligurie. Eales, Dowdle u. Saunders (1964) beobachteten bei 7 von 148 Fällen, Legrain u. Petrover (1965) bei 24 von 100 Patienten und Dérot et al. (1966) bei 68 von 215 Patienten mit akutem Nierenversagen post abortum das Fehlen einer initialen Oligurie mit Harnmengen unter 500 ml/24 Std. Nur ein Teil dieser Fälle mit „erhaltener Diurese" zeigt einen besonders gutartigen Verlauf mit rascher Rückbildung der Insuffizienzsymptome. Denn trotz scheinbar wenig eingeschränkter Harnausscheidung kann es infolge der fehlenden Konzentrierung des Harns und eines oft vermehrten Anfalls harnpflichtiger Substanzen auch in diesen Fällen zu einer bedrohlichen Azotämie und Urämie mit protrahiertem Verlauf kommen, so daß die Beurteilung des Nierenversagens allein aus der Größe der Restdiurese zu einer verhängnisvollen Fehleinschätzung führen kann (Hamburger et al., 1962).

Sicher extrem selten sind dagegen beim Menschen primär „polyurische" Fälle von akutem Nierenversagen, auf die Sevitt (1956), Perlmutter (1957), Wetzels u. Herms (1961) sowie in der älteren Literatur Ross (1932) und Fairley u. Bromfield (1934) hingewiesen haben. Zudem ist auf Grund der erwähnten kasuistischen Mitteilungen nicht sicher auszuschließen, daß bei einzelnen dieser atypischen Verlaufsformen nicht doch kurzfristig ein oligurisches Stadium bestanden hat, das nicht bemerkt wurde. Die Angabe von Taylor (1957), wonach ein Drittel aller Fälle mit postoperativem und posttraumatischem Nierenversagen ohne Oligurie verlaufen soll, wurde an größeren Kollektiven nicht bestätigt.

Die *Dauer* des oligurischen Stadiums variiert von Fall zu Fall beträchtlich. Dagegen stimmen die Mittelwerte für die durchschnittliche Dauer der Oligurie in größeren Beobachtungsreihen trotz der unterschiedlichen ätiologischen Zusammensetzung des jeweiligen Krankengutes weitgehend überein (Tabelle 6).

Die durchschnittliche Dauer des oligurischen Stadiums liegt somit zwischen 9—11 Tagen, mit einer erheblichen individuellen Abweichung von diesem Mittelwert. In Einzelfällen kann die Oligurie über 4—6 Wochen unvermindert anhalten, ohne daß dadurch die spätere funktionelle Erholung der Niere beeinträchtigt wird, wie Beobachtungen von Merrill (1965) an einem Patienten mit 26tägiger Anurie, von Hamburger et al. (1962) bei einer 38 Tage andauernden Oligurie und von Maher u. Schreiner (1961) zeigen, die bei zwei Patienten mit gesicherter

Tabelle 6

Autoren	Fallzahl	Dauer des oligurischen Stadiums in Tagen (Mittelwert)
BLUEMLE, WEBSTER u. ELKINTON (1959)	100	9,5 (1—16)
LOUGHRIDGE et al. (1960)	28	12,5 ± 5
EALES u. SIMENHOFF (1961)	35	11,1 ± 6,5 (4—29)
WETZELS u. HERMS (1961)	27	7 (0—18)
HAMBURGER et al. (1962)	417	11,6
BALSLØV u. JØRGENSEN (1963)	271	8,8 (1—51)
LUNDING, STEINESS u. THAYSEN (1964)	181	10 (3—30)
MAHER, O'CONNELL u. SCHREINER (1965)	339	9
Eigene Beobachtungen (1965)	100	11,9 ± 0,7 (2—27)

ischämischer Tubulusnekrose eine über 40 Tage dauernde oligurische Phase beobachteten, nach der die Harnausscheidung wieder in Gang kam.

Einen ungewöhnlichen und nicht erklärbaren Verlauf beschreibt MERRILL (1965) bei einem Patienten, der über 9 Monate eine totale Anurie bot, obwohl drei zu verschiedenen Zeitpunkten vorgenommene Nierenbiopsien histologisch eine ausschließliche Tubulusnekrose ergaben. Eine ähnliche Beobachtung einer über 67 Tage bestehenden und schließlich irreversiblen

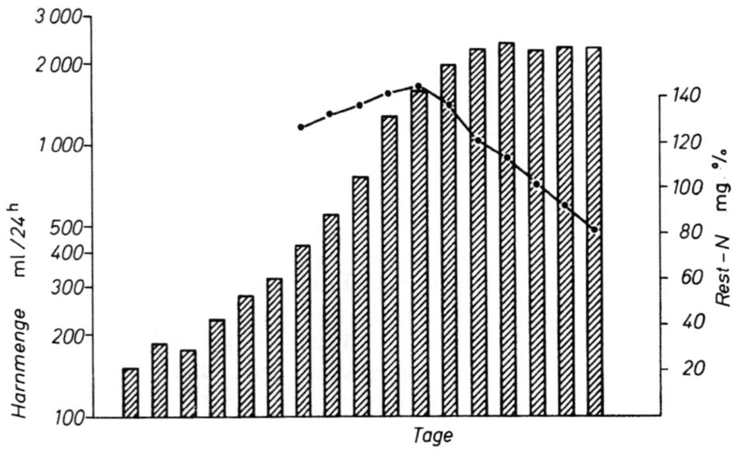

Abb. 6. Mittelwerte der täglichen Harnmengen und der zugehörigen Rest-N-Werte bei 60 Patienten mit akutem Nierenversagen: Übergang vom oligurischen in das diuretische Stadium (Ordinate semilogarithmisch)

Oligurie bei histologisch nachgewiesener Tubulusnekrose haben MORRIN, GEDNEY, BARTH u. HEPTINSTALL (1962) mitgeteilt. BURCK u. GAYER (1965) fanden bei einer klinisch und histologisch gesicherten Schockniere mit insgesamt 100tägiger irreversibler Oligo-Anurie als Endbefund eine schwere diffuse interstitielle Fibrose, enge Harnkanälchen und kubische Tubulusepithelien ohne Bürstensaum. Die chronologische Entwicklung dieser Veränderungen konnte durch bioptische Untersuchungen zu verschiedenen Zeitpunkten des Krankheitsverlaufs verfolgt werden. Sie zeigte einen Übergang von den typischen histologischen Befunden der Schockniere im akuten Stadium in die erwähnten Veränderungen des Terminalstadiums. Die pathogenetische Deutung dieses außergewöhnlichen Verlaufs ist unklar.

Das typische Verhalten der Harnausscheidung in der oligurischen Phase zeigt nach Erreichen des Diuresеminimums zwischen dem 3.—5. Oligurietag eine langsame, kontinuierliche Zunahme der täglichen Harnmenge bis auf ca. 400 ml/24 Std und mit Beginn des diuretischen Stadiums eine raschere tägliche Zunahme des Harnvolumens, bis der Höhepunkt des diuretischen Stadiums erreicht wird (s. Abb. 6). Abweichend von diesem typischen Verlauf werden immer wieder Fälle beobachtet, bei denen vor Eintritt des diuretischen Stadiums die Harnvolumina mehrere Tage bis Wochen um 400—800 ml/24 Std fixiert bleiben (SWAN u. MERRILL, 1953; NIALL, 1963).

b) Zusammensetzung des Harns

In den ersten Tagen des oligurischen Stadiums bestehen regelmäßig eine deutliche Proteinurie und Erythrocyturie — gelegentlich wird initial sogar eine Makrohämaturie beobachtet —, die im weiteren Verlauf an Intensität abnehmen. Fast immer findet sich im Harnsediment neben Epithelien auch eine Leukocyturie, die in der diuretischen Phase meist deutlicher ausgeprägt ist (Abb. 7), sowie eine mäßige Cylindrurie. Bei Fällen mit Hämo/Myolyse werden die Blutpigmente im Urin ausgeschieden. Die Eiweißausscheidung übersteigt nur ausnahmsweise eine Konzentration von 3 g/l und liegt in der Regel unter 1 g/24 Std, wie wir bei Analyse der Proteinurie an 85 Patienten feststellen konnten (Tabelle 7).

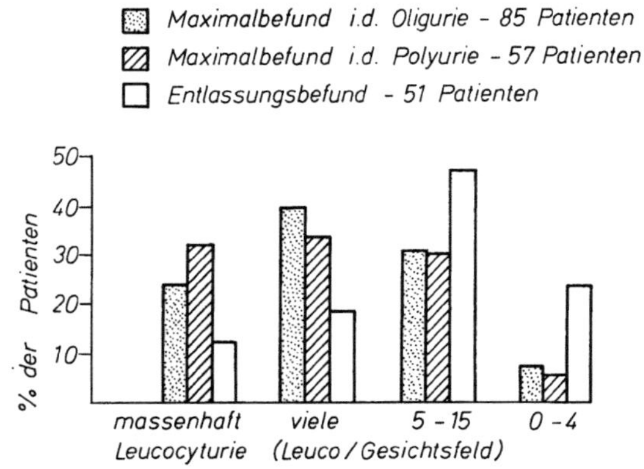

Abb. 7. Intensität der Leukocyturie während verschiedener Verlaufsstadien des akuten Nierenversagens

Eine ausgesprochene Mikrohämaturie (massenhaft Erythrocyten pro Gesichtsfeld) im Harnsediment fand sich in der Hälfte (46%) der von uns untersuchten 85 Patienten, während der diuretischen Phase war sie nur noch bei 17% nachweisbar. Dagegen beobachteten wir die stärkste Leukocyturie in der diuretischen Phase, worauf weiter unten noch eingegangen wird. Bei 61 von 100 Patienten wurden während des oligurischen Stadiums in der Harnkultur pathogene Keime nachgewiesen (JANDL, 1966). In Einzelfällen kann eine vorübergehende, meist nur wenige Tage nachweisbare renale Glykosurie bei normalen Blutzuckerspiegeln auftreten, wie Beobachtungen von BULL, JOEKES u. LOWE (1950), LOWE, MOODIE u. THOMPSON (1954), SEVITT (1956) und WETZELS (1964) zeigen. Sie ist ein sehr seltenes Symptom beim akuten Nierenversagen und in der Regel mit Konzentrationen unter 100 mg-% geringfügig. BRUN (1954) konnte in keinem der von ihm untersuchten Fälle eine Glykosurie feststellen, sofern nicht gleichzeitig Glucoseinfusionen gegeben wurden; zu dem gleichen Ergebnis kamen LEGRAIN u. PETROVER (1965), die bei 20 Kranken während der gesamten Dauer des akuten Nierenversagens tägliche Harnanalysen mittels einer spezifischen enzymatischen Bestimmungsmethode vornahmen. MERONEY u. RUBINI (1959) konnten im oligurischen Stadium auch bei stark erhöhten Blutzuckerspiegeln (bis über 500 mg-%) keine Glykosurie nachweisen und sahen in diesem Verhalten sogar einen brauchbaren diagnostischen Test für die Unterscheidung des akuten Nierenversagens von anderen Oligurie-Ursachen. Das Fehlen einer Glykosurie in der überwiegenden

Tabelle 7

Proteinurie g/24 Std	oligurische Phase	diuretische Phase
∅ — Trübung	34%	87%
0,5	50%	2%
0,5—1,0	9%	0
$>$ 1,0	7%	11%

Mehrzahl der Fälle kann als Indiz dafür angesehen werden, daß auch während des oligurischen Stadiums aktive tubuläre Funktionen erhalten bleiben.

Die *Osmolalität* des Endharns fällt kurze Zeit — meist innerhalb 24 Std — nach Eintritt des oligurischen Stadiums auf annähernd plasmaisotone Werte ab, so daß der osmotische U/P-Quotient nur wenig von 1,0 differiert. In zwölf von ELIAHOU u. BATA (1965) untersuchten Fällen lag der U/P_{osm} zwischen 0,97—1,97 (Mittelwert 1,035). Bei zehn eigenen Beobachtungen fand sich ein Mittelwert für U/P_{osm} von 1,1 (0,91—1,13) während der oligurischen Phase. Auch PETROVER u. LEGRAIN (1965) geben ein U/P_{osm} von 1,0 als typisch für dieses Stadium an. Dieser Befund eines isosthenurischen Harns wird als zuverlässiges differentialdiagnostisches Kriterium für die Abgrenzung des akuten Nierenversagens von der Oligurie bei funktioneller (prärenaler) Niereninsuffizienz angesehen (FRANKLIN u. MERRILL, 1960; HOLMES, 1963; ELIAHOU u. BATA, 1965). In Einzelfällen, vor allem bei überwässerten Patienten, wird ein hypotoner Harn und ein U/P_{osm} unter 0,7 beobachtet (ROSCOE, 1964; GOLDBERG, BLUEMLE u. EBSTER, 1961). GOLDBERG u. Mitarb. (1961) fanden bei 40 Patienten, dem größten bisher daraufhin untersuchten Kollektiv, eine lineare Beziehung zwischen dem Harnzeitvolumen in der Oligurie und der Natriumausscheidung bzw. der Gesamtausscheidung an gelösten Substanzen. Die Ausscheidung der Harnsoluta nahm während des oligurischen Stadiums konstant und von Patient zu Patient vergleichbar zu, wenn die Werte in eine vergleichbare zeitliche Beziehung gesetzt wurden (Tage von Beginn der Oligurie/Dauer der Oligurie $\times$ 100). Die Autoren leiteten aus dieser Beziehung eine Formel ab, die nach ihrer Erfahrung eine approximative Voraussage der Oliguriedauer in den meisten Fällen gestattet.

Der regelmäßig im oligurischen Stadium bestehenden Isosthenurie entspricht ein *spezifisches Harngewicht* um 1010 (1008—1014), wie es die meisten Untersucher angeben (SWAN u. MERRILL, 1953; BRUN, 1954; SARRE, 1958; AUGH, 1959; REUBI, 1960; HOLMES, 1963). SWAN u. MERRILL (1953), BRUN (1954) und LYON (1964) haben unter anderem darauf hingewiesen, daß gelegentlich in den ersten Tagen der Oligurie das spezifische Gewicht des Harnes über 1020 liegen kann und erst danach auf Werte um 1010 abfällt.

Der *pH-Wert des Urins* soll im Initialstadium des akuten Nierenversagens stark erniedrigt sein (MALLORY, 1947), nach den Erfahrungen von SWAN u. MERRILL (1953) sowie BRUN (1954) wird während der gesamten Dauer des oligurischen Stadiums ein saurer Harn ausgeschieden, dessen pH ziemlich konstant um 5—6 liegt, selbst in Fällen, bei denen gleichzeitig eine metabolische Alkalose besteht (BRUN, 1954). In neuerer Zeit haben PETROVER u. LEGRAIN (1965) in einer sorgfältigen Studie an 60 Kranken am Ende der oligurischen Phase gezeigt, daß die H-Ionenausscheidung (in Form von Ammonium und titrierbarer Acidität) zwar absolut vermindert, bezogen auf das Glomerulusfiltrat aber normal oder erhöht ist und demnach angenommen werden muß, daß der Mechanismus der H^+-Exkretion in den funktionstüchtigen Nephronen intakt ist.

Ein konstanter und in zahlreichen Untersuchungen immer wieder bestätigter Befund ist die extreme Verminderung der *Harnstoffkonzentration* des Endharns in der oligurischen Phase. Eine Harnstoffkonzentration im Urin von weniger als 1,1 g-% (SHACKMAN et al., 1960; HAMBURGER et al., 1962; MOLLOY, 1962) bzw. 1,5 g-% (EALES u. SIMENHOFF, 1961) bei akuter Oligurie gilt zu Recht als zuverlässiger diagnostischer Hinweis auf ein akutes Nierenversagen gegenüber anders bedingten Oligurien. Die in verschiedenen Kollektiven gemessenen Konzentrationswerte schwanken beispielsweise zwischen 510—1029 mg-% (EALES u. SIMENHOFF, 1961), 400—800 mg-% (HOLMES, 1963) und 497 ± 221 mg-% (ELIAHOU, 1962, 1963). Demgemäß ist auch der U/P-Quotient für Harnstoff stark vermindert, in

Einzelfällen bis auf 1,0 (REUBI, 1960; WETZELS, 1964), so daß der Endharn hinsichtlich der Harnstoffkonzentration einem Ultrafiltrat des Plasmas entspricht. BRUN (1954) fand bei 15 Fällen Werte zwischen 1,0—3,6, in dem von WETZELS (1964) untersuchten Kollektiv betrug der $U/P_{Harnstoff}$ im Mittel $1{,}63 \pm 0{,}50$ und stieg im diuretischen Stadium langsam an, um erst nach Normalisierung der Azotämie einen Wert von 5,0 zu überschreiten. PERLMUTTER, GROSSMAN, ROTHENBERG u. DOBKIN (1959) sehen in einem Konzentrationsindex für Harnstoff <14 bei Oligurie ein zuverlässiges Kriterium des akuten Nierenversagens (im Gegensatz zu einem $U/P_{Harnstoff}$ über 14 bei funktioneller Oligurie), was von LUKE, LINTON, BRIGGS u. KENNEDY (1965) auch hinsichtlich der prophylaktischen Wirksamkeit von Mannitol bestätigt wurde (s. S. 1054). Allerdings gilt die diagnostische Zuverlässigkeit des $U/P_{Harnstoff}$ nur im Beginn des oligurischen Stadiums, solange die Harnstoffkonzentration im Plasma noch nicht erheblich angestiegen ist. Bei Fällen mit hohem Harnstoffanfall (z.B. nach traumatischen Insulten) kann der angegebene Grenzwert infolge der frühzeitig erhöhten Plasmaharnstoffkonzentration auch bei nur funktionellem Nierenversagen unterschritten werden (SCHELER, 1965).

Über die *Natriumkonzentration* im Endharn während der oligurischen Phase liegen keine einheitlichen Angaben vor, worauf bereits früher hingewiesen wurde (s. S. 994). Die Mehrzahl der bisherigen Untersucher sehen in einer konstant erhöhten Urinkonzentration von Natrium (und Chlorid) einen charakteristischen Befund, der auf einer gestörten renalen Natriumkonservierung beruhen soll (BULL, JOEKES u. LOWE, 1950; SWAN u. MERRILL, 1953; BRUN, 1954; MERONEY u. RUBINI, 1959; WAUGH, 1959; EALES u. SIMENHOFF, 1961; SARTORIUS, 1962; SCHELER, 1962; HOLMES, 1963; LEGRAIN u. PETROVER, 1965). Natriumkonzentrationen im Urin von mehr als 35 mval/l bei Oligurie wurden deshalb als brauchbares differentialdiagnostisches Indiz für die Erkennung des akuten Nierenversagens bewertet, gegenüber der meist niedrigen Natriumkonzentration des Harns bei prärenal bedingter Oligurie infolge von Hypovolämie, Exsiccose oder Herzinsuffizienz (WAUGH, 1959; SHACKMAN, MILNE u. STRUTHERS, 1960; FRANKLIN u. MERRILL, 1960; SPORN, LANCESTREMERE u. PAPPER, 1962; SCHWAB, 1963; HOLMES, 1963; LYON, 1964).

Andererseits wurden auch niedrige Natriumkonzentrationen im Harn unter 20—30 mval/l bei verschiedenen Formen des akuten Nierenversagens beschrieben, so vor allem bei postttraumatischen und postoperativen Fällen (LADD, 1955; TAYLOR, 1957; GOLDBERG et al., 1961; SEVITT, 1959; SCHELER, 1965), nach Verbrennungen (GRABER u. SEVITT, 1959), bei Nierenversagen post abortum (ROSCOE, 1964) sowie nach inkompatiblen Bluttransfusionen (PERLMUTTER, 1957). In einem Teil dieser Fälle erklärt sich die posttraumatische bzw. postoperative Harnzusammensetzung zweifellos aus einer im Rahmen der Stressreaktion oder einer Dehydratation mit Hypovolämie resultierenden erhöhten adrenalen Aldosteronaktivität bei erhaltener tubulärer Ansprechbarkeit auf endokrine Einflüsse, worauf SEVITT (1959) und LEGRAIN u. PETROVER (1965) hingewiesen haben. Auch eine längere präoperative Natriumrestriktion kann die Ursache einer trotz manifesten Nierenversagens erniedrigten Natriumkonzentration im Harn sein (EALES u. SIMENHOFF, 1961).

Das wechselhafte Verhalten der Natriumkonzentration und der Natriumausscheidung in der oligurischen Phase des akuten Nierenversagens wird insbesondere aus den Untersuchungen von WETZELS (1964) ersichtlich, der bei 24 Patienten sowohl niedrige als auch hohe Natriumkonzentrationen fand (8—136 mval/l), und zwar unabhängig von der Dauer der Oligurie und bestimmten Krankheitsstadien. Allerdings liegen die Mittelwerte der Natriumkonzentrationen im Harn auch in dem von WETZELS untersuchten Kollektiv mit 59 mval/l deutlich über dem bei prärenal bedingter Oligurie zu erwartenden Wert.

Das Verhalten der *Kaliumausscheidung* und des Na/K-Quotienten im Urin soll nach MERONEY u. RUBINI (1959) in den verschiedenen Verlaufsstadien eine charakteristische und regelmäßig nachweisbare Tendenz zeigen (mit der Dauer der Oligurie zunehmende Kaliumkonzentration und Abnahme des initial am stärksten erhöhten Na/K-Quotienten), jedoch konnten WETZELS (1964) und LEGRAIN u. PETROVER (1965) diese Ergebnisse an einem größeren Krankengut nicht bestätigen und keine Einheitlichkeit im Verhalten der Harnelektrolyte feststellen.

c) Humorale Veränderungen

α) Stickstoffretention

Die kurzfristig entstehende Azotämie, gemessen an der Plasmakonzentration von Rest-N, Harnstoff-N oder Harnstoff, ist das einzige obligate und damit pathognomonische Symptom des akuten Nierenversagens. Das Ausmaß der Azotämie, d.h. die Konzentration der jeweils bestimmten N-haltigen Metaboliten im Plasma und die Geschwindigkeit ihres Anstiegs variiert — vorwiegend in Abhängigkeit von extrarenalen Faktoren — von Fall zu Fall beträchtlich. Vereinfachend kann die Harnstoffkonzentration im Blut als Maß für die Azotämie benutzt werden.

Sie wird prinzipiell beeinflußt vom Eiweißgehalt der Nahrung, vom endogenen Eiweißstoffwechsel, von der Harnstoffsynthese und Harnstoffausscheidung sowie vom Verteilungsraum für Harnstoff, der approximativ dem Gesamtkörperwasser entspricht.

In der oligurischen Phase des akuten Nierenversagens sind sowohl die exogene Eiweißzufuhr als auch die Harnstoffausscheidung quantitativ zu vernachlässigen. Eine verminderte Harnstoffsynthese spielt nur in den seltenen Fällen einer gleichzeitig schweren Leberschädigung, z.B. bei Tetrachlorkohlenstoff-Intoxikation, eine wesentliche Rolle. Das gleiche gilt für Änderungen des Verteilungsraumes, die nur bei extremen Schwankungen des Körperwassergehaltes die Harnstoffkonzentration im Blut beeinflussen. Der ausschlaggebende Faktor für das Verhalten der Harnstoffkonzentration beim akuten Nierenversagen, insbesondere ihrer Änderung während der Dauer der Ausscheidungsinsuffizienz ist somit das Ausmaß des endogenen Eiweißkatabolismus, d.h. des endogenen Anfalls an N-haltigen Metaboliten. Die Höhe dieses Anfalls in der Zeiteinheit ist abhängig von zahlreichen Umständen: der Art und Schwere des auslösenden Grundleidens (z.B. traumatischer Insult mit ausgedehnter Gewebszerstörung) und etwaigen Komplikationen (z.B. Infektionen, Fieber, Blutung), vom Grad der Immobilisation, von hormonalen Einflüssen (z.B. Schilddrüsenhormon oder NNR-Steroide), von einer ausreichenden Calorienzufuhr, Medikamenten mit kataboler Wirkung (z.B. Tetracycline) u.a. Es ist zweckmäßig und für klinische Belange ausreichend, den endogenen Eiweißabbau anhand des Anstieges der Harnstoff- (bzw. Rest-N-)-konzentration/24 Std abzuschätzen, da sich aus diesem Parameter sowohl therapeutische Konsequenzen, z.B. hinsichtlich der zeitlichen Dialyseindikation, als auch prognostische Hinweise ergeben (s. S. 1032).

Die Zunahme der Azotämie ist in den ersten Tagen des oligurischen Stadiums am ausgeprägtesten und verlangsamt sich bei Andauer der Oligurie, sofern nicht Komplikationen, wie z.B. Infektionen oder Blutungen, zu einem gesteigerten Harnstoffanfall führen (LEGRAIN, 1951; DÉROT, BERNIER, LEGRAIN u. PIGNARD, 1952; CASTAIGNE, 1950; LOUGHRIDGE, MILNE, SHACKMAN u. WOOTTON, 1960; SCHREINER u. MAHER, 1961; HAMBURGER et al., 1962; DÉROT et al., 1966). Diese Abnahme des täglichen Konzentrationsanstieges betrifft alle Rest-N-Fraktionen des Plasmas. Die Ursache des verminderten Katabolismus mit zunehmender Dauer der Oligurie bzw. des azotämischen Zustandes ist nicht geklärt (Abb. 8). Dérot u. Mitarb. (1952, 1966) beobachteten den steilsten Anstieg der Harnstoffkonzentration in den ersten 4—6 Tagen nach Eintritt der Oligurie, Loughridge u. Mitarb. (1960) in den beiden ersten Tagen, Hamburger et al. (1962) fanden einen steileren Anstieg bis zum 5. Tag. In den von Brun (1954) beobachteten Fällen stieg die Harnstoffkonzentration im Plasma linear mit der Dauer der Oligurie an. Die größte Änderung der Harnstoffkonzentration zeigen Fälle mit gesteigertem Eiweißabbau infolge von Traumen, Verbrennungen, Infektionen, chirurgischen Eingriffen, postpartalen Komplikationen und bei gleichzeitiger Einwirkung katabol wirksamer Steroidhormone: der Harnstoffspiegel im Plasma kann dabei täglich um mehr als 100 mg-% ansteigen. Teschan (1955) und Howard (1957)

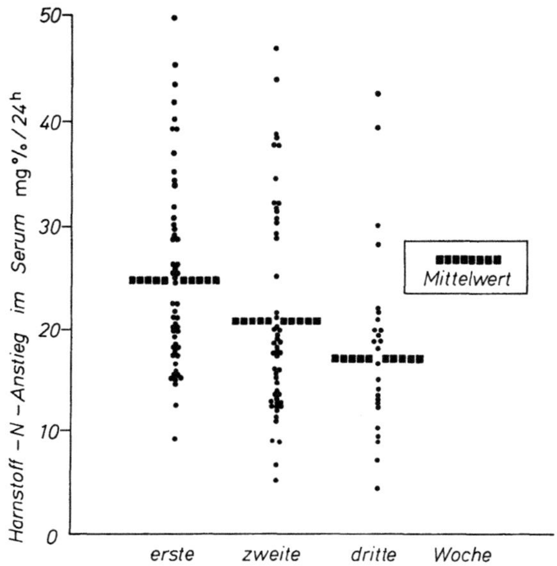

Abb. 8. Täglicher Anstieg der Serum-Harnstoff(N)konzentration bei 52 Patienten mit akutem Nierenversagen. Mittelwerte aus jeweils einwöchigen Kontrollperioden (nach Schreiner und Maher, 1961)

beobachteten bei posttraumatischem und postoperativem Nierenversagen einen mittleren Rest-N-Anstieg von 50 mg-%/24 Std, Sarre (1958) beschreibt bei schweren Verbrennungen eine tägliche Rest-N-Steigerung bis zu 80 mg-%, in einem postpartalen Fall sogar über 100 mg-%/24 Std. Die rasche Zunahme der Azotämie ist in diesen Fällen ein Gradmesser für die Schwere des auslösenden Grundleidens und damit indirekt auch ein ungünstiges prognostisches Kriterium. Darüber hinaus haben Parsons, Hobson, Blagg u. McCracken (1961), Walsh, O'Dwyer, Woodcock, Doyle u. Barry (1961), Teschan, Baxter, O'Brien, Freyhof u. Hall (1960) sowie Silva, Pomeroy, Rae, Rosen u. Shaldon (1964) gezeigt, daß in diesen schweren hyperkatabolen Fällen (hypercatabolic acute renal failure) mit hohem Harnstoffanfall nur durch frühzeitige und kurzfristig wiederholte Dialysebehandlungen die Komplikationsrate vermindert und die Mortalität gesenkt werden kann. Von den meisten Autoren wird ein Anstieg der Harnstoffkonzentration um mehr als 60 mg-%/24 Std als Ausdruck eines „komplizierten" schweren Nierenversagens angesehen. Im Unterschied dazu steigt bei „unkomplizierten" Fällen ohne gesteigerten Proteinabbau der Harnstoffspiegel durchschnittlich um 20—40 mg-%/24 Std an (entsprechend einem Abbau von ca. 30 g Protein), wie z. B. aus dem Mittelwert von 34 mg-%/24 Std für das von LOUGHRIDGE et al. (1961) analysierte Krankengut hervorgeht. Bei Annahme eines niedrigen endogenen Proteinabbaus von 40 g/24 Std soll theoretisch die tägliche Zunahme der Harnstoffkonzentration bei Anurie nur ca. 25 mg-% betragen (GAMBLE, 1951), ein Wert, der von STRAUSS (1948) für das unkomplizierte Nierenversagen angegeben wurde. Diese günstigen Fälle mit niedrigem Harnstoffanfall sind jedoch eher selten, wie die Mittelwerte von 50 mg-%/24 Std in großen Kollektiven zeigen (BALSLØV u. JØRGENSEN, 1963; MAHER, O'CONNELL u. SCHREINER, 1966).

Die einzelnen Rest-N-Fraktionen im Plasma steigen im oligurischen Stadium im allgemeinen proportional zur Harnstoffkonzentration an. Abweichungen von diesem parallelen Verhalten der Plasmakonzentrationen kommen aber vor und wurden in Beziehung gesetzt zu unterschiedlichen ätiologischen Typen der akuten Oligurie. So soll ein relativ stärkerer Anstieg der Harnstoffkonzentration gegenüber dem Kreatininspiegel im Plasma mit Erniedrigung des Quotienten Kreatinin/Harnstoff-N unter 0,1 für eine prärenale oder postrenale (obstruktive) Genese der

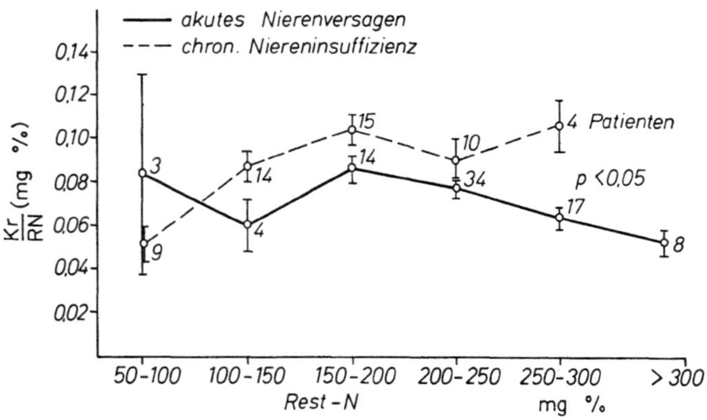

Abb. 9. Verhalten der Quotienten $\frac{\text{Kreatinin}}{\text{Rest-N}}$ in mg-% bei 80 Patienten mit akutem Nierenversagen und 52 chronisch azotämischen Patienten. Die Unterschiede zwischen den beiden Gruppen sind nur bei Rest-N-Werten zwischen 250—300 mg-% statistisch signifikant ($p < 0,05$)

Oligurie charakteristisch sein (PATCH u. RABINOWITCH, 1928; SOAVE, 1936; GABERMAN, ATLAS, KAMERLING, EHRLICH u. ISAACS, 1950). SEMMELROTH (1955) fand eine disproportional stärkere Harnstoffzunahme gegenüber Kreatinin bei akutem Nierenversagen und chronischen Nephropathien mit vorwiegend tubulärer Schädigung, LYON (1964) beschreibt dieses Verhalten bei obstruktiver Uropathie sowie intra- und extraperitonealer Urinextravasation. Wir selbst konnten beim Vergleich des Quotienten Kreatinin/Harnstoff-N bei 80 Fällen von akutem Nierenversagen und etwa gleich großen Kollektiven verschiedener chronischer Nephropathien mit Azotämie keinen signifikanten Unterschied im Verhalten dieses Quotienten feststellen (JANDL, 1966). Der große individuelle Streuungsbereich der Werte läßt eine Interpretation im Einzelfall kaum zu, so daß auch die differentialdiagnostische Aussagekraft des Verhältnisses zwischen Kreatinin- und Harnstoffkonzentration bei akuter Oligurie gering ist (Abb. 9). SCHREINER u. MAHER (1961) weisen darauf hin, daß bei verminderter Harnstoffsynthese infolge einer schweren Leberschädigung (z. B. bei Tetrachlorkohlenstoffintoxikation) die Kreatininkonzentration im Plasma bis zu 25% der relativ niedrigen Harnstoffkonzentration betragen kann und der Kreatininspiegel in diesen Fällen ein zuverlässigeres biochemisches Kriterium für den Grad der Azotämie darstellt. Dem Verhalten der übrigen Rest-N-Fraktionen des Plasmas während der oligurischen

Phase (Harnsäure, Kreatinin, Aminosäuren) kommt keine spezielle klinische Bedeutung zu, so daß auf Einzelheiten verzichtet werden kann.

β) Elektrolytstoffwechsel und Säure-Basenhaushalt

Der Verlust der renalen Regulationsmechanismen im oligurischen Stadium des akuten Nierenversagens führt zwangsläufig zu Änderungen der Menge und Verteilung von Wasser und Elektrolyten im Organismus. Für die Art und das Ausmaß dieser Veränderungen sind neben der Dauer der renalen Funktionsstörung vor allem extrarenale Faktoren bestimmend: die Natur des ätiologisch verantwortlichen Grundleidens und seiner speziellen Auswirkung auf den Wasser- und Elektrolythaushalt sowie der Einfluß bilanzierender und kompensierender Behandlungsmaßnahmen. Es ist daher verständlich, daß die beim akuten Nieren-

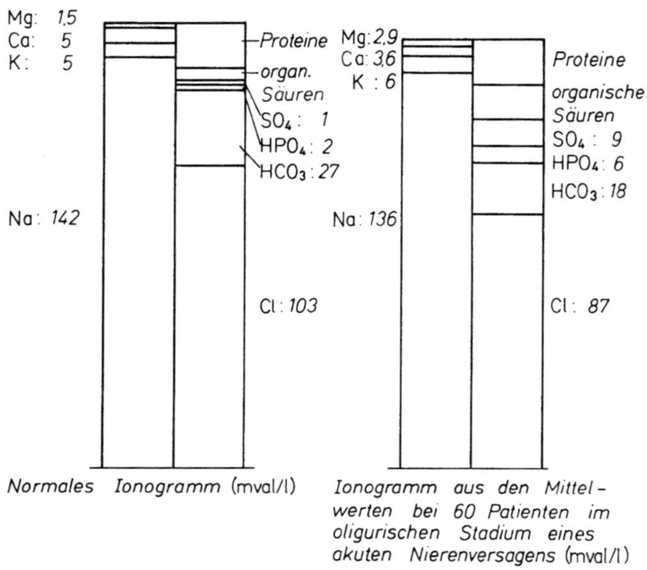

Abb. 10. Veränderung der Serum-Elektrolytkonzentrationen beim akuten Nierenversagen (nach Hamburger et al., 1962)

versagen auftretenden Störungen des Wasser- und Elektrolythaushaltes in Abhängigkeit von den genannten modifizierenden Einflüssen erheblich variieren und kein obligates Verhalten zeigen. Im Verlauf der Erkrankung stellen sich jedoch mit großer Regelmäßigkeit bestimmte pathologische Veränderungen ein, die deshalb zu den typischen Symptomen des akuten Nierenversagens gehören.

Über die cellulären Wasser- und Elektrolytkonzentrationen bei akuter Niereninsuffizienz liegen bisher nur wenige Untersuchungen vor. Dagegen sind die krankhaften Veränderungen der Elektrolytkonzentrationen im Serum seit langem bekannt und in ihrem charakteristischen Verhalten während der verschiedenen Verlaufsstadien des akuten Nierenversagens an größeren Kollektiven überprüft worden. Einen Überblick über die Richtung und das durchschnittliche Ausmaß dieser Veränderungen vermittelt das von Hamburger u. Mitarb. (1962) aufgestellte Serum-Ionogramm (Abb. 10), das die Mittelwerte der Serum-Elektrolytkonzentrationen bei 60 Patienten mit akutem Nierenversagen während der oligurischen Phase wiedergibt. Im einzelnen werden folgende Abweichungen der Konzentration und Verteilung von Kationen und Anionen beobachtet:

Die *Natriumkonzentration im Serum* zeigt bei richtiger Bilanzierung des Natrium- und Wasserhaushaltes keine nennenswerte spontane Abweichung von der Norm. Dies geht unter anderem aus den Angaben von HAMBURGER et al. (1962) sowie DÉROT et al. (1966) hervor, die sich auf die Beobachtung größerer Kollektive beziehen. *Hyponatriämien* von erheblichem Ausmaß, wie sie vor allem in älteren Untersuchungen als häufiges, nahezu charakteristisches Symptom des akuten Nierenversagens beschrieben wurden, lassen sich immer auf einen oder mehrere der folgenden pathogenetischen Faktoren zurückführen:

1. einen Natriummangel infolge nicht kompensierter Verluste, z. B. durch Erbrechen, Diarrhoen, profuses Schwitzen usw. (Mangelhyponatriämie);
2. eine Verdünnungshyponatriämie infolge allgemeiner Hyperhydratation durch übermäßige exogene Zufuhr natriumfreier Flüssigkeit und/oder erhöhten endogenen Wasseranfall aus dem Stoffwechsel (Oxydationswasser) sowie bei gesteigertem Zelluntergang (katabole Stoffwechsellage);
3. eine Verteilungshyponatriämie, d.h. eine Umverteilung von Natriumionen aus der Extracellulärflüssigkeit in den intracellulären Raum, z. B. bei gestörtem Energiestoffwechsel der Zellen.

Die häufigste Ursache einer ausgeprägten Hyponatriämie im oligurischen Stadium ist nach übereinstimmenden klinischen Erfahrungen (SCHREINER u. MAHER, 1961; HAMBURGER et al., 1962; MERRILL, 1965) eine exogene Überwässerung infolge fehlerhafter Bilanzierung des Wasserstoffwechsels, aus der eine Verdünnungshyponatriämie resultiert. Die positive Wasserbilanz entsteht dabei häufig durch eine zu niedrige Einschätzung des endogenen Anfalls von freiem Wasser, der nach Bilanzstudien von HAMBURGER u. RICHET (1952) bei Kranken mit kataboler Stoffwechsellage, insbesondere unter traumatischen und operativen Stress-Situationen und bei schweren Infektionen, während der oligurischen Phase bis zu 10 Liter Wasser betragen soll. Diese beträchtliche Menge erklärt die ausgesprochene Neigung zur Hyperhydratation während des oligurischen Stadiums des akuten Nierenversagens, die nur durch strikte Flüssigkeitsrestriktion entsprechend der tatsächlichen Wasserbilanz vermieden werden kann.

Natriummangelzustände lassen sich durch den Krankheitsverlauf und durch eine typische klinische Symptomatik in Verbindung mit den Befunden der Serumelektrolyte meist gut erfassen. In unklaren Einzelfällen, vor allem bei Kombination verschiedener Störungen, ist die Kenntnis der cellulären Wasser- und Elektrolytkonzentrationen für die Diagnose und Kausaltherapie unumgänglich, wie sie die technisch einfache Methode der Erythrocytenanalyse vermittelt. Einzelheiten hierzu und über die Pathophysiologie des Wasser- und Elektrolytstoffwechsels sind dem Beitrag von RIECKER zu entnehmen.

Eine Umverteilung von Natrium aus dem extracellulären in den intracellulären Raum wurde beim akuten Nierenversagen verschiedentlich beschrieben (GROLLMAN, 1954; ISERI et al., 1952; LABADIE u. JAUBERT, 1957; RUSH u. RANDALL, 1957; GESSLER, 1960, 1961; SCHRÖDER u. WETZELS, 1965), sie spielen jedoch als Ursache der Hyponatriämie eine untergeordnete Rolle.

Hypernatriämien infolge ungenügender Wasserzufuhr (hypertone Dehydratation) oder unkontrollierter Natriumzufuhr sind selten und beruhen immer auf vermeidbaren therapeutischen Fehlern.

Die *Kaliumintoxikation*, die früher als eine der häufigsten und zugleich schwerwiegendsten Komplikationen des akuten Nierenversagens angesehen wurde (MERRILL, 1955) und in vielen Fällen die eigentliche Todesursache darstellte, wird heute sehr viel seltener beobachtet (SCHREINER u. MAHER, 1962; HOLMES, 1963; MERRILL, 1965).

Einer der Gründe für ihren Rückgang ist zweifellos die Verbesserung der konservativen Behandlung, insbesondere die frühzeitige Anwendung kaliumaustauschender Kunstharze, wodurch das Auftreten einer klinisch bedeutsamen Hyperkaliämie während des gesamten Verlaufs verhindert werden kann. HOLMES

(1963) war es auf diesem Wege möglich, eine Kaliumintoxikation in 59% seines Krankengutes zu vermeiden. DÉROT u. Mitarb. (1966) beobachteten in den mit Kaliumaustauschern prophylaktisch behandelten Fällen in weniger als 10% eine bedrohliche Hyperkaliämie. Unabhängig davon haben vor allem HAMBURGER und seine Schule auf die unterschiedliche Häufigkeit der Kaliumintoxikation beim akuten Nierenversagen hingewiesen, die sie keinesfalls als konstantes Symptom ansehen: eine statistische Analyse der Befunde bei 371 Patienten ergab nur bei 72 (19,4%) eine Hyperkaliämie über 7 mval/l (MICHIELSEN, 1958) und nur bei 6 von 360 Hämodialysen war die Indikation eine bedrohliche Hyperkaliämie. Auch wenn die Häufigkeit einer signifikanten Erhöhung der Serumkaliumkonzentration in vergleichbaren Statistiken anderer Autoren in der Regel wesentlich höher liegt, so stimmen die Erfahrungen doch darin überein, daß das Vorkommen einer bedrohlichen Hyperkaliämie im oligurischen Stadium erheblich variiert und keinesfalls ein konstantes Symptom ist. Dieses unterschiedliche Verhalten trotz Oligurie wird durch die Abhängigkeit des Serumkaliumspiegels von verschiedenen extrarenalen Faktoren erklärt, die von Fall zu Fall unterschiedlich wirksam sind: 1. der Menge des endogen freigesetzten Kaliums, die von der Intensität des Proteinstoffwechsels [beim Abbau von 75 g Zellprotein werden nach STRAUSS u. RAISZ (1956) 33 mval Kalium frei] und dem Ausmaß des Zellunterganges abhängig ist; 2. der Umverteilung von K-Ionen aus dem intracellulären Raum in die extracelluläre Flüssigkeit, z.B. infolge einer metabolischen Acidose (die Abnahme des Blut-pH um 0,1 führt zu einem Anstieg der Kaliumkonzentration im Serum von 0,4—1,2 mval/l: SCRIBNER u. BURNELL, 1956); 3. der exogenen K-Zufuhr mit der Nahrung bzw. gastrointestinalen K-Verlusten (z.B. durch Erbrechen, Diarrhoen, Dünndarmdrainagen).

Auf Grund theoretischer Überlegungen soll die Kaliumkonzentration im Serum beim anurischen Patienten in 24 Std durchschnittlich um 0,3—0,4 mval/l ansteigen (STRAUSS, 1948). SARRE (1958) gibt einen mittleren täglichen Kaliumanstieg um 0,47 mval/l an. Bei kataboler Stoffwechsellage und gesteigertem Zelluntergang erfolgt dieser Anstieg doppelt so schnell, wie die von TESCHAN et al. (1955) gefundenen Mittelwerte von 0,7 mval/l in 24 Std bei posttraumatischen Fällen zeigen. Er kann, insbesondere bei gleichzeitiger Verteilungsstörung infolge ausgeprägter metabolischer oder respiratorischer Acidose, bis zu 3 mval/l in 24 Std betragen (SCHREINER u. MAHER, 1961). Die Kaliumkonzentration steigt in diesen Fällen mit erhöhtem endogenen K-Anfall disproportional zu den übrigen biochemischen Parametern der Niereninsuffizienz an. TESCHAN et al. (1955) beobachtete bei einem Drittel der Schwerverwundeten mit akutem Nierenversagen bereits innerhalb der ersten 4 Tage eine Hyperkaliämie über 7 mval/l; durchschnittlich stieg die Kaliumkonzentration innerhalb einer 6tägigen Oligurie auf einen potentiell letalen Wert von 9 mval/l und darüber an. Bei Patienten mit frühzeitig auftretender und rasch progredienter Hyperkaliämie fanden sich immer ausgedehnte Gewebsnekrosen (MERONEY, 1955), deren chirurgische Abtragung den Anstieg der Kaliumkonzentration verlangsamte (RUSH, TESCHAN u. POST, 1955). Fehlen Komplikationen, wie ausgedehnter Gewebsuntergang, Infektion oder Hämolyse, so entwickelt sich eine Hyperkaliämie nur langsam, etwa parallel zu der langsam ansteigenden Azotämie und kann allein durch optimale diätetische Einstellung und prophylaktische Anwendung von K-Austauschern ausreichend kontrolliert werden. Bei gleichzeitigen intestinalen K-Verlusten kann trotz anhaltender Oligurie die Serumkaliumkonzentration normal oder erniedrigt sein, insbesondere dann, wenn zusätzlich eine Alkalose (z.B. bei Magendrainagen) besteht und K-Ionen in den intracellulären Raum umverteilt werden (Verteilungshypokaliämie).

Die *Magnesiumkonzentration* des Serums ist in nahezu allen Fällen während der oligurischen Phase erhöht. HAMBURGER u. Mitarb. (1962) fanden bei 60 Patienten eine mittlere Konzentration von 2,7 mval/l (maximal 6,3 mval/l). Die Hypermagnesiämie war im Krankengut dieser Autoren konstanter nachweisbar als eine Hyperkaliämie, sie trat im Verlauf früher auf (meist am 3.—4. Tag nach Beginn der Oligurie) und normalisierte sich mit dem Eintritt des diuretischen Stadiums rasch. Auch DÉROT u. PIGNARD (1951), BULL (1955), WACKER u. VALLEE (1957) sowie MAURAT (1959) beschreiben eine erhöhte Magnesiumkonzentration als weitgehend konstanten Befund im oligurischen Stadium, während HÄNZE (1962) hierin kein obligates Symptom des Nierenversagens sieht. Die Bedeutung der Hypermagnesiämie für die klinische Symptomatik des akuten Nierenversagens ist unklar.

Eine *Hypocalcämie* gehört zu den konstanten Befunden im oligurischen Stadium. HAMBURGER et al. (1962) geben einen Mittelwert von 3,9 mval/l an, in 85 eigenen Fällen war die Serumcalciumkonzentration durchschnittlich auf 4,1 mval/l erniedrigt. Klinische Bedeutung kommt dieser geringgradigen Hypocalcämie nicht zu, tetanische Symptome sind extrem selten (Einfluß der gleichzeitigen Acidose und Hypermagnesiämie ?) und werden allenfalls bei forcierter Alkalisierung beobachtet (DÉROT, PIGNARD u. MIOCQUE, 1954). Eine statistische Korrelation zwischen Calcium- und Phosphatkonzentration im Serum ist nach HAMBURGER et al. (1962) und eigenen Beobachtungen (JANDL, 1966) nicht nachweisbar.

Die *Konzentration* des *anorganischen Phosphats* (PO_4) im Serum ist nahezu immer erhöht, jedoch ist das Ausmaß der Hyperphosphatämie sehr variabel und unter anderem von dem endogenen Anfall von PO_4 aus dem Zellabbau abhängig. Der Mittelwert in dem von HAMBURGER et al. analysierten Kollektiv beträgt 4,1 mval/l, in den von uns daraufhin untersuchten 30 Fällen wurde ein durchschnittlicher Maximalwert in der oligurischen Phase von 6,7 mval/l erreicht. Der PO_4-Spiegel steigt in „unkomplizierten" Fällen linear mit der Dauer der Oligurie an (durchschnittlich um 0,6—1,1 mval/24 Std). Ein gegenüber der Azotämie disproportional rascherer Anstieg wurde bei Patienten mit ausgedehnten Gewebsnekrosen beschrieben. MERONEY u. HERNDON (1954) sowie BURNETT u. Mitarb. (1947) sahen deshalb in dem Quotienten PO_4/Rest-N (mg-%) einen brauchbaren diagnostischen Hinweis auf das Vorliegen von Gewebsdestruktionen und Infektionen. Ein Quotient über 0,06 wurde dabei als Ausdruck einer massiven, traumatisch oder infektiös bedingten Gewebsdestruktion und gleichzeitig als ungünstiges prognostisches Kriterium bewertet. Diese Feststellung konnte von anderen Autoren nicht bestätigt werden (DOOLAN et al., 1959; SCHREINER u. MAHER, 1961; WETZELS, 1964), die eine erhebliche Variation dieses Quotienten ohne enge Korrelation zu den genannten Komplikationen fanden. Auch bei 16 von uns untersuchten Patienten ergab sich keine erkennbare Beziehung zwischen der Höhe des PO_4/Rest-N-Quotienten und dem Vorhandensein von Gewebsnekrosen bzw. infektiösen Prozessen. Der Mittelwert lag bei später verstorbenen Patienten mit $0{,}048 \pm 0{,}006$ sogar unter dem bei überlebenden Patienten gemessenen Durchschnittswert ($0{,}055 \pm 0{,}008$), so daß der von MERONEY u. HERNDON (1954) postulierte prognostische Aussagewert sehr zweifelhaft erscheint. In dem von WETZELS (1964) untersuchten Kollektiv war die Hyperphosphatämie der konstanteste Befund im Verhalten der Serumelektrolyte, wobei zwar keine quantitative Beziehung zwischen der Höhe des PO_4-Spiegels im Serum und dem Grad der Azotämie bestand, aber eine weitgehende zeitliche Übereinstimmung zwischen Anstieg und Abfall von Azotämie und anorganischem Phosphat während der oligurischen und der anschließenden diuretischen Phase auffiel. Ein derartiges Verhalten war für die übrigen Serumelektrolyte nicht nachzuweisen.

Die *Sulfatkonzentration im Serum* ist regelmäßig erhöht. Das Ausmaß der Hypersulfatämie zeigt eine enge Beziehung zum Grad der Azotämie (Masson, Crosnier u. Richet, 1955), ebenso besteht in den verschiedenen Verlaufsstadien des akuten Nierenversagens eine enge Parallele zwischen dem Verhalten der SO_4- und der Harnstoffkonzentration (Denis u. Hobson, 1923; Loeb u. Benedict, 1927; Masson et al., 1955). Hamburger et al. (1962) geben einen Mittelwert von 10,4 mval/l in der oligurischen Phase an, bei gesteigertem Proteinkatabolismus werden nicht selten Werte über 15—20 mval/l gefunden. Nach Masson u. Mitarb. (1955) sollen Sulfatkonzentrationen über 15 mval/l nur beim akuten Nierenversagen vorkommen, nicht dagegen bei chronischer Niereninsuffizienz, bei der auch die enge Korrelation zwischen SO_4-Konzentration und Azotämie fehlt. Holmes, Miller u. Hlad (1960) fanden einen stärkeren Anstieg der SO_4- gegenüber der PO_4-Konzentration bei akutem Nierenversagen, während das umgekehrte Verhalten für chronische Niereninsuffizienzen charakteristisch war. Die enge Beziehung zwischen dem Grad der SO_4-Retention und der Schwere der Acidose bei Urämie (Loeb u. Benedict, 1927; Harris, McDonald u. Williams, 1952; Strauss u. Raisz, 1956), ist ein Ausdruck der gemeinsamen metabolischen Herkunft von SO_4- und H-Ionen. Eine kausale Beziehung zwischen der Hypersulfatämie und klinischen Urämiesymptomen ist nicht bekannt.

Störungen der Natriumbilanz beim akuten Nierenversagen werden im allgemeinen von analogen *Veränderungen des Chloridstoffwechsels* begleitet. Die regelmäßig während der oligurischen Phase bestehende Hypochlorämie ist oft relativ stärker ausgeprägt als es der gleichzeitigen Verminderung der Serumnatriumkonzentration entspricht. Als Ursache dafür wird ein Abstrom von Chlorid-Ionen in den intracellulären Raum diskutiert (Dérot, Legrain, Pignard, Miocque u. Bernier, 1954; Hamburger et al., 1962). Beim experimentell erzeugten akuten Nierenversagen konnte ein vermehrter Chloridgehalt zusammen mit einer vermehrten Natrium- und Wasserkonzentration in Muskelzellen nachgewiesen werden (Rush u. Randall, 1957; Schloerb, 1961). Ausgeprägte Hypochlorämien unter 80 mval/l werden praktisch nur bei intestinalen Chloridverlusten beobachtet. Klinische Bedeutung erlangt die Hypochlorämie nur in Verbindung mit einer Alkalose. Hamburger et al. (1962) fanden bei 60 Patienten mit akutem Nierenversagen eine mittlere Chloridkonzentration von 86 mval/l während der oligurischen Phase, Legrain (1951) eine durchschnittliche Serumkonzentration von 90 mval/l.

Die *Bicarbonatkonzentration im Serum* (HCO_3) ist infolge der Retention von H-Ionen regelmäßig erniedrigt. Es handelt sich dabei zunächst um einen kompensatorischen Mechanismus ohne klinische Bedeutung, solange keine dekompensierte metabolische Acidose vorliegt. Extrem niedrige HCO_3-Konzentrationen beruhen häufig auf enteralen Bicarbonatverlusten (z.B. durch Dünndarmdrainagen). Hamburger et al. (1962) geben einen Mittelwert von 18 mval/l HCO_3 für das bereits mehrfach zitierte Untersuchungskollektiv an.

Das Ausmaß der *Acidose* im oligurischen Stadium wird wesentlich bestimmt durch den Anfall von H-Ionen aus dem endogenen Proteinstoffwechsel, in geringerem Umfang aus dem Fett- und Kohlenhydratstoffwechsel. Eine stark katabole Stoffwechsellage, wie sie bei allen schweren, durch Trauma, chirurgische Eingriffe oder Infektionen komplizierten Fällen besteht, begünstigt deshalb die Entwicklung der Acidose. Die pH-Werte bei 60 Patienten mit einer durchschnittlichen Harnstoffkonzentration von 400 mg-% lagen im Mittel bei 7,23 (Hamburger et al., 1962). Normale oder erhöhte pH-Werte trotz längerer Oliguriedauer werden bei Verlust von saurem Magensaft durch anhaltendes Erbrechen oder Magendrainagen beobachtet.

d) Organsymptome

Die klinischen Symptome in der azotämischen Phase des akuten Nierenversagens werden entscheidend bestimmt durch die Ätiologie des Nierenversagens, d.h. durch die dem auslösenden Grundleiden eigenen Symptome, und die Intensität der durchgeführten Therapie.

Das klassische Vollbild der Urämie wird bei optimaler Behandlung heute, wenn alle zur Verfügung stehenden therapeutischen Möglichkeiten einschließlich der modernen Dialyseverfahren konsequent und rechtzeitig eingesetzt werden, nicht mehr beobachtet. Damit reduziert sich das klinische Erscheinungsbild des akuten Nierenversagens auf einige typische und auch bei adäquater Therapie meist nicht vermeidbare Symptome, die im folgenden zusammenfassend erwähnt werden. Eine ausführliche Darstellung der speziellen Pathophysiologie und Klinik der akuten Niereninsuffizienz enthält der Beitrag von HEINTZ, auf den verwiesen wird.

Der *Lokalbefund der Nieren* ergibt in vielen Fällen vergrößerte und sehr druckschmerzhafte Organe, häufig wird in den ersten Tagen auch ein dumpfer Spontanschmerz im Bereich der Nierenlogen angegeben. In diesen Fällen kann auch röntgenologisch eine deutliche Vergrößerung der Nierenschatten nachgewiesen werden (ALWALL u. TORNBERG, 1953). Diese Lokalsymptome bilden sich innerhalb der ersten Woche nach Beginn des oligurischen Stadiums spontan zurück HAMBURGER u. RICHET (1956) konnten vereinzelt ein plötzliches Nachlassen der Schmerzen unter der Dialysebehandlung beobachten.

α) Verdauungsorgane

Es besteht nahezu immer eine ausgesprochene Trockenheit der Mundschleimhäute, die das meist quälende Durstgefühl der Kranken verstärkt. Diese beruht teilweise auf einer verminderten Speichelsekretion (HOLMES, CRANDALL, DWYER u. SHORT, 1960). Häufig entwickeln sich schmerzhafte Ulcerationen der Mundschleimhaut, gelegentlich wird eine echte Stomatitis mit pseudomembranösen Belägen beobachtet. Eine eitrige Parotitis tritt unter adäquater Therapie nur selten auf. Ein konstantes Symptom in der oligurischen Phase ist eine ausgeprägte Anorexie, die durch ein monotones Diätregime begünstigt wird. Nausea und Erbrechen sind bei frühzeitiger Dialysetherapie weitgehend vermeidbar. Häufiger als durch die Azotämie per se werden diese Symptome durch eine bei richtiger Bilanzierung vermeidbare Überwässerung (hypotone Hyperhydratation) hervorgerufen. Ein nicht seltenes Symptom ist ein schwer zu beeinflussender Singultus. In den meisten Fällen bestehen während der oligurischen Phase Obstipation und Meteorismus. Magen-Darmblutungen bei erosiver Gastritis, Ulcus und Enterocolitis kommen vor, ihre Häufigkeit ist bei frühzeitiger Dialysebehandlung gering. Gelegentlich können sich in diesem Stadium Symptome eines akuten Abdomens entwickeln (syndrome pseudo-péritonéale, HAMBURGER et al., 1962), die nur schwer von einer echten Peritonitis zu unterscheiden sind, nach effektiver Dialysebehandlung aber akut abklingen. Eine sehr seltene, allerdings schwerwiegende Komplikation ist das Auftreten einer akuten hämorrhagischen Pankreatitis.

β) Kreislauforgane

Der *arterielle Blutdruck* ist bei der Mehrzahl der Kranken während des oligurischen Stadiums normal oder erniedrigt. In ca. einem Drittel der Fälle wird eine vorübergehende, überwiegend systolische Blutdrucksteigerung beobachtet, deren Ausmaß oft von Tag zu Tag schwankt (SWAN u. MERRILL, 1953; KILEY et al.,

1960; HAMBURGER et al., 1962). Bei posttraumatischem Nierenversagen wurde eine derartige interkurrente Hypertonie in 85% der Fälle beobachtet (LUCKÉ, 1946; TESCHAN et al., 1955; HOWARD, 1957). Nur in einem Teil der Fälle kann die Blutdrucksteigerung als Folge einer Überwässerung und/oder positiven Natriumbilanz erklärt werden. Wir selbst beobachteten einen vorübergehenden Anstieg der Blutdruckwerte um mindestens 20/15 mm Hg bei 29 von 57 Patienten, die klinisch keinerlei Zeichen einer Überwässerung boten. TU (1965) fand in der oligurischen Phase des akuten Nierenversagens regelmäßig eine Erhöhung der Reninaktivität im Plasma, die bei den Patienten am stärksten ausgeprägt war, die eine intermittierende Blutdrucksteigerung aufwiesen.

Herzrhythmusstörungen und Veränderungen des EKG-Bildes treten in Zusammenhang mit Kaliumintoxikation, Hypermagnesiämie, Acidose und Hypocalcämie auf. Sie können durch gezielte konservative Maßnahmen und frühzeitige Dialysebehandlung weitgehend verhindert werden. Eine im Verlauf des akuten Nierenversagens auftretende Herzinsuffizienz beruht in der Regel auf einer Überwässerung, jedoch werden auch metabolische Störungen als Ursache einer myokardialen Insuffizienz diskutiert (MERRILL, 1965).

Über die pathogenetische Deutung einer „urämischen" Myokarditis (SCHREINER u. MAHER, 1962) mit Galopprhythmus, Herzvergrößerung und Herzinsuffizienz, die auf Glykosidgaben ungenügend anspricht, besteht keine Übereinstimmung. Vereinzelt wurde ein „high output failure" bei akutem Nierenversagen beschrieben („hypermetabolisches Syndrom"), dessen Pathogenese unklar ist (SCHREINER u. MAHER, 1962).

Die *urämische Perikarditis* ist selten, wenn durch frühzeitige Dialysetherapie eine stärkere Azotämie und die Entwicklung urämischer Intoxikationserscheinungen verhindert wird. WACKER u. MERRILL (1954) beobachteten eine Perikarditis bei 14 von 77 (18%) Patienten mit akutem Nierenversagen, HAMBURGER et al. (1962) geben eine Häufigkeit von nur 1,2% an, in 100 eigenen Fällen kam es dreimal zu einer urämischen Perikarditis. Vor allem bei langer Oliguriedauer kann sich eine massive hämorrhagische Perikarditis mit Herzbeuteltamponade entwickeln, wie eine eigene Beobachtung zeigte.

γ) Atemorgane

Die „Flüssigkeitslunge" (fluid lung) beim akuten Nierenversagen ist die Folge einer Überwässerung mit vermehrter Flüssigkeitsansammlung im Lungeninterstitium. Sie tritt bei richtiger Bilanzierung des Wasserhaushaltes nicht auf. Klinische Symptome der fluid lung sind Dyspnoe, Hustenreiz und quälender Husten sowie Druck und Engegefühl über der Brust. Röntgenologische Zeichen sind schleierartige, vorwiegend perihilär angeordnete Verdichtungen (Schmetterlingsform), die sich zur Lungenperipherie hin aufhellen. Trotz eines ausgedehnten Röntgenbefundes können gelegentlich klinische Erscheinungen (Dyspnoe) völlig fehlen (ALWALL et al., 1953). Charakteristisch ist ein normaler Auskulationsbefund über der Lunge selbst in ausgeprägten Fällen von Flüssigkeitslunge.

FRANKLIN u. MERRILL (1960) erwähnen ein pathogenetisch ungeklärtes pulmonales Syndrom bei akutem Nierenversagen, das unter der klinischen Symptomatik einer Lungenembolie verläuft mit Cyanose, akuter Dyspnoe, erhöhtem Venendruck, exspiratorischem Stridor und akuten Rechtsbelastungszeichen im EKG, ohne daß sich in autoptisch untersuchten Fällen dabei eine Lungenembolie nachweisen ließ. Die Autoren diskutieren einen pathogenetischen Zusammenhang mit biochemischen Störungen, da in Einzelfällen nach Dialysebehandlung eine rasche Rückbildung der Symptome beobachtet wurde. Ähnliche Beobachtungen werden auch von BLUEMLE et al. (1959) und SCHREINER u. MAHER (1962) mitgeteilt.

Die acidotische Atemstörung (Kussmaulsche Atmung) wird nicht mehr beobachtet, wenn die Ausbildung einer schweren metabolischen Acidose den heute gültigen therapeutischen Richtlinien und Möglichkeiten entsprechend verhindert wird. Die in vielen Fällen sehr erhebliche Anämie kann gelegentlich zu dyspnoischen Beschwerden führen.

Ein urämischer Foetor fehlt im Gegensatz zur chronischen Niereninsuffizienz beim akuten Nierenversagen meist, zumindest in den ersten 5—7 Tagen (HEINTZ u. LOSSE, 1961) und kann mit Vorbehalt als einfaches differentialdiagnostisches Unterscheidungsmerkmal zwischen akuter und chronischer Azotämie dienen.

δ) Blutbild und Blutgerinnung

Auch ohne Blutverluste oder massive Hämolyse entwickelt sich regelmäßig innerhalb weniger Tage eine ausgeprägte normochrome und normocytäre Anämie, die nach eigenen Untersuchungen keine statistisch signifikante Korrelation zur Dauer der Oligurie zeigt. Nicht selten werden eine Verminderung der Erythrocytenzahl auf Werte um 2 Mill. und des Hämatokritwertes auf 20% beobachtet. Die Reticulocytenzahl ist vermindert. Nach raschem initialem Abfall bleibt die Anämie trotz Fortdauer der Azotämie stationär (MERRILL, 1965). Klinisch fällt auf, daß selbst schwere Anämien beim akuten Nierenversagen meist ohne wesentliche Beschwerden toleriert werden. Die von verschiedenen Autoren im oligurischen Stadium nachgewiesene Hypoplasie der Erythropoese wird durch den Ausfall der Erythropoietinproduktion in der Niere erklärt (NAETS, 1958; KELLER, KHALIFA u. REUBI, 1960).

Häufig besteht während der ersten Tage des oligurischen Stadiums trotz fehlender Hinweise auf eine infektiöse Komplikation eine ausgedehnte Leukocytose (mit Leukocytenzahlen bis 20000/mm^3), die sich mit Fortdauer der Oligurie zurückbildet.

Die *Gerinnungsstörung* beim akuten Nierenversagen ist komplexer Natur: eine wesentliche Rolle scheint die Hemmung der normalen Plättchenfunktion zu spielen, wobei gleichzeitig eine Verminderung der Plättchenzahl bestehen kann, jedoch nicht regelmäßig beobachtet wird; weiterhin wurde ein Aktivitätsverlust des Prothrombinkomplexes im Plasma, ein verminderter Prothrombinverbrauch bzw. eine gestörte Thrombinbildung, sowie das Auftreten von Hemmkörpern des Thrombin und Thromboplastin beschrieben (GROSS, NIETH u. MAMMEN, 1958; KENDALL, LOWENSTEIN u. MORGAN, 1961; CHENEY u. BONNIN, 1962; v. KAULLA u. v. KAULLA, 1966). Zum Teil handelt es sich um unspezifische Störungen, die mehr durch das Grundleiden als durch die biochemischen Veränderungen in der azotämischen Phase hervorgerufen werden. Häufig führt die Grundkrankheit selbst zu schweren Gerinnungsstörungen (z.B. akute Hämolyse).

ε) Neurologische Symptome

Asthenie, Muskelkrämpfe und Konvulsionen werden bei korrekter Bilanzierung des Wasser- und Elektrolythaushaltes und Beseitigung einer drohenden urämischen Intoxikation mittels der Dialyseverfahren kaum noch beobachtet. Das gleiche gilt unter optimaler Therapie für die urämische Bewußtseinsstörung. Sehr selten können trotz scheinbar ausreichend kontrollierter Azotämie vorübergehend psychotische Symptome (delirante oder hypomanische Zustandsbilder) auftreten. Das EEG zeigt auch bei klinisch unauffälligen Patienten häufig unspezifische Allgemeinveränderungen des Hirnstrombildes.

4. Das diuretische (polyurische) Stadium

Im typischen Verlauf des akuten Nierenversagens läßt sich das diuretische Stadium durch rasch zunehmende Harnmengen unschwer abgrenzen. In der

Regel kann der Beginn dieser Verlaufsphase auf den Zeitpunkt verlegt werden, an dem das Harnvolumen 500 ml/24 Std übersteigt. Während am Ende des oligurischen Stadiums die tägliche Harnmenge nur unwesentliche Schwankungen zeigt, allenfalls eine allmähliche Zunahme bemerkbar wird, erfolgt jetzt in den meisten Fällen ein rascher Anstieg der Diurese um täglich 200—500 ml, bis nach einigen Tagen durchschnittliche Harnmengen von 2,5—3 Litern erreicht werden (Abb. 6).

Neben dieser am häufigsten zu beobachtenden schrittweisen Steigerung der Diurese kommt es gelegentlich — meist bei unkomplizierten Fällen mit kurzfristiger Oligurie — mit dem Beginn des diuretischen Stadiums zu einer sprunghaften Zunahme der täglichen Harnmenge um 1000—2000 ml/24 Std. Bei 60 eigenen Fällen wurde dieser Diuresetyp (tägliche Zunahme der Harnmenge von mehr als 1000 ml in den ersten Tagen des diuretischen Stadiums) sechsmal beobachtet. Schließlich kann in Einzelfällen die Harnausscheidung über mehrere Tage um 500—600 ml/24 Std fixiert bleiben, wobei oft ein persistierender Schaden der Niere, z.B. eine partielle Nierenrindennekrose vorliegt.

Die *Polyurie* in der Frühphase des diuretischen Stadiums ist pathophysiologisch das Resultat des eingeschränkten Konzentrationsvermögens der Niere und einer osmotischen Diurese in den bereits wieder funktionstüchtigen Nephronen.

Die Konzentrationsschwäche kann dabei, wie eigene Untersuchungen gemeinsam mit Anastasakis zeigten (Buchborn, Edel und Anastasakis, 1959), durch eine partielle ADH-Refraktärität des distalen Nephron wie auch durch eine Leistungseinschränkung der harnkonzentrierenden Mechanismen im medullären Gegenstromsystem bedingt sein, welche oft erst nach Monaten mit der völligen Normalisierung des tubulären Zellstoffwechsels und der aktiven tubulären Zellfunktionen abklingt. Einzelheiten darüber sind dem Handbuchbeitrag von Buchborn zu entnehmen. Die osmotische Diurese in diesem Stadium resultiert wahrscheinlich weniger aus der vermehrten osmotischen Beladung des Tubulus-Systems einer noch stark verminderten Anzahl von funktionierenden Nephronen infolge einer (bei gleichzeitiger Azotämie) erhöhten Harnstoffkonzentration im Primärharn als vielmehr aus einer verminderten proximalen Natriumrückresorption. Demgemäß besteht in dieser frühen diuretischen Phase eine lineare Beziehung zwischen dem Harnzeitvolumen und der Gesamtausscheidung an osmotisch wirksamen Harnbestandteilen ($C_{osm} = V$), und es wird ein angenähert plasmaisotoner Harn ausgeschieden. Eine Isosthenurie am Beginn der diuretischen Phase, d.h. ein osmotischer U/P-Quotient um 1,0 wurde übereinstimmend von zahlreichen Untersuchern gefunden (Bull, 1956; Meroney u. Rubini, 1957; Goldberg et al., 1961; Legrain u. Petrover, 1965).

Entgegen älteren Auffassungen (Burwell, 1947; Strauss u. Thorn, 1948; Bull, Joekes u. Lowe, 1950; Legrain, 1951; Welt u. Peters, 1951; Hunter u. Muirhead, 1952; Dérot et al., 1954; Elkinton, 1955; u.a.), die von der inzwischen eindeutig widerlegten Vorstellung ausgingen, daß das Tubulussystem in diesem Stadium zu keiner aktiven Funktion befähigt sei und insbesondere der Verlust der natriumkonservierenden Mechanismen zwangsläufig zu exzessiven Salz- und Wasserverlusten führen müsse, kann heute eine hochgradige Polyurie mit Harnmengen über 4 Liter/24 Std und mehr keinesfalls als obligate Erscheinung im Verlauf des akuten Nierenversagens angesehen werden. Bereits Swan u. Merrill (1953) haben anhand von Natrium- und Wasserbelastungen nachweisen können, daß im frühen diuretischen Stadium regulatorische Tubulusfunktionen erhalten und wirksam sind, ein Befund, der später von zahlreichen Untersuchern bestätigt wurde und dem Konzept der „unkontrollierten Wasser- und Salzverluste" widerspricht. Merrill (1955) hat schließlich das bis dahin für unvermeidbar gehaltene Auftreten einer hochgradigen und anhaltenden Polyurie als Folge der in diesem Stadium einsetzenden Ausscheidung eines während der Oligurie retinierten Wasser- und Natriumüberschusses erklärt, wobei die aus falschen pathophysiologischen Vorstellungen resultierende NaCl-Therapie in der diuretischen Phase zwangsläufig eine Normalisierung der Natrium- und Wasserbilanz verhindert und das Fortbestehen der Polyurie begründet. Damit erwiesen sich die früher regelmäßig beim akuten Nierenversagen beobachteten exzessiven Polyurien als iatrogen bedingte Folge von Überwässerung während der Oligurie und prolongierter Flüssigkeits- bzw. Salzzufuhr in der diuretischen Phase. Die Richtigkeit dieser Deutung in den meisten Fällen geht daraus hervor, daß mit der genaueren Bilanzierung des Wasserhaushaltes in der oligurischen Phase durch eine strengere Flüssigkeitsrestriktion hochgradige Polyurien über 4 Liter/24 Std nur noch ausnahmsweise gesehen werden (Eales u. Simenhoff, 1961; Roscoe, 1964; Merrill, 1965; Legrain u. Petrover, 1965; Dérot et al., 1966; Jandl, 1966).

Diese Abhängigkeit der Diuresegröße im diuretischen Stadium von der Wasserbilanz am Ende der oligurischen Phase veranschaulicht eine Darstellung von Loughridge u. Mitarb. (1960): Die Gegenüberstellung der täglichen Harnvolumina im diuretischen Stadium bei zwei vergleichbaren Kollektiven zeigt, daß in dem Kollektiv mit einer Flüssigkeitszufuhr von ca. 1000 ml/24 Std im oligurischen Stadium die Harnausscheidung signifikant ($p < 0{,}001$) größer ist als bei

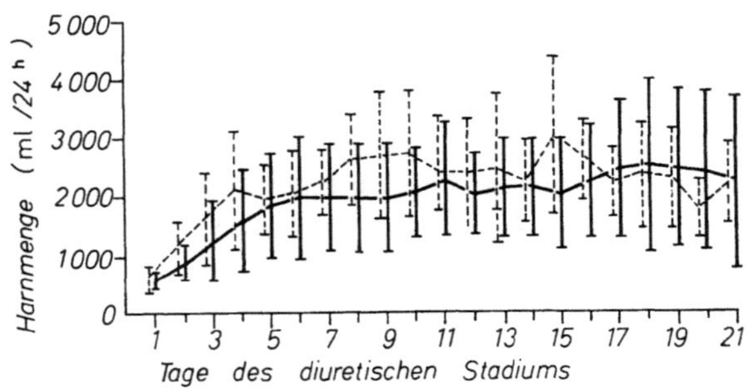

Abb. 11. Vergleich der täglichen Harnvolumina (Mittelwerte ± Standardabweichung) im diuretischen Stadium bei zwei verschiedenen Kollektiven: Die ausgezogene Linie zeigt die Diuresegröße in den von Loughridge et al. (1960) beobachteten Fällen; die gestrichelte Linie gibt die Werte des Vergleichskollektivs von Bull et al. (1950) an, bei dem während der oligurischen Phase die Flüssigkeitszufuhr um durchschnittlich 500 ml/24 Std höher lag (nach Loughridge et al., 1960)

dem Vergleichskollektiv mit nur 500 ml täglicher Flüssigkeitszufuhr. Die durchschnittliche Mehrausscheidung von 6,5 Liter während der 17tägigen Kontrollperiode im ersten Kollektiv entspricht quantitativ ziemlich genau dem für die vorhergehende 12tägige oligurische Phase veranschlagten Wasserüberschuß von 6 Liter (Abb. 11).

Daß trotz strikterer Flüssigkeitsbeschränkung in den meisten Fällen am Ende des oligurischen Stadiums der Körperwasserbestand vermehrt ist, was dem gewöhnlich unterschätzten endogenen Anfall von freiem Wasser aus dem Stoffwechsel und dem Abbau von Körpereiweiß (vorwiegend Muskulatur) und Fettdepots zuzuschreiben ist, zeigt der fast regelmäßig während des diuretischen Stadiums eintretende Gewichtsverlust, der beim Fehlen klinischer Zeichen der Dehydratation und bei zunehmender subjektiver Besserung der Kranken nur durch Ausschwemmung eines zuvor bestehenden Wasserüberschusses erklärt werden kann. Dieser Gewichtsverlust durch die Ausscheidung von Exzeßwasser beträgt nach Swan u. Merrill (1953) durchschnittlich 10% des Körpergewichts. Legrain u. Petrover (1956) geben für ihr Patientengut eine mittlere Gewichtsabnahme um 3—5 kg an, was dem von uns beobachteten Gewichtsverlust um durchschnittlich 4,4 kg entspricht (Jandl, 1966). Klinisch wird das Ausmaß des Katabolismus in der oligurischen Phase häufig erst jetzt ersichtlich, nachdem der Körperwasserbestand normalisiert ist und der Verlust an Muskelmasse und Körperfett erkennbar wird.

Die *Harnzusammensetzung* im früheren diuretischen Stadium ist in der Mehrzahl der Fälle weitgehend einheitlich: bei Isosthenurie ($U/P_{osm} \sim 1{,}0$) liegt die Harnstoffkonzentration meist zwischen 600—800 mg-%, die Konzentration von Kreatinin zwischen 40—60 mg-%, die Natriumkonzentration des Endharns beträgt durchschnittlich 60—80 mval/l, während die Kaliumkonzentration zunächst meist unter 30 mval/l liegt und im weiteren Verlauf ansteigt.

Allerdings kommen erhebliche Abweichungen von diesen Durchschnittswerten vor, die aus dem größten bisher daraufhin untersuchten Krankengut von LEGRAIN u. PETROVER (1965) stammen; WETZELS (1964) konnte an seinem Untersuchungskollektiv ebenso wie wir kein systematisches Verhalten der Harnelektrolyte während dieser Phase feststellen. Dies gilt insbesondere für die Na/K-Quotienten, die sich sehr wechselhaft verhalten. Die von Fall zu Fall unterschiedlichen Einflüsse auf die Harnausscheidung und Zusammensetzung (z.B. durch eine unterschiedliche exogene Zufuhr und einen variablen endogenen Anfall von Elektrolyten) lassen von vornherein eine erhebliche Streuungsbreite erwarten.

LEGRAIN u. PETROVER (1965) weisen auf ungewöhnlich hohe Harnstoffkonzentrationen im Urin (1—2 g-%) bei gleichzeitigen Na/K-Quotienten unter 1,0 bei schweren posttraumatischen und postoperativen Fällen hin, was sie als Ausdruck einer gesteigerten Aldosteronaktivität infolge Dehydratation und Hypovolämie deuten.

Der *Harnbefund* zeigt in diesem Stadium regelmäßig eine deutliche Leukocyturie, geringer ausgeprägt auch eine Erythrocyturie, während die Eiweißausscheidung in der Regel unter $0{,}5^0/_{00}$ liegt (PETROVER u. LEGRAIN, 1965). Fast immer findet sich eine Bakteriurie, auch wenn klinische Symptome einer Pyelonephritis fehlen. Der pH-Wert des Harns liegt um 6,0, die Ausscheidung von H-Ionen (in Form von Ammoniak und titrierbarer Acidität) ist bezogen auf die Größe des Glomerulusfiltrats normal oder erhöht, sie ist am höchsten in der Initialphase, solange die Phosphatausscheidung im Primärharn erhöht ist. Durch Natriumphosphatbelastung kann die H-Ionenausscheidung auch in dieser Phase gesteigert werden (LEGRAIN u. PETROVER, 1965).

Die *Azotämie* nimmt in den ersten Tagen des diuretischen Stadiums zunächst noch weiter zu, um gewöhnlich erst bei Diuresegrößen über 2000 ml/24 Std kontinuierlich abzufallen. Die Rückbildung der Azotämie erfolgte bei 60 von uns analysierten Fällen durchschnittlich am 4. Tag des diuretischen Stadiums bei einer mittleren Harnstoffausscheidung um 20 g/24 Std, die Normgrenze der Serum-Harnstoffkonzentration wurde durchschnittlich 12,9 Tage nach Einsetzen der Diurese erreicht. In unkomplizierten Fällen mit niedrigem endogenem Harnstoffanfall fällt der Harnstoffspiegel im Serum exponentiell zur Norm ab (Abb. 12). Nach LUNDING u. Mitarb. (1964) setzt die spontane Rückbildung der Azotämie bei einem Wert für $C_{Kreatinin}$ von mehr als 5 ml/min ein, sofern nicht ein gesteigerter Proteinabbau vorliegt. Das zur Ausscheidung der harnpflichtigen Endprodukte des Eiweißstoffwechsels erforderliche Harnvolumen variiert mit der Höhe des endogenen Anfalls, so daß bei gesteigertem Eiweißkatabolismus (z.B. nach Operationen oder bei Infektionen) selbst bei Harnmengen von mehr als 3000 ml/min eine weitere Zunahme der Azotämie erfolgen kann und die Harnstoffausscheidung in Einzelfällen über 40 g/24 Std ansteigen muß, bis ein Abfall der erhöhten Blutkonzentrationen eintritt. Nicht selten wird das Verhalten von Azotämie und Diuresegröße im diuretischen Stadium außerdem durch verschiedene zusätzliche Faktoren wie z.B. Dialysebehandlungen, exogene Eiweißzufuhr, medikamentöse Einwirkungen u.a. beeinflußt.

Parallel zur Rückbildung und endgültigen Normalisierung der Azotämie fallen auch die erhöhten Sulfat- und Phosphatkonzentrationen im Serum ab, ebenso kommt es rasch zur Normalisierung einer metabolischen Acidose, während die Hypocalcämie oft über die diuretische Phase hinaus persistiert. Der Serumkaliumspiegel (ebenso wie die Magnesiumkonzentration) steigt bei Diuresegrößen über 1000 ml/24 Std in der Regel nicht weiter an, mit zunehmender Harnmenge und Dauer des diuretischen Stadiums kann es infolge erhöhter Kaliuresen zu Hypokaliämien kommen, die jedoch keinesfalls regelmäßig beobachtet werden und durch eine ausreichende diätetische Kaliumzufuhr unschwer vermieden werden können.

Die Gefahr von bedrohlichen Elektrolytstörungen ist sehr viel geringer bei richtiger Bilanzierung des Flüssigkeitshaushaltes in der oligurischen Phase und wenn exzessive Polyurien durch unkontrollierte Salz-Flüssigkeitszufuhr im diuretischen Stadium vermieden werden. Dies gilt auch für die früher als typisch beschriebene Hyponatriämie im polyurischen Stadium, die heute kaum noch beobachtet wird und praktisch nie ein klinisches Problem darstellt. Ausgeprägte

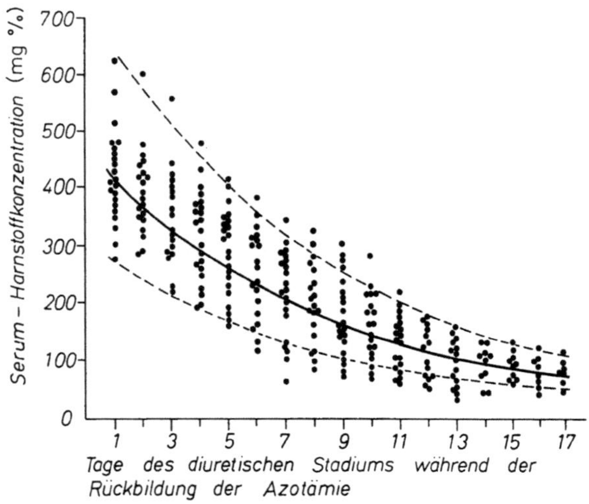

Abb. 12. Exponentieller Abfall des Harnstoffspiegels im Blut während der diuretischen Phase (Mittelwerte $\pm S$) (nach LOUGHRIDGE et al., 1960)

Hyponatriämien beruhen nahezu immer auf therapeutischen Fehlern oder extrarenalen Natriumverlusten.

Die Gefahr der Dehydratation besteht vor allem bei posttraumatischen und postoperativen Fällen mit kataboler Stoffwechsellage und damit erhöhtem Harnstoffanfall, der zu einer anhaltenden osmotischen Diurese mit großem Harnvolumina führt. Eine adäquate Flüssigkeitsbilanzierung unter ständiger Kontrolle des Hydratationszustandes des Kranken ist erforderlich, um die in diesem Stadium drohenden und grundsätzlich vermeidbaren Komplikationen von seiten des Wasserhaushaltes zu verhindern.

Der *klinische Verlauf* zeigt in unkomplizierten Fällen mit nur kurzdauernder Oligurie mit dem Einsetzen der Diurese eine rasche subjektive Besserung und die Rückbildung urämischer Erscheinungen trotz zunächst fortbestehender Azotämie. Diese Patienten sind im diuretischen Stadium kaum noch gefährdet und bieten im allgemeinen keine klinischen Probleme.

Anders ist die klinische Situation bei schweren hyperkatabolen Fällen mit langer Oliguriedauer; die Kranken befinden sich in stark reduziertem Allgemeinzustand und erleiden häufig trotz Wiedereinsetzen der Diurese eine weitere Verschlechterung und entwickeln bedrohliche Komplikationen, vor allem sekundäre

Infektionen infolge der zunehmenden Abwehrschwäche. Für diese Patienten besteht auch in diesem Verlaufsstadium eine erhebliche Gefährdung, wie unter anderem aus den Mortalitätsziffern von 15% (Dérot et al., 1954, Lunding et al., 1964) bis 25% (Swan u. Merrill, 1953; Hamburger u. Mitarb., 1962) im diuretischen Stadium hervorgeht. Allerdings kann die Häufigkeit von Komplikationen und damit die Mortalität bei Anwendung der heute gültigen therapeutischen Prinzipien, insbesondere durch die frühzeitige und auch nach Beginn des diuretischen Stadiums kurzfristig wiederholte Dialysebehandlung wesentlich gesenkt werden. So konnte Holmes (1963) bei frühzeitigerer und häufigerer Anwendung der Hämodialyse die Mortalität im diuretischen Stadium von 33% in den Jahren 1953—1958 auf 9% in einer Vergleichsperiode von 1959—1963 vermindern. Im Krankengut von Alwall (1963) betrug die Mortalität im diuretischen Stadium 8,7%. Legrain u. Petrover (1965) verloren nur 5 von 100 Patienten nach Eintritt des diuretischen Stadiums und führen diese Abnahme der Mortalität auf die häufige und frühzeitige Dialysebehandlung zurück, die bei insgesamt 20 von 100 Patienten im diuretischen Stadium notwendig wurde.

Damit wird die *Prognose des akuten Nierenversagens*, die früher maßgeblich durch das auslösende Grundleiden und die davon ausgehenden Komplikationen wie Traumen, Intoxikationen und Infektionen beeinflußt wurde, heute entscheidend durch die rechtzeitige und konsequente Therapie bestimmt, deren Grundzüge in Kapitel F dargestellt werden.

5. Das Stadium der funktionellen Wiederherstellung

Mit der Normalisierung der Azotämie, die durchschnittlich 2 Wochen nach Beginn des diuretischen Stadiums (Mittelwert bei 60 eigenen Fällen 15,4 ± 1,1 Tage) eintritt (Abb. 13), beginnt die eigentliche Rekonvaleszenz, in der meist rasch eine

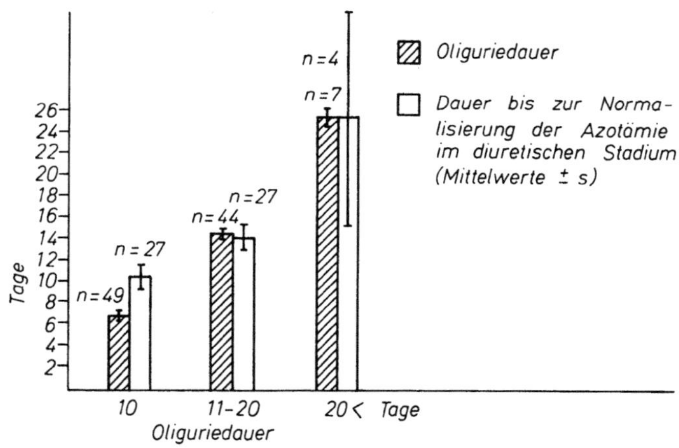

Abb. 13. Vergleich zwischen der Dauer des oligurischen Stadiums und dem Intervall bis zur Normalisierung der Azotämie im diuretischen Stadium

völlige Rückbildung aller klinischen Krankheitssymptome erfolgt, während eine Einschränkung einzelner Nierenpartialfunktionen oft noch über mehrere Monate, in Einzelfällen sogar Jahre, nachweisbar bleibt. Von Komplikationen der Grundkrankheit oder Begleiterkrankungen abgesehen, die jetzt in den Vordergrund treten können, erfolgt in diesem Stadium des akuten Nierenversagens eine bemerkenswert rasche Wiederherstellung des am Beginn der diuretischen Phase meist erheblich reduzierten Kräftezustandes. In der Regel entwickeln die Kranken einen ungewöhnlichen Appetit und gleichen den erheblichen Gewichtsverlust während der azotämischen Phase in wenigen Wochen aus. Kachektische Zustandsbilder, wie sie früher nach schweren und protrahiert verlaufenden Fällen nicht selten beobachtet wurden, lassen sich unter den heutigen therapeutischen Voraussetzungen vermeiden, insbesondere bei konsequenter Anwendung der „prophylaktischen" Dialysebehandlung.

Pathogenetisch ungeklärt ist das Auftreten von *Arthralgien* bei einem Teil der Patienten, worauf zuerst SWAN u. MERRILL (1953) aufmerksam gemacht haben. Die durch Analgetika nur wenig beeinflußbaren Schmerzen bevorzugen die großen Gelenke und klingen im weiteren Verlauf spontan ab. Weder klinisch, noch röntgenologisch ist dabei ein krankhafter Befund an den betroffenen Gelenken zu erheben. DÉROT u. Mitarb. (1966) beobachteten derartige Arthralgien im Rekonvaleszenzstadium bei 30% der Patientinnen mit einem akuten Nierenversagen post abortum. EALES, DOWDLE u. SAUNDERS (1964) vermuten einen Zusammenhang mit vorangegangenen Dialysebehandlungen.

Die *Anämie* kann im Gegensatz zu der weitgehenden Normalisierung aller humoralen Befunde am Ende der diuretischen Phase noch über Wochen bis Monate bestehen bleiben und bildet sich nach dieser Zeit spontan zurück, sofern nicht spezifische Ursachen vorliegen (z.B. Eisenmangel nach großen Blutverlusten), die eine Substitutionstherapie erforderlich machen. Häufig wird einige Wochen nach der Normalisierung der Azotämie eine mäßige Reticulocytenkrise (20—30%) beobachtet.

Die Gesamtfunktion der Niere ist bereits am Ende des diuretischen Stadiums soweit wiederhergestellt, daß die exkretorische und homöostatische Organfunktion gewährleistet ist und klinisch manifeste Symptome einer renalen Leistungseinschränkung nicht mehr vorliegen. Die *Einzelfunktionen* der Niere sind jedoch zum Zeitpunkt der klinischen Heilung noch erheblich herabgesetzt und erreichen erst nach mehreren Monaten die untere Normgrenze, wie zahlreiche Untersucher übereinstimmend festgestellt haben (CORCORAN, TAYLOR u. PAGE, 1943; LUETSCHER u. BLACKMAN, 1943; REDISH, WEST, WHITEHEAD u. CHASIS, 1947; GOVAERTS, 1948; SIROTA, 1949; MARSHALL u. HOFFMAN, 1949; BULL, JOEKES u. LOWE, 1950; CHESLEY u. MCCAW, 1951; LOWE, 1952; ISERI, BATCHELOR, BOYLE u. MYERS, 1952; BRUN, 1954; FINKENSTAEDT u. MERRILL, 1956; REUBI, 1960; PRICE u. PALMER, 1960; REUBI, 1961; MERTZ u. SARRE, 1962; WETZELS, 1964; LEGRAIN u. PETROVER, 1965; KESSEL u. JENTSCH, 1965; DÉROT et al., 1966).

Die mittels Clearance-Untersuchungen bestimmten Werte für das Glomerulusfiltrat ($C_{\text{Inulin, Kreatinin}}$) und den effektiven Nierenplasmastrom (C_{PAH}) erreichen durchschnittlich innerhalb der ersten 3 Monate nach Beginn des akuten Nierenversagens 50% des Normwertes und nähern sich nach 6—12 Monaten der Normgrenze (s. Abb. 14). In Einzelfällen kann die Normalisierung dieser Funktionsgrößen erst nach Jahren erfolgen (s. Abb. 15), andererseits wird gelegentlich eine weitgehende funktionelle Restitution innerhalb weniger Wochen beobachtet. Die Dauer dieses Restitutionsstadiums ist unabhängig von der Schwere des klinischen Krankheitsverlaufs und korreliert weder mit der Dauer der Oligurie noch mit dem Grad der Azotämie in der oligurischen Phase (SIROTA, 1949; FINKENSTAEDT u. MERRILL, 1956; PRICE u. PALMER, 1960; WETZELS, 1964; JANDL, 1966).

Die Zunahme der Clearancewerte erfolgte in größeren Untersuchungskollektiven unterschiedlich schnell; jedoch war die funktionelle Erholung in der Mehrzahl der untersuchten Fälle nach Ablauf eines Jahres abgeschlossen. Spätere Nachuntersuchungen, die bisher nur an relativ kleinen Patientenzahlen durchgeführt wurden, ergaben allerdings übereinstimmend, daß trotz völliger klinischer

Heilung bei mehr als 50% der Patienten eine persistierende Einschränkung des Glomerulusfiltrates und der renalen Plasmadurchströmung um ca. 10—20% des statistischen Normwertes nachweisbar ist.

Diese Feststellung wird durch Tabelle 8 belegt, welche die von verschiedenen Untersuchern mitgeteilten Durchschnittswerte für C_{Inulin} und C_{PAH} bei Patienten enthält, die

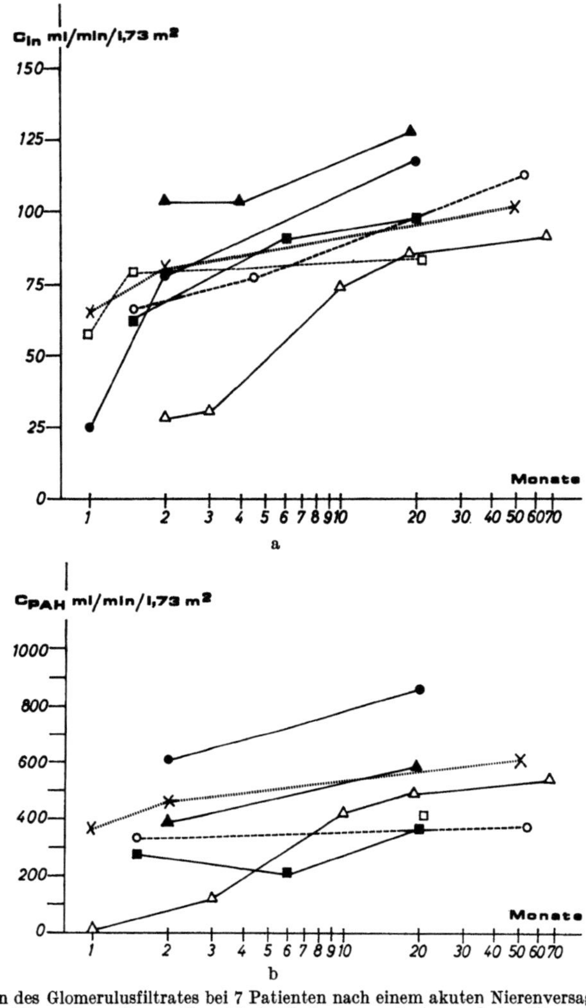

Abb. 14. a Verhalten des Glomerulusfiltrates bei 7 Patienten nach einem akuten Nierenversagen. b Verhalten des effektiven Nierenplasmaflusses (C_{PAH}) bei 7 Patienten nach einem akuten Nierenversagen

in einem Abstand von 6 Monaten bis zu mehreren Jahren nach dem Beginn eines akuten Nierenversagens nachuntersucht wurden und zum Zeitpunkt der Untersuchung keine klinischen Symptome einer Nephropathie aufwiesen.

Ähnliche Ergebnisse wurden u.a. von Hamburger u. Pecker (1962), Jørgensen u. Balsløv (1965), Kessel u. Jentsch (1965) sowie neuerdings von Kennedy, Briggs, Young, Luke u. Gray (1966) mitgeteilt, die bei 40 Patienten im Abstand von 8 Monaten bis 6 Jahre nach einem akuten Nierenversagen als konstantesten Befund (in ca. 60% der Fälle) eine persistierende Verminderung des Glomerulusfiltrates fanden. Eine geringgradige Verminderung einzelner Nierenpartialfunktionen muß danach als häufige Folge eines akuten Nierenversagens angesehen werden. Da in diesen Fällen alle klinischen Hinweise auf eine chronische oder progrediente Nephropathie fehlen und die nur mit Clearancemethoden nachweisbare Funktionsminderung für die Nierengesamtfunktion be-

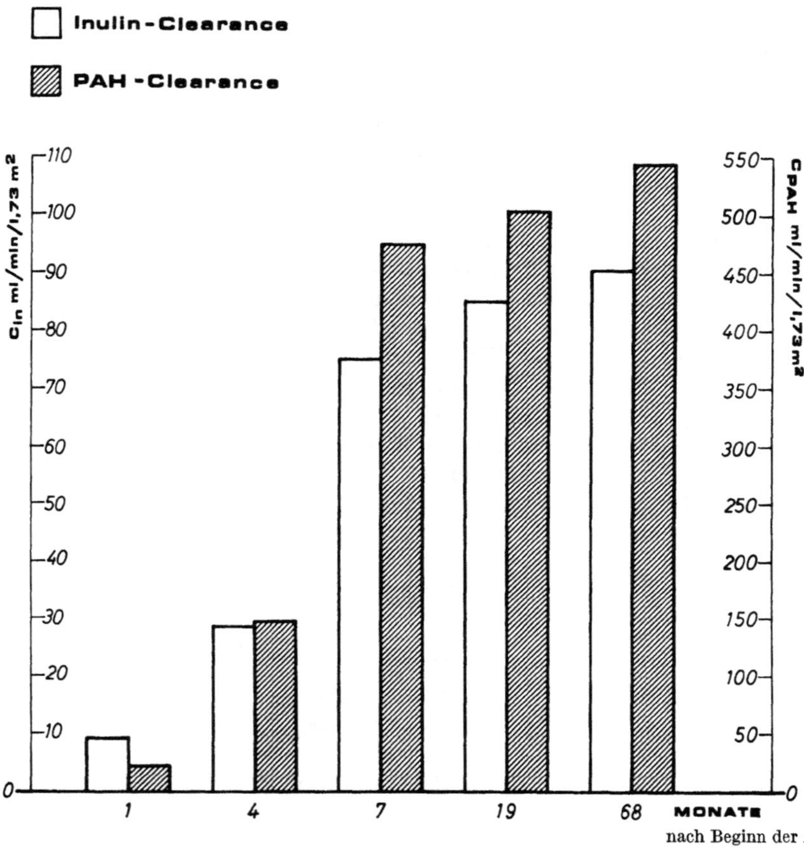

Abb. 15. Verhalten der Inulin- und PAH-Clearance nach akutem Nierenversagen (Schockniere post abortum)

Tabelle 8. *Durchschnittswerte für* C_{Inulin} *und* C_{PAH} *im Abstand von mindestens 6 Monaten nach akutem Nierenversagen*

	Zahl der Patienten	Zeitlicher Abstand von der akuten Krankheitsphase	C_{Inulin}	C_{PAH}
			ml/min/1,73 m² *	
Chesley u. McCaw (1951) . . .	7	6 Monate — 17 Jahre	106	469
Lowe (1952)	13	6 Monate — 3 Jahre	107	390
Brun (1954)	9	6 Monate — 2 Jahre	85	501
Finkenstaedt u. Merrill (1956)	15	6 Monate — 7 Jahre	80	437
Price u. Palmer (1960)	10	6 Monate — 10 Jahre	94 (±27)	458 (±144)
Reubi (1960)	6	6 Moante — 4 Jahre	99,6	479
Wetzels (1964)	11	6 Monate — 3 Jahre	103,7	548
Eigene Beobachtungen	23	6 Monate — 6 Jahre	94 (±16)	531 (±139)

* Normalwerte nach H. W. Smith (1955) ohne Berücksichtigung von Alter und Geschlecht: $C_{In} = 123 \pm 40$ ml/min/1,73 m²; $C_{PAH} = 634 \pm 165$ ml/min/1,73 m².

deutungslos ist, wird dieser Befund übereinstimmend als Ausdruck einer echten *Defektheilung* interpretiert, als deren Ursache eine Zerstörung einzelner Nephrone während der akuten Krankheitsphase vermutet wird (Franklin u. Merrill,

1960; HAMBURGER u. Mitarb., 1962). Bereits OLIVER, MCDOWELL u. TRACY (1951) hatten auf Grund ihrer morphologischen Befunde beim akuten Nierenversagen einen irreversiblen Untergang von Einzelnephronen infolge disruptiver tubulorhektischer Läsionen beschrieben und persistierende Funktionseinschränkungen durch die zahlenmäßige Verminderung funktionstüchtiger Nephrone erklärt.

Soweit die bisher allerdings nur für einen beschränkten Zeitraum von mehreren Jahren vorliegenden Untersuchungsergebnisse eine endgültige Beurteilung zulassen, wird dadurch die günstige *Spätprognose* des akuten Nierenversagens nicht beeinträchtigt, und es erscheint berechtigt, von einer echten Defektheilung ohne klinische Bedeutung zu sprechen. Übereinstimmend mit dieser Annahme fanden wir in gemeinsamen Untersuchungen mit VEIT (VEIT, 1967) bei 20 Patienten, die durchschnittlich 29 (6—66) Monate nach einem akuten Nierenversagen einer eingehenden klinischen Untersuchung unterzogen wurden, in keinem Fall klinische Hinweise auf eine fortbestehende Nephropathie. Obwohl die quantitative Bestimmung einzelner Nierenfunktionsgrößen eine geringgradige Einschränkung der Mittelwerte für das Glomerulusfiltrat und die renale Plasmadurchströmung gegenüber dem (alters- und geschlechtsentsprechenden) statistischen Normbereich ergab, war eine Verminderung des maximalen Konzentrationsvermögens der Niere (gemessen an der Nettorückdiffusion von freiem Wasser unter osmotischer Diurese, $Tm^{c}_{H_2O}$) nicht nachweisbar.

Tabelle 9. *Defektheilung 6—66 Monate nach akutem Nierenversagen*

Patientenzahl	C_{In} ml/min *	C_{PAH} ml/min *	FF	$Tm^{c}_{H_2O}$ ml/min *	$Tm^{c}_{H_2O}/C_{In} \times 100$ %
20	93,7 ± 16	531 ± 139	0,18	5,2 ± 1,3	5,4 ± 1,2

* Normalwerte für C_{In} und C_{PAH} s. Tabelle 8; für $Tm^{c}_{H_2O}$ 5,5±0,5 ml/min

Bei allen Patienten wurde außerdem eine Punktionsbiopsie der Niere vorgenommen. Histologisch konnte an keinem der untersuchten Punktionszylinder ein auffälliger morphologischer Befund erhoben werden (histologische Beurteilung durch Prof. Dr. A. BOHLE, Pathologisches Institut der Universität Tübingen). Allerdings können herdförmige Befunde durch die bioptische Untersuchung nicht ausgeschlossen werden. Immerhin waren damit auch von morphologischer Seite die Voraussetzungen erfüllt, um eine endgültige Ausheilung des akuten Schadens — wenn auch mit diskreten Funktionsausfällen im Sinne einer Defektheilung — anzunehmen. Weder unsere eigenen Untersuchungen noch die in der Literatur mitgeteilten Ergebnisse bestätigen die von BULL, JOEKES u. LOWE (1950) an einem kleineren Patientenkollektiv beobachtete progrediente Verschlechterung der Nierenfunktion im Folgestadium des akuten Nierenversagens. Zur endgültigen Beurteilung der Spätprognose beim akuten Nierenversagen müssen jedoch systematische Nachuntersuchungen an größeren Kollektiven über einen längeren Zeitraum gefordert werden. Die bisher vorliegenden Spätergebnisse berechtigen zu der abschließenden Feststellung, daß die bei der Mehrzahl der Patienten nachweisbare renale Funktionseinbuße einer echten Defektheilung entspricht und wahrscheinlich auf einer Verminderung der Gesamtzahl von funktionstüchtigen Nephronen beruht. Diese nur mit empfindlichen funktionsanalytischen Methoden nachweisbare Einschränkung einzelner Nierenpartialfunktionen ist geringgradig und klinisch bedeutungslos, sie zeigt keine Progredienz und kann in praktischer Hinsicht vernachlässigt werden. Die definitive Spätprognose des akuten Nierenversagens ist somit günstig.

Renale Komplikationen

Bleibende Restschäden der Niere mit erheblicher Funktionseinschränkung oder Symptome einer chronisch-progredienten Nephropathie nach akutem Nierenversagen werden unter folgenden Umständen beobachtet: 1. bei vorbestehenden chronischen Nephropathien; 2. bei partieller Nierenrindennekrose; 3. bei sekundärer Pyelonephritis im Verlauf des akuten Nierenversagens.

Trifft das akute Nierenversagen auf eine bereits vorgeschädigte Niere, so wird der Grad der späteren funktionellen Erholung von dem Ausmaß und der Schwere der vorbestehenden Nephropathie bestimmt. Es ist nicht bekannt, ob der spontane Verlauf einer entzündlichen oder vasculären Nierenerkrankung durch ein akutes Nierenversagen ungünstig beeinflußt wird. Andererseits sprechen klinische Erfahrungen dafür, daß bei erheblich vorgeschädigter Niere der klinische Verlauf des akuten Nierenversagens protrahiert ist und die funktionelle Erholung verzögert eintritt. Schlüssige Beobachtungen liegen zu dieser Frage allerdings nicht vor.

Die *bilaterale Nierenrindennekrose* ist eine seltene und mit wenigen Ausnahmen letal verlaufende Nierenaffektion. Bei totaler Nekrose der corticalen Nierenanteile handelt es sich um eine irreversible Schädigung, die eine Erholung der Nierenfunktion nach Ablauf der akuten Krankheitsphase ausschließt. Die Ausdehnung der nekrotisierenden Läsionen kann jedoch sehr unterschiedlich sein: SHEEHAN u. MOORE (1952) unterscheiden in ihrer klassischen Studie neben der fast vollständigen Zerstörung des gesamten Rindenbereichs fokal-disseminierte Formen mit kleinen (bis zu 0,5 mm Durchmesser) und größeren (bis zu 3 mm Durchmesser), verstreut in der Nierenrinde liegenden Nekroseherden sowie ausgedehntere fleckförmige und konfluierende Formen mit Zerstörung zahlreicher Nephrone. Bei fokaler Rindennekrose ist nicht nur ein Überleben möglich, sondern auch eine der jeweiligen Ausdehnung der Läsionen entsprechende Restitution der Nierenfunktion zu erwarten. Der klinische Verlauf unterscheidet sich in diesen Fällen nur wenig von dem typischen Verlauf des akuten Nierenversagens, und das Vorliegen herdförmiger Nierenrindennekrosen kann dabei nur durch die bioptisch-histologische Untersuchung nachgewiesen werden, sofern nicht röntgenologisch manifeste Verkalkungsherde im Rindenbereich auf die Diagnose hinweisen.

Das von verschiedenen Autoren beschriebene Vorkommen fokaler Rindennekrosen bei typischen Fällen von akutem Nierenversagen (SHELDON u. HERTIG, 1942; OBER, REID, ROMNEY u. MERRILL, 1956) und die Schwierigkeit, diese Komplikation allein auf Grund klinischer Kriterien zu diagnostizieren, haben SWAN u. MERRILL (1963) zu der Vermutung geführt, daß jede größere Statistik über das akute Nierenversagen wahrscheinlich eine Reihe nicht erkannter Fälle von fokaler Nierenrindennekrose enthält, insbesondere solche Verlaufsformen mit wenig ausgedehnten Läsionen und weitgehender Erholung der Nierenfunktion. Bisher liegen allerdings keine Untersuchungen vor, die diese zweifellos diskutable Ansicht belegen könnten. Als Ursache für einen bleibenden funktionellen Defekt nach akutem Nierenversagen kommt dem Vorliegen partieller Nierenrindennekrosen wahrscheinlich eine größere Bedeutung zu, als es bisher in der Beurteilung von Defektzuständen üblich war, obgleich die diagnostischen Schwierigkeiten eine Entscheidung dieser Frage außerordentlich erschweren. Für die Annahme herdförmiger Nierenrindennekrosen spricht nach VASSALLI u. RICHET (1960) 1. der röntgenologische Nachweis von parenchymatösen Verkalkungsherden; 2. eine persistierende erhebliche Funktionseinschränkung nach Ablauf eines akuten Nierenversagens; 3. der histologische Nachweis von glomerulären Thrombosen mit hyaliner Degeneration sowie proliferativer glomerulonephritischer Veränderungen (mit Halbmondbildung und Kapselsynechien) in den Randzonen der Nekrose, die sich praktisch nicht von einer typischen Glomerulonephritis unterscheiden.

Die Bewertung dieser histologischen Befunde ist allerdings mit Sicherheit nur möglich, wenn ein zum Zeitpunkt der akuten Erkrankung bereits bestehender nephritischer Prozeß ausgeschlossen werden kann und ein für das akute Nierenversagen typischer Krankheitsverlauf beobachtet wird.

Über die Häufigkeit partieller Nierenrindennekrosen liegen keine zuverlässigen Angaben vor, wahrscheinlich wird ein Großteil der Fälle infolge der bereits erwähnten diagnostischen Schwierigkeiten nicht erfaßt. Die totale beiderseitige Rindennekrose kommt insgesamt sicher selten vor: nach einer Zusammenstellung von CHERVONY, BIAVA, SCHWARTZ u. WEST (1965) wurden seit der Erstbeschreibung durch JUHEL-RÉNOY (1886) bis zum Jahr 1965 insgesamt 300 Fälle in der Literatur mitgeteilt. Die Häufigkeit nachgewiesener Rindennekrosen innerhalb größerer Fallstatistiken des akuten Nierenversagens wird unterschiedlich angegeben: ALWALL (1963) beobachtete bei 560 Fällen von akutem Nierenversagen 11 beiderseitige Rindennekrosen, LAULER u. SCHREINER (1958) 3 bei 140 Fällen, WETZELS (1964) 4 bei 75 Fällen, FRITZ (1966) 4 bei 144 Fällen, wir selbst 2 unter 100 akuten Niereninsuffizienzen, während WELLS, MARGOLIN u. GALL (1960) unter 60 Fällen 13 (20%) Nierenrindennekrosen fanden.

Die *Ätiologie* der Nierenrindennekrose ist weitgehend identisch mit derjenigen des akuten Nierenversagens, sie umfaßt eine Vielzahl schockauslösender Ursachen, die auch als ätiologische Faktoren des ischämisch bedingten akuten Nierenversagens bereits erwähnt wurden. An erster Stelle stehen dabei geburtshilfliche Komplikationen, insbesondere die vorzeitige Lösung der Placenta mit retroplacentarem Hämatom sowie Eklampsie, geburtshilfliche Blutungen und septischer Abort. Nach Statistiken von DUFF u. MURRAY (1941), HAFT u. PRIOR (1951) sowie DIECKMANN (1952) treten ca. 70% der Nierenrindennekrosen im Zusammenhang mit Schwangerschaftskomplikationen auf, am häufigsten bei vorzeitiger Lösung der Placenta mit Thrombokinase-Intoxikation, Defibrinierungs-Syndrom und hämorrhagischem Schock. Unabhängig von der Schwangerschaft wurden Rindennekrosen nach verschiedenen traumatischen (z. B. nach schweren Verbrennungen, bei Schädelverletzungen und beim Crush-Syndrom) und operativen Schockzuständen beobachtet, weiterhin nach inkompatiblen Bluttransfusionen, bei septischen Infektionen und im Rahmen eines generalisierten Shwartzmann-Sanarelli-Phänomens, bei akuter hämorrhagischer Pankreatitis und diffuser Peritonitis, bei Aneurysma dissecans der Aorta abdominalis, nach kardiogenen Schockzuständen bei Herzinfarkt und Adams-Stokes-Syndrom (dabei eventuell im Zusammenhang mit einer Adrenalinüberdosierung), nach Schlangenbissen und akuten hämolytischen Krisen bei Favismus, sowie nach schwerer Dehydratation infolge gastrointestinaler Flüssigkeitsverluste. Diese letztere Ursache wurde vor allem bei Kindern häufiger beobachtet und stellt neben Infektionen (Scharlach, Diphtherie, Staphylokokkensepsis, Tonsillitis, Pharyngitis) die häufigste ätiologische Voraussetzung der Rindennekrose im Kindesalter dar. Unter den zahlreichen ätiologischen Faktoren, welchen auf Grund von kasuistischen Einzelmitteilungen eine pathogenetisch ungeklärte Rolle bei der Entstehung der bilateralen Nierenrindennekrose zugesprochen wurde, finden sich außerdem Vergiftungen mit Diäthylenglykol und Dioxan, Komplikationen nach Aortographie, cerebrale Läsionen und schwere respiratorische Insuffizienzen. In Einzelfällen war keine der genannten Auslösungsursachen nachweisbar und die ätiologische Deutung mußte offenbleiben. Der pathogenetische Mechanismus, der über eine glomeruläre Ischämie in Verbindung mit einer Capillarstase und intravasalen Gerinnungsvorgängen die anatomische Läsion der Nierenrindennekrose hervorruft, ist noch weitgehend ungeklärt.

Einzelheiten über dieses Krankheitsbild, das viele gemeinsame Züge mit der Schockniere aufweist, aber keinesfalls identisch mit dieser ist, finden sich in den Übersichten von VASSALLI u. RICHET (1960), WILLIAMS (1963) und HEPTINSTALL (1966).

Eine akute *Pyelonephritis* mit voll ausgeprägter klinischer Symptomatik wird im Verlauf des akuten Nierenversagens nur noch selten beobachtet, seit die früher weithin übliche Dauerkatheterisierung der Harnblase wegen der damit verbundenen Infektionsgefahr vermieden wird. Dagegen besteht bei mehr als der Hälfte der Patienten zumindest vorübergehend eine asymptomatische Bakteriurie bzw. Leukocyturie, deren klinische Bewertung schwierig ist. Die Häufigkeit einer kulturell nachgewiesenen Bakteriurie während der verschiedenen Verlaufsstadien des akuten Nierenversagens wird zwischen 30—89% angegeben: BLUEMLE u. Mitarb. (1959) konnten sie bei einem Drittel ihrer 100 Patienten nachweisen, ALWALL (1963) beobachtete eine Bakteriurie bei 78% von 560 Patienten, BALSLØV

u. JØRGENSEN (1963) in 61% (187 von 305 Fällen) und LUNDING, STEINESS u. THAYSEN (1964) in 89% (111 von 125 Fällen) der Patienten, wir selbst fanden bei 61% (90 Patienten) während des diuretischen Stadiums wiederholt positive Harnkulturen. In der Regel liegt gleichzeitig eine deutliche Leukocyturie vor (in 65% der eigenen Fälle), so daß die Annahme einer klinisch stummen, asymptomatischen Pyelonephritis naheliegt. Bereits SWAN u. MERRILL (1953) sowie neuerdings DÉROT u. Mitarb. (1966) haben andererseits darauf hingewiesen, daß in der überwiegenden Anzahl der Fälle diese Harnbefunde auch ohne spezifische Behandlung spontan abklingen und in der Folgezeit nur selten Symptome eines chronisch-progredienten pyelonephritischen Prozesses nachweisbar sind. So fanden LEGRAIN u. PETROVER (1965) nur bei einem von 81 Patienten im Rekonvaleszenzstadium eine chronische interstitielle Nephritis, die mit Wahrscheinlichkeit während der oligurischen Phase des akuten Nierenversagens entstanden war und danach einen chronisch-progredienten Verlauf nahm. HAMBURGER u. Mitarb. (1962) stellten bei drei von 67 Patienten, die in einem Abstand von 1—5 Jahren nach einem akuten Nierenversagen untersucht wurden, eine chronische interstitielle Nephritis fest (histologisch lagen ausgedehnte interstitielle Zellinfiltrationen und Fibrosen sowie sekundäre glomeruläre und vasculäre Veränderungen vor), die sie auf eine während des akuten Krankheitsverlaufs erfolgte bakterielle Infektion der Nieren zurückführten.

Die gleichen Autoren konnten in ihrem Beobachtungsgut im übrigen keinen Zusammenhang zwischen der Häufigkeit einer Bakteriurie bzw. Harnwegsinfektion im akuten Stadium und einer vorhergehenden Blasenkatheterisierung nachweisen: Die Frequenz pathologischer Harnbefunde lag in Patientengruppen mit täglich mehrmals wiederholter Katheterisierung nicht signifikant höher als in einem Vergleichskollektiv, bei dem jeder Katheterismus vermieden wurde. Auch BALSLØV u. JØRGENSEN (1963) verneinten einen solchen Zusammenhang, während BLUEMLE et al. (1959) sowie LUNDING et al. (1964) feststellten, daß bei allen Patienten, die Symptome einer Harnwegsinfektion zeigten, vorübergehend ein Dauerkatheter vorgelegen hatte oder wiederholte Katheterisierungen durchgeführt worden waren.

Unsere eigenen Nachbeobachtungen ergaben bei 25 auch bioptisch untersuchten Fällen durchschnittlich $2^1/_2$ Jahre nach der akuten Krankheitsphase nur in einem einzigen Fall eine chronische interstitielle Nephritis, deren Entstehung retrospektiv mit Wahrscheinlichkeit in die akute Krankheitsphase zu datieren war. In allen übrigen Fällen fehlten sowohl alle klinischen als auch histologischen Hinweise auf einen chronischen interstitiellen Entzündungsprozeß der Niere. Allerdings wurde bei allen Patienten, die während der diuretischen Phase eine signifikante Bakteriurie aufwiesen (Keimzahlen über 10^5/ml) eine gezielte antibiotische Behandlung über längere Zeit durchgeführt, entsprechend der weithin akzeptierten Vorstellung, daß eine asymptomatische Bakteriurie häufig Ausdruck einer latenten pyelonephritischen Infektion ist und eine Behandlung erfordert. Es ist denkbar, daß dieses von den meisten Autoren befürwortete Vorgehen die Häufigkeit pyelonephritischer Komplikationen im Folgestadium des akuten Nierenversagens reduziert hat. Eine ausschließliche Leukocyturie, die bei 30% unserer Patienten noch zum Zeitpunkt der Klinikentlassung nachweisbar war, wurde dagegen nicht als Indikation zur antibiotischen Behandlung angesehen. Sie ist vermutlich Ausdruck reparativer Vorgänge und klingt spontan innerhalb von 2—3 Monaten nach Beginn des akuten Nierenversagens ab (SWAN u. MERRILL, 1953; MERRILL, 1965; DÉROT et al., 1966).

Zusammenfassend kann die chronische Pyelonephritis als eine seltene Spätkomplikation des akuten Nierenversagens bezeichnet werden, die nur in wenigen Fällen die Spätprognose ungünstig beeinflußt. Als mögliche Ursache einer fortbestehenden Einschränkung der Nierenfunktion und eines chronisch-progredienten Nierenleidens mit ungünstiger Spätprognose verdient sie jedoch in jedem Einzelfall größte Beachtung.

E. Prognose

Die prognostische Bewertung des akuten Nierenversagens wird durch die Verschiedenheit der diesem Krankheitsbild zugrunde liegenden ätiologischen Faktoren außerordentlich erschwert. Die in zahlreichen Statistiken übereinstimmend mit durchschnittlich 40—50% angegebene *Gesamtmortalität* (s. Tabelle 10) vermittelt kein zutreffendes Bild von der tatsächlichen Prognose des akuten Nierenversagens, da sie alle ätiologischen Formen einschließt und keine Unterscheidung erlaubt zwischen der prognostischen Bedeutung des auslösenden Grundleidens, das in vielen Fällen irreversibel ist und auch ohne Hinzutreten eines Nierenversagens letal endet, und dem Verlauf der Niereninsuffizienz per se sowie der gegenseitigen Beeinflussung von Grundleiden und Niereninsuffizienz in ihrer Auswirkung auf den Krankheitsablauf und die unmittelbare Prognose.

Tabelle 10. *Gesamtmortalität beim akuten Nierenversagen*

	Patientenzahl	Mortalität %
BLUEMLE u. Mitarb. (1959)	100	50
ALWALL (1963)	560	43,9
BALSLØV u. JØRGENSEN (1963)	305	51,7
EALES u. Mitarb. (1964)	148	42
LUNDING u. Mitarb. (1964)	181	49
DÉROT u. Mitarb. (1965)	647	41,8
VALEK (1965)	482	41
MAHER u. Mitarb. (1966)	256	51
Eigene Fälle	100	41

Die Vergleichbarkeit globaler Mortalitätsziffern wird außerdem durch die unterschiedliche ätiologische Zusammensetzung der verschiedenen Kollektive in Frage gestellt. Für die prognostische Beurteilung des akuten Nierenversagens ist deshalb eine getrennte Analyse einzelner ätiologischer Gruppen erforderlich, wie sie von verschiedenen Behandlungszentren durchgeführt wurde. Ein Teil dieser weitgehend einheitlichen Ergebnisse ist in Tabelle 11 zusammengestellt, die im Hinblick auf die geänderten therapeutischen Voraussetzungen nur Statistiken aus jüngerer Zeit berücksichtigt.

Daraus geht hervor, daß die Prognose für verschiedene ätiologische Formen des akuten Nierenversagens sehr unterschiedlich ist und die Mortalität in Abhängigkeit von der Art und der Schwere des Grundleidens zwischen 15% und 64% schwankt. Die Ergebnisse sind am günstigsten beim akuten Nierenversagen nach geburtshilflichen Komplikationen (einschließlich der Fälle post abortum), nach intravasaler Hämolyse infolge inkompatibler Bluttransfusion und beim nephrotoxischen Nierenversagen, während postoperative und traumatische Fälle die höchste Mortalität aufweisen. Das bedeutet, daß die Prognose des akuten Nierenversagens in erster Linie von der Schwere des auslösenden Grundleidens bestimmt wird und der Niereninsuffizienz in prognostischer Hinsicht nur eine untergeordnete Rolle zukommt. Diese Tatsache wird noch klarer erkennbar, wenn eine Unterteilung der Fälle in verschiedene Risikogruppen entsprechend der Schwere der Grundkrankheit und zusätzlicher Komplikationen vorgenommen wird.

BALSLØV u. JØRGENSEN (1963) unterteilten ein Kollektiv von 305 Patienten mit akutem Nierenversagen in vier Gruppen mit unterschiedlich schwerer Grundkrankheit; in der Risikogruppe I lag ein leichtes oder beim Beginn des Nierenversagens bereits geheiltes Grundleiden vor; in der Risikogruppe II bestanden zusätzliche Komplikationen (vor allem Infektionen und Blutungskomplikationen);

die Gruppe III umfaßte Fälle mit schweren Grunderkrankungen und die Gruppe IV solche mit zusätzlichen Komplikationen. Die Mortalität schwankte zwischen 3% in der Gruppe I und 80% in der Gruppe IV, obwohl die Schwere des Nierenversagens — gemessen an dem Grad der Azotämie und dem maximalen täglichen Harnstoffanstieg in der Insuffizienzphase — in den einzelnen Kollektiven vergleichbar war (siehe Tabelle 12).

Zu ähnlichen Ergebnissen kamen LUNDING, STEINESS u. THAYSEN (1964), die eine Unterteilung in drei ätiologisch begründete Risikogruppen vornahmen.

Gruppe I umfaßte Fälle mit voll reversiblen Grundleiden, die im Beginn des akuten Nierenversagens bereits beherrscht waren (geburtshilfliche Komplikationen, Intoxikationen und Fälle nach akuter Hämolyse);

Gruppe II bestand aus postoperativen und posttraumatischen Fällen mit schwerem, gelegentlich irreversiblem Grundleiden, das im Beginn des akuten Nierenversagens das klinische Bild beherrschte;

Gruppe III umfaßte Patienten mit schwerem, häufig irreversiblem Grundleiden, das während des gesamten Verlaufs des akuten Nierenversagens im Vordergrund stand und das klinische Bild beherrschte (Nierenversagen bei Coronarinfarkt, Leberkoma, Tetanus, Sepsis).

Die Dauer des oligurischen Stadiums und der Grad der Azotämie (Mittelwert der höchsten Harnstoffkonzentration im oligurischen Stadium) waren dabei in allen drei Gruppen identisch.

Die Mortalität betrug in

Gruppe I	11%	(36 Patienten)
Gruppe II	52%	(124 Patienten)
Gruppe III	90%	(21 Patienten).

Es steht somit fest, daß die Prognose des akuten Nierenversagens entscheidend von der Schwere des ätiologisch verantwortlichen Grundleidens beeinflußt wird, während die Intensität und Dauer der Niereninsuffizienz per se eine prognostisch untergeordnete Rolle spielen. In den ätiologischen Gruppen mit hoher Mortalität steht das Grund-

Tabelle 11. *Mortalität in verschiedenen ätiologischen Gruppen des akuten Nierenversagens (in Prozent der jeweiligen Fallzahl)*

	Geburtshilfliche Komplikationen (einschl. sept. Abort)			Hämolyse nach Bluttransfusion			Nephrotoxine			Chirurgische Komplikationen			Posttraumatische Fälle		
	Pat.-Zahl	verstorben	Mortalität %	Pat.-Zahl	verstorben	Mortalität %	Pat.-Zahl	verstorben	Mortalität %	Pat.-Zahl	verstorben	Mortalität %	Pat.-Zahl	verstorben	Mortalität %
BLUEMLE et al. (1959)	16	4	25	24	7	29	9	5	55	32	23	72	6	5	83
LEGRAIN et al. (1960)	216	21	10	64	16	25	42	8	19	71	46	64	38	26	68
KILEY et al. (1960)	10	0	—	4	0	—	9	2	22	28	17	61	17	9	53
BALSLØV u. JØRGENSEN (1963)	16	2	13	3	1		64	23	38	184	97	59	7	6	86
ALWALL (1963)	74	14	19	10	2	2	32	10	31	311	174	56	68	45	66
EALES et al. (1964)	54	10	18	—	—	—	7	1		46	31	68	13	10	78
LUNDING et al. (1964)	20	2	10	3	0	—	13	2	15	109	58	53	15	7	42
DÉROT et al. (1965)	189	34	18	43	7	16	38	6	15	136	91	67	46	25	55
MAHER et al. (1966)	29	8	28	12	4	33	70	24	34	35	23	66	23	15	65
Gesamtzahl	624	95		163	37		284	80		952	560		233	148	
% Mortalität			15			23			28			59			64

leiden als Todesursache an erster Stelle, während in den prognostisch günstigen Gruppen mit leichtem bzw. klinisch beherrschtem Grundleiden eine Reihe von Komplikationen für den Verlauf ausschlaggebend sein können, die teils in einem ursächlichen Zusammenhang mit dem Grundleiden stehen, andererseits aber auch als Folge der Niereninsuffizienz oder begünstigt durch diese auftreten. Nachdem auf Grund der therapeutischen Fortschritte die Urämie als Todesursache beim akuten Nierenversagen ebenso vermeidbar geworden ist wie Kaliumintoxikation, Lungenödem und Herzversagen, die früher führenden Todesursachen, stehen Komplikationen des Krankheitsverlaufes — insbesondere Infektionen und Blutungen — an erster Stelle unter den Todesursachen, sofern nicht ein unbeeinflußbares Grundleiden für den letalen Verlauf verantwortlich ist. Die auffallende Häufung bestimmter Komplikationen beim akuten Nierenversagen macht eine Beziehung zu den biochemischen Störungen der Niereninsuffizienz wahrscheinlich. Für diese Annahme spricht auch die therapeutische Erfahrung, daß bei optimaler Kontrolle der Azotämie mittels prophylak-

Tabelle 12. *Vergleich der Mortalität in verschiedenen Risikogruppen unter Berücksichtigung der Schwere der Azotämie (Mittelwerte für die maximale erreichte Harnstoffkonzentration im Blut und den täglichen Anstieg des Harnstoffspiegels in den einzelnen Gruppen). Die Differenz der Mortalitätsziffern in den verschiedenen Gruppen ist statistisch signifikant ($p<0{,}01$)*

Risikogruppe	Patientenzahl	Maximale Harnstoffkonzentration (mg-%)	Maximaler täglicher Anstieg der Harnstoffkonzentration (mg-%)	Mortalität %
I	77	339	47	3
II	69	387	52	52
III	47	395	52	69
IV	85	396	59	80

tischer Dialysebehandlung die Komplikationsrate entscheidend verringert und damit auch die Mortalität gesenkt werden kann.

Unter den *Komplikationen* des akuten Nierenversagens stehen sowohl der Häufigkeit nach als auch hinsichtlich der prognostischen Bedeutung *Infektionen* an erster Stelle. Sie stellen nach übereinstimmenden Erfahrungen die häufigste Todesursache dar. Nach einer umfangreichen Statistik mehrerer amerikanischer Behandlungszentren (1957) war eine Infektion bei 28% von 342 letal verlaufenden Fällen als primäre Todesursache anzunehmen. Am häufigsten handelt es sich um broncho-pulmonale Infektionen (Teschan et al., 1955; Bluemle u. Mitarb., 1959; Parsons et al., 1959; Franklin u. Merrill, 1960; Alwall, 1963; Balsløv u. Jørgensen, 1963; Holmes, 1963; Eales et al., 1964; Lunding et al., 1964; Valek, 1965; Dérot et al., 1966 u.a.). In den von Bluemle u. Mitarb. (1959) analysierten Todesfällen stellte in 16% eine Pneumonie die wesentliche Todesursache dar, Valek (1965) führte 25% der letalen Verläufe auf pneumonische Komplikationen zurück. Bemerkenswert häufig entwickelt sich auch eine allgemeine Sepsis, wie Tabelle 13 für verschiedene größere Kollektive zeigt. Weitere schwerwiegende Komplikationen beim akuten Nierenversagen sind Wundinfektionen bei postoperativen und traumatischen Fällen sowie Peritonitiden, während Parotitis und Symptome einer Harnwegsinfektion bzw. Pyelonephritis zwar häufig vorkommen, aber nur ausnahmsweise die Prognose ungünstig beeinflussen. Eine pathophysiologische Erklärung für die erhöhte Infektionshäufigkeit azotämischer Patienten ist bisher nicht möglich, ein spezifischer Defekt der humoralen (Antikörperbildung, Komplementbildung) und cellulären (Phagocytose) Abwehrsysteme konnte nicht nachgewiesen werden.

Blutungskomplikationen treten unter intensiver Dialysetherapie zwar seltener auf, sie stellen jedoch in einem Teil der Fälle trotz optimaler Kontrolle der Azotämie (und damit Verringerung urämiebedingter Gerinnungsstörungen) die wesentliche Todesursache dar: in dem von BLUEMLE u. Mitarb. (1959) analysierten Krankengut waren 5% der Todesfälle auf eine massive Blutung zurückzuführen, im eigenen Krankengut mußte bei sieben von 100 Patienten die eigentliche Todesursache in einer Blutung vermutet werden. Die häufigste Lokalisation sind gastrointestinale Blutungen, die von ALWALL (1963) bei 23% seiner 560 Patienten, von BALSLØV u. JØRGENSEN (1963) in 9% (305 Patienten), von HOLMES (1963) in 6% (110 Patienten) und von LUNDING u. Mitarb. (1964) in 12% (154 Patienten) ihrer Fälle beobachtet wurden. Unter 400 von SHACKMAN u. PERKASH (1965) analysierten Fällen kam es bei 51 Patienten während des akuten Nierenversagens zu einer Magen-Darmblutung. In 31 dieser Fälle handelte es sich um postoperatives

Tabelle 13. *Die Häufigkeit von Infektionen und gastrointestinalen Blutungen (in % der Gesamtfälle) in verschiedenen Kollektiven. Die Angaben über die Häufigkeit gastrointestinaler Blutungen beziehen sich dabei nur auf profuse Blutungen, die eine Behandlung erforderten*

	Pulmonale Infektionen %	Sepsis %	Parotitis %	Gastro-intestinale Blutungen %
BLUEMLE u. Mitarb. (1959)	40	12	13	36
ALWALL (1963)	56	19	—	23
BALSLØV u. Mitarb. (1963)	45	13	—	11
HOLMES (1963)	9	16	7	6
LUNDING u. Mitarb. (1964)	38	11	5	12
Eigene Fälle	18	8	5	10

Nierenversagen, so daß das Blutungsrisiko in dieser ätiologischen Gruppe höher zu sein scheint. Häufig, aber nicht immer, handelt es sich dabei um Blutungen aus älteren oder akut im Gefolge chirurgischer und traumatischer Stress-Situationen entstandenen Ulcera. Diffuse hämorrhagische Schleimhautläsionen und urämische Enterocolitiden sind unter adäquater Dialysebehandlung selten. THAYSEN (1965) beobachtete in einem Patientenkollektiv mit ausgeprägter Azotämie (Harnstoffkonzentrationen über 400 mg-%) in 12% gastrointestinale Blutungen, während bei einem Vergleichskollektiv mit geringerer Azotämie (Harnstoffkonzentration unter 300 mg-%) in keinem Fall eine klinisch bedeutsame Magen-Darmblutung auftrat. Cerebrale Blutungskomplikationen sind nach unserer Erfahrung extrem selten, insofern nicht gleichzeitig eine Schädel-Hirnverletzung vorliegt. Eine akute hämorrhagische *Pankreatitis* wird als Komplikation des akuten Nierenversagens kaum beobachtet, wenn nicht spezielle ätiologische Faktoren (z.B. Sublimat- und Tetrachlorkohlenstoffvergiftung, Methylalkoholintoxikation, septische Pankreasbeteiligung) ihre Entstehung begünstigen. Die Beobachtung von HOLMES (1963), der bei 26% seiner autoptisch untersuchten Fälle eine akute Pankreatitis fand, konnte an größeren Kollektiven nicht bestätigt werden.

Die therapeutischen Erfahrungen der letzten Jahre haben gezeigt, daß die Häufigkeit bedrohlicher infektiöser und hämorrhagischer Komplikationen mit der Dauer und Intensität der Azotämie zunehmen und durch frühzeitige und kurzfristig wiederholte Dialysebehandlung („präventive Dialyse“) verringert werden kann (MAHER, SCHREINER u. WATERS, 1960; SCRIBNER, MAGID u. BURNELL, 1960; TESCHAN, BAXTER, O'BRIEN, FREYHOF u. HALL, 1960; PARSONS, HOBSON, BLAGG u. MCCRACKEN, 1961; SILVA, POMEROY, RAE, ROSEN u. SHALDON, 1964; HOLMES, 1963; LUNDING et al., 1964). Unter optimaler Therapie hat deshalb die Dauer des azotämischen Stadiums keinen wesentlichen Einfluß auf die Prognose des akuten Nierenversagens, d.h. die Gesamtmortalität aller Fälle zeigt keine *statistisch* signifikante Beziehung zur Länge des oligurischen Stadiums (KILEY, 1960; BALSLØV u. JØRGENSEN, 1963; LUNDING et al., 1964; JANDL, 1966), obwohl im Einzelfall das Risiko sekundärer Komplikationen mit der Dauer der Niereninsuffizienz zweifellos zunimmt (Abb. 16). Andererseits konnte in verschiedenen Kollektiven eine signifikante Korrelation zwischen dem Grad der Azotämie (maximaler Harnstoffspiegel im oligurischen Stadium) und der prozentualen Mortalität nachgewiesen werden: im Krankengut von BALSLØV u. JØRGENSEN (1963) verstarben 43 % der Patienten mit einem mittleren Harnstoffspiegel unter 300 mg-% und 73 % der Patienten mit einer Harnstoffkonzentration über 500 mg-% (die Differenz ist mit einem $p < 0{,}01$ statistisch signifikant); eine ähnliche Beziehung konnte für unser eigenes Krankengut nachgewiesen werden (JANDL, 1966), in dem

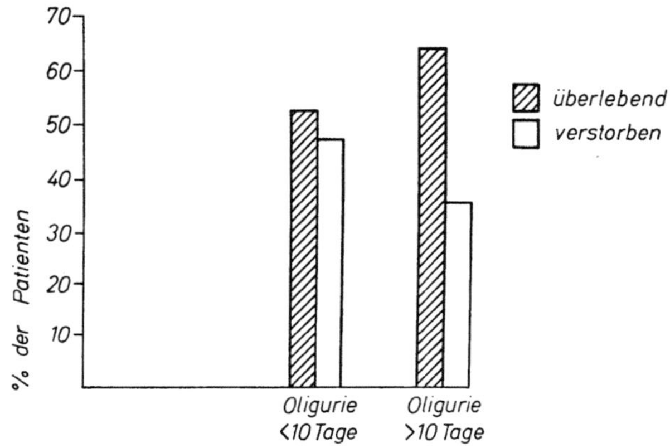

Abb. 16. Beziehung zwischen Mortalität (in % der Patientenzahl) und Dauer des oligurischen Stadiums bei 100 Patienten mit akutem Nierenversagen

die Mortalität von 23 % bei maximalen Rest-N-Werten unter 200 mg-% auf 63 % in der Patientengruppe mit Rest-N-Werten über 250 mg-% anstieg. Allerdings wäre es falsch, aus dieser statistischen Korrelation einen direkten kausalen Zusammenhang zwischen der Intensität der Azotämie und der Mortalität beim akuten Nierenversagen abzuleiten, da die Intensität der Azotämie ihrerseits von der Schwere des Grundleidens sowie von dem Zeitpunkt des Behandlungsbeginns und der Effektivität der Behandlung abhängt. Der ungünstige prognostische Einfluß, den eine hochgradige Azotämie vorwiegend dadurch ausübt, daß sie das Auftreten sekundärer Komplikationen begünstigt, die ihrerseits einen Letalfaktor darstellen, ist bei konsequenter Anwendung der präventiven Dialysebehandlung vermeidbar.

Ein weiterer Teilfaktor in der Prognose des akuten Nierenversagens ist schließlich das *Alter* des Patienten. Mit Ausnahme der von BLUEMLE u. Mitarb. (1959) analysierten Fälle wurde an verschiedenen großen Kollektiven eine mit dem Alter ansteigende Mortalität festgestellt (Tabelle 14).

Die ungünstigere Prognose bei Patienten über 50 Jahre beruht dabei weniger auf einer verminderten Toleranz gegenüber den biochemischen Auswirkungen der Niereninsuffizienz als vielmehr auf einem Überwiegen ätiologisch ungünstiger Formen des akuten Nierenversagens im höheren Alter, also einem im allgemeinen schwereren Grundleiden, und der größeren Häufigkeit sekundärer kardialer und pulmonaler Komplikationen bei bereits vorbestehenden kardiovasculären Erkrankungen. Aus naheliegenden Gründen wird mit zunehmendem Alter der Anteil an

Tabelle 14. *Mortalität beim akuten Nierenversagen in den Altersgruppen unter 50 Jahre und über 50 Jahre. (Die Unterschiede sind statistisch signifikant)*

	Mortalität (%)	
	Alter	Alter
	< 50 Jahre	> 50 Jahre
Michielsen (1958)	28%	55%
Alwall (1963)	32%	55%
Balsløv u. Jørgensen (1963)	36%	58%
Lunding et al. (1964)	31%	59%
Eigene Fälle	31%	62%

prognostisch günstigen Fällen (akutes Nierenversagen post abortum und infolge geburtshilflicher Komplikationen, Vergiftungen mit nephrotoxischen Substanzen) geringer, was zwangsläufig einen Anstieg der prozentualen Mortalität zur Folge hat. Allerdings spricht die klinische Erfahrung auch für eine verminderte Resistenz im höheren Lebensalter gegenüber der urämischen Stoffwechselstörung, insbesondere bei gleichzeitiger Cerebralsklerose, so daß hierin möglicherweise eine Teilursache für die ungünstigere Prognose des akuten Nierenversagens bei älteren Patienten zu sehen ist.

Zusammenfassend ergeben sich somit folgende Feststellungen: Die Prognose des akuten Nierenversagens wird entscheidend bestimmt durch die Schwere des auslösenden Grundleidens. Sie ist am ungünstigsten bei postoperativen und posttraumatischen Fällen, die geringste Mortalität wird beim akuten Nierenversagen post abortum, bei akuter Hämolyse und nach Vergiftungen mit nephrotoxischen Substanzen beobachtet. Die Dauer des oligurischen Stadiums beeinflußt die Prognose nicht wesentlich, während mit zunehmender Intensität der Azotämie das Auftreten von Komplikationen begünstigt wird und die Mortalität ansteigt. Unter den Todesursachen beim akuten Nierenversagen stehen Infektionen und Blutungen an erster Stelle. Ihre Häufigkeit kann durch optimale Therapie wesentlich verringert werden. Mit zunehmendem Alter der Patienten wird die Prognose ungünstiger und die Gesamtmortalität steigt an.

F. Grundzüge der Therapie

Die dem vorliegenden Beitrag zugrunde gelegte Definition des akuten Nierenversagens kennzeichnet dieses als eine prinzipiell reversible, *durch eine kausale Therapie bisher nicht beeinflußbare* Herabsetzung der renalen Ausscheidungsfunktion. Das Fehlen einer kausal angreifenden Therapiemöglichkeit wird verständlich durch die in Kapitel C dargelegte pathogenetische Vorstellung, die den maßgeblichen Entstehungsmechanismus des akuten Nierenversagens in einer nephrotoxisch oder hypoxisch bedingten Schädigung des tubulären Natriumtransportes sieht, die zu einer vasoconstrictorisch bewirkten Drosselung der glomerulären Filtration führt und so die das Krankheitsbild kennzeichnende Oligurie auslöst.

Aus der derzeitigen Auffassung von der Pathogenese des akuten Nierenversagens geht somit hervor, daß weder medikamentöse (z. B. gefäßerweiternde Mittel, Diuretica) noch physikalische (z. B. Kurzwellendurchflutung, Röntgenreizbestrahlung) Maßnahmen geeignet sind, die Ausscheidungsfunktion der Niere wieder herzustellen. Das gleiche gilt für die operative Decapsulation der Niere, die auf der als widerlegt anzusehenden Vorstellung beruhte, daß eine intrarenale Drucksteigerung ein maßgeblicher pathogenetischer Faktor für das Sistieren der Harnausscheidung beim akuten Nierenversagen sei (s. S. 972). Wie oben ausgeführt wurde, stellt die dabei postulierte Steigerung des intrarenalen Gewebsdruckes eine keineswegs unbestrittene Annahme dar und ihre fragliche pathogenetische Bedeutung als möglicher Zusatzfaktor bei der Entstehung des akuten Nierenversagens berechtigt u. E. nicht dazu, einen derart belastenden Eingriff beim azotämischen Patienten vorzunehmen. Seit der Einführung wirksamer Dialyseverfahren ist eine Indikation zur Nierendecapsulation beim akuten Nierenversagen nicht mehr gegeben.

Die Behandlung des akuten Nierenversagens besteht in überbrückenden Maßnahmen, sie ist symptomatisch und palliativ. Ziel der Therapie ist es, die drohende urämische Intoxikation zu verhindern und optimale Voraussetzungen für die funktionelle Erholung der Niere zu schaffen; denn die spontane Reversibilität der renalen Schädigung läßt in den meisten Fällen eine Restitutio ad integrum erwarten.

Im Rahmen des vorliegenden Beitrages werden nur Prinzipien und allgemeine Richtlinien der Therapie des akuten Nierenversagens besprochen. Therapeutische Einzelfragen sind in den Beiträgen von Heintz (*Konservative Behandlung*) und Alwall (*Dialysetherapie*) abgehandelt.

Konservative Behandlungsmaßnahmen

a) Verminderung des Eiweißkatabolismus. Ernährung

Die Grundlage der konservativen Behandlung stellen Maßnahmen dar, die den Eiweißumsatz herabsetzen und damit den Anfall stickstoffhaltiger Endprodukte des Eiweißstoffwechsels vermindern, die letztlich für die urämische Intoxikation verantwortlich sind.

Abhängig von ätiologischen Faktoren und von Komplikationen des Grundleidens ist der Eiweißstoffwechsel in vielen Fällen, insbesondere im Beginn des oligurischen Stadiums, gesteigert: operative und traumatische Stress-Situationen, ausgedehnte Gewebszerstörungen, Blutungen in die Körperhöhlen und Hämatome sowie begleitende Infektionen führen zu vermehrtem Eiweißabbau und gesteigertem Zellkatabolismus. Daraus resultiert ein erhöhter Anfall von stickstoffhaltigen Metaboliten (vor allem Harnstoff) und eine rasch progrediente Azotämie. Gleichzeitig fallen vermehrt organische Säuren und Kaliumionen aus dem Zelluntergang an, so daß auch die Entwicklung einer metabolischen Acidose und einer Kaliumintoxikation begünstigt wird. Eine therapeutische Beeinflussung dieser Faktoren ist zwar nur in beschränktem Umfang möglich, sie kann jedoch für den weiteren Verlauf des akuten Nierenversagens von entscheidender Bedeutung sein. An erster Stelle steht eine sorgfältige Infektionsprophylaxe und die intensive Therapie bereits bestehender Infektionen (s. u.). Wichtig ist ferner die sofortige Drainage von Eiteransammlungen und Blutergüssen im Körper, sowie die operative Entfernung von nekrotischem Gewebe, z. B. bei traumatischer Gewebszerstörung oder bei Verbrennungen.

Auf die Notwendigkeit einer radikalen chirurgischen Wundreinigung mit vollständiger Abtragung aller nekrotischen Gewebsbezirke haben vor allem Meroney u. Herndon (1954), Teschan et al. (1955), sowie Smith et al. (1955) auf Grund ihrer Erfahrungen bei Kriegsverwundungen mit akutem Nierenversagen hingewiesen. Unvollständig gereinigte Wunden und Gewebsnekrosen führen nicht nur zu erhöhtem Anfall von Endprodukten des Proteinstoffwechsels, sondern stellen auch eine Eintrittspforte für Infektionen dar, die zu den häufigsten und schwerwiegendsten Komplikationen des akuten Nierenversagens gehören. Selbst größere operative Eingriffe sollten bei eindeutiger Indikation ohne Zeitverzug durchgeführt werden, eventuell nach vorbereitender Dialysebehandlung. Bei massiven Blutungen in den Magen-Darmtrakt ist die chirurgische Versorgung der Blutungsquelle und die Entfernung des im Darm befindlichen Blutes anzustreben, da durch Abbau und Resorption größerer Blutmengen die Azotämie verstärkt wird.

CLAUSEN (1937) beobachtete nach oraler Aufnahme von 500 ml Blut innerhalb von 8 Std eine Verdoppelung der Rest-N-Konzentration im Blut; allerdings wird die Azotämie nach Magen-Darmblutungen nicht allein durch die Resorption von Harnstoff aus dem abgebauten Blut erklärt, sondern teilweise auch durch einen vermehrten Abbau von körpereigenem Eiweiß mitverursacht, daneben wird sie durch die hämorrhagische Hypotension mit konsekutiver Verminderung von Nierendurchblutung und Glomerulusfiltrat auch ohne akutes Nierenversagen begünstigt.

Der ungünstige Einfluß einer längeren Immobilisierung auf den Eiweißkatabolismus kann nur in einem Teil der Fälle ausgeschaltet werden, häufig ist strenge Bettruhe nicht zu vermeiden. Grundsätzlich sollte aber immer eine möglichst frühzeitige Mobilisierung der Kranken angestrebt werden, wozu die prophylaktische Dialysebehandlung wesentlich beitragen kann.

An die *Diät* beim akuten Nierenversagen werden zwei Anforderungen gestellt: sie soll den Eiweißumsatz vermindern und den Calorienbedarf soweit decken, daß eine Inanition auch bei protrahiertem Verlauf vermieden wird. Die praktische Realisierung dieser Forderungen stößt wegen der häufig bestehenden Nausea und der Notwendigkeit einer strikten Flüssigkeitsbeschränkung auf große Schwierigkeiten.

Ausgehend von Stoffwechseluntersuchungen an gesunden Personen, die eine Verminderung des Eiweißumsatzes und einen Rückgang der Stickstoffausscheidung unter einer hochcalorischen, ausschließlich aus Fett und Kohlenhydraten bestehenden Diät ergaben (FOLIN, 1905; LAUTER u. JENKE, 1925; KRAUSS, 1926), hat als erster BORST (1948) eine reine Kohlenhydrat-Fett-Ernährung beim akuten Nierenversagen empfohlen. Die orale Zufuhr größerer Fett- und Zuckermengen, wie sie auch von BULL, JOEKES und LOWE (1949), KOLFF (1952) u.a. vorgeschlagen wurde, hat sich jedoch in den meisten Fällen als praktisch undurchführbar erwiesen, da sie nach kurzer Zeit zu Nausea, Erbrechen und Durchfällen führt. Gegen die Deckung des Calorienbedarfs durch vorwiegende Fetternährung spricht außerdem die Beobachtung, daß der Eiweißstoffwechsel durch Fettzufuhr nur wenig herabgesetzt wird (MUNRO, 1951) und der Fettstoffwechsel bei akuter Niereninsuffizienz offensichtlich gestört ist (HYMAN, 1958; MAHER, SCHREINER u. WATERS, 1960; ROGUSKI, 1960). Bei kataboler Stoffwechsellage, z.B. nach operativen oder traumatischen Einwirkungen, besteht zudem ein gesteigerter Abbau der körpereigenen Fettdepots, der nach MOORE u. BALL (1952) bis zu 3600 Cal/24 Std betragen kann. Unter diesen Bedingungen führt ein vermehrtes Angebot von Fettcalorien zu keiner wesentlichen Senkung des Eiweißumsatzes. Der „eiweißsparende" Effekt der Kohlenhydrate ist nach Untersuchungen von GAMBLE (1947) an Normalpersonen bei einer Zufuhr von 100 g Glucose/24 Std nahezu maximal, eine weitere Steigerung der Glucosecalorien hat nur eine geringe zusätzliche Hemmung des Eiweißstoffwechsels zur Folge. Gleichzeitig genügt eine Menge von 100 g Glucose/24 Std, um die Entwicklung einer Ketose zu verhindern. MERRILL (1955) hat deshalb eine tägliche Zufuhr von 100 g Glucose (400 Cal) während der oligurischen Phase des akuten Nierenversagens als ausreichend bezeichnet. Neuere Stoffwechseluntersuchungen bei Patienten mit akutem Nierenversagen haben dagegen zumindest in bestimmten Fällen eine weitere Herabsetzung des Eiweißkatabolismus nachgewiesen, wenn die Kohlenhydratmenge (und damit das Calorienangebot) auf 200—300 g/24 Std erhöht wurde (GJØRUP, 1958; BLAGG, PARSONS u. YOUNG, 1962; PARSONS, 1964). BLAGG et al. (1962)

fanden bei Nierenversagen nach geburtshilflichen Komplikationen eine der Höhe der Kohlenhydratzufuhr proportionale Abnahme des Eiweißumsatzes. (Maximal wurde dabei eine Gesamtmenge von 200 g Glucose/24 Std gegeben.) Andererseits war bei posttraumatischen Fällen keine signifikante Beeinflussung des gesteigerten Eiweißkatabolismus durch unterschiedliche Kohlenhydratzufuhr nachzuweisen (BLUEMLE, POTTER u. ELKINTON, 1956; ANTHONISEN, BRUN u. CRONE, 1956; TAYLOR, 1957; PARSONS, 1964; THAYSEN, 1964). Nach WOLTHUIS (1961, 1964) ist der eiweißsparende Effekt der Kohlenhydrate um so größer, je besser der Ernährungszustand der Patienten in der Vorperiode war. Da sich die meisten Patienten mit akutem Nierenversagen im Beginn der Erkrankung in einem normalen Ernährungszustand befinden, kann von einer hochcalorischen Kohlenhydratdiät eine stärkere Hemmung des Eiweißabbaus erwartet werden. WOLTHUIS (1961) empfiehlt deshalb bei akuter Niereninsuffizienz eine tägliche Kohlenhydratzufuhr von 300—400 g. Allerdings können derart große Zuckermengen auf oralem Weg nur schwer zugeführt werden. PARSONS (1964) berichtete über günstige Ergebnisse mit einem durch partielle Hydrolyse aus Maisstärke gewonnenen Sirup (Liquidglucose), der 2000 Cal in nur 460 ml Flüssigkeit enthält. Nach unseren Erfahrungen rufen konzentrierte Zuckerlösungen bei den meisten Patienten sehr bald einen unüberwindlichen Widerwillen hervor und führen regelmäßig zu Nausea. In vielen Fällen ist deshalb eine *parenterale* Zufuhr des Kohlenhydratminimums (100 g/24 Std) unvermeidbar. Sie erfolgt am besten in Form hochkonzentrierter Glucose- bzw. Fructoseinfusionen (200—500 ml 40—50%ige Lösung) mittels Verweilkatheter in eine der großen Venen der oberen Extremität. Das Risiko von Venenthrombosen ist bei sorgfältiger Kanülierungstechnik und Zusatz kleiner Heparinmengen (ca. 2500 E Heparin/500 ml Infusionslösung) gering. Da die Fructosetoleranz im Gegensatz zur Glucoseverwertung bei Urämie und Acidose nicht vermindert ist, ziehen KENNEDY, LUKE, DINWOODIE u. LINTON (1964) die Verwendung von Fructose bei Niereninsuffizienz vor.

Die Deckung des Calorienbedarfs durch Äthylalkohol-Infusionen (Caloriengehalt 5—6 Cal/ml) hat sich wegen der damit verbundenen Nebenwirkungen nicht bewährt.

Das Prinzip der streng eiweißfreien Ernährung beim akuten Nierenversagen wurde auf Grund neuerer Untersuchungen in Frage gestellt. BLAGG, PARSONS u. YOUNG (1962) beobachteten bei einer begrenzten Eiweißzufuhr in Form von Milch und Eiern (entsprechend einem Stickstoffgehalt von 6 g/24 Std) keine wesentliche Zunahme des Stickstoffanfalls gegenüber einer reinen Glucosediät (100 g Glucose/24 Std), wenn gleichzeitig anabole Hormone gegeben wurden. Auch O'DWYER (1962), LAWSON, BLAINEY, DAWSON-EDWARDS u. TONGE (1962), THAYSEN (1962) sowie MCCRACKEN, PEARL u. CARVAJAL (1965) konnten bei Zulage von 20—40 g biologisch hochwertigem Eiweiß (z.B. täglich 3 Eier) zur Diät keinen Einfluß auf die Harnstoffproduktion bzw. die Höhe des Harnstoffspiegels im Blut feststellen. Diese Autoren weisen auf die Vorteile einer begrenzten Proteinzufuhr hin, die nicht nur eine schmackhaftere und calorienreichere Kost ermöglicht, sondern auch den Bedarf an essentiellen Aminosäuren deckt, was vor allem bei hyperkatabolen posttraumatischen und protrahiert verlaufenden Fällen wichtig ist. Schließlich kann bei häufiger Dialysebehandlung, wie sie am konsequentesten in der sog. prophylaktischen Dialysetherapie verwirklicht ist, der Proteingehalt der Nahrung ohne nachteilige Folgen auf 35—70 g/24 Std erhöht werden, weil dabei der schnellere Anstieg der Azotämie durch den Dialyseeffekt kurzfristig ausgeglichen wird (TESCHAN, O'BRIEN u. BAXTER, 1959; SCRIBNER, CANER, BURI u. QUINTON, 1960; ELLIOTT, HILL KERR u. ASHCROFT, 1960). Dieses Vorgehen erleichtert die diätetische Behandlung in der oligurischen Phase entscheidend und ermöglicht eine ausreichende Calorienzufuhr ohne die Schwierigkeiten und Risiken der parenteralen Ernährung. Außerdem wird die demoralisierende Wirkung vermieden, die die Monotonie der reinen Kohlenhydrat-Fetternährung auf den Patienten ausübt. Die genannten Vorteile wiegen den rascheren Anstieg der Azotämie und die größere Frequenz der erforderlichen Dialysebehandlungen auf, so daß viele Behandlungszentren zu einer freizügigeren Diät mit beschränktem Eiweißgehalt übergegangen sind.

Der therapeutische Wert *anabol wirksamer Steroidhormone* beim akuten Nierenversagen wird unterschiedlich beurteilt. Die bisher vorliegenden Stoffwechseluntersuchungen lassen einen eindeutigen Einfluß auf den Eiweißumsatz und die Entwicklung der Azotämie nur in Einzelfällen erkennen. Am günstigsten sind die Ergebnisse offenbar beim postpartal auftretenden Nierenversagen. GJØRUP u. THAYSEN (1958, 1960), MCCRACKEN u. PARSONS (1958, 1959), BLAGG u. PARSONS (1960) sowie PARSONS (1964) erzielten mit hohen Dosen eines Nortestosteron-Derivats (17-β-phenylpropionat-19-nortestosteron = Durabolin) bei postgraviden Nierenversagen eine Verminderung des täglichen Harnstoffanstiegs im Blut um 60—70%. Die Tagesdosis betrug dabei bis zu 50 mg Durabolin. Der Eiweißkatabolismus wurde durch anabole Substanzen stärker herabgesetzt als durch Zufuhr von 100 g Glucose/24 Std. Diese anabole Wirkung war sogar dann nachzuweisen, wenn keine Kohlenhydrate gegeben wurden. Der proteinsparende Effekt der Anabolica soll bei normalem Ernährungszustand ausgeprägter sein (WOLTHUIS, 1961) und um so deutlicher in Erscheinung treten, je geringer die körpereigene Androgen-Produktion ist. Die größte Wirksamkeit zeigten Norethandrolon-Präparate, weniger effektiv waren Testosteronpropionat und Methandrostenolon. Bei stark erhöhtem Eiweißkatabolismus infolge traumatischer oder operativer Insulte, bei ausgedehnten Gewebsnekrosen und Infektionen wird nach übereinstimmenden Ergebnissen ein signifikanter Einfluß auf den Proteinstoffwechsel und den Anfall stickstoffhaltiger Metaboliten vermißt. Die Anwendung von Anabolica ist demnach in diesen schweren Fällen nutzlos.

Wie bereits erwähnt wurde, verhindern hohe Dosen anaboler Steroide einen schnelleren Harnstoffanstieg bei begrenztem Proteingehalt der Nahrung. In der Mehrzahl der Fälle kann ein „antiazotämischer" Effekt nicht sicher nachgewiesen werden. Die Kreatininkonzentration im Blut wird durch diese Substanzen nicht beeinflußt. ROBSON, CLARKSON, HORN u. KERR (1964) fanden bei direkter Bestimmung der Harnstoffproduktion mittels ^{14}C-markiertem Harnstoff eine geringe, in praktischer Hinsicht aber unbedeutende Verminderung des Harnstoffanfalls. GERBER u. COTTIER (1961) konnten weder klinisch noch tierexperimentell eine antiazotämische Wirksamkeit feststellen. Gelegentlich kann eine Appetitsteigerung nach Anwendung anaboler Hormone beobachtet werden (BALSLØV u. JØRGENSEN, 1963).

Insgesamt muß der Anwendung anaboler Steroidhormone beim akuten Nierenversagen auf Grund der bisherigen Ergebnisse eine begrenzte Wirkung zugesprochen werden. Sie sind fakultativ als unterstützende Maßnahme indiziert, ihre Wirkung im Einzelfall ist abhängig von ätiologischen Voraussetzungen und Ernährungsfaktoren. Eine eindeutige Indikation liegt beim postpartalen Nierenversagen vor, da sie hierbei (insbesondere bei erhöhter endogener Progesteronaktivität) den Eiweißstoffwechsel senken und den Harnstoffanfall verringern. Als Mittel der Wahl wird wegen seiner progestagenen Aktivität von verschiedenen Autoren Norethandrolon (Durabolin) empfohlen (GJØRUP u. THAYSEN, 1960; PARSONS, 1964). Die Nebenwirkungen der Anabolica sind gering, allerdings kann es nach mehrwöchiger Anwendung zu einem reversiblen cholestatischen Ikterus kommen (DUNNING, 1958).

b) Bilanzierung des Wasser-Elektrolythaushaltes

α) *Flüssigkeitszufuhr*

Die Unfähigkeit der Niere durch Regulation der Wasserausscheidung und -konservierung einen normalen Wasserbestand des Organismus zu gewährleisten, erfordert für die gesamte Dauer des akuten Nierenversagens eine exakte Bilanzierung des Flüssigkeitshaushaltes. Der Basisbedarf an Wasser, der exogen zugeführt werden muß, errechnet sich aus der Differenz zwischen insensibler Wasserabgabe + meßbarer Wasserausfuhr — endogenem Wasseranfall aus dem Stoffwechsel (Oxydationswasser) und dem Zelluntergang (Zellwasser).

Die *insensiblen Flüssigkeitsverluste* durch Atmung und Schweißbildung wurden von Gamble (1951) mit durchschnittlich 0,5—0,6 ml/kg·h bei gesunden Personen angegeben. Ashley u. White (1963) errechneten ebenfalls bei fastenden Normalpersonen einen Mittelwert von 940 ml/24 Std, andere Untersucher nehmen eine durchschnittliche insensible Wasserabgabe von 600 ml/m² Körperoberfläche in 24 Std an. Diese Durchschnittswerte gelten allerdings nur unter Grundumsatzbedingungen, die im klinischen Einzelfall kaum je erfüllt sind. Unter den Faktoren, die zu beträchtlichen Schwankungen der insensiblen Flüssigkeitsabgabe führen können, sind neben der Körpertemperatur und der Atmungsgröße (Atemtiefe und -frequenz) auch die Außentemperatur und die Luftfeuchtigkeit in Betracht zu ziehen. Nach Newburgh u. Johnston (1942) nimmt die Wasserabgabe bei Umgebungstemperaturen über 30° C pro 1° Temperaturerhöhung um durchschnittlich 13% zu. Ein Anstieg der Luftfeuchtigkeit von 0 auf 50% kann umgekehrt eine Verminderung der Wasserabgabe um ca. 50% zur Folge haben (Merrill, 1965). Bei tiefer Acidoseatmung kann der respiratorische Flüssigkeitsverlust erheblich gesteigert sein. Bei Fieber und profusem Schwitzen können zusätzliche Wasserverluste von mehr als 1000 ml/24 Std eintreten. Eine zuverlässige quantitative Abschätzung der insensiblen Flüssigkeitsverluste ist am Krankenbett in vielen Fällen nicht möglich, so daß auf eine indirekte Beurteilung anhand der täglichen Gewichtskontrolle des Patienten zurückgegriffen werden muß, die eine in praktischer Hinsicht ausreichende Kontrolle der insensiblen Flüssigkeitsabgabe gestattet.

Die Menge des *endogen anfallenden Wassers* aus dem Stoffwechsel und dem Zellkatabolismus ist abhängig von der Aktivität des Stoffwechsels, der Calorienzufuhr und dem Ausmaß des Zelluntergangs. Strauss (1949) hat für eine 70 kg schwere Normalperson bei einem angenommenen Stoffwechselumsatz von 70 g Eiweiß und 200 g Fett eine metabolisch freigesetzte Wassermenge von 465 ml/24 Std errechnet, die sich bei gleichzeitiger Zufuhr von 100 g Glucose (unter der Voraussetzung, daß dadurch der Eiweißumsatz um 50% herabgesetzt wird) auf 425 ml/24 Std erniedrigt. Messungen an stoffwechselgesunden Normalpersonen lassen sich jedoch auf die Verhältnisse beim akuten Nierenversagen nur mit Vorbehalt übertragen. Beim oligurischen Patienten ist der Stoffwechsel in der Regel gesteigert, so daß mit einem entsprechend größeren Anfall von endogenem Wasser zu rechnen ist. Swan u. Merrill (1953) konnten bei einem anurischen Patienten während einer 16tägigen anurischen Periode einen durchschnittlichen metabolischen Abbau von 310 g Körperfett in 24 Std feststellen, obwohl der Patient parenteral täglich 1000 Glucosecalorien erhielt. Moore u. Ball (1952) nahmen eine Verdoppelung des Fettkatabolismus bei Patienten mit akutem Nierenversagen an. Bilanzuntersuchungen von Hamburger u. Richet (1952) sowie Hamburger u. Mathé (1952) ergaben bei zehn anurischen Patienten einen durchschnittlichen endogenen Wasseranfall von 10 Liter während des oligurischen Verlaufsstadiums. Bluemle, Potter u. Elkinton (1956) fanden bei Patienten mit akutem Nierenversagen einen Mittelwert von 303 ± 30 ml/24 Std für das durch Oxydation metabolisch freigesetzte Wasser und einen durchschnittlichen Anfall von 124 ± 75 ml/24 Std Zellwasser („präformiertes Wasser") aus dem Zellkatabolismus. ASHLEY u. WHITE (1963) geben Mittelwerte von 280 ml/24 Std (Oxydationswasser) und 160 ml/24 Std (Zellwasser) an.

Die gleichen Autoren nehmen an, daß beim anurischen Patienten pro 8,5 Calorien 1 ml Wasser endogen freigesetzt wird. Die Oxydation von 1 g Kohlenhydraten liefert 4,0 Cal und setzt 0,6 ml Wasser frei, 1 g Fett = 9,3 Cal = 1,06 ml H_2O, 1 g Eiweiß = 4 Cal = 0,41 ml H_2O.

Das durchschnittliche Volumen von endogen freigesetztem Wasser im oligurischen Stadium des akuten Nierenversagens kann danach auf 400—450 ml/24 Std veranschlagt werden. Allerdings gelten diese Durchschnittswerte nicht bei hyperkataboler Stoffwechsellage und bei ausgedehntem Gewebsuntergang, z.B. bei operativ und traumatisch bedingtem Nierenversagen, da unter diesen Bedingungen mit einem wesentlich höheren endogenen Wasseranfall zu rechnen ist, der in die Flüssigkeitsbilanz einkalkuliert werden muß.

Tabelle 15. *Durchschnittlicher basaler Flüssigkeitsbedarf und mittlerer täglicher Gewichtsverlust bei anurischen Patienten verschiedenen Alters mit leichter und schwerer Urämie. Die geschätzten Gewichtsverluste beruhen auf der Annahme, daß die Hälfte des Calorienbedarfes gedeckt wird.* (Nach ASHLEY u. WHYTE, 1963)

Alter (Jahre)	basaler Wasserbedarf (ml/24 Std)		Gewichtsverlust (g/24 Std)	
	leichter * Verlauf	schwerer ** Verlauf	leichter * Verlauf	schwerer ** Verlauf
0,5	155	135	50	75
1	170	145	60	90
2	205	170	80	110
5	260	210	110	160
10	340	260	160	230
15	400	280	220	340
Erwachsene	380	230	250	400

* = 20 mg-% × 24 Std Rest-N-Anstieg
** ≦ 40 mg-% Rest-N-Anstieg

In der Mehrzahl der Fälle ist demnach zur Deckung der insensiblen Wasserabgabe (ca. 800—1000 ml/24 Std) unter Abzug der endogen freigesetzten Wassermenge (ca. 400—500 ml/24 Std) eine exogene *Flüssigkeitszufuhr* von durchschnittlich 400—500 ml/24 Std erforderlich. Dieses Flüssigkeitsvolumen gilt heute allgemein als *Basisbedarf*, zu dem sich die meßbaren Verluste durch Restdiurese, Erbrechen, Stuhlausscheidung, Fisteln, Drainagen, Blutverluste usw. addieren.

Eine genauere quantitative Abschätzung der Flüssigkeitsbilanz ist im Einzelfall oft undurchführbar. ASHLEY u. WHYTE (1963) haben verschiedene Methoden angegeben, die eine exakte Errechnung des Flüssigkeitsbedarfs auch im Einzelfall ermöglichen sollen. Dabei wird der insensible Verlust durch Gewichtskontrollen abgeschätzt, die metabolisch anfallende Wassermenge ergibt sich aus dem O_2-Verbrauch (ml/min) × 0,8, die Freisetzung von Zellwasser wird indirekt aus der Stickstoffbilanz ermittelt (Rest-N in g/24 Std × 20). Die Differenz von insensiblem Verlust — (Oxydationswasser + Zellwasser) entspricht dann dem tatsächlich erforderlichen basalen Wasserbedarf.

Zur Erleichterung der Bilanzierung am Krankenbett haben die gleichen Autoren eine teils empirisch ermittelte, teils theoretisch errechnete Tabelle angegeben, aus der der basale Wasserbedarf und die auf Grund der untercalorischen Ernährung zu erwartende Gewichtsabnahme entnommen werden können (Tabelle 15).

Eine exakte quantitative Errechnung der Flüssigkeitsbilanz ist jedoch am Krankenbett oft nicht durchführbar und auch entbehrlich, wenn bei einer

Standardzufuhr von 400 ml/24 Std der Hydratationszustand durch regelmäßige Gewichtskontrollen des Patienten (neben den üblichen klinischen Kriterien) überwacht wird. Bei normalem Körperwasserbestand muß es infolge der fast immer ungenügenden Calorienzufuhr zu einer täglichen Gewichtsabnahme um durchschnittlich 300—500 g kommen, die dem Abbau von Körpergewebe (vorwiegend der Muskulatur und der Fettdepots) entspricht. Gewichtskonstanz während des oligurischen Stadiums bei gleichzeitig ungenügender Deckung des Calorienbedarfs beweist eine relative Zunahme des Körperwassers und allgemeine Hyperhydratation. Bei stark erhöhtem Stoffwechsel und vermehrtem Zellkatabolismus ist die Gewichtsabnahme entsprechend größer, vorausgesetzt, daß der Wasserbestand des Organismus im Normalbereich gehalten wird. TESCHAN u. Mitarb. (1955) fanden bei hyperkatabolen posttraumatischen Fällen eine obligate tägliche Gewichtsreduktion um 0,5—1,6 kg.

Der Wert der täglichen Gewichtskontrolle bei der Bilanzierung des Wasserhaushaltes beim akuten Nierenversagen kann nicht eindringlich genug betont werden. Gerade bei den schweren traumatischen und chirurgischen Fällen ist eine zuverlässige Steuerung des Flüssigkeitsstoffwechsels nur auf diesem Wege möglich. Daß es in der Regel trotz einer durchschnittlichen Gewichtsreduktion um 300—500 g/24 Std im oligurischen Stadium in den meisten Fällen zu einer relativen Zunahme des Körperwasserbestandes kommt (die klinisch allerdings bedeutungslos ist), zeigt die bereits früher erwähnte rasche Gewichtsabnahme im diuretischen Stadium, obwohl die Calorienzufuhr zu diesem Zeitpunkt meist ausreichend (s. Kapitel D) ist. Sie beweist andererseits, daß der endogene Wasseranfall meist zu niedrig veranschlagt wird und die Gefahr einer Überwässerung des oligurischen Patienten außerordentlich groß ist. Diese Feststellung soll allerdings nicht zu einer Unterschätzung der deletären Folgen von ungenügender Flüssigkeitszufuhr und Dehydratation veranlassen, worauf besonders HOLMES (1963) eindringlich hingewiesen hat. Die Aufrechterhaltung eines annähernd normalen Flüssigkeitsbestandes gehört zu den entscheidenden therapeutischen Aufgaben bei der Behandlung des akuten Nierenversagens.

Nach Möglichkeit sollte der größte Teil der Flüssigkeitszufuhr auf oralem Wege erfolgen, da das meist ausgeprägte Durstgefühl der Patienten durch orale Aufnahme besser gestillt wird als bei parenteraler Zufuhr. Das mit der Flüssigkeitsrestriktion verbundene Durstgefühl kann durch Anregung der Speichelsekretion (Kaugummi, saure Bonbons) vermindert werden. Bei azotämischen Patienten kommt es ja nach Untersuchungen von HOLMES u. Mitarb. (1960) regelmäßig zu einer deutlichen Abnahme der Speichelsekretion, wodurch nicht nur das Durstgefühl verstärkt, sondern auch das Auftreten einer Parotitis begünstigt wird. Die Flüssigkeitstherapie im *diuretischen Stadium* des akuten Nierenversagens bereitet in der Regel keine erheblichen Schwierigkeiten. In den meisten Fällen genügt das spontane Trinkbedürfnis, um die renalen Flüssigkeitsverluste zu ersetzen und die Wasserbilanz auszugleichen. An anderer Stelle wurde bereits ausgeführt (s. Kapitel D), daß ein vollständiger Ersatz des ausgeschiedenen Harnvolumens infolge der meist bestehenden Hyperhydratation nicht nötig ist und die überschießenden Harnmengen einer Ausscheidung von zuvor retiniertem Wasser entsprechen. In Einzelfällen mit protrahierter osmotischer Diurese kann es zur Dehydratation kommen, die durch rechtzeitige Flüssigkeitssubstitution verhindert werden muß. Die Beurteilung des Hydratationszustandes erfolgt am besten anhand klinischer Kriterien (Hautturgor und Feuchtigkeit der Haut, Konsistenz der Augenbulbi, Venenfüllung, Hämatokrit und Eiweißkonzentration im Plasma usw.) und durch regelmäßige Kontrolle des Körpergewichts. Abrupte Gewichtsverluste weisen auf ungenügende Flüssigkeitszufuhr und Dehydratation hin. Die Differenz zwischen

Harnmenge und zugeführtem Flüssigkeitsvolumen sollte bis zur Normalisierung des Wasserhaushaltes nicht mehr als 300—500 ml/24 Std betragen; in gleicher Höhe liegt die erlaubte Gewichtsabnahme in der frühen diuretischen Phase.

β) Korrektur von Störungen des Elektrolytstoffwechsels und des Säure-Basenhaushalts

Hyperkaliämie und Kaliumintoxikation. Die Häufigkeit der Kaliumintoxikation im oligurischen Stadium hat stark abgenommen, seit wirksame prophylaktische Maßnahmen zur Verfügung stehen, mit deren Hilfe ein bedrohlicher Anstieg der Serum-Kaliumkonzentration in den meisten Fällen verhindert werden kann (SCHREINER u. MAHER, 1961; MERRILL, 1965; LEGRAIN u. PETROVER, 1965; DÉROT u. Mitarb., 1966).

Grundlage der prophylaktischen Behandlung der Hyperkaliämie ist die Einschränkung der exogenen Kaliumzufuhr auf ein Minimum und die Verminderung des endogenen *Anfalls* von Kaliumionen. Eine *kaliumfreie* Diät kann praktisch nur in Form der reinen Kohlenhydrat-Fett-Diät realisiert werden. Freizügigere Diätformen mit begrenztem Eiweißgehalt enthalten immer auch eine geringe Menge Kalium. Eine geringfügige exogene Kaliumzufuhr ist jedoch klinisch bedeutungslos, wenn gleichzeitig durch kaliumbindende Austauscher oder häufige Dialysebehandlung ein effektiver Kaliumentzug stattfindet (s. u.). Die Kaliumzufuhr sollte jedoch in jedem Fall auf ein Minimum beschränkt werden, was durch die Vermeidung kaliumreicher Nahrungsmittel und Getränke (z. B. frische und vor allem getrocknete Früchte und Gemüse, Kartoffeln, Nüsse, Kakao und Schokolade, Fruchtsäfte) unschwer möglich ist. Nicht unbeträchtlich ist der Kaliumgehalt mancher Medikamente (z. B. Penicillin-Kaliumsalze). Die Kaliumkonzentration in älterem Konservenblut (nach zehntägiger Lagerung wurden Plasmakonzentrationen bis zu 22 mval/l gemessen) muß vor allem bei Massivtransfusionen berücksichtigt werden. Nach Möglichkeit sollte man deshalb beim oligurischen Patienten nur Frischblut oder Erythrocytenkonzentrat verwenden.

Der *endogene Kaliumanfall* ist abhängig vom Ausmaß des Zellkatabolismus und der Höhe des Eiweißumsatzes, ferner vom Grad der metabolischen Acidose, die zu einem Austritt von Kaliumionen aus der Zelle in die extracelluläre Flüssigkeit führt. Deshalb kommt es beim Nierenversagen nach Trauma und Operationen sowie bei ausgedehnten Gewebszerstörungen und Infektionen zu einem Übertritt großer Kaliummengen in die extracelluläre Flüssigkeit und zur raschen Entwicklung einer Hyperkaliämie. Alle bereits früher erwähnten Maßnahmen zur Verringerung des Zellkatabolismus (Bekämpfung von Infektionen, Entfernung von nekrotischem Gewebe, ausreichendes Calorienangebot usw.) dienen deshalb gleichzeitig der Prophylaxe der Hyperkaliämie.

Die Anwendung von *kaliumbindenden Kationenaustauschern*, die einen wirksamen enteralen Kaliumentzug ermöglichen, hat heute einen festen Platz in der Prophylaxe und Therapie der Hyperkaliämie. Die wirksamsten kaliumbindenden Kationenaustauscher sind derzeit die Natrium-Polystyrensulfonatverbindungen *Resonium-A* (Bayer, London) und *Kayexalate* (Wintrobe).

Diese pulverförmigen Resine nehmen bei enteraler Applikation Kaliumionen aus dem Verdauungstrakt im Austausch gegen Natriumionen auf. Ihre maximale Bindungskapazität beträgt 3 mval Kalium pro 1 g Resin, in vivo kann etwa mit einem Austausch von 1 mval K^+ pro 1 g Trockensubstanz gerechnet werden, wobei gleichzeitig 2—3 mval Natriumionen/g freigesetzt und resorbiert werden.

Die K-Austauscher können oral oder rectal in Form von Klysmen gegeben werden. Bei oraler Applikation werden mehrmals täglich 5—10 g in 20—40 ml Flüssigkeit zugeführt; in den meisten Fällen genügt eine Tagesdosis von 30 g

Resonium, um die erhöhte Kaliumkonzentration effektiv zu senken. Da unter dieser Medikation häufig eine Obstipation eintritt, empfiehlt sich die gleichzeitige Gabe von Sorbit (z.B. alle 2 Std 10—20 ml der 70%igen Sorbitlösung oder mehrmals täglich 1 Teelöffel Sorbit), das milde Durchfälle erzeugt.

Bei ausgeprägter Nausea kann Resonium rectal als Klysma appliziert werden. Man gibt z.B. 40—50 g Resonium in ca. 150 ml Wasser aufgelöst 1—3mal täglich als Klysma, das nach 40—60 min durch einen Reinigungseinlauf wieder aus dem Enddarm entfernt wird. Nach unseren Erfahrungen (Buchborn, 1963) gelingt es auf diese Weise, den Serum-Kaliumspiegel in 24 Std durchschnittlich um 1 mval/l zu senken (s. Abb. 17). Als Lösungsmittel für die Klysmen wird auch eine 25%ige

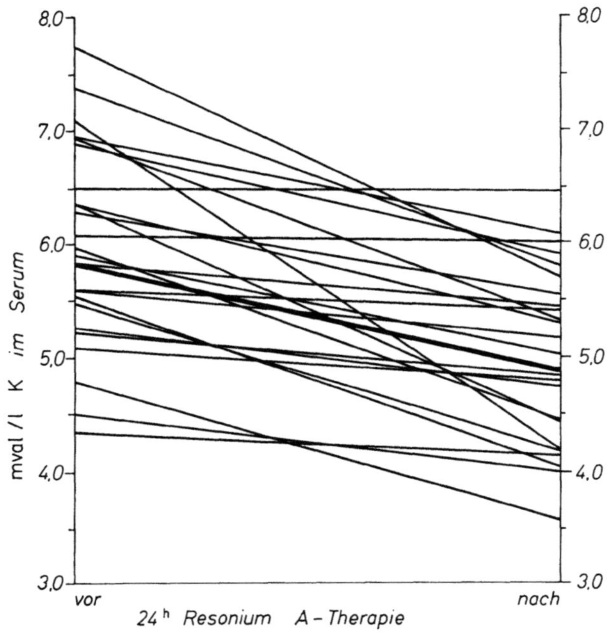

Abb. 17. Senkung des Serum-Kaliumspiegels bei 24 Patienten innerhalb von 24 Std nach 1—2maliger rectaler Applikation von Resonium-A (40—50 g pro Klysma)

Sorbitlösung (150—200 ml) empfohlen, die eine leichtere Entfernung des Austauschers aus dem Darm ermöglichen soll. Welt (1965) empfiehlt eine Suspension aus 30 g Resonium, 80 ml Methylcellulose und 120 ml Wasser, die durch einen aufblasbaren Verweilkatheter instilliert wird und nach 30—45 min mit Hilfe eines Öleinlaufs (60 ml Paraffinöl) entfernt werden kann. Die Resonium-Klysmen können alle 2 Std wiederholt werden, wenn der Kaliumspiegel möglichst rasch gesenkt werden soll.

Bei der Anwendung dieser Natrium-enthaltenden Resinverbindungen wird eine beträchtliche Menge Natrium im Darm freigesetzt und resorbiert. Diese Natriumzufuhr kann zu einer bedrohlichen Störung der Natriumbilanz führen, worauf besonders Berlyne, Janabi u. Shaw (1966) hingewiesen haben. Diese Autoren fanden bei Patienten, die regelmäßig über mehrere Tage Resonium erhalten hatten, eine signifikante Korrelation zwischen der verabreichten Resoniumdosis und dem Anstieg der Natriumkonzentration bzw. der Osmolalität im Serum. Bei einer Resorption von 2—3 mval Natrium pro 1 g Resin können auf diese Weise 30—180 mval Na^+/24 Std zugeführt werden. Berlyne u. Mitarb. (1966) errechneten bei einzelnen Patienten eine Natriumzufuhr von 400—1800 mval während einer 10tägigen oligurischen Phase, was zu Hypernatriämie, Blutdruckanstieg, Hypervolämie und Herzinsuffizienz führen kann. Die gleichzeitige Gabe von Sorbit löst eine osmotische Diarrhoe aus und verringert die Natriumresorption. In jedem Fall muß aber bei längerer und hochdosierter Anwendung von natriumenthaltenden K^+-Austauschern auf die Gefahr eines Überangebots an Natrium geachtet werden. Dieser Nachteil wird bei Verwendung von calciumhaltigen Resinen vermieden, da eine Resorption selbst größerer Calciummengen unbedenklich ist. BERLYNE et al. (1966) haben über günstige Ergebnisse mit einem derartigen kaliumbindenden Calcium-Resin berichtet (Calcium-Zeokarb 225), das bei einer Kaliumbindungskapazität von 0,94 mval K^+/g Trockensubstanz eine vergleichbare Effektivität wie die Natriumverbindungen aufweist. Bei einer Tagesdosis von 60 g dieses Austauschers gelangen ca. 200 mval Calcium/24 Std (weniger als 4 g) zur Resorption. Allerdings ist dieses Präparat bisher nicht im Handel erhältlich. Mit Ausnahme der schweren hyperkatabolen Fälle kann bei frühzeitiger Anwendung der kaliumbindenden Kationenaustauscher eine bedrohliche Hyperkaliämie in den meisten Fällen verhindert werden. Bei traumatischem und postoperativem Nierenversagen mit gesteigertem Zellkatabolismus oder bei massiven intestinalen Blutungen und Infektionen kann sich innerhalb weniger Tage eine *Kaliumintoxikation* entwickeln, die durch K-Austauscher nicht beherrscht werden kann. In diesem Fall besteht eine absolute Indikation zur Dialysebehandlung, die kurzfristig einen effektiven und gut steuerbaren Kaliumentzug ermöglicht und allen konservativen Maßnahmen überlegen ist. Diese kommen deshalb bei akuter Kaliumintoxikation immer nur als Überbrückungsmaßnahmen bis zum Beginn der Dialyse in Betracht. Zur Notfallstherapie bei bedrohlicher kardialer Symptomatik (s. u.) sind folgende Maßnahmen geeignet:

1. Die parenterale Zufuhr antagonistisch wirkender *Natrium-Ionen* wirkt am schnellsten und ausgeprägtesten, die Wirkung hält allerdings nur 30 min bis 2 Std an. Bei Injektion hypertoner NaCl-Lösungen (z.B. 20—50 ml 10% NaCl-Lösung) kommt es bereits nach wenigen Minuten zu einer deutlichen Besserung der kaliumbedingten EKG-Veränderungen, ohne daß der Kaliumspiegel im Serum beeinflußt wird. Die Zufuhr größerer Natriummengen, z.B. bei Infusion von 200 ml 3—5% NaCl-Lösung oder 1,4% Natriumbicarbonatlösung ist allerdings nicht unbedenklich, da sie eine akute Hypervolämie mit der Gefahr des Lungenödems hervorrufen kann. Natriumbicarbonatinfusionen sind im allgemeinen wegen des gleichzeitigen alkalisierenden Effektes (der zu einer pH-abhängigen Umverteilung von Kaliumionen in die Zellen und dadurch zu einer Senkung der Kaliumkonzentration in der Extracellulärflüssigkeit führt) der Verwendung von Natriumchlorid vorzuziehen.

2. Die protektive Wirkung von *Calcium-Ionen* auf die gestörte Reizleitung ist bei intravenöser Injektion ebenfalls bereits nach Minuten nachweisbar, sie ist aber schwächer ausgeprägt als diejenige von Natrium und klingt rasch wieder ab. Im allgemeinen wird empfohlen, 10—30 ml einer 10%igen Calciumlösung langsam intravenös zu verabreichen. Bei digitalisierten Patienten ist wegen des glykosidsynergistischen Calciumeffektes Vorsicht geboten. MERONEY u. HERNDON (1954) haben zur prophylaktischen Behandlung der Kaliumintoxikation tägliche Infusionen von 100 ml 10%iger Calciumlösung empfohlen.

3. Eine vorübergehende Senkung der Serum-Kaliumkonzentration wird infolge vermehrten Glykogenaufbaus mit Übertritt von Kalium in die Zelle durch *Glucose*-Infusionen mit Insulinzusatz erreicht. Ein erkennbarer Effekt tritt nach etwa 1 Std ein und hält über 4—6 Std an. Die Glucosezufuhr ist am wirksamsten bei unterernährten Patienten mit verminderten Glykogenbeständen. Als intravenöse Dauertropfinfusion werden 200—500 ml hypertone Glucoselösung

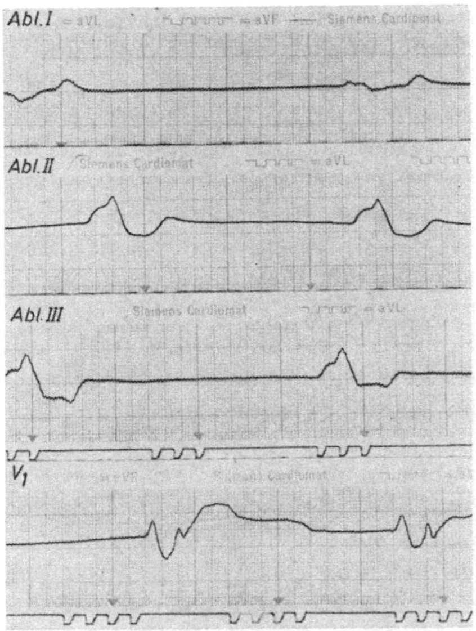

a

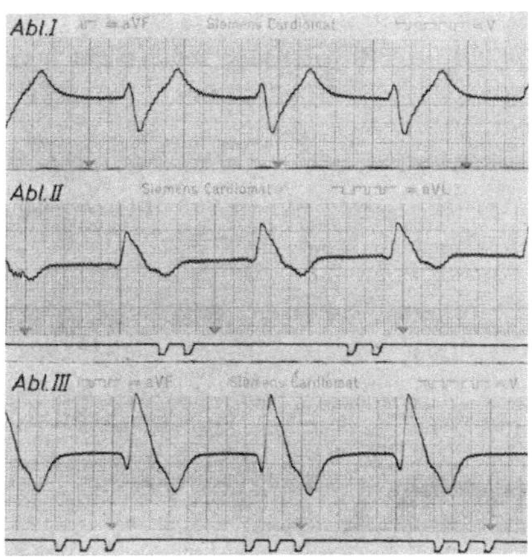

b

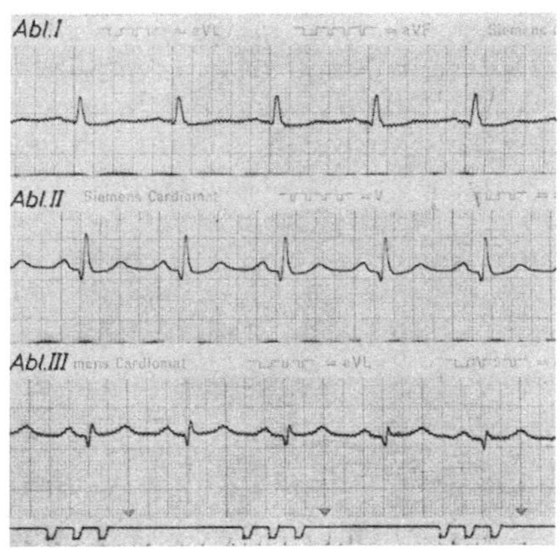

c

Abb. 18. a Vor Dialyse. Serumkalium 8,0 mval/l, kein meßbarer Blutdruck, Kammerfrequenz 32/min, keine Vorhofzacken, QRS 0,24 sec, QT 0,50 sec. b 10 min später nach Injektion von 20 ml NaCl 10%, 20 ml Calciumgluconat 10%; Blutdruck 150/100 mm Hg, Kammerfrequenz 84/min, keine Vorhofzacken, QRS 0,19 sec, QT 0,34 sec. c Nach 6stündiger Dialyse. Serumkalium 5,7 mval/l, Blutdruck 150/100 mm Hg, Sinusrhythmus, Frequenz 120/min, PQ 0,14 sec, QRS 0,08 sec, QT 0,27 sec (nach EDEL et al., 1962)

(10 bis 25%) mit 1 E Altinsulin pro 3 g Glucose gegeben. Bei rascher Zufuhr besteht die Gefahr einer anschließenden reaktiven Hypoglykämie.

MERONEY u. HERNDON (1954) haben eine Mischinfusion von

Calciumgluconat	10%	100 ml
Natriumbicarbonat	7,5%	50 ml
Glucose	25%	400 ml
Alt-Insulin 50 E		

empfohlen, von der 25 ml/Std intravenös einlaufen sollen.

Bei Symptomen der akuten Kaliumintoxikation kann durch die erwähnten Maßnahmen Zeit zur Vorbereitung der Hämodialyse gewonnen werden, die in dieser Situation vital indiziert ist und der Peritonealdialyse wegen des schnelleren Kaliumentzugs vorzuziehen ist (Abb. 18).

Klinische Symptome der Kaliumintoxikation (periorale Paraesthesien, Muskelschwäche und Lähmungen, Abschwächung der Sehnenreflexe, Anaesthesien, Mydriasis, Paresen der Atemmuskulatur, Arrhythmien und Bradykardie) treten in der Regel erst bei hochgradiger Hyperkaliämie auf, oft wenige Stunden vor dem kaliumbedingten Herzstillstand. Sie sind deshalb immer als alarmierendes Zeichen anzusehen und zwingen zu sofortigem therapeutischem Eingreifen. Zur rechtzeitigen Erkennung von Hyperkaliämie und Kaliumintoxikation während des oligurischen Stadiums sind tägliche EKG-Kontrollen und regelmäßige Bestimmungen der Serum-Kaliumkonzentration zu fordern. Das EKG zeigt den Grad der Kaliumintoxikation am zuverlässigsten an: Zwischen kaliumabhängigen EKG-Veränderungen und Kaliumkonzentration im Serum besteht nur eine lockere Korrelation, da zusätzliche Faktoren (z.B. eine gleichzeitige Hyponatriämie und Hypocalcämie) für die kardiale Manifestation der Hyperkaliämie mitbestimmend sind.

Extrasystolien können in jedem Stadium der Kaliumintoxikation auftreten. Der früheste elektrokardiographische Hinweis auf eine Hyperkaliämie sind spitze, zeltförmige und oft asymmetrische T-Wellen, deren Amplitude normal sein kann; mit zunehmender Kaliumkonzentration kommt es zur Verbreiterung des Kammerkomplexes (QRS) und des PQ-Intervalls, bei gleichzeitiger Abflachung der P-Zacke und Senkung der ST-Strecke; die fortschreitende Intoxikation äußert sich in intraauriculären und atrioventriculären Leitungsstörungen und intraventriculärer Blockierung; PQ-Intervall und QRS-Komplex sind stärker verbreitert, die P-Dauer nimmt zu und die P-Amplitude flacht weiter ab; schließlich ist die Vorhofzacke nicht mehr erkennbar (Vorhofstillstand oder -flimmern), die verlangsamte Kammerschlagfolge wird unregelmäßig und es treten Schenkelblockbilder und intraventriculäre Blockierungen auf. Im Terminalstadium der Kaliumintoxikation nimmt der Kammerkomplex ein wellenförmiges (Sinuswelle) Aussehen an, es setzt Kammerflattern ein, das EKG zeigt bizarre Kammerkomplexe, und schließlich tritt der Kreislaufstillstand im Kammerflimmern oder diastolischen Kammerstillstand ein. Vorbestehende Schädigungszeichen im EKG können die kaliumbedingten Veränderungen verschleiern, z.B. wird eine T-Inversion durch eine hinzukommende Hyperkaliämie aufgehoben oder normalisiert (sog. Sharpley-Schaeffer-Effekt). Bei regelmäßiger Kontrolle des EKG-Befundes wird die Hyperkaliämie an der Änderung des ursprünglichen Bildes erkennbar.

Im *diuretischen* Stadium bildet sich die Hyperkaliämie schneller zurück als die Azotämie. Bei Diuresegrößen über 1000 ml/24 Std wird eine Hyperkaliämie nur noch ausnahmsweise beobachtet. Übersteigen die Harnvolumina 1500 ml/24 Std, dann ist eine weitere diätetische Kaliumrestriktion nicht mehr nötig. Exzessive renale Kaliumverluste sind im diuretischen Stadium selten, wenn nicht über mehrere Tage eine ausgesprochene Polyurie mit Harnmengen über 4000 ml/24 Std besteht. Fast immer genügt in diesen Fällen eine orale Kaliumsubstitution in Form kaliumreicher Getränke und Nahrungsmittel, notfalls müssen zusätzlich orale Kaliumpräparate gegeben werden. Auf eine parenterale Kaliumzufuhr sollte nach Möglichkeit verzichtet werden. Die Möglichkeit einer Hypokaliämie bei polyurischen Harnmengen erfordert in diesem Stadium weiterhin fortlaufende Kontrollen des Serumkaliumspiegels. Die Steuerung des Kaliumstoffwechsels bereitet im diuretischen Stadium in der Regel keine Schwierigkeiten.

Steuerung der Natriumbilanz. Die geringe renale Natriumausscheidung im oligurischen Stadium macht beim Fehlen extrarenaler Natriumverluste eine Natriumzufuhr unnötig. Die insensiblen Natriumverluste durch die Haut sind minimal, sie betragen ca. 4—10 mval/24 Std, ebenso kann die mit dem Stuhl ausgeschiedene Natriummenge vernachlässigt werden. Merrill (1965) gibt einen durchschnittlichen insensiblen Natriumverlust von 7 mval/l = 0,4 g/24 Std an. Gastrointestinale Natriumverluste müssen quantitativ ersetzt werden, das gleiche gilt bei profusem Schwitzen. Bei Darmatonie oder Ileus können größere Flüssigkeits- und Natriummengen im Darm retiniert werden und eine Abnahme des extracellulären Flüssigkeitsvolumens hervorrufen.

Hyponatriämien beruhen in den meisten Fällen auf einer Überwässerung durch unkontrollierte exogene Wasserzufuhr oder erhöhten endogenen Wasseranfall (Verdünnungshyponatriämie). Die Therapie besteht in einer strikten Einschränkung der Flüssigkeitszufuhr. Bei bedrohlicher Überwässerung, ausgeprägter Verdünnungshyponatriämie (Serumwerte unter 120 mval/l) und Symptomen der Wasserintoxikation können mit Hilfe der Dialyseverfahren innerhalb weniger Stunden mehrere Liter Wasser entzogen werden. Steht eine Dialysemöglichkeit kurzfristig nicht zur Verfügung, dann kann eine Entwässerung mittels osmotisch erzeugter Durchfälle (z.B. durch hochdosierte Sorbitgaben) versucht werden. — Urämiebedingte Verteilungshyponatriämien sind zwar in den meisten Fällen nachweisbar, sie erreichen jedoch kaum ein klinisch bedeutsames Ausmaß.

Kombinierte Störungen, z.B. Verdünnungshyponatriämie und gleichzeitiger Natriummangel infolge unbekannter Natriumverluste können mit Hilfe der Erythrocytenanalyse weiter geklärt werden (s. Beitrag RIECKER). In unklaren Situationen rechtfertigt der Verdacht auf einen Natriummangelzustand eine vorsichtige Substitutionsbehandlung mit hypertonen NaCl-Lösungen (3—5% NaCl-Lösung, 4 % Natriumbicarbonatlösung). Wegen der Gefahr der Hypervolämie mit akuter Herzinsuffizienz und Lungenödem darf eine Natriumzufuhr nur bei gleichzeitiger Flüssigkeitsrestriktion vorgenommen werden. Das Ziel jeder Substitutionsbehandlung ist nicht die Normalisierung der Serum-Natriumkonzentration, sondern der Ausgleich einer negativen Natriumbilanz und der dadurch hervorgerufenen klinischen Symptome des Natriummangels. Die Behandlung dieser kombinierten Störungen des Wasser-Elektrolytstoffwechsels beim oligurischen Patienten kann schwierig sein und darf nicht schematisiert werden. Die einfachen Bilanzstörungen, wie z.B. Natriummangelzustände mit hypotoner Dehydratation, sind auf Grund der typischen klinischen Symptome dagegen leicht zu erkennen und bieten therapeutisch keine wesentlichen Schwierigkeiten.

Prinzipiell ist der oligurische Patient gegenüber allen brüsken Änderungen der Wasser- und Elektrolytbilanz besonders empfindlich, so daß substituierende Maßnahmen sehr vorsichtig vorgenommen werden müssen. Grobe Entgleisungen des Wasser-Elektrolythaushaltes können am sichersten und wirksamsten mit Hilfe der Dialyseverfahren korrigiert werden.

Hypernatriämien infolge Wassermangel (hypertone Dehydratation) sind unschwer zu erkennen und lassen sich durch entsprechende Wasserzufuhr ohne Schwierigkeiten beseitigen. Ein Natriumüberschuß kann durch längere Anwendung der bereits erwähnten natriumhaltigen Kationenaustauscher hervorgerufen werden. Gelegentlich wird eine Hypernatriämie bei gleichzeitigem Wassermangel beobachtet, wenn bei oligurischen Patienten mit Ileus eine Anregung der Darmperistaltik durch hypertone NaCl-Injektionen versucht wird.

„Neurogene" Hypernatriämien bei cerebralen Krankheitsprozessen (vor allem nach hypoxischer und traumatischer Hirnschädigung) wurden auch im Zusammenhang mit einem akuten Nierenversagen beschrieben (MERRILL, 1965), z.B. im diuretischen Stadium nach Sulfonamid-Intoxikationen (LUETSCHER u. BLACKMAN, 1943; GOODALE u. KINNEY, 1949). MERRILL (1965) sieht dabei einen spezifischen diagnostischen Hinweis in einer niedrigen Urin-Natriumkonzentration (< 20 mval/l) in der frühen diuretischen Phase. Die Therapie besteht wie bei hypertoner Dehydratation durch Natriumüberschuß in einer völligen Restriktion der Natriumzufuhr und einem erhöhten Angebot von freiem Wasser (z.B. Zuckerlösungen).

Im *diuretischen* Stadium kann die Natriumbilanz in den meisten Fällen durch orale Salzzufuhr (kräftig gesalzene Speisen) ausgeglichen werden. Exzessive Natriumverluste werden selten beobachtet, können jedoch in Fällen mit protrahierter Polyurie vorkommen. Neben den bereits erwähnten Methoden der Bilanzierung (Gewichtskontrolle usw.) empfiehlt sich in diesen Fällen die tägliche Bestimmung der Harnelektrolyte, aus der sich auf einfache Weise die erforderliche Zufuhr errechnen läßt.

Ähnlich wie bei der Flüssigkeitstherapie im diuretischen Stadium sollte auch dabei beachtet werden, daß in vielen Fällen ein während des oligurischen Stadiums retinierter Natriumüberschuß nunmehr mobilisiert wird, so daß eine geringe Mehrausscheidung von Natrium gegenüber der Zufuhr bis zum Ausgleich der Natriumbilanz wünschenswert ist. Als Faustregel kann eine durchschnittliche Urinnatriumkonzentration von 70 mval/l im diuretischen Stadium angenommen werden, so daß überschlagsmäßig ca. 1,6 g Natrium ($\sim$4 g NaCl) oder 500 ml 0,9% NaCl-Lösung pro Liter Urin zur Deckung der renalen Natriumausscheidung nötig sind. Es wurde allerdings schon früher darauf hingewiesen, daß die Natriumkonzentration im Urin erheblichen Schwankungen unterliegt. Zuverlässiger ist eine gezielte Substitution auf Grund der tatsächlich gemessenen Elektrolytausscheidungen.

Die *Hypocalcämie* ist in der Regel nicht sehr ausgeprägt (s. S. 1013) und erfordert keine Behandlung. Parenterale Calciumgaben sind nur im Hinblick auf den antagonistischen Effekt von Calciumionen bei Hyperkaliämie sinnvoll.

Eine Behandlung der *metabolischen Acidose* beim akuten Nierenversagen ist nur bei exzessiver acidotischer Hyperventilation oder im Zusammenhang mit einer erheblichen Hyperkaliämie bzw. Kaliumintoxikation indiziert. Die Verminderung der Bicarbonatkonzentration im Serum stellt einen kompensatorischen Vorgang dar und ist für sich allein kein Grund für alkalisierende Maßnahmen (z.B. Bicarbonatinfusionen), die immer mit dem Risiko der Kreislaufüberbelastung verbunden sind. Die Erhöhung der Bicarbonatkonzentration wäre hierbei nur eine „kosmetische" Korrektur.

Eine dekompensierte Acidose mit deutlichem Abfall des pH-Wertes im Blut wird in der Regel nur bei Fällen mit gesteigertem Zellkatabolismus beobachtet. Bei ausgesprochener Acidoseatmung und/oder bedrohlicher Hyperkaliämie kann mit vorsichtigen intravenösen Bicarbonatinfusionen (z.B. 200—500 ml 1,4% $NaHCO_3$-Lösung oder 40—80 mval $NaHCO_3$ in Glucoselösung) ein ausreichender Effekt erzielt werden. Die Kaliumkonzentration im Serum kann durch pH-abhängige Umverteilung von K-Ionen in den ICR um 1—2 mval/l absinken (HOLMES, 1963).

Auf die Möglichkeit tetanischer Erscheinungen unter der alkalisierenden Therapie ist zu achten, sie können durch Calciumgaben rasch beseitigt werden.

Bicarbonatlösungen sind den früher üblichen Natriumlactatinfusionen vorzuziehen, da die Metabolisierung des Lactat bei azotämischen Patienten gestört ist (SCHWARTZ u. WATERS, 1962). Gegen die Anwendung von THAM (Trispuffer) bei akutem Nierenversagen wurden trotz der günstigen Wirkung auf die metabolische Acidose Bedenken erhoben, da diese Puffersubstanz zumindest in höherer Dosierung zu einem Anstieg der extracellulären Kaliumkonzentration durch Austritt von Zellkalium führt (TARAIL u. BENNETT, 1959; BERMAN, O'CONNOR u. LUCHSINGER, 1960; EPSTEIN, NAHAS u. MARK, 1961; SAMIY, RAMSAY, REES u. MERRILL, 1961; NAHAS, 1963). Nach Untersuchungen von LINDHOLM (1962) soll durch orale Gaben von Aluminiumhydroxyd (3—6 g/24 Std) nicht nur die Hyperphosphatämie, sondern auch die metabolische Acidose beim akuten Nierenversagen günstig beeinflußt werden. CLARKSON (1965) konnte diese Beobachtung nicht bestätigen.

Die einzige kausale Therapie der metabolischen Acidose beim akuten Nierenversagen besteht in der Entfernung der retinierten H-Ionen mit Hilfe der Dialyseverfahren. Die Acidose ist jedoch selten so ausgeprägt, daß allein hierin eine Dialyse-Indikation gesehen werden muß.

c) Prinzipien der Allgemeinbehandlung und der Pharmakotherapie beim akuten Nierenversagen

An die pflegerische Betreuung des Kranken mit akutem Nierenversagen werden hohe Anforderungen gestellt. Besondere Aufgaben erwachsen ihr aus der Notwendigkeit der exakten Bilanzierung des Wasser- und Elektrolythaushaltes und aus der Forderung nach einer gezielten Infektionsprophylaxe.

Die Überwachung der Wasser-Elektrolytbilanz setzt eine sorgfältige Messung und Protokollierung der ausgeschiedenen Flüssigkeitsmengen (Restdiurese, Stuhlausscheidung, Erbrechen, Flüssigkeitsverlust durch Fisteln und Drainagen, Wundsekrete usw.) sowie der oralen und parenteralen Flüssigkeitszufuhr voraus. Am sichersten ist eine 6stündliche Bilanzkontrolle, da auf diese Weise unvorhersehbare Änderungen der einzelnen Bilanzgrößen kurzfristig ausgeglichen werden können. Die tägliche Bestimmung des Körpergewichts ist die einfachste und zugleich zuverlässigste Maßnahme bei der Überwachung des Wasserhaushaltes. Bei normalem Wasserbestand soll infolge der meist untercalorischen Ernährung ein täglicher Gewichtsverlust von durchschnittlich 300—500 g eintreten. Bettwaagen ermöglichen ein tägliches Wiegen auch bei bettlägerigen Patienten.

Die Notwendigkeit einer intensiven *Infektionsprophylaxe* ergibt sich aus der erhöhten Infektionsgefährdung des azotämischen Patienten, die aus der bereits erwähnten Feststellung hervorgeht, daß Infektionen zu den häufigsten Komplikationen des akuten Nierenversagens gehören und unter den unmittelbaren Todesursachen an erster Stelle stehen (s. S. 1032 ff.). Besonders gefährdet sind Patienten mit traumatischem und postoperativem Nierenversagen, bei denen infolge der Niereninsuffizienz die Wundheilung häufig verzögert ist und als Infektionspforte dient. Es wird so ein Circulus vitiosus in Gang gesetzt, indem die sich ausbreitende Infektion zu Gewebsnekrosen und gesteigertem Eiweißkatabolismus führt, wodurch die Azotämie und die urämische Stoffwechselstörung intensiviert werden und die Ausbreitung der Infektion weiter begünstigt wird. Unter den Infektionserregern finden sich bevorzugt Hospitalkeime (insbesondere penicillinasebildende Staphylokokken), aber auch gramnegative Bakterien und Pilze (PARSONS u. MCCRACKEN, 1959; MERRILL, 1965). Es müssen alle Anstrengungen unternommen werden, um einen Kontakt des Kranken mit antibioticaresistenten Hospitalkeimen zu vermeiden. An verschiedenen Behandlungszentren wird deshalb eine Isolierung des Kranken mit akutem Nierenversagen unter weitgehend aseptischen Bedingungen durchgeführt.

Die Prinzipen der aseptischen Pflege hat WALTER (1963) dargestellt: sie umfassen im wesentlichen die Isolierung der Kranken in einem aseptischen Behandlungsraum mit kontinuierlicher Luftentkeimung (UV-Strahler und luftumwälzende Klima-Anlagen), zu dem der Zutritt nur über UV-Schleusen möglich ist, sterile Bekleidung des Pflegepersonals entsprechend den Bedingungen im Operationssaal, sorgfältige Hautdesinfektion des Patienten z. B. durch Verwendung bakteriostatischer Detergentien sowie ständige bakteriologische Kontrollen der Ausscheidungen und der Keimbesiedlung von Rachen, Nase, Händen und Haaren, womit die Wirksamkeit der Isolierungsmaßnahmen überprüft werden kann.

Zweifellos kann auf diese Weise die Häufigkeit sekundärer Infektionen im Verlauf des akuten Nierenversagens entscheidend verringert werden, wie die Erfahrungen an verschiedenen Behandlungszentren gezeigt haben (SCHREINER, 1964; KERR, 1964; ROBSON, 1964; MACRAE, 1964). Allerdings sind die aufwendigen äußeren Voraussetzungen für eine streng aseptische Pflege bisher nur an wenigen Stellen realisiert worden. Grundsätzlich muß die Forderung nach weitgehender Asepsis jedoch als wesentlicher Gesichtspunkt in der Behandlung des akuten Nierenversagens angesehen werden.

Ebenso unbestritten in ihrer Bedeutung für die gezielte Prophylaxe infektiöser Komplikationen ist die frühzeitige Dialysebehandlung. Nach übereinstimmenden

Erfahrungen wird die Häufigkeit schwerer Infektionen im Verlauf eines akuten Nierenversagens verringert, wenn durch prophylaktische Dialyse eine ausgeprägte Azotämie verhindert wird und damit der begünstigende Einfluß der urämischen Stoffwechselstörung auf die Entstehung und Ausbreitung von Infektionen entfällt (TESCHAN, BAXTER, O'BRIEN, FREYHOF u. HALL, 1960; TESCHAN, 1964; SCHREINER, 1964; u.a.). Das Prinzip der frühzeitigen präventiven Dialysebehandlung hat sich insbesondere bei den schweren postoperativen und traumatischen Fällen mit hohem Infektionsrisiko durchgesetzt. Das gleiche gilt auch für die Behandlung primärer Infektionen im Verlauf eines akuten Nierenversagens, die bei gering ausgeprägter Azotämie leichter beherrscht werden können.

Die generelle prophylaktische Anwendung von Antibiotica beim akuten Nierenversagen wird allgemein abgelehnt. Sie ist allenfalls in Fällen mit besonders hohem Infektionsrisiko angezeigt, z.B. bei pulmonalen Komplikationen oder ungenügend gereinigten Wunden, und entspricht dann den allgemeingültigen Richtlinien der Antibioticaprophylaxe. Bei der Auswahl und Dosierung der Antibiotica müssen die weiter unten besprochenen Besonderheiten der Pharmakotherapie beim akuten Nierenversagen berücksichtigt werden.

Im Rahmen der *allgemeinen* Infektionsprophylaxe beim azotämischen Patienten kommt den Grundsätzen der Intensivpflege besondere Bedeutung zu, wie sie generell für die Behandlung von Schwerkranken gelten (Freihaltung der Atemwege, Atemgymnastik zur Vermeidung von Atelektasen und sekundären pulmonalen Infektionen, frühzeitige Mobilisierung, intensive Mundpflege und Anregung der Speichelsekretion zur Parotitisprophylaxe, usw.). Auf die Gefahren einer Dauerkatheterisierung der Harnblase wurde bereits früher hingewiesen. Sie ist in den meisten Fällen vermeidbar und wegen des zusätzlichen Infektionsrisikos nur bei zwingender Indikation gerechtfertigt. Die Oligurie sollte grundsätzlich als Kontraindikation für die Anwendung eines Blasendauerkatheters angesehen werden. Die Einhaltung strengster Asepsis bei intravenösen Dauerinfusionen und bei der Gefäßkanülierung zur Hämodialyse ist selbstverständlich, da auch lokale Phlebitiden beim azotämischen Patienten zu einer generalisierten septischen Allgemeininfektion führen können.

Da das Infektionsrisiko mit der Dauer der Erkrankung und der Länge der Immobilisation zunimmt, müssen die erwähnten prophylaktischen Maßnahmen auch im diuretischen Stadium bis zur Normalisierung der Azotämie in gleicher Intensität fortgeführt werden.

Besonderheiten der Pharmakotherapie beim akuten Nierenversagen ergeben sich aus den infolge der fehlenden renalen Eliminierung veränderten pharmakokinetischen Bedingungen und der Beeinflussung von Wirkungsweise und Wirkungsintensität verschiedener Medikamente durch die urämische Stoffwechselstörung (Übersichten dazu s. SCHREINER u. MAHER 1961; RICHET, FABRE, DE FREUDENREICH u. POVEDIN 1966).

Besondere Beachtung erfordert die Gefahr einer *toxischen Medikamentenwirkung* infolge

1. Retention und Kumulation renal ausgeschiedener Pharmaka,

2. verminderter Toleranz des urämischen Organismus durch Herabsetzung der Wirkungsschwelle oder Addition der pharmakologischen Wirkung zu urämiebedingten Störungen.

ad 1. Die Gefahr einer kumulativen Toxicität besteht z. B. bei folgenden Pharmaka bzw. ihren Metaboliten, die überwiegend oder teilweise renal eliminiert werden (nach SCHREINER u. MAHER 1961):

Antibiotica

Atropin und synthetische Atropinderivate

BAL (2,3-Dimercaptopropanol)
Barbiturate
Bromide
Cholin
Codein
Chinidin
Hexamethonium
Herzglykoside (aktive Form und Metaboliten)
Morphine (konjugiert und frei)
Procainamid
Laxantien (magnesiumhaltige)
organische Quecksilberverbindungen
Salicylate
Sulfonamide

Zur Vermeidung toxischer Wirkspiegel und Konzentrationen ist bei diesen Pharmaka eine Anpassung der Dosierung an die verminderte renale Ausscheidung erforderlich.

Besonders ausführliche Untersuchungen liegen über den Ausscheidungsmodus verschiedener *Antibiotica* und die Abhängigkeit ihrer Serumkonzentrationen von der Nierenfunktion vor (Kunin u. Finland, 1959; Kunin, Glatzko u. Finland, 1959; Kunin, Dornbusch u. Finland, 1959; Kunin, Rees, Merrill u. Finland, 1959; Kunin, 1960; Atuk, Mosca u. Kunin, 1964). Daraus leiten sich Dosierungsrichtlinien ab (Tabelle 16), die die veränderte biologische Halbwertszeit einzelner Antibiotica bei Oligo-Anurie berücksichtigen.

Tabelle 16. *Halbwertszeit und Dosierungsrichtlinien von Antibiotica bei Oligurie*

	Verweildauer im Blut (Halbwertszeit)		Dosierung bei Oligurie
	Normale Nieren-funktion	Oligurie	
Penicillin und halbsynthetische Penicilline	30 min	7—10 Std	50% der üblichen Dosis
Chlortetracyclin	7—11 Std	7—11 Std	übliche Dosis
Chloramphenicol	2—4 Std	2—4 Std	übliche Dosis
Erythromycin	1—2 Std	5 Std	übliche Dosis
Novobiocin	6—10 Std	6 Std	übliche Dosis
Tetracycline (Oxytetracyclin, Dimethylchlortetracyclin, Methacyclin)	6—7 Std	4—5 Tage	50% der Normaldosis jeden 2.—4. Tag
Streptomycin	2—3 Std	2—5 Tage	250 mg jeden 3. Tag

Besondere Vorsicht ist bei der Anwendung potentiell nephrotoxischer und neurotoxischer Antibiotica angezeigt, die bei Niereninsuffizienz nur bei zwingender Indikation verwendet werden sollten. Dies gilt sowohl für *Streptomycin* und *Kanamycin* als auch für *Colistin* und *Polymyxin B*. Kanamycin kann bei hochgradiger Oligurie in einer Initialdosis von 1 g, danach in 2—4tägigen Intervallen in einer Dosis von 0,5 g gegeben werden. Für Colistin bzw. Polymyxin B schlagen Atuk, Mosca u. Kunin (1964) eine Initialdosis von 100—150 mg (in unterteilten Dosen) und eine Erhaltungsdosierung von 50—75 mg alle 2—4 Tage vor. *Amphotericin B* zur Behandlung generalisierter Mykosen soll beim oligurischen Patienten nach Untersuchungen von Schröder, Ohm u. Deupmann (1966) in Einzeldosen von 0,4 mg/kg alle 48—72 Std, nach Jovine, Berman, Halikis, Mowrey, Chapelle u. Gierson (1963) in Einzeldosen von 0,7 mg/kg gegeben werden. Für *Vancomycin* geben Lindholm u. Murray (1966) eine Dosierung von 1 g alle 10—14 Tage an, da die minimale Hemmkonzentration nach initialer Gabe von 1 g dieses Antibioticums beim oligurischen Patienten erst nach

21 Tagen erreicht wird (normal nach 24 Std). *Tetracycline* sollen wegen ihres antianabolen bzw. katabolen Effektes (DÉROT u. RULLIÈRE, 1955; MERONEY u. SMITH, 1958; SHILS, 1963) und der häufig beobachteten Nebenwirkungen (Nausea, Erbrechen, Acidose, Gewichtsverlust) beim azotämischen Patienten nach Möglichkeit vermieden werden. *Nitrofurantoine* werden bei Niereninsuffizienz wegen der Gefahr der Polyneuritis (konzentrationsabhängig) nicht verwendet. Toxische Wirkungen wurden aber auch bei sehr hohen Dosen von *Penicillin* beobachtet (über 10 Millionen IE in 24 Std), insbesondere wenn es durch eine gleichzeitige Oligurie zur Retention und damit exzessiven Serum- und Gewebskonzentrationen kommt. Als toxische Wirkungen wurden dabei Krämpfe und Koma beschrieben (RICHET u. VACHON, 1965; WEINSTEIN, LERNER u. CHEW, 1964; BATEMAN u. Mitarb., 1952; SCHRÖDER, OHM u. DEUPMANN, 1966). Daneben ist bei Verwendung von Penicillin-Kaliumsalzen die mit hohen Dosen nicht unbedenkliche Kaliumzufuhr zu berücksichtigen (ca. 1,5 mval Kalium pro 1 Million IE Penicillin).

Ähnliche Überlegungen gelten für die Dosierung von *Herzglykosiden* beim oligurischen Patienten. Nach Untersuchungen von DOHERTY, PERKINS u. WILSON (1964), DOHERTY u. FLANIGAN (1965) sowie NELP u. BLOOM (1965) mit tritiummarkiertem Digoxin und OKITA, KELSEY, TALSO, SMITH u. GEILING (1953) mit markiertem Digitoxin ist bei Niereninsuffizienz die Halbwertszeit dieser Glykoside im Serum erheblich verlängert, so daß es unter üblicher Dosierung zu toxischen Blutspiegeln kommen kann. Die seit langem bekannte „Glykosidempfindlichkeit" des Urämikers ist somit zumindest teilweise auf eine Kumulation der Glykoside bei nicht entsprechend der renalen Ausscheidungsstörung reduzierter Dosierung zurückzuführen. DOHERTY u. Mitarb. (1964) fanden eine enge Korrelation zwischen der Harnstoff-N-Konzentration im Serum und der renalen Ausscheidung von Digoxin. Bei einem Anstieg der Harnstoff-N-Konzentration über 50 mg-% muß die Digoxindosierung zur Vermeidung von Überdosierungen auf $^1/_2$ bis $^1/_3$ der durchschnittlichen Erhaltungsdosis reduziert werden. Ähnliche Dosierungsrichtlinien gelten erfahrungsgemäß auch für die Verwendung anderer Herzglykoside, obwohl darüber bisher keine Einzeluntersuchungen vorliegen.

ad 2. Eine verminderte Toleranz infolge der urämischen Stoffwechselstörung besteht z.B. für bestimmte Narkotica wie Pentothal (RICHARDS, TAYLOR u. KUETER, 1953; DUNDEE u. RICHARDS, 1954), für Opiate und Phenothiazine, welche trotz normaler Metabolisierung beim azotämischen Patienten häufig zu konzentrationsunabhängigen Nebenwirkungen führen, insbesondere zu extrapyramidal-motorischen Störungen. Grundsätzlich scheint die medikamentöse Toleranz beim niereninsuffizienten Patienten außerordentlich variabel zu sein, so daß immer mit unerwünschten Wirkungen gerechnet werden muß. Dazu kommt, daß die Erkennung unerwünschter pharmakologischer Effekte durch die gleichzeitige urämische Symptomatik verschleiert und erschwert wird. Nicht selten werden deshalb medikamentös ausgelöste Symptome fälschlich der urämischen Stoffwechselstörung zugeschrieben und so pathogenetisch fehlgedeutet. Als Grundsatz für jede Pharmakotherapie beim akuten Nierenversagen gilt deshalb eine strengste Indikationsstellung und eine sorgfältige Überprüfung der Dosierung unter Berücksichtigung der für das jeweilige Medikament zutreffenden Ausscheidungsverhältnisse und der geänderten Wirkungsintensität beim azotämischen Patienten.

d) Prophylaxe

Zu den Prinzipien einer allgemeinen Prophylaxe des akuten Nierenversagens gehören zunächst alle Maßnahmen, die sich gegen vorhersehbare und *vermeidbare* Auslösungsursachen richten. Hierzu zählen ebenso die Beseitigung von Expositionsmöglichkeiten mit nephrotoxischen Substanzen (z.B. die gewerbliche Verwendung von Tetrachlorkohlenstoff) und die Vermeidung nephrotoxischer Medikamente in Diagnostik und Therapie wie auch die Vorsorge gegen akute Hämolysen durch inkompatible Bluttransfusionen oder infolge der Verwendung von hypotoner Spülflüssigkeit bei Prostataresektionen. Die Prophylaxe im engeren Sinne umfaßt vorbeugende Maßnahmen bei drohendem Nierenversagen und die therapeutische Beeinflussung des beginnenden Nierenversagens. Ansatzpunkte für eine wirksame Prophylaxe ergeben sich insbesondere durch die häufigste, zirkulatorisch bedingte Form des akuten Nierenversagens, so z.B. in der Beseitigung schockbegünstigender Faktoren wie Exsiccose, Hypovolämie und Elektrolytmangelzustände vor operativen Eingriffen. In diesem Zusammenhang ist daran zu erinnern, daß die mancherorts übliche 12stündige Flüssigkeitsrestriktion vor Operationen, zumal bei vorausgegangenen Flüssigkeitsverlusten durch Erbrechen oder forcierte Abführmaßnahmen, eine Dehydratation begünstigt. Auf Grund klinischer Erfahrungen soll ein akutes Nierenversagen unter den Bedingungen der Antidiurese (z.B. infolge präoperativer Flüssigkeitskarenz) häufiger auftreten (Merrill, 1965), wie andererseits eine protektive Wirkung auf die Nierenfunktion bei reichlichem prä- und intraoperativem Flüssigkeitsangebot und bei kontinuierlicher Wasserdiurese beobachtet wurde (Powers, Boba u. Stein, 1957; Doolan, Theil, Wiggins, Lee u. Martinez, 1959; Barry, Mazze u. Schwartz, 1964).

Von entscheidender Bedeutung für die Prophylaxe des akuten Nierenversagens ist die frühzeitige und optimale Behandlung des drohenden oder manifesten Kreislaufschocks als der häufigsten pathogenetischen Ursache. Die Richtlinien der Schockbehandlung sind im Handbuchbeitrag „Schock und Kollaps“ ausführlich dargestellt (Buchborn, 1960). In diesem Zusammenhang soll nur noch einmal darauf hingewiesen werden, daß im Mittelpunkt der Schocktherapie die rechtzeitige und ausreichende Volumensubstitution steht, während vasopressorische Mittel nur ausnahmsweise indiziert sind (z.B. beim kardiogenen Schock, bei Lungenembolie, bei Überdosierung drucksenkender oder gefäßdilatierender Pharmaka) und in der Mehrzahl der Schockfälle nicht nur den Eintritt der Schockirreversibilität begünstigen, sondern auch die Ausbildung eines akuten Nierenversagens durch die zusätzliche pharmakologisch bewirkte Vasoconstriction der Nierenstrombahn fördern können.

Einen neuen Weg für die gezielte Prophylaxe und die prophylaktische Behandlung im Initialstadium des akuten Nierenversagens eröffnete die erstmals von Barry u. Mitarb. (1961) in der Klinik erprobte Anwendung von hypertonen *Mannitinfusionen* zur Erzeugung einer osmotischen Diurese. Diese Autoren fanden unter experimentellen und klinischen Bedingungen einen protektiven prä- und intraoperativen Effekt von Mannitinfusionen auf die Nierenfunktion, der sich in der Verhinderung einer postoperativen Oligurie bei Risikoeingriffen (z.B. Abklemmung der Bauchaorta bei Aneurysmaresektionen) manifestierte (Barry, Cohen u. Le Blanc, 1961; Barry, Cohen, Knochel, Whelan, Beisel, Vargas u. Le Blanc, 1961). Die Wirksamkeit dieser Maßnahme zur intraoperativen und postoperativen Oligurieprophylaxe wurde von Powers, Boba, Hostnik u. Stein (1963/64) bei Risikooperationen und traumatischen Insulten bestätigt, ebenso von Yeh, Brackney, Hall u. Ellison (1964) sowie Etheredge, Levitin, Nakamura u. Glenn (1965) bei Herzoperationen mit protrahierter extrakorporaler Zirkulation. Ähnlich fanden Seitzman, Mazze, Schwartz u. Barry (1963) eine präventive Wirkung von Mannit in Kombination mit reichlicher Flüssigkeitszufuhr anläßlich operativer Eingriffe am oberen Harntrakt bei Patienten mit chronischen Nephropathien. Barry, Mazze u. Schwartz (1964) konnten auf die gleiche Weise die Abnahme der glomerulären Filtrationsgröße und die intraoperative Oligurie unter Allgemeinanaesthesie verhindern. Andererseits verneinten Beall, Holman, Morris u. De Bakey (1963), Shumacker, Hawtof, Herendeen, Judd u. Webb (1964) sowie Schenk, Delin, Pollock, Kiartansson u.

Boylan (1965) und Murphy, Gagnon u. Teschan (1963) auf Grund experimenteller und klinischer Daten einen speziellen präventiven Manniteffekt. Die Mehrzahl der vorliegenden tierexperimentellen und klinischen Untersuchungen bestätigt jedoch die prinzipielle prophylaktische Wirksamkeit einer mittels Mannitinfusion erzeugten osmotischen Diurese im Frühstadium des akuten Nierenversagens mit eben einsetzender Diureseminderung (Literatur bei Dérot, Charlier, Mauge u. Legrain, 1963). Der Wirkungsmechanismus der prophylaktischen bzw. therapeutischen Gabe von Mannit oder Sorbit wird anhand der in Kapitel C diskutierten pathogenetischen Deutung des akuten Nierenversagens verständlich: Gelingt es im Initialstadium des akuten Nierenversagens mit beginnender Herabsetzung der tubulären Natriumrückresorption durch eine Mannitdiurese die frühdistale Natriumkonzentration zu vermindern [was in experimentellen Untersuchungen von Ullrich, Schmidt-Nielsen, O'Dell, Pehling, Gottschalk, Lassiter u. Mylle (1963) tatsächlich nachgewiesen wurde], dann kann dadurch die Aktivierung des Renin-Angiotensinsystems durch die Macula densa-Zellen möglicherweise verhindert und so der Stimulus zur Drosselung des Glomerulusfiltrates ausgeschaltet werden. Damit ist gleichzeitig erklärt, daß Mannit wirkungslos bleiben muß, wenn die Schädigung des Natriumtransportes bereits zu weit fortgeschritten ist und die glomeruläre Filtration sistiert, so daß Mannit gar nicht mehr in den Tubulusharn gelangt.

Am Krankenbett kann im Einzelfall oft nicht sicher entschieden werden, ob es sich um eine funktionelle Oligurie bzw. ein noch reversibles Initialstadium, oder um ein bereits therapeutisch unbeeinflußbares Nierenversagen handelt. In dieser Situation ist ein Versuch mit Mannitinfusion gerechtfertigt, der in Einzelfällen die Harnausscheidung in Gang bringen kann. Barry u. Mitarb. (1961, 1964) empfehlen, eine Testdosis von 12,5 g Mannit (als 25%-Lösung) innerhalb von 3 min intravenös zu infundieren und werten als günstigen Effekt eine Zunahme der Diurese innerhalb der folgenden 3 Std auf mehr als 40 ml/Std. Wird diese Harnmenge nicht erreicht, so kann nach Ablauf von 3 Std eine zweite Testdosis verabreicht werden; bleibt auch diese wirkungslos, dann ist eine Fortsetzung der Mannitinfusion sinnlos und sogar gefährlich. Dérot u. Mitarb. (1963) geben routinemäßig beim akuten Nierenversagen post abortum innerhalb der ersten 6 Behandlungsstunden eine Initialdosis von 500 ml 10% Mannitlösung, die bei Zunahme der Diurese durch eine weitere Infusion von 500 ml während der folgenden 18 Std fortgeführt wird. Maher, O'Connell u. Schreiner (1966) schlagen als Initialdosis 0,5 g Mannit/kg Körpergewicht als hypertone Infusionslösung vor und gehen bei zunehmender Diurese auf eine 5%-Infusionslösung zur Erhaltung eines Harnzeitvolumens von 60—100 ml/Std über. Eine Gesamtmenge von 100 g Mannit in 24 Std sollte in keinem Fall überschritten werden. Die Risiken dieser Behandlung liegen einmal in der Gefahr der extracellulären Hyperhydratation bei ungenügender Ausscheidung der hypertonen Mannitlösung mit Hyponatriämie, Hyperosmolarität des Plasmas, cellulärer Dehydratation und Hypervolämie (Herzinsuffizienz!) mit Lungenödem. Andererseits führt die Mannitdiurese zu Elektrolyt- und Wasserverlusten, die eine sorgfältige Bilanzierung und Substitutionstherapie erfordern, damit Dehydratation, Natriummangel und sekundäre Oligurie infolge Hypovolämie während der gestörten renalen Regulationsfunktion vermieden werden.

Eine kritiklose Anwendung der prophylaktischen Mannitinfusion ist aus diesen Gründen nicht ungefährlich. Aus den pathophysiologischen Vorbemerkungen wird verständlich, daß nur die frühzeitige Gabe von Mannit — im Initialstadium des akuten Nierenversagens — Aussicht auf Erfolg verspricht. In Übereinstimmung damit konnten Dérot u. Mitarb. (1963) nie einen günstigen, d.h. diuresesteigernden Effekt beobachten, wenn die Behandlung später als 48 Std nach Eintritt der Oligurie einsetzte. Zur präventiven Anwendung, z.B. präoperativ und intraoperativ bei Operationen mit hohem Risiko eines postoperativen Nierenversagens, empfehlen POWERS, BOBA, HOSTNIK u. STEIN (1963/64) die Infusion von 5% Mannit in 0,45%-NaCl-Lösung in einer Menge, die genügt, um während des Eingriffs eine Diurese von mindestens 30 ml/Std zu unterhalten. Da die NaCl-Ausscheidung unter Mannitdiurese durchschnittlich 4—6 g NaCl/1000 ml Harn beträgt, können NaCl-Verluste durch Verwendung einer 0,45%-NaCl-Lösung mit Mannitzusatz auf einfache Weise vermieden werden.

Schließlich ist die Frage zu stellen, ob sich aus den derzeitigen pathogenetischen Vorstellungen über den Entstehungsmechanismus des akuten Nierenversagens klinische Folgerungen für eine wirksame Prophylaxe z.B. bei operativen Belastungen ergeben. Hier wäre z.B. an die tierexperimentell nachweisbare Aktivitätssteigerung des Renin-Angiotensinsystems bei natriumarm ernährten Hunden zu denken, die über eine Zunahme des Reningehaltes der Niere zu einer erhöhten Schockgefährdung der Niere und Symptomen des Nierenversagens führte, während sich das Glomerulusfiltrat reninverarmter (natriumreich ernährter) Hunde nach hämorrhagischer Hypotension sofort normalisierte (WOLFF, NAGEL, WEICHERT, DRÄGER, SCHWAGER u. THURAU, 1964). Die bisher vorliegenden experimentellen Befunde erlauben jedoch eine derartige Schlußfolgerung noch nicht, so daß eine pathophysiologisch kausal angreifende Prophylaxe bisher nicht möglich erscheint.

e) Dialysebehandlung

Die Bedeutung der Dialyseverfahren als einer oft lebensrettenden Ergänzung der konservativen Behandlungsmöglichkeiten des akuten Nierenversagens steht heute außer Zweifel. Hämodialyse und Peritonealdialyse sind dabei als prinzipiell gleichwertig anzusehen, die Bevorzugung einer dieser beiden Methoden wird von den besonderen Umständen des Einzelfalles bestimmt. Eine ausführliche Darstellung der Prinzipien der Dialysebehandlung gibt der Beitrag von ALWALL.

In der Behandlung des akuten Nierenversagens wird das erstmals von O'BRIEN, BAXTER u. TESCHAN (1959), TESCHAN, BAXTER, O'BRIEN, FREYHOF u. HALL (1960) sowie SCRIBNER, MAGID u. BURNELL (1960) formulierte und konsequent verwirklichte Prinzip der *prophylaktischen* Dialysebehandlung heute allgemein anerkannt. Es beruht auf der Annahme, daß es mittels optimaler Kontrolle der urämischen Stoffwechselstörung durch frühzeitige und kurzfristig wiederholte Dialyse möglich ist, die Ausbildung eines urämischen Syndroms und seiner potentiell letalen Komplikationen zu verhindern. Seine ideale Verwirklichung würde jeden ungünstigen biochemischen Einfluß der Azotämie auf den Verlauf des akuten Nierenversagens ausschalten, so daß die Prognose des grundsätzlich reversiblen Krankheitsbildes nur durch die Art und Schwere des auslösenden Grundleidens bestimmt würde.

Die prinzipielle Gültigkeit dieser Vorstellung wurde während der letzten Jahre durch übereinstimmende Erfahrungen an zahlreichen Behandlungszentren bestätigt. Die sog. prophylaktische Dialyse kann deshalb heute als Therapie der Wahl beim akuten Nierenversagen angesehen werden, obwohl sie keinesfalls in allen Fällen zwingend gefordert werden muß. Sie ist allerdings obligat bei allen kompliziert verlaufenden schweren Fällen mit hohem Eiweißkatabolismus und rascher Progredienz der urämiebedingten Symptome. Bei diesen durch die Schwere des Grundleidens oder frühzeitig auftretende Komplikationen (z.B. Infektionen, Blutungen) charakterisierten Fällen kann die hohe Mortalität nur durch konsequente Anwendung prophylaktischer Dialysemaßnahmen gesenkt werden. Die

Bedeutung sekundärer Komplikationen wie Infektionen, Wundheilungsstörungen oder urämischer Blutungen für den Verlauf und die Prognose des akuten Nierenversagens wurde bereits früher ausführlich dargelegt (s. Kapitel D). In ihrer präventiven Anwendung mit dem Ziel, möglichst alle fakultativen Manifestationen des urämischen Syndroms zu verhindern, liegt die *optimale* Indikation der Dialyseverfahren. Kriterien für den Zeitpunkt des Dialysebeginns ergeben sich sowohl aus der klinischen Symptomatologie als auch aus biochemischen Parametern, wobei die Höhe der Harnstoffkonzentration im Serum als klinisch brauchbares (obgleich nicht für die urämische Stoffwechselstörung repräsentatives) Kriterium dient. Im allgemeinen wird bei diesen gefährdeten Patienten ein Anstieg der Harnstoff-N-Konzentration über 100 mg-% als Dialyseindikation betrachtet. Das gleiche gilt von einer Reihe von fakultativen klinischen Symptomen und Komplikationen (z.B. zunehmende Blutungstendenz, Infektionen, gastrointestinale und zentralnervöse Symptome, Pericarditis).

Weitere Vorteile der prophylaktischen Anwendung der Dialyseverfahren neben der erwähnten Verhütung deletärer Komplikationen liegen in einer wesentlichen Erleichterung der konservativen Behandlung: Gröbere Störungen der Flüssigkeitsbilanz, des Elektrolyt- und Säure-Basenhaushaltes treten nicht auf, unabhängig von der Niereninsuffizienz auftretende Komplikationen und Begleiterkrankungen werden leichter erkennbar, belastende diätetische Einschränkungen können vermieden werden, wodurch das subjektive Befinden des Kranken wesentlich verbessert wird, in günstigen Fällen kann sogar die völlige Immobilisierung des Kranken vermieden werden. Nicht zuletzt wird auch das Risiko der Dialysebehandlung selbst vermindert, da grobe Änderungen des Blutchemismus während der Dialyse nicht zustande kommen und damit z.B. die Gefahr eines cerebralen Dysäquilibrium-Syndroms ausgeschaltet ist.

Die technischen und personellen Voraussetzungen für die Realisierung einer derart optimalen, beim hyperkatabolen, schweren Nierenversagen allerdings absolut indizierten Dialysetherapie sind nur an großen Behandlungszentren gegeben, die heute jedoch in genügender Anzahl vorhanden sind.

Bei der Behandlung des „unkomplizierten" Nierenversagens mit geringem Eiweißkatabolismus, langsamer Progredienz der urämischen Stoffwechselstörung und unkompliziertem Grundleiden wird die Dialyseindikation in erster Linie durch die klinische Situation und erst an zweiter Stelle durch biochemische Parameter, d.h. den Grad der Azotämie bestimmt. In jedem Fall sind Symptome einer drohenden oder beginnenden Urämie (zentralnervöser, gastrointestinaler, kardiovasculärer oder respiratorischer Natur) eine Indikation zur unverzüglichen Dialysebehandlung. Als biochemische Dialyseindikation wird dabei allgemein ein Anstieg der Harnstoff-N-Konzentration im Blut über 150 mg-% angesehen, wobei jedoch ein starres Indikationsschema vermieden werden sollte und die Entscheidung über den richtigen Dialysezeitpunkt nur am Krankenbett für den jeweiligen Einzelfall getroffen werden kann.

Unabhängig von diesen allgemeinen Richtlinien bestehen eine Reihe von *dringlichen* Dialyseindikationen, wie z.B. a) die drohende Kaliumintoxikation (Anstieg des Serumkaliumspiegels über 7 mval/l bzw. elektrokardiographische Hyperkaliämiezeichen), b) die bedrohliche Überwässerung mit drohendem oder manifestem Lungenödem und Hirnödem, c) akute zentralnervöse Symptome wie Krampfanfälle, psychotische Reaktionen, Atemstörungen, Koma, d) gastrointestinale Symptome wie anhaltendes Erbrechen, Ileus und urämische Colitis, e) urämische Blutungen, f) kardiovasculäre Komplikationen wie Perikarditis, Blutdruckabfall u.a. Mit zunehmender Kenntnis des Krankheitsbildes und besserem pathophysiologischen Verständnis des Krankheitsverlaufes sollten diese bei rechtzeitiger Behandlung vermeidbaren Notfälle immer seltener beobachtet werden.

Das akute Nierenversagen stellt somit den Arzt oft vor außerordentlich schwierige therapeutische Aufgaben, deren Bewältigung gleichermaßen vom pathophysiologischen Verständnis des akuten Nierenversagens wie von umfassender persönlicher Erfahrung abhängt. Eine optimale Behandlung dieses akut lebensbedrohlichen, aber grundsätzlich reversiblen Krankheitsbildes wird deshalb in der Regel nur an Behandlungszentren möglich sein, in denen alle diagnostischen und therapeutischen, aber auch personellen Voraussetzungen hierfür uneingeschränkt und jederzeit zur Verfügung stehen.

Literatur

Abel, F.L., and **Q.R. Murphy:** Mesenteric, renal, and iliac vascular resistance in dogs after hemorrhage. Amer. J. Physiol. **202**, 978 (1962). — **Abeshouse, B.S.:** Renal decapsulation. Review of literature and report of 10 cases. J. Urol. (Baltimore) **53**, 27 (1945). — **Abeshouse, B.S.**, and **L.H. Tankin:** Renal complications of sulfonamide therapy. J. Urol. (Baltimore) **56** 658 (1946). — **Adami, J.G.**, and **A.G. Nicholls:** Principles of pathology, vol. 2, p. 740—743. Philadelphia: Lea & Febiger 1909. — **Aikawa, J.K.**, and **R.H. Fitz:** The distribution of ^{203}Hg-labelled mercaptomerin in human tissues. J. clin. Invest. **35**, 775 (1956). — **Albanese, A.A.:** The use of oral fat in hyperalimentation and parenteral alimentation. Ann. N.Y. Acad. Sci. **56**, 55 (1952). — **Allebach, H.K.B.**, and **W.R. MacPhee:** Carbon tetrachloride poisoning. Missouri Med. **50**, 106 (1953). — **Allen, A.C.:** The kidney. Medical and surgical diseases, vol. 1, p. 583. New York: Grune & Stratton 1951. — **Alsted, G.:** Further studies on azotemia following hemorrhage in the digestive tract. Amer. J. med. Sci. **192**, 199 (1936). — **Altmann, H.W.:** In: Ungelöste Probleme der Chirurgie. Tagg. Mittelrhein. Chirurgenvereinigg. Würzburg 1961, S. 277. Stuttgart 1964. — **Altman, J., K.G. Wakim**, and **R.K. Winkelmann:** Effects of edathamil disodium on the kidney. J. invest. Derm. **38**, 215 (1962). — **Alwall, N.:** Therapeutic and diagnostic problems in severe renal failure. Kopenhagen: Munksgaard 1963. — **Alwall, N., A. Lunderquist**, and **O. Olsson:** Studies on electrolyte fluid retention. Uremic lung. Fluid lung. On pathogenesis and therapy. Acta med. scand. **146**, 157 (1953). — **Amberson, W.R., J.J. Jennings**, and **C.M. Rhode:** Clinical experience with hemoglobin-saline solutions. J. appl. Physiol. **1**, 469 (1949). — **Ampart, M.:** Untersuchungen über die nephrotoxische Dosis des Ca-EDTA's (Ca-Na_2-Äthylen-Diamin-Tetraessigsäure) bei gesunden und nierengeschädigten Meerschweinchen. Inaug.-Diss. Zürich 1960. — **Anthonisen, P., C. Brun**, and **C. Crone:** Conservative treatment of acute renal failure. Ugeskr. Laeg. **118**, 647 (1956). — **Ashley, B.C.E.**, and **H.M. Whyte:** Practical methods for estimating the basic water requirement during oliguric renal failure. Aust. Ann. Med. **12**, 127 (1963). — **Askanazy, M.**, u. **T. Nakata:** Die Stadien der Sublimatniere des Menschen. Beitr. path. Anat. **70**, 282 (1922). — **Astoin, M.**, et **H. Ducrot:** Evolution du flux sanguin rénal au cours de l'hypotension hémorrhagique chez le chien. Rôle possible de la médullosurrénale. Proc. 2nd Internat. Congr. Nephrol. 1963. — **Atik, M.:** Prevention of acute renal failure. J. Amer. med. Ass. **183**, 455 (1963). — **Atlas, D.H.**, and **P. Gaberman:** Reversible renal insufficiency. Baltimore: Williams & Wilkins Co. 1958. — **Atuk, N.O., A. Mosca**, and **C. Kunin:** The use of potentially nephrotoxic antibiotics in the treatment of gram-negative infections in uremic patients. Ann. intern. Med. **60**, 28 (1964). — **Axelrod, D.R.**, and **R.F. Pitts:** Effects of hypoxia on renal tubular function. J. appl. Physiol. **4**, 593 (1951).

Badenoch, A.W., and **E.M. Darmady:** The effects of temporary occlusion of the renal artery in rabbits and its relationship to traumatic uraemia. J. Path. Bact. **59**, 79 (1947). ~ The effect of stromafree haemoglobin on the ischaemic kidney of the rabbit. Brit. J. exp. Path. **29**, 215 (1948). — **Baker, C. de**, and **R.T Williams:** Acute interstitial nephritis due to drug sensitivity. Brit. med. J. **1963 I**, 1655. — **Baker, S.L.**, and **E.C. Dodds:** Obstruction of the renal tubules during the excretion of haemoglobin. Brit. J. exp. Path. **6**, 247 (1925). — **Baldo, G.A.**, and **G.H. Machado:** Acute tubular necrosis by obstetric-caused sepsis. Proc. 2nd Int. Congr. Nephrol. 1963, Prag. Amsterdam: Excerpta Medica Foundation 1964. — **Bálint, P.:** Le flux sanguin rénal au cours de l'hypotension et de l'hypovolémie expérimentales. C. R. 1er Congr. int. Néphrol. **1960**, 207 (1961). ~ Die Nierendurchblutung während Hypotension und Hypovolämie. Orv. Hetil. **102**, 1345 (1961). — **Bálint, P., R. Châtel** u. **A. Fekete:** Nierenfunktion nach temporärer Abklemmung der Arteria renalis. Naunyn-Schmiedebergs Arch. exp. Path. Pharmak. **251**, 62 (1965). — **Bálint, P., A. Fekete**, and **I. Forgács:** Quantitative considerations on the storage of clearance substances in the kidney. Clin. Sci. **26**, 345

(1964). — **Bálint, P., A. Fekete, K. Lásló,** and **G. Pintér:** Nervous factors in the genesis of posthaemorrhagic anuria. Acta physiol. Acad. Sci. hung. **6**, 69 (1955). — **Bálint, P., A. Fekete,** and **I. Taraba:** "Therapeutic" influences ou postischaemic renal failure. Circulation and renal function in postischaemic renal failure. Acta med. Acad. Sci. hung. **20**, 421 u. 433 (1964). — **Balsløv, J.T.,** and **H.E. Jørgensen:** A survey of 499 patients with acute anuric renal insufficiency. Amer. J. Med. **34**, 753 (1963). — **Barkin, M.,** and **W.K. Kerr:** An aspect of the vascular role in the etiology of acute tubular necrosis. Surg. Gynec. Obstet. **116**, 673 (1963). — **Barratt, J.O.W.,** and **W. Yorke:** An investigation into the mechanism of production of blackwater. Ann. trop. Med. Parasit. **3**, 1 (1909). — **Barritt, D.W.,** and **S.C. Jordan:** Anticoagulant drug in the treatment of pulmonary embolism. Lancet **1960 I**, 1309. — **Barry, K.G., A. Cohen, J.P. Knochel, P.J. Whelan jr., W.R. Beisel, C.A. Vargas,** and **P.C. LeBlanc jr.:** Mannitol infusion II. The prevention of acute functional renal failure during resection of an aneurysm of the abdominal aorta. New Engl. J. Med. **264**, 967 (1961). — **Barry, K.G., A. Cohen,** and **P. LeBlanc:** Mannitolization: I. Prevention and therapy of oliguria associated with cross clamping of the abdominal aorta. Surgery **50**, 335 (1961). — **Barry, K.G.,** and **J.P. Malloy:** Oliguric renal failure. J. Amer. med. Ass. **179**, 510 (1962). — **Barry, K.G., R.I. Mazze,** and **F.D. Schwartz:** Prevention of surgical oliguria and renal-hemodynamic suppression by sustained hydration. New Engl. J. Med. **270**, 1371 (1964). — **Bartels:** Die allgemeine Symptomatologie der Nierenkrankheiten und die diffusen Erkrankungen der Niere. In: Handbuch der speziellen pathologischen Therapie, Bd. IX/1. 1877. — **Bastin, R., C. Lapresle** et **J.-C. Pechere:** Anomalies cliniques et biologiques au cours d'un traitement par le méthane-sulfonate de colistine. Bull. Mém. Soc. méd. Hop. Paris **116**, 39 (1965). — **Bateman, J.C., J.R. Barberio, P. Grice, C.T.Klopp,** and **H. Pierpont:** Fatal complications of intensive antibiotic therapy in patients with neoplasie disease. Arch. intern. Med. **90**, 763 (1952). — **Beall jr., A.C., M.E. DeBakey,** and **C.P. Smith:** Renal hemodynamic effects of mercurial diuretic therapy prior to cardiopulmonary bypass. Surgery **54**, 612 (1963). — **Beall, A.C., M.R. Holman, G.C. Morris jr.,** and **M.E. DeBakey:** Mannitol induced osmotic diuresis during vascular surgery. Arch. Surg. **86**, 34 (1963). — **Bell, E.T.:** Renal diseases, 2nd ed. London: Kimpton 1950. — **Bencosme, S.A., R.S. Stone, H. Latta,** and **S.C. Madden:** Acute tubular and glomerular lesions in rat kidneys after uranium injury. Arch. Path. **69**, 470 (1960). — **Berger, S.H., W.H. Bergstrom,** and **P.F. Wehrle:** Renal clearance of kanamycin in children. New York: Antibiotics Annual 1958/59. — **Bergmann, H.,** u. **F. Truss:** Harnenzyme als Indikator tubulärer Nierenschäden. Med. Welt **34**, 1760 (1964). — **Bergstrand, H.:** Comparison between kidney changes in case of "crush syndrome" and renal injuries caused by sulfathiazole. Acta med. scand. **124**, 309 (1946). — **Berke, H.,** and **A. Rothstein:** Aminoaciduria in uranium poisoning. II. The response to different amounts of uranium given intravenously and by inhalation. J. Pharmacol. exp. Ther. **96**, 198 (1949). — **Berlyne, G.M.,** and **S.B. de C. Baker:** Acute anuric glomerulonephritis. Quart. J. Med. **33**, 105 (1964). — **Berlyne, G.M., K. Janabi,** and **A.B. Shaw:** Dangers of resonium A in the treatment of hyperkalaemia in renal failure. Lancet **1966 I**, 167. — **Berlyne, G.M., K. Janabi, A.B. Shaw,** and **A.G. Hocken:** Treatment of hyperkalaemia with calcium-resin. Lancet **1966 I**, 169. — **Berlyne, N.,** and **G.M. Berlyne:** Acute renal failure following intravenous pyelography with Hypaque. Acta med. scand. **171**, 39 (1962). — **Berman, L.B.,** and **S. Katz:** Kanamycin nephrotoxicity. Ann. N.Y. Acad. Sci. **76**, 149 (1958). — **Berman, L.B., T.F. O'Connor,** and **P.C. Luchsinger:** Carbon dioxide buffering in man. J. appl. Physiol. **15**, 393 (1960). — **Berman, L.B., T.F. O'Connor, G.G. Nahas,** and **P.C. Luchsinger:** The renal effects of THAM in man. Physiologist **2**, 3, 10 (Abstr.) (1959). — **Berman, L.B.,** and **K. Onnen:** The site of action of mannitol. Proc. 2nd Int. Congr. Nephrol. 1963, Prag. Amsterdam: Excerpta Medica Foundation 1964. — **Berman, L.B., G.E. Schreiner,** and **J. Feys:** The nephrotoxic lesion of ethylene glykole. Ann. intern. Med. **46**, 611 (1957). — **Biber, Th.U.L., M. Mylle,** and **C.W. Gottschalk:** Micropuncture study of kidney function in rats with experimental tubular necrosis. Proc. 2nd Int. Congr. Nephrol. 1963, 21 (1964). — **Bielschowsky, M.,** and **H.N. Green:** Shock producing factor(s) from striated muscles. Fractionation, chemical properties and effective doses. Lancet **1943 II**, 153. — **Bilecki, G.:** Sulfonamidnephrose. Z. ges. inn. Med. **2**, 722 (1947). — **Binet, L., H. Bour, R. Fabre, Y. Lacorne** et **J. Verne:** L'intoxication par l'hydrogène arsénié. Ann. Mal. Prof. **3**, 194 (1941). — **Bing, R. J.:** The effect of hemoglobin and related pigment of renal functions of the normal and acidotic dog. Bull. Johns Hopk. Hosp. **74**, 161 (1944). — **Bingold, K.:** Über Ursachen und Symptome bei Hämolyse und Hämoglobinurie. Z. klin. Med. **126**, 233 (1934). — **Bingold, K.,** u. **W. Stich:** Das myorenale Syndrom. Schweiz. med. Wschr. **80**, 630 (1950). — **Black, D.A.K.:** Essential of fluid balance. Oxford: Blackwell 1957. — **Black, D.A.K., J.F. Powell,** and **A.F. Smith:** Inulin and perabrodil clearance after alimentary haemorrhage in man. J. Physiol. (Lond.) **99**, 344 (1941). — **Blackmore, D.J.:** Urea distribution in renal failure. J. clin. Path. **16**, 235 (1963). — **Blagg, C.R.,** and **F.M. Parsons:** The use of norethandrolone in acute renal failure from obstetric causes. Lancet **1960 II**, 577. ~ Earlier dialysis and anabolic steroids in acute renal failure. Amer. Heart J. **61**, 287 (1961). — **Blagg, C.R., F.M. Parsons,** and **G.A. Young:** Effect of dietary glucose and protein in acute renal failure. Lancet **1962 I**, 608. — **Block, M.A., K.G. Wakim,** and **F.C. Mann:** Certain features of the vascular beds of the corticomedullary and medullary regions of the kidney. Arch. Path. **53**, 437 (1952). ~ Circulation through kidney during stimulation of renal nerves. Amer. J. Physiol. **169**, 659 (1952). — **Block, M.A., K.E. Wakim, S.C. Mann,** and **W.A. Bennett:** Renal lesions and functions following prolonged experimental hypotension. Surgery **32**, 551 (1952). — **Bluemle jr., L.W., H.P. Potter,** and **J.R. Elkinton:** Changes in body composition in acute renal failure. J. clin. Invest. **35**, 1094 (1956). — **Bluemle, L.W., G.D. Webster,** and **J.R. Elkinton:** Acute tubular necrosis. Arch. intern. Med. **104**, 180 (1959). — **Blum, L., C. van Caulaert** et **P. Grabar:** Néphrite aiguë avec syndrome azotémique grave provoqué par le manque de sel. Bull. Soc. méd. Hôp. Paris **52**, 1624 (1928). — **Blythe, W.B.,** and **J.W. Woods:** Acute renal insufficiency after ingestion of a gallbladder dye: Report of a case. New. Engl. J. Med. **264**, 1045 (1961). — **Boba, A.,** and **C.M. Landmesser:** Renal complications after anesthesia and operation. Anesthesiology **22**, 781 (1961). — **Bobey, M.E., L.P. Longley, R. Dickes, J.W. Price,** and **J.M. Hayman jr.:** The effect of uranium poisoning on plasma diodrast clearance and renal plasma flow in the dog. Amer. J. Physiol. **139**, 155 (1943). — **Boemke, F.:** Beitrag zur Toxikologie und Pathologie des Äthylenglykols (Glysantin). Virchows Arch. path. Anat. **310**, 106 (1943). — **Bohle, A.:** Zur Morphologie der Niere beim akuten Nierenversagen. In: Sarre u. Rother, Akutes Nierenversagen. 1. Sympos. Ges. Nephrol. Stuttgart: Georg Thieme 1962. ~ Pathologische Anatomie des akuten Nierenversagens. Verh. dtsch. Ges. Path. **49**, 54 (1965). — **Bohle, A., C. Herfarth** u. **H.J. Krecke:** Beitrag zur Morphologie der Niere beim akuten Nierenversagen. Klin. Wschr. **38**, 152 (1960). — **Bohle, A.,** u. **J. Jahnecke:** Vergleichende histometrische Untersuchungen an bioptisch und autoptisch gewonnenem Nierengewebe mit normaler Funktion und bei akutem Nierenversagen. Klin. Wschr. **42**, 1 (1964). — **Bohle, A.,** u. **H. Sitte:** Der juxtaglomeruläre Apparat der Niere. In: Krück, Aktuelle Probleme der Nephrologie. 4. Sympos. Ges. Nephrol. Homburg 1965, Bd. 3. Berlin-Heidelberg-New York: Springer 1966. — **Bordley, J.:** Reactions following transfusion of blood with urinary suppression and uremia. Arch. intern. Med. **47**, 288 (1931). — **Borges, F.J.:** Acute renal failure after oral cholecystography. Lancet **1964 II**, 340. — **Bornmann, G.:** Grundwirkungen der Glykole und ihre Bedeutung für die Toxizität. III. Die Bedeutung der Grundwirkungen für die spezifische Toxizität einzelner Glykole. Arzneimittel-Forsch. **5**, 38 (1955). — **Borst, J.G.G.:** Über Erhöhung des Kochsalz- und Harnstoffgehaltes und Erniedrigung des Albumingehaltes im Blut bei Patienten mit starken Magenblutungen. Z. klin. Med. **130**, 74 (1936). ~ Protein catabolism in uremia. Effects of protein-free diet, infections and blood transfusions. Lancet **1948 I**, 824. — **Borst, M.:** Pathologisch-anatomische Erfahrungen über Kriegsverletzungen. Sammlung klinischer Vorträge (Volkmann) **735**, 328 (1917). — **Botella, J.G.,** and **L.H. Avendano:** Calcium plasma levels in acute tubular necrosis. Proc. 2nd Int. Congr. Nephrol. 1963, Prag. Amsterdam: Excerpta Medica Foundation 1964. — **Bourne, W.A.:** Butazolidine. Lancet **1953 I**, 47. — **Boyette, D.P.:** Bismuth nephrosis with anuria in infant; report of a case. J. Pediat. **28**, 493 (1946). — **Boylan, J.W.,** and **W.G. Schenck:** Minimal glomerular filtration pressure. J. clin. Invest. **42**, 920 (1963). — **Brass, K.:** Über ein charakteristisches Syndrom bei akuter schwerer Myelose. Frankfurt. Z. Path. **58**, 387 (1944). — **Braun, L.,** u. **H. Borberg:** Akutes Nierenversagen als Komplikation der Pankreasnekrose. Med. Welt **1964**, 60. — **Brod, J.:** Die Nieren. Berlin: VEB Volk und Gesundheit 1964. — **Brown, J.J., D.L. Davies, A.F. Lever,** and **J.I. Robertson:** Influence of sodium deprivation and loading on the plasma-renin in man. J. Physiol. (Lond.) **173**, 408 (1965). — **Brozman, M.,** u. **P. Iványi:** Bilaterale Nierenrindennekrose infolge der Blutgruppeninkompatibilität bei trächtigen Kaninchen. Zbl. allg. Path. path. Anat. **106**, 411 (1964). — **Bruck, E., M.E. Fearnley, I. Meanock,** and **H. Patley:** Phenylbutazone therapy; relation between toxic and therapeutic effects and blood level. Lancet **1954 I**, 225. — **Brugsch, H.:** Vergiftungen im Kindesalter. Stuttgart 1956. — **Brugsch, H.G.:** Fatal nephropathy during edathamil therapy in lead poisoning. Arch. industr. Health **20**, 285 (1959). — **Brun, C.:** Acute anuria: a study based on renal function tests and aspiration biopsy of the kidney. Copenhagen: Munksgaard 1954. — **Brun, C., C. Crone, H.G. Davidsen, J. Fabricius, A. Tybjaerg Hansen, N. Lassen,** and **O. Munck:** Renal blood flow in anuric human subject determined by use of radioactive krypton 85. Proc. Soc. exp. Biol. (N.Y.) **89**, 687 (1955). ~ Renal interstitial pressure in normal and anuric man: based on wedged renal vein pressure. Proc. Soc. exp. Biol. (N.Y.) **91**, 199 (1956). — **Brun, C.,** and **O. Munck:** Lesions of the kidney in acute renal failure following shock. Lancet **1957 I**, 603. — **Bruno, M.S.:** Fatal toxic nephrosis following the administration of mercurial diuretics. New. Engl. J. Med. **239**, 769 (1948). — **Buchborn, E.:** Schock und Kollaps. In: Handbuch der inneren Medizin, 4. Aufl., Bd. IX/1, S. 952. Berlin-Heidelberg-New York: Springer 1960. ~ Zur Abgrenzung des Begriffes der „Schockniere" im Rahmen des akuten Nierenversagens. In: 1. Sympos. Ges. Nephrol. **1961** 115 (1962). ~ Beurteilung und Behandlung des akuten Nierenversagens unter besonderer Berücksichtigung der Schockniere. Regensburg. Jb. ärztl. Fortbild. **11**, 340 (1963). ~ Pathophysiologie des akuten Nierenversagens. Verh. dtsch. Ges. Path. **49**, 47 (1965). ~ Definition und Ursache der „Schockniere". In: Genese und Therapie des hämorrhagischen Schocks. Symposion Heidelberg 1965 (H. Just u. H. Lutz Hrsg.), S. 160. Stuttgart: Georg Thieme 1966. — **Buchborn, E.,** u. **S. Anastasakis:** Angriffspunkt und Wirkungsmechanismus von Furosemid am distalen Nephron des Menschen. Klin. Wschr. **42**, 1127 (1964). — **Bull, G.M.:** Osmotic diuresis in acute tubular necrosis. In: Modern views on the secretion of urine. London: Churchill 1956. — **Bull, G.M.,** and **J.H. Dible:** Acute tubular necrosis. Section on renal diseases. In: G. Hadfield, Recent advances in pathology. London: Churchill 1953. — **Bull, G.M., A.M. Joekes,** and **K.G. Lowe:** Conservative treatment of anuric uremia. Lancet **1949 II**, 229. ~ Renal function studies in acute tubular necrosis. Clin. Sci. **9**, 379 (1950). ~ Acute renal failure due to poisons and drugs. Lancet **1958 I**, 134. — **Bulmer, F.M.R., H.E. Rothwell, S.S. Polack,** and **D.W. Stewart:** Chronic arsine poisoning among workers in the cyanide extraction of gold: a report of 14 cases. J. industr. Hyg. **22**, 111 (1940). — **Bunn, P.A., A. Baltch,** and **O. Karajnyak:** Clinical experiences with kanamycin. Ann. N.Y. Acad. Sci. **76**, 109 (1958). — **Burck, H.C.,** u. **J. Gayer:** Chronopathologie des akuten Nierenversagens. Virchows Arch. path. Anat. **340**, 276 (1966). — **Burnett, C.H., S.L. Shapiro, F.A. Simeone, H.K. Beecher, T.B. Mallory,** and **E.R. Sullivan:** Renal function studies in the wounded. Surgery **22**, 856 (1947). ~ Post-traumatic renal insufficiency. Surgery **22**, 994 (1947). — **Burns, C.,** and **F.B. Desmond:** Sensitivity to dindevan (phenylindandone). Neue Z. Med. J. **57**, 283 (1958). — **Bywaters, E.G.L.,** and **G. Stead:** The production of renal failure following injection of solution containing myohaemoglobin. Quart. J. exp. Physiol. **33**, 53 (1944/46). — **Bywaters, E.G.L.:** Ischemic muscular necrosis. J. Amer. med. Ass. **124**, 1103 (1944). — **Bywaters, E.G.L.,** and **D. Beall:** Crush injuries with impairment of renal function. Brit. med. J. **1941 I**, 247. — **Bywaters, E.G.L.,** and **J.H. Dible:** The renal lesion in traumatic anuria. J. Path. Bact. **54**, 111 (1942).

Cain, H., u. **St. Fazekas:** Studien über die Folgen einer vorübergehenden experimentellen Nierenischämie. I. Die morphologischen Veränderungen des akuten Schadens und ihre funktionelle Deutung. Virchows Arch. path. Anat. **336**, 389 (1963). — **Callahan, J.A.:** Post-traumatic acute renal failure: Report of a case with unusual complications. Proc. Mayo Clin. **37**, 357 (1962). — **Cannan, R.K.,** and **J. Redish:** The large scale production of crystalline human hemoglobin: with preliminary observation on the effect of its injection in man. In: Blood substitutes and blood transfusion. Springfield (Ill.): Ch.C. Thomas 1942. — **Cantarovich, F., L. Castro, A. Locatelli,** and **J. Blanchard:** Use of furosemide in treatment of acute renal insufficiency. Proc. IIIrd Int. Congr. Nephrol. **1966**, Washington. — **Carpenter, A.A.,** and **S. Kunin:** Pheochromocytoma with acute tubular necrosis. New Engl. J. Med. **265**, 986 (1961). — **Cash, J.D.:** Heparin infusion of artery and vein for repeated haemodialysis in acute renal failure. Lancet **1964 I**, 301. — **Casper, J.,** and **J. Shulman:** Bilateral cortical necrosis of kidneys in an infant with favism. J. clin. Path. **26**, 42 (1956). — **Charlas, R.,** et **A. Benabadji:** Néphrite azotémique au cours du traitement par l'antimoine d'un cas de leishmaniose viscérale infantile. Maroc méd. **41**, 1180 (1962). — **Cheney, K.,** and **J.A. Bonnin:** Coagulation defect in uremia. Brit. J. Haemat. 8, 215 (1962). — **Chervony, A.M., Cl.G. Biava, M.A. Schwartz,** and **M. West:** Bilateral renal cortical necrosis, malignant hypertension, probable pituitary insufficiency, with survival. Amer. J. Med. **39**, 147 (1965). — **Chesley, L.C.,** and **W.H. McCaw:** A physiologic study of acute renal failure with follow-up observations. Amer. J. Obstet. Gynec. **62**, 1187 (1951). — **Clarkson, B.A.:** The effect of aluminium hydroxyde on acidosis and plasma inorganic phosphorus in renal failure. In: Proc. European Dialysis Transpl. Ass., vol. 2, 1965. Newcastle upon Tyne: Excerpta Medica Foundation. — **Clarmann, M.v.:** Orale Tetrachlorkohlenstoffvergiftung durch Fleckenwasser. Fortschr. Med. **86**, 223 (1965). — **Clausen, J.:** Studies on the relation between hyperazotemia and NaCl deficiency. Acta med. scand. **91**, 523 (1937). — **Clinton jr., M.:** Toxic effects of gases and vapors, mechanism of poisoning by volatile solvents. New Engl. J. Med. **238**, 51 (1948). — **Clute, K.F.,** and **G.W. Fitzgerald:** Anuria following electric shock therapy. Canad. med. Ass. J. **59**, 426 (1948). — **Coelho, J.B.,** and **S.E. Bradley:** Function of the nephron population during hemorrhagic hypotension in the dog with special reference to the effects of osmotic diuresis. J. clin. Invest. **43**, 386 (1964). — **Collins, D.A.,** and **A.S. Hamilton:** Changes in renin-angiotensin system in hemorrhage and shock. Amer. J. Physiol. **140**, 499 (1944). — **Conn jr., H.L., W. Anderson,** and **S. Arena:** Gas diffusion technique for measurement of renal blood flow with special reference to the intact, anuric subject. J. appl. Physiol. **5**, 683 (1953). — **Conn, H.L., L. Wilds,** and **J. Helwig:** A study of the renal circulation, tubular function and morphology, and urinary volume and composition in dogs following mercury poisoning and transfusion of human blood. J. clin. Invest. **33**, 732 (1954). — **Conn jr., H.L., J.C. Wood,** and **C.F. Schmidt:** A comparison of renal blood flow results obtained in the intact animal by the nitrous oxide (derived Fick) method and by the paraaminohippurate (direct Fick) method. J. clin. Invest. **32**, 1180 (1953). — **Connolly, J.E.:** Acidosis as a cause of renal shutdown during extracorporal circulation: Its correction by the use of THAM. J. torac. cardiovasc. Surg. **46**, 680 (1963). — **Cooper, I. S.,** and **P. H. Crevier:** Neurogenic hypernatremia and hyperchloremia. J. clin. Endocr. 7, 821 (1952). — **Corcoran, A.C.,** and **I.H. Page:** Effects of hypotension due to hemorrhage and of blood transfusion on renal function in dogs. J. exp. Med. 78, 205 (1943). ~ Renal damage from ferroheme pigments myoglobin, hemoglobin, hematin. Tex. Rep. Biol. Med. 3, 528 (1945). ~ Crush syndrome: post-traumatic anuria. J. Amer. med. Ass. **134**, 436 (1947). — **Corcoran, A.C., R.D. Taylor,** and **I.H. Page:** Immediate effects on renal function of the onset of shock due to partially occluding limb tourniquets. Ann. Surg. **118**, 871 (1943). ~ Acute toxic nephrosis: clinical and laboratory study based on a case of carbon tetrachloride poisoning. J. Amer. med. Ass. **123**, 81 (1943). — **Corday, E.,** and **J.H. Williams:** Effect of shock and of vasopressor drugs on the regional circulation of the brain, heart, kidney and liver. Amer. J. Med. **29**, 228 (1960). — **Cortney, M.A., W. Nagel,** and **K. Thurau:** A micropuncture study of the relationship between flow-rate through the loop of Henle and sodium concentration in the early distal tubule. Pflügers Arch. ges. Physiol. **287**, 286 (1966). — **Cournand, A., R.L. Riley, S.E. Bradley, E.S. Breed, R.P. Noble, H.D. Lauson, M.I. Gregersen,** and **D.W. Richards:** Studies of circulation in clinical shock. Surgery **13**, 964 (1943). — **Crosley jr., A.P., J.F. Brown, J.H. Huston, D.A. Emanuel, H. Tuchman, C. Castillo,** and **G.G. Rowe:** The adaptation of the nitrous oxide method to the determination of renal blood flow and in vivo renal weight in man. J. clin. Invest. **35**, 1340 (1956). — **Crowson, C.N.,** and **R.H. More:** Glomerulotubular nephrosis correlated with hepatic lesions. Arch. Path. **60**, 73 (1955). — **Csata, S., D. Frang,** and **J. Pintér:** Mistakes in the diagnosis of acute anuria. Proc. 2nd Int. Congr. Nephrol. 1963, Prag. Amsterdam: Excerpta Medica Foundation. 1964. — **Cumin, W.:** Cases of severe burn, with dissection and remarks. Edinb. med. J. **19**, 337 (1823). — **Czerwinski, A.W.,** and **H.E. Ginn:** Bismuth nephrotoxicity. Amer. J. Med. **37**, 969 (1964).

Dalgaard, O.Z.: An electron microscopic study on glomeruli in renal biopsies taken from human shock kidney. Lab. Invest. **9**, 364 (1960). — **Dalgaard, O.Z.,** and **K.J. Pedersen:** Renal tubular degeneration. Electron microscopy in ischaemic anuria. Lancet **1959 II**, 484. — **Danzig, L.E.,** and **G.H. Abels:** Hemodialysis of acute renal failure following rattlesnake bite, with recovery. J. Amer. med. Ass. **175**, 136 (1961). — **Darmady, E.M.:** Renal anoxia and traumatic uraemia syndrome. Brit. J. Surg. **34**, 262 (1947). ~ The renal changes in anuria following medical conditions. Proc. roy. Soc. Med. **50**, 498 (1957). — **Darmady, E.M.,** and **F. Stranack:** Microdissection of the nephron in disease. Brit. med. Bull. **13**, 21 (1957). — **David, H.,** u. **J. Uerlings:** Die Wirkung der Äthylenglykolvergiftung auf das submikroskopische Bild der Rattenniere. Acta biol. med. germ. **12**, 203 (1964). — **Davies, F.C.:** Clinical evaluation of the new antibiotic Kanamycin. Ann. New York Acad. Med. **76**, 129 (1958). — **Dawson, J.L.:** Jaundice and anoxic renal damage: Protective effect of mannitol. Brit. med. J. **1964 I**, 810. ~ The incidence of postoperative renal failure in obstructive jaundice. Brit. J. Surg. **52**, 663 (1965). — **Dawson, J.L.,** and **G.A. Stirling:** Protective effect of Mannitol on anoxic jaundiced kidneys. Arch. Path. **78**, 254 (1964). — **Dean, R.E.:** The red cell factor in renal damage from angiographic media. J. Amer. med. Ass. **187**, 27 (1964). — **Deetjen, P.:** Mikropunktionsuntersuchungen zur Wirkung von Furosemid. Pflügers Arch. ges. Physiol. **284**, 184 (1965). — **Deetjen, P.,** u. **K. Kramer:** Na-Rückresorption und O_2-Verbrauch der Niere. Klin. Wschr. **38**, 680 (1960). — **Del Greco, F.,** and **E. Kurtides:** Kell incompatibility with acute renal failure. Arch. intern. Med. **112**, 643 (1963). — **Denis, W.,** and **S. Hobson:** A study of the inorganic constituents of the blood serum in nephritis. J. biol. Chem. **55**, 183 (1923). — **Dérobert, L., Caby, A. Hadengue, R. Martin** et **J. Pradut:** Deux cas d'hépatonéphrite mortelle par inhalation de trichloréthylène. Ann. Méd. lég. **32**, 282 (1952). — **Dérot, M., P. Charlier, F. Mauze** et **M. Legrain:** Traitement des oligo-anuries post abortum par une charge osmotique au mannitol. J. Urol. Néphrol. **69**, 632 (1963). — **Dérot, M., J. Dérobert, M. Girard, T. Dupeyron** et **M.J. Ménager:** L'intoxication par le chlorate de sodium. Sem. Hôp. Paris **24**, 719 (1948). — **Dérot, M., J. Kahn, A. Mazalton** et **J. Peyrafort:** Néphrite anurique aigue mortelle après traitement aurique, chrysocyanose associée. Bull. Soc. méd. Hôp. Paris **70**, 234 (1954). — **Dérot, M.,** et **M. Legrain:** Prognostic et traitement des néphropathies tubulaires anuriques. A propos de 226 cas. Bull. Acad. Méd. **138**, 37 (1954). — **Dérot, M., M. Legrain** et **A. Bénacerraf:** Étiologie, prognostic et traitement des néphropathies tubulaires aiguës oligo-anuriques. Bull. Acad. nat. Méd. (Paris) **148**, 86 (1964). — **Dérot, M., M. Legrain, J.J. Bernier** et **P. Pignard:** Néphrites aigues anuriques. Étude de la diurèse. Sem. Hôp. Paris **28**, 242 (1952). — **Dérot, M., M. Legrain, J. Guedon, P. Pignard** et **J.L. Roy:** L'insuffisance rénale aiguë « post abortum ». A propos de 215 observations. Presse méd. **74**, 1579 (1966). — **Dérot, M., M. Legrain** et **C. Jacobs:** Indications respectives du rein artificiel et de la dialyse peritonéale dans le traitement de l'insuffisance rénale aiguë (à propos de 537 observations). Proc. European Dialysis Transplant Ass. **2**, 44 (1965). — **Dérot, M., M. Legrain, C. Jacobs, P. Prunier** et **G. Hazebroucq:** Intoxication par l'hydrogène arsénié. Etude des formes rénales à propos d'une intoxication collective (5 cas). J. Urol. Néphrol. **69**, 407 (1963). — **Dérot, M., M. Legrain, P. Pignard, M. Miocque** et **J.J. Bernier:** Perturbations cliniques et hydroélectrolytique survenant lors de la reprise de la diurèse des néphropathies tubulaires oligo-anuriques. J. Urol.

méd. chir. **60**, 351 (1954). — **Dérot, M.,** et **P. Pignard:** Variations du taux du magnésium sanguin au cours de certaines néphrites. Bull. Acad. nat. Méd. (Paris) **135**, 95 (1951). — **Dérot, M., P. Pignard** et **M. Miocque:** Néphropathie tubulaire anurique. Crises de tétanie et pelade décalvante totale pendant la convalescence. Bull. Soc. méd. Hôp. **70**, 319 (1954). — **Dérot, M.,** et **R. Rullière:** Sur une action hyperazotémiante de la terramycine chez les insuffisants rénaux. Bull. Mém. Soc. méd. Hôp. Paris **71**, 559 (1955). — **Dérot, M., P. Tanret** et **J.C. Reymond:** Hépatonéphrite hémolytique mortelle après ingestion de chlorate de soude. Essai de traitement par l'hémodialyse (rein artificiel). Bull. Soc. méd. Hôp. Paris **63**, 302 (1947). — **Dérot, M., P. Tanret, H. Solignac** et **P. Delaveau:** Hépatonéphrite hémolytique après ingestion accidentelle de chlorate de sodium. Guérison par la dialyse péritonéale et l'exsanguino-transfusion. Bull. Soc. méd. Hôp. Paris **64**, 1062 (1948). — **Dexter, L., H.A. Frank, F.W. Haynes,** and **M.D. Altschule:** Traumatic shock. IV. The effect of hemorrhagic shock on the concentration of renin and hypertensinogen in the plasma in unanaesthetized dogs. J. clin. Invest. **22**, 847 (1943). — **Dible, J.H.:** Acute tubular necrosis — Recent advances. In: Pathology, p. 291. London: Churchill 1953. — **Dieckmann, W.J.:** The toxemias of pregnancy, 2nd ed. St. Louis: C.V. Mosby Co. 1952. — **Dintenfass, A.:** Allergic manifestation to sulfamerazine with 2 case reports of anuria in children. Ohio St. med. J. **41**, 628 (1945). — **Doberneck, R.C., M.P. Reiser,** and **C.W. Lillehei:** Acute renal failure after open-heart surgery utilizing extracorporeal circulation and total body perfusion. Analysis of 1000 patients. J. thorac. Surg. **43**, 441 (1962). — **Doberneck, R.C., M.P. Reiser,** and **E. Yunis:** Acute renal failure after hemolytic transfusion reaction. Surg. Gynec. Obstet. **115**, 1069 (1964). — **Dock, W.:** Clinical significance of some peculiarities of circulation in kidneys, liver, lungs and heart. New Engl. J. Med. **236**, 773 (1947). — **Doerr, W.:** Über Frostschutzmittelvergiftung. Virchows Arch. path. Anat. **313**, 137 (1944). — **Doherty, J.E.,** et **W. Flanigan:** Digoxin turnover in anephric human subjects. Clin. Res. **13**, 78 (1965). — **Doherty, J.E., W.H. Perkins,** and **M.C. Wilson:** Studies with tritiated digoxin in renal failure. Amer. J. Med. **37**, 536 (1964). — **Dole, V.P., K. Emerson jr., R.A. Phillips, P.B. Hamilton,** and **D.D. van Slyke:** The renal extraction of oxygen in experimental shock. Amer. J. Physiol. **145**, 337 (1946). — **Domart, A.:** Néphrites par inhalation de tétrachlorure de carbone. Thèse Med., 226 p., Paris: Le François 1938. — **Doolan, P.D., G.B. Theil, R.A. Wiggins, K.J. Lee,** and **E. Martinez:** Acute renal insufficiency following aortic surgery. Amer. Soc. Artif. Int. Organs **5**, 69 (1959). — **Dudley, H.R., A.C. Ritchie, A. Shilling,** and **W.H. Baker:** Pathologic changes associated with the use of sodium ethylene diamine tetraacetate in the treatment of hypercalcemia. New Engl. J. Med. **252**, 331 (1955). — **Dürr, F.,** u. **H.P. Missmahl:** Das akute Nierenversagen. Med. Welt **1963**, 1920. — **Duff, G.L.,** and **E.G.D. Murray:** Bilateral cortical necrosis of the kidneys. Amer. J. med. Sci. **201**, 428 (1941). ~ Pathologic lesions following the administration of sulfonamide drugs. Amer. J. med. Sci. **205**, 439 (1943). — **Duncan, H.:** Acute renal failure complicating a reticulosis. Brit. med. J. **1963 I**, 1130. — **Dundee, J.W.,** and **R.K. Richards:** Effect of azotemia upon the action of intravenous barbiturate anesthesia. Anesthesiology **15**, 333 (1954). — **Dunér, H.,** and **P.O. Granberg:** Effect of induced hypoxia on renal function in man. Acta chir. scand. **125**, 197 (1963). — **Dunihue, F.W.:** The juxtaglomerular apparatus in experimental hypotension (Abstract). Amer. J. Path. **23**, 906 (1947). — **Dunn, J.S., M. Gillespie,** and **J.S.F. Niven:** Renal lesions in two cases of crush syndrome. Lancet **1941 II**, 549. — **Dunning, M.F.:** Jaundice associated with norethandrolone (nilevar) administration. J. Amer. med. Ass. **167**, 1242 (1958). — **Dunsky, I.:** Potassium bromate poisoning. Amer. J. Dis. Child. **74**, 730 (1947). — **Dutz, H.:** Das akute Nierenversagen. Dtsch. Gesundh.-Wes. **18**, 997 (1963). — **Duvoir, M., Guibert** et **H. Desoille:** Les intoxications par le tétrachlorure de carbone. Ann. Méd. lég. **13**, 533 (1953). — **Dziemian, J.:** The effects of burns on kidney function. Fed. Proc. **7**, 29 (1948).

Eales, L., E.B. Dowdle, and **S.J. Saunders:** Acute renal failure: Its course and prognosis. S. Afr. med. J. **38**, 251 (1964). — **Eales, L.,** and **M.L. Simenhoff:** Acute renal failure — its diagnosis and management, including the use of the twin-coil artificial kidney. S. Afr. med. J. **35**, 960 (1961). — **Earle, D.P.,** ed.: Symposium on epidemic hemorrhagic fever. Amer. J. Med. **16**, 617 (1954). — **Eder, H.A., H.D. Lanson, F.P. Chinard, R.L. Greif, G.C. Cotzias,** and **D.D. van Slyke:** A study of the mechanism of edema formation in patients with the nephrotic syndrome. J. clin. Invest. **33**, 636 (1954). — **Edwards, K.D.G.,** and **H.M. Whyte:** Anuria, alias acute renal failure: The general principles of pathogenesis and treatment. Med. J. Aust. **2**, 356 (1958). — **Eggleton, M.G., K.C. Richardson, H.O. Schild,** and **F.R. Winton:** Renal damage due to crush injury and ischaemia of the limbs of the anaesthetized dog. Quart. J. exp. Physiol. **32**, 89 (1944). — **Ehrhardt, L.:** Tödliche Natriumchloratvergiftungen zweier Säuglinge. Dtsch. Z. ges. gerichtl. Med. **41**, 96 (1952). — **Eigler, J., H. Carl** u. **H.H. Edel:** Zum Wirkungsmechanismus der Etacrynsäure. I. Mitt. Der Einfluß von Etacrynsäure und Furosemid auf Membranpotential und Kurzschlußstrom an der Krötenhaut. Klin. Wschr. **44**, 417 (1966). — **Einspruch, B.C.,** and **V.V. Gonzales:** Clinical and experimental nephropathy resulting from use of neomycin sulfate. J. Amer. med.

Ass **173**, 809 (1960). — **Elbe, A.:** Die Nieren- und Darmveränderungen bei der Sublimat-Vergiftung des Kaninchens in ihrer Abhängigkeit vom Gefäßnervensystem. Virchows Arch. path. Anat. **182**, 445 (1905). — **Elder, W. J.,** and **D. J. Blackmore:** Urine urea and electrolyte excretion during the early recovery phase of acute renal failure. Proc. 2nd Int. Congr. Nephrol. 1963, Prag. Amsterdam: Excerpta Medica Foundation 1964. — **Eliahou, H. E.:** Oliguria in acute renal failure. Harefuah **63**, 81 (1962). ~ Urine urea concentration in oliguric renal failure. E. Afr. med. J. **40**, 207 (1963). ~ Mannitol therapy in oliguria of acute onset. Brit. med. J. **1964 I**, 807. — **Eliahou, H. E.,** and **A. Bata:** The diagnosis of acute renal failure. Nephron **2**, 287 (1965). — **Elliott, G.B. S.B. Thorson, B.P.L. Moore,** and **G.E. Miller:** Reversible acute renal tubular necrosis due to Anti-Le[a]. Brit. med. J. **1961 II**, 992. — **Elliott, W., M. Hill, D.N.S. Kerr,** and **R. Ashcroft:** The management of acute renal failure. Postgrad. med. J. **36**, 230 (1960). — **Emmerson, B.T.,** and **J. Pryse-Davies:** Studies on the nephrotoxic effect of Neomycin. Austral. Ann. Med. **13**, 149 (1964). — **Engberg, A.,** and **S. Nordlund:** Mannitol and posttraumatic oliguria. Nord. Med. **35**, 1025 (1964). — **Engleman, E.P., M.A. Krupp, J.F. Rinehart, R.C. Jones,** and **J.R. Gibson:** Hepatitis following ingestion of phenylbutazone. J. Amer. med. Ass. **156**, 98 (1954). — **Eppinger, H., D. Laszlo, H. Rein** u. **A. Schürmeyer:** Über Zirkulationsstörungen innerhalb der kranken Niere. Klin. Wschr. **9**, 633 (1930). — **Epstein, R.M., G.G. Nahas,** and **L.C. Mark:** Circulatory changes following rapid correction of severe hypercapnic acidosis by 2-amino-2-hydroxymethyl-1,3-propanediol. Ann. N.Y. Acad. Sci. **92**, 500 (1961). — **Erganian, J.A.,** and **J.A. Doval:** Fatal anuria following administration of sulfonamides with reference to tubular necrosis and regeneration. J. Lab. clin. Med. **28**, 808 (1943). — **Ericsson, J.,** and **F.K. Mostofi:** Electron microscopic study of the early tubular changes in acute renal failure in the rat. Proc. 2nd Int. Congr. Nephrol. 1963, Prag. Amsterdam: Excerpta Medica Foundation 1964. — **Etheredge, E.E., H. Levitin, K. Nakamura,** and **W.W.L. Glenn:** Effect of mannitol on renal function during open-heart surgery. Ann. Surg. **161**, 53 (1965). — **Etteldorf, J.N.:** Intermittent peritoneal dialysis in the management of acute renal failure in children. J. Pediat. **60**, 327 (1962).

Fabre, R., R. Truhaut et **S. Laham:** Toxicologie du tétrachlorure de carbone. Etablissement d'une méthode de dosage applicable aux atmosphères et aux milieux biologiques. Ann. pharm. franç. **9**, 251 (1951). — **Fahr, Th.:** Pathologische Anatomie des Morbus Brightii. In: Henke-Lubarsch, Handbuch der speziellen Pathologie, Bd. 6. Berlin: Springer 1925. — **Farah, A., E.J. Cafruny,** and **H.S. DiStefano:** Histochemical studies on the site of action of mercurial diuretics. J. Histochem. Cytochem. **3**, 271 (1955). — **Farrier, R.M.,** and **R.H. Smith:** Carbon tetrachloride nephrosis frequently undiagnosed cause of death. J. Amer. med. Ass. **143**, 965 (1950). — **Felice, L. de:** L'ipertensione nel coniglio dopo linfostasi renale. Arch. Vecchi Anat. pat. **13**, 723 (1949). — **Fertig, H.H., R.D. Taylor, A.C. Corcoran,** and **J.H. Page:** The renal manifestations of phaeochromocytoma; report of a case. Ann. intern. Med. **35**, 1359 (1951). — **Finckh, E.S., D. Jeremy,** and **H.M. Whyte:** Structural renal damage and its relation to clinical features in acute oliguric renal failure. Quart. J. Med., N.S. **31**, 429 (1962). — **Finegold, S.M., M.E. Winfield, A. Nishizawa, E.A. Kantor, V.E. Kvinge,** and **W.E. Hewitt:** Clinical evaluation of kanamycin. Antibiot. Ann. p. 606 (1958/59). — **Finkelstein, R.,** and **M. Jacobi:** Fatal iodine poisoning: Clinicopathologic and experimental study. Ann. intern. Med. **10**, 1283 (1936). — **Finkenstaedt, J.T.,** and **J.P. Merrill:** Renal function after recovery from acute renal failure. New Engl. J. Med. **254**, 1023 (1956). — **Finzer, K.H.:** Lower nephron nephrosis due to concentrated Lysol vaginal douches: a report of two cases. J. Canad. med. Ass. **84**, 549 (1961). — **Fischer, R.:** Toxisches Nierenversagen durch das Schädlingsbekämpfungsmittel Aldrin. Münch. med. Wschr. **26**, 1379 (1966). — **Fishberg, A.M.:** Prerenal azotemia and the pathology of renal blood flow. Bull. N.Y. Acad. Med. **13**, 710 (1937). ~ Neurogenic nephropathy. Arch. intern. Med. **99**, 129 (1957). — **Flanigan, W.J., R.N. Khuri,** and **D.E. Oken:** Micropuncture study of experimental tubular necrosis. J. clin. Invest. **42**, 932 (1963). — **Flanigan, W.J.,** and **D.E. Oken:** Renal micropuncture of the development of anuria in the rat with mercury-induced acute renal failure. J. clin. Invest. **44**, 449 (1965). — **Folin, O.:** Laws governing the chemical composition of urine. Amer. J. Physiol. **13**, 66 (1905). — **Foreman, H., C. Finnegan,** and **C.C. Lushbaugh:** Nephrotoxic hazard from uncontrolled edathamil calcium disodium therapy. J. Amer. med. Ass. **160**, 1042 (1956). — **Foy, H., A. Altmann, H.D. Barnes,** and **A. Kondi:** Anuria. With special reference to renal failure in blackwater fever, incompatible transfusions, and crush injuries. Trans. Roy. Soc. trop. Med. Hyg. **36**, 197 (1943). — **Frandsen, J.:** Investigations into the renal function of rabbits affected with chronic tubal nephritis. Skand. Arch. Physiol. **46**, 203 (1925). — **Franklin, S.S.,** and **J.P. Merrill:** The kidney in health; the nephron in disease. Amer. J. Med. **28**, 1 (1960). ~ Acute renal failure. New. Engl. J. Med. **262**, 711 u. 761 (1960). — **Fraser, T.N.:** Multiple toxic effects of phenylbutazone; report of fatal case. Brit. med. J. **1955 I**, 1318. — **Frazier, D.B.,** and **F.H. Carter:** Use of the artificial kidney in snakebite. Calif. Med. **97**, 177 (1962). — **Freeland, D., G. Storey,** and **M. Thompson:** Treatment of rheumatoid arthritis with phenylbutazone. Lancet **1953 I**, 1227. — **Freeman, R.B., J.F. Maher, G.E. Schreiner,** and **F.K.**

Mostofi: Renal tubular necrosis due to nephrotoxicity of organic mercurial diuretics. Ann. intern. Med. **57**, 34 (1962). — **French, A. J.:** Glomerulonephrosis. Arch. Path. **49**, 43 (1950). — **Frey, W.:** Die hämatogenen Nierenerkrankungen. In: Mohr-Staehelin, Handbuch der inneren Medizin, Bd. VIII, 4. Aufl. Berlin-Göttingen-Heidelberg: Springer 1951. — **Friedberg, C. K.:** Congestive heart failure of renal origin, pathogenesis and treatment in 4 cases of carbontetrachloride nephrosis. Amer. J. Med. **9**, 164 (1950). — **Friedberg, V.,** u. **M. Schäfer:** Über den Einfluß des hämorrhagischen Schadens auf die Nierenfunktion. Geburtsh. u. Frauenheilk. **22**, 789 (1962). — **Friedman, E. A., J. B. Greenberg, J. P. Merrill,** and **G. J. Dammin:** Consequences of ethylene glykol poisoning. Amer. J. Med. **32**, 891 (1962). — **Fritz, K. W.:** Hämodialyse. Stuttgart: Georg Thieme 1966. — **Fritzer, W.:** Flüssigkeits- und Elektrolyttherapie bei der akuten Niereninsuffizienz. Wien. klin. Wschr. **74**, 589 (1962). — **Froeb, H. F.,** and **M. E. McDowell:** Renal function in epidemic hemorrhagic fever. Amer. J. Med. **16**, 671 (1954). — **Frommel, D.:** Anurie et pancréatite. A propos d'une observation clinique chez l'enfant. Praxis **52**, 1538 (1963). — **Funder, J.,** and **J. O. Wieth:** Intracellular ions in the human erythrocyte II. Clinical studies of intracellular potassium and sodium in the human erythrocyte during renal failure and various acid-base disturbances. Proc. 2nd Int. Congr. Nephrol. 1963, Prag. Amsterdam: Excerpta Medica Foundation 1964. ~ Biochemical changes in the cerebrospinal fluid during acute and chronic failure. Proc. 2nd Int. Congr. Nephrol. 1963, Prag. Amsterdam: Excerpta Medica Foundation 1964. — **Funck-Brentano, J. L.:** Contribution à l'étude du mechanism physiopathologique de l'anurie au cours des nephropathies aiguës. Paris: Imprimerie Cario 1953. — **Funk-Brentano, J. L., C. Amiel** et **J. Ph. Mery:** Insuffisance rénale aiguëe secondaire à l'ingestion d'opacifiants biliaires. J. Urol. méd. chir. **68**, 561 (1962).

Gaberman, P., D. H. Atlas, E. M. Kammerling, L. Ehrlich, and **J. Isaacs:** Relation of creatinine to nonprotein nitrogen in azotemic states. J. Amer. med. Ass. **144**, 1246 (1950). ~ Renal anoxia syndrome: a review and report of 22 cases. Ann. intern. Med. **35**, 148 (1951). — **Galambos, M.,** u. **G. Nyerges:** Untersuchungen der Elektrolytregulationsstörung bei akuter tubulärer Insuffizienz im Kindesalter. Helv. paediat. Acta **17**, 226 (1962). — **Galea, E. G., L. N. Young,** and **J. R. Bell:** Fatal nephropathy due to penindione sensitivity. Lancet **1963 I**, 920. — **Galinier, F.:** Le débit rénal chez les cardiaques. Thèse Méd. Toulouse: Du Viguier 1952. — **Galinier, F.,** et **J. M. Suc:** Méthode de mesure du débit rénal par le N_2O. 2ième Congr. int. Néphrol. 1963, p. 86. Prag. Amsterdam: Excerpta Medica Foundation 1964. — **Gamble, J. L.:** Extracellular fluid and its vicissitudes. Bull. Johns Hopk. Hosp. **61**, 151 (1937). ~ Physiological information from studies on the life raft ration. Harvey Lect. Ser. **42**, 247 (1946—1947). ~ Chemical anatomy, physiology, and pathology of extracellular fluid. Cambridge: Harvard Univ. Press 1951. ~ Companionship of water and electrolytes, in the organization of body fluids. In: Lane medical lectures, vol. 5. Palo Alto: Stanford Univ. Publ. 1951. — **Gaudino, N. M.:** Effecto de la extirpaciòn del rinon que provoca la hipertensiòn arterial. Rev. Soc. argent. Biol. **20**, 546 (1944). — **Gayer, J.:** Der Einfluß einseitiger Nierenvergiftung auf den Inulingehalt der Nieren und die Inulinausscheidung. Z. ges. exp. Med. **132**, 34 (1959). — **Geiling E. M. K.,** and **P. R. Cannon:** Pathological effects of elixier sulfanilamide (diethylene glycol) poisoning; clinical and experimental correlation: final report. J. Amer. med. Ass. **111**, 919 (1938). — **Geiser, W. W.:** Experimentell erzeugte chronische interstitielle Nephritis. Virchows Arch. path. Anat. **330**, 463 (1957). — **Genkins, G., J. W. Uhr,** and **M. S. Bryer:** Bacitracin nephropathy — report of case of acute renal failure and death. J. Amer. med. Ass. **155**, 894 (1954). — **Gerber, W.,** and **P. Cottier:** On the effect of anabolic hormones on azotemia in kidney failure. Helv. med. Acta **28**, 197 (1961). — **Gerlach, E., W. Bader** u. **W. Schwoerer:** Über den Stoffwechsel säurelöslicher Phosphor-Verbindungen in Rattennieren. Pflügers Arch. ges. Physiol. **272**, 407 (1961). — **Gerlach, E. B. Deuticke** u. **R. H. Dreisbach:** Zum Verhalten von Nucleotiden und ihren dephosphorylierten Abbauprodukten in der Niere bei Ischämie und kurzzeitiger postischämischer Wiederdurchblutung. Pflügers Arch. ges. Physiol. **278**, 296 (1963). — **Germain, A.,** et **J. Marty:** Hépato-néphrite aiguë mortelle par inhalation de trichloréthylène. Bull. Soc. méd. Hôp. Paris **63**, 1044 (1947). — **Gertz, K. H., J. A. Mangos, G. Braun,** and **H. D. Pagel:** On the glomerular tubular balance in the rat kidney. Pflügers Arch. ges. Physiol. **285**, 360 (1965). — **Gessler, U.:** Experimentelle Untersuchungen zur Entstehung der akuten Anurie. In: Akutes Nierenversagen. 1. Symposion Ges. Nephrologie, Stuttgart 1962. ~ Experimentelle Untersuchungen zur Entstehung der akuten Anurie. Verh. dtsch. Ges. inn. Med. **70**, 668 (1964). — **Gessler, U., D. Anders** u. **M. Hüllmann:** Experimentelle Untersuchungen zur Entstehung der akuten Anurie beim hämorrhagischen Kollaps. Klin. Wschr. **43**, 765 (1965). — **Gessner,** O.: Die Gift- und Arzneipflanzen von Mitteleuropa. Berlin-Heidelberg-New York: 1953. — **Gianantonio, C. A.:** Acute renal failure in infancy and childhood. J. Pediat. **61**, 660 (1962). — **Gianantonio, C., M. Vitacco, F. Mendilaharzu, A. Rutty,** and **J. Mendilaharzu:** The hemolyticuremic syndrome. J. Pediat. **64**, 478 (1964). — **Gigon, J. P., H. Thölen, R. Schmutzler, S. Scheidegger, H. Stamm** u. **F. Koller:** Intravaskuläre Gerinnung und allergische Vaskulitis mit Nierenrindennekrose (bei Morbus Klippel-Trénaunay). Dtsch. med. Wschr. **89**, 1881

(1964). — **Gilligan, D.R., M.D. Altschule,** and **E.M. Katersky:** Studies of hemoglobinemia and hemoglobinuria produced in man by intravenous injection of hemoglobin solutions. J. clin. Invest. **20**, 177 (1941). — **Gjørup, S.,** and **J.H. Thaysen:** Anabolic steroids in treatment of uraemia. Lancet **1958 II**, 886. ~ The effect of anabolic steroid (Durabolin) in the conservative management of acute renal failure. Acta med. scand. **167**, 227 (1960). — **Glushein, A.S.,** and **E.R. Fisher:** Renal lesions of sulfonamide type after treatment with acetazolamide (Diamox). J. Amer. med. Ass. **160**, 204 (1956). — **Gömöri, P.:** Ischaemia and arteriovenous anastomoses of the kidney in shock, haemorrhage, dehydration and arterial hypoxia in dogs. Acta med. Acad. Sci. hung. **18**, 119 (1962). — **Gömöri, P., J. Juhász,** and **T. Nagy:** Data to the pathomechanism of the shock kidney. Acta med. Acad. Sci. hung. **20**, 57 (1964). — **Gömöri, P., T. Gat,** u. **J. Juhász:** Beiträge zum Pathomechanismus der Schockniere. Die Wirkung des infolge Dehydratation entstandenen Schocks auf die Nierentätigkeit. Orv. Hetil. **106**, 307 (1965). — **Goetz, R.H.:** The effect of the amine buffer tris (hydroxymethyl) amino methane (THAM) on the renal blood flow during hemorrhagic shock. Surg. Gynec. Obstet. **117**, 715 (1963). — **Goldberg, M., L.W. Bluemle jr.,** and **G.D. Webster:** A study of the patterns of solute excretion in acute renal failure in relation to the duration and pathogenesis of oliguria. J. clin. Invest. **40**, 1043 (1961). — **Goldberg, M.:** Studies of the acute renal effects of hemolyzed red blood cells in dogs including estimations of renal blood flow with 85 krypton. J. clin. Invest. **41**, 2112 (1962). — **Goldberg, M., D.K. McCurdy, E.L. Foltz,** and **L.W. Bluemle jr.:** Effects of ethacrynic acid (a new saluretic agent) on renal diluting and concentrating mechanisms: Evidence for site of action in the loop of Henle. J. clin. Invest. **43**, 201 (1964). — **Goldblatt, S.:** Acute mercurial intoxication; report of 38 cases. Amer. J. med. Sci. **176**, 645 (1928). — **Gonzales, T.A., M. Vance,** and **M. Helpern:** Legal medicine and toxicology. New York: D. Appleton-Century 1937. — **Goodale, W.T.,** and **T.D. Kinney:** Sulfadiazine nephrosis with hyperchloremia and encephalopathy. Ann. intern. Med. **31**, 1118 (1949). — **Goodman, L.:** Lower nephron nephrosis following electroconvulsive therapy. Report of two fatalities. J. nerv. ment. Dis. **112**, 130 (1950). — **Goodman, L.S.,** and **A. Gilman:** The pharmacological basis of therapeutics. New York: Macmillan Co. 1955. — **Goormaghtigh, N.:** The renal arteriolar changes in the anuric crush syndrome. Amer. J. Path. **23**, 513 (1947). — **Goodyer, A.V.N.,** and **C.A. Jaeger:** Renal response to nonshocking hemorrhage: Role of the automatic nervous system and of the renal circulation. Amer. J. Physiol. **180**, 69 (1955). — **Gordon, G.L.,** and **F. Goldner:** Hypernatremia, azotemia and acidosis after cerebral injury. Amer. J. Med. **23**, 543 (1957). — **Goresky, C.A.,** and **G. Kumar:** Renal failure in cirrhosis of the liver. Canad. med. Ass. J. **90**, 353 (1964). — **Gormsen, H., P. Iversen,** and **F. Raaschou:** Kidney biopsy in acute anuria with case of acute, bilateral cortical necrosis. Amer. J. Med. **19**, 209 (1955). — **Gottlieb, A., H. Spiera,** and **E. Gordis:** Fatal renal insufficiency after oral cholecystography. New Engl. J. Med. **267**, 389 (1962). — **Gottschalk, C.W.:** An experimental and comparative study of renal interstitial pressure. Amer. J. Physiol. **163**, 716 (1950). ~ A comparative study of renal interstitial pressure. Amer. J. Physiol. **169**, 180 (1952). — **Gottschalk, C. W.,** and **M. Mylle:** Micropuncture study of pressures in proximal tubules and peritubular capillaries of the rat kidney and their relation to ureteral and renal venous pressures. Amer. J. Physiol. **185**, 430 (1956). ~ Micropuncture study of pressures in proximal and distal tubules and peritubular capillaries of the rat kidney during osmotic diuresis. Amer. J. Physiol. **189**, 323 (1957). ~ Micropuncture study of the mammalian urinary concentrating mechanism: evidence for the counter current hypothesis. Amer. J. Physiol. **196**, 927 (1959). — **Govaerts, P.:** The ratio of creatinine clearance to urea clearance in toxic nephropathies. Stanf. med. Bull. **6**, 71 (1948). — **Gowin, E.L. de, H.F. Osterhagen,** and **M. Andersch:** Renal insufficiency from blood transfusion. I. Relation to urinary acidity. Arch. intern. Med. **59**, 432 (1937). — **Gowin, E.L. de, E.L. Warner,** and **W.L. Randall:** Renal insufficiency from blood transfusion. II. Anatomic changes in man compared with those in dogs with experimental hemoglobinuria. Arch. intern. Med. **61**, 609 (1938). — **Graber, I.G.,** and **S. Sevitt:** Renal function in burned patients and its relationship to morphological changes. J. clin. Path. **12**, 25 (1959). — **Graham, W.H.:** Simulation of "acute abdomen" in carbon tetrachloride poisoning. Lancet **1938 II**, 1159. — **Greenber, L.A.:** An evaluation of reported poisonings by acetyl salicylic acid. New Engl. J. Med. **243**, 124 (1950). — **Greenberg, D.,** and **J.S. Feibush:** Toxic nephrosis from organic mercurial diuretics. New York J. Med. **49**, 2319 (1949). — **Grögler, F.:** Akute Nierenschädigung nach Suicidversuch mit phenazetinhaltigen Tabletten. Med. Klin. **60**, 1083 (1965). — **Grollmann, A.:** Acute renal failure, p. 92. Springfield (Ill.): Ch.C. Thomas 1954. — **Gross, M.,** and **L.A. Greenberg:** The salicylates. A critical bibliographic review. New Haven: New Haven Hillhouse Press 1948. — **Gross, R., H. Nieth** u. **E. Mammen:** Blutungsbereitschaft und Gerinnungsstörungen bei Uraemie. Klin. Wschr. **36**, 107 (1958). — **Grossman, J., R.E. Weston, F.A. Lehman, J.P. Halperin, T.D. Ullmann,** and **L. Leiter:** Urinary and fecal excretion of mercury in man following administration of mercurial diuretics. J. clin. Invest. **30**, 1208 (1951). — **Gryboski, J.D.,** and **S.P. Gotoff:**

Bismuth nephrotoxicity; report of a case. New Engl. J. Med. **265**, 1289 (1961). — **Guckelberger, M.,** u. **H. Tschumi:** Nierenfunktion bei der Sublimatnephrose. Schweiz. med. Wschr. **1944 II**, 33. — **Guild, W.R., J.V. Young,** and **J.P. Merrill:** Anuria due to carbon tetrachloride poisoning. Ann. intern. Med. **48**, 1221 (1958). — **Gullick, H.D.,** and **L.G. Raisz:** Changes in renal concentrating ability associated with major surgical procedures. New Engl. J. Med. **262**, 1309 (1960). — **Guyton, A.C.:** Theory for autoregulation of glomerular filtration rate and blood flow in each nephron by the juxtaglomerular apparatus. Physiologist **6**, 194 (1963).

Hackradt, A.: Über akute, tödliche vasomotorische Nephrosen nach Verschüttung. Inaug.-Diss. München 1917. — **Haddy, F.J.:** Effect of elevation of intraluminal pressure on renal vascular resistance. Circulat. Res. **4**, 659 (1956). — **Hänze, S.:** Der Magnesiumstoffwechsel. Stuttgart: Georg Thieme 1962. — **Haft, D.E.,** and **J. Prior:** Bilateral cortical necrosis of the kidneys following treatment of un unusual case of heart block. Ann. intern. Med. **34**, 1483 (1951). — **Hallwachs, O.:** Experimentelle Untersuchungen über Mannitoldiurese im hämorrhagischen Schock. Langenbecks Arch. klin. Chir. **308**, 852 (1964). — **Hamburger, J.:** Les anuries par inhalation de tétrachlorure de carbone. Acquisitions médicales récentes, 1 vol. Paris: Éd. Médicales Flammarion 1958. — **Hamburger, J., J. Crosnier, J.L. Funck-Brentano, C. Rapin** et **M. Masson:** Conditions d'apparition de l'hyperkaliémie et de hypokaliémie au cours de l'insuffisance rénale. Sem. Hôp. Paris **30**, 3424 (1954). — **Hamburger, J., P. Halpern** et **S. Cruchaud:** Action préventive d'un antihistaminique dérivé de la thiodiphénylamine sur l'œdème aigu du poumon experimental. Acta allerg. (Kbh.) **1**, 97 (1948). — **Hamburger, J., B. Halpern** et **J.-L. Funck-Brentano:** Une variété d'anurie provoquée par l'hydratation excessive des cellules rénales. Presse méd. **62**, 972 (1954). — **Hamburger, J.,** et **G. Mathé:** Physiologie normale et pathologique du métabolism de l'eau, 1 vol., 502 p. Paris: Éd. Médicales Flammarion 1952. — **Hamburger, J.,** et **G. Richet:** Sur un phénomène inédit de libération d'eau endogène observé au cours de certaines anuries. Bull. Soc. méd. Hôp. Paris **68**, 368 (1952). — **Hamburger, J., G. Richet, L. Cournot, S. Laham** et **S. Roques:** Intoxications graves par inhalation de produits capillaires à base de tétrachlorure de carbone. Bull. Soc. méd. Hôp. Paris **67**, 385 (1951). — **Hamburger, J., G. Richet, J. Crosnier** et **J.-L. Funck-Brentano:** L'insuffisance rénale. In: Handbuch der Urologie, Bd. IV. Berlin-Göttingen-Heidelberg 1962. — **Hardaway, R.M.,** and **D.G. McKay:** Changes in the dog kidney produced by incompatible blood transfusion. Arch. Surg. **78**, 565 (1959). — **Hardin, B.L.:** Carbon tetrachloride poisoning — a review. Industr. Med. **23**, 93 (1954). — **Harman, J.W.:** Lower nephron nephrosis. Irish J. med. Sci. 480 (1947). — **Harris, F.H.:** Acute carbon tetrachloride poisoning. U.S. armed Forces med. J. **3**, 1023 (1952). — **Harris, H., J.R. McDonald,** and **W. Williams:** The electrolyte pattern in experimental anuria. Aust. J. exp. Biol. med. Sci. **30**, 33 (1952). — **Harrison, C.V.:** Acute oliguric renal failure in acute glomerulonephritis and polyarteritis nodosa. Quart. J. Med. **33**, 39 (1964). — **Harrison, H.E., H. Bunting, N.K. Ordway,** and **W.S. Albrink:** The pathogenesis of the renal injury produced in the dog by hemoglobin or methemoglobin. J. exp. Med. **86**, 339 (1947). — **Harrow, B.R.,** and **J.A. Sloane:** Acute renal failure following oral cholecystography. Amer. J. med. Sci. **249**, 26 (1965). — **Harvald, B.,** and **H.B. Bjørneboe:** Acute anuria in patients with chronic cor pulmonale with particular reference to treatment with mercurial diuretics. Acta med. scand. **156**, 303 (1956). — **Hayman jr., J.M., N.P. Shumway, P. Dumke,** and **M. Miller:** Experimental hyposthenuria. J. clin. Invest. **18**, 195 (1939). — **Hayward, J.N.,** and **B.R. Boshell:** Paraldehyde intoxication with metabolic acidosis. Amer. J. Med. **23**, 965 (1957). — **Healy, J.-K.:** Acute oliguric renal failure associated with multiple myeloma. Brit. med. J. **1963 I**, 1126. ~ Oliguric renal failure: a review of 275 cases. Med. J. Austr. **50** (I), 381 (1963). — **Hedouin:** Des néphrites, bilatérales consécutives à des lésions traumatiques d'un seul rein. Thèse de Paris 1905. — **Heintz, R.:** Nierenfibel. Stuttgart: Georg Thieme 1964. — **Held, A.:** Über Nephrosen und Glomerulonephrosen nach Sublimatvergiftung. Z. ges. exp. Med. **61**, 323 (1928). — **Hellwig, C.A.,** and **H.L. Reed:** Fatal anuria following sulfadiazine therapy. J. Amer. med. Ass. **119**, 561 (1942). — **Helwig, F.C.,** and **C.B. Schutz:** A liver kidney syndrome; clinical, pathological and experimental studies. Surg. Gynec. Obstet. **55**, 570 (1932). — **Hendren, T.H.,** and **C.A. Hardin:** Low molecular dextran effect on temporary renal ischemia. Arch. Surg. 88, 206 (1964). — **Hepler, O.E.,** and **J.P. Simonds:** Experimental nephropathies. III. Calcification and phosphatase in the kidneys of dogs poisoned with mercury bichloride, potassium dichromate and uranyl nitrate. Arch. Path. **40**, 37 (1945). ~ Experimental nephropathies. IV. Glykosuria in dogs poisoned with uranyl nitrate, mercury bichloride, and potassium dichromate. Arch. Path. **41**, 42 (1946). — **Heptinstall, R.H.:** Pathology of the kidney. Boston: Little & Brown 1966. — **Herbut, P.A.:** Renal changes in secondary shock. Ann. intern. Med. **25**, 648 (1946). — **Herms, W.,** u. **E. Wetzels:** Eine atypische Verlaufsform des akuten Nierenversagens. Dtsch. med. Wschr. **86**, 124 (1961). — **Hesse, E.,** u. **A. Filatov:** Neue praktische Ausblicke auf die Möglichkeit der Behandlung des hämolytischen Schocks bei der Bluttransfusion im Lichte experimenteller Forschung. Zbl. Chir. **59**, 2674 (1932). ~ Experimentelle Untersuchungen über das

Wesen des hämolytischen Schocks bei der Bluttransfusion und die therapeutische Beeinflussung derselben. I. Die Nierenfunktionsstörungen im akuten Experiment. Z. ges. exp. Med. **86**, 211 (1933). — **Heuchel, G.:** Über die Pathogenese des Sulfonamid-Nierensyndroms. Ärztl. Forsch. **4**, 629 (1950). — **Heusser, H.:** Die Dekapsulation bei Nierenkrankheiten. Schweiz. med. Wschr. **86**, 391 (1956). — **Hinshaw, L.B., S.B. Day,** and **C.H. Carlson:** Tissue pressure as a causal factor in the autoregulation of blood flow in the isolated perfused kidney. Amer. J. Physiol. **197**, 309 (1959). — **Hinshaw, L.B., R.D. Flaig, R.L. Logemann,** and **C.H. Carlson:** Intrarenal venous and tissue pressure and autoregulation of blood flow in the perfused kidney. Amer. J. Physiol. **198**, 891 (1960). — **Hoff, E.C., J.F. Kell, N. Hastings, D.M. Sholes,** and **E.H. Gray:** Vasomotor, cellular and functional changes produced in kidney by brain stimulation. J. Neurophysiol. **14**, 317 (1951). — **Hoffmann, P.,** u. **Th. Lang:** Ein Beitrag zur Frage der Anurie bei osmotischer Nephrose. Öff. Gesundh.-Dienst **24**, 471 (1962). — **Hoffman, W.S.,** and **D. Marshall:** Management of lower nephron nephrosis. Arch. intern. Med. **83**, 249 (1949). — **Hollmann, K.-H.:** Nierenveränderungen nach orthostatischem Kollaps beim Kaninchen. Frankfurt. Z. Path. **67**, 210 (1956). — **Holmes, J.H.:** Acute tubular necrosis and its management. Surg. Clin. N. Amer. **43**, 555—568 (1963). — **Holmes, J.H., J.L. Crandall, W.C. Swyer,** and **W.P. Short:** Relation of salivary flow to the state of hydration in patients with uremia and renal failure. Trans. Amer. soc. Artif. int. Organs **6**, 152 (1960). — **Holmes, J.H., E.S. Miller,** and **C.J. Hlad jr.:** Serum and urine sulfate changes in uremia. Trans. Amer. Soc. artif. int. Organs **6**, 163 (1960). — **Horster, M., W. Nagel** u. **K. Thurau:** Frühdistale Na^+-Konzentration und GFR in der Rattenniere unter dem Einfluß von Furosemid und Chlorothiazid. Vortr. 31. Tagg dtsch. Ges. Physiol. Würzburg 1966, R 68. — **Houtzagers, J.J.R.:** Nierinsufficiëntie na toediening van filix mas. Ned. T. Geneesk. **109**, 178 (1965). — **Howard, J.M.:** Battle casualties in Korea. Studies of the surgical research team. Army Medical Service Graduate School. Walter Reed Army Medical Center, Washington, D.C., vol. IV, 1957. — **Huidobro, F.,** and **E. Braun-Menendez:** Secretion of renin by intact kidney. Amer. J. Physiol. **137**, 47 (1942). — **Hull, E.,** and **L.A. Monte:** Acute mercury poisoning. New Orleans med. surg. J. 88, 455 (1936). — **Hunter, W.C.,** and **J.M. Roberts:** Glomerular changes in the kidneys of rabbits and monkeys induced by uranium nitrate, mercuric chloride and potassium bichromate. Amer. J. Path. 8, 665 (1932). — **Hunter, R.B.,** and **E.E. Muirhead:** Prolonged renal salt wastage in "lower nephron nephrosis". Ann. intern. Med. **36**, 1297 (1952). — **Husfeldt, E.,** u. **T. Bjering:** Nyrebeskadigelse ved traumatisk choc. Hospitalstidende **30**, 781 (1935). — **Hutten, U. v.:** Zit. von R. Roussel, in: La néphrite mercurielle. Thèse Méd., Paris: Ollier-Henry 1911. — **Hyman, E.S.:** In: panel discussion. Trans. Amer. Soc. artif. int. Organs 4, 178 (1958).

Iseri, L.T., T.M. Batchelor, A.J. Boyle, and **G.B. Myers:** Studies of fluid, electrolyte, and nitrogen balance in acute renal insufficiency. Arch. intern. Med. **89**, 188 (1952). — **Iversen, P.,** and **C. Brun:** Aspiration biopsy of the kidney. Amer. J. Med. **11**, 324 (1951). — **Jackson, R.C., W.J. Elder,** and **H. McDonnel:** Sodium-chlorate poisoning complicated by acute renal failure. Lancet **1961 II**, 1381. — **Jahnecke, J., A. Bohle** u. **C. Brun:** Über vergleichende Untersuchungen an Nierenpunktionszylindern bei normaler Nierenfunktion und bei akutem Nierenversagen. Klin. Wschr. **41**, 371 (1963). — **Jahnecke, J.,** u. **F. Krück:** Klinische Pharmakologie des Furosemid im akuten Versuch. Verh. dtsch. Ges. inn. Med. **70**, 1001 (1964). — **Jandl, V.:** Statistische Untersuchungen zur Symptomatologie verschiedener Nephropathien. Inaug.-Diss. München 1967. — **Jeghers, H.,** and **H.J. Bakst:** The syndrome of extra-renal azotemia. Ann. intern. Med. **11**, 1961 (1938). — **Jelinek, J., J. Mikulasková,** and **B. Pelc:** The action of some steroid compounds on $HgCl_2$-Nephrosis in mouse and rat kidney. Acta biol. med. germ. **13**, 204 (1964). — **Jenkins, G., J.W. Uhr,** and **M.S. Bryer:** Bacitracin: report of a case of acute renal failure and death. J. Amer. med. Ass. **155**, 894 (1954). — **Jenkins, G.C., J.E. Ind, G. Kazantzis,** and **R. Owen:** Afsine poisoning: Massive haemolysis with minimal impairment of renal function. Brit. med. J. **1965 II**, 78. — **Jennings, R.B.:** Fatal fulminant acute carbon tetrachloride poisoning. Arch. Path. **59**, 269 (1955). — **Jirka, J., V. Fencl, V. Ganz,** and **J.H. Cort:** The vascular response in the kidney to acute haemorrhagic hypotension in the dog. Proc. 2nd Int. Congr. Nephrol. 1963, Prag. Amsterdam: Excerpta Medica Foundation 1964. — **Jirka, J., V. Ganz, V. Fencl, J.H. Cort,** and **R. Trávniček:** Measurement of renal blood flow in the intact kidney by local thermodilution during hemorrhagic hypotension. Lancet **1961 II**, 692. — **Jørgensen, H.E.,** and **J.T. Balsløv:** Prognosis of patients with acute and chronic renal failure treated with the Skeggs-Leonard haemodialyser. Proc. European Dialysis Transplant Ass. **2**, 316 (1965). Excerpta Medica Foundation. — **Johnstone, B.I.:** Acute mercury poisoning; report of twenty one cases with suggestions for treatment. Canad. med. Ass. J. **24**, 500 (1921). — **Johnstone, P.N.:** Acute ischemic renal failure and its treatment with specific drugs. J. int. Coll. Surg. **41**, 147 (1964). — **Johnstone, P.N., R.G. Stone, H.C. Burdick, H.K.B. Allebach, L.F. Patton, F.E. Tuller,** and **L.E. Erb:** Studies on the etiology and treatment of acute renal failure. J. Amer. med. Ass. **161**, 491 (1956). — **Juhel-Rénoy, E.:** De l'anurie précoce scarlatineuse.

Arch. gen. Med. **157**, 385 (1886). — **Jung, H.P.**, u. **H.Ch. Moll:** Klinik der postrenalen Anurie. Dtsch. med. Wschr. **87**, 2234 (1962).

Kabierske, E.: Die Chromniere. Diss. Breslau 1880. — **Kaplan, K.:** "Spontaneous" atheroembolic renal failure. Arch. intern. Med. **110**, 218 (1962). — **Kaplan, S.A.**, and **S.J. Foman:** Function recovery pattern in acute renal failure following ingestion of mercuric chloride. Amer. J. Dis. Child. **85**, 633 (1953). — **Karelitz, S.**, and **A.D. Freedman:** Hepatitis and nephrosis due to soluble bismuth. Pediatrics 8, 772 (1951). — **Katz, R.:** Renal and possibly hepatic toxicity from colimycin. Med. Ann. D. C. **32**, 408 (1963). — **Kaufmann:** Die Sublimat-intoxikation. Breslau 1888. — **Kaulbach, W.:** Nierenversagen bei Fettembolie. Bruns' Beitr. klin. Chir. **207**, 486 (1963). — **Kaulla, K.N. v.**, u. **E. v. Kaulla:** Thrombinbildung vor und nach Nierenübertragung bei Urämie. Klin. Wschr. **44**, 364 (1966). — **Keller, H. M.**, **K. Khalifa** et **F. Reubi:** La signification des hémopoétines pour le développement des anémies observées au cours des néphropathies. Iier Congr. int. Néphrol., Genève/Evian 1960, p. 547.— **Kendall, A.G.**, **L. Lowenstein**, and **R.O. Morgan:** The hemorrhagic diathesis in renal disease. Canad. Med. Ass. J. **85**, 405 (1961). — **Kennedy, A.C.:** Combined renal and respiratory failure. Lancet **1963 II**, 1304. — **Kennedy, A.C.**, **J.D. Briggs**, **L.N. Young**, **R.G. Luke**, and **M. Gray:** Renal function following acute tubular necrosis. 3rd Cong. intern. Nephrol., Washington 1966. — **Kennedy, A.C.**, **R.G. Luke**, **A.J. Dinwoodie**, and **A.L. Linton:** Fructose and glucose tolerance in uraemia. In: Proc. 1st European Dialysis Transpl. Ass. **1**, 165 (1964). Excerpta Medica Foundation. — **Kerr, D.N.S.:** Diskussionsbemerkung in: Acute renal failure. Oxford: Blackwell 1964. — **Kessel, M.**, u. **W. Jentsch:** Restschäden und Defekteilungen nach akutem Nierenversagen. Verh. dtsch. Ges. inn. Med. **117**, 710 (1965). — **Kesten, H.D.**, **M.D. Mulins**, and **L. Pomerantz:** Pathologic effects of certain glykols and related compounds. Arch. Path. **27**, 447 (1939). — **Kety, S.S.**, and **C.F. Schmidt:** The nitrous oxide method for the quantitative determination of cerebral blood flow in man: theory, procedure and normal values. J. clin. Invest. **27**, 476 (1948). — **Kiley, J.E.**, **S.R. Powers jr.**, and **R.T. Beebe:** Acute renal failure; eighty cases of renal tubular necrosis. New Engl. J. Med. **262**, 481 (1960). — **Killen, D.A.**, and **J.H. Foster:** Severity of renal injury incident to abdominal aortography. Arch. Surg. **87**, 650 (1963). — **Kleeman, C.R.**, and **M.H. Maxwell:** The nephrotoxicity of antibiotics: a review. In: Biology of pyelonephritis. Henry Ford Hospital International Symposium. Boston 1960. — **Kleinschmidt, A.:** Schockniere. In: Klinik und Therapie der Kollapszustände, S. 59. Stuttgart: Schattauer 1963. — **Knoch, H.G.:** Über die Niereninsuffizienz in der postoperativen Phase. Dtsch. Gesundh.-Wes. **18**, 1154 (1963). — **Knochel, J.P.**, **W.R. Beisel**, **E.G. Herndorn jr.**, **E.S. Gerard**, and **K.G. Barry:** The renal, cardiovascular, hematologic and serum electrolyte abnormalities of heat stroke. Amer. J. Med. **30**, 299 (1961). — **Koletzky, S.**, and **B.J. Dillon:** Survival of rats after temporary complete renal ischemia. Proc. Soc. exp. Biol. (N.Y.) **70**, 14 (1949). — **Koletsky, S.**, and **G.E. Gustafson:** The effects of temporary cessation of renal blood flow in rats. J. clin. Invest. **26**, 1072 (1947). — **Kolff, W.J.:** Forced high-caloric, low-protein diet and the treatment of uremia. Amer. J. Med. **12**, 667 (1952). — **Kolff, W.J.**, and **H.R. Berk:** The artificial kidney, a dialyzer with great area. Acta med. scand. **117**, 131 (1944). — **Kosugi, T.:** Beiträge zur Morphologie der Nierenfunktion. I. Das Granuloid. Beitr. path. Anat. **77**, 1 (1927). — **Kountz, S.L.:** Factors responsible for acute tubular necrosis following lower aortic surgery. J. Amer. med. Ass. **183**, 447 (1963). — **Kräubig, H.**, u. **F. Scheler:** Das akute Nierenversagen in der Geburtshilfe. Med. Klin. **59**, 1653 (1964). — **Kramer, K.:** Die Stellung der Niere im Gesamtkreislauf. Verh. dtsch. Ges. inn. Med. **65**, 225 (1959). ~ Das akute Nierenversagen im Schock. In: Schock, Internat. Sympos. 1961, S. 149. Berlin-Göttingen-Heidelberg 1962. — **Kramer, K.**, u. **P. Deetjen:** Hämorrhagischer Schock und akutes Nierenversagen. In: Sarre und Rother, Akutes Nierenversagen, S. 411. 1. Sympos. Ges. Nephrol. Freiburg 1961. Stuttgart: Georg Thieme 1962. — **Kramer, K.**, and **F.R. Winton:** The influence of urea and of change in arterial pressure on the oxygen consumption of the isolated kidney of the dog. J. Physiol. (Lond.) **96**, 87 (1939). — **Krauss, E.:** Minimum protein requirement of man in health and disease. Dtsch. Arch. klin. Med. **150**, 13 (1926). — **Kravitz, S.C.**, **H.E. Diamond**, and **L.F. Craver:** Uremia complicating leukemia chemotherapy. Report of a case treated with triethylene melamine. J. Amer. med. Ass. **146**, 1959 (1951). — **Kretschmar, L.H.:** Evaluation of renal function in shock with the radioisotope renogram. Surg. Gynec. Obstet. **117**, 733 (1963). — **Kritzler, R.A.:** Anuria complicating treatment of leukemia. Amer. J. Med. **25**, 532 (1958). — **Kritz, W.:** Histophysiologische Untersuchungen an der Rattenniere bei Sublimatvergiftung. Zugleich ein Beitrag zur Genese der Anurie. Z. Zellforsch. **57**, 914 (1962). — **Kroetz, C.:** Zur Frage der Hepatonephritis serosa acuta. Congr. internat. insuff. hépat. Vichy **1937**, 454. — **Krummhaar, I.:** Nierenversagen und Nebenniereninsuffizienz. Dtsch. Gesundh.-Wes. **19**, 535 (1964). — **Kunin, C.M.:** Analysis of the restrictions imposes by renal failure on antibiotic therapy of pyelonephritis. In: Biology of pyelonephritis, p. 623. London: Churchill 1960. — **Kunin, C.M.**, **A.C. Dornbush**, and **M. Finland:** Distribution and excretion of four tetracyclin analogues in normal young men. J. clin. Invest. **38**, 1950 (1959). — **Kunin, C.M.**, and **M. Finland:**

Restriction imposed on antibiotic therapy by renal failure. Arch. intern. Med. **104**, 1030 (1959). ~ Persistence of antibiotics in blood of patients with acute renal failure. III. Penicillin, streptomycin and kanamycin. J. clin. Invest. **38**, 1509 (1959). — **Kunin, C.M., A.J. Glazko, and M. Finland:** II. Chloramphenicol and its metabolities in the blood of patients with severe renal disease or hepatic cirrhosis. J. clin. Invest. **38**, 1498 (1959). — **Kunin, C.M., S.B. Rees, J.P. Merrill, and M. Finland:** I. Tetracycline and chlortetracyclin. J. clin. Invest. **38**, 1487 (1959). — **Kunin, C.M., T.C. Chalmers, C.M. Levy, S.C. Sebastyen, C.S. Lieber, and M. Finland:** Absorption of orally administered neomycin and kanamycin. With special reference to patients with severe hepatic and renal disease. New Engl. J. Med. **262**, 380 (1960). — **Kuntz, E.:** Klinische Untersuchungen zur Nephrotoxicität von Kanamycin. Klin. Wschr. **40**, 830 (1962).

Laake, H.: Experimental investigations of the excretory and reabsorptive functions of the renal tubules in normal and nephrotic rabbits. Acta med. scand., Suppl. **168**, (1945). — **Lacoste, A., et R. Barroux:** Presse méd. **22**, 1349 (1941). — **Ladd, M.:** Renal sequelae of war wounds in man: functional patterns of shock and convalescence, in battle casualties in Korea. In: Walter Reed, Army Medical Center Washington, vol. 4, p. 193 (1955). — **Ladefoged, J., and E. Kemp:** A new method for determination of divided renal blood flow in man by use of radioactive inert gas. Proc. 2nd int. Congr. Nephrol. **1963**, 841 (1964). — **Ladefoged, J., F. Pedersen, U. Doutheil, P. Deetjen, and E.E. Selkurt:** Bloodflow measured with Xenon 133 washout technique and with an electromagnetic flowmeter. Pflügers Arch. ges. Physiol. **284**, 195 (1965). — **Lalich, J.J.:** The pathogenesis of experimental hemoglobinuric nephrosis in rabbits with special reference to the late manifestations. Amer. J. Path. **25**, 187 (1949). — **Lamberg, B.A.:** Acute tubular necrosis consequent to encephalomyopathic thyroid crisis. Acta med. scand. **175**, 325 (1964). — **Lambert, S.W., and H.S. Patterson:** Poisoning by mercuric chloride and its treatment. Arch. intern. Med. **16**, 865 (1915). — **Lanz, R., u. H.U. Zollinger:** Ein Fall von postoperativer Anurie bei hydropischer Degeneration der Nierentubuli durch Zuckerspeicherung. Schweiz. med. Wschr. **85**, 1078 (1955). — **Lapp, H., u. K. Schafé:** Morphologische, histochemische und Speicherungsuntersuchungen über den Verlauf der Sublimatnephrose bei der Ratte. Beitr. path. Anat. **123**, 77 (1960). — **Lasch, F.:** Klinik und Therapie der schweren Arsenwasserstoffvergiftung. Med. Klin. **18**, 787 (1958). — **Lauler, D.P., and G.E. Schreiner:** Bilateral cortical necrosis. Amer. J. Med. **24**, 519 (1958). — **Lauson, H.D., S.E. Bradley, and A. Cournand:** The renal circulation in shock. J. clin. Invest. **23**, 381 (1944). — **Lauson, H.D., and D.D. Thompson:** Effects in dogs of decrease in glomerular filtration rate on cation excretion during intravenous administration of unreabsorbable anions. Amer. J. Physiol. **192**, 198 (1958). — **Lauter, S., and M. Jenke:** Protein metabolism in diseases. Dtsch. Arch. klin. Med. **146**, 323 (1925). — **Lawson, L.J., J.D. Blainey, P. Dawson-Edwards, and S.M. Tonge:** Dietary management of acute oliguric renal failure. Brit. med. J. **1962 II**, 293. — **Leary, F.J.:** Effects of continuous and intermittent renal ischemia on renal function. Surg. Gynec. Obstet. **116**, 311 (1963). — **Le Brie, S.J., and H.S. Meyerson:** Influence of elevated venous pressure on flow and composition of renal lymph. Amer. J. Physiol. **198**, 1037 (1960). ~ Influence of uraniumnitrate-induced nephrosis on flow and composition of renal lymph. Physiologist **3**, 102 (1960). — **Léchelle, P., S. Vialard et Petit-Collot:** Tentative de suicide par le trichlor-éthylène. Hépatonéphrite curable. Bull. Soc. méd. Hôp. Paris **61**, 242 (1945). — **Lederer, M., and P. Rosenblatt:** Death during sulfathiazole therapy; pathologic and clinical observations on four cases with autopsies. J. Amer. med. Ass. **119**, 8 (1942). — **Legrain, M.:** Néphrites aiguës anuriques. Thèse Méd. Paris: Gaston Doin 1951. — **Legrain, M., et A. Chapman:** Les complications rénales des diarrhées aigues chez l'adulte. Rev. Practicien **14**, 2345 (1964). — **Legrain, M., J.L. Funck-Brentano, B. Antoine, Ch. van Ypersele de Strihou et P. Prunier:** 916 applications du rein artificiel. Résultats acquis et perspectives d'avenir. Bull. Soc. méd. Hôp. Paris **76**, 609 (1960). — **Legrain, M., et M. Petrover:** La reprise de diurèse des néphrites tubulo-interstitielles aiguës. Actualités néphrol. Hôp. Necker **1**, 223 (1965). — **Lehmann, K.B., and F. Flury:** Toxicology and hygien of industrial solvents, 1 vol. Baltimore: Williams & Wilkins Co. 1943. — **Lehr, D.:** Clinical toxicity of sulfonamides. Ann. N.Y. Acad. Sci. **69**, 417 (1957). — **Lemierre, A., P.N. Deschamps, and E. Bernard:** Fatal azotemia with absence of anatomic changes in kidney. Bull. Soc. méd. Hôp. Paris **48**, 861 (1924). — **Letterer, E., u. W. Masshoff:** Über erythrolytische Nephrose. Virchows Arch. path. Anat. **317**, 56 (1949/50). — **Levey, S.:** Transamidinase and glutaminase activity in kidney injury. Arch. Surg. **86**, 209 (1963). — **Levitt, W.M.:** Radiation nephritis. Brit. J. Urol. **29**, 981 (1957). — **Levy, R.I.:** Renal failure secondary to ethylene glykol intoxication. J. Amer. med. Ass. **173**, 1210 (1960). — **Lewin, A.:** Zur pathologischen Anatomie der Verschüttungen. Inaug.-Diss. Berlin 1919. — **Leyssac, P.P.:** The in vivo effect of angiotensin on the proximal tubular reabsorption of salt in rat kidneys. Acta physiol. scand. **62**, 436 (1964). — **Licciardello, A.T., and J.B. Stanbury:** Acute hemolytic anemia from quinine used as abortifacient. New Engl. J. Med. **238**, 120 (1948). — **Lichtwitz, L.:** Die Begriffsbildungen in der Nierenpathologie. Berl. klin. Wschr. **1917**. 52. —

Lieber, M.M., and **H.L. Stewart:** Renal changes following biliary obstruction, decompression and operations on biliary tract. Arch. Path. **19**, 636 (1935). — **Lilienfield, L.S., J.C. Rose**, and **N.A. Lassen:** Diverse distribution of red cells and albumin in the dog kidney. Circulat. Res. **6**, 810 (1958). — **Lindau, A.:** Reaktionen nach Bluttransfusion. Eine ätiologische und pathologisch-anatomische Studie. Acta path. microbiol. scand. **5**, 382 (1928). — **Lindegård, B.**, and **F. Löfgren:** The circulatory pattern of the kidney in mercuric chloride poisoning. Kgl. Fysiogr. Sällsk. **23**, 39 (1953) Lund Förhand. — **Linder, F.**, u. **H. Sarre:** Dekapsulation und Durchblutung der Sublimatniere. Z. urol. Chir. Gynäk. **45**, 40 (1939). — **Lindholm, D.D.**, and **J.S. Murray:** Persistence of vancomycin in the blood during renal failure and its treatment by hemodialysis. New. Engl. J. Med. **274**, 1047 (1966). — **Lindholm, T.:** Oral aluminium hydroxide in the treatment of hyperphosphatemia and acidosis in acute and chronic renal insufficiency. Acta med. scand. **172**, 75 (1962). — **Lipsett, M.B.**, and **R. Goldman:** Phenylbutazone toxicity: report of case of acute renal failure. Ann. intern. Med. **41**, 1075 (1954). — **Little, J.M., H.D. Green**, and **J.E. Hawkins jr.:** Evidence from cross-transfusion experiments that diminished urine flow accompanying ischemic compression shock is not due to humoral factors. Amer. J. Physiol. **151**, 554 (1947). — **Loeb, R.F.**, and **E.M. Benedict:** Inorganic sulfates in human blood. J. clin. Invest. **4**, 33 (1927). — **Longcope, W.T.**, and **J.A. Luetscher jr.:** Clinical uses of 2,3-dimercaptopropanol (BAL); treatment of acute mercury poisoning by BAL. J. clin. Invest. **25**, 557 (1946). — **Longcope, W.T.**, and **J.A. Luetscher:** Use of British Anti-Lewisite (BAL) in treatment of poisoning by arsenic, mercury, and other metals. In: Advances in internal medicine, vol. III. New York: Interscience Publ. 1949. ~ The use of BAL (British antilewisite) in the treatment of the injurious effects of arsenic, mercury, and other metallic poisons. Ann. intern. Med. **31**, 545 (1949). — **Longley, J.B.**, and **M.S. Burstone:** Intraluminal nuclei and other inclusions as agonal artifacts of the renal proximal tubules. Amer. J. Path. **42**, 643 (1963). — **Losse, H.:** Zwei Fälle von Tetrachlorkohlenstoffvergiftung mit akuter Niereninsuffizienz. Ärztl. Wschr. **5**, 54 (1950). — **Losse, H.**, u. **H.-J. Mohr:** Pathogenese und Therapie des akuten Nierenversagens. Medizinische **1958**, 2081. — **Lovett, V.F., H. Yamauchi**, and **P.J. Phillipp:** Hemodialysis in the treatment of postoperative acute renal failure associated with jaundice: a report of three cases. Ann. Surg. **160**, 108 (1964). — **Lowe, K.G.:** The late prognosis in acute tubular necrosis: an interim follow-up report on 14 patients. Lancet **1952 I**, 1086. ~ Acute renal failure. Scot. med. J. **5**, 1 (1960). — **Lowe, K.G., G. Moodie**, and **M.B. Thompson:** Glycosuria in acute tubular necrosis. Clin. Sci. **13**, 187 (1954). — **Lubash, G.D., R.E. Phillips, J.D. Shields**, and **R.W. Bonsnes:** Acute aniline poisoning treated by hemodialysis. Arch. intern. Med. **114**, 530 (1964). — **Lucké, B.:** Lower nephron nephrosis (renal lesions of the crush syndrome of burns, transfusions and other conditions affecting the lower segments of the nephrons.) Milit. Surg. **99**, 371 (1946). — **Luessenhop, A.J., J.C. Gallimore, W.H. Sweet, E.G. Struxness**, and **J. Robinson:** The toxicity in man of hexavalent uranium following intravenous administration. Amer. J. Roentgenol. **79**, 83 (1958). — **Luetscher, J. A.**, and **S.S. Blackman jr.:** Severe injury to kidneys and brain: following sulfathiazole administration: high serum sodium and chloride levels and persistent cerebral damage. Ann. intern. Med. **23**, 741 (1943). — **Luke, R.G., A.L. Linton, J.D. Briggs**, and **A.C. Kennedy:** Mannitol therapy in acute renal failure. Lancet **1965 I**, 980. — **Lunding, M., I. Steiness**, and **J.H. Thaysen:** Acute renal failure due to tubular necrosis. Immediate prognosis and complications. Acta med. scand. **176**, 103 (1964). — **Lunseth, J.H.:** Urinary excretion of alkaline phosphatase following renal ischemia in rats. Arch. Path. **70**, 581 (1960). — **Lyon, R.P.:** Measurement of urine chloride as a test of renal function. J. Urol. (Baltimore) **85**, 884 (1961). ~ Nonobstructive oliguria — differential diagnosis. Calif. Med. **99**, 831 (1963). ~ Oliguria. In: D.R. Smith, General urology. Oxford: Blackwell 1966. — **Lyon, R.P.**, and **D.R. Smith:** Sodium and potassium excretion with nephron nephrosis. J. Urol. (Baltimore) **7**, 817 (1952).

MacCance, R.A., and **E.M. Widdowson:** Functional disorganization of kidney in disease. J. Physiol. (Lond.) **95**, 36 (1939). — **MacCarthy, J.M.**, and **R.T. Jackson:** Hepatic necrosis and other visceral lesions associated with phenylbutazone therapy. Brit. med. J. **1955 II**, 240. — **McClendon, S.J.:** Toxic effects with anuria from single injection of bismuth preparation. Amer. J. Dis. Child. **61**, 339 (1941). — **McCracken, B.H.**, and **F.M. Parsons:** Use of Nilevar (17-ethyl-19-nortestosterone) to suppress protein catabolism in acute renal failure. Lancet **1958 II**, 885. — **McCracken, B.H., M.A. Pearl**, and **E. Carvajal:** Dietary protein and renal failure. New Engl. J. Med. **272**, 1050 (1965). — **MacKeith, R.:** Adrenal sympathetic syndrome. Brit. Heart J. **6**, 1 (1944). — **MacLean, L.:** Renal failure following the administration of intraperitoneal neomycin. Minn. Med. **40**, 557 (1957). — **MacNider, W. de B.:** A review of acute experimental nephritis. Physiol. Rev. **4**, 595 (1924). ~ The functional and pathological response of the kidney in dogs subjected to a second subcutaneous injection of uranium nitrate. J. exp. Med. **49**, 411 (1929). ~ A study of the acquired resistance of fixed tissue cells morphologically altered through processes of repair. I. The liver injury induced by uranium nitrate. A consideration of the type of epithelial repair which imparts to the liver resistance against subsequent uranium intoxications. J. Pharmacol. exp. Ther. **56**, 359 (1936). ~ Relation of changes in proximal segment of renal nephron to maintenance of acid base equilibrium. Proc. Soc. exp. Biol. (N.Y.) **55**, 226 (1944). ~ The inability of vitamin B complex as liver extract to protect the kidney against the toxic action of uranium nitrate. J. Pharmacol. exp. Ther. **88**, 323 (1946). ~ Influence of an alkaline solution on tissue toxicity of uranium nitrate. Proc. Soc. exp. Biol. (N.Y.) **63**, 84 (1946). — **MacNider, W. de B., J. C. Trott jr.,** and **M. D. Bruce:** Concerning the inability of 2,3-dithiopropanol (BAL) to prevent or to modify the acute renal injury induced by uranium nitrate. J. Pharmacol. exp. Ther. **94**, 262 (1948). — **Macrae, J.:** Discussion on the relationsship of infection and acute renal failure. In: Acute renal failure. Oxford: Blackwell 1964. — **Madonick, M. J., K. Berke,** and **I. Schiffer:** Pleocytosis and meningeal signs in uremia. Arch. Neurol. Psychiat (Chic.) **64**, 431 (1950). — **Maegraith, B. G., R. E. Havard,** and **D. S. Parsons:** Renal syndrome of wide distribution induced possibly by renal anoxia. Lancet **1945 II**, 293. — **Maher, J. F.:** Osmotic diuresis due to retained urea after release of obstructive uropathy. New Engl. J. Med. **268**, 1099 (1963). — **Maher, J. F., J. M. B. O'Connell,** and **G. E. Schreiner:** Traumatic acute renal failure. Postgrad. Med. **39**, 70 (1966). — **Maher, J. F.,** and **G. E. Schreiner:** Metabolic problems related to prolonged dialytic maintenance of life in oliguria. J. Amer. med. Ass. **176**, 399 (1961). — **Maher, J. F., G. E. Schreiner,** and **T. J. Waters:** Successfull intermittent hemodialysis: longest reported maintenance of life in true oliguria (181 days). Trans. Amer. Soc. Artif. Intern. Organs **6**, 123—133 (1960). — **Mailloux, L. U., R. L. Capizzi, C. D. Schwartz, G. Onesti, O. Ramirez,** and **A. N. Brest:** Acute anuria following low molecular weight dextran infusion: evidence for the theory of tubular obstruction as a cause of acute renal failure. IIIrd int. Congr. Nephrol. **1966**, Washington. — **Mallory, T. B.:** Hemoglobinuric nephrosis in traumatic shock. Amer. J. clin. Path. **17**, 427 (1947). — **Malt, R. A., H. G. Olken,** and **W. J. Goade jr.:** Renal tubuar necrosis after oral cholecystography. Arch. Surg. **87**, 743 (1963). — **Maluf, N. S. R.:** Factors inducing renal shut-down from lysed erythrocytes: an experimental study. Ann. Surg. **130**, 49 (1949). — **Marchand, F.:** Zit. in L. Krehl u. F. Marchand, Handbuch der allgemeinen Pathologie, Bd. I. Leipzig: S. Hirzel 1908. — **Mark, R. E.:** Ergebnisse partieller Nierenexstirpation am Tiere. Z. exp. Med. **46** (1925). — **Marshall, D.,** and **W. S. Hoffman:** The nature of the altered renal function in lower nephron nephrosis. J. Lab. clin. Med. **34**, 31 (1949). — **Marshall, V. C.:** Recurrent acute renal failure: Report of two cases. Brit. med. J. **1965 II**, 851. — **Martini, G. A.:** Gibt es ein hepatorenales Syndrom? Dtsch. med. Wschr. **87**, 2408 (1962). — **Mason, M., A. Blalock,** and **T. Harrison:** The direct determination of the renal blood flow and renal oxygen consumption of the unanesthetized dog. Amer. J. Physiol. **118**, 667 (1937). — **Masson, M,. J. Crosnier** et **G. Richet:** Analyse de 93 ionogrammes dans l'insuffisance rénale. Contribution à l'étude du magnésium et des sulfates du plasma. J. Urol. méd. chir. **61**, 333 (1955). — **Matheson, N. A., D. R. Harper, A. J. Hedley,** and **T. T. Irvin:** Effect of low-molecular-weight dextran on postoperative renal function. Lancet **1965 I**, 779. — **Mauer, E. F.:** Toxic effects of phenylbutazone (Butazolidin): review of literature and report of twenty-third death following its use. New Engl. J. Med. **253**, 404 (1955). — **Maurat, J. P.:** Le magnésium en pathologie. Expansion Scientif. Franç. Paris **1**, 134 (1959). — **Mayer, M. R.:** Occupational arsenic poisoning; report of a case. Arch. industr. Hyg. **9**, 384 (1954). — **Meessen, H.:** Weitere Befunde bei Crush-Niere und bei gedrosselter Nierendurchblutung. Zbl. allg. Path. path. Anat. **93**, 423 (1955). — **Melnick, P. J.:** Acute interstitial nephritis. Arch. Path. **36**, 499 (1947). — **Menefee, M. G., C. B. Mueller, T. B. Miller, J. K. Myers,** and **A. L. Bell:** Experimental studies in acute renal failure. J. exp. Med. **120**, 1139 (1964). — **Meroney, W. H.:** The phosphorus to non-protein nitrogen ratio in plasma as an index of muscle devitalisation during oliguria (post-traumatic). Surg. Gynec. Obstet. **100**, 309 (1955). — **Meroney, W. H.,** and **R. F. Herndon:** The management of acute renal insufficiency. J. Amer. med. Ass. **155**, 877 (1954). — **Meroney, W. H.,** and **M. E. Rubini:** Kidney function during acute tubular necrosis: Clinical studies and a theory. Metabolism 8, 1 (1959). — **Merrill, J. P.:** The excretion of water and solutes in renal failure. Trans. Amer. clin. climat. Ass. **66**, 178 (1954). ~ The treatment of renal failure: Therapeutic principles in the management of acute and chronic uremia. New York: Grune & Stratton 1955. ~ Kidney disease: Acute renal failure. Ann. Rev. Med. **11**, 127 (1960). ~ Treatment of acute renal failure by the artificial kidney. Proc. 1st int. Congr. Nephrol. **1960**, 346 (1961). ~ Reversible renal failure. Disease-a-month year book. Inc., January Medical publ. 1963. ~ The treatment of renal failure. Therapeutic principles in the management of acute and chronic uremia. New York and London: Grune & Stratton 1965. — **Merrill, J. P., H. D. Levine, W. Sommerville,** and **S. Smith:** Clinical recognition and treatment of acute potassium intoxication. Ann. intern. Med. **33**, 797 (1950). — **Mertz, D. P.,** u. **H. Sarre:** Der renale Diabetes insipidus in der polyurischen Phase des akuten Nierenversagens. Klin. Wschr. **40**, 23 (1962). — **Metcoff, J., F. Tanman,** and **F. Coe:** Acute renal insufficiency in children. Proc. 2nd Int. Congr. Nephrol. 1963, Prag. Amsterdam: Excerpta Medica Foundation 1964. — **Michielsen,**

P.: Le pronostic des néphrites tubulaires aigues. Etudes de 371 cas. Mémoire d'assistant étranger 1, 26 (1958). — **Miles, B.E.,** and **H.E. de Wardener:** Intrarenal pressure. J. Physiol. (Lond.) **123**, 131 (1954). — **Miller, J.H.,** and **R.K. McDonald:** The effect of hemoglobin on renal function in the human. J. clin. Invest. **30**, 1033 (1951). — **Miller, J.H., R.K. McDonald,** and **N.W. Shock:** Effect of bacitracin on renal function. J. clin. Invest. **29**, 389 (1950). — **Milles, G.:** Ethylene glykol poisoning; with sugestions for its treatment as oxalate poisoning. Arch. Path. **41**, 631 (1946). — **Minami, S.:** Über Nierenveränderungen nach Verschüttungen. Virchows Arch. path. Anat. **245**, 245 (1923). — **Modell, W.:** Pharmacology of β(3,5-di-iodo-4-hydroxyphenyl) α-phenyl propionic acid. J. Lab. clin. Med. **27**, 1376 (1942). — **Moeller, J.,** u. **M. Marquardt:** Die tubuläre Insuffizienz bei der Salyrganvergiftung. Naunyn-Schmiedebergs Arch. exp. path. Pharmak. **222**, 302 (1954). — **Moeller, J.,** u. **W. Rex:** Nierenfunktionsstörungen bei tubulärer Insuffizienz. Z. klin. Med. **150**, 103 (1952). — **Moeschlin, S.:** Phenacetinabusus und Phenacetinschäden in der Schweiz. In: Sarre-Moench-Kluthe, Phenacetinabusus und Nierenschädigung. Stuttgart: Georg Thieme 1958. — **Moga, A., M. Cucuianu, G. Uza,** and **V.V. Papilian:** Serum glycoproteins and connective tissue mucopolysaccharides in acute renal failure. A clinical and experimental study. Proc. 2nd Int. Congr. Nephrol. **1963**, Prag. Amsterdam: Excerpta Medica Foundation 1964. — **Mohler, D.N.:** Paroxysmal cold hemoglobinuria with acute renal failure. Arch. intern. Med. **112**, 36 (1963). — **Molloy, P.J.:** The early diagnosis of impaired postoperative renal function. Lancet **1962 II**, 696. — **Monsaingeon, A., P. Tanret** et **M. Daussy:** La circulation intra-rénale des brulés (étude expérimentale). Presse méd. **57**, 1221 (1949). — **Moon, V.H.:** Acute tubular nephrosis, a complication of shock. Ann. intern. Med. **39**, 51 (1953). — **Moore, F.D.:** Metabolic care of the surgical patient. Philadelphia and London 1959. — **Moore, F.D.,** and **M.R. Ball:** The metabolic response to surgery. Springfield (Ill.): Ch.C. Thomas 1952. — **Morgan, Little,** and **Evans:** IIIrd int. Congr. Nephrol. **1966**, Washington. — **Morrin, P.A.F., W.B. Gedney, W. Barth,** and **R.H. Heptinstall:** Acute tubular necrosis. Report of a case with failure to recover after sixty-seven days of oliguria. Ann. intern. Med. **56**, 925 (1962). — **Morse, K.M.,** and **A.N. Zetterlind:** Arsine poisoning in the smelting and refining industry. Arch. industr. Hyg. **2**, 148 (1950). — **Moyer, J.H., G. Morris,** and **H.L. Beazley:** Renal hemodynamic response to vasopressor agents in the treatment of shock. Circulation **12**, 96 (1955). — **Muehlberger, C.W., A.L. Lovenhart,** and **T.S. O'Malley:** Arsine intoxication: a case of suspected poisoning in the steel industry. J. industr. Hyg. **10**, 137 (1928). — **Müller, F. v.:** Morbus Brightii. Verh. dtsch. path. Ges. **9**, 64 (1905). — **Munck, O.:** Renal circulation in acute renal failure. Oxford: Blackwell 1958. — **Munck, O.,** and **N.A. Lassen:** Absence of renal hypoxia in haemorrhagic shock. Proc. 2nd Int. Congr. Nephrol. 1963, Prag. Amsterdam: Excerpta Medica Foundation 1964. — **Munck, O., N.A. Lassen, P. Deetjen,** and **K. Kramer:** Evidence against renal hypoxia in acute hemorrhagic shock. Pflügers Arch. ges. Physiol. **274**, 356 (1962). — **Munk, F.:** Pathologie und Klinik der Nephrosen, Nephritiden und Schrumpfnieren. Berlin u. Wien: Urban & Schwarzenberg 1918. — **Munro, H.N.:** Carbohydrate and fat as factors in protein utilization and metabolism. Phys. Rev. **31**, 449 (1951). — **Murphy, F.D., J.F. Kuzma, T.Z. Polley,** and **J. Grill:** Clinicopathologic studies of renal damage due to sulfonamide compounds. Arch. intern. Med. **73**, 433 (1944). — **Murphy, G.P., J.A. Gagnon,** and **P.E. Teschan:** Renal hemodynamic effect of mannitol in normotension and hypotension. S. Forum **14**, 99 (1963). — **Murray, J.S., R.M. Hegstrom, J.P. Pendras, J.M. Burnell,** and **B.H. Scribner:** Continous flow haemodialysis and by-pass cannulas in the management of acute renal failure. Trans Amer. Soc. artif. int. Organs **7**, 94 (1961). — **Myler, K.R., J.C. Lee,** and **J. Hopper jr.:** Renal tubular necrosis caused by mushroom poisoning. Arch. intern. Med. **114**, 196 (1964).

Naets, J.P.: The kidney and erythropoiesis. Nature (Lond.) **181**, 1034 (1958). — **Nahas, G.G.:** The clinical pharmacology of THAM tris(hydroxymethyl)aminomethane. Clin. Pharmacol. Ther. **4**, 784 (1963). — **Nakata, T.:** Stadien der Sublimatniere. Beitr. path. Anat. **70**, 282 (1922). — **Navasquéz, S. de:** The excretion of haemoglobin, with special reference to the "transfusion" kidney. J. Path. Bact. **51**, 413 (1940). — **Nelp, W.B.,** et **P.M. Bloom:** The effect of renal insufficiency on the excretion of tritiated digoxin. J. clin. Invest. **44**, 1080 (1965). — **Nelson, A.A.,** and **E.C. Hagan:** Comparison of different lots of Bacitracin for nephropathy to rats and mice. Fed. Proc. 8, 363 (1949). — **Neu, P.S., G.D. Lubash, L. Scherr,** and **A.L. Rubin:** Acute renal failure associated with carbon tetrachloride poisoning. J. Amer. med. Ass. **181**, 903 (1962). — **Neuman, W.F., R.W. Fleming, A.L. Dounce, A.B. Carlson, J. O'Leary,** and **B. Mulryan:** The distribution and excretion of injected uranium. J. biol. Chem. **173**, 737 (1948). — **Neuwirtova, R., M. Chytil, A. Valek,** and **S. Daum:** Three cases of arsine poisoning with anuria treated by the artificial kidney. Pracov Lek. **12**, 144 (1960). — **Newburgh, L.H.,** and **M.W. Johnston:** The insensible loss of water. Physiol. Rev. **22**, 1 (1942). — **Newburgh, N.H., P.L. Marsh, S. Clarkson,** and **A.C. Curtis:** The dietetic factor in the etiology of chronic nephritis. J. Amer. med. Ass. **85**, (1925). — **Niall, J.F.:** The significance of a prolonged early diuretic phase in acute oliguric renal failure. Med. J. Aust. **50/II**, 740 (1963). ~ Problems in the management of acute renal failure. Med. J. Aust.

50 (II), 869 (1963). — **Nicholson, T.F., R.W.I. Urquart,** and **D.L. Selby:** Renal function as affected by experimental unilateral kidney lesions. Nephrosis due to sodium tartrate. J. exp. Med. **68**, 439 (1938). — **Nielsen, V.K.,** and **J. Larsen:** Acute renal failure due to carbon tetrachloride poisoning. Acta med. scand. **178**, 363 (1965). — **Niewiarowski, S., J. Prokopowicz, A. Poplawski,** and **K. Worowski:** Inhibition of dog fibrinolytic system in experimental tubular necrosis of kidney. Experientia (Basel) **20**, 101 (1964). — **Noeggerath, C.,** u. **A. Nitschke:** Urogenitalerkrankungen der Kinder. In: Pfaundler-Schloßmann, Handbuch der Kinderheilkunde, Bd. IV, S. 106. Leipzig: F.C.W. Vogel 1931. — **Noltenius, H.:** Histologische Befunde an Nierenpunktaten zur Rückbildung des akuten Nierenversagens. In: Sarre u. Rother, Akutes Nierenversagen. 1. Sympos. Ges. Nephrol., S. 27. Stuttgart: Georg Thieme 1962. ~ Radioautographic studies with 3H-thymidine on the regeneration of the kidneys following intoxication with sublimate. Proc. 2nd Int. Congr. Nephrol. 1963, Prag. Amsterdam: Excerpta Medica Foundation 1964. — **Nonnenbruch, W.:** Extrarenale Urämie. Med. Klin. **27**, 1083 (1929). ~ Das extrarenale Nierensyndrom. Dtsch. Arch. klin. Med. **189**, 56 (1942) und Münch. med. Wschr. **89**, 146 (1942). — **Norman, J.C., H.P. McDonald,** and **H. Sloan:** The early and aggressive treatment of acute renal failure following cardiopulmonary bypass with continuous peritoneal dialysis. Surgery **56**, 240 (1964).

Ober, W.E., D.E. Reid, S.L. Romney, and **J.P. Merrill:** Renal lesions and acute renal failure in pregnancy. Amer. J. Med. **21**, 781 (1956). — **Oberndorfer, S.:** Zur Frage der posttraumatischen Nephritis. Münch. med. Wschr. **50**, 2179 (1903). — **O'Brien:** Anuria due to bismuth thioglycollate. Amer. J. Dis. Child. **97**, 384 (1959). — **O'Brien, D.J.,** and **G. Storey:** Death from hypersensitivity due to phenylbutazone. Brit. med. J. **1954 I**, 792. — **O'Brien, T.F., C.R. Baxter,** and **P.E. Teschan:** Prophylactic daily hemodialysis. Trans. Amer. Soc. artif. int. Organs **5**, 77 (1959). — **O'Dwyer, W.F.:** Diskussionsbemerkung. Lancet **1962 II**, 806. — **Oettingen, W.F. v., C.C. Powell, N.A. Sharpless, W.C. Alford,** and **L.J. Pecora:** Relation between the toxic action of chlorinated methanes and their chemical and physicochemical properties. Nat. Inst. Hlth Bull. No 191, 1 (1949). — **Oka, K.A.:** Zur Histologie der Vinylaminnephritis. Virchows Arch. path. Anat. **214**, 149 (1913). — **Oken, D.E., J.W. Flanigan,** and **R.N. Khuri:** The pathophysiology of anuria in mercury-induced tubular necrosis. Proc. 2nd Int. Congr. Nephrol. 1963, Prag. Amsterdam: Excerpta Medica Foundation 1964. — **Oken, D.E., G. Whittembury, E.E. Windhager,** and **A.K. Solomon:** Single proximal tubules of Necturus kidney. V.: Unidirectional sodium movement. Amer. J. Physiol. **204**, 372 (1963). — **Okita, G.T., F.E. Kelsey, P.J. Talso, L.B. Smith,** and **E.M.K. Geiling:** Studies on the renal excretion of radioactive digitoxin in human subjects with cardiac failure. Circulation **7**, 161 (1953). — **Oliver, J.:** The histogenesis of chronic uranium nephritis with especial reference to epithelial regeneration. J. exp. Med. **21**, 425 (1915). ~ Experimental nephritis in the frog: IV. The significance of the functional response to vascular and to parenchymal disturbances in the kidney. J. exp. Med. **55**, 295 (1932). ~ New directions in renal morphology: a method, its results, and its future. Harvey Lect. **40**, 102 (1944/45). ~ Correlations of structure and function and mechanisms of recovery in acute tubular necrosis. Amer. J. Med. **15**, 535 (1953). — **Oliver, J.,** and **M. Macdowell:** The renal lesion in epidemic hemorrhagic fever. J. clin. Invest. **36**, 99 (1957). ~ Studies by microdissection and micropuncture of the abnormal kidney. The structural aspect. Proc. 2nd Int. Congr. Nephrol. **1963**, p. 13. — **Oliver, J., M. MacDowell,** and **A. Tracy:** The pathogenesis of acute renal failure associated with traumatic and toxic injury, renal ischemia, nephrotoxic damage and the ischemuric episode. J. clin. Invest. **30**, 1317 (1951). — **Oliver, J.,** and **P. Smith:** Experimental nephritis in the frog. III. The extravital production of anatomical lesions in the kidney and their correlation with the functional aspects of damage. J. exp. Med. **53**, 785 (1931). — **Olmstead, E.V.:** Pathological changes in ethylene dibromide poisoning. Arch. industr. Health **21**, 525 (1960). — **O'Shaughnessy, L., H.E. Mansell,** and **D. Slome:** Hemoglobin solution as a blood substitute. Lancet **1939 II**, 1068. — **Osler, W.:** Principles and practice of medicine, p. 741. New York: Appleton & Co. 1892. — **Ottenberg, R.,** and **C.L. Fox:** The rate of removal of hemoglobin from the circulation and its renal threshold in human beings. Amer. J. Physiol. **123**, 516 (1938). — **Overman, W.J., W.H. Gordon,** and **G.E. Burch:** Tracer studies of the urinary excretion of radioactive mercury following oral administration of a mercurial diuretic. Circulation **1**, 496 (1950).

Palmer, R.A., F. Henry, and **J. Eden:** The management of acute renal failure. Observation of 54 cases. Canad. med. Ass. J. **77**, 11 (1957). — **Pappenheimer, J.R.,** and **W.B. Kinter:** Renal hemodynamics. Amer. J. Physiol. **185**, 376 (1956). — **Parmentier, R.,** et **J. Corvilain:** Sur les lésions néphrotiques provoquées par la sucrose. Rev. belge Path. **25**, 210 (1956). — **Parsonnet, V., J.S. Fishler,** and **W. Thalheimer:** Experimental studies on pathogenesis of hemoglobinuric nephrosis. Proc. Soc. exp. Biol. (N.Y.) **75**, 771 (1950). — **Parsons, F.M.:** Dietary treatment and anabolic steroids in acute renal failure. In: Water and electrolyte metabolism, vol. II, Amsterdam 1963. Amsterdam-London-New York: Elsevier 1964. — **Parsons, F.M., S.M. Hobson, C.R. Blagg,** and **B.H. McCracken:** Optimum time for dialysis in acute reversible renal failure. Lancet **1961 I**, 129. — **Parsons, F.M.,** and **B.H. McCracken:**

The artificial kidney and the treatment of acute renal failure. J. Obstet. Gynec. Brit. Emp. **65**, 631 (1958). ~ The artificial kidney. Brit. med. J. **1**, 740 (1959). — **Pasteur Vallery-Radot, L., G. Mauric** et **A. Domart:** Un cas de néphrite aiguë d'allure grave par inhalation de tétrachlorure de carbone. Bull. Soc. méd. Hôp Paris **54**, 803 (1938). — **Patch, F.S.,** and **I.M. Rabinowith:** Urea and creatinine contents of the blood in renal disease. J. Amer. med. Ass. **90**, 1092 (1928). — **Patel, R., J.K. McKenzie,** and **E.G. McQueen:** Tubular obstruction by casts in acute renal failure. The importance of Tamm Horsfall mucoprotein in pathogenesis. Lancet **1964 I**, 457. — **Patni, P.:** Das akute Nierenversagen. Inaug.-Diss. Freiburg i. Breisg. 1964. — **Pauli, H.:** Die Therapie der akuten Niereninsuffizienz. Schweiz. med. Wschr. **93**, 402 (1963). — **Paxson, N.F., L.J. Golub,** and **R.M. Hunter:** Crush syndrome in obstetrics and gynecology. J. Amer. med. Ass. **30**, 131 (1946). — **Pearce, R.M.:** The renal lesions of experimental cantharidin poisoning. J. exp. Med. **17**, 543 (1913). — **Pedersen, F., B.O. Baunoe, H.C. Berthelsen, P. Christiansen, E. Kemp, J. Ladefoged,** and **K. Winkler:** Renal blood flow and mean circulation time for red cells and plasma in acute renal failure. Proc. 2nd Conf. Europ. Dialysis and Transplant Ass. **1965**, 77. — **Penner, A.,** and **A.I. Bernheim:** Acute ischaemic necrosis of kidney. Arch. Path. **30**, 465 (1940). — **Perillie, P.E.,** and **H.O. Conn:** Acute renal failure after intravenous pyelography in plasma cell myeloma. J. Amer. med. Ass. **167**, 2186 (1958). — **Perlmutter, M.:** Unusual cases of acute tubular necrosis. Ann. intern. Med. **47**, 81 (1957). — **Perlmutter, M., S.L. Grossman, S. Rottenberg,** and **G. Dobkin:** Urine-serum urea nitrogen ratio. J. Amer. med. Ass. **170**, 1533 (1959). — **Pernis, B.,** and **M. Magistretti:** Mechanism of acute hemolytic anemia produced by arsine. Med. d. Lavoro **51**, 37 (1960). — **Perret, Cl.:** Insuffisance rénale fonctionnelle par déperdition saline. Schweiz. med. Wschr. **94**, 102 (1964). — **Perry, J.W.:** Phosphorus poisoning with cortical necrosis of kidney: report of two fatal cases. Aust. Ann. Med. **2**, 94 (1953). — **Persky, L., D. Chambers,** and **A. Potts:** Calculus formation and ureteral colic following acetazolamide (Diamox) therapy. J. Amer. med. Ass. **161**, 1625 (1956). — **Peters, G.:** Diskussionsbemerkung. In: Akutes Nierenversagen (H. Sarre u. K. Rother, Hrsg.), S. 21. Stuttgart: Georg Thieme 1962. — **Peters, J.P., A.J. Eisenmann,** and **D.M. Kydd:** Mercury poisoning. Amer. J. med. Sci. **185**, 149 (1933). — **Peters, J.T.:** Oliguria and anuria due to increased intrarenal pressure. Ann. intern. Med. **23**, 221 (1945). ~ Origin and development of a new therapy for crush injury, transfusion kidney and a certain number of other diseases. Acta med. scand. **123**, 90 (1945). — **Petersigle, C.L.:** Prolonged anuria following single injection of bismuth preparation. J. Pediat. **31**, 580 (1947). — **Pfeiffer:** Die Eiweißzerfallsvergiftung. Krh.forsch. **1**, H. 5 (o. J.). — **Phillips, R.A.:** Kidney. Ann. Rev. Physiol. **11**, 493 (1949). — **Phillips, R.A., V.P. Dole, P.B. Hamilton, K. Emerson jr., R.M. Archibald,** and **D.D. van Slyke:** Effects of acute hemorrhagic and traumatic shock on renal function of dogs. Amer. J. Physiol. **145**, 314 (1946). — **Phillips, R.A.,** and **P.B. Hamilton:** Effect of 20, 60 and 120 minutes of renal ischemia on glomerular and tubular function. Amer. J. Physiol. **152**, 523 (1948). — **Pintér, J.:** Akute Anurien verschiedenen Ursprungs. Acta chir. Acad. Sci. hung. **4**, 343 (1963). — **Ponfick, E.:** Experimentelle Beiträge zur Lehre von der Transfusion. Virchows Arch. path. Anat. **62**, 273 (1875). — **Pons, C.A.,** and **R.P. Custer:** Acute ethylene glykol poisoning: an clinico-pathologic report of 18 fatal cases. Amer. J. med. Sci. **211**, 544 (1946). — **Posner, C.:** Über traumatische Nephrose. Ärztl. Sachverst. Ztg **21**, 73 (1915). — **Pousson, A.:** Néphrites traumatiques. J. Urol. (Paris) **5**, 619 (1914). — **Powell jr., L.W.,** and **J.W. Hooker:** Neomycin nephropathy. J. Amer. med. Ass. **160**, 557 (1956). — **Powers jr., S.R., A. Boba, W. Hostnik,** and **A. Stein:** Prevention of postoperative acute renal failure with mannitol in 100 cases. Surgery **55**, 15 (1964). — **Powers jr., S.R., A. Boba,** and **A.A. Stein:** The mechanism and prevention of distal tubular necrosis following aneurysmectomy. Surgery **42**, 156 (1957). — **Pratt, E.L.:** Treatment of anuria. Amer. J. Dis. Child. **74**, 730 (1947). — **Precht, K.:** Die totale Nierenrindennekrose mit Kalzifikation als Spätstadium nach mehrfacher extrakorporaler Hämodialyse. Dtsch. Gesundh.-Wes. **18**, 920 (1963). — **Press, E.,** and **M. Kennerstein:** Additional manifestation of sulfathiazole toxicity: non calculous renal insufficiency following the use of sulphathiazole. Arch. Dis. Childh. **18**, 50 (1943). — **Price, I.D.E.,** and **R.A. Palmer:** A functional and morphological follow-up study of acute renal failure. Arch. intern. Med. **105**, 90 (1960). — **Pulaski, E.J.,** and **M.L. Rosenberg:** Use of polymyxin in Gram-negative urinary tract infections. J. Urol. (Baltimore) **62**, 564 (1949). — **Putois, J.:** Structure et ultrastructure rénale. Aspects normaux et pathologiques. La ponction-biopsie du rein. Paris: Arnette 1959. — **Pytel, A.Y.:** Acute renal insufficiency associated with intrauterine retromembranous introduction of rivanol for interruption of pregnancy and hemodialysis therapy. Akush. i Ginek. **1963**, 5 [Russ.].

Rabelo, A.: A comparison of the effects of several osmotic diuretic agents after acute hemorrhage in the dog. Surg. Gynec. Obstet. **115**, 657 (1962). — **Randerath, E.:** Nephrose-Nephritis. Klin. Wschr. **20**, 281 (1941). ~ Zur Physiologie und Pathologie der akuten und chronischen Nierenentzündungen. Z. Urol. (Sonderband Hamburger Kongreßbericht d. Dtsch. Ges. Urol. **1955**, 147.)— **Randerath, E.,** u. **A. Bohle:** Morphologische Grundlagen akuter extrarenal bedingter Nierenfunktionsstörungen. Verh. dtsch. Ges. inn. Med. **65**, 250 (1959). — **Rapin, M., P. Amstutz,** et **F. Gorce:** Anurie par néphropathie interstitielle aigue au décours d'un traitement prolongé par la phénindione. Presse méd. **72**, 2279 (1964). — **Rapin, M., Ph. Bagros, Cl. Amiel, A. Barois** et **M. Goulon:** Néphropathie interstitielle aigue et troubles neurologiques au cours d'un traitement massif et prolongé par le méthane-sulfonate de colistine. Presse méd. **73**, 1529 (1965). — **Rathery, F.M.,** et **M. Rudolf:** Crises d'azotémie aiguë récidivantes. Chlorures sanguins et réserve alcaline. Bull. Soc. méd. Hôp. Paris **20**, 1363 (1928). — **Ravina, A., M. Dérot, P. Tanret, J. Roussillon** et **J. J. Bernier:** Les formes prolongées des néphrites mercurielles. Presse méd. **31**, 419 (1949). — **Reber, K.:** Blockierung der Speicherfunktion der Niere als Schutz bei Sublimatvergiftung. Schweiz. Z. Path. **16**, 755 (1953). — **Redish, J., J.R. West, B.W. Whitehead,** and **H. Chasis:** Abnormal renal tubular back-diffusion following anuria. J. clin. Invest. **26**, 1043 (1947). — **Reidenberg, M.M., D.V. Powers, R.W. Sevy,** and **C.T. Bello:** Acute renal failure due to nephrotoxins. Amer. J. med. Sci. **247**, 25 (1964). — **Reif, A.A.,** and **H.F. Bromley:** Bichloride of mercury poisoning. J. Urol. (Baltimore) **49**, 583 (1943). — **Reiman, H.A.,** and **R.U. Sukaton:** Djenkol bean poisoning (Djenkolism), a case of hematuria and anuria. Amer. J. med. Sci. **232**, 172 (1956). — **Reinhardt, B.:** Zur Kenntnis der Brightschen Krankheit. Charité-Ann. **1**, 185 (1850). — **Remenchik, A.P., J.A. Schoenberger,** and **J.M. Dyniewicz:** Changes in body water compartments during the course of acute renal insufficiency and their relation to water and electrolyte excretion. Amer. J. med. Sci. **235**, 189 (1958). — **Rene, R.M.,** and **S.M. Mellinkoff:** Renal insufficiency after oral administration of double dose of cholecystographic medium: report of 2 cases. New Engl. J. Med. **261**, 589 (1959). — **Renner, E.,** u. **H.H. Edel:** Die Behandlung der Anurie post abortum. Münch. med. Wschr. **108**, 1025 (1966). — **Renner, E., H.H. Edel,** and **E. Buchborn:** Critical appraisal of the measurement of renal blood flow using inert gas mixtures. Proc. 2nd int. Congr. Nephrol. **1963**, 91 (1964). — **Renner, E., H.H. Edel, G. Riecker, H.J. Gurland, S. Anastasakis** u. **E. Buchborn:** Zur Methodik der renalen Durchblutungsmessung mittels Stickoxydul bei Oligo-Anurie. Verh. dtsch. Ges. inn. Med. **69**, 698 (1963). — **Rényi-Vámos, F.,** u. **H. Jellinek:** Beiträge zur Pathologie und Pathophysiologie der akuten Niereninsuffizienz. Orv. Hetil. **104**, 635 (1963). ~ Considérations sur la pathologie et pathophysiologie de l'insuffisance rénale aigue. Acta chir. Acad. Sci. hung. **4**, 349 (1963). — **Reuber, M.D.,** and **J.E. Bradley:** Acute versenate nephrosis. J. Amer. med. Ass. **174**, 263 (1960). — **Reubi, F.:** Nierenkrankheiten. Bern u. Stuttgart: H. Huber 1960. ~ L'insuffisance rénale aigue consécutive au choc. In: Néphrologie clinique. Paris: Masson & Cie. 1961. ~ Circulation rénale et anurie aigue. Schweiz. med. Wschr. **93**, 1675 (1963). — **Reubi, F.,** et **F. Wüthrich:** Glykosurie rénale massive consécutive à l'ingestion de ferricyanure de potassium. Acta med. belg. **10**, 198 (1955). — **Reubi, F.C.:** Pathogénie de l'insuffisance rénale aiguë: causes infectieuses, toxiques, circulatoires, transfusionnelles et traumatiques. Acta clin. belg. **6**, 281 (1951). ~ La signification de la pression intrarénale en pathologie médicale. Schweiz. med. Wschr. **86**, 385 (1956). — **Reubi, F.C., N. Gossweiler, R. Gürtler,** and **A. Huber:** Methods of measuring renal circulation in man. Proc. 2nd int. Congr. Nephrol. **1963**, 73 (1964). — **Richards, A.N.:** Direct observations of change in function of the renal tubule caused by certain poisons. Trans. Ass. Amer. Phycns **44**, 64 (1929). — **Richards, A.N., B.B. Westfall,** and **P.A. Bott:** Inulin and creatinine clearances in dogs, with notes on some late effects of uranium poisoning. J. biol. Chem. **116**, 749 (1936). — **Richardson, J.H.,** and **H.H. Alderfer:** Acute renal failure caused by phenylbutazone. New Engl. J. Med. **268**, 809 (1963). — **Richards, R.K., J.T. Taylor,** and **K.E. Kueter:** Effect of nephrectomy on the duration of sleep following administration of thiopental and hexobarbital. J. Pharmacol. exp. Ther. **108**, 461 (1953). — **Richet, C.,** et **L. Flament:** De quelques troubles de la sécrétion urinaire après les grands traumatismes. C.R. Acad. Sci. (Paris) **166**, 718 (1918). — **Richet, G.:** Introduction à une étude,des anuries post-traumatiques observées après la catastrophe d'Agadir. J. Urol. (Baltimore) **66**, 631 (1960). — **Richet, G., D. Allagille, C. Nézelof** et **J.P. Méry:** Physiopathologie et pathogénie des anuries hémolytiques du post-abortum. J. Urol. méd chir. **62**, 556 (1956). — **Richet, G., J. Crosnier** et **J. Lissac:** L'anurie par intoxication au tétrachlorure de carbone; à propos de 25 observations. Rev. Pract. **9**, 591 (1959). — **Richet, G.,** et **F. Vachon:** Les troubles neuropsychiques de l'urémie chronique. Bull. Mém. Soc. méd. Hôp. Paris **116**, 1253 (1965). — **Richet, G., H. Villiers** et **R. Ardaillou:** Activité tripeptidasique du plasma au cours de l'insuffisance rénale. Contribution à l'étude du catabolisme protidique. Rev. franç. Étud. clin. biol. **2**, 808 (1957). — **Richmond, G.H.,** and **G.D. Beardsley:** Nitrogen mustard therapy complicated by acute renal failure due to uric acid crystallization. Ann. intern. Med. **39**, 1327 (1953). — **Riddell, H.I.:** The lower nephron syndrome in children. J. Urol. (Baltimore) **65**, 177 (1951). — **Riddle, M., F. Gardner, I. Beswick,** and **I. Filshie:** The nephrotic syndrome complicating mercurial diuretic therapy. Brit. med. J. **1958 I**, 1274. — **Riecker, G.:** Kationenverteilung an Erythrozyten bei Acidose. Klin. Wschr. **41**, 157 (1963). — **Robbins, B.H.:** The absorption, distribution and excretion of carbon tetrachloride in dogs under various conditions. J. Pharmacol. exp. Ther. **27**, 203 (1929). — **Robinson, C.G.,** and **L.C. Wong:**

Acute tubular necrosis in infancy and childhood. Dis. Child. **95**, 417 (1958). — **Robson, A.M., R. Ashcroft, B.A. Clarkson, D.B. Horn,** and **D.N.S. Kerr:** Diet and anabolic steroids in acute renal failure. In: Acute renal failure. Oxford: Blackwell 1964. — **Robson, A.M., B.A. Clarkson, R.W. Elliott, D.B. Horn,** and **D.N.S. Kerr:** The effect of an anabolic steroid (Decadurabolin) on urea production. In: Proc. 1st European Dialysis Transpl. Ass. **1**, 159 (1964). Excerpta Medica Foundation. — **Roguski, J.:** The content of ketone bodies, phenols, ascorbic acid, and riboflavin in the blood of patients with acute renal failure and how it is affected by hemodialysis. In: G. Richet (ed.), Proceedings of the First International Congress of Nephrology, Geneva/Evian p. 625—628 (1961). — **Roguski, J., J. Hasik, L. Hryniewiecki, K. Makowska, J. Rachlewicz M. Ruszkowski, M. Tyc,** and **A. Wojtczak:** Principles of nutrition in renal failure. Proc. 2nd Int. Congr. Nephrol. 1963, Prag. Amsterdam: Excerpta Medica Foundation 1964. — **Roscoe, M.H.:** Urine in acute and chronic renal failure. Brit. med. J. **1964 I**, 1084. — **Rosenberg, M.:** Experimentelle Studien über die Beziehung der urämischen Azotämie zur Indikanämie und Indikanurie. Arch. exp. Path. **79** (1916). — **Rosenthal, M.:** The anatomic lesions of fatal mercurial intoxication from Salyrgan. Arch. Path. **15**, 352 (1933). — **Rosoff, Ch.B.,** and **C.W. Walter:** The controlled laboratory production of hemoglobinuric nephrosis. Ann. Surg. **135**, 3 (1952). — **Ross, G.R.:** Memoir series. Lond. School of Hyg. Trop. Med. **6**, 164 (1932). — **Ross, J.C.:** Management of acute renal failure and indications for the use of the artificial kidney. Practitioner **187**, 312 (1961). — **Rothstein, A.,** and **H. Berke:** Amino aciduria in uranium poisoning. I. The use of the amino acid nitrogen to creatinine ratio in "spot" samples of urine. J. Pharmacol. Ther. **96**, 179 (1949). — **Rotter, W.:** Pathologie der Schockniere. 3. Deutsches Elektrolyt-Symposium. Melsunger Med. Pharm. Mitt. **91**, 1754 (1959). — **Rotter, W., H. Lapp** u. **H. Zimmermann:** Pathogenese und morphologisches Substrat des „akuten Nierenversagens" und seiner Erholungszeit. Dtsch. med. Wschr. **87**, 669 (1962). — **Ruiz-Guinazu, A.,** and **J.B. Coelho:** Methemoglobin-induced acute renal failure in the rat: Micropuncture study of the hydrostatic pressure in proximal tubules and in efferent glomerular vessels. IIIrd int. Congr. Nephrol. 1966. — **Rush jr., B.F.,** and **H.T. Randall:** Postsurgical anuria: experimental study of fluid and electrolyte changes. Surgery **44**, 655 (1958). — **Rush jr., B.F., P.E. Teschan,** and **R. Mundy:** Surgical care in post-traumatic renal failure. Arch. Surg. **77**, 807 (1958). — **Rytand, D.A.:** Fatal anuria, the nephrotic syndrome and glomerular nephritis as sequels of the dermatitis of poison oak. Amer. J. Med. **5**, 548 (1948).

Salisbury, P.F.: Recovery from acute renal failure and acidosis in sickle-cell disease. J. Amer. med. Ass. **174**, 356 (1960). — **Samiy, A.H., A.G. Ramsay, S.B. Rees,** and **J.P. Merrill:** The use of 2-amino-2-hydroxymethyl-1,3-propanediol in the management of renal acidosis. Ann. N.Y. Acad. Sci. **92**, 802 (1961). — **Sanchez-Sicilla, L., D. Seto, D.S. Nakamoto,** and **W.J. Kolff:** Acute mercurial intoxication treated by hemodialysis. Ann. intern. Med. **59**, 692 (1963). — **Sanderson, P.H.:** Renal failure following abdominal catastrophe and alkalosis. Clin. Sci. **6**, 207 (1948). — **Sanghvi, L.M., R. Sharma, S.N. Mirsa,** and **K.G. Samuel:** Sulfhemoglobinemia and acute renal insufficiency after copper sulfate poisoning; report of two fatal cases. Arch. Path. **63**, 172 (1957). — **Sarre, H.:** Nierenkrankheiten. Stuttgart: Georg Thieme 1958. ~ Diskussionsbemerkung 1. Sympos. Ges. Nephrol. 1961, 123. Stuttgart: Georg Thieme 1962. ~ Il renal da shock — Eziologia e patogenesi. Minerva med. **54**, 3855 (1963). — **Sarre, H.,** u. **J. Gayer:** Funktionelle Orthologie und Pathologie der Nierenausscheidung. In: Büchner-Letterer-Roulet, Handbuch der allgemeinen Pathologie, Bd. V/2, S. 1. Berlin-Göttingen-Heidelberg: Springer 1959. — **Sarre, H.,** u. **U. Gessler:** Zur Pathogenese der Schockniere. Med. Klin. **58**, 2125 (1963). — **Sarre, H.,** u. **R. Knorr:** Führt die sogenannte osmotische Nephrose oder Zuckerspeicherniere zur Niereninsuffizienz? Klin. Wschr. **41**, 311 (1963). — **Sartorius, H.:** Zur Ätiologie und Klinik des akuten Nierenversagens. In: Akutes Nierenversagen. Stuttgart: Georg Thieme 1962. ~ Zur Ätiologie und Klinik des akuten Nierenversagens. In: 1. Sympos. Ges. Nephrol. Freiburg 1961. S. 125. Stuttgart: Georg Thieme 1962. — **Saunders, J.P.,** and **J.H. Wills:** The nephrotoxic action of sodiumtetrathionat. J. Pharmacol. exp. Ther. **112**, 197 (1954). — **Schäfer, H.E.:** Die Behandlung der Kaliumintoxikation bei Anurie mittels eines Kationenaustauschers. Münch. med. Wschr. **104**, 641 (1962). — **Schaefer, H.G., Hieronymi, K. König, M. Steinhausen, A. Blömer, M. Günther** u. **F. Weiss:** Über die Chromoproteidausscheidung der Niere, insbesondere nach Starkstromunfall, und die Alkalitherapie. Z. ges. exp. Med. **135**, 83 (1961). — **Schafer, H.H., J.H. Burns,** and **A.C. Witham:** Digitalis-induced hyperkalemia and tolerance in experimental uremia and ammonium chloride acidosis. Clin. Res. **6**, 132 (1958). — **Scheinman, L.J.:** Use of pyrogens in treatment of lower nephron nephrosis. J. Urol. (Baltimore) **61**, 1003 (1949). — **Scheitlin, W.,** u. **P. Jeanneret:** Über akute Nierenschädigungen unter Phenylbutazontherapie. Schweiz. med. Wschr. **87**, 881 (1957). — **Scheler, F.:** Disk. in: 1. Sympos. Ges. Nephrol. **1961**, 114 (1962). ~ Zur Behandlung des Kreislaufschocks, insbesondere nach Traumen. Melsungen Med. Mitt. **39**, 52 (1965). — **Scheler, F.,** u. **H. Bergmann:** Die Leucin-Aminopeptidase-Ausscheidung beim akuten Nierenversagen. Verh. dtsch. Ges. inn. Med. **69**, 732 (1963). — **Schenk jr., W.G., N.A. Delin, L. Pollock, K.B. Kjartansson,** and **J.W. Boylan:** The effect of mannitol infusion on cardiac output and renal blood flow after graded hemorrhage. J. thorac. cardiovasc. Surg. **50**, 561 (1965). — **Schirmeister, J.**, u. **H. Willmann:** Über die Harnsäure und andere Clearances nach intravenöser Gabe von Fursemid beim Menschen. Klin. Wschr. **42**, 623 (1964). — **Schlegel, M.**, and **J.B. Moses:** A method for visualisation of kidney blood vessels applied to studies of the crush-syndrome. Proc. Soc. exp. Biol. (N.Y.) **74**, 832 (1950). — **Schloerb, P.R.:** Pattern of electrolyte nitrogenous and body composition alterations in acute uremic syndrome in nephrectomised dogs. Metabolism **10**, 59 (1961). — **Schmidt, R.:** Über Hirntumor-Oligurie. Klin. Wschr. **12**, 105 (1933). — **Schnermann, J.**, u. **K. Thurau:** Mikropunktionsversuche zum Verhalten der PAH-Konzentration im Vasa recta-Blut der Goldhamsterniere. Pflügers Arch. ges. Physiol. **283**, 171 (1965). — **Schnermann, J., W. Nagel** u. **K. Thurau:** Die frühdistale Natriumkonzentration in Rattennieren nach renaler Ischämie und hämorrhagischer Hypotension. Pflügers Arch. ges Physiol. **287**, 296 (1966). — **Schoenbach, E.B., M.S. Bryer,** and **P.H. Lang:** The clinical use of polymyxin. Ann. N.Y. Acad. Sci. **51**, 987 (1949). — **Schou, P.:** Experimental studies on kidney function during sulphate diuresis. IV. Investigations on the tubular function in rabbits with chronic tubular nephritis. Acta physiol. scand. **7**, 200 (1944). — **Schreiner, G.E.:** Causes of death in acute renal failure. In: Acute renal failure. Oxford: Blackwell 1964. — **Schreiner, G.E.,** and **J.F. Maher:** Uremia: Biochemistry, pathogenesis and treatment. Springfield (Ill.): Ch.C. Thomas 1961. ~ Toxic nephropathy. Amer. J. Med. **38**, 409 (1965). — **Schröder, E., H.G. Ohm** u. **F.J. Deupmann:** Über die Anwendung von Oxacillin in hohen Dosen und von Amphotericin B bei akutem Nierenversagen. Dtsch. med. Wschr. **91**, 1035 (1966). — **Schröder, E.,** u. **E. Wetzels:** Das Verhalten der Natrium- und Kaliumkonzentrationen in Serum und Erythrozyten während der extrakorporalen Hämodialyse bei Patienten mit akutem Nierenversagen. In: Aktuelle Probleme der Hämodialyse und der chronischen Niereninsuffizienz. München u. Berlin: Urban & Schwarzenberg 1965. — **Schroeder, H.A.:** Renal failure associated with low extracellular sodium chloride. J. Amer. med. Ass. **141**, 117 (1947). — **Schubert, G.E.,** u. **H. Köberle:** Über die Häufigkeit des pathologisch-anatomischen Bildes der Schockniere und anderer Nierenerkrankungen im unausgewählten Obduktionsgut. Dtsch. med. Wschr. **91**, 147 (1966). — **Schubert, G.E.,** u. **Z. Zarday:** Beitrag zur Morphologie der Niere nach temporärer Unterbindung der Nierenarterie. Z. ges. exp. Med. **135**, 583 (1962). — **Schüssler, H.:** Beitrag zur Morphologie der Hämolyse- und Crush-Niere. Frankfurt. Z. Path. **67**, 196 (1956). — **Schwab, M.:** Methodik und Indikation moderner Nierenfunktionsprüfungen. Verh. dtsch. Ges. inn. Med. **69**, 299 (1963). — **Schwartz, W.B.,** and **W.C. Waters:** Lactate versus bicarbonate. A reconsideration of the therapy of metabolic acidosis. Amer. J. Med. **32**, 831 (1962). — **Scribner, B.H.:** Bedside determination of chloride. Proc. Mayo Clin. **25**, 209 (1950). — **Scribner, B.H.,** and **J.H. Burnell:** Interpretation of serum potassium concentration. Metabolism **5**, 468 (1956). — **Scribner, B.H., J.E.Z. Caner, R. Buri,** and **W. Quinton:** The technique of continuous hemodialysis. Trans. Amer. Soc. Artificial Internal Organs **6**, 88 (1960). — **Scribner, B.H., G.J. Magid,** and **J.M. Burnell:** Prophylactic hemodialysis in the management of acute renal failure. Clin. Res. **8**, 136 (1960). — **Seitzman, D.M., R.I. Mazze, F.D. Schwartz,** and **K.G. Barry:** Mannitol diuresis: a method of renal protection during surgery. J. Urol. (Baltimore) **90**, 139 (1963). — **Selkurt, E.E.:** Comparison of renal clearances with direct renal blood flow under control conditions and following renal ischemia. Amer. J. Physiol. **145**, 376 (1945). ~ Renal blood flow and renal clearance during hemorrhagic shock. Amer. J. Physiol. **145**, 699 (1946). ~ Der Nierenkreislauf. Klin. Wschr. **1955**, 359. ~ Osmolar and free water clearance during hemorrhagic shock in the dog. Proc. Soc. exp. Biol. (N.Y.) **111**, 626 (1962). ~ The renal circulation. In: Shock and hypotension (L.C. Mills and J.H. Moyer, eds.), p. 157. New York and London: Grune & Stratton 1965. — **Selkurt, E.E.,** and **M.J. Elpers:** Influence of hemorrhagic shock on renal hemodynamics and osmolar clearance in the dog. Amer. J. Physiol. **205**, 147 (1963). — **Sellards, A.W.,** and **G.R. Minot:** Injection of hemoglobin in man and its relation to blood destruction, with especial reference to the anemias. J. med. Res. **34**, 469 (1916). — **Semmelroth, R.:** Untersuchungen über akute und chronische Urämie. Inaug.-Diss. Marburg 1955. — **Senator, H.:** Erkrankungen der Nieren, S. 154. Wien: A. Holder 1899. — **Sethe, Chr.-H. v.,** u. **H. Berning:** Akutes Nierenversagen nach Venostasin-Behandlung. Dtsch. med. Wschr. **89**, 1555 (1964). — **Setter, J.G., J.F. Maher,** and **G.E. Schreiner:** Acute renal failure following cholecystography. J. Amer. med. Ass. **184**, 102 (1963). — **Sevitt, S.:** Distal tubular necrosis with little or no oliguria. J. clin. Path. **9**, 12 (1956). ~ Distal tubular and proximal tubular necrosis in kidneys of burned patients. J. clin. Path. **9**, 279 (1956). ~ Pathogenesis of traumatic uraemia. Lancet **1959 II**, 135. — **Shackman, R., M.D. Milne,** and **N.W. Struthers:** Oliguric renal failure of surgical origin. Brit. med. J. **1960 II**, 1473. — **Shackman, R.,** and **I. Perkash:** Gastrointestinal bleeding in acute renal failure. In: Proc. 1st European Dialysis Transpl. Ass. **1**, 15 (1964). Excerpta Medica Foundation. — **Shaldon, S., S.M. Rosen, H. Silver, A.I. Rae, J. Pomeroy,** and **J. Ryder:** Effects of chlorothiazide on renal ammonia production, plasma electrolytes and acid base balance in acute renal failure. Proc. Soc. exp. Biol. Med. (N.Y.) **113**, 983 (1963). — **Shaldon, S., B. Higgs, L. Chiandussi, G. Walker, M. Garsenstein,** and **J. Ryder:** Measurement of renal blood flow in man with the use of indocyanine green infused into the renal artery. J. Lab. clin. Med. **60**, 954 (1962). — **Shaldon, S., H. Silva, T.R. Lawson,** and **J.G. Walker:** The measurement of renal red cell and plasma transit times in acute renal failure. Proc. Soc. exp. Biol. (N.Y.) **112**, 359 (1963). — **Shannon, J.A.:** The renal reabsorption and excretion of urea under conditions of extreme diuresis. Amer. J. Physiol. **123**, 182 (1938). — **Sheehan, H.L.,** and **J.C. Davis:** Complete permanent renal ischaemia. J. Path. Bact. **76**, 569 (1958). — **Sheehan, H.L.,** and **H.C. Moore:** Renal cortical necrosis and the kidney of concealed accidental hemorrhage. Oxford: Blackwell 1952. — **Sheldon, W.H.,** and **A.T. Hertig:** Bilateral cortical necrosis of the kidney. Arch. Path. **34**, 866 (1942). — **Shils, M.E.:** Renal disease and the metabolic effect of tetracycline. Ann. intern. Med. **58**, 389 (1963). — **Shimamine, T.:** Experimentelle Untersuchungen über die pathogenetische Bedeutung der „Chromoproteinurie" für die Entstehung der „Chromoproteinnieren". Beitr. path. Anat. **116**, 330 (1956). — **Shinaberger, J.H.:** Acute renal failure. Vietnam 1965: Transglobal treatment. Milit. Med. **130**, 1078 (1965). — **Shumacker, H.B., D. Hawtof, T. Herendeen, D. Judd,** and **M.K. Webb:** Osmotic diuresis and experimental renal ischemia. Surgery **55**, 687 (1964). — **Silva, H., J. Pomeroy, A.I. Rae, S.M. Rosen,** and **S. Shaldon:** Daily hemodialysis in surgical and traumatic acute renal failure. In: Acute renal failure. Oxford: Blackwell 1964. — **Simon, R.M.,** and **K.E. Gerstmann:** Renal insufficiency following administration of a mercurial diuretic. New York J. Med. **60**, 558 (1960). — **Sirota, J.H.:** Carbon tetrachloride poisoning in man. I. The mechanism of renal failure and recovery. J. clin. Invest. **28**, 1412 (1949). — **Sirota, J.H.,** and **L. Narins:** Acute urinary suppression after ureteral catheterisation. Pathogenesis of 'reflex anuria'. New Engl. J. Med. **257**, 1111 (1957). — **Slyke, D.D. van:** The effects of shock on the kidney. Ann. intern. Med. **28**, 701 (1948). ~ Effects of hemorrhage on the kidney. Ann. N.Y. Acad. Sci. **49**, 593 (1948). ~ Renal tubular failure of shock and nephritis. Ann. intern. Med. **41**, 709 (1954). — **Smetana, H.:** Nephrosis due to carbon tetrachloride. Arch. intern. Med. **63**, 760 (1939). — **Smith, D.E.:** Morphologic lesion due to acute and subacute poisoning with antifreeze (ethylene glykol). Arch. Path. **51**, 423 (1951). — **Smith, H.W.:** The kidney. New York: Oxford University Press 1951. ~ Acute renal failure. Kaiser Found. Med. Bull. **6**, 18 (1958). — **Smith, K.:** Acute renal failure in phenindione sensitivity. Brit. med. J. **1965**, 24. — **Smith, L.H., R.S. Post, P.E. Teschan, R.S. Abernathy, J.H. Davis, D.M. Gray, J.M. Howard, K.E. Johnson, E. Klapp, R.L. Mundy, M.P. O'Meara,** and **B.F. Rush:** Posttraumatic renal insufficiency in military casualties. II. Management, use of an artificial kidney, prognosis. Amer. J. Med. 18, 187—198 (1955). — **Snyder, H.E.,** and **J.W. Culbertson:** Pigment nephropathy in battle casualties. Arch. Surg. **56**, 651 (1948). — **Sommer, M.,** et **J. Tartrais:** Hépatonéphrite mortelle par inhalation de trichloréthylène. Arch. Mal. prof. **14**, 515 (1953). — **Spann, W.:** Zur Pathogenese der Schockniere. Münch. med. Wschr. **59**, 982 (1964). — **Spencer, A.G.,** and **G.T. Franglen:** Gross aminoaciduria following lysol burns. Lancet **1952 I**, 190. — **Spolyar, L.W.,** and **R.N. Harger:** Arsine poisoning. Arch. industr. Hyg. **1**, 419 (1950). — **Sporn, N., R.G. Lancestremere,** and **S. Papper:** Differential diagnosis of oliguria in aged patients. New Engl. J. Med. **267**, 130 (1962). — **Staemmler, M.:** Die akuten Nephrosen. I. Mitt.: Die Sublimatnephrose. Arch. Anat. **328**, 1 (1956). ~ Die Sublimatnephrose. Virchows Arch. path. Anat. **328**, 1 (1956). ~ Nephrose-Nephroblaptose. Zbl. allg. Path. path. Anat. **97**, 69 (1957). ~ Die akuten Nephrosen. IV. Tubuläre Schädigung und Wiederherstellung. Virchows Arch. path. Anat. **330**, 139 (1957). ~ Die Harnorgane. In: Kaufmann-Staemmler, Lehrbuch der speziellen pathologischen Anatomie, Bd. II/1, S. 22ff. Berlin: W. de Gruyter & Co. 1957. — **Staemmler, M.,** u. **B. Karkoff:** Die akuten Nephrosen. II. Nierenschäden durch Antibiotica. Virchows Arch. path. Anat. **328**, 481 (1956). — **Steffen, J., W. Adam, J. Knapowski, C. Arasimowicz,** and **J. Warchol:** Acute mercury intoxication in the dog: a functional and morphological study. Proc. 2nd Int. Congr. Nephrol. **1963**. — **Steiner, P.,** u. **J. Slamen:** Über die postoperative Anurie, verursacht durch Thrombose der renalen Arterien. Zbl. Chir. **86**, 2000 (1961). — **Steinhausen, M.:** In vivo-Beobachtungen an der Nierenpapille von Goldhamstern nach intravenöser Lissamingrün-Injektion. Pflügers Arch. ges. Physiol. **279**, 195 (1964). — **Steinmetz, P.R.,** and **J.E. Kiley:** Renal tubular necrosis following lesions of the brain. Amer. J. Med. **29**, 268 (1960). — **Stephens, F.O.,** and **J.H. Stewart:** Burns complicated by anuria. Lancet **1965 II**, 15. — **Sterne, T.L., C. Whitaker,** and **C.H. Webb:** Fatal cases of bismuth intoxication. J. La. med. Soc. **107**, 332 (1955). — **Stevens, H.,** and **F.M. Forster:** Effect of carbon tetrachloride on the nervous system. Arch. Neurol. Psychiat. (Chic.) **70**, 635 (1953). — **Stifel, J.L.,** and **J.C. Burnheimer:** Agranulocytosis following administration of phenylbutazone (butazolidin); report of case J. Amer. med. Ass. **151**, 555 (1953). — **Stirling, G.A.,** and **J.L. Dawson:** Protective effect of mannitol on anoxic jaundiced kidneys. Arch. Path. **78**, 254 (1964). — **Stooner, H.B.,** and **H.N. Greene:** Adenosine compounds and phosphates in blood of shocked rabbits. J. Path. Bact. **56**, 343 (1944). — **Strauss, M.B.:** Acute renal insufficiency due to lower nephron nephrosis. New Engl. J. Med. **239**, 693 (1948). ~ Therapeutic considerations in acute renal impairment. Bull. New Engl. med. Cent. **11**, 247 (1949). — **Strauss, M.B.,** and **L.G. Raisz:** Clinical management of renal failure. Springfield (Ill.): Ch. C. Thomas 1956. — **Streicher, E.:** Akutes Nierenversagen nach therapeutischer Anwendung von Phenylbutazon. Dtsch. med. Wschr. **89**, 429 (1964). ~ Akutes Nierenversagen und Ikterus nach einer Vergiftung mit Rhabarberblättern. Dtsch. med. Wschr. **89**, 2379 (1964). — **Suda, Y.:** Acute renal failure. Histometrical and experimental investigations of factors causing oliguria. Tohoku J. exp. Med. **76**, 278 (1962). — **Suki, W., F.C. Rector,** and **D.W. Seldin:** The site of action of furosemide and other sulfonamide diuretics in the dog. J. clin. Invest. **44**, 1458 (1965). — **Sundall, A.:** Erkrankungen des Urogenitalsystems. In: G. Fanconi u. A. Wallgren, Lehrbuch der Pädiatrie, 3. Aufl., S. 692. Basel: Benno Schwabe & Co. 1959. — **Sussman, R.M.,** and **H.J. Kayden:** Renal insufficiency due to paroxysmal cold hemoglobinuria. Arch. intern. Med. **82**, 598 (1948). — **Swan, H.,** and **H. Gordon:** Peritoneal lavage in the treatment of anuria in children. Pediatrics **4**, 586 (1949). — **Swan, R.C.,** and **J.P. Merrill:** The clinical course of acute renal failure. Medicine (Baltimore) **32**, 215 (1953). — **Swann, H.G., B.W. Hink, H. Koester, V. Moore,** and **J.M. Prine:** The intrarenal venous pressure. Science **115**, 64 (1952).

Takács, L., and **K. Kállay:** Renal circulation in traumatic shock. Acta physiol. Acad. Sci. hung. **12**, 373 (1957). — **Tarail, R.,** and **T.E. Bennett:** Hypoglycemic activity of tris buffer in man and dog. Proc. Soc. exp. Biol. (N.Y.) **102**, 208 (1959). — **Tavill, A.S., J.M. Evanson, S.B. De C. Baker,** and **V. Hewitt:** Idiopathic paroxysmal myoglobinuria with acute renal failure and hypercalcemia. New Engl. J. Med. **271**, 283 (1964). — **Taylor, W.H.:** Management of acute renal failure following surgical operation and head injury. Lancet **1957 II**, 703. — **Teschan, P.E.:** Discussion on the relationship of infection and acute renal failure. In: Acute renal failure. Oxford: Blackwell 1964. — **Teschan, P.E., C.R. Baxter, T.F. O'Brien, J.N. Freyhof,** and **W.H. Hall:** Prophylactic hemodialysis in the treatment of acute renal failure. Ann. intern. Med. **53**, 992 (1960). — **Teschan, P.E.,** and **N.L. Lawson:** Studies in the pathogenesis and prevention of acute renal failure. IIIrd int. Congr. Neprol. Washington 1966. — **Teschan, P.E.,** and **A.D. Mason:** Mechanism of renal lesions induced by shock: Hemodynamic data. Proc. 1st int. Congr. Nephrol. 1960, 303. Basel-New York: S. Karger 1961. — **Teschan, P.E., T.F. O'Brien,** and **C.R. Baxter:** Prophylactic daily hemodialysis in the treatment of acute renal failure. Surg. Forum **10**, 362 (1959); Clin. Res. **7**, 280 (1959). — **Teschan, P.E., R.S. Post, L.H. Smith jr.,R.S. Abernathy, J.H. Davis, D.M. Gray, J.M. Howard, K.E. Johnson, E. Klopp, R.L. Mundy, M.P. O'Meara,** and **B.F. Rush jr.:** Posttraumatic renal insufficiency in military casualties. I. Clinical characteristics. II. Management, use of an artificial kidney, prognosis. Amer. J. Med. **18**, 172 (1955). — **Thal, A.:** Selective renal vasospasm and ischemic renal necrosis produced experimentally with staphylococcal toxin. Observations on the pathogenesis of bilateral cortical necrosis. Amer. J. Path. **31**, 233 (1955). — **Thaysen, J.H.:** Anabolic steroids in the treatment of renal failure. In: Protein metabolism (Ciba Symposium), ed. F. Gross, p. 450. Berlin-Göttingen-Heidelberg: Springer 1962. ~ Anabolic steroids in the treatment of renal failure. In: Water and electrolyte metabolism II. Amsterdam 1963. Amsterdam-London-New York: Elsevier 1964. — **Thaysen, J.H., N.A. Lassen,** and **O. Munck:** Sodium transport and oxygen consumption in the mammalian kidney. Proc. 1st int. Congr. Nephrol. **1960**, 692 (1961). — **Thiel, G., T.R. Wilson, M.L. Arce,** and **D.E. Oken:** Micropuncture study of myohemoglobinuric acute renal failure in diabetes insipidus rat. Proc. IIIrd int. Congr. Nephrol. Washington 1966. — **Thompson, D. D.,** and **M. J. Barrett:** Urine flow and solute excretion during osmotic diuresis. Amer. J. Physiol. **176**, 33 (1954). — **Thompson, H.C.,** and **S. Westfall:** Potassium bromate poisoning. J. Pediat. **34**, 362 (1949). — **Thölen, H.:** Pathogenese, Klinik und Therapie der Schockniere. Praxis **50**, 1122 (1961). — **Thoenes, W.:** Mikromorphologie des Nephron nach temporärer Ischämie. In: W. Bargmann u. W. Doerr, Zwanglose Abhandlungen aus dem Gebiete der normalen und pathologischen Anatomie. Stuttgart: Georg Thieme 1964. — **Thompson,** and **Ch. Moreau:** Pulmonary changes in carbon tetrachloride poisoning. Amer. J. Roentgenol. **55**, 16 (1946). — **Thorn, W.:** Oxydative Phosphorylierung, Kohlenhydratgehalt und Paraaminohippursäureclearance in der Niere nach Ischämie und in der Erholung. In: 1. Sympos. Ges. Nephrol. **1961**, 91 (1962). ~ Metabolische und histologische Veränderungen in Nieren nach 2 oder 3 Stunden Ischämie und Wiederdurchblutungszeiten bis zu 20 Tagen. Pflügers Arch. ges. Physiol. **276**, 1 (1962). ~ Organstoffwechsel und Organfunktion. In: D-Glucose und verwandte Verbindungen in Medizin und Biologie, S. 378. Stuttgart: Ferdinand Enke 1966. — **Thorn, W.,** u. **F. Liemann:** Metabolitkonzentrationen in der Niere und Paraaminohippursäureclearance nach akuter Ischämie und in der Erholung nach Ischämie. Pfügers Arch. ges. Physiol. **273**, 528 (1961). — **Thurau, K.:** Fundamentals of renal circulation. Proc. 2nd int. Congr. Nephrol. 1963, p. 51. Prag. Amsterdam: Excerpta Medica Foundation 1964. ~ Renal hemodynamics. Amer. J. Med. **36**, 698 (1964). ~ Die intrarenale Rolle des Renin-Angiotensinsystems für dieRegulation des Glomerulumfiltrates und der Natriumausscheidung. 4. Sympos. Ges. Nephrol. **1965**, 75 (1966). — **Thurau, K., P. Deetjen** u. **I. Ranke:** Tubulusdruck und Harnausscheidung der Rattenniere im hämorrhagischen Schock. In: 1. Sympos. Ges. Nephrol. **1961**, 63. Stuttgart: Georg Thieme 1962. — **Thurau, K.,** u. **J. Schnermann:** Die Natriumkonzentration an den Macula densa-Zellen als regulierender Faktor für das Glomerulumfiltrat (Mikropunktionsversuche). Klin. Wschr. **43**, 410 (1965). — **Trebbin, H., J. Jahnecke, Th. Lang** u. **A. Bohle:** Beitrag zur Frage nach den Beziehungen zwischen der Weite der Harnkanälchenlichtungen und der Breite des Interstitiums beim akuten Nierenversagen. Klin. Wschr. **40,** 575 (1962). — **Troen, P.H., S.A. Kaufman,** and **K.H. Katz:** Mercuric bichloride poisoning. New Engl. J. Med. **244**, 459 (1951). — **Trueta, J., A.E. Barcley, P.M. Daniel, K.J. Franklin,** and **M.M.L. Prichard:** Studies of the renal circulation. Oxford: Blackwell 1947. — **Truss, F.:** Pathophysiologie, Differentialdiagnose und Behandlung der posttraumatischen Anurie. Landarzt **37**, 893 (1961). — **Tu, W.H.:** Plasma renin activity in acute tubular necrosis and other renal diseases associated with hypertension. Circulation **31**, 686 (1965). — **Tu, W.H.,** and **J. Hopper:** Presence of vasoconstrictor activity in plasma of patients with acute tubular necrosis. Proc. 2nd Int. Congr. Nephrol. 1963, Prag. Amsterdam: Excerpta Medica Foundation 1964.

Ullrich, G.: Verlauf und Behandlung einer akuten toxischen Niereninsuffizienz durch Arsenwasserstoffvergiftung. Wien. klin. Wschr. **70**, 538 (1958). — **Ullrich, K.J., B. Schmidt-Nielsen, R. O'Dell, G. Pehling, C.W. Gottschalk, W.E. Lassiter,** and **M. Mylle:** Micropuncture study of composition of proximal and distal tubular fluid in rat kidney. Amer. J. Physiol. **204**, 527 (1963). — **Umiker, W.,** and **J. Pearce:** Nature and genesis of pulmonary alterations in carbon tetrachloride poisoning in animals and in man. Proc. Soc. exp. Biol. (N.Y.) **22**, 235 (1925). — **Urizar, R.,** and **R.L. Vernier:** Bismuth nephropathy. J. Amer. med. Ass. **198**, 187 (1966).

Valek, A.: Experience with 1,000 dialysis in patients with acute renal failure. Proc. European Dialysis Transplant Ass. **2**, 313 (1965). Excerpta Medica Foundation. — **Vallee, B.L., D.D. Ulmer,** and **W.E. Wacker:** Arsenic toxicology and biochemistry. Arch. industr. Health **21**, 132 (1960). — **Van Slyke, D.D.:** The effect of shock on the kidney. Ann. intern. Med. **28**, 701 (1948). ~ Renal tubular failure of shock and nephritis. Ann. intern. Med. **41**, 709 (1954). — **Vassalli, P.,** et **G. Richet:** Nécrose corticale et insuffisance rénale aiguë des états de choc. C.R. 1er Congr. int. Néphrol. **1960**, 236 (1961). ~ Nécrose cortical et insuffisance rénale aigue des etats de choc. 1er Congr. Néphrologie, Genève et Evian, p. 236. Basel and New York: S. Karger 1961. — **Veit, H.-P.:** Die Spätprognose des akuten Nierenversagens. Inaug.-Diss. München 1967. — **Vernon-Parry, J.,** and **R.T. Williams:** Renal cortical necrosis with survival. Brit. med. J. **1963 II**, 903. — **Vogt, W.,** u. **H. Cottier:** Nekrotisierende Nephrose nach Behandlung einer subakuten chronischen Bleivergiftung mit Versenat in hohen Dosen. Schweiz. med. Wschr. **1957**, 665. — **Volhard, F.:** Die doppelseitigen hämatogenen Nierenerkrankungen. In: Handbuch der inneren Medizin, Bd. 1. Berlin: Springer 1931. — **Volhard, F.,** u. **Th. Fahr:** Die Brightsche Nierenkrankheit. Berlin: Springer 1914. — **Vorburger, C.:** Die akute Wirkung des Diureticums Fursemid auf das Glomerulumfiltrat, die renale Hämodynamik, die Wasser-, Natrium-, Chlorid- und Kaliumausscheidung und auf den Sauerstoffverbrauch der Nieren. Klin. Wschr. **42**, 833 (1964).

Wacker, W.E.C., and **B.L. Vallee:** A study of magnesium metabolism in acute renal failure employing a multichannel flame spectrometer. New Engl. J. Med. **257**, 1254 (1957). — **Waisbren, B.A.,** and **W.W. Spink:** A clinical appraisal of neomycin. Ann. intern. Med. **33**, 1099 (1956). — **Walker, A.M.,** and **Ch.L. Hudson:** The reabsorption of glucose from the renal tubule in amphibia and action of phlorizin upon it. Amer. J. Physiol. **118**, 130 (1937). — **Walker, B.S.,** and **E.W. Walker:** Normal magnesium metabolism and its significant disturbances. J. Lab. clin. Med. **21**, 713 (1936). — **Walker, J.G.:** The use of haemodialysis in acute renal failure and overhydration in children. Arch. Dis. Childh. **37**, 578 (1962). — **Walker, J.G., S.M. Rosen, H. Silva,** and **S. Shaldon:** The measurement of renal blood flow in acute oliguric renal failure. Proc. 2nd Int. Congr. Nephrol. 1963, Prag. Amsterdam: Excerpta Medica Foundation 1964. — **Walter, C.W.:** Isolation technic for containment or exclusion of bacteria for the prevention of cross infection in hospitals. Surg. Clin. N. Amer. **43**, 3 (1963); The treatment of renal failure. New York: Grune & Stratton 1965. — **Walther, D.:** Ein Beitrag zur Insuffizienz der proximalen Nierentubuli und zur Deutung der „Nephrohydrose". Münch. med. Wschr. **105**, 1370 (1963). ~ Das Substrat der Anurie und Polyurie beim akuten Nierenversagen der Ratten. 3. Sympos. Ges. Nephrol. **1964**, 291. Bern u. Stuttgart: Huber 1965. — **Wardener, H.E. de:** Intrarenal pressure in experimental tubular necrosis. Lancet **1955 I**, 580. ~ The treatment of renal failure. London: Churchill 1958. — **Watschinger, B.:** Haemorrhagic diathesis as cause of acute renal failure following childbirth. Proc. 2nd Int. Congr. Nephrol. **1963**, Prag. Amsterdam: Excerpta Medica Foundation 1964. ~ Hämorrhagische Diathese als Ursache für akutes Nierenversagen post partum. Zbl. Gynäk. **85**, 1202 (1963). — **Waugh, D.:** Acute nephrosis: the kidney of acute renal failure. Amer. J. med. Sci. **226**, 310 (1953). — **Waugh, D., W. Schlieter,** and **A.W. James:** Infraglomerular epithelial reflux. Arch. Path. **77**, 93 (1964). — **Waugh, W.H.:** Functional types of acute renal failure and their early diagnosis. Arch. intern. Med. 103, 687 (1959) **Weber, H., E. Betz** u. **J. Gayer:** Die Einwirkung vasoaktiver Substanzen auf die Durchblutung der Nierenrinde im Normalzustand und im Entblutungsschock. Z. Kreisl.-Forsch. **53**, 619 (1964). — **Weil, M.H.,** and **W. W. Spink:** The shock syndrome associated with bacteremia due to gram-negative bacilli. Arch. intern. Med. **101**, 184 (1958). — **Weiler, F.:** Die anatomischen Veränderungen bei der Sublimatvergiftung des Kaninchens in ihrer Abhängigkeit vom Gefäßnervensystem. Virchows Arch. path. Anat. **212**, 200 (1913). — **Weinstein, L., P.I. Lerner,** and **W.H. Chew:** Clinical and bacteriologic studies of the effect of "massive" doses of penicillin G on infections caused by gram-negative bacilli. New Engl. J. Med. **271**, 525 (1964). — **Weller, C.V.:** Calcification of the kidneys in bismuth poisoning. Amer. J. Path. **5**, 541 (1929). — **Wells, J.D., E.G. Margolin,** and **E.A. Gall:** Renal cortical necrosis. Amer. J. Med. **29**, 257 (1960). — **Welt, L.G.:** Agents affecting volume and composition of body fluids. In: L.S. Goodman and A. Gilman, The pharmacological basis of therapeutics. New York-London-Toronto: Macmillan & Co. 1965. — **Wennberg, J.E., R. Okin, E.J. Hinman, R.C. Northcuit, R.J. Griep,** and **W.G. Walker:** Renal toxicity of oral cholecystographic media. J. Amer. med. Ass. **186**, 461 (1963). — **Werner:** Über die Nieren bei Schwarzwasserfieber. Arch. Schiffs- u. Tropenhyg. **11**, Beih. 6 (1907). — **Wertheim:** Über die pathologisch-mikroskopischen Veränderungen des Blutes bei Verbrennungen. Wien. klin. Wschr. **1868**, 826. — **Wertlake, P.T., W.T. Butler, G.J. Hill,** and **J.P. Utz:** Nephrotoxic tubular damage and calcium deposition following amphotericin B therapy. Amer. J. Path. **43**, 449 (1963). — **Westhoven, W. v.:** Die Beeinflussung der experimentellen Schwermetallnephrose durch Verabreichung von Testosteronpropionat. Diss. Freiburg 1965. — **Weston, R.E., J. Grossman, R.A. Lehman, T.D. Ullmann, J.P. Halperin,** and **L. Leiter:** Renal extraction and excretion of mercury in man following intravenously administered mercurial diuretics. J. clin. Invest. **30**, 1221 (1951). — **Wetzels, B.:** Einzelfunktionen der Niere beim akuten Nierenversagen. Forschungsberichte des Landes Nordrhein-Westfalen. Köln u. Opladen 1964. — **Wheby, M.S.,** and **H.S. Miller:** Idiopathic paroxysmal myoglobinuria. Report of two cases occuring in Sisters Review of the literature. Amer. J. Med. **29**, 599 (1960). — **Widal, F., A. Lemierre, P. Abrami et M. Kindberg:** Ictère grave d'origine hémolytique du sepsis au bacille perfringens. Bull. Soc. méd. Hôp. Paris **32**, 334 (1911). — **Wildegans, H.:** Die Bluttransfusion in Theorie und Praxis. Berlin: Springer 1933. — **Wilkens, H., M. Bender, W. Regelson,** and **F.S. Hoffmeister:** Experimental production and prevention of acute renal failure in dogs. Proc. 2nd Int. Congr. Nephrol 1963, Prag. Amsterdam: Excerpta Medica Foundation 1964. — **Williams, T.F.:** Renal cortical necrosis, renal infarction and hypertension due to renal vascular disease. In: M.B. Strauss and L. G. Welt, Diseases of the kidney. Boston: Little & Brown 1963. — **Wills, J.H.,** and **E. Main:** Renal function in normal rabbits and dogs and the effect of uranyl salts. Amer. J. Physiol. **154**, 220 (1948). — **Wilmer, H.A.:** The mechanism of sucrose damage of the kidney tubules. Amer. J. Physiol. **141**, 431 (1944). — **Windhager, E.E.,** and **G. Giebisch:** Micropuncture study of renal tubular transfer of sodium chloride in the rat. Amer. J. Physiol. **200**, 581 (1961). — **Winfield, M., G.O. Crisp, M.H. Maxwell,** and **C.R. Kleeman:** Nephrotoxic effects of kanamycin: A preliminary report. Ann. N.Y. Acad. Sci. **76**, 149 (1958). — **Winton, F.R.:** Physical factors involved in the activities of the mammalian kidney. Physiol. Rev. **17**, 408 (1937). ~ Hydrostatic pressure affecting the flow of urine and blood in the kidney. Harvey Lect. **47**, New York (1951). ~ Intra-renal pressures and renal blood flow. In: Trans. 3rd Confer. in Renal function, New York: Josiah Macy found. 1952. ~ Present concepts of the renal circulations. Arch. intern. Med. **103**, 495 (1959). — **Wirz, H.:** Der osmotische Druck in den corticalen Tubuli der Rattenniere. Helv. physiol. pharmacol. Acta **14**, 353 (1956). — **With, J.O.,** and **H.E. Jørgensen:** Nefrotoksiske forgiftninger. Ugeskr. Laeg. **127**, 611 (1965). — **Wolff, G., W. Nagel, G. Weichert, U. Dräger, R. Schwager** u. **K. Thurau:** Die Verminderung des Glomerulumfiltrates nach hämorrhagischer Hypotension in Abhängigkeit vom Reningehalt der Niere. Pflügers Arch. ges. Physiol. **281**, 95 (1964). — **Wolinsky, E.,** and **J.D. Henis:** Neurotoxic and nephrotoxic effects of colistin in patients with renal disease. New Engl. J. Med. **266**, 759 (1962). — **Wollheim, E.:** Über die tubulären Funktionsstörungen der Nieren. Verh. dtsch. Ges. inn. Med. **58**, 211 (1952). ~ Tubuläre Insuffizienz und sogenanntes „akutes Nierenversagen". Münch. med. Wschr. **101**, 597 (1959). ~ Tubuläre Insuffizienz. In: Glomeruläre und tubuläre Nierenerkrankungen (E. Wollheim, ed.), S. 276. Stuttgart: Georg Thieme 1962. ~ Neue Klassifizierung der Nierenkrankheiten. Regensburg. Jb. ärztl. Fortbild. **11**, 279 (1963). — **Wolthuis, F.H.:** Balance studies on protein metabolism in normal and uraemic men. Acta med. scand. **171**, Suppl. 373—379 (1962). ~ Balance studies on protein metabolism in normal and uraemic men. Amsterdam: Scheltema & Holkema N.V. (1961). ~ Protein sparing action of androgenic steroids. In: Water and electrolyte metabolism II. Amsterdam 1963. Amsterdam-London-New York: Elsevier 1964. — **Wyatt, I.P.,** and **H. Goldenberg:** The septic abortion kidney. Amer. J. Obstet. **59**, 337 (1950).

Yeh, T.J., E.L. Brackney, D.P. Hall, and **R.G. Ellison:** Renal complications of open-heart surgery: predisposing factors, prevention, and management. J. thorac. cardiovasc. Surg. **47**, 79 (1964). — **Yorke, W.,** and **R.W. Nauss:** The mechanism of the production of suppression of urine in blackwater fever. Ann. trop. Med. Parasit. **5**, 287 (1911). — **Yow, E.M., J.H. Moyer,** and **C.P. Smith:** Toxicity of polymyxin B. II. Human studies with particular reference to evaluation of renal function. Arch. intern. Med. **92**, 248 (1953). — **Yuile,**

C. L.: Hemoglobinuria. Physiol. Rev. **22**, 19 (1942). — **Yuile, C. L., M. A. Gold,** and **E. G. Hinds:** Hemoglobin precipitation in renal tubules. J. exp. Med. **82**, 361 (1945).

Zimmermann, H.: Experimentelle histologische, histochemische und funktionelle Untersuchungen zur Frage der Nierenschädigung nach temporärer Ischämie. Beitr. path. Anat. **117**, 65 (1957). — **Zingg, E.,** u. **W. Scheitlin:** Akutes Nierenversagen bei Obstruktion der oberen Harnwege. Helv. chir. Acta **29**, 495 (1962). — **Zintel, H. A., R. A. MA, A. C. Nichols,** and **H. Ellis:** The absorption, distribution, excretion and toxicity of bacitracin in man. Amer. J. med. Sci. **218**, 439 (1949). — **Zollinger, H. U.:** Die interstitielle Nephritis. Basel: S. Karger 1945. ~ Phasenmikroskopische Beobachtungen über Zelltod. Schweiz. Z. Path. **9**, 276 (1948). ~ Intrarenaler Druck und Niereninsuffizienz. Helv. chir. Acta **18**, 146 (1951). ~ Anurie bei Chromoproteinurie (Hämolysenniere, Crush-Niere). Stuttgart: Georg Thieme 1952. ~ Pathogenese und funktionelle Folgen der intrarenalen Drucksteigerung. Schweiz. med. Wschr. **86**, 382 (1956). ~ Die pathologische Anatomie der Niereninsuffizienz. Wien. klin. Wschr. **71**, 37 (1959). ~ Pathogenetisches Spektrum des akuten Nierenversagens. In: Sarre u. Rother, Akutes Nierenversagen. Stuttgart: Georg Thieme 1962. ~ Spezielle pathologische Anatomie. III. Niere und ableitende Harnwege. Berlin-Heidelberg-New York: Springer 1966.

Nachtrag

Anderson, W. A. D., B. D. Morrison, and **E. Williams:** Pathologic changes following injections of ferrihemate (hematin) in dogs. Arch. Path. **33**, 589 (1942). — **Buchborn, E.:** Kreislaufschock und Nierenfunktion. Verh. dtsch. Ges. Kreisl.-Forsch. **33** (1967). — **Eigler, F. W.:** Regulierung von Glomerulumfiltrat und arteriellem Blutdruck durch den Natriumgradienten an den Macula densa-Zellen. Klin. Wschr. **45**, 23 (1967). — **Gessler, U., A. Loreth, K. Schröder** u. M. **Steinhausen:** Experimentelle Untersuchungen über die glomeruläre Filtration anurischer Ratten nach Hämatinvergiftung. Klin. Wschr. **44**, 628 (1966). — **Gessler, U.,** u. **K. Schröder:** Experimentelle Untersuchungen zur Entstehung der akuten Anurie. In: Aktuelle Probleme der klinischen Nephrologie, S. 62, Stuttgart: Georg Thieme 1967. — **Jahnecke, J., G. Löffler, M. Meisch** u. **E. Streicher:** Beitrag zur Pathogenese des akuten Nierenversagens. Untersuchungen über Lactatdehydrogenase-Isoenzyme. Z. ges. exper. Med. (im Druck). — **Kleinschmidt, A.:** Die kreislaufbedingte Niereninsuffizienz. Verh. dtsch. Ges. inn. Med. **65**, 306 (1959). — **Nonnenbruch, W.:** Das hepatorenale Syndrom. Verh. dtsch. Ges. inn. Med. **51**, 341 (1939). — **Steinhausen, M.,** u. **A. Loreth:** Strömungsgeschwindigkeiten in den Harnkanälchen von Ratten bei Entblutungshypotonie. Pflügers Arch. ges. Physiol. **281** (1964). — **Ullrich, K. J.,** u. **G. Pehling:** Aktiver Natriumtransport und Sauerstoffverbrauch in der äußeren Markzone der Niere. Pflügers Arch. ges. Physiol. **267**, 207 (1958).

GPSR Compliance

The European Union's (EU) General Product Safety Regulation (GPSR) is a set of rules that requires consumer products to be safe and our obligations to ensure this.

If you have any concerns about our products, you can contact us on ProductSafety@springernature.com

In case Publisher is established outside the EU, the EU authorized representative is:

Springer Nature Customer Service Center GmbH
Europaplatz 3
69115 Heidelberg, Germany

Batch number: 10584556

Printed by Printforce, the Netherlands